W0205633

VOTRE GROSSESSE
SEMAINE APRÈS SEMAINE

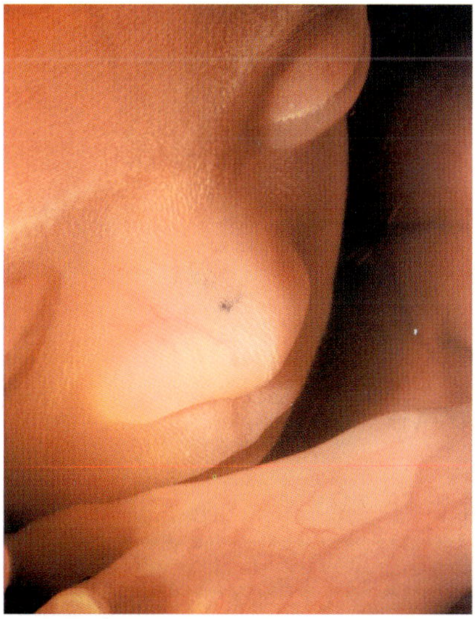

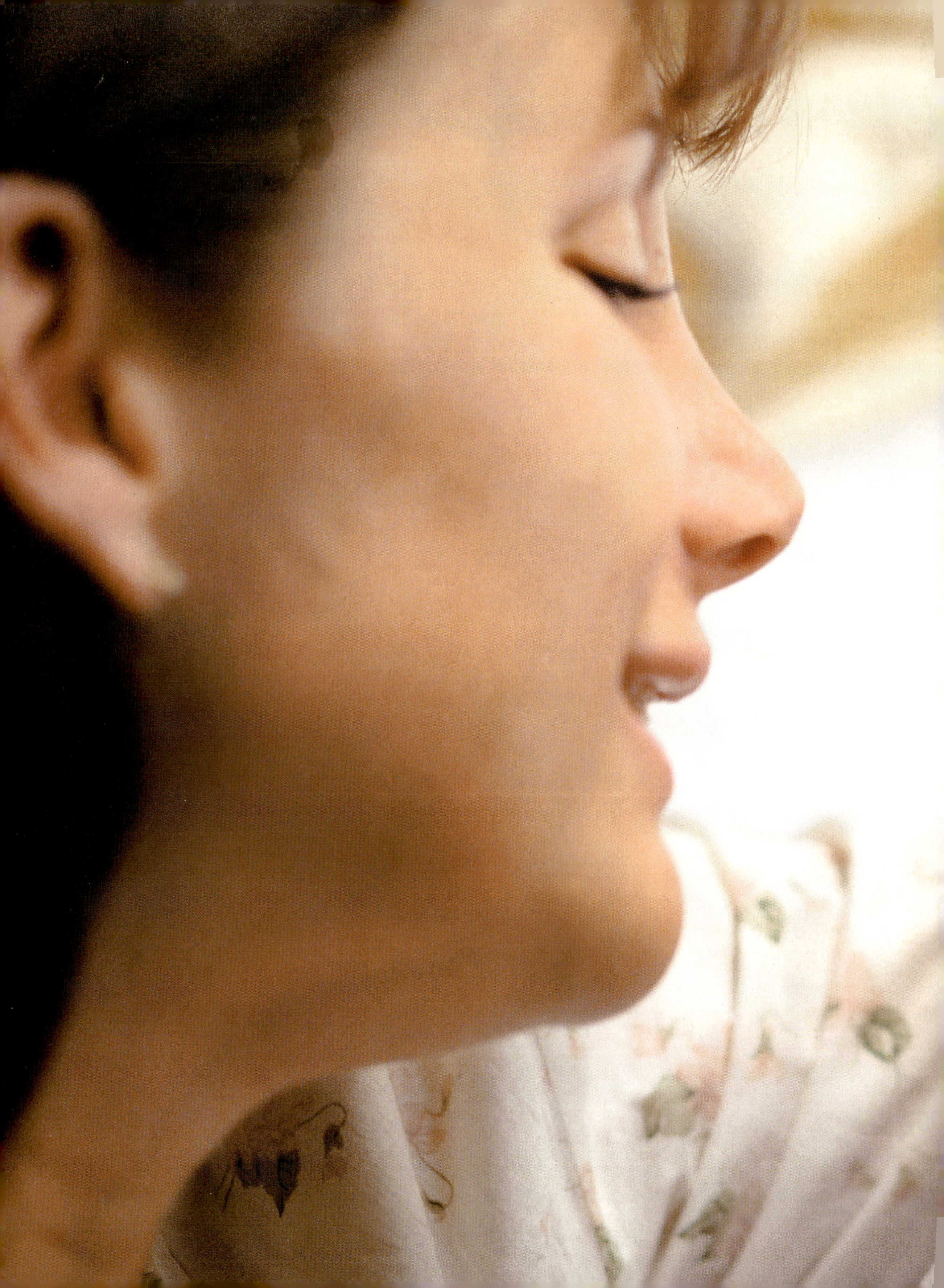

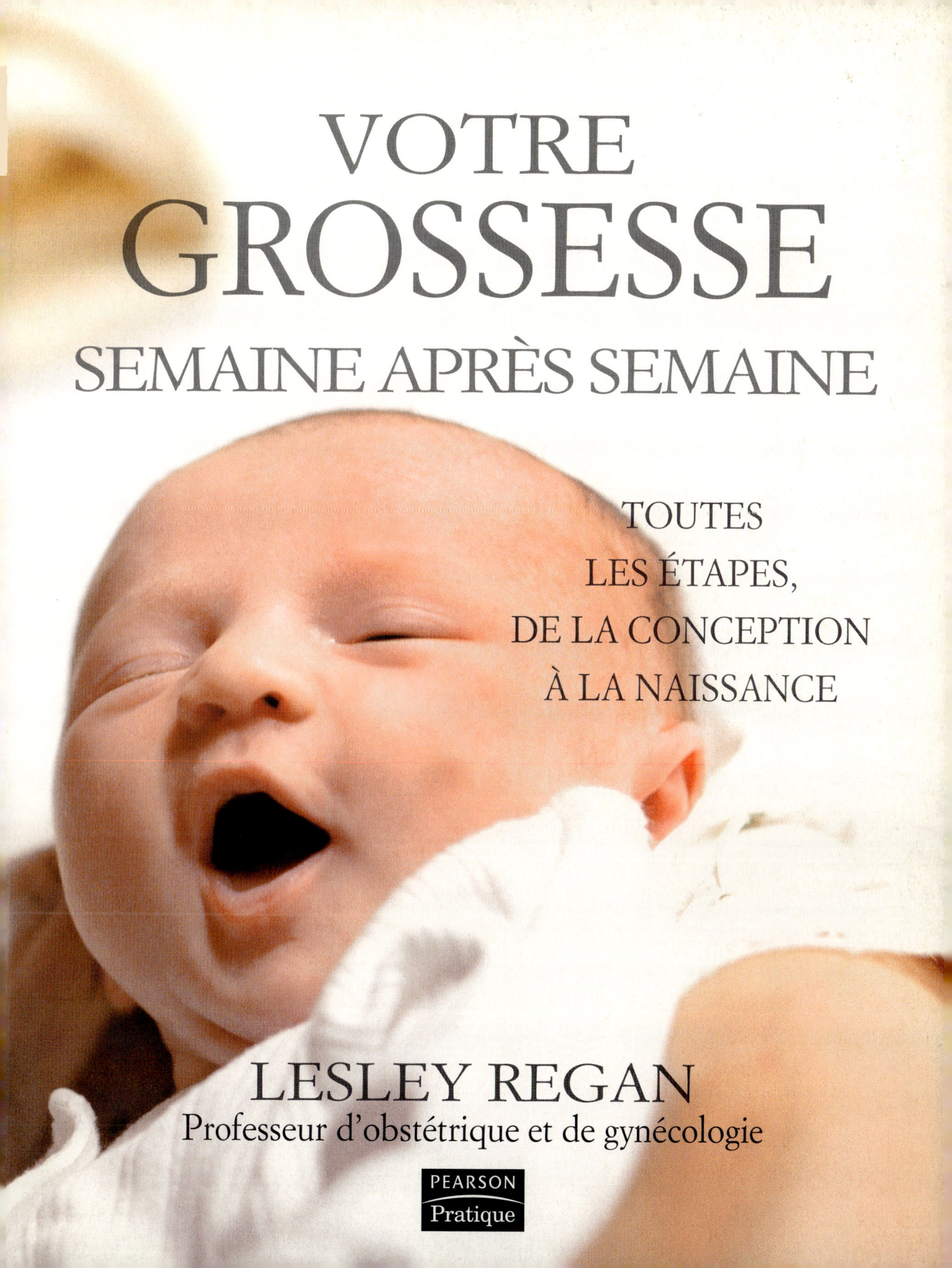

VOTRE GROSSESSE
SEMAINE APRÈS SEMAINE

TOUTES
LES ÉTAPES,
DE LA CONCEPTION
À LA NAISSANCE

LESLEY REGAN
Professeur d'obstétrique et de gynécologie

PEARSON
Pratique

LONDRES, NEW YORK, MUNICH, MELBOURNE, DELHI

Édition originale, Royaume-Uni, 2005
Publiée par Dorling Kindersley
80 Strand, Londres WC2R ORL

A Penguin Company

Copyright © 2005 Dorling Kindersley Limited, Londres
Copyright Texte © 2005 Professeur Lesley Regan

ISBN original : 0751336823

Édition française, France, 2006

Publiée par Pearson Education France
47 bis, rue des Vinaigriers
75010 Paris

ISBN : 2-7440-6137-9

Pearson Pratique est une marque de Pearson Education France

Tous droits réservés

Réalisation : edito.biz
Traduction : Régine Cavallaro, Anne Trager, Fabrice Neuman
Révision professionnelle : Francine Caumel-Dauphin
Exécution graphique : FG Compo

Aucune représentation ou reproduction, même partielle, autre que celles prévues à l'article L. 122-5 2° et 3° a) du code de la propriété intellectuelle ne peut être faite sans l'autorisation expresse de Pearson Education France ou, le cas échéant, sans le respect des modalités prévues à l'article L. 122-10 dudit code.

SOMMAIRE

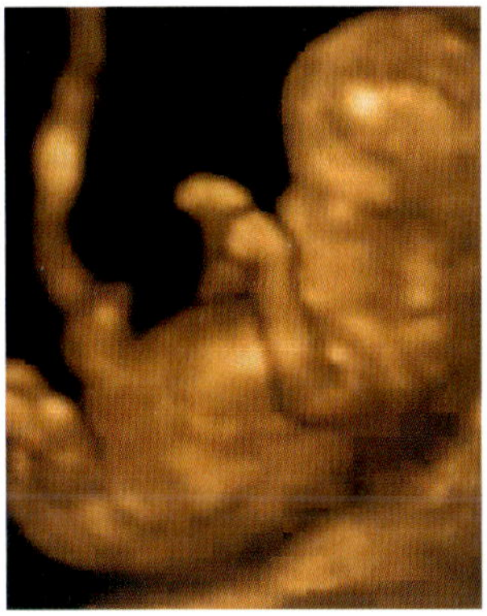
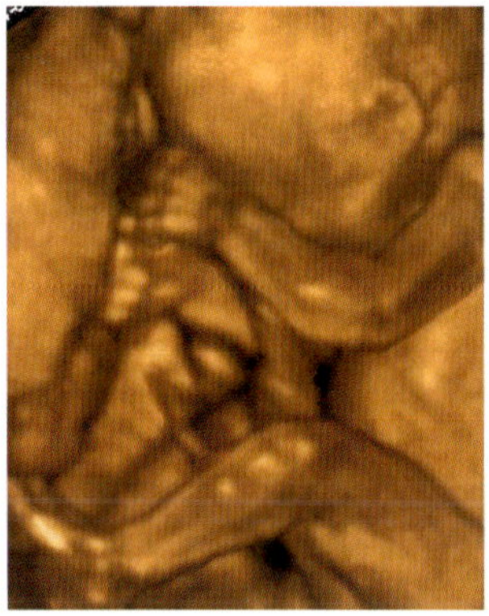
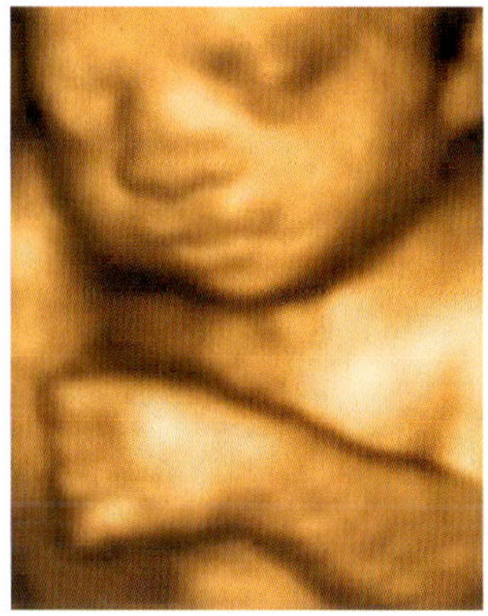

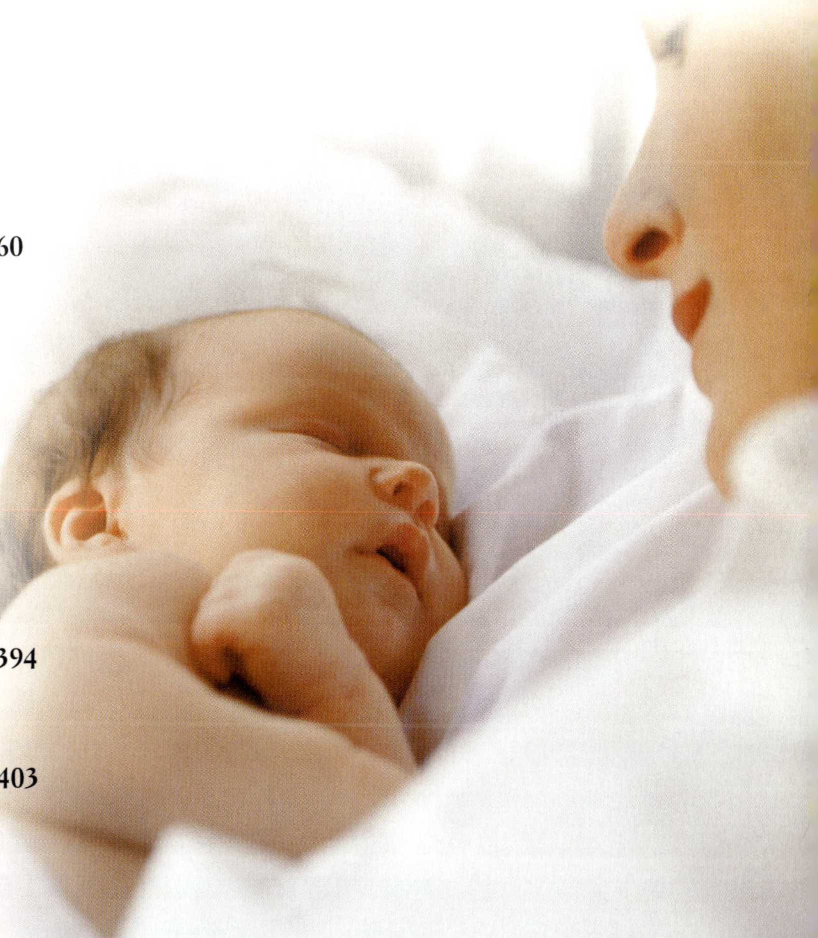

INTRODUCTION

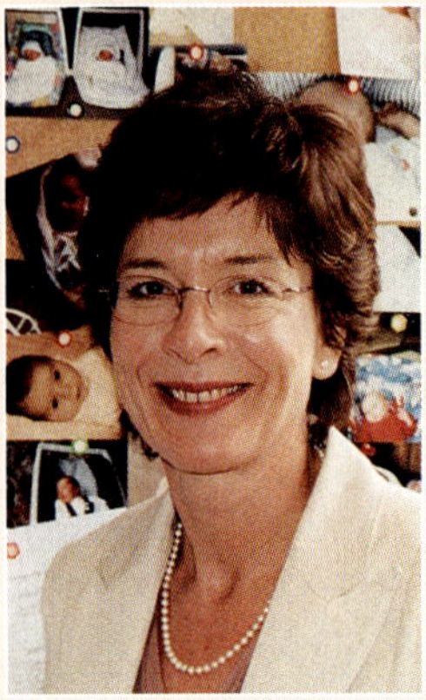

« La grossesse est l'une des aventures les plus extraordinaires que vous vivrez... »

Il existe déjà tant de livres sur la grossesse, pourquoi donc en écrire un de plus ? La réponse est simple : les femmes qui viennent consulter à mon cabinet ne cessent de me dire qu'elles aimeraient avoir plus de réponses aux questions qu'elles se posent sur la grossesse et l'accouchement. Elles veulent un livre qui leur donne des informations claires et complètes, sans vérité toute faite et sans parti pris.

Je comprends leur demande. Lorsque j'attendais mes jumelles, j'étais moi-même étonnée et troublée par tous ces livres qui laissent entendre qu'il y a de bonnes et de mauvaises façons d'aborder la grossesse et l'accouchement. Je n'ai rien contre les différentes philosophies autour de la naissance, mais je n'accepte pas qu'elles fassent naître chez les femmes enceintes un sentiment de culpabilité si elles ne suivent pas à la lettre les conseils qu'on leur donne, ou si leur grossesse ne se déroule pas comme il est prévu dans ces ouvrages.

Ma devise est donc très simple : la connaissance avant tout. Mon but est de présenter des informations sur le suivi prénatal qui ne sont pas toujours accessibles. Je veux ainsi vous aider à connaître et comprendre les étapes extraordinaires du développement de votre bébé, et les adaptations remarquables que votre organisme va effectuer durant ces mois de gestation. Selon moi, le seul moyen d'être sûre de vos choix pendant votre grossesse, c'est de comprendre clairement tout ce qui peut vous arriver. Je pense aussi que c'est la meilleure façon d'atteindre le plus beau des résultats : une maman en parfaite santé avec un joli poupon.

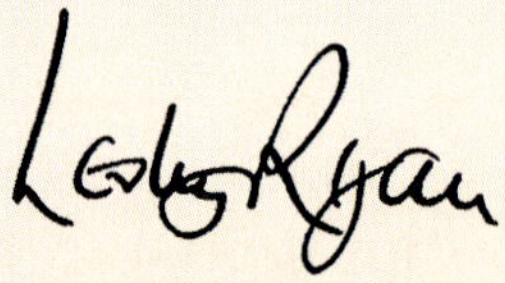

À PROPOS DE CE LIVRE

La grossesse est l'une des aventures les plus extraordinaires de la vie d'une femme. Pour vous aider à mieux comprendre ce fabuleux moment de votre existence, ce livre est construit chronologiquement. Il débute par la conception, puis étudie chaque semaine de la grossesse jusqu'au jour de l'accouchement. Vous y trouverez également toutes les informations utiles pour vous occuper de vous et de votre bébé par la suite. L'organisation chronologique du livre vous permet de repérer rapidement et facilement les étapes de votre grossesse au fur et à mesure de son évolution. J'espère également qu'il répondra à toutes les questions que vous vous posez. Je souhaite surtout vous apporter des informations complètes et récentes pour vous permettre de mieux comprendre le jargon médical, et d'appréhender dans les meilleures conditions les nouvelles expériences que vous allez vivre au cours de ces prochains mois.

Le livre est divisé en trois parties correspondant aux trois trimestres de la grossesse. Chaque spécialiste semble avoir son idée sur le nombre exact de semaines que doivent comporter les trois périodes ; j'ai pour ma part opté pour une solution laissant une certaine marge de liberté. Le principal est de pouvoir distinguer chacune des étapes fondamentales du développement de votre bébé. Au début de chaque partie, vous trouverez une double page présentant les événements marquants à ce stade de la grossesse. Ceux-ci sont ensuite abordés en détail en trois sections découpées par groupe de semaines. Vous découvrirez la description du fœtus, les changements qui s'opèrent dans votre corps, vos sensations tant sur le plan physique qu'émotionnel, mais aussi les soins prénatals que vous êtes censée recevoir et les réponses aux principaux sujets d'inquiétude liés à ce

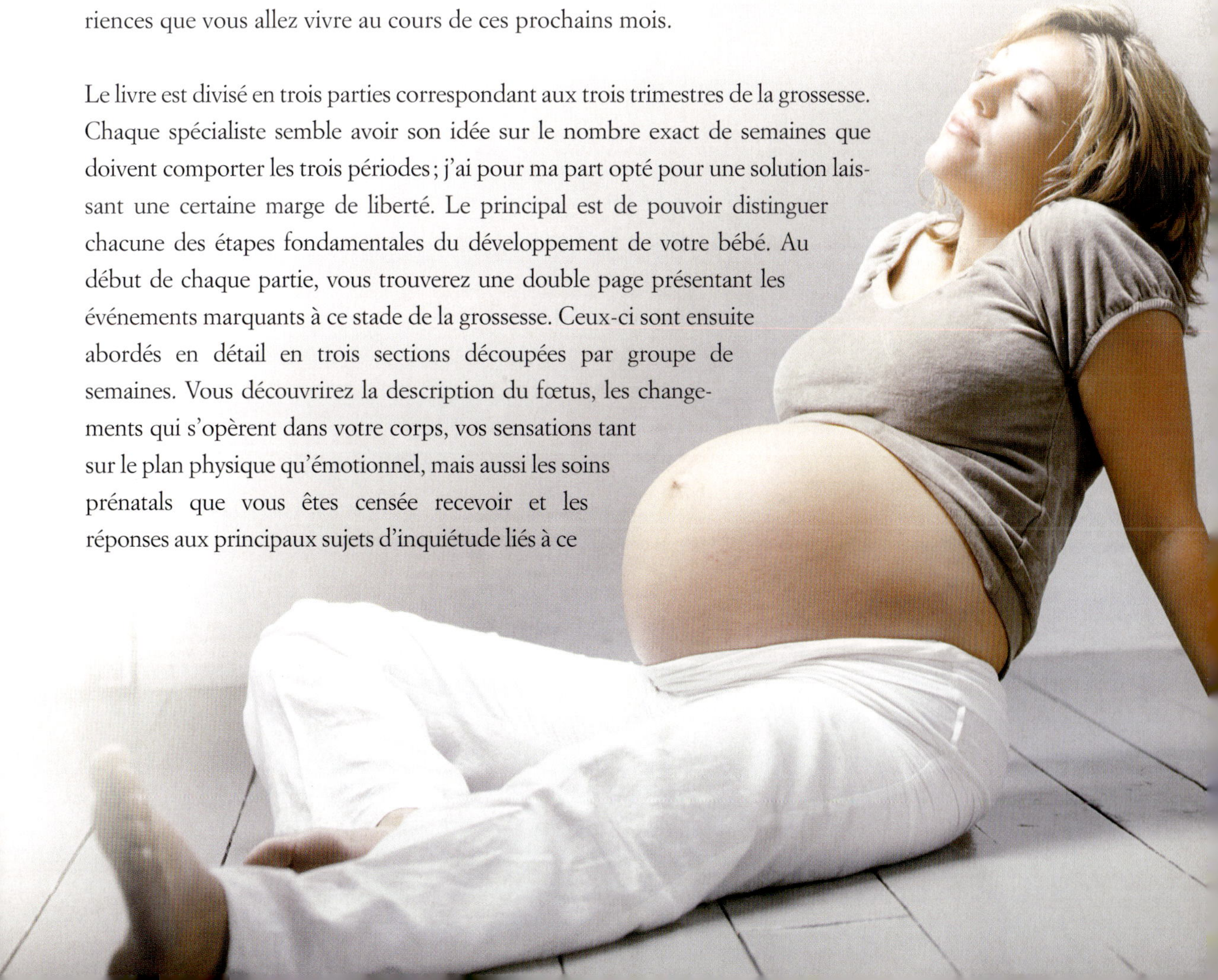

« Le premier trimestre est une période capitale durant laquelle se forment les organes, les muscles et les os de votre bébé ».

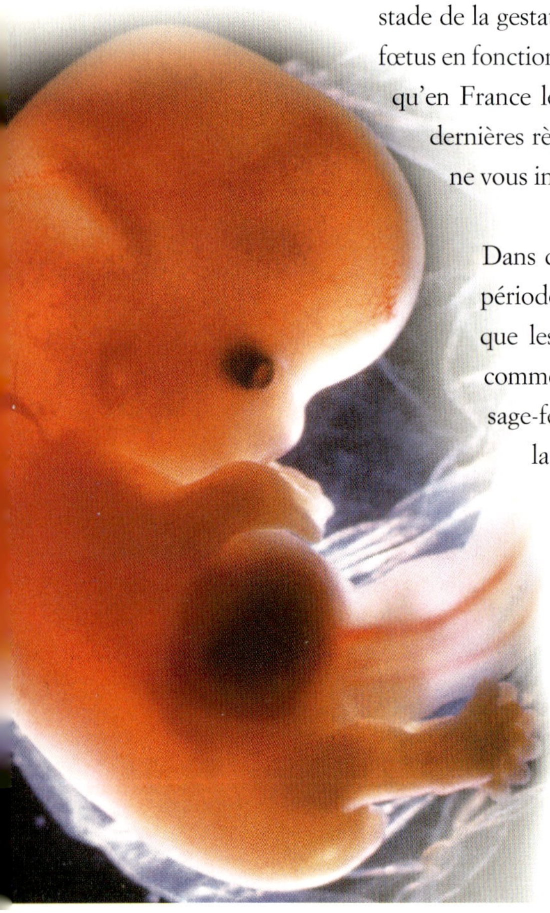

stade de la gestation. J'ai donc choisi d'établir la durée de la grossesse et l'âge du fœtus en fonction du nombre de semaines depuis la fin des dernières règles (sachez qu'en France le terme sera généralement calculé à partir du premier jour des dernières règles). La date exacte dépend, bien sûr, de votre cycle menstruel ; ne vous inquiétez donc pas si votre situation semble légèrement différente.

Dans ce livre, j'ai défini le premier trimestre de la grossesse comme la période allant de 0 à 13 semaines : c'est aux alentours de la 13e semaine que les femmes déclarent leur grossesse aux organismes de santé et commencent à être suivies par leur médecin, leur gynécologue ou leur sage-femme. Le premier trimestre est une période capitale durant laquelle se forment les organes, les muscles et les os de votre bébé. Les huit premières semaines, on parle plutôt d'embryon, un mot dont l'étymologie grecque signifie « qui se développe à l'intérieur », et sert à désigner la formation des organes ou organogenèse. À partir de la 9e semaine de grossesse, l'embryon devient fœtus, qui signifie le « tout jeune », puisque la formation des organes est maintenant achevée. Le deuxième trimestre consolide toutes les structures élémentaires mises en place. Durant cette période, le fœtus se développe rapidement. Des expressions apparaissent sur son visage. Il peut avaler, entendre des sons et même donner des coups de pieds dans le ventre de sa mère. Il y a encore quelque temps, un fœtus né

LE CALENDRIER DE LA GROSSESSE

Les trois trimestres sont divisés en sections de 4–6 semaines offrant des informations détaillées sur chaque stade de la grossesse.

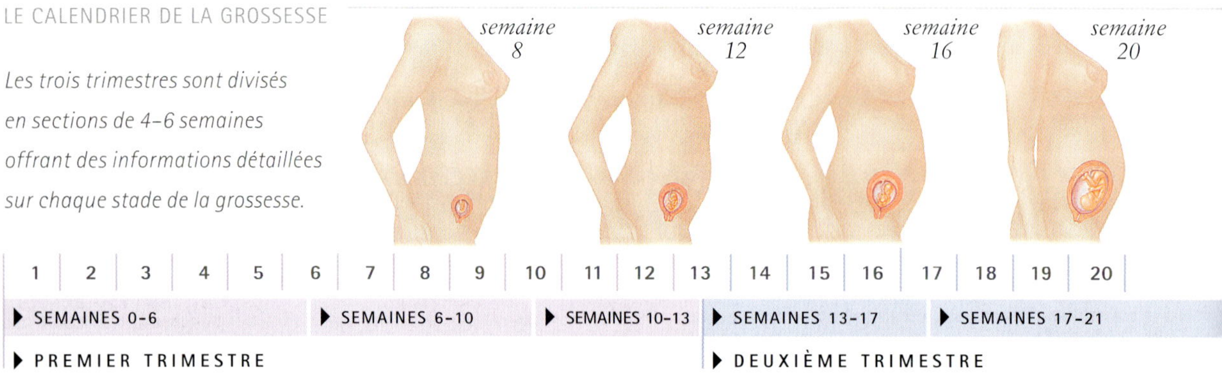

avant 28 semaines avait peu de chance de survivre. Aujourd'hui, grâce aux progrès de la médecine néonatale, on parvient à maintenir en vie des bébés nés à 25 et 26 semaines ; c'est pourquoi j'ai choisi de clore ici le deuxième trimestre. Enfin, au troisième trimestre, le fœtus subit une phase de profonde maturation qui le prépare à la naissance. Tout ce qui se produit au cours de ce trimestre ne fait que consolider les bases jetées jusqu'ici. Au cours des dernières semaines, votre bébé va doubler en poids et acquérir la maturité nécessaire à sa venue au monde.

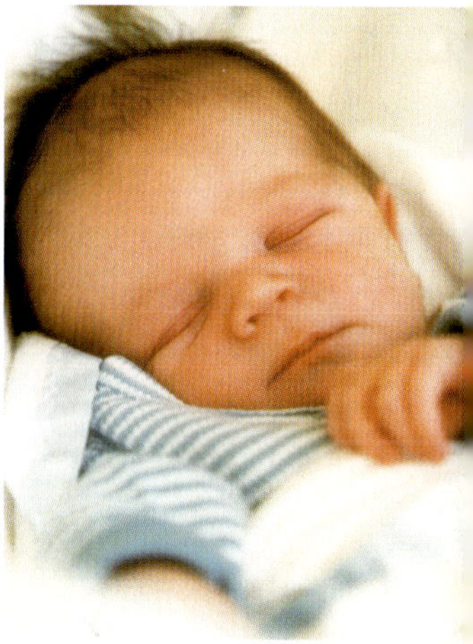

Bien que la plupart des grossesses se passent sans grand souci, il y a parfois des incidents de parcours. Si vous avez des ennuis de santé, reportez-vous à la dernière section du livre, « Soucis et Complications », où ceux-ci sont exposés de façon détaillée.

Tous les accouchements sont différents ; le chapitre « Travail et accouchement » a pour but de vous préparer à toutes les éventualités. La présentation des différentes étapes de l'accouchement et des solutions existantes pour soulager la douleur devrait concerner la majorité des lectrices. Les autres trouveront des informations détaillées et des conseils sur la césarienne ou l'accouchement prématuré, entre autres. Mon objectif est de vous donner le maximum d'informations afin que vous sachiez à quoi vous attendre et quels sont les choix dont vous disposez en cas d'événements imprévus. Mais rappelez-vous que tout se déroule bien dans l'immense majorité des cas.

Le chapitre « La vie après la naissance » aborde les hauts et les bas que vous risquez de rencontrer en cette période délicate : à la joie que vous procure le bébé se mêle souvent l'angoisse de ne pas être à la hauteur. J'espère que mes conseils vous aideront à aborder ces premières semaines avec votre bébé en toute sérénité et à profiter pleinement de ces merveilleux instants.

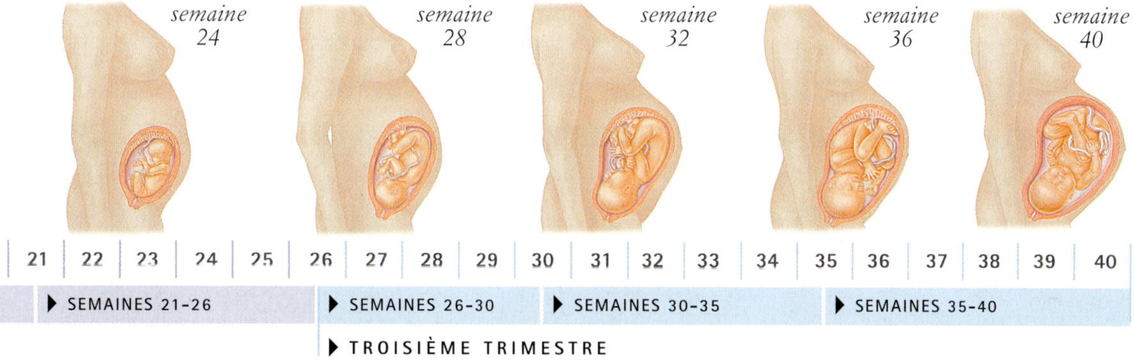

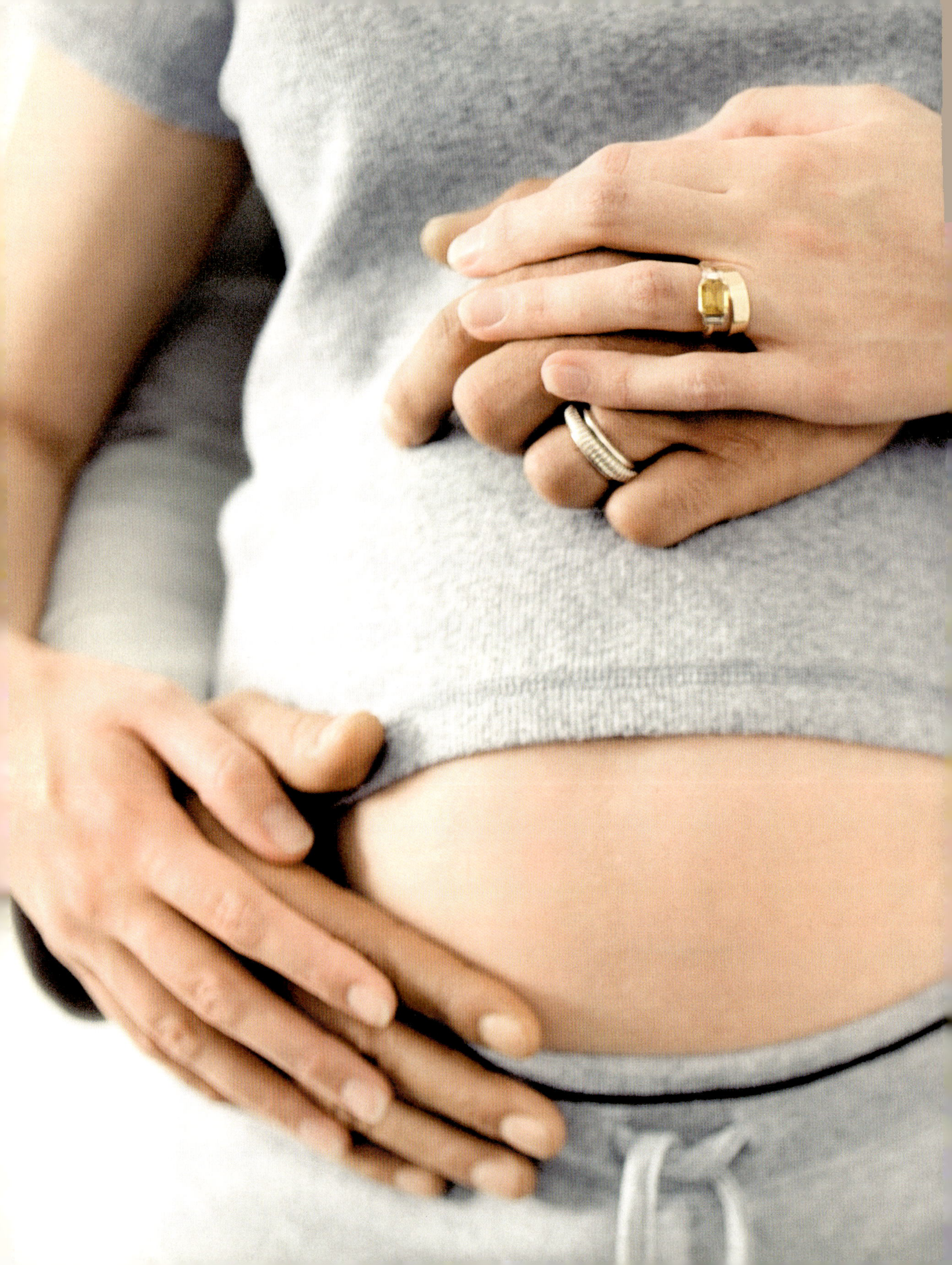

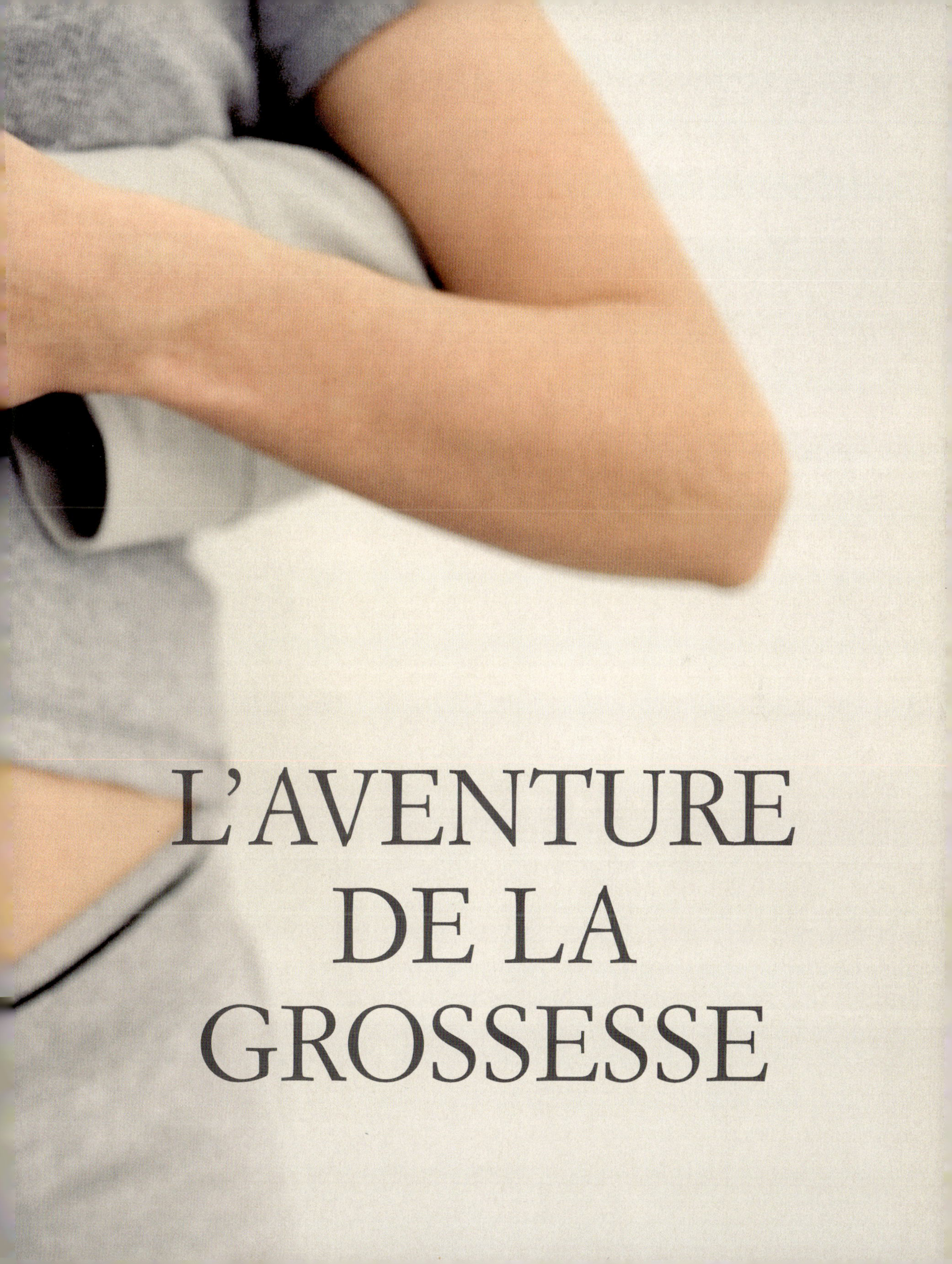

L'AVENTURE DE LA GROSSESSE

AU COMMENCEMENT

Que vous attendiez déjà un enfant ou que vous prévoyiez d'être enceinte, vous voilà au début d'une des expériences les plus passionnantes, et parfois déconcertantes, de votre vie. Ce chapitre va vous aider à poser les bases d'une grossesse sereine. Vous y apprendrez tout ce qu'il faut savoir sur la conception. Vous découvrirez quelques mesures de sécurité à respecter, mais aussi la meilleure façon de vous alimenter et de rester en forme, sans oublier vos droits et avantages en tant que parent.

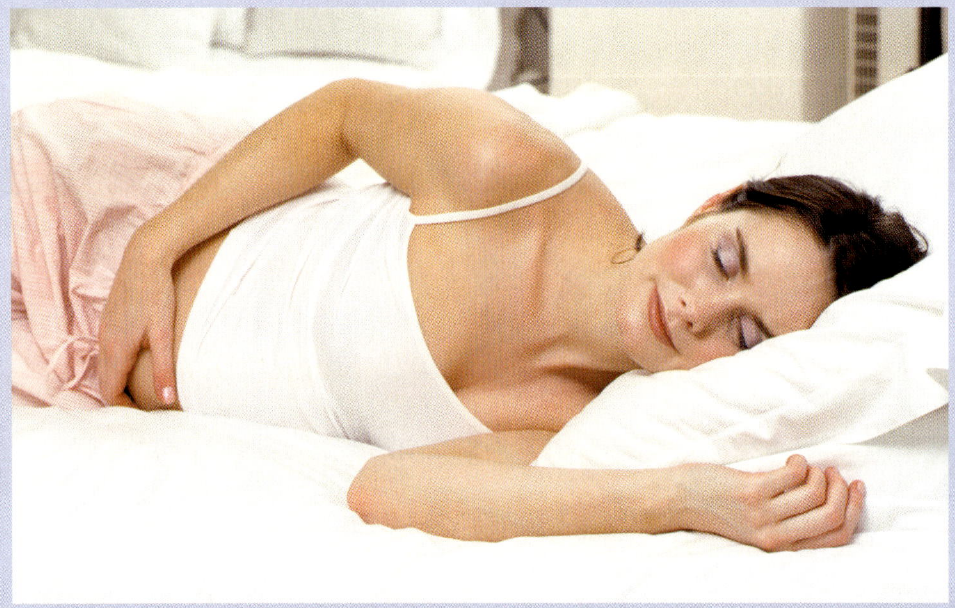

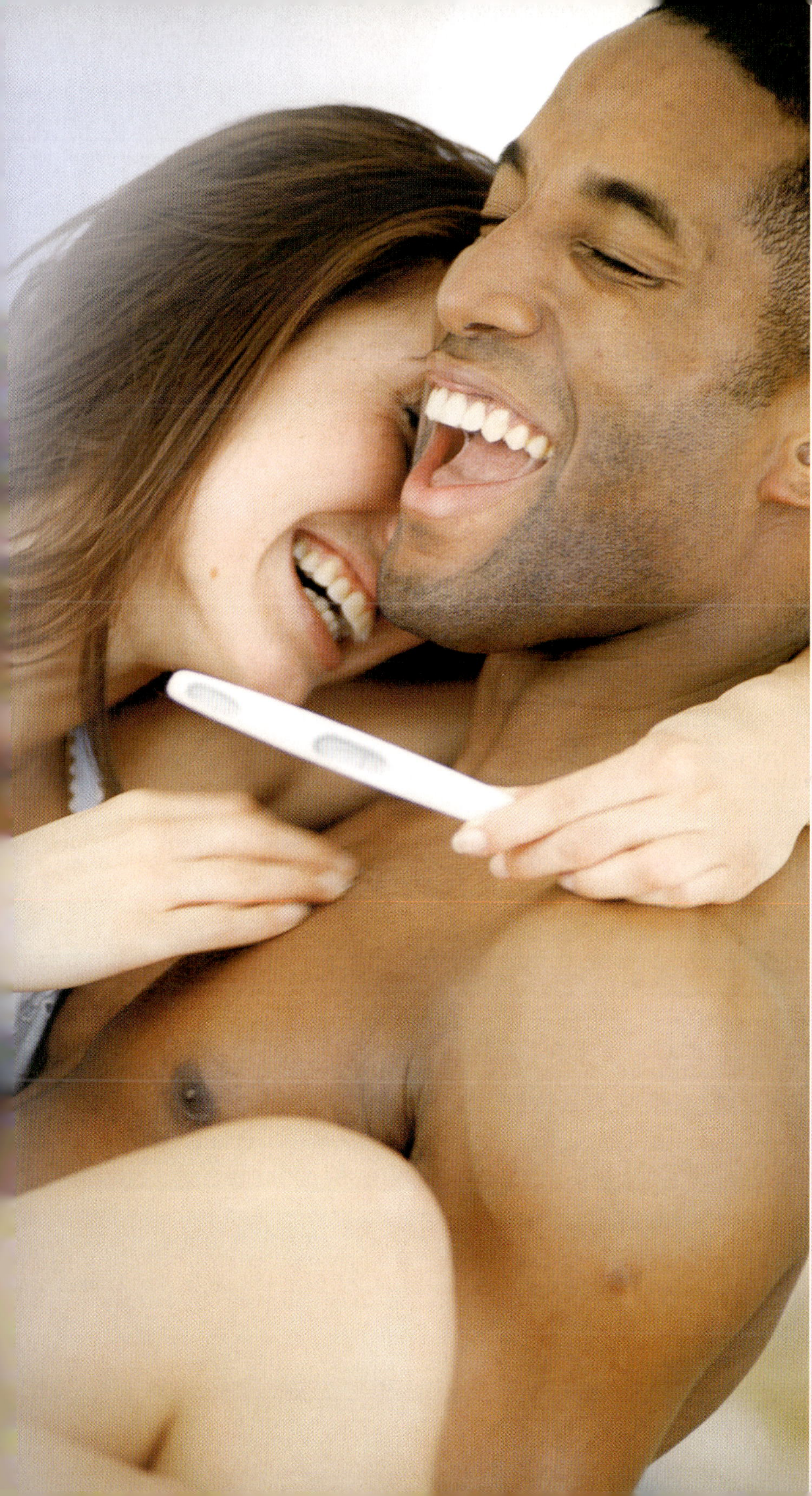

SOMMAIRE

LES ORIGINES DE LA VIE

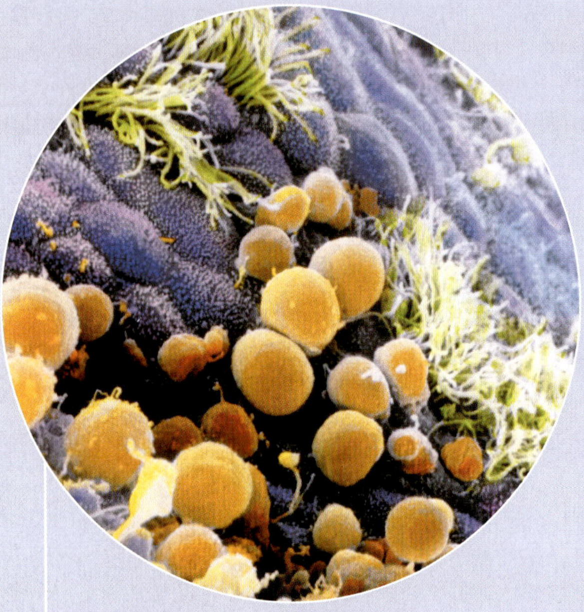

DANS L'UTÉRUS
LA PAROI INTERNE EST PRÊTE À ACCUEILLIR LA VIE. LES GRANULES DE MUCUS (EN JAUNE) VONT FOURNIR LES NUTRIMENTS NÉCESSAIRES À L'ŒUF FÉCONDÉ.

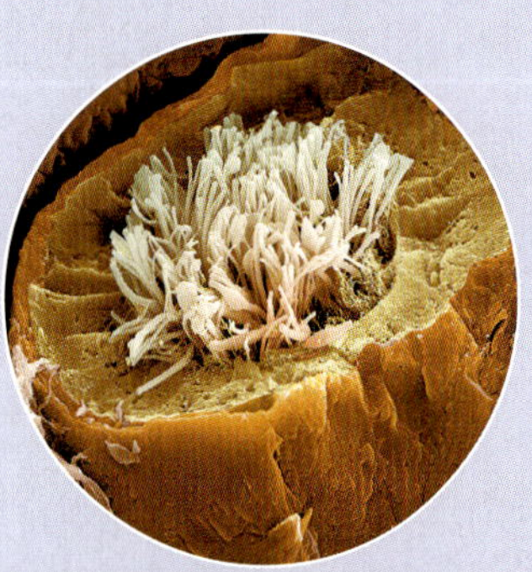

SPERME EN MATURATION
PENDANT QU'ILS CIRCULENT DANS L'ÉPIDIDYME, DERRIÈRE LES TESTICULES, LES SPERMATOZOÏDES CONTINUENT LEUR MATURATION JUSQU'À L'ÉJACULATION.

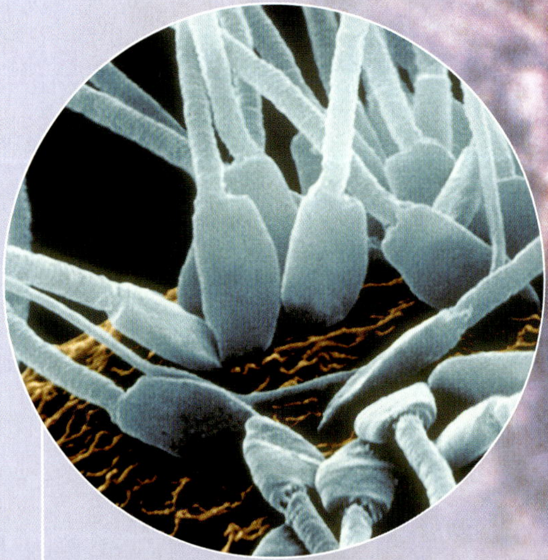

LA FIN DU VOYAGE UN GROUPE DE SPERMATOZOÏDES SE FIXE À LA SURFACE ÉPAISSE DE L'OVULE AU TERME D'UN LONG VOYAGE À TRAVERS LES TROMPES DE FALLOPE.

«Un ovule mature dans une trompe de Fallope… les conditions sont réunies pour la fécondation.»

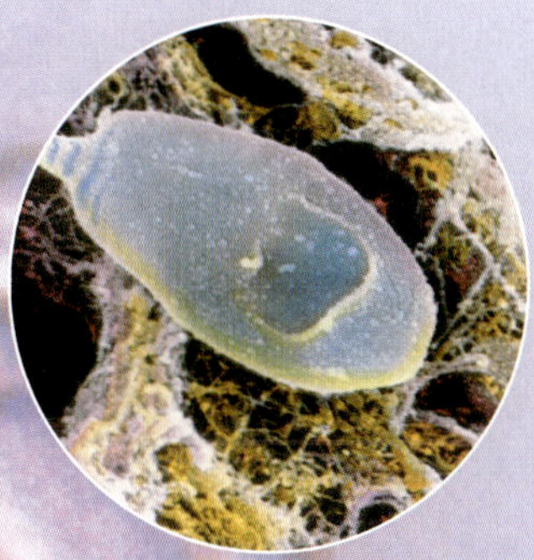

L'ÉLU

UN SEUL SPERMATOZOÏDE TRAVERSE L'ÉPAISSE PAROI DE L'OVULE, LA FÉCONDATION PEUT AVOIR LIEU.

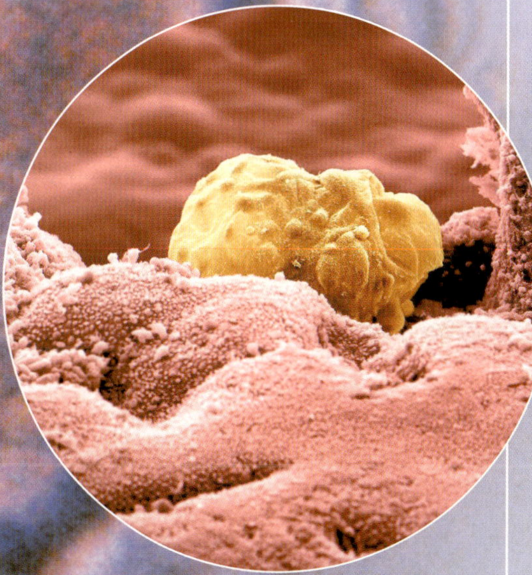

À SIX JOURS

UN MINUSCULE AMAS DE CELLULES, APPELÉ BLASTOCYSTE, SE FIXE À LA PAROI DE L'UTÉRUS : LA GROSSESSE COMMENCE.

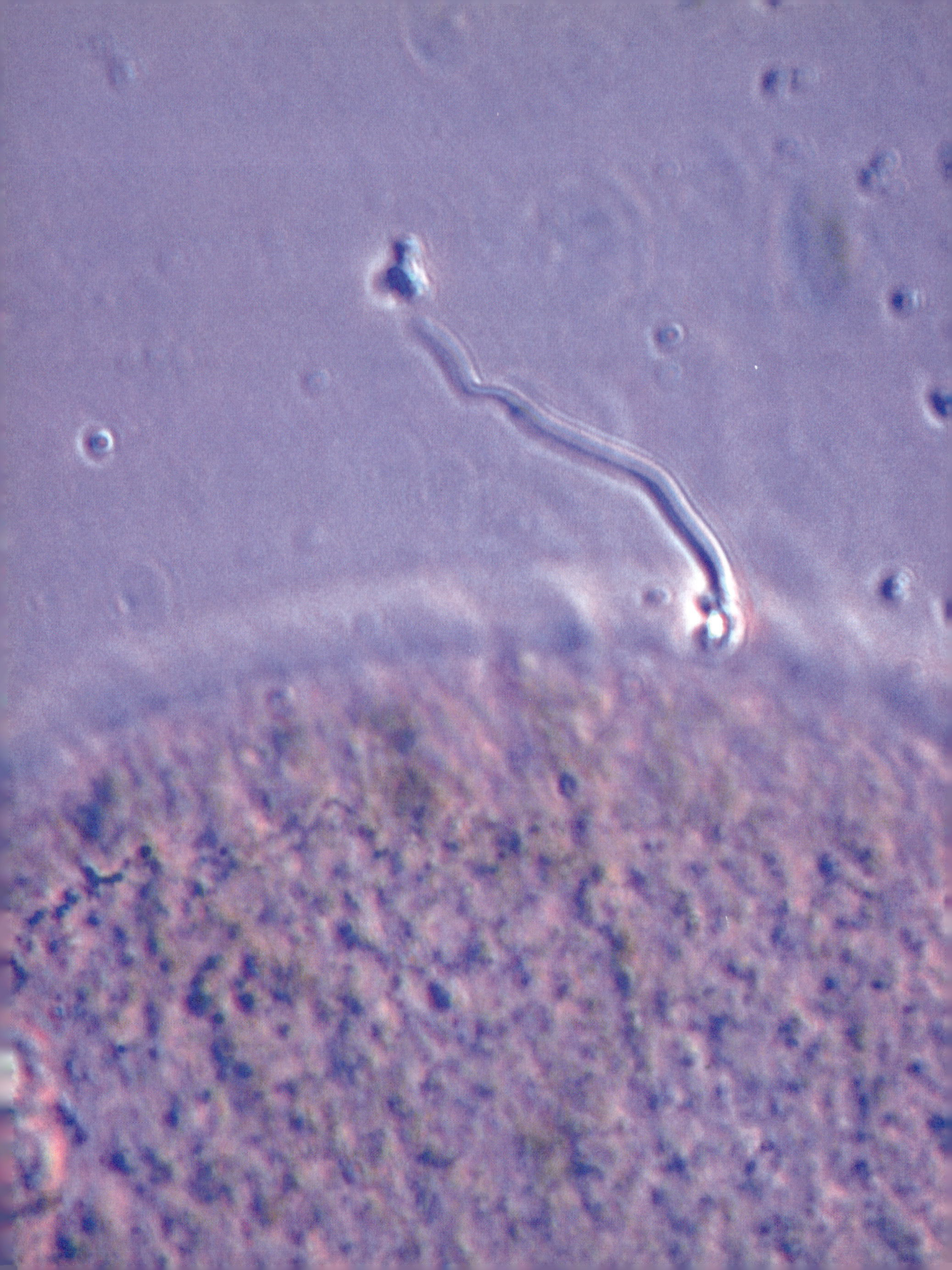

LA CONCEPTION

Si l'on considère l'enchaînement complexe des processus hormonaux aboutissant à la grossesse et toutes les épreuves que doivent surmonter les spermatozoïdes pour féconder l'ovule, on réalise qu'il n'est pas exagéré de parler de « miracle de la vie ».

La série de phénomènes qui se produit durant le cycle menstruel doit être soigneusement orchestrée pour aboutir à une grossesse. La conception est un peu comme un puzzle : il suffit d'une pièce manquante pour empêcher sa réalisation.

Dès la fin des règles, l'hypophyse, une petite glande située dans le cerveau juste derrière les yeux, sécrète l'hormone folliculostimulante (FSH) dans le système sanguin. Cette hormone agit sur les ovaires qui contiennent des milliers d'ovules, à l'extrémité des trompes de Fallope. Une femme naît avec quelque 3 000 000 ovules, qui ne sont plus que 400 000 à la puberté. Tous ces ovules sont exposés à la FSH, et l'on ne sait pas vraiment pourquoi seuls quelques-uns sont appelés à se développer. En moyenne, une femme sécrète moins de 400 ovules matures au cours de sa période de fertilité.

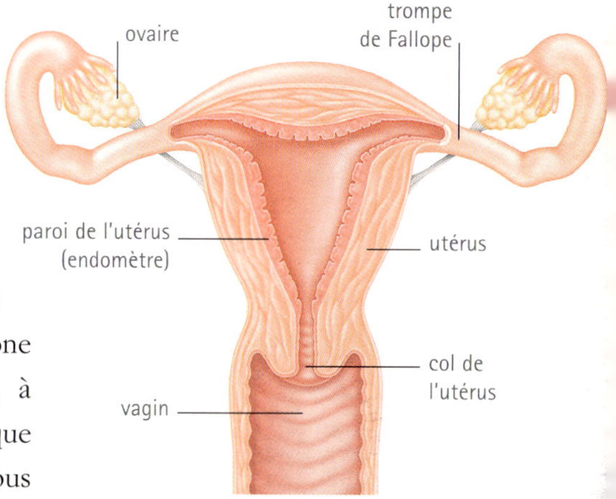

APPAREIL REPRODUCTEUR FÉMININ *Les ovaires stockent et libèrent les ovules qui se déplacent le long de la trompe de Fallope jusque dans l'utérus. Le col de l'utérus relie l'utérus au vagin.*

L'OVULATION

Chaque ovaire libère alternativement un ovule (et parfois plus) au cours des cycles menstruels. L'ovulation a donc lieu dans un seul ovaire à la fois. Les ovules commencent leur maturation à l'intérieur d'une bulle remplie de liquide appelée follicule, qui commence à se dilater sous l'influence de la FSH. Chaque mois, une vingtaine d'ovules entament ce processus, mais un seul follicule « dominant » arrive à maturité et produit un ovule ; les autres régressent et sont perdus. L'ovule croît sur une paroi du follicule, entouré des cellules de la *granulosa*, qui l'alimentent en nutriments et génèrent les œstrogènes. Cette hormone stimule le développement de la paroi utérine (endomètre) et des tissus mammaires, ce qui explique pourquoi les seins sont sensibles peu avant les règles.

◄ *Un spermatozoïde traverse l'enveloppe externe de l'ovule.*

« La conception est un peu comme un puzzle : il suffit d'une pièce manquante pour empêcher sa réalisation. »

Tandis que le taux d'œstrogènes augmente dans le sang, il envoie un message à l'hypothalamus (un centre de contrôle dans le cerveau), lui indiquant que le follicule est mature et prêt à ovuler. L'hypothalamus demande alors à l'hypophyse de libérer une brève poussée d'hormone lutéinisante (LH), qui déclenche la libération de l'ovule 36 heures plus tard. L'ovule s'échappe du follicule, qui a alors atteint la taille d'une petite cerise. C'est ce qu'on appelle l'ovulation, qui survient généralement au 14e jour du cycle menstruel.

Parvenu à maturité, l'ovule possède déjà quelques caractéristiques importantes. Il contient des chromosomes, porteurs d'information génétique, et il est capable de laisser entrer un seul spermatozoïde tout en empêchant les autres de pénétrer. L'ovule est happé dans la trompe de Fallope grâce à de fines franges (*fimbriæ*), qui ressemblent aux bras d'une anémone de mer. Les minuscules filaments, appelés cils, qui tapissent les trompes de Fallope permettent ensuite à l'ovule de voyager à travers la trompe jusqu'à l'utérus.

Pendant ce temps, les cellules restées dans le follicule forment une masse dans l'ovaire, appelée corps jaune, qui commence à fabriquer la progestérone. À l'instar des œstrogènes, la progestérone a une action sur l'utérus, les seins, l'hypothalamus et l'hypophyse. Dans l'utérus, la progestérone favorise la grossesse en fabriquant les nutriments nécessaires au développement de l'embryon et en épaississant les tissus qui tapissent la paroi utérine.

Si l'ovule n'est pas fécondé après l'ovulation, la production d'hormone lutéinisante diminue et le corps jaune dégénère. Lorsque les taux d'œstrogènes et de progestérone passent en dessous d'un certain seuil, l'utérus n'est plus en

LA COURSE JUSQU'À L'OVULE

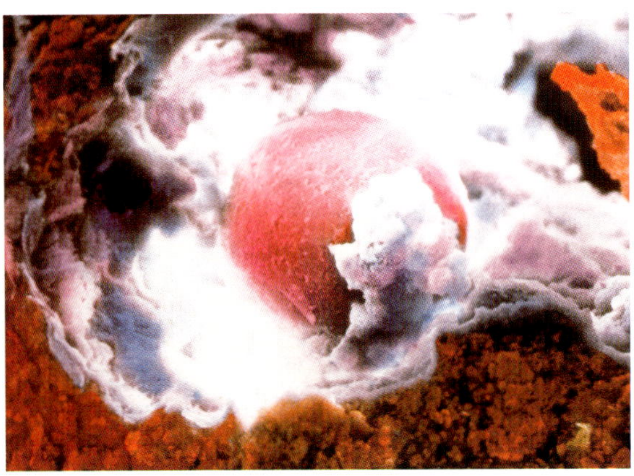

L'ovulation a lieu à la moitié du cycle menstruel, lorsque l'ovule mature rompt le follicule.

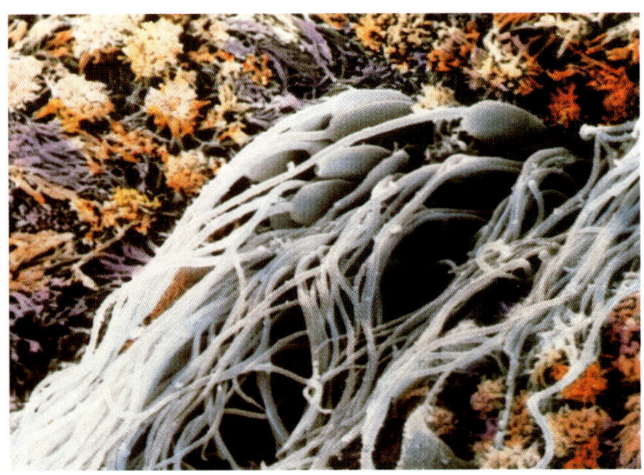

Un groupe de spermatozoïdes franchit le col de l'utérus pour y pénétrer.

condition d'assurer l'implantation de l'œuf. La paroi gonflée de sang se désagrège, et c'est le début des règles. Au cours d'un cycle normal, ce phénomène se produit généralement au 14e jour après l'ovulation. Le début des règles est aussi le signe qu'un nouveau cycle de croissance des follicules peut commencer.

LA CONCEPTION AU MASCULIN

Statistiquement, les probabilités pour qu'un spermatozoïde parvienne à féconder l'ovule sont étonnamment minces. En moyenne, l'homme éjacule environ 5 ml de sperme (l'équivalent d'une cuillère à café), contenant 100 000 000 à 300 000 000 de spermatozoïdes. Moins de 100 000 réussiront à franchir le col de l'utérus. À peine 200 survivront au voyage à travers les trompes de Fallope, tandis qu'un seul pourra féconder l'ovule.

Les garçons ne naissent pas avec une quantité prédéfinie de spermatozoïdes. Leur production commence à la puberté. Dès lors, ils sont régulièrement fabriqués dans les testicules, au rythme de 1 500 par seconde. Chacun d'eux a une durée de vie de 72 jours. Les testicules libèrent les spermatozoïdes dans l'épididyme (un long canal aux nombreuses circonvolutions sur le bord supérieur des testicules) où ils acquièrent la faculté de se déplacer et de féconder l'ovule. De là, ils atteignent le canal déférent. Celui-ci se contracte durant l'érection et transporte les spermatozoïdes hors du scrotum, à travers les vésicules séminales et la prostate (où ils se mêlent au liquide séminal) jusque dans l'urètre – le canal reliant la vessie au pénis. Lors de l'éjaculation, le point de sortie de la vessie se referme, et le sperme est rapidement transporté dans le pénis jusque dans le vagin.

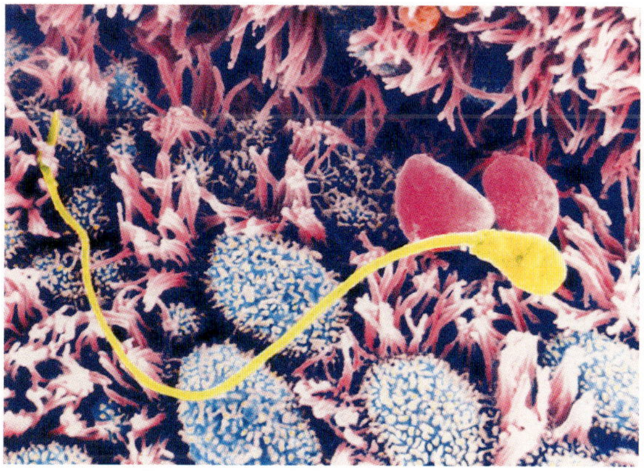

Un spermatozoïde se fraie un chemin le long de la paroi interne de la trompe de Fallope.

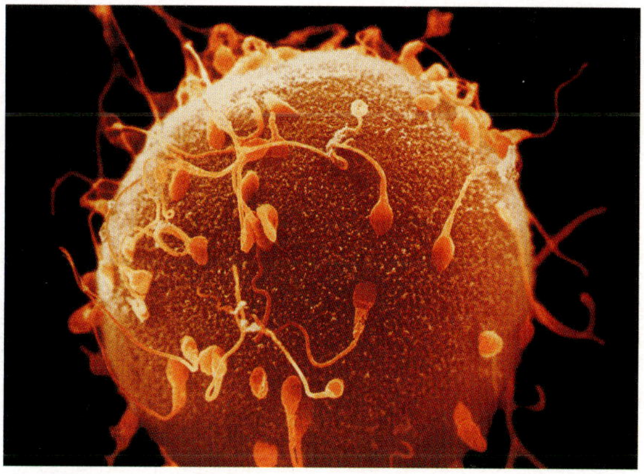

Mission accomplie : les spermatozoïdes restants s'agglutinent autour de l'ovule mature.

«Avant même que vous appreniez que vous êtes enceinte, le corps de votre bébé a déjà commencé à se former.»

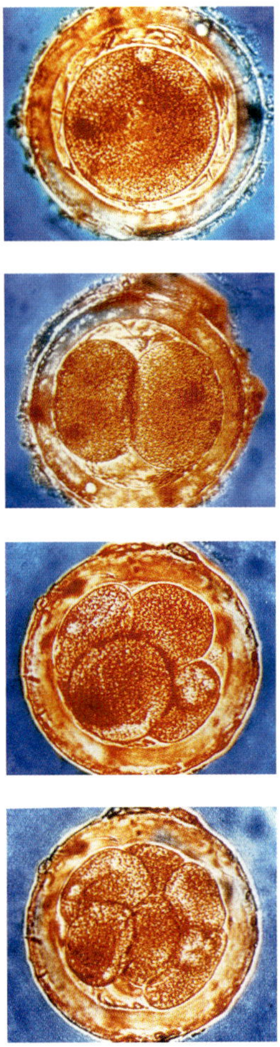

PREMIÈRES DIVISIONS
Après la fécondation, le zygote se divise rapidement. Au bout de 36 heures, il se compose de 12 cellules distinctes.

Arrivés dans le vagin, les spermatozoïdes n'ont pas terminé leur formidable course d'obstacles pour autant. Il leur reste beaucoup de chemin à parcourir avant de pouvoir féconder l'ovule. Ils se trouvent dans un milieu assez hostile : les sécrétions vaginales sont acides, afin d'empêcher les bactéries et autres organismes d'atteindre l'utérus et les trompes de Fallope, ce qui causerait de dangereuses infections. Cependant, une fois dans le vagin, le sperme coagule rapidement, ce qui permet aux spermatozoïdes de rester en place tout en étant protégés des liquides vaginaux. Cinq à dix minutes après l'éjaculation, les spermatozoïdes ont pénétré dans l'utérus et se dirigent vers les trompes de Fallope. Au cours de ce voyage, ils deviennent hyperactifs et acquièrent leur pouvoir fécondant. À l'approche du but, ils peuvent dégager leur acrosome et se fixer à l'ovule. Au cours des 72 heures suivantes, les spermatozoïdes continuent de franchir le col de l'utérus. Une fois dans les trompes de Fallope, le reste des spermatozoïdes (200 environ) poursuivent leur progression, aidés par les contractions musculaires de l'utérus et des trompes. Dans le même temps, l'ovule entame son chemin vers la cavité utérine.

LA FÉCONDATION

Il faut à peu près 24 heures pour que le spermatozoïde pénètre dans l'ovule, fusionne avec son noyau et que l'œuf commence à se diviser. Ce processus a lieu alors que l'œuf remonte encore la trompe de Fallope.

Seuls les spermatozoïdes les plus forts parviennent jusqu'à l'ovule, mais il semble que la «victoire» de l'un d'eux soit le pur fruit du hasard. Plusieurs d'entre eux peuvent se fixer à la surface de l'ovule et libérer les enzymes contenues dans une capsule située dans leur tête pour perforer la zone pellucide qui entoure l'ovule. Cependant, un seul pénètre au cœur de l'ovocyte, marquant ainsi le début de la fécondation. La queue du spermatozoïde, qui a joué un rôle si important jusqu'ici, se détache et se désagrège. La nouvelle cellule qui résulte de cette union est appelée zygote et forme à présent une épaisse paroi pour empêcher les autres spermatozoïdes d'entrer. La grossesse commence !

Puis, le zygote se divise en cellules, les blastomères. Au 3e jour, on en compte une douzaine. Ce minuscule amas de vie met alors 60 heures pour parvenir dans l'utérus. Il est à présent composé de 50 à 60 cellules et se nomme blastocyste.

On trouve déjà deux types de cellules : celles du trophoblaste à la périphérie de l'œuf fécondé, qui va se transformer en placenta, et au centre une masse cellulaire qui formera ensuite l'embryon. Deux à trois jours plus tard (environ une semaine après la fécondation), le blastocyste adhère à la muqueuse utérine. Il est à présent composé d'une centaine de cellules et commence à fabriquer l'hormone chorionique gonadotrope (HCG), qui envoie un signal au corps jaune pour qu'il continue la production de progestérone. Sans cette activité progestative plus importante, la muqueuse utérine se rompt et les saignements menstruels reprennent.

Durant la 2e semaine, les cellules du trophoblaste continuent de s'enfoncer dans la muqueuse utérine, et la masse cellulaire centrale donne naissance au bouton embryonnaire. Ce n'est encore qu'un point, mais il a déjà commencé à se différencier en trois couches cellulaires distinctes qui deviendront chacune une partie du corps de l'embryon. Ainsi, avant même que vous appreniez que vous êtes enceinte, le corps de votre bébé a déjà commencé à se former.

LA CONCEPTION DES JUMEAUX

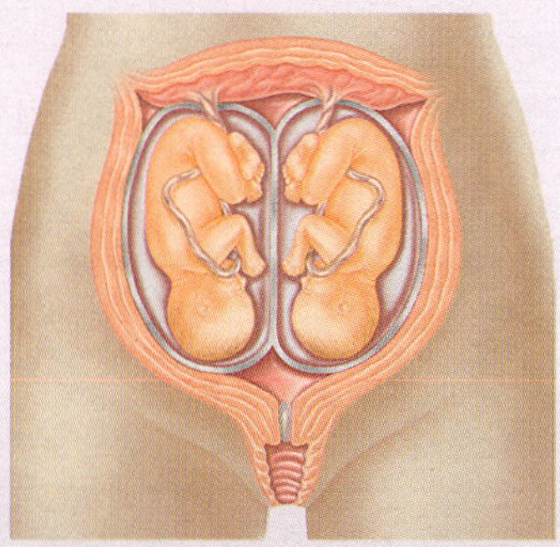

LES VRAIS JUMEAUX *ont un même placenta.*

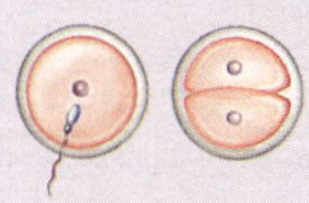

un œuf fécondé se divise

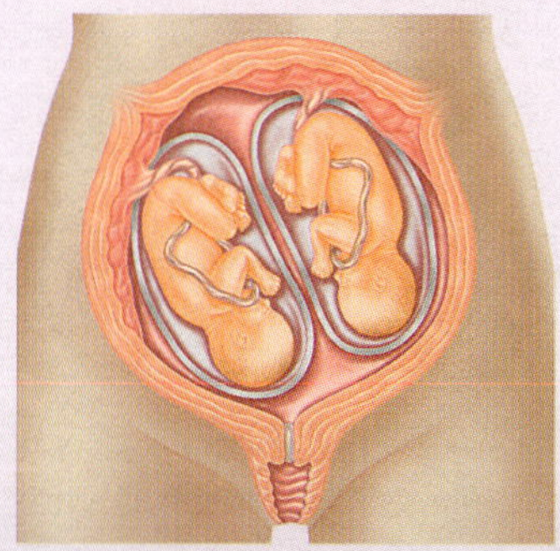

LES FAUX JUMEAUX *ont deux placentas.*

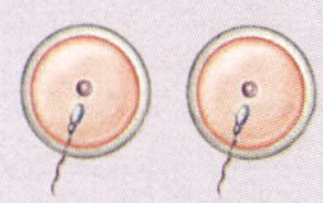

deux œufs distincts sont fécondés

Les jumeaux et les triplés sont conçus de deux façons différentes :

- si deux ovules ou plus sont libérés et fécondés, on parle alors de faux jumeaux ;
- si un ovule est fécondé par un spermatozoïde avant de se diviser en deux zygotes distincts, on obtient deux embryons. Ceux-ci partagent les mêmes structures génétiques et sont donc de vrais jumeaux.

Quel que soit le type de jumeau, chaque fœtus se développe dans son propre sac amniotique. Mais les faux jumeaux ayant été conçus à partir de deux ovules différents, chacun dispose de son propre placenta. Les vrais jumeaux, eux, ont le même placenta, mais ils ont chacun leur cordon ombilical. Le nombre de grossesses gémellaires a doublé par rapport à la génération précédente. Aujourd'hui, les jumeaux représentent 2 % des grossesses, grâce notamment à la fécondation in vitro (FIV) et les médicaments contre la stérilité, qui augmentent tous deux les risques de grossesse multiple. En outre, les femmes sont enceintes plus tard. Les plus de 35 ans ont plus de chances d'avoir des jumeaux car la probabilité qu'elles produisent plus d'un ovule par cycle est plus grande. Par ailleurs, la conception de faux jumeaux est favorisée par des facteurs héréditaires, alors que ce n'est pas le cas pour les vrais jumeaux.

GÈNES ET HÉRÉDITÉ

LES GÈNES CONTRÔLENT LA CROISSANCE ET LA RÉPARATION DU CORPS. ILS SONT AUSSI LE CODE GRÂCE AUQUEL NOUS TRANSMETTONS NOS CARACTÉRISTIQUES PHYSIQUES ET MENTALES À NOS ENFANTS. À LA CONCEPTION, VOTRE BÉBÉ HÉRITE D'UN CERTAIN NOMBRE DE GÈNES QUI LE REND UNIQUE.

Les quelque 40 000 gènes qui composent le génome humain sont ordonnés en paires sur les chromosomes, de longs brins de matériel génétique que l'on trouve dans presque toutes les cellules du corps. Un gène est une unité d'information transmise par les parents et occupe un emplacement précis sur le chromosome. Il contient de nombreux segments d'ADN (la carte génétique d'un individu), qui fournissent les codes de certains caractères tel le groupe sanguin et régissent les fonctions des cellules. Parfois, la présence ou l'absence d'un gène prédispose l'individu à une maladie ou, au contraire, l'en préserve. Les gènes sont soit dominants soit récessifs. Dans une paire comportant les deux types, le gène dominant l'emporte, exerçant une action directe sur les caractères transmis comme la couleur des yeux (*voir* ci-contre) et sur le développement de certaines maladies génétiques (*voir* p. 144).

L'ovule et le spermatozoïde apportent chacun une série de 23 chromosomes à l'embryon, 46 au total. Chaque ovule et chaque spermatozoïde étant porteur de gènes différents, l'enfant hérite d'une combinaison unique, à l'exception des vrais jumeaux (*voir* p. 21). Toutes les cellules provenant du même œuf, le même matériel génétique sera reproduit dans chaque cellule du corps du bébé.

GARÇON OU FILLE ?

Lorsque l'ovule est fécondé par le spermatozoïde, l'embryon qui en résulte reçoit 23 paires de chromosomes. Le sexe de l'enfant est déterminé par une seule paire : les chromosomes 45 et 46, ou paire 23.

▸ **Les chromosomes sexuels** sont appelés X (féminin) et Y (masculin). Tous les ovules ont un chromosome X alors que le spermatozoïde est porteur d'un chromosome X ou Y à proportion égale. C'est donc le spermatozoïde qui détermine le sexe de l'enfant.

▸ **Lorsqu'un spermatozoïde à chromosome X** féconde l'ovule, il forme une paire XX, c'est-à-dire une fille.

▸ **Lorsqu'un spermatozoïde à chromosome Y** féconde l'ovule, on obtient une paire XY, donc un garçon.

▸ **Les méthodes qui prétendent** favoriser la conception de garçons ou de filles reposent sur le fait que le spermatozoïde Y se déplace plus vite que le X, alors que ce dernier survit plus longtemps. Toutefois ces théories, fondées sur le moment de la conception, varient considérablement et, en dépit de ces méthodes, la proportion de garçons et de filles reste la même.

YEUX MARRON OU BLEUS ?

LA COULEUR DES YEUX EST L'EXEMPLE IDÉAL POUR COMPRENDRE LA TRANSMISSION DES CARACTÈRES AVEC GÈNES DOMINANTS ET RÉCESSIFS. LE GÈNE DES YEUX MARRON ÉTANT DOMINANT, CELUI DES YEUX BLEUS RÉCESSIF, C'EST TOUJOURS CELUI DES YEUX MARRON QUI L'EMPORTE.

L'homme et la femme possèdent chacun deux gènes pour la couleur des yeux, ce qui offre quatre combinaisons possibles transmises à l'enfant. Pour savoir si votre bébé aura les yeux bleus ou marron, vous devez d'abord examiner les gènes de couleur des yeux que vos parents vous ont transmis. Même si vous et votre conjoint avez les yeux marron, vous avez peut-être tous deux un parent aux yeux bleus, vous êtes alors porteurs de gènes récessifs. Si ces gènes récessifs s'unissent, votre bébé aura les yeux bleus. Si vous avez tous les deux les yeux bleus, aucun de vous ne possède de gène dominant, vous ne pouvez donc pas avoir d'enfant aux yeux marron. (Le gène des yeux bleus comprend aussi celui des yeux gris et des yeux verts.)

Deux parents aux yeux marron Ici, le gène dominant des yeux marron masque le gène récessif des yeux bleus. Tous les enfants auront donc les yeux marron.

PARENTS MAR/BL + MAR/MAR

ENFANT

- **MAR+MAR** *l'enfant aura les yeux marron*
- **MAR+MAR** *l'enfant aura les yeux marron*
- **BL+MAR** *l'enfant aura les yeux marron*
- **BL+MAR** *l'enfant aura les yeux marron*

Un parent aux yeux marron, un parent aux yeux bleus Le gène dominant des yeux marron l'emporte, ou bien deux gènes récessifs des yeux bleus s'associent.

PARENTS MAR/BL + BL/BL

ENFANT

- **MAR+BL** *l'enfant aura les yeux marron*
- **MAR+BL** *l'enfant aura les yeux marron*
- **BL+BL** *l'enfant aura les yeux bleus*
- **BL+BL** *l'enfant aura les yeux bleus*

Deux parents aux yeux marron Ici, les deux parents ont reçu un gène récessif des yeux bleus de leurs parents, leur enfant a donc 1 chance sur 4 d'avoir les yeux bleus.

PARENTS MAR/BL + MAR/BL

ENFANT

- **MAR+MAR** *l'enfant aura les yeux marron*
- **MAR+BL** *l'enfant aura les yeux marron*
- **BL+MAR** *l'enfant aura les yeux marron*
- **BL+BL** *l'enfant aura les yeux bleus*

Deux parents aux yeux bleus Des parents aux yeux bleux ont tous deux des gènes récessifs et ne peuvent avoir d'enfant aux yeux marron.

PARENTS BL/BL + BL/BL

ENFANT

- **BL+BL** *l'enfant aura les yeux bleus*
- **BL+BL** *l'enfant aura les yeux bleus*
- **BL+BL** *l'enfant aura les yeux bleus*
- **BL+BL** *l'enfant aura les yeux bleus*

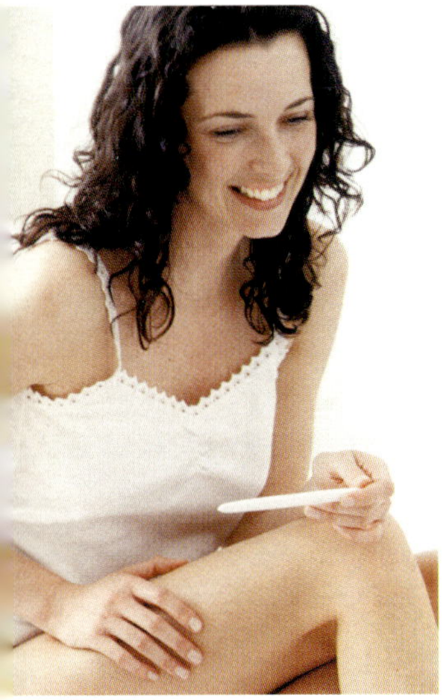

TEST DE GROSSESSE

La plupart des tests à faire chez soi sont fiables et très simples d'emploi.

LES TESTS DE GROSSESSE

AUJOURD'HUI, DÈS LE MOINDRE SOUPÇON, VOUS POUVEZ RAPIDEMENT VÉRIFIER SI VOUS ÊTES ENCEINTE OU NON. LES TESTS SONT RAPIDES ET FACILES, ET VOUS DONNENT UNE RÉPONSE FIABLE DÈS LE PREMIER JOUR DE RETARD DES RÈGLES.

La plupart des femmes optent pour un test urinaire, qui mesure le taux d'hormone chorionique gonadotrope (HCG) fabriquée par le blastocyste une semaine environ après la fécondation. Vous pouvez vous en procurer un chez votre pharmacien habituel. Ces tests ont l'avantage d'être précis, simples à utiliser, rapides, pratiques et discrets. Ils se présentent sous forme de bâtonnets ou de bandelettes de papier dans un étui de plastique semblable à un tampon applicateur. Avant de l'utiliser, vérifiez bien la date d'expiration du produit et lisez attentivement le mode d'emploi. La plupart des tests recommandent d'attendre plusieurs jours après le premier jour de retard des règles, même s'ils sont tout à fait capables de détecter la grossesse avant ce délai. En effet, si vous effectuez le test trop tôt, l'urine risque de ne pas contenir assez de HCG et le résultat sera négatif.

UTILISER UN TEST DE GROSSESSE

Pour vous servir d'un test de grossesse, il vous suffit de verser quelques gouttes d'urine sur la bandelette. La concentration de HCG est toujours plus élevée le matin, même si les tests les plus récents sont suffisamment sensibles pour être utilisés dans la journée. Quand la HCG contenue dans l'urine entre en contact avec le bâtonnet du test, elle provoque un changement de couleur. Au début, une ligne bleue ou un cercle rose apparaît dans la fenêtre de contrôle pour confirmer que le test fonctionne, puis, après quelques minutes, une seconde ligne bleue ou un second cercle rose apparaît dans la fenêtre du résultat. Certains tests positifs dans un premier temps peuvent aussi s'avérer négatifs par la suite, l'embryon n'ayant pas réussi à s'implanter. Dans ce cas, les règles ne vont pas tarder à faire leur réapparition.

LES AUTRES TYPES DE TESTS

Généralement, le test urinaire est ensuite complété par un test sanguin afin de quantifier exactement le taux de HCG dans le corps. Si, par ailleurs, vous avez suivi un traitement contre la stérilité, vous souhaiterez sans doute savoir avant la date de vos règles si ce dernier a abouti. Le taux exact de HCG est également utile lorsqu'on soupçonne une grossesse extra-utérine – quand l'embryon se développe hors de l'utérus, le plus souvent dans une trompe de Fallope (*voir* p. 81).

L'échographie est également utilisée pour diagnostiquer une grossesse, même si on y a rarement recours en tout début de grossesse. Elle peut néanmoins être utile si l'on n'est pas sûre de ses dates, en cas d'antécédents de fausses couches ou si l'on soupçonne une grossesse extra-utérine. Dix jours après le premier jour de retard des règles, on peut distinguer le sac de grossesse dans l'utérus doté d'un pôle fœtal (une minuscule tache rectangulaire dans le sac) et parfois même un battement de cœur fœtal.

Avant l'apparition des tests à réaliser chez soi, la plupart des femmes subissaient un examen gynécologique au bout de deux mois de retard. Un médecin expérimenté peut encore diagnostiquer une grossesse grâce à la teinte bleutée de la paroi vaginale et du col utérin, à la consistance ramollie de l'utérus et du col et, à partir de la 6e semaine, au volume plus important de l'utérus. Ces changement sont essentiellement dus à l'afflux de sang dans les organes du bassin. De tels examens sont moins pratiqués de nos jours, mais ils permettent encore de déceler des grossesses auxquelles on ne s'attendait pas.

LA PREMIÈRE RÉACTION

J'ai discuté avec de nombreuses femmes qui venaient de découvrir qu'elles étaient enceintes. Leur réaction va du bonheur le plus complet à la panique contenue. Les phrases qui reviennent le plus souvent sont :

- C'est impossible.
- C'est fantastique.
- Je suis tellement heureuse.
- Au secours ! je ne pensais pas que ça irait aussi vite.
- Dans quoi me suis-je embarquée ?
- Ai-je les moyens d'avoir un bébé ?
- Je n'aurais pas dû aller boire ce verre après le travail.
- Vais-je pouvoir conserver mon emploi ?
- Pourquoi n'ai-je pas arrêté de fumer le mois dernier comme prévu ?
- Où vais-je accoucher ?
- Que puis-je faire pour aider mon bébé ?
- Mon bébé sera-t-il normal ?

Toutes les réactions ne sont pas positives, et c'est tout à fait normal. Ne culpabilisez pas si des pensées négatives vous traversent l'esprit. Même s'il s'agit d'une grossesse désirée, vous vous sentirez peut-être découragée en pensant à ce qu'elle implique. Pour ne rien arranger, un cocktail d'hormones coule à présent dans vos veines, qui suffit amplement à rendre vos émotions pour le moins imprévisibles. Être enceinte et mettre un enfant au monde sont sans nul doute deux événements parmi les plus enrichissants et bouleversants de votre vie. Il est tout à fait compréhensible que vous vous sentiez parfois un peu déboussolée.

Toutefois, comme pour tout épisode marquant de votre vie, votre grossesse sera d'autant plus agréable si vous êtes confiante et restez maîtresse de la situation. La seule façon d'y parvenir, c'est d'être le mieux informée possible – j'espère que ce livre y contribuera !

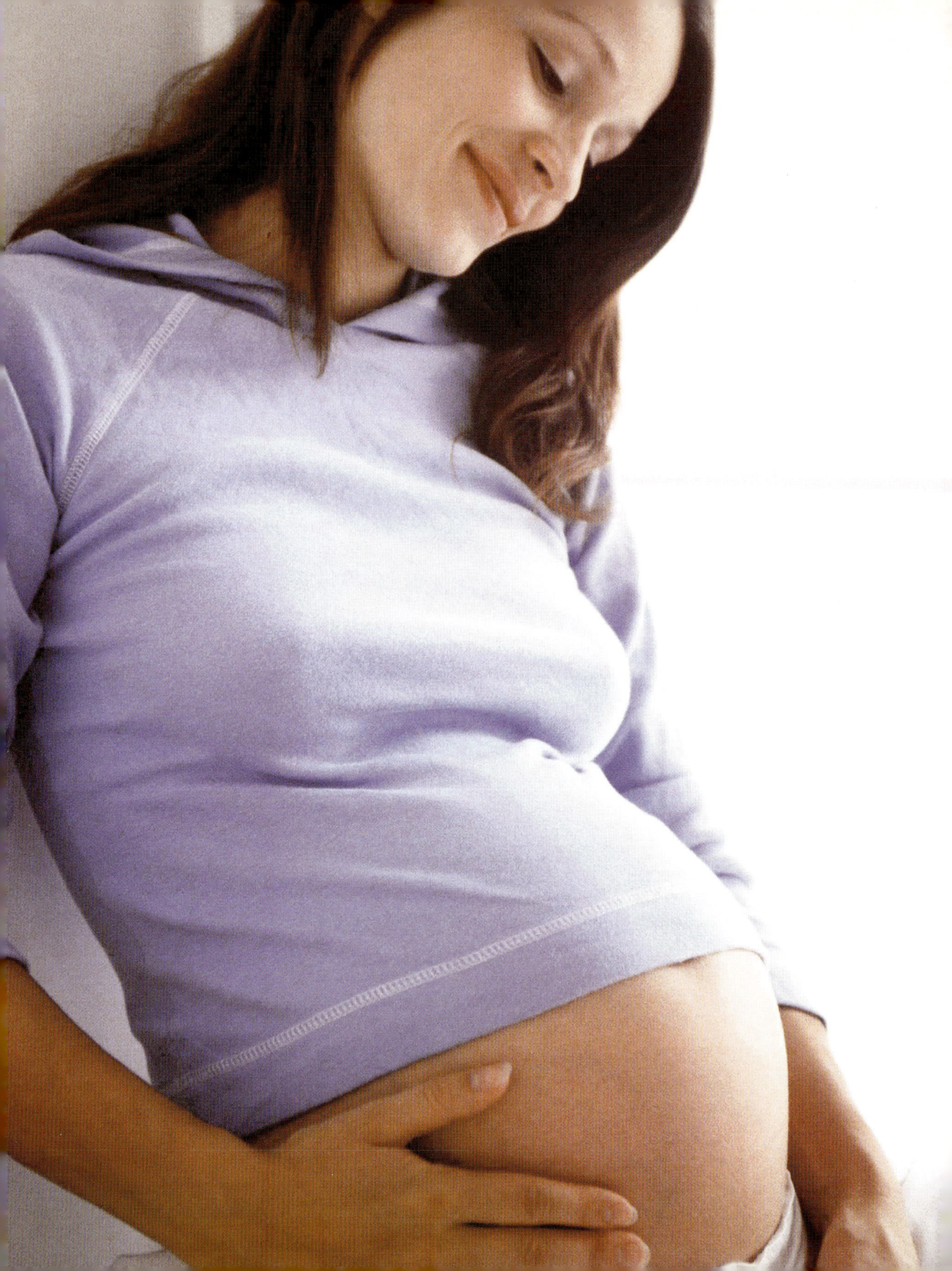

GROSSESSE ET SANTÉ

Quand on est enceinte, les statistiques inquiétantes lues dans le journal, les histoires de complication entendues à la radio prennent une tout autre dimension. Cela vous amènera sans doute à vous interroger sur votre façon de vivre et sur votre environnement. Ce chapitre examine les principaux sujets d'inquiétude et vous aidera, je l'espère, à prendre les précautions d'usage.

Bien entendu, le risque zéro n'existe pas dans la vie, et la grossesse ne fait pas exception à la règle. Mais au cas où vous vous feriez vraiment trop de souci, commençons par replacer les choses dans leur contexte. 4 bébés sur 100 naissent anormaux (anomalie congénitale). La plupart des anomalies sont liées à des facteurs génétiques (*voir* p. 144–145 et p. 415–418), seule une petite proportion est due à la drogue, aux infections et aux dangers liés à l'environnement. Et si vous pensez avoir été exposée à quelque chose de nocif pour votre bébé (de « tératogène »), dites-vous bien que vous encourez plus de risques d'être écrasée par un autobus que de donner naissance à un bébé anormal !

« ... le risque zéro n'existe pas dans la vie, et la grossesse ne fait pas exception à la règle. »

UN ÉVÉNEMENT INATTENDU

Si vous vous retrouvez enceinte sans l'avoir désiré ou sans y être vraiment préparée, vous risquez d'être un peu secouée ou angoissée à l'idée de la tournure qu'a pu prendre le début de votre grossesse, durant tous ces jours et toutes ces semaines où vous ignoriez ce qui se passait en vous.

Le premier conseil que je peux vous donner, c'est de cesser de vous tourmenter. Au lieu de vous attarder sur ce que vous auriez dû ou voulu faire pour vous préparer à la grossesse, commencez donc par adopter une meilleure hygiène de vie. Tenez-vous à un régime alimentaire équilibré (*voir* p. 43–49). Ramenez votre consommation d'alcool et de caféine au minimum, et si vous fumez, arrêtez dès aujourd'hui.

Si vous êtes encore dans votre premier trimestre de grossesse, prenez des suppléments d'acide folique (*voir* p. 51). Ils préviendront les risques d'anomalie congénitale, telle que le *spina bifida* (*voir* p. 146 et p. 418). Même si l'on conseille parfois de prendre ces suppléments avant même la conception, ne pensez pas qu'il est trop tard et commencez-les dès à présent jusqu'à la 13ᵉ semaine.

Autre sujet d'inquiétude, vous pensez peut-être avoir exposé, à votre insu, votre bébé à toutes sortes de dangers, alors que vous ne saviez pas encore que vous étiez enceinte. Vous vous faites peut-être du souci parce que vous avez trop bu à une soirée ou vous avez pris certains médicaments. En pratique, les médicaments les plus communément prescrits sont les antibiotiques et, fort heureusement, rares sont ceux qui nuisent à l'embryon (*voir* p. 35). Peut-être étiez-vous sous contraception au moment de la conception et vous vous demandez dans quelle mesure cela peut constituer un problème. J'aborde cette question ci-dessous, mais permettez-moi de vous rassurer dès maintenant : la nature fait bien les choses et les embryons, si minuscules soient-ils, sont d'une résistance extraordinaire. Il y a donc toutes les chances pour que vous mettiez au monde un beau bébé en pleine santé.

SI VOUS ÉTIEZ SOUS CONTRACEPTIF...

Si vous êtes tombée enceinte alors que vous étiez sous contraceptif, vous vous demandez sûrement si cela peut poser un problème. La plupart du temps, il n'y a pas d'inquiétude à avoir.

▸ **Si vous preniez un contraceptif oral**, comme la pilule ou la minipilule, il ne sert plus à grand-chose ; il vous suffit donc d'arrêter, tout simplement. La pilule est composée d'œstrogènes qui inhibent l'ovulation et de progestérone qui rend le mucus cervical moins perméable au sperme et les cellules de la paroi utérine moins réceptives à l'implantation de l'embryon. Les contraceptifs progestatifs, comme la micropilule ou le Depo-Provera injectable, exercent le même type d'action. Une fois la grossesse déclarée, ces effets sont sans conséquence. Ces hormones, dans les dosages actuels, ne semblent présenter aucun danger pour le développement de l'embryon.

▸ **Les méthodes de contraception locale**, notamment les spermicides, sont sans danger pour le développement de l'embryon, il n'y a donc pas de raison de s'inquiéter.

▸ **Si vous avez utilisé une contraception postcoïtale**, comme la pilule du lendemain, et que vous êtes tout de même enceinte, vous êtes sûrement contrariée qu'elle n'ait pas marché, mais là encore, elle est sans menace pour l'embryon.

▸ **Quand la grossesse survient malgré un dispositif intra-utérin (DIU)**, le risque de fausse couche est important en raison de la présence d'un corps étranger dans l'utérus, de la réaction inflammatoire qu'il provoque et du risque d'infection accru que peut entraîner un DIU. Si ces dispositifs sont visibles à l'examen gynécologique, il est préférable de les enlever. Cela n'augmente pas les risques de fausse couche, mais permet au contraire de les limiter par la suite, en réduisant les risques d'infection au cours de la grossesse.

Cependant, si le fil du DIU n'est pas visible, il vaut mieux ne rien faire. Il a peu de chances de créer un problème au cours d'une grossesse qui arrive à son terme, car le fœtus se développe à l'intérieur du sac amniotique, tandis que les DIU sont à l'extérieur et sont expulsés avec le placenta.

▸ **Si vous avez été stérilisée** (par ligature des trompes) et que vous pensez être enceinte, consultez votre médecin sans attendre. Les trompes ont été endommagées par l'intervention et vous risquez une grossesse extra-utérine (*voir* p. 81 et p. 422).

Tabac

Si vous fumez toujours alors que vous êtes enceinte, vous devez connaître les conséquences auxquelles vous exposez votre bébé. Au cours des trois premiers mois de grossesse, le tabac réduit la capacité du placenta à se développer dans l'utérus. Si vous fumez encore en fin de grossesse, vous diminuez son apport en oxygène et en nutriments, tout en augmentant les risques d'accouchement prématuré, d'hématome rétroplacentaire (*voir* p. 427) et de retard de croissance du fœtus (*voir* p. 428). Arrêtez-vous tout de suite : votre médecin peut vous y aider. Prenez garde au tabagisme passif si vous êtes exposée régulièrement à la fumée de cigarettes : il est tout aussi dangereux pour la santé de votre enfant. Si votre compagnon fume, encouragez-le à renoncer et tâchez d'éviter les endroits enfumés, tels que les bars ou certains restaurants.

« La nature fait bien les choses et les embryons, si minuscules soient-ils, sont d'une résistance extraordinaire. »

Alcool

Toute femme enceinte consommant régulièrement de l'alcool en quantité importante risque de sérieuses complications. Les premiers mois, une forte consommation d'alcool provoque de graves lésions chez l'enfant, comme le syndrome d'alcoolisme fœtal (*voir* p. 434), des retards de croissance, une dégénérescence du système nerveux et une mauvaise santé en général. Bien sûr, la même consommation pendant toute la durée de la grossesse augmente les risques de toxicité pour le fœtus. Il est donc vivement recommandé de limiter sa consommation d'alcool au minimum les premiers mois, moment crucial pour le développement du fœtus. À un stade plus avancé de la grossesse, vous pourrez vous permettre un verre de temps à autre, sans trop de risque.

Si, à une ou deux reprises, vous avez trop bu avant de découvrir que vous étiez enceinte, essayez de ne pas vous inquiéter, veillez surtout à arrêter l'alcool.

Drogues

Il n'est pas dans mon intention de faire un discours moralisateur quant à l'usage des drogues, mais je tiens à souligner certains faits : la cocaïne, l'héroïne et l'ecstasy peuvent provoquer de graves problèmes de développement du fœtus. Toutes ces drogues traversent le placenta et entrent directement dans le sang du bébé, augmentant ainsi les risques de fausses couches (*voir* p. 430), d'hématome rétroplacentaire, d'accouchement prématuré et, le plus souvent, de retard de croissance (*voir* p. 428). À la naissance, le bébé peut souffrir d'un état de manque ainsi que de lésions au cerveau, et restera plusieurs semaines en observation à l'hôpital. Évitez donc de consommer des drogues si vous voulez avoir un bébé en bonne santé.

DANGERS LIÉS À L'ENVIRONNEMENT

C'EST EN DÉBUT DE GROSSESSE, ALORS QUE LES ORGANES DE VOTRE BÉBÉ SE DÉVELOPPENT RAPIDEMENT, QU'IL FAUT ÊTRE PARTICULIÈREMENT ATTENTIVE À VOTRE ENVIRONNEMENT. BIEN QUE L'ON AIT ENCORE PEU D'INFORMATIONS SUR LE SUJET, VOUS APPRENDREZ ICI TOUT CE QU'IL FAUT SAVOIR POUR PRÉSERVER VOTRE SÉCURITÉ AU QUOTIDIEN.

De nombreuses fausses couches et anomalies fœtales sont attribuées, parfois sans preuve, aux dangers provenant de notre milieu ambiant. Nous vous présentons ici la liste des principales sources d'inquiétude.

PRODUITS TOXIQUES

Il est aujourd'hui impossible d'échapper aux produits chimiques qui nous entourent. On peut néanmoins prendre certaines précautions.

▶ **À la maison** Évitez d'inhaler toute vapeur d'essence, de colle, de détergents liquides, de peinture à huile, d'aérosols ménagers et de nettoyants pour four. N'utilisez un produit qu'après avoir lu les précautions d'emploi. Si vous refaites la peinture chez vous, maintenez les pièces bien ventilées. Si vous devez décaper de la peinture ancienne, qui serait susceptible de contenir du plomb, faites-le faire par quelqu'un d'autre.

▶ **À votre travail** Une large gamme de solvants utilisés dans l'industrie sont responsables de complications chez les femmes enceintes qui y sont exposées sur leur lieu de travail. Les solvants organiques présents dans les peintures, pesticides, adhésifs, laques et agents nettoyants peuvent traverser le placenta. Leur inhalation est dangereuse.

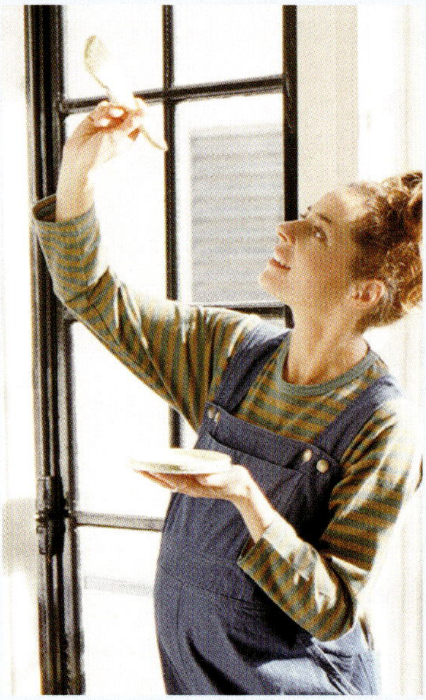

PEINDRE SANS DANGER *Utilisez des peintures sans odeur et gardez la pièce bien aérée.*

Les lieux à risque sont notamment les usines, les teintureries, les pharmacies, les laboratoires, les garages, les entreprises de pompes funèbres et les ateliers d'art ou de menuiserie.

Cependant, des études récentes ont montré que le danger peut être évité si les employeurs s'engagent à fournir des locaux bien ventilés, et que les femmes enceintes portent des vêtements protecteurs et évitent les espaces contaminés.

Enfin, si votre compagnon utilise, dans sa profession, l'un des produits cités ci-dessus, du chlorure de polyvinyle (présent dans le plâtre) ou des pesticides, évitez le contact avec ses vêtements de travail pendant la durée de votre grossesse.

RAYONS X

On sait désormais que des radiations ionisantes à haute dose provoquent des lésions chez le fœtus, et les médecins s'inquiètent à juste titre des problèmes entraînés par les rayons X durant la grossesse. Cependant, il faut savoir que les appareils modernes émettent beaucoup moins de radiation qu'autrefois et ciblent bien plus précisément la partie du corps à traiter.

Vous encourez une anomalie fœtale si vous subissez au moins huit radios abdominales ou pelviennes pendant les huit premières semaines de grossesse, mais, même là, le risque n'est que de 0,1 % (soit un cas sur mille). En revanche, une seule radio des poumons ou du ventre est inoffensive. Si vous en avez passé une alors que vous étiez enceinte, rassurez-vous, elle est sans conséquence pour votre bébé.

De plus, il faut savoir que des radios sont parfois indispensables en cas de problèmes à surveiller pendant la grossesse. Si tel est votre cas, dites-vous bien que les risques sont extrêmement minimes.

Si vous travaillez dans un hôpital, vous serez amenée à porter un vêtement protecteur chaque fois que vous pourrez être en contact avec des rayons X. Les femmes radiologues sont généralement transférées dans un autre service durant leur grossesse, même si les risques encourus sont insignifiants.

ÉCRANS VIDÉO

Si, pour exercer votre métier, vous devez passer une partie de vos journées devant un écran vidéo, sachez que votre bébé ne court aucun risque. De même, les appareils à rayons ultraviolets ou infrarouges, comme les imprimantes lasers, les photocopieurs ou encore les fours à micro-ondes sont sans danger pour les femmes enceintes. En outre, rien ne permet d'affirmer que les fausses couches ou les complications sont plus fréquentes chez les femmes vivant à proximité de stations électriques, de champs électromagnétiques, de stations radio ou d'antennes téléphoniques. N'accordez pas d'importance aux rumeurs alarmistes.

ULTRASONS

L'une des questions que mes patientes me posent le plus souvent concerne les ultrasons, notamment si elles ont été soumises à de nombreux examens en tout début de grossesse. Plusieurs études approfondies sur la question permettent d'affirmer que les ultrasons sont sans danger, pour la mère comme pour l'enfant.

Même si l'on a parfois prétendu que les ondes ultrasonores pouvaient modifier les membranes cellulaires, affectant ainsi le développement de l'embryon et, plus tard, la croissance du fœtus, il n'existe aucune preuve scientifique pour étayer cette théorie. Récemment, une équipe suédoise a montré qu'il n'existe aucun lien entre des échographies répétées et la leucémie de l'enfant. D'autres études portant sur des bébés soumis à de nombreuses échographies dans le ventre de leur mère n'ont établi aucune anomalie de croissance.

Par ailleurs, bon nombre de femmes craignent que des sondes vaginales pratiquées en début de grossesse provoquent des saignements ou augmentent les risques de fausse couche. Cette idée est tout à fait fausse et renoncer à une échographie vaginale peut vous priver d'informations cruciales pour la suite de votre grossesse.

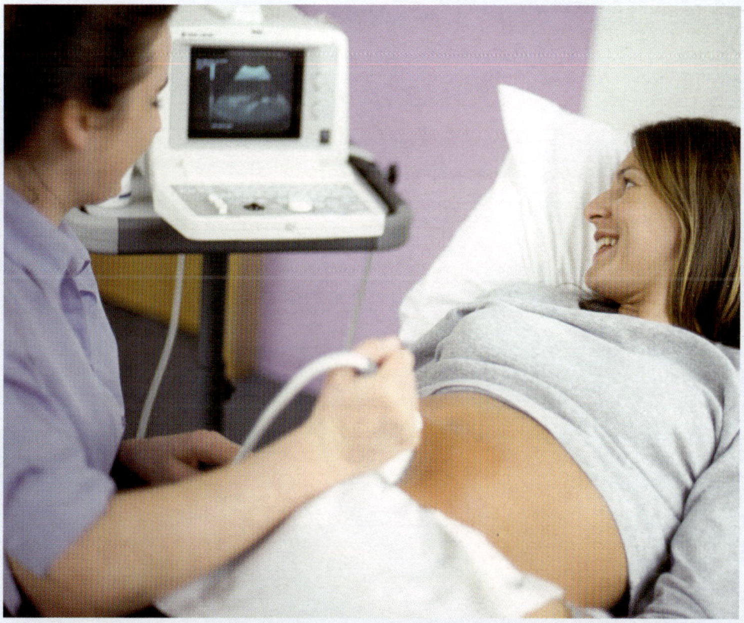

ULTRASONS *Les échographies, même nombreuses, sont sans danger pour le fœtus.*

GROSSESSE ET MALADIES

RESTER EN BONNE SANTÉ NE DÉPEND JAMAIS ENTIÈREMENT DE NOUS, MAIS VOUS DEVEZ VOUS MONTRER TRÈS PRUDENTE ET ÉVITER TOUT RISQUE D'INFECTION, SURTOUT LES TROIS PREMIERS MOIS.

C'est évidemment plus facile à dire qu'à faire, puisque 1 femme sur 20 contracte une infection durant sa grossesse. Ce chiffre peut paraître alarmant, mais sachez que la majorité de ces infections sont totalement inoffensives. Seul un petit nombre d'entre elles peut provoquer des lésions chez le fœtus ou le nouveau-né.

La plupart des infections virales étant transmises par l'entourage, la seule façon de les éviter, serait de vivre en parfait ermite, ce qui n'est guère pratique, vous en conviendrez. Les enfants étant de véritables réservoirs d'infections, évitez tout contact avec un enfant ayant de la fièvre ou une rougeur inexpliquée. Si vous travaillez en contact avec de jeunes enfants, le moins que vous puissiez faire, c'est d'insister auprès des parents pour que tout enfant fiévreux reste chez lui.

FOYER D'INFECTION

Il est impossible d'éviter tout risque d'infection, surtout si vous avez d'autres enfants.

INFECTIONS INFANTILES

Les deux infections virales graves pour une femme enceinte sont des maladies infantiles courantes : la varicelle et la rubéole (*voir* p. 411). La varicelle augmente les risques de fausse couche durant les huit premières semaines de grossesse. Contractée entre huit et vingt semaines, elle entraîne dans 1 à 2 % des cas une varicelle congénitale – anomalies affectant les membres, les yeux, la peau et le cerveau, et entraînant de graves problèmes de croissance en fin de grossesse.

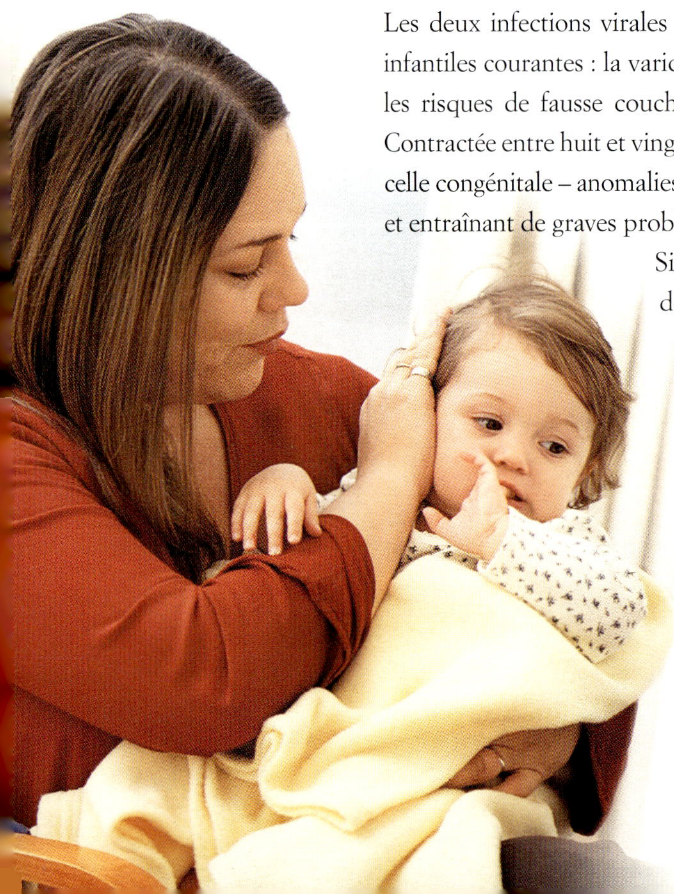

Si vous contractez la rubéole pour la première fois au début de votre grossesse, le risque de fausse couche est élevé. Si la grossesse se poursuit, les effets sur le fœtus peuvent être extrêmement graves : surdité, cécité, anomalies cardiaques et retard mental. Heureusement, ceci est à présent assez rare, puisque la plupart des femmes en âge de procréer ont déjà été infectées ou sont immunisées contre elle. Quoi qu'il en soit, le test de la rubéole fait partie des tout premiers tests sanguins prénatals. Si vous n'êtes pas immunisée, on vous conseillera de vous faire vacciner dès que vous aurez accouché. En attendant, vous devrez faire très attention pour limiter les risques d'infection. Bien que la rubéole soit un vaccin vivant et qu'il soit préférable de le faire avant d'être enceinte, plusieurs de mes patientes sont tombées enceintes presque immédiatement après avoir été vaccinées. Aucune femme ayant conçu à une date proche d'une vaccination contre la rubéole n'a eu de bébé anormal. Désormais, grâce aux programmes de vaccination, les oreillons, la rougeole et la polio sont rarement un problème pour les femmes enceintes.

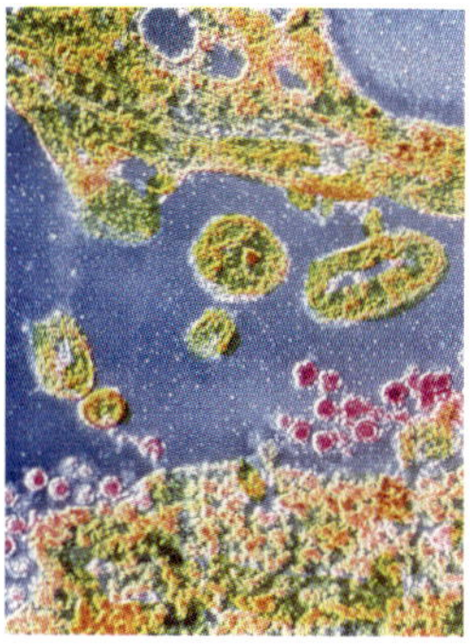

RUBÉOLE *En rose dans cet échantillon sanguin, des particules du virus.*

RHUMES, GRIPPES ET GASTROS

Si vous attrapez le rhume ou l'angine d'une collègue de bureau, vous serez certes ennuyée, mais cela n'aura aucune incidence sur votre bébé, à moins que vous ne développiez une très forte fièvre, ce qui en début de grossesse peut provoquer une fausse couche. À peu près tous les deux ans, nous sommes exposées à une épidémie de grippe, qui provoque encore de nombreux décès, chez l'adulte comme chez le fœtus. Si vous avez de la fièvre, votre médecin vous conseillera des médicaments adaptés pour faire baisser la température rapidement. Songez aussi à vous rafraîchir avec un gant de toilette ou à prendre des bains d'eau tiède.

Si vous faites partie d'un groupe à risque en raison d'un diabète ou d'un problème cardiaque, voyez avec votre médecin s'il ne faut pas envisager une vaccination. Bien qu'on ne vaccine pas une femme enceinte, une grippe peut dans votre cas être plus dangereuse que le vaccin.

Quant à la gastro-entérite, qui ne devrait pas affecter votre grossesse, la meilleure façon de la soigner est encore de se reposer et de boire beaucoup d'eau.

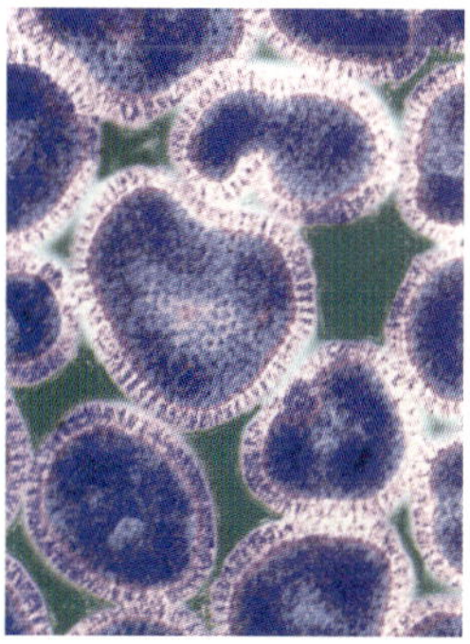

GRIPPE *Le bord entourant le noyau de chaque virus se fixe aux cellules hôtes.*

TOXOPLASMOSE ET BRUCELLOSE

Si vous avez des animaux domestiques, vous devrez être très vigilante en matière d'hygiène, surtout le premier trimestre. Vous risquez en effet de contracter la toxoplasmose, une infection parasitaire présente dans les excréments des animaux infectés, des chats le plus souvent. Près de 80 % de la population l'aurait attrapée, parfois sans même s'en apercevoir puisque les symptômes, proches de ceux de la grippe, sont plutôt bénins. La plupart des femmes sont donc immunisées, et leur fœtus aussi. Toutefois, en cas de première infection durant la grossesse, vous risquez de faire une fausse couche ou votre bébé peut souffrir de retard mental ou de cécité.

Le plus souvent, on attrape la toxoplasmose en inhalant les œufs contenus dans les excréments des chats ou en mangeant des légumes ou des crudités mal lavés, ou encore de la viande pas assez cuite (*voir* p. 50). Même s'il y a de fortes chances pour que vous soyez déjà immunisée (surtout si vous avez un chat), lavez-vous les mains après avoir caressé un chat et évitez tout contact avec des

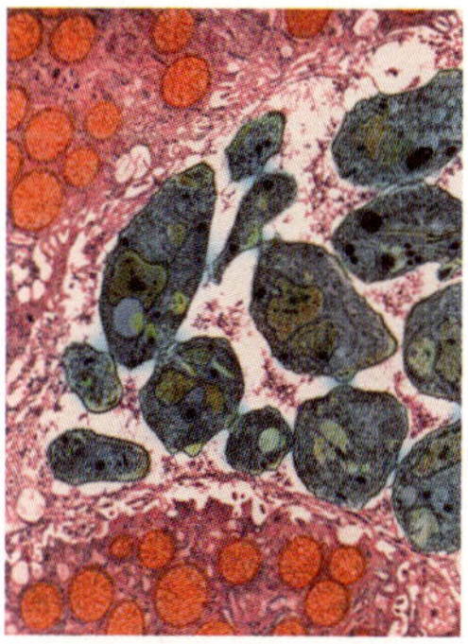

TOXOPLASMOSE *Les parasites (en vert) envahissent les tissus du foie.*

« Ce n'est pas parce qu'un remède à base de plantes est dit "naturel" qu'il peut être pris en toute sécurité. »

animaux errants. Traitez votre chat contre les vers et demandez à quelqu'un de changer sa litière. Si vous devez le faire vous-même, portez des gants que vous laverez ensuite, et lavez-vous les mains. Même chose si vous faites du jardinage.

Si vous travaillez dans une ferme ou dans une clinique vétérinaire, prenez des précautions pour vous protéger de la brucellose, une infection bactérienne engendrant des risques de fausse couche. Évitez la traite et le contact avec des animaux qui viennent de mettre bas. Lavez-vous les mains fréquemment.

AUTRES CONDITIONS DE SANTÉ

Si vous souffrez de problèmes de santé (*voir* p. 408–410), de troubles cardiaques ou de diabète, vous devez absolument être suivie par votre médecin. Idéalement, vous devriez même le consulter avant d'envisager d'avoir un enfant. En aucun cas vous ne devez interrompre un traitement prescrit par votre médecin de votre propre initiative.

Si vous avez subi une intervention chirurgicale avant de découvrir que vous étiez enceinte, vous vous interrogez sans doute sur les effets de l'anesthésie ou de l'intervention sur votre bébé. Les toutes premières semaines, le risque de fausse couche est très élevé, surtout si vous avez eu une laparoscopie ou toute autre intervention nécessitant la mise en place de prothèses dans la cavité abdominale et pelvienne. C'est pourquoi les spécialistes de la fécondité s'assurent toujours que leur patiente n'est pas enceinte avant de pratiquer des examens intrusifs. Une appendicectomie augmente également les risques de fausse couche. Néanmoins, j'ai suivi bon nombre de femmes opérées pendant une grossesse : je peux vous assurer qu'elles n'ont eu à souffrir d'aucune complication et que l'anesthésie n'a en rien affecté leur bébé.

MÉDECINES DOUCES

De nombreuses patientes me demandent ce que je pense des méthodes alternatives destinées à soulager les malaises courants de la grossesse ou à faciliter l'accouchement. Je n'ai pas particulièrement d'opinion sur la question, ni en bien ni en mal. Le problème est que la plupart de ces méthodes n'ont pas été testées scientifiquement. On ne peut donc pas avoir une idée précise de leurs bienfaits ni de leurs limites (ce qui ne veut pas dire qu'elles ne sont pas efficaces). De plus, ce n'est pas parce qu'un remède à base de plantes est dit « naturel » qu'il peut être pris en toute sécurité. L'arsenic aussi est naturel – cela ne l'empêche pas d'être mortel ! Si vous adoptez une méthode douce, assurez-vous que le praticien que vous consultez est qualifié (*voir* p. 436 pour des adresses utiles) et parlez-en à votre médecin ou à votre sage-femme.

PRISE DE MÉDICAMENTS ET GROSSESSE

La liste des médicaments pouvant nuire à la femme enceinte et au fœtus est longue et inquiétante. Heureusement, les médecins comme leurs patientes en ont pleinement conscience. Les informations ci-dessous vous éclairent sur les différentes familles de médicaments. Ne les prenez qu'en cas de nécessité et signalez à votre médecin toute réaction inhabituelle.

ANTI-ÉMÉTIQUES En cas de nausées matinales trop importantes, votre médecin vous indiquera les produits adaptés aux femmes enceintes.

ANTIHISTAMINIQUES Avec ou sans ordonnance, ils sont souvent contre-indiqués durant la grossesse. Si vous souffrez du rhume des foins ou d'une autre allergie, consultez votre médecin avant d'en prendre.

ANALGÉSIQUES Le paracétamol reste la meilleure solution. Évitez l'aspirine (à moins que votre médecin ne vous l'ait prescrite pour une raison précise), l'ibuprofène et l'ergotamine (contre les migraines).

ANTIBIOTIQUES Si vous devez combattre une infection, les antibiotiques de la famille de la pénicilline sont sans danger pour votre bébé. Si vous y êtes allergique, ils peuvent être remplacés par de l'érythromycine. Les antibiotiques suivants sont à éviter car ils sont à l'origine de complications en début de grossesse.

- **Tétracycline** Elle provoque une décoloration et une difformité des dents et des os du bébé.
- **Chloramphénicol** Jadis couramment prescrit, ce produit est plutôt rare aujourd'hui (sauf en cas de fièvre typhoïde), car il provoque des anomalies sanguines chez le fœtus. Le chloramphénicol sous forme de collyre est en revanche inoffensif durant la grossesse.
- **Streptomycine** Elle doit être évitée car elle provoque une surdité chez le fœtus.
- **Sulfamides** Ces antibiotiques à large spectre risquent de déclencher une jaunisse chez le nourrisson et de graves réactions allergiques chez la mère.

LAXATIFS La constipation sera combattue en consommant des fibres alimentaires et en buvant beaucoup d'eau (*voir* p. 187). Si vous devez prendre un laxatif, préférez les produits riches en cellulose et évitez ceux qui contiennent du séné car ils irritent les intestins et peuvent entraîner des contractions utérines.

ANTI-ACIDES La plupart des anti-acides sont efficaces et sans danger pour traiter indigestions et brûlures d'estomac (*voir* p. 187). Si vous prenez du fer (*voir* p. 48), prenez-le séparément : les anti-acides diminuent son assimilation.

DIURÉTIQUES Fréquente durant la grossesse, la rétention d'eau ne doit pas être combattue à l'aide de diurétiques, même naturels. Si vos jambes, vos pieds ou vos mains enflent trop, c'est peut-être le signe d'une pré-éclampsie (*voir* p. 425) : consultez immédiatement votre médecin.

REMÈDES CONTRE LES RHUMES ET GRIPPES Lisez les instructions attentivement car ils contiennent souvent de la caféine et des antihistaminiques, à éviter en cas de grossesse. Paracétamol et boissons chaudes sont tout aussi efficaces.

CORTICOÏDES Les crèmes à base de corticoïdes contre l'eczéma et autres dermatoses doivent être utilisées avec modération mais n'entraînent pas de complication. Même chose pour les sprays pour l'asthme (*voir* p. 409). Si vous prenez un corticoïde oral en cas de maladie de Crohn (*voir* p. 409), n'interrompez pas votre traitement, mais demandez conseil à votre médecin. Les corticoïdes anabolisants sont à proscrire car ils ont un pouvoir masculinisant sur les fœtus féminins.

VOYAGER SANS RISQUE

À EN JUGER PAR LE NOMBRE DE QUESTIONS QUE L'ON ME POSE À CE SUJET, LA SÉCURITÉ DE LA FEMME ENCEINTE LORSQU'ELLE VOYAGE CONSTITUE L'UN DE SES PRINCIPAUX MOTIFS D'INQUIÉTUDE. POURTANT, RIEN NE PERMET D'AFFIRMER QUE LES VOYAGES AUGMENTENT LES RISQUES DE COMPLICATIONS POUR LE BÉBÉ OU LA MAMAN.

Si vous devez voyager, un peu d'organisation s'impose. Les longs trajets en voiture sont parfois fatigants : prévoyez des pauses régulières pour étirer vos jambes et vous aérer un peu.

Vous pouvez parfaitement conduire tant que vous vous sentez à l'aise derrière le volant. Et ne cédez pas à toutes ces rumeurs qui prétendent que la ceinture comprime le fœtus. Je puis vous assurer que vous êtes bien plus en sécurité avec une ceinture que sans.

Le trajet quotidien entre votre domicile et votre lieu de travail est sans doute le plus stressant, surtout si vous prenez les transports en commun. Si vous devez parcourir un long trajet en bus ou en train, demandez que l'on vous laisse un siège. En début de grossesse, on se sent fatiguée ou nauséeuse, on a donc tout autant besoin de s'asseoir qu'en fin de grossesse.

PRENDRE L'AVION

Attaques terroristes et crashs aériens mis à part, je ne crois pas que les voyages en avion soient à proscrire quand on est enceinte. Certains prétendent que la pressurisation de la cabine sur les vols à long courrier a une incidence néfaste sur la grossesse, mais l'argument est difficilement défendable. Bien enveloppé dans l'épaisse paroi musculaire de l'utérus et dans le liquide amniotique, le fœtus est à l'abri des agressions extérieures. De plus, votre circulation sanguine et votre système respiratoire s'adaptent pour permettre à votre bébé de recevoir la quantité d'oxygène et d'éléments nutritifs dont il a besoin.

Toutefois, si vous avez fait des fausses couches auparavant, certains faits concernant les voyages, et plus particulièrement les voyages en avion, sont à prendre en considération. Il n'est peut-être pas nécessaire de vous placer dans une situation que vous risquez de regretter amèrement au cas où les choses tourneraient mal. Une fausse couche en plein vol transatlantique ou dans un pays étranger dont vous ne parlez pas la langue est une expérience qu'il est préférable d'éviter.

En général, les compagnies aériennes n'acceptent pas les femmes enceintes passé la 34e semaine de

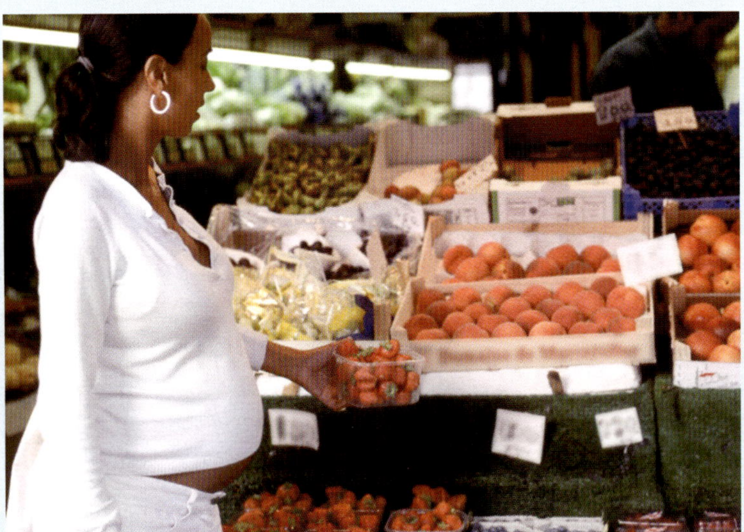

FRUITS ET LÉGUMES *Les fruits achetés sur les marchés doivent être lavés ou épluchés.*

grossesse. Elle ne le font pas parce qu'une baisse du taux d'oxygène provoquerait des contractions, mais parce que 10 % des femmes accouchent prématurément, et que les compagnies ne veulent pas courir un tel risque en plein vol. (Pour en savoir plus sur les voyages au cours du troisième trimestre, *voir* p. 251.)

VOYAGES À L'ÉTRANGER

Si vous prévoyez de partir à l'étranger, visitez le site Internet du ministère des Affaires étrangères ou de l'Institut Pasteur (*voir* p. 437), et demandez à votre médecin s'il n'y a pas d'infection endémique dans le pays où vous souhaitez vous rendre.

Évitez autant que possible les pays frappés par le paludisme : la forte fièvre qui accompagne cette infection augmente le risque de fausse couche. La femme enceinte y est d'autant plus exposée. Elle risque même de contracter une forme de paludisme plus sévère et imprévisible, en raison de la modification des réactions immunitaires liées à la grossesse.

Si vous devez absolument vous rendre dans une région impaludée, suivez un traitement préventif, que vous poursuivrez pendant et après votre séjour jusqu'à la date indiquée par votre médecin.

De nouveaux médicaments antipaludiques sont régulièrement commercialisés, voyez avec votre médecin ceux qui sont le plus adaptés aux femmes enceintes. En règle générale, il faut savoir que :

- **La chloroquine** est sans danger pour votre bébé, tout comme le Proguanil si vous prenez en même temps des suppléments de folate.
- **La méfloquine et le Maloprim** sont à éviter les douze premières semaines de grossesse, mais pas de panique si vous en avez pris. Rappelez-vous qu'une crise de paludisme pendant la grossesse porte bien plus à conséquence que la prise de ces médicaments.

VACCINATION

Vous devez également vérifier si des vaccins sont recommandés pour la destination que vous avez choisie. La grossesse a modifié vos réactions immunitaires, rendant votre immunisation plus incertaine. En règle générale, évitez les vaccins préparés à l'aide de virus vivants. En revanche, les vaccins non vivants peuvent être administrés sans risque. Les vaccins contre le choléra,

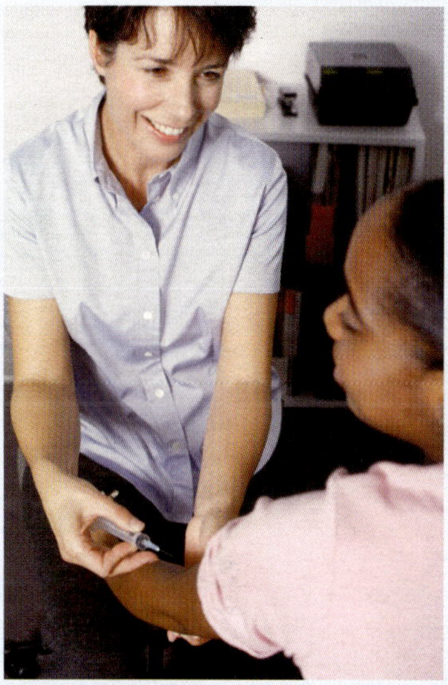

VACCINATION *Votre médecin vous dira quels sont les vaccins les plus sûrs.*

la polio, la rage et le tétanos sont considérés comme sans danger pour les femmes enceintes, ce qui n'est pas toujours le cas des vaccins contre la fièvre jaune et la typhoïde.

Pour les informations les plus récentes concernant les médicaments contre le paludisme et les vaccins, contactez l'Institut Pasteur (*voir* p. 437).

POUR RESTER EN BONNE SANTÉ

- Lavez-vous soigneusement les mains avant de manger.
- Buvez beaucoup d'eau en bouteille, surtout dans les pays chauds.
- Évitez les aliments non pasteurisés et les fruits de mer.
- Résistez à la tentation d'acheter des mets préparés sur les étals des marchés, susceptibles de contenir des bactéries.
- Évitez les pastèques et épluchez les fruits, qui sont souvent percés puis plongés dans l'eau pour les faire paraître plus gros et plus juteux.
- Refusez les glaçons dans vos boissons.

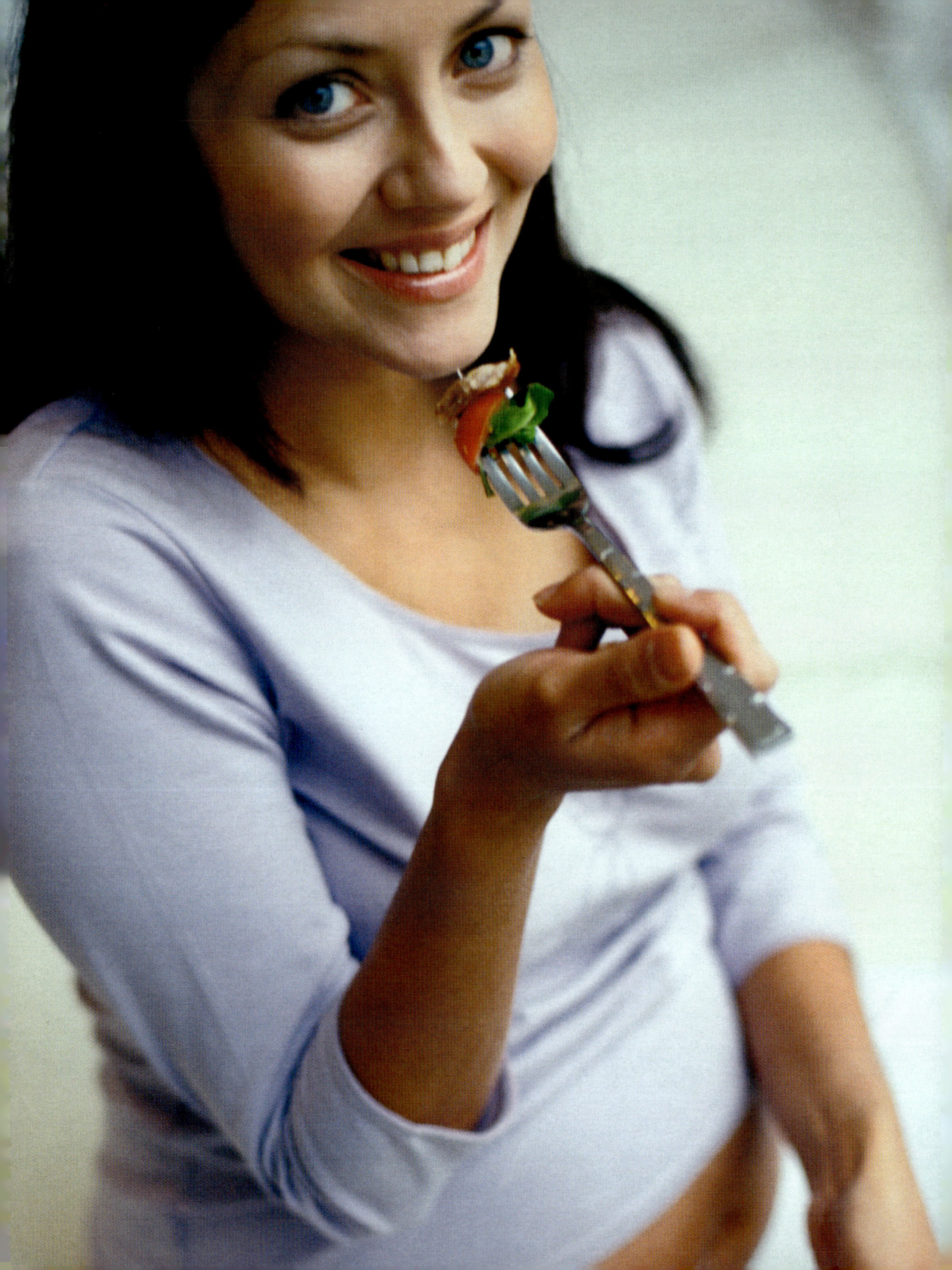

ALIMENTATION ET EXERCICE

Comme de nombreuses femmes aujourd'hui, vous avez probablement commencé à adapter votre alimentation et votre hygiène de vie lorsque vous avez décidé d'être enceinte. Si cela n'est pas le cas, il est toujours temps de vous y mettre. Vous trouverez ici toutes les informations nécessaires. Vous pouvez aussi vous reporter aux chapitres consacrés à chaque trimestre pour des conseils plus adaptés à votre stade de grossesse.

Dès le moment de la conception, votre organisme fournit toutes les réserves nutritives dont votre bébé a besoin. Jusqu'à la naissance, tout ce que vous mangerez va être décomposé en molécules qui passeront de votre système sanguin au fœtus *via* le placenta. Vous allez respirer et manger pour votre bébé, il est donc important de faire de votre mieux. C'est là une énorme responsabilité et je me rends compte que le sujet peut être source d'angoisse pour une mère. Sans devenir obsédée pour autant par les quantités à respecter, vous devez savoir ce qu'il faut manger pour répondre aux besoins fondamentaux de votre bébé, mais aussi quels types d'aliments il vaut mieux éviter. Ce chapitre devrait répondre à toutes les questions que vous vous posez.

La grossesse suscite bien des questions quant à l'apparence et à la forme physique. Que vous ayez déjà une activité physique régulière ou que vous n'alliez pas assez souvent faire de la gym ou de la marche, vous vous demandez sûrement quel type d'activité pratiquer, et dans quelle proportion. Même chose pour l'alimentation. Il faut dire que toutes sortes de légendes circulent sur ces sujets : « ne vous échauffez pas, ce n'est pas bon pour le bébé » ; « ne sautez pas, vous risquez de faire une fausse couche » ; « ne faites pas d'abdominaux, ça empêche le bébé de grandir ». Des idées préconçues et sans fondement que des générations entières se sont transmises sans se poser de question. Heureusement, nos connaissances et notre réflexion en la matière ont considérablement évolué ces derniers temps. À l'époque de votre mère, l'idée d'une partie de tennis en début de grossesse en aurait fait sourciller plus d'une. Aujourd'hui, les médecins recommandent à la plupart des femmes enceintes de faire de l'exercice régulièrement pendant les neuf mois de leur grossesse.

« ... toutes sortes de légendes circulent au sujet de l'alimentation et de l'exercice. »

MANGER SAINEMENT

CE NE SONT CERTES PAS LES AVIS QUI VONT MANQUER SUR LA QUESTION, PARFOIS CONTRADICTOIRES ET DÉROUTANTS. UNE CHOSE EST SÛRE CEPENDANT : VOUS VOILÀ ARRIVÉE À UN MOMENT DE VOTRE VIE OÙ VOUS DEVEZ ABSOLUMENT MANGER SAINEMENT ET RAISONNABLEMENT.

Avant tout, il faut bien comprendre que le vieil adage selon lequel vous devez « manger pour deux » est totalement faux. On encourage souvent les femmes enceintes à se resservir au cours d'un repas. Pourtant, la grossesse n'induit pas un besoin de suralimentation. Au cours du premier trimestre, vous n'avez guère besoin de plus de 2 000 calories par jour (le même chiffre que pour les femmes non enceintes). En effet, dès que votre organisme perçoit que vous êtes enceinte, votre métabolisme change afin d'exploiter au mieux les aliments que vous consommez.

Les calories en excès ne profitent pas à votre bébé, mais sont stockées sous forme de graisses, dont vous risquez d'avoir du mal à vous débarrasser après la naissance. Au dernier trimestre, vous pouvez augmenter votre ration calorique, mais pas plus de 200 à 300 calories par jour, soit l'équivalent d'une banane ou d'un verre de lait.

À l'opposé, les femmes qui ont toujours fait très attention à leur ligne et suivi des régimes sévères doivent changer d'attitude. La relation quasi obsessionnelle que les Occidentaux entretiennent à l'image de leur corps rend parfois difficile, pour une femme, d'accepter de devoir grossir de 14 kilos dans les mois à venir. Maintenant que vous êtes enceinte, oubliez les régimes à la mode et optez pour des repas sains et équilibrés en quantité suffisante.

« Maintenant que vous êtes enceinte, oubliez les régimes à la mode et optez pour des repas sains et équilibrés en quantité suffisante. »

Des études récentes ont montré que les bébés nés de femmes souffrant de malnutrition en Afrique avaient un QI bien inférieur à la moyenne. De tels résultats sont suffisamment parlants pour convaincre quiconque de renoncer aux régimes amincissants pendant la grossesse. Croyez-moi, vous ne tarderez pas à retrouver la ligne après votre accouchement si vous mangez raisonnablement et que vous faites de l'exercice régulièrement.

LE POIDS IDÉAL DÈS LE DÉPART

L'idéal serait de peser votre poids normal au moment de la conception, car une maigreur ou une surcharge pondérale conséquentes affectent la fécondité. Et puis, maintenant que vous êtes enceinte, les raisons d'agir ne manquent pas.

Futures mamans trop maigres

Une femme trop maigre a souvent du mal à tomber enceinte : si son indice de masse corporelle (*voir* à droite) passe en dessous de 17, ses règles deviennent irrégulières ou cessent complètement. Pendant la grossesse, elle risque l'anémie (*voir* p. 423) ou un accouchement prématuré, et son bébé peut être trop maigre ou avoir un retard de croissance (*voir* p. 428). Si vous faites partie de cette catégorie, consultez votre médecin dès que possible pour qu'il vous conseille un régime approprié.

Futures mamans trop grosses

Si vous êtes en surcharge pondérale trop importante, vous aussi avez dû avoir des difficultés à concevoir. Vous êtes également beaucoup plus exposée à la fausse couche, à l'hypertension, à la prééclampsie (*voir* Problèmes de tension, p. 425) et au diabète gestationnel (*voir* p. 426). Au fur et à mesure de votre grossesse, vous vous sentirez de plus en plus mal à l'aise et fatiguée. Vous partez ainsi avec un sérieux handicap, car vous aurez besoin de toutes vos forces pour faire face aux efforts considérables que votre corps devra fournir au moment des contractions et de la délivrance. Si vous êtes déjà fatiguée, loin de pouvoir profiter de la naissance de votre bébé, vous risquez plutôt de vous sentir épuisée et accablée.

Ces problèmes prénatals, ajoutés au fait que votre bébé risque d'être plus gros que la moyenne, entraînent bien souvent des complications pendant et après l'accouchement : césarienne, recours aux forceps, hémorragie, infections ou thrombose (caillot de sang) veineuse profonde de la jambe (*voir* Thrombo-embolie veineuse, p. 423). Mais surtout, plus votre surcharge pondérale est importante, plus les risques augmentent, ce qui montre bien que l'obésité provoque un désordre métabolique profond, chez vous comme chez votre bébé.

Il est donc temps de passer aux choses sérieuses et de s'attaquer activement au problème. Si vous avez un excès de poids, prendre soin de vous et suivre un régime alimentaire vous aidera à rester en bonne santé jusqu'à la fin de votre grossesse, tout en répondant aux besoins nutritifs de votre bébé. Les indications suivantes devraient vous y aider, mais pensez aussi à consulter un diététicien, qui saura vous prescrire un régime adapté, pauvre en graisses et en calories.

CONTRÔLER VOTRE POIDS

Le meilleur moyen de savoir si vous avez trop ou pas assez de poids en début de grossesse est de mesurer votre indice de masse corporelle (IMC).

▸ **On le calcule à l'aide d'une équation du premier degré** : votre poids en kilos est divisé par le carré de votre taille en mètres (votre hauteur à la puissance 2, c'est-à-dire multipliée par elle-même).

▸ **Les médecins considèrent que l'IMC normal se situe entre 20 et 25**. Entre 25 et 28, on est en surpoids. Passé 28, on est jugé obèse, et passé 40 dangereusement obèse. À l'opposé, un IMC en dessous de 20 est un signe de maigreur avérée.

▸ **Voici le calcul pour une femme** mesurant 1,70 m et pesant 65 kg :

1,70 x 1,70 = 2,89

65 kg divisé par 2,89 = 22,50

Son IMC est de 22,50 et se situe donc dans la normale.

LA PRISE DE POIDS SUR 40 SEMAINES

BIEN QUE CHAQUE GROSSESSE SOIT DIFFÉRENTE, LES INDICATIONS SUIVANTES VOUS PERMETTENT DE DÉTERMINER SI VOUS PRENEZ DU POIDS TROP RAPIDEMENT OU, AU CONTRAIRE, TROP LENTEMENT, AU COURS DES DIFFÉRENTS TRIMESTRES.

Si vous êtes de taille et de poids moyens, il faut vous attendre à prendre entre 10 à 15 kg au cours des neuf mois de votre grossesse. Comme vous pouvez le voir sur le graphique, les kilos auront tendance à s'accumuler plus rapidement à certains moments. Le premier trimestre, votre poids ne devrait guère changer, la prise de poids débutant véritablement à partir du deuxième trimestre. Bien entendu, ce graphique n'est donné qu'à titre indicatif : il faut tenir compte des différences entre chaque femme, mais aussi entre chaque grossesse. Si vous attendez des jumeaux, par exemple, votre prise de poids se situera plus entre 16 et 18 kg.

COMMENT SE RÉPARTISSENT LES KILOS ?

Fondamentalement, les kilos se répartissent en deux parties distinctes :

- **le poids du bébé**, du placenta et du liquide amniotique ;
- **votre propre poids** qui augmente pour assurer le bon déroulement de la grossesse, notamment l'utérus et les seins, le volume de la circulation sanguine, les stocks de graisses, ainsi qu'une quantité variable de rétention d'eau.

EXCÈS DE GRAISSES

Cette prise de poids obéit – en majeure partie – aux lois naturelles de la grossesse. Cependant, la quantité de graisse qu'une femme enceinte accumule dans son organisme dépend largement de la quantité de graisses et d'hydrates de carbone qu'elle consomme. La part des graisses représente 3 kg du poids total. 90 % s'accumulent les trente premières semaines pour disparaître avec l'allaitement. Si vous dépassez ce chiffre, l'allaitement n'éliminera pas l'excès de graisses qui s'installera durablement.

PRISE DE POIDS MOYENNE

Bébé	3-4 kg
Placenta	0,7 kg
Liquide amniotique	1 kg
Graisse maternelle	2,5 kg
Augmentation du volume sanguin	1,5 kg
Rétention d'eau	2,5 kg
Seins	0,5 kg
Utérus	1 kg
TOTAL	**12,7-13,7 kg**

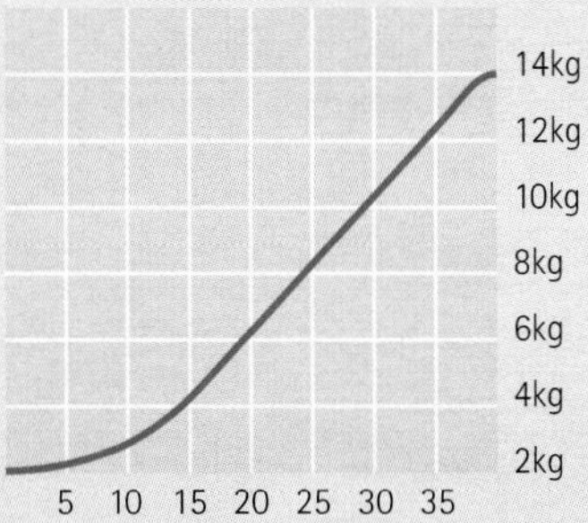

PRISE DE POIDS SUR 40 SEMAINES *Durant une grossesse normale, la prise de poids est faible au premier trimestre. Puis la prise est de 0,7 à 1 kg par semaine jusqu'aux deux dernières semaines. Quelques kilos supplémentaires sont alors à prévoir.*

LE RÉGIME PARFAIT

TOUT D'ABORD, SOYONS CLAIRES. IL EXISTE DEUX TYPES DE RÉGIMES ALIMENTAIRES PENDANT LA GROSSESSE : CELUI DES LIVRES ET LE VÔTRE, QUI REFLÈTE VOTRE VIE DE TOUS LES JOURS ET VOTRE CONDITION PHYSIQUE PENDANT CES NEUFS MOIS. DANS CE CHAPITRE, ON NE PARLERA QUE DE CE RÉGIME RÉEL.

« ... On amène à tort les femmes enceintes à culpabiliser et à être obsédées par ce qu'elles mangent. »

Une alimentation saine pendant la grossesse consiste en un juste équilibre entre hydrates de carbone, protéines, graisses, vitamines et minéraux. J'ai établi ici la liste des aliments les plus riches en éléments essentiels à l'organisme, en expliquant pourquoi ils sont si importants pour la croissance de votre bébé et pour votre santé à vous. Bien sûr, je me doute qu'il y aura des moments où vous ne pourrez pas toujours suivre ce régime idéal, notamment les premiers mois, lorsque les nausées anéantissent tout effort de bien manger. On culpabilise parfois les femmes enceintes en les rendant obsédées par les régimes ; il n'est pas du tout dans mon intention d'entonner le même refrain. Trop d'aliments, aujourd'hui, sont jugés mauvais, voire carrément dangereux, parce qu'ils ne sont pas d'une excellente qualité nutritionnelle ou qu'ils présentent un risque sur le plan de l'hygiène. On voudrait faire croire aux femmes enceintes qu'elles nuisent à la santé et l'intelligence de leur futur bébé si elles mangent trop de chocolat, ou si elles n'arrivent à rien avaler dans une journée. Rappelons que plus vous mangez varié, plus vous êtes sûre de satisfaire vos besoins nutritionnels.

PROTÉINES

Dès le début de votre grossesse, vos besoins en protéines vont augmenter de 15 à 20 %. Les protéines sont essentielles aux muscles, aux os, au tissu conjonctif et aux organes internes, pour vous comme pour votre bébé. Elles se composent de vingt acides aminés. Douze d'entre eux sont produits par l'organisme : on les appelle non essentiels. Les huit restants sont essentiels car ils doivent être fournis par les aliments. On les trouve dans les protéines à haute valeur nutritionnelle, comme la viande, la volaille, le poisson, les œufs et les produits laitiers. Les noix, les graines, les légumes secs, le soja et le tofu remplissent aussi ces besoins, mais doivent être associés à d'autres aliments pour produire les acides aminés nécessaires. Vous devez en consommer beaucoup si vous êtes végétalienne ou si vous avez développé une intolérance au lait.

Les aliments riches en protéines n'ont pas tous la même valeur nutritionnelle : certains sont plus riches en graisses alors que d'autres apportent aussi des vitamines et des minéraux. La viande rouge est riche en protéines, mais bien plus grasse que le poulet. Le poisson est pauvre en graisses mais riche en vitamines, tandis que les poissons gras, comme la sardine, contiennent des acides gras essentiels non-saturés, excellents pour le développement du cerveau du fœtus. 2–3 portions d'aliments riches en protéines sont nécessaires par jour, soit 85 g de viande rouge ou de volaille ; 150 g de poisson ; 30 à 60 g de fromage à pâte dure ; ou 125 g de légumes secs, graines ou céréales.

HYDRATES DE CARBONE

Il existe deux types d'hydrates de carbone. Les hydrates de carbone simples, que l'on trouve dans les gâteaux, le chocolat et les boissons gazeuses, sont très riches en sucre (saccharose) et ont une faible valeur nutritionnelle. Rapidement assimilés dans le système sanguin, ils procurent une poussée d'énergie, de courte durée, à l'exception de la fructose issue des fruits. Ces derniers sont une bonne source de vitamines, de minéraux et de fibres. Veillez à en manger cinq portions par jour. Les hydrates de carbone complexes, eux, se trouvent dans les féculents, comme les pommes de terre, les légumes secs, les pâtes, le pain et le riz complets. Ils sont la base même d'une alimentation saine et constituent une source d'énergie à diffusion lente et régulière sur un laps de temps plus long : leur amidon doit être décomposé en hydrates de carbone simples avant d'être assimilé dans le système sanguin. La farine, les pâtes et le riz complets conservent leurs vitamines et minéraux tout en étant riches en fibres, ce qui permet de lutter contre la constipation. Comptez 4 à 6 portions par jour d'un des aliments suivants : 1 tranche de pain complet ; 60–125 g de pâtes ou riz complets ou pommes de terre ; 60 g de céréales.

ALIMENTS ET QUANTITÉS RECOMMANDÉS PENDANT LA GROSSESSE

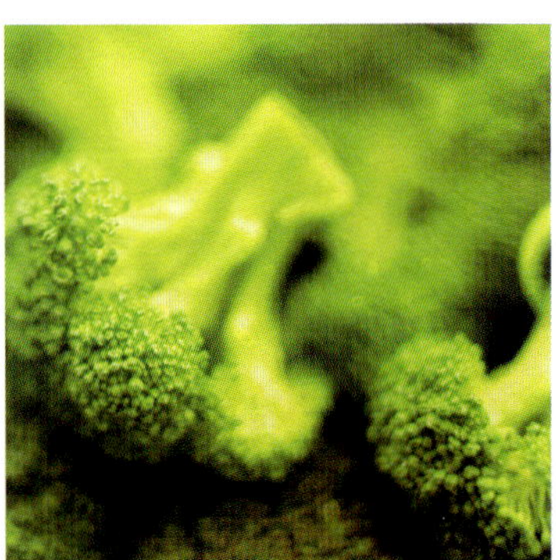

3–4 portions de légumes comme le brocoli et la salade.

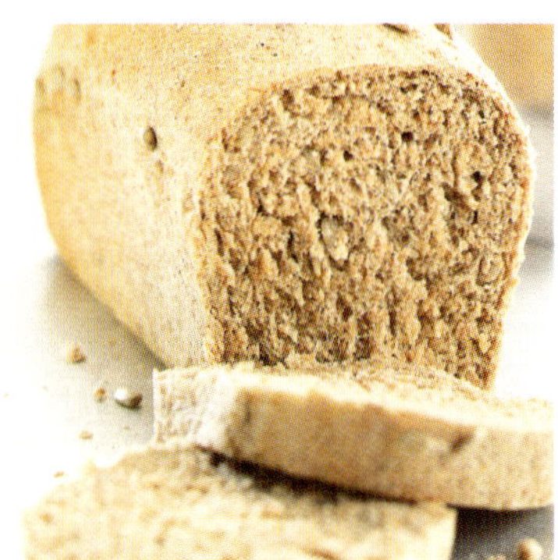

4–6 portions d'hydrates de carbone comme le pain complet.

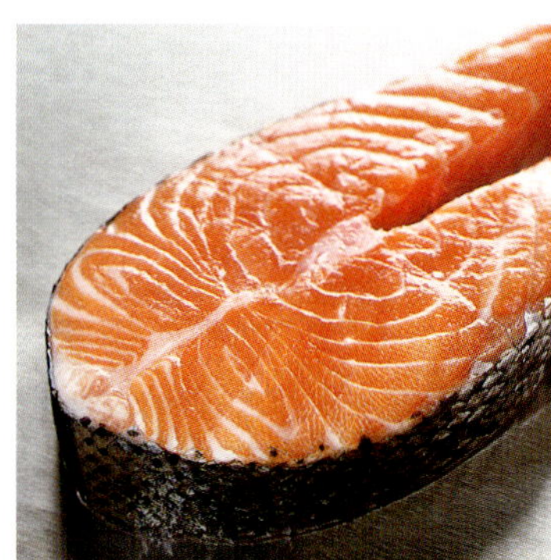

2–3 portions de protéines : poisson, poulet, viande rouge.

GRAISSES

Même s'il faut limiter les graisses pendant la grossesse, vous ne devez pas pour autant les éliminer complètement. Elles jouent un rôle important dans la fabrication des parois cellulaires et fournissent des vitamines indispensables à la croissance de votre bébé. Les graisses saturées, d'origine animale, sont moins bonnes pour la santé que les graisses insaturées, que l'on trouve dans les huiles végétales et le poisson, et qui sont primordiales pour le développement du système nerveux de votre bébé. Les aliments frits, les viandes grasses et la charcuterie sont bourrés de graisses saturées. Si vous en abusez, les kilos vont s'accumuler tout comme les dépôts graisseux sur les parois des vaisseaux sanguins, augmentant le risque de maladies cardiovasculaires. Mieux vaut donc ôter le gras de la viande, limiter le beurre, opter pour des produits laitiers à faible taux de matière grasse et privilégier le plus possible les aliments riches en graisses insaturées.

« Certains yaourts et fromages blancs allégés sont très riches en sucre... »

PRODUITS LAITIERS

Les produits laitiers fournissent un mélange équilibré de protéines, de graisses, de calcium et de vitamines A, B et D. Si vous aimez les boissons lactées, ne vous en privez donc pas, mais préférez le lait demi-écrémé, qui contient la même quantité de calcium et de vitamines que le lait entier. Même chose pour les produits à faible taux de matière grasse. Prenez garde, certains yaourts et fromages blancs dits allégés contiennent en réalité beaucoup de sucre, et sont donc très caloriques. Consommez 2 à 4 portions de produits laitiers par jour, soit 30–60 g de fromage à pâte dure ou 200 ml de lait demi-écrémé.

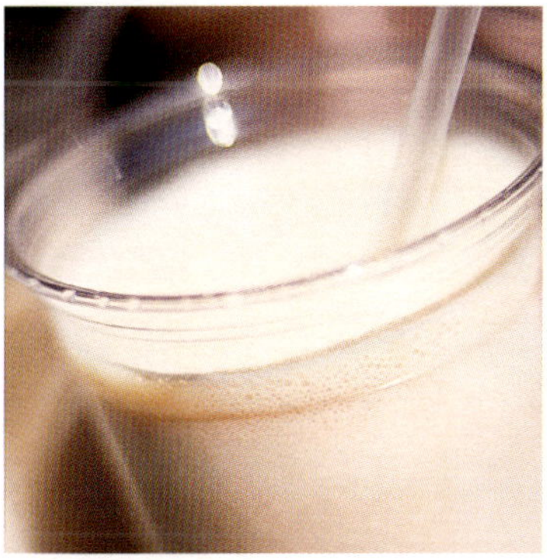

2–4 portions de produits laitiers allégés comme le lait demi-écrémé.

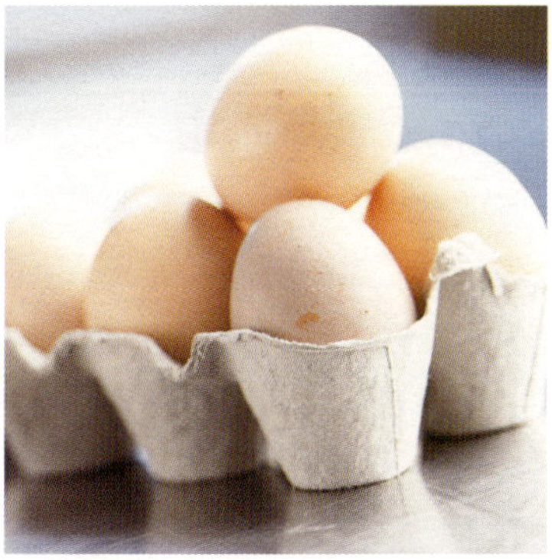

1–2 portions d'aliments riches en fer comme les œufs.

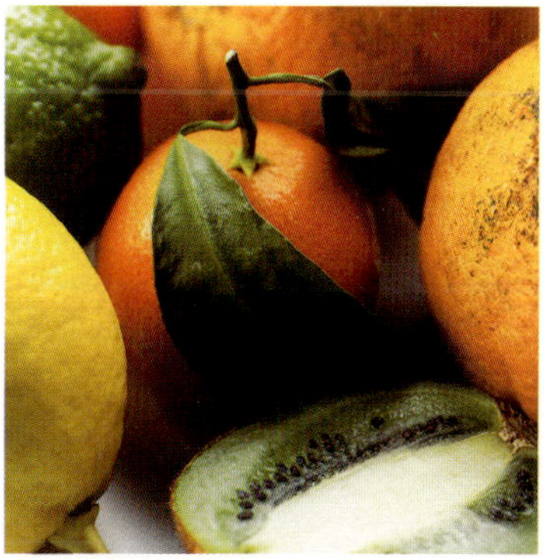

5 portions de fruit pour les fibres et les vitamines.

VITAMINES ET MINÉRAUX ESSENTIELS

Votre santé et celle de votre bébé dépendent principalement de la quantité de vitamines et de minéraux que vous consommez chaque jour. Le tableau ci-dessous vous indique les meilleures sources. Vitamines et minéraux supportent mal la cuisson : optez plutôt pour des produits frais.

	MEILLEURES SOURCES	**BIENFAITS**
VITAMINE A	fruits et légumes oranges : pêches, melons, mangues, abricots, carottes et poivrons ; légumes verts ; jaune d'œuf ; poissons gras (hareng).	propriétés antioxydantes ; importante pour les yeux, les cheveux, la peau et les os ; combat les infections ; toxique si prise en excès (pas de suppléments ni d'abats).
VITAMINES B	volaille, porc, bœuf et agneau ; morue ; produits laitiers ; œufs ; levure de bière ; légumes verts tels que le chou et le chou de Bruxelles ; noix et surtout noix de pécan, cacahuètes et noisettes ; céréales vitaminées ; pâtes et pain complet ; oranges, mangues, bananes, avocats, figues et graines de sésame.	favorisent la production d'énergie et l'assimilation des protéines ; bonnes pour la peau, les cheveux et les ongles ; essentielles pour le système nerveux et le cerveau ; contribuent à la fabrication des anticorps et de l'hémoglobine (prenez des suppléments de vitamines B12 si vous ne mangez pas de viande ou de produits laitiers).
ACIDE FOLIQUE	légumes verts tels que brocolis, épinards et haricots verts ; céréales vitaminées, petits pois, pois chiches et levure de bière.	permet d'éviter les anomalies du tube neural ; aide à la formation des globules rouges et à l'absorption des protéines (supplément recommandé de 400 µg/jour).
VITAMINE C	kiwi, agrumes, poivrons verts, rouges ou oranges, cassis, pommes de terre (surtout la peau) et tomates.	croissance et réparation des tissus (peau, dents et os) ; favorise l'absorption du fer ; propriétés antioxydantes.

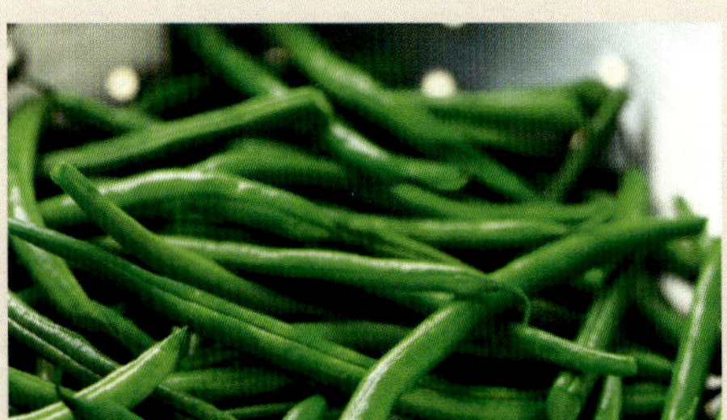

ACIDE FOLIQUE *En début de grossesse, mangez des haricots verts et des légumes secs.*

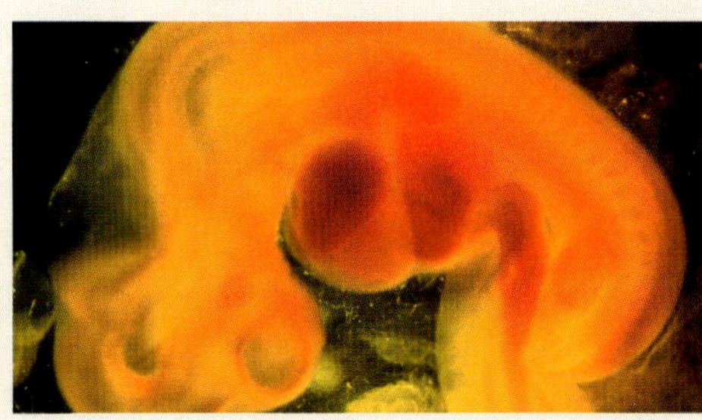

FŒTUS *L'acide folique prévient les anomalies du tube neural chez le fœtus.*

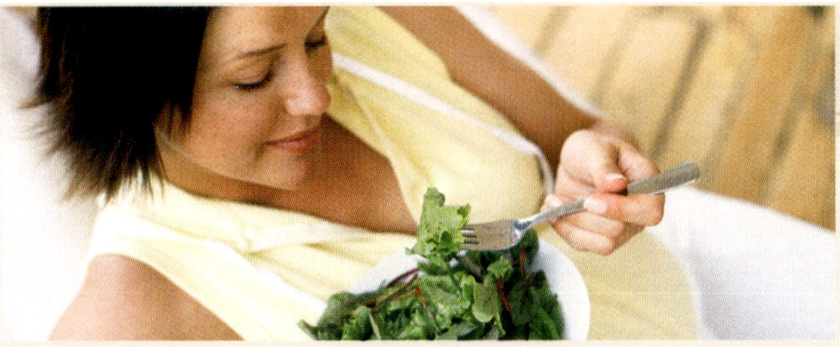

SOURCES ALIMENTAIRES *Les vitamines et les minéraux issus des aliments sont mieux absorbés ; tout excès est éliminé naturellement.*

	MEILLEURES SOURCES	BIENFAITS
VITAMINE D	œufs ; poissons gras (hareng, saumon et sardines) ; beurre, margarine, fromage ; huile de foie de morue et exposition à la lumière naturelle.	favorise l'absorption du calcium ; facilite la formation et la croissance osseuse ; toxique si pris en excès (ne pas prendre de suppléments).
VITAMINE E	œufs ; noix (noisettes, pignons et amandes) ; graines de tournesol ; légumes verts (brocolis et épinards) ; avocats ; huiles végétales.	bonne pour la peau, les nerfs, les muscles, les globules rouges et le cœur ; antioxydant important – protège contre les radicaux libres qui abîment les tissus.
FER	viande rouge ; œufs ; abricots, raisins et pruneaux ; sardines, crabes et thon à l'huile ; céréales vitaminées ; graines de sésame (le foie et les rognons riches en fer sont à éviter pendant la grossesse).	essentiel pour la fabrication de l'hémoglobine qui transporte l'oxygène dans le sang de la mère et du fœtus ; bon pour les muscles.
CALCIUM	produits laitiers ; œufs ; petits poissons comme la sardine ; soja ;„ la plupart des noix ; céréales vitaminées ; légumes à feuilles, notamment brocoli.	essentiel pour les os, dents et muscles de la mère et du fœtus ; aide aussi à la conduction de l'influx nerveux.
ZINC	bœuf ; fruits de mer ; noix ; oignons ; maïs ; bananes ; aliments complets (éviter les aliments riches en fer).	nécessaire pour la croissance et l'énergie ; aide à la cicatrisation ; renforce le système immunitaire.

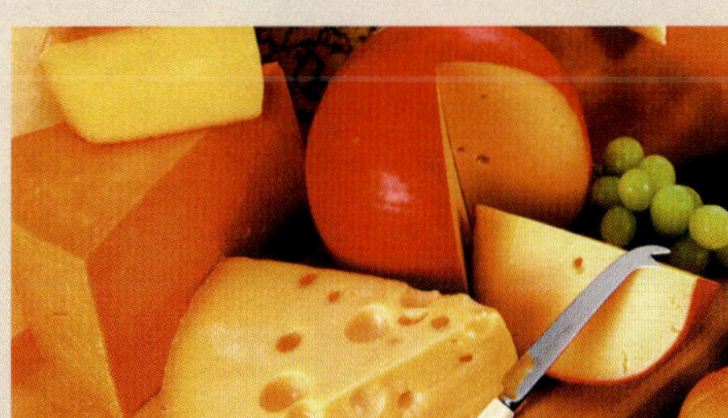

CALCIUM *Pendant la grossesse, augmentez votre consommation de fromage.*

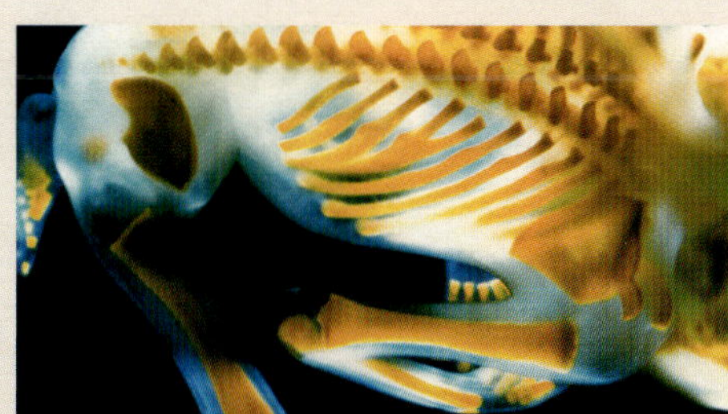

SQUELETTE FŒTAL *Le calcium participe à la construction des os et des dents du fœtus.*

VITAMINES

Les vitamines sont indispensables à une bonne santé : la vôtre comme celle du bébé. On en dénombre cinq : les vitamines A, B, C, D et E. À l'exception de la vitamine D, elles sont toutes contenues dans les aliments que nous consommons. Nous avons besoin de 40 minutes de lumière (pas forcément du soleil) par jour pour produire de la vitamine D en quantité suffisante. Les vitamines A, C et E sont antioxydantes : elles protègent le corps contre les méfaits des radicaux libres, des molécules issues de la combustion de l'oxygène que nous respirons. Les antioxydants combattent ces molécules en les empêchant de s'attaquer aux cellules.

Les vitamines B et C ne sont pas stockées par l'organisme. La femme enceinte doit donc s'assurer qu'elle en consomme suffisamment pour couvrir ses besoins quotidiens. La vitamine C s'altère rapidement au contact de l'air et de la chaleur, ce qui explique pourquoi il vaut mieux consommer les fruits et légumes crus plutôt que cuits. Les légumes surgelés gardent la plupart de leurs vitamines, contrairement aux produits en conserve.

MINÉRAUX

«Votre bébé va puiser dans vos réserves et prendre tout ce dont il a besoin en termes de minéraux... »

Votre alimentation doit également comprendre un certain nombre de minéraux et d'oligo-éléments. Les plus importants sont le fer, le calcium et le zinc. Ces molécules jouent un rôle capital pour le bon fonctionnement du corps. Comme les vitamines, elles ne sont pas synthétisées par l'organisme et doivent donc être fournies par notre alimentation. De grandes quantités de fer et de calcium sont particulièrement nécessaires durant la grossesse car ces minéraux participent activement à la croissance de votre bébé. Il va d'ailleurs puiser dans vos réserves et prendre tout ce dont il a besoin. N'attendez donc pas de vous sentir à plat et affaiblie pour reconstituer vos stocks.

Le fer est essentiel à l'hémoglobine qui assure le transport de l'oxygène dans le sang et aide à la constitution des muscles. Il est très rapidement éliminé par l'organisme, vous devez donc consommer des aliments riches en fer tous les jours (*voir* tableau p.47). Le volume sanguin double pendant la grossesse, et même si les besoins varient selon chacune, il vous faudra des doses de fer plus élevées que d'habitude pour lutter contre l'anémie (*voir* p. 423).

Le fer de source animale est mieux absorbé que celui que l'on trouve dans les fruits et les légumes, même si des fruits riches en fer comme les abricots et les prunes ont aussi l'avantage de contenir beaucoup de fibres, qui aident à combattre la constipation. On conseillait autrefois aux femmes enceintes de manger beaucoup de foie, riche en fer, mais on sait aujourd'hui qu'un excès de vitamine A entraîne un risque de malformation à la naissance. Évitez donc les abats, ainsi que les produits à base de foie comme le pâté ou la saucisse.

Autre point important, l'absorption du fer est meilleure lorsqu'il est pris avec une boisson acide contenant de la vitamine C, comme le jus d'orange. À l'opposé, le lait et les médicaments antiacides réduisent son assimilation. Je vous conseille donc de ne boire du lait qu'entre les repas et de manger un surplus d'aliments riches en fer si vous prenez des antiacides.

Il n'est pas nécessaire d'avoir recours à des suppléments, à moins d'être déjà anémiée ou de développer une déficience en cours de grossesse. Mieux vaut vous épargner les effets secondaires – constipation et troubles gastriques – sauf si, bien sûr, des analyses révèlent un faible taux de fer dans votre sang.

Le zinc est un oligo-élément qui favorise la croissance et participe activement au système immunitaire, ainsi qu'à la cicatrisation et la digestion. Son absorption peut être empêchée par le fer, en particulier par celui contenu dans les compléments. Si vous en avez besoin, évitez de les prendre en même temps que vous mangez des aliments riches en zinc (*voir* tableau p.47).

Le calcium est primordial pour les os et les dents. Pendant ces neuf mois, votre bébé va puiser tout son calcium en vous. Et ceci dès le début de la grossesse – les os du bébé se forment à partir de la 4e semaine. Assurez-vous donc tout au long de votre grossesse que vos apports en calcium restent importants. On disait autrefois « une dent pour chaque grossesse » : un faible taux de calcium dans le corps étant synonyme de mauvaise dentition plus tard. Même si vous estimez prendre suffisamment de calcium, consultez votre dentiste. Tous les produits laitiers constituent une bonne source de calcium, tout comme les noix et les légumes à feuilles tel que le brocoli (*voir* tableau p. 47). Aujourd'hui, de plus en plus de céréales et de jus de fruits sont enrichis en calcium, pensez-y.

Le sel est employé en abondance dans de nombreux plats préparés, puisqu'il sert d'exhausteur de goût et de conservateur naturel. Salez légèrement vos aliments au moment de la cuisson, mais n'oubliez pas qu'un excès de sel favorise la rétention d'eau, qui entraîne à son tour l'hypertension artérielle.

VÉGÉTARIENS

Si vous êtes végétarienne, végétalienne ou allergique au lait, discutez avec votre médecin de la meilleure façon d'assurer vos apports en fer, calcium et vitamine B12. Vous avez peut-être une déficience de l'un de ces éléments. La vitamine B12 n'existe que dans les produits de source animale, mais on la trouve parfois dans la levure de bière et dans les céréales vitaminées. Si vous êtes végétalienne, vous devez prendre des suppléments durant la grossesse et l'allaitement.

▶ **Dans le cadre d'une alimentation végétalienne**, pensez à combiner plusieurs protéines végétales afin d'obtenir un apport complet d'acides aminés essentiels. Par exemple, associez une poignée de noisettes ou une portion de petits pois avec du riz ou du maïs. Pour le fer, mangez plus de haricots blancs, de céréales et de fruits secs (abricots, raisins et pruneaux).

▶ **Si vous êtes végétarienne**, privilégiez les produits laitiers et les œufs pour vos apports en protéines, vitamines B12, calcium et fer.

ÉVITER LES RISQUES D'INTOXICATIONS

AVEC LES PLATS CUISINÉS ET LE FOUR À MICRO-ONDES, ON A PARFOIS TENDANCE À NÉGLIGER LES MESURES D'HYGIÈNE. UNE FEMME ENCEINTE EST PLUS VULNÉRABLE AUX INFECTIONS ET DOIT FAIRE ATTENTION À CE QU'ELLE MANGE ET À SA FAÇON DE PRÉPARER SES REPAS.

Les conseils suivants risquent de vous paraître un peu excessifs. Si vous respectez certaines règles de base, comme de toujours vérifier les dates de péremption sur les étiquettes ou de jeter tout aliment suspect, la probabilité d'être contaminée par une bactérie potentiellement dangereuse est très minime.

Cependant, certains aliments sont porteurs de bactéries qui peuvent s'avérer dangereuses pour vous et votre bébé. Une grave intoxication alimentaire peut déclencher une fausse couche le premier trimestre. Mieux vaut donc redoubler de vigilance, surtout les trois premiers mois.

SALMONELLOSE

Les salmonelles se trouvent principalement dans les œufs et le poulet. Cette bactérie provoque des nausées, des vomissements, des diarrhées et de la fièvre, qui surviennent entre 12 et 48 heures après l'ingestion des aliments contaminés. Votre bébé ne sera pas infecté, car la bactérie ne traverse pas le placenta. Consultez tout de même votre médecin dès les premiers symptômes.

Les salmonelles ne résistent pas à la cuisson. Veillez donc à bien cuire le poulet et évitez les plats à base d'œufs crus comme la mayonnaise, les glaces, la mousse au chocolat... Lorsque vous mangez des œufs, vérifiez que le blanc et le jaune sont bien cuits.

Les poulets élevés en plein air sont aussi exposés à la salmonelle, même si le risque est moindre que pour les poulets de batterie.

LISTÉRIOSE

Bien qu'elles soient rares, les listéria peuvent être fatales pour votre bébé (*voir* p. 412). On en trouve dans le pâté, les fromages à pâte molle (brie, camembert, bleu). Les listéria peuvent également se développer lorsque la chaîne du froid n'est pas respectée. Mieux vaut donc éviter ces aliments pendant la grossesse. Mangez plutôt des fromages à pâte dure ou à base de lait pasteurisé (la pasteurisation tue les bactéries), ou encore de la mozzarella. Ne buvez que du lait pasteurisé ou UHT. Si vous avez un doute, faites-le bouillir. Évitez le lait et le fromage de chèvre ou de brebis non pasteurisé.

E-COLI

Plutôt rare elle aussi, cette bactérie est extrêmement dangereuse, puisqu'elle aboutit parfois à une défaillance rénale et peut être mortelle. On la trouve principalement dans les viandes cuites et le pâté qui n'ont pas été conservés à bonne température. Je vous conseille d'éviter les pâtés et d'acheter des viandes cuites de source sûre. Vérifiez toujours les dates de péremption. Si vous avez le moindre doute sur la fraîcheur d'un produit, mettez-le à la poubelle.

TOXOPLASMOSE

C'est une infection relativement fréquente. Les symptômes ressemblent à ceux d'une grippe bénigne. Cependant, cette maladie est très dangereuse pour le fœtus (*voir* p. 412). Elle provient d'un parasite présent dans les excréments de certains animaux, notamment ceux du chat. Ce parasite se trouve aussi dans la viande crue ou pas assez cuite. Veillez à bien cuire votre viande et lavez-vous les mains après l'avoir touchée. Nettoyez minutieusement tous vos fruits et légumes (*voir* ci-contre).

DOIS-JE PRENDRE DES SUPPLÉMENTS VITAMINÉS ?

La seule vitamine que vous devriez prendre en supplément pendant la grossesse est l'acide folique, une vitamine B indispensable au premier trimestre, car elle réduit les risques d'anomalies du tube neural chez le fœtus comme la *spina bifida* (*voir* p. 146 et p. 418). Il semblerait que l'acide folique limite aussi un certain nombre d'anomalies congénitales et de déficiences.

Commencez avec des comprimés d'acide folique à 400 µg (que vous trouvez chez votre pharmacien) dès que vous savez que vous êtes enceinte. Si vous prévoyez une grossesse, vous pouvez commencer à en prendre trois mois avant la conception. Une alimentation riche en folates (*voir* tableau p.46) doit normalement apporter 200 µg d'acide folique, soit un total de 600 µg par jour. Si une anomalie du tube neural s'est produite lors d'une précédente grossesse ou si vous souffrez d'épilepsie, votre médecin vous prescrira une dose de 5 mg par jour, à prendre les douze premières semaines de grossesse.

Le calcium et le fer peuvent également être pris en suppléments, mais seulement sur avis médical. En aucun cas vous ne devez vous empresser d'acheter des suppléments de vitamines et de minéraux afin de vous rassurer. Si votre alimentation est équilibrée, vous couvrirez tous vos besoins. L'organisme absorbe mieux les vitamines et les minéraux contenus dans les aliments, à l'exception de l'acide folique. Par ailleurs, en prenant des suppléments, vous risquez une surdose de certaines vitamines, comme la vitamine A, qui peut être dangereuse pour le fœtus.

« Si votre alimentation est équilibrée, vous couvrirez tous vos besoins en vitamines et minéraux. »

QUELQUES RÈGLES D'HYGIÈNE

- **Lavez-vous les mains** avant et après avoir touché des aliments, surtout la viande crue et la volaille.
- **Conservez séparément les aliments crus**, notamment la viande, pour éviter tout risque de contamination.
- **Utilisez une planche à découper** et des couteaux réservés à la viande crue, et lavez-les à l'eau très chaude avec un produit détergent.
- **Lavez soigneusement les fruits**. Presque tous les fruits sont traités aux pesticides. Parmi ceux-ci l'oxyde éthylène est responsable de fausses couches.
- **Lavez à fond tous les légumes et salades**. Épluchez les carottes et coupez-en les extrémités. Et lavez-vous les mains après avoir cueilli des fruits.
- **Décongelez complètement les produits surgelés**. Au micro-ondes, retournez vos aliments afin de les décongeler entièrement.
- **Lorsque vous réchauffez** au micro-ondes des aliments déjà cuits, vérifiez qu'aucune partie ne soit restée froide. Ne réchauffez pas deux fois un plat surgelé.

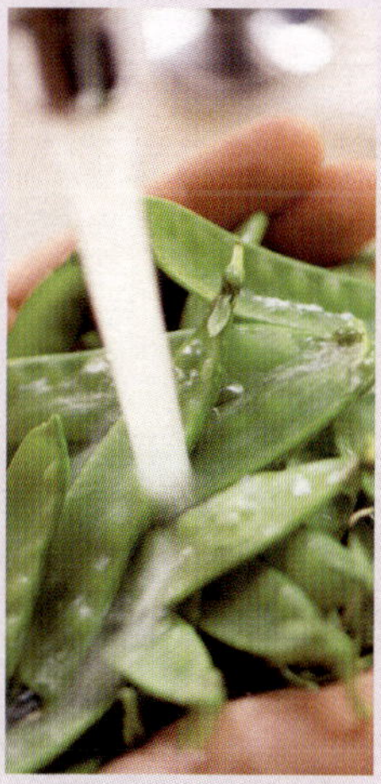

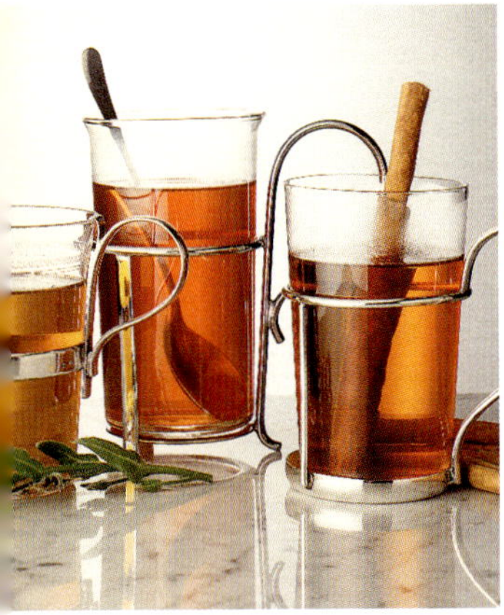

TISANES *Elles ne contiennent pas de caféine, qu'il faut éviter pendant la grossesse. Beaucoup de femmes finissent par les adopter.*

LES BOISSONS

Les femmes enceintes doivent boire 1 litre d'eau par jour, soit huit grands verres. Si l'idée de boire autant d'eau vous effraie, pensez aux tisanes. Si les jus de fruit et le lait sont aussi une bonne solution, ils ne sont pas aussi efficaces que l'eau. Plus vous serez hydratée, moins vous serez fatiguée : la déshydratation entraîne une fatigue musculaire qui provoque un état de fatigue générale. En buvant, vous éviterez également la constipation.

La caféine contenue dans le café, le thé et certaines boissons gazeuses fait désormais partie des substances à éviter pendant la grossesse, même si le lien entre une consommation modérée de caféine et d'éventuelles complications n'a jamais été établi. En revanche, une étude italienne a récemment montré que le risque de fausse couche est élevé au-delà de six tasses de café par jour. De toute façon, bien des femmes éprouvent un certain dégoût pour le café et y renoncent naturellement au cours du premier trimestre. L'inconvénient de la caféine est son action diurétique, que l'on cherche précisément à éviter pendant la grossesse. Elle freine également l'absorption du fer, du calcium et de la vitamine C, annihilant tous vos efforts pour bien manger. La caféine est aussi présente dans le chocolat, et vous aurez beau prétendre qu'il est très riche en magnésium, il l'est aussi en sucre et en graisses : autant de bonnes raisons pour n'en consommer que très modérément.

L'ALCOOL

Beaucoup d'entre nous boivent de l'alcool, avec modération, mais de façon régulière. On me demande souvent si l'on peut boire sans danger pendant la grossesse, et si oui, en quelles quantités. Il n'a pas été formellement prouvé que quelques verres de vin de temps à autre augmentent les risques de fausse couche ou ont des effets néfastes sur le fœtus, mais je vous conseille vivement de limiter autant que possible votre consommation d'alcool les trois premiers mois.

Une forte consommation d'alcool, quant à elle, entraîne indéniablement des anomalies du fœtus. Les mères alcooliques exposent leur bébé au syndrome d'alcoolisme fœtal (*voir* p. 434). Les conséquences sont nombreuses et graves, notamment un retard de croissance intra-utérin (*voir* p. 428) et un défaut de croissance après la naissance. Lorsque l'enfant est un peu plus grand, des problèmes neurologiques et des troubles du comportement apparaissent. Plus fréquent qu'on ne le pense, ce syndrome prouve qu'alcool et grossesse ne font pas bon ménage (surtout au cours du premier trimestre). Ce n'est d'ailleurs pas un hasard si bon nombre de femmes en début de grossesse ne supportent pas le goût ou l'odeur de l'alcool – la nature fait bien les choses.

ACTIVITÉ PHYSIQUE

IL EXISTE D'EXCELLENTES RAISONS D'ENTRETENIR VOTRE FORME PENDANT LA GROSSESSE. CES NEUF MOIS VONT VOUS METTRE À L'ÉPREUVE PHYSIQUEMENT. SI VOUS ENTRAÎNEZ VOTRE CORPS DÈS À PRÉSENT, VOUS AVEZ TOUTES LES CHANCES DE FACILITER VOTRE GROSSESSE ET VOTRE ACCOUCHEMENT.

Pourquoi conseille-t-on aujourd'hui aux femmes enceintes de faire de l'exercice pendant la grossesse? Et en quoi cela est-il bon pour vous et votre bébé? On pensait autrefois que l'effort réduisait la circulation sanguine dans l'utérus, menaçant ainsi le fœtus. Depuis, de nombreuses études ont permis de démontrer le contraire, et ce quel que soit le stade de la grossesse. Même pendant une activité physique soutenue, le sang continue d'affluer à travers le placenta et fournit les quantités d'oxygène nécessaires pour compenser l'énergie dépensée.

Les athlètes professionnelles qui continuent à suivre un entraînement de haut niveau pendant leur grossesse prennent très peu de kilos, et ont souvent des bébés peu développés. On leur conseille généralement de réduire leurs efforts en fin de grossesse. Des études ont mesuré le rythme cardiaque du fœtus, et l'on s'est aperçu qu'après l'effort le rythme cardiaque et la température du fœtus augmentent pendant un court instant, mais jamais au point de représenter un quelconque danger pour le bébé. En somme, vous pouvez pratiquer une activité physique pendant la grossesse à 70 % de vos capacités (*voir* encadré), sans mettre en danger la croissance de votre bébé.

Nombre de femmes craignent encore de faire une fausse couche si elles continuent de pratiquer une activité physique en début de grossesse. C'est là une peur bien ancrée dans la culture occidentale : des efforts soutenus, pensait-on jadis, empêchaient l'implantation de l'embryon dans l'utérus. En réalité, une grossesse qui doit aboutir à une fausse couche échouera de toutes façons, même si vous vous enveloppez dans du coton ou si vous gardez le lit pendant neuf mois. Inversement, une grossesse prédestinée à bien se passer ira jusqu'à son terme, et il faudra bien plus que quelques efforts physiques pour l'en empêcher. Il est donc très peu probable qu'un peu d'exercice soit à l'origine de complications en début de grossesse. Si vous n'êtes pas convaincue, pensez à

RYTHME CARDIAQUE

- **Pour calculer votre rythme cardiaque idéal** lors d'une activité physique, soustrayez votre âge à 220, puis comptez 70 % de ce chiffre. Vous obtenez alors le nombre de battements cardiaques par minute vers lequel vous devez tendre pendant l'effort.
- **Si vous avez 30 ans**, comptez 70 % de 190 (220 – 30), soit un rythme cardiaque pendant l'effort de 133 battements par minute.
- **Pour trouver votre rythme cardiaque pendant l'effort**, prenez votre pouls pendant 20 secondes, et multipliez-le par trois. Vous pouvez aussi acheter un moniteur cardiaque dans un magasin de sport.

«Tous les jours dans le monde, des femmes enceintes accomplissent des tâches bien plus éprouvantes que celles des Occidentales.»

toutes les femmes enceintes du monde, qui accomplissent tous les jours des tâches bien plus éprouvantes que celles de la majorité des femmes occidentales. Sans oublier tous ces pays où les femmes enceintes travaillent durement durant toute leur grossesse, et dont la démographie ne cesse d'exploser.

LES BIENFAITS DE L'EXERCICE

Une activité physique pendant la grossesse a des effets bienfaisants indéniables. Quand vous nagez, pédalez ou marchez d'un pas vif, votre cœur bat plus vite et votre endurance augmente. Le muscle cardiaque peut ainsi mieux faire circuler le sang dans le corps et travailler plus facilement lorsqu'il se retrouve soumis à un stress physique. Cette endurance est particulièrement utile en fin de grossesse, lorsque vous devez monter des escaliers avec quelques kilos en plus autour de la taille, ainsi qu'au moment de l'accouchement.

Les activités anaérobies, comme le yoga ou la musculation, se basent davantage sur la résistance. Elles font travailler les muscles tout en améliorant la souplesse. Si vous pratiquez déjà un sport de façon régulière, vous pouvez continuer en toute sécurité au cours des trois premiers mois, à condition de ne pas avoir de douleurs ou de saignements. Sachez aussi qu'il vaut mieux vous entraîner régulièrement que par à-coups. Respectez également les temps d'échauffement et de récupération, et cessez vos exercices si vous éprouvez une douleur ou une gêne. Vous êtes la mieux placée pour savoir jusqu'où vous pouvez aller, et vous reconnaîtrez d'instinct où se situent vos limites. Si vous vous sentez épuisée, c'est sûrement un signal que vous envoie votre corps pour vous dire de ralentir un peu.

QUELLE ACTIVITÉ CHOISIR ?

Si vous faites partie de celles à qui la simple idée de faire du sport donne des boutons, mais si vous sentez que, pour une fois dans votre vie, vous êtes prête à faire un essai, ne placez pas la barre trop haut pour commencer. Vous êtes sûre de ne pas vous tromper si vous choisissez une activité qui vous plaît, qui ne vous ennuiera pas au bout de deux mois et que vous pouvez caser facilement dans votre emploi du temps. De toute évidence, ce n'est guère le moment d'entreprendre un sport difficile ou exigeant. Optez plutôt pour l'une des activités ci-dessous, pouvant être pratiquées en toute sécurité pendant la grossesse, que vous fassiez déjà du sport ou non.

Le yoga est excellent pour la souplesse et le bien-être général (*voir* page ci-contre). Choisissez un cours pour femmes enceintes plutôt qu'un cours général. Vous vous apercevrez que le yoga est un puissant allié en fin de grossesse, lorsque l'accouchement est imminent et que vous avez besoin de vous relaxer

YOGA ET GROSSESSE

BON NOMBRE DE MES PATIENTES NE CESSENT DE VANTER LES MÉRITES DU YOGA, QUI LEUR APPORTE FORCE ET SOUPLESSE. AVANT DE COMMENCER, VÉRIFIEZ QUE LA MÉTHODE OU LE COURS DE YOGA QUE VOUS AVEZ CHOISI CONVIENT BIEN AUX FEMMES ENCEINTES. LA RELAXATION EST, ELLE, SANS DANGER.

La relaxation est la base même de toutes les formes d'activités prénatales. Apprendre des postures confortables et des exercices de respiration vous aidera à retrouver votre équilibre lorsque vous vous sentirez malmenée par votre grossesse, tout en vous donnant de précieux outils pour mieux gérer les douleurs de l'accouchement.

Tous les exercices de relaxation fonctionnent sur le même principe :

- choisissez un lieu et un moment tranquilles. Allongez-vous dans une position que vous garderez entre cinq et dix minutes ;
- fermez les yeux, gardez la tête droite et la nuque détendue, et desserrez la mâchoire inférieure ;
- respirez régulièrement et sans effort ;
- videz votre esprit de toute pensée obsédante ou inquiétante – ce qui n'est pas une mince affaire ;
- avant de vous relever, prenez quelques respirations profondes et roulez lentement sur le côté.

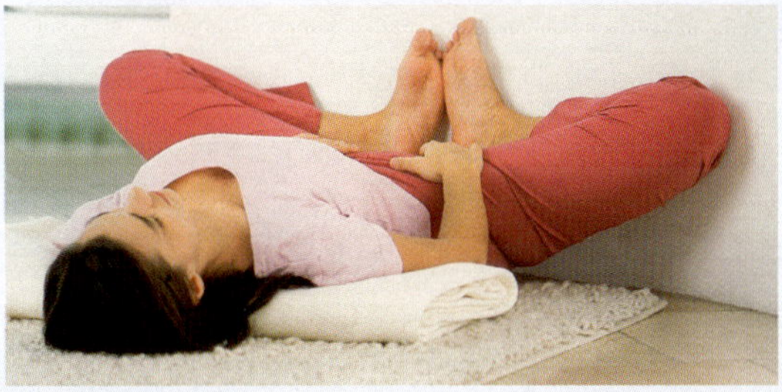

POSTURE DU PAPILLON
Joignez les pieds au mur et laissez retomber vos cuisses de chaque côté, sans effort et sans tension.

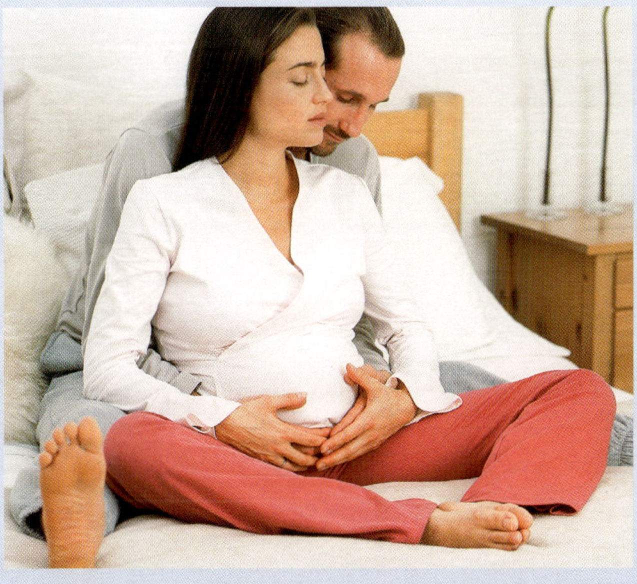

RESPIRER ENSEMBLE

De nombreuses méthodes d'accouchement partent du principe que la respiration aide les femmes à mieux gérer la douleur des contractions (*voir* p. 248-249).

La respiration jointe (à gauche) est un exercice de yoga destiné à favoriser l'harmonie entre vous, votre compagnon et votre bébé. Asseyez-vous dans une position qui vous permette à tous les deux de poser les mains sur votre ventre. Pendant que vous respirez ensemble, lentement et profondément, concentrez-vous sur les muscles de l'utérus et détendez le reste du corps.

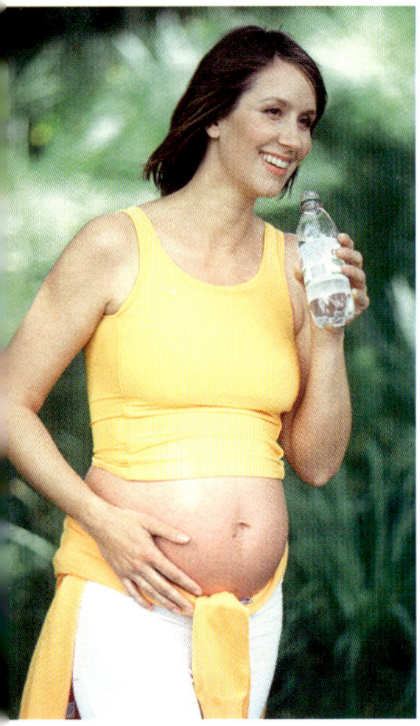

MARCHER *Promenez-vous d'un pas vif tous les jours pendant toute la durée de la grossesse ; réduisez les distances vers la fin si nécessaire.*

davantage. Il offre aussi l'intérêt de vous apprendre à contrôler votre respiration, ce qui s'avère particulièrement utile le jour de l'accouchement.

La natation est une activité complète qui vous permet à la fois de développer votre résistance, d'accroître votre souplesse et de tonifier vos muscles. Comme une majorité de femmes enceintes, vous allez sûrement trouver le fait de nager merveilleusement relaxant, surtout en fin de grossesse, lorsque l'eau vous fera oublier tous vos kilos. L'eau réduit aussi les risques d'accidents musculaires. Vous constaterez d'ailleurs que le plus dur est de sortir de l'eau et de sentir à nouveau tout le poids de votre grossesse.

La marche est facile à inclure dans votre emploi du temps quotidien – il vous suffit de marcher dix minutes de plus sur le chemin de votre domicile ou de renoncer à prendre votre voiture pour aller faire les courses. Toutefois, plus votre grossesse avancera, plus vous aurez du mal à parcourir de longues distances.

Le vélo est très utile car il soulage les articulations des jambes de la pression exercée par votre poids. Il développe votre résistance et tonifie toute la partie inférieure du corps. Une activité à pratiquer jusqu'à l'accouchement.

DES EXERCICES ADAPTÉS

Le premier trimestre, vous pouvez faire des abdominaux sans problème, surtout si vous en faites déjà régulièrement, mais n'en augmentez pas la fréquence. Si vous n'y êtes pas habituée, essayez les mouvements suivants :

• allongez-vous sur le dos les jambes pliées, les pieds à plat sur le sol et écartés à la largeur des épaules. Les bras sont placés le long du corps ;

• levez les bras en direction des genoux en soulevant la tête et les épaules d'environ 15 cm du sol. Faites cet exercice dix fois. En renforçant vos muscles abdominaux, vous les aidez à soutenir le poids de votre ventre tout en soulageant les muscles du dos et la colonne vertébrale. On conseille généralement d'arrêter les exercices abdominaux au 4e mois de la grossesse, lorsque le tour de taille commence à s'élargir et rend ces mouvements difficiles à exécuter.

Dès qu'une femme tombe enceinte, son taux de relaxine se met à grimper. Le but de cette hormone est de détendre les ligaments, notamment dans la région du bassin, en prévision de l'accouchement. En se relâchant, les ligaments sont plus exposés aux accidents. Contrairement aux muscles, qui reprennent leur forme initiale après la naissance, les ligaments ne se rétablissent pas d'eux-mêmes s'ils ont été distendus. Gardez cela à l'esprit si vous soulevez des poids. Après le premier trimestre, réduisez le nombre de kilos à soulever pour protéger le bassin et le bas du dos, et évitez toute pression dans la région abdominale.

De manière plus générale, ne portez rien de lourd, comme un jeune enfant, par exemple, ou des sacs de courses. Si vous ne pouvez pas faire autrement, adoptez une position dans laquelle vous êtes sûre de ne pas vous faire mal (*voir* p. 193).

AU FIL DE LA GROSSESSE

Passé six mois de grossesse, certaines activités comme le squash, le ski et l'équitation ne sont guère recommandées en raison des risques de chute qu'elles comportent. Néanmoins, si vous pratiquez ces sports depuis longtemps et si vous n'avez pas d'antécédents de fausse couche, il n'y a aucune raison de vous priver de ces activités les trois premiers mois.

Vous pouvez poursuivre le tennis ou le golf tant que vous vous sentez à l'aise – vous devrez sans doute arrêter parce que votre ventre commence à vous gêner, et non parce que votre bébé courrait un quelconque danger.

Le travail et l'accouchement sont probablement les plus gros bouleversements que votre corps est appelé à connaître, et vous l'affronterez d'autant mieux si vous vous avez gardé la forme – ce qui devrait aussi vous aider à retrouver la ligne après la grossesse. Inutile de vous précipiter dans une salle de gym pour transpirer à grosses gouttes, contentez-vous de rester active et en forme au cours des mois à venir. Et si la modération et la régularité sont capitales, pensez aussi à vous amuser.

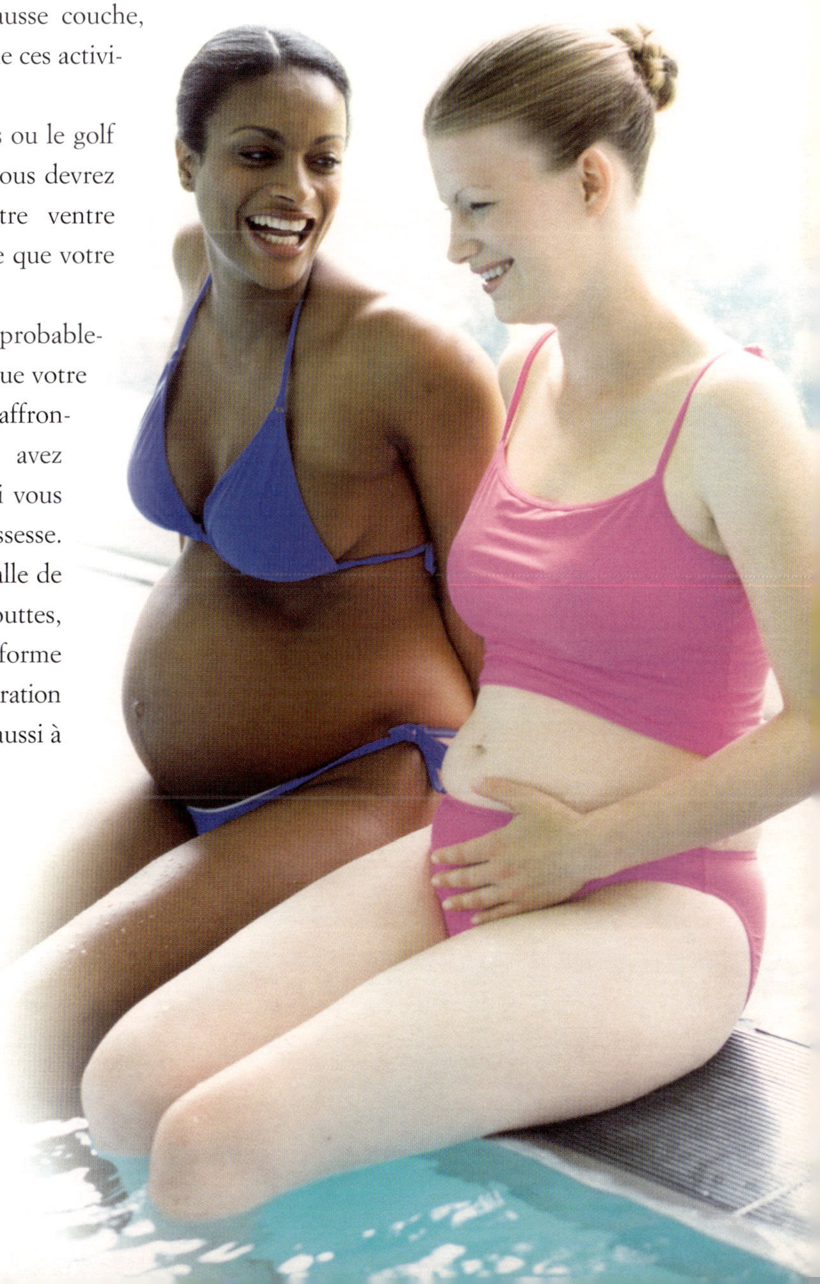

NAGER *Que vous fassiez des longueurs, de la gym aquatique ou que vous vous laissiez flotter, l'eau soutient votre poids et soulage vos muscles et vos ligaments.*

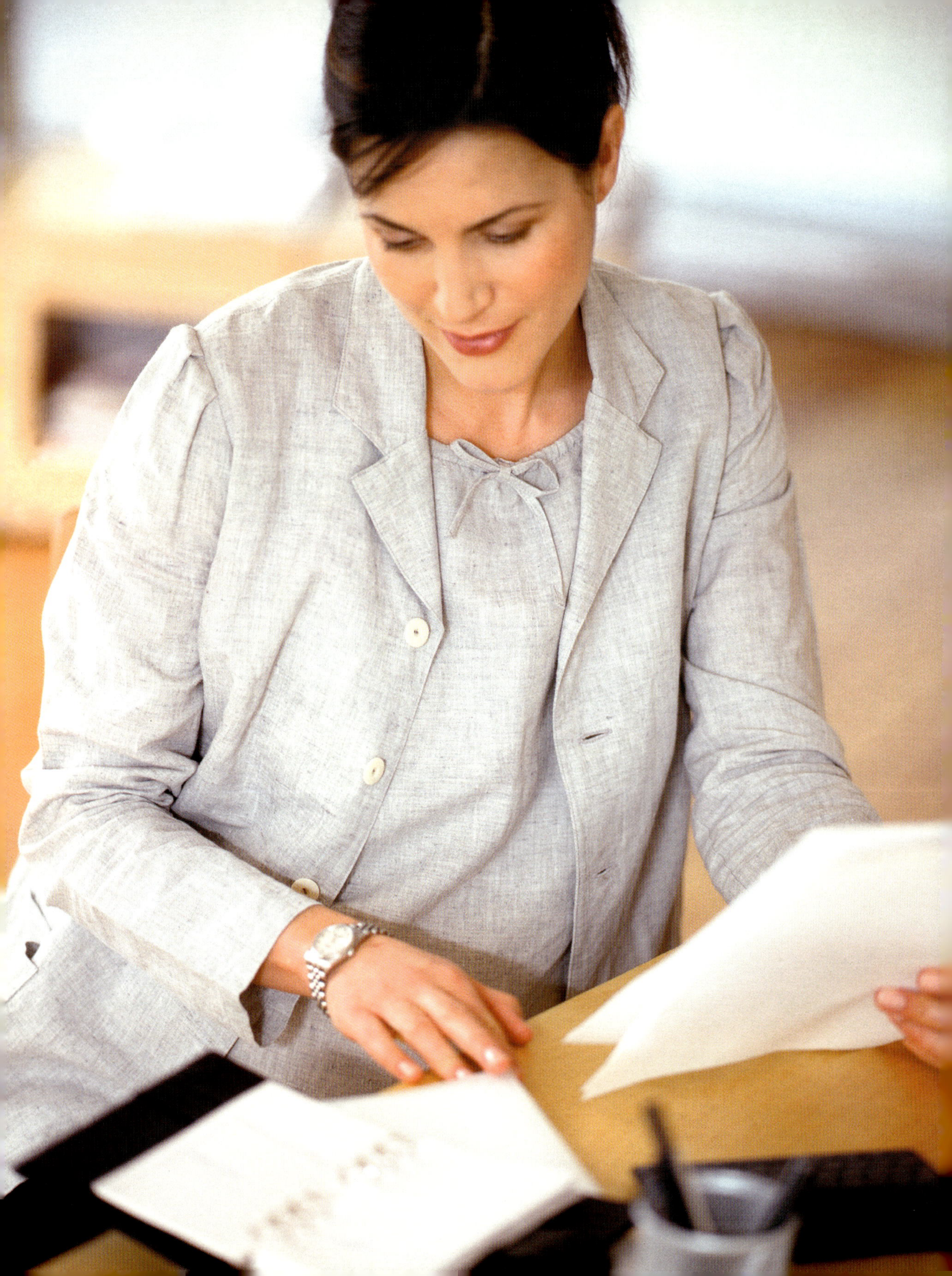

MATERNITÉ ET DROIT DU TRAVAIL

Avant d'annoncer à votre employeur et à vos collègues de bureau que vous êtes enceinte, il convient d'examiner attentivement la question de vos droits. C'est le bon moment de vous informer sur le type d'allocations dont vous pouvez bénéficier, ainsi que sur les dates et la durée des congés auxquels vous pouvez prétendre pendant et après votre grossesse.

Bien des femmes craignent, à juste titre, qu'on les perçoive différemment sur leur lieu de travail une fois qu'elles auront annoncé leur grossesse, qu'il s'agisse d'un premier enfant ou non. Certains employeurs estiment qu'une femme enceinte consacre moins de temps et d'énergie à sa carrière : elle serait si occupée à suivre les dernières évolutions de sa grossesse qu'elle en oublierait son travail. Face à une telle attitude, vous avez effectivement de quoi vous inquiéter pour la sécurité de votre emploi et votre future carrière.

Sachez qu'il est absolument interdit de licencier une femme enceinte ou de la rétrograder une fois rentrée de son congé de maternité. Cependant, nous avons toutes entendu des récits de femmes qui reprennent leur travail et se retrouvent totalement sur la touche. Elles se sentent alors si dévalorisées qu'elles finissent par démissionner. Heureusement, de tels cas se font rares, et la protection juridique de la femme enceinte a sensiblement évolué.

PRÉPARER VOTRE RETOUR

Si vous envisagez de reprendre votre travail après la naissance de bébé, réfléchissez bien à ce que vous comptez faire, et exposez vos intentions à vos employeurs et collaborateurs. Vous avez parfaitement le droit de changer d'avis après avoir annoncé, dans un premier temps, votre retour au terme de votre congé de maternité. Par ailleurs, mieux vaut ne pas hésiter trop longtemps : votre employeur risquerait de perdre confiance en vous sur le long terme.

Calculez bien la durée de vos congés (même si vous pouvez toujours changer vos dates par la suite), et suggérez une solution pour votre remplacement pendant votre absence. Est-il nécessaire d'embaucher une personne extérieure ?

VOS DROITS ET AVANTAGES

LES DROITS LIÉS À LA MATERNITÉ N'ONT CESSÉ D'ÉVOLUER CES DERNIÈRES ANNÉES. VOICI, EN RÉSUMÉ, LA SITUATION TELLE QU'ELLE SE PRÉSENTE AUJOURD'HUI. SACHEZ QUE CERTAINES ENTREPRISES PEUVENT PROPOSER À LEURS EMPLOYÉS DES CONDITIONS PLUS AVANTAGEUSES.

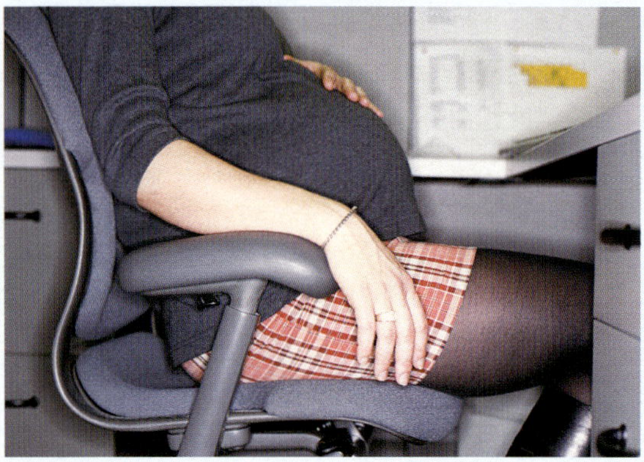

JUSQU'AU BOUT *Une femme enceinte n'est pas obligée de prendre l'intégralité de son congé. Elle devra néanmoins s'arrêter deux semaines avant l'accouchement.*

INDEMNITÉS JOURNALIÈRES

Pour percevoir des indemnités journalières pendant votre congé de maternité, vous devez être immatriculée au régime de l'assurance-maladie depuis au moins dix mois.

▸ Vous devez également avoir travaillé au moins deux cents heures au cours des trois mois précédant la date du début de la grossesse. Si vous êtes sans emploi, mais bénéficiez ou avez bénéficié d'allocations chômage au cours des douze derniers mois, ou si avez cessé votre activité depuis moins de douze mois, vous pouvez également prétendre aux indemnités journalières.

▸ L'indemnité journalière est égale au salaire journalier de base, calculé sur la moyenne des salaires des trois mois qui précèdent le congé prénatal, et dans la limite du plafond mensuel de la sécurité sociale. Soit, au 1er janvier 2005, un montant maximum de 67,36 euros par jour. Mais ce montant doit être réduit de 0,5 % au titre de la CRDS et de 6,2 % au titre de la CSG. En outre, votre employeur peut être tenu, par une convention collective, de compléter ces indemnités afin d'assurer le maintien de votre salaire.

CMU

La Couverture maladie universelle (CMU) permet à toute personne résidant en France depuis plus de trois mois de bénéficier d'une couverture sociale, au cas où elle ne serait couverte par aucun régime d'assurance maladie. Une femme enceinte qui ne serait pas personnellement assurée, ou qui ne bénéficierait pas de l'assurance de son conjoint ou de son compagnon, peut donc en faire la demande auprès de sa caisse d'assurance maladie.

CONGÉ DE MATERNITÉ

Quelle que soit sa date d'entrée dans l'entreprise, toute salariée enceinte a droit au congé de maternité. Celui-ci comprend un congé prénatal et un congé postnatal. Sa durée varie selon le nombre d'enfants que vous attendez, mais également selon le nombre d'enfants que vous avez à charge. Dans le cas d'une première grossesse, il sera composé de 6 semaines avant et 10 semaines après la naissance, soit 16 semaines au total. Si vous êtes enceinte et que vous avez déjà deux autres enfants, votre congé prénatal sera de 8 semaines et votre congé postnatal de 18, soit 26 semaines au total. Si vous attendez des jumeaux, vous bénéficiez d'un congé de 12 semaines avant l'accouchement et de 22 semaines après la naissance, soit 34 semaines au total. En cas de problème pathologique lié à la grossesse, vous pouvez aussi obtenir un congé supplémentaire de 2 semaines sur prescription médicale. Vous pouvez également renoncer à prendre l'intégralité de votre congé. Vous serez néanmoins obligée de vous arrêter deux semaines avant l'accouchement et pendant les six semaines qui suivent.

▸ En cas d'accouchement prématuré, les jours de congé prénatal qui n'ont pas été pris sont reportés sur le congé postnatal.

▸ En principe, votre employeur est tenu de vous restituer l'emploi que vous occupiez avant votre départ en congé de maternité, ou du moins un emploi équivalent, c'est-à-dire un poste n'entraînant pas de modification dans votre contrat de travail. Vous conservez ainsi votre rémunération et votre qualification. Votre employeur ne peut pas non plus vous licencier pendant votre congé maternité et les quatre semaines qui suivent votre retour dans l'entreprise, sauf en cas de faute grave non liée à la grossesse, ou si le poste doit être supprimé pour motif économique. Mais même dans ce cas, le licenciement ne peut pas prendre effet avant la fin du congé.

CONGÉ DE PATERNITÉ ET INDEMNITÉ

Le père a droit à un congé de 11 jours consécutifs maximum, 18 en cas de naissances multiples. Ce congé doit obligatoirement débuter dans les quatre mois qui suivent la naissance de l'enfant. Il peut aussi venir s'ajouter aux trois jours d'absence autorisée accordés par l'employeur. Au total, le père peut donc bénéficier d'un congé de 14 jours pour la naissance de son enfant.

▸ Ce congé est accordé au père du bébé, et ce quelle que soit la situation familiale des parents : mariage, vie maritale, PACS, divorce ou séparation.

▸ Les indemnités journalières versées dans le cadre du congé de paternité sont les mêmes que celles versées dans le cadre du congé de maternité : le père doit être immatriculé au régime général de sécurité sociale depuis dix mois au moins ; il doit avoir travaillé deux cents heures au moins au cours des trois mois précédant la date du début du congé paternité ; ou, s'il est sans emploi, bénéficier ou avoir bénéficié d'allocations chômage au cours des douze derniers mois, ou encore avoir cessé son activité salariée depuis moins de douze mois. En outre, le père doit justifier de sa paternité (extrait de l'acte de naissance de l'enfant, copie du livret de famille ou acte de reconnaissance de l'enfant).

▸ Par ailleurs, s'il le souhaite, l'employeur peut maintenir le salaire du père dans son intégralité.

CONGÉ PARENTAL D'ÉDUCATION

Les parents ont désormais le droit de bénéficier d'un congé parental pour s'occuper de leur enfant, ou simplement pour atteindre un meilleur équilibre entre travail et vie de famille. Afin d'en bénéficier, un salarié doit avoir travaillé au moins un an dans son entreprise avant la naissance de l'enfant. Ce congé n'est pas rémunéré et a une durée limitée (1 an renouvelable), à l'issue de laquelle le salarié doit retrouver son emploi ou un emploi similaire, ainsi que la même rémunération.

RESTEZ INFORMÉE

Les droits et indemnités évoluent régulièrement. Heureusement, les sources d'informations ne manquent pas. Pour de plus amples renseignements, vous pouvez vous adresser à votre caisse d'assurance maladie, consulter le site Internet du ministère de l'Emploi ou encore celui du Service public, dont vous trouverez l'adresse à la fin de cet ouvrage (*voir* p. 438).

AUTRES AVANTAGES

▸ Dès le premier jour du 6e mois de grossesse, vous bénéficiez de la prise en charge à 100 % de l'ensemble de vos frais médicaux, incluant la pharmacopée, les analyses et d'éventuelles hospitalisations.

▸ Vous avez aussi le droit de vous absenter de votre travail pour vous rendre aux examens obligatoires.

▸ La prestation d'accueil du jeune enfant (PAJE) vous donne droit à une prime à la naissance (consultez votre CAF).

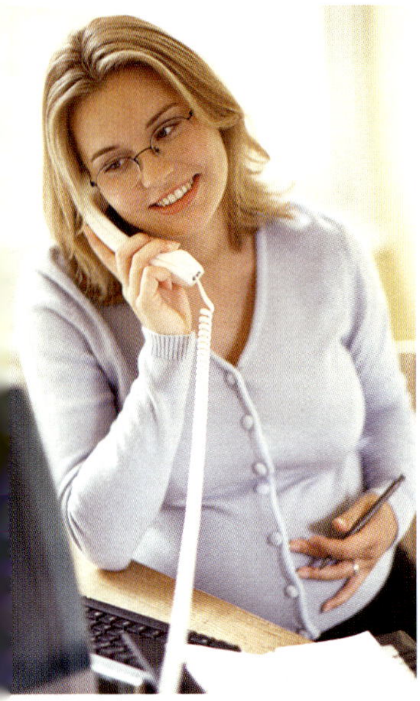

PRÉVOIR VOTRE RETOUR

Vous vous sentirez plus sereine et vous rassurerez vos collaborateurs si vous abordez d'ores et déjà vos conditions de retour.

Ou bien un collaborateur peut-il être nommé à votre poste provisoirement ? Ne laissez surtout pas entendre que quelqu'un peut faire votre travail en un ou deux jours dans la semaine ou en quelques heures dans la journée. Tout d'abord, on se demanderait pourquoi vous avez besoin de cinq jours pour faire le même travail. Ensuite, vous ne voulez certainement pas rentrer de votre congé avec des piles de dossiers en attente et des tonnes de choses à faire de toute urgence.

Si vous travaillez à votre compte, les règles restent plus ou moins les mêmes : établissez clairement votre programme, et communiquez à votre entourage professionnel la durée de votre indisponibilité ainsi que votre date de reprise d'activité.

TEMPS PARTIEL ET HORAIRE AMÉNAGÉ

Vous vous interrogez peut-être pour savoir si vous allez travailler à plein temps, à temps partiel ou en horaires aménagés après la naissance de votre bébé. Les employeurs sont censés prendre en considération votre souhait de travailler à temps partiel ou en horaires aménagés, mais, fonction de votre convenstion collective, ils ne sont pas obligés d'accéder à votre requête.

Peut-être l'entreprise dans laquelle vous travaillez a-t-elle déjà accepté la demande d'une de ses employées de passer à mi-temps ? Et même si vous êtes la première à faire une telle démarche, cela ne veut pas dire pour autant qu'elle soit irréaliste ou irréalisable. Exposez tous les arguments en faveur de votre proposition, et prévoyez des solutions à toute objection que l'on pourrait vous opposer. Vous pourriez bien créer un précédent et faire figure de pionnière auprès des autres femmes de votre entreprise.

TRAVAIL À RISQUE

Si certaines femmes s'inquiètent du danger potentiel que leur travail peut constituer pour leur bébé, il existe peu de preuves tangibles établissant un lien direct entre des emplois dits « à risque » et leurs effets nocifs sur le fœtus. Certaines activités sont cependant potentiellement dangereuses : il s'agit des tâches pénibles effectuées sur des plages horaires étendues, du travail dans des équipes de trois-huit, des postes où l'on doit porter beaucoup de charges et rester debout, et des emplois qui exposent les femmes à des produits chimiques toxiques ou nocifs pour l'environnement (*voir* p. 30–31).

• Si, dans le cadre de votre travail, vous êtes souvent debout, asseyez-vous aussi souvent que possible durant la seconde moitié de votre grossesse. Une station debout prolongée est sans danger pour le fœtus, mais elle peut entraîner chez la femme enceinte fatigue, mal de dos, varices, jambes et chevilles enflées.

• Si vous devez soulever beaucoup de charges, veillez à adopter une position correcte en pliant les genoux et en gardant le dos droit (*voir* p. 193). Après le deuxième trimestre, essayez de réduire le poids et la fréquence des objets à porter. Si cela n'est pas possible, vous avez le droit de demander à être transférée à un poste moins pénible jusqu'à votre départ en congé de maternité.
• Travailler de nombreuses heures ou dans des équipes en rotation n'est dangereux ni pour vous ni pour votre bébé, mais vous allez tous deux vous fatiguer de plus en plus, ce qui peut finir par vous affecter. Vous devez garder toute votre énergie, surtout au troisième trimestre. Si vous ne pouvez faire autrement, envisagez de vous arrêter plus tôt.
• Certains emplois impliquent un certain degré d'exposition aux rayons X ou à des substances toxiques. Si tel est votre cas, votre médecin ou votre employeur doit évaluer le danger. Les employées du secteur médical, en radiologie notamment, sont désormais affectées à un autre poste durant leur grossesse. De même, une fois enceintes, les hôtesses de l'air doivent rester à terre en raison des légères radiations auxquelles elles sont exposées au cours de leurs vols fréquents. Mais rassurez-vous, je parle ici de vols long-courriers, effectués deux fois par semaine, et non de vols courts et occasionnels (*voir* p. 36).

LA REPRISE DE VOTRE ACTIVITÉ Q&R

▸ Dois-je prévenir mon employeur de mon retour de congé de maternité ?
Non, puisque vous l'avez déjà fait une première fois lorsque vous lui avez communiqué vos dates de congés de maternité (départ en congé prénatal et reprise à l'issue du congé postnatal).

▸ Que va-t-il se passer si je prolonge mon congé ?
Vous ne pouvez pas prolonger votre congé de maternité de votre propre initiative. Vous devez d'abord en parler à votre employeur (qui peut accepter de vous accorder un congé sans solde), à moins que votre état, attesté par un certificat médical, ne vous donne droit à un congé pathologique, de quatre semaines maximum.

▸ J'ai décidé de ne pas reprendre mon travail. Que dois-je faire ?
À la fin de votre congé, vous pouvez décider de cesser votre activité pour élever votre enfant, et rompre alors votre contrat de travail sans être tenue de respecter le délai de préavis. Il vous suffit d'informer votre employeur par lettre recommandée avec accusé de réception quinze jours au moins avant la fin du congé postnatal.

▸ Y a-t-il des délais à respecter pour faire sa demande de congés de maternité et de paternité ?
Vous devez obligatoirement déclarer votre grossesse à la sécurité sociale et aux allocations familiales avant la fin du 3e mois de grossesse. Utilisez l'imprimé que vous aura remis votre médecin ou votre sage-femme. Vous recevrez ensuite un guide de surveillance médicale qui vous indiquera les examens et démarches obligatoires.

SEMAINES 0–13

LE PREMIER TRIMESTRE

Au cours du premier trimestre, votre enfant va passer de l'état de petit amas de cellules à celui d'embryon de 80 mm environ. Tous les principaux organes, muscles et os vont se former. Jusqu'à ce que le placenta soit prêt à prendre la relève, votre grossesse se développe grâce aux hormones maternelles, à l'origine des premiers symptômes : nausées et fatigue. Même si rien ne se voit encore, vous ressentirez probablement déjà que vous êtes enceinte.

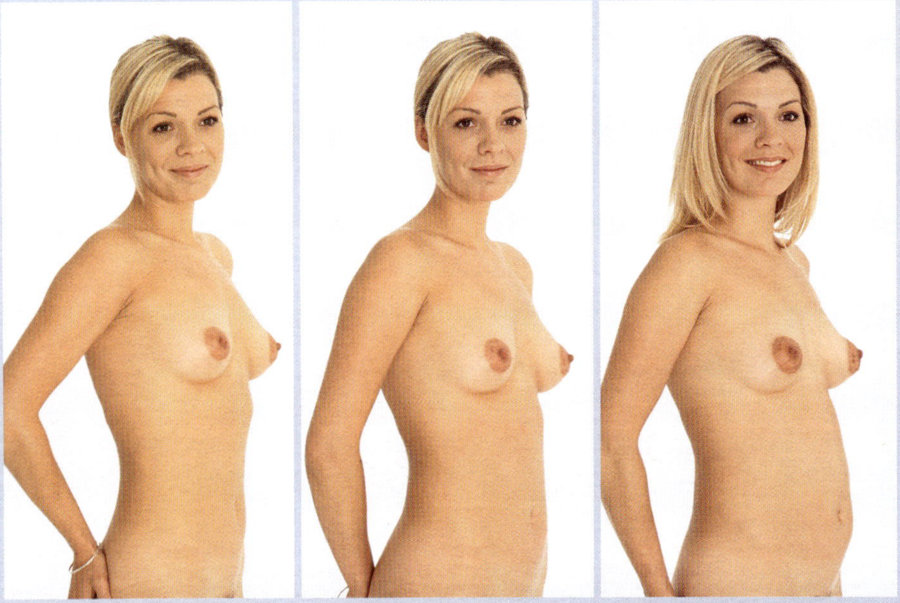

1 | 2 | 3 | 4 | 5 | 6 | 7 | 8 | 9 | 10 | 11 | 12 | 13 SEMAINES

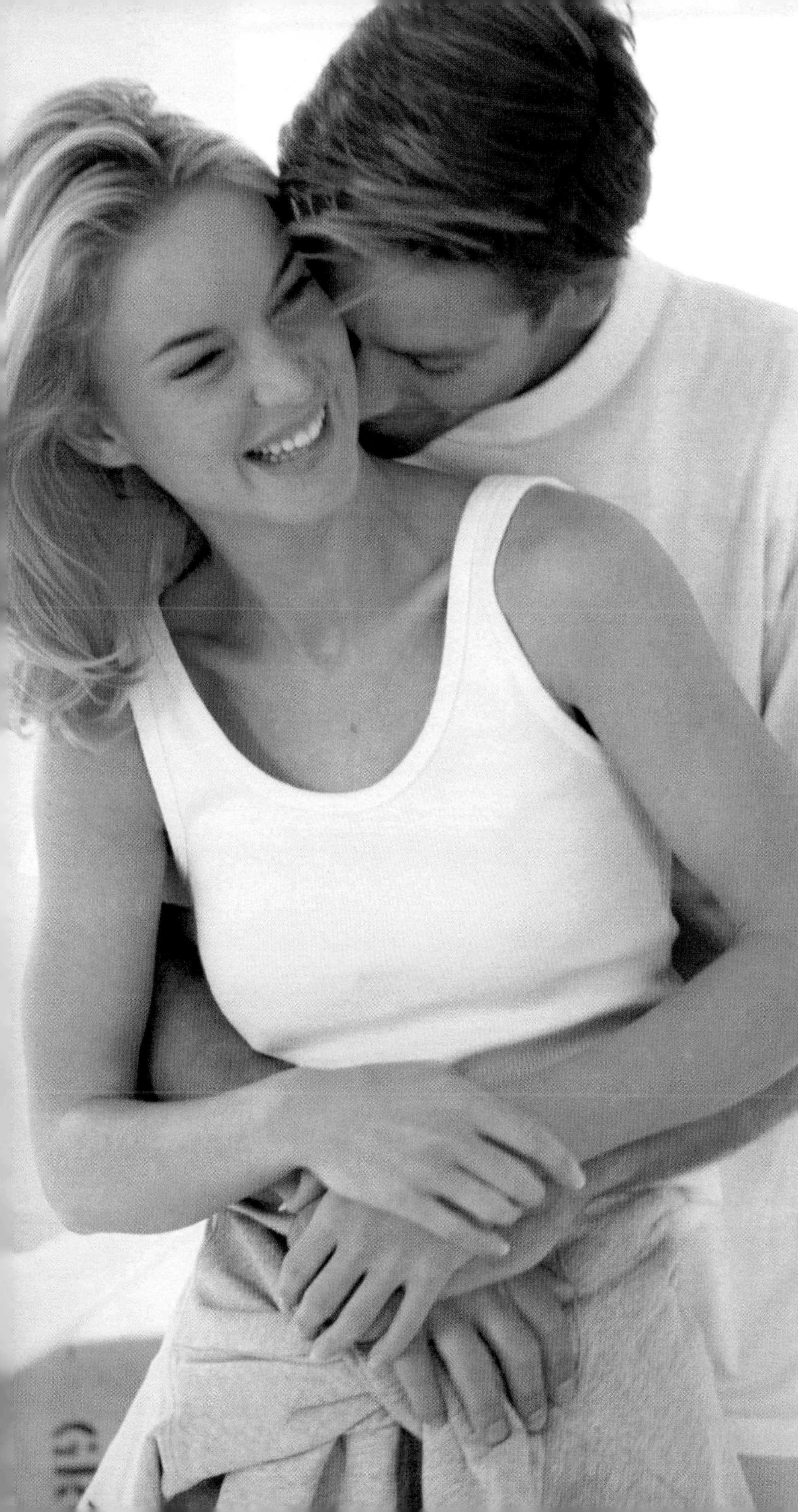

SOMMAIRE

SEMAINES 0–6

SEMAINES 6–10

SEMAINES 10–13

VOTRE BÉBÉ
AU PREMIER TRIMESTRE

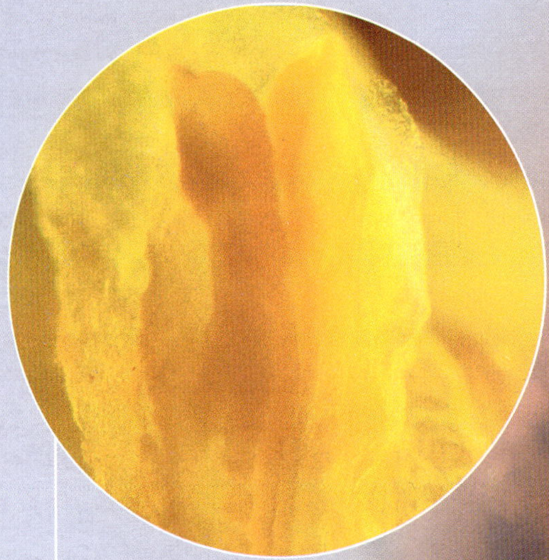

SEMAINES 3–4 LE CERVEAU SE DÉVELOPPE À PARTIR DE CELLULES DISTINCTES QUI SE RÉUNIRONT D'ICI PEU.

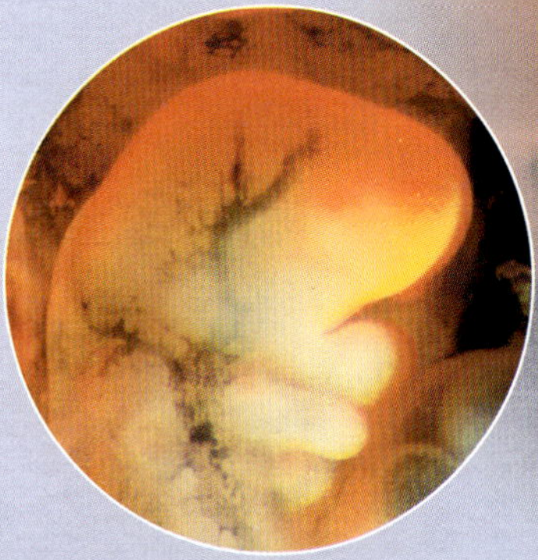

SEMAINE 5 L'EMBRYON POSSÈDE UN DÉBUT DE PROFIL, AVEC UNE RÉGION NASALE SAILLANTE ET UNE CAVITÉ BUCCALE PRIMITIVE.

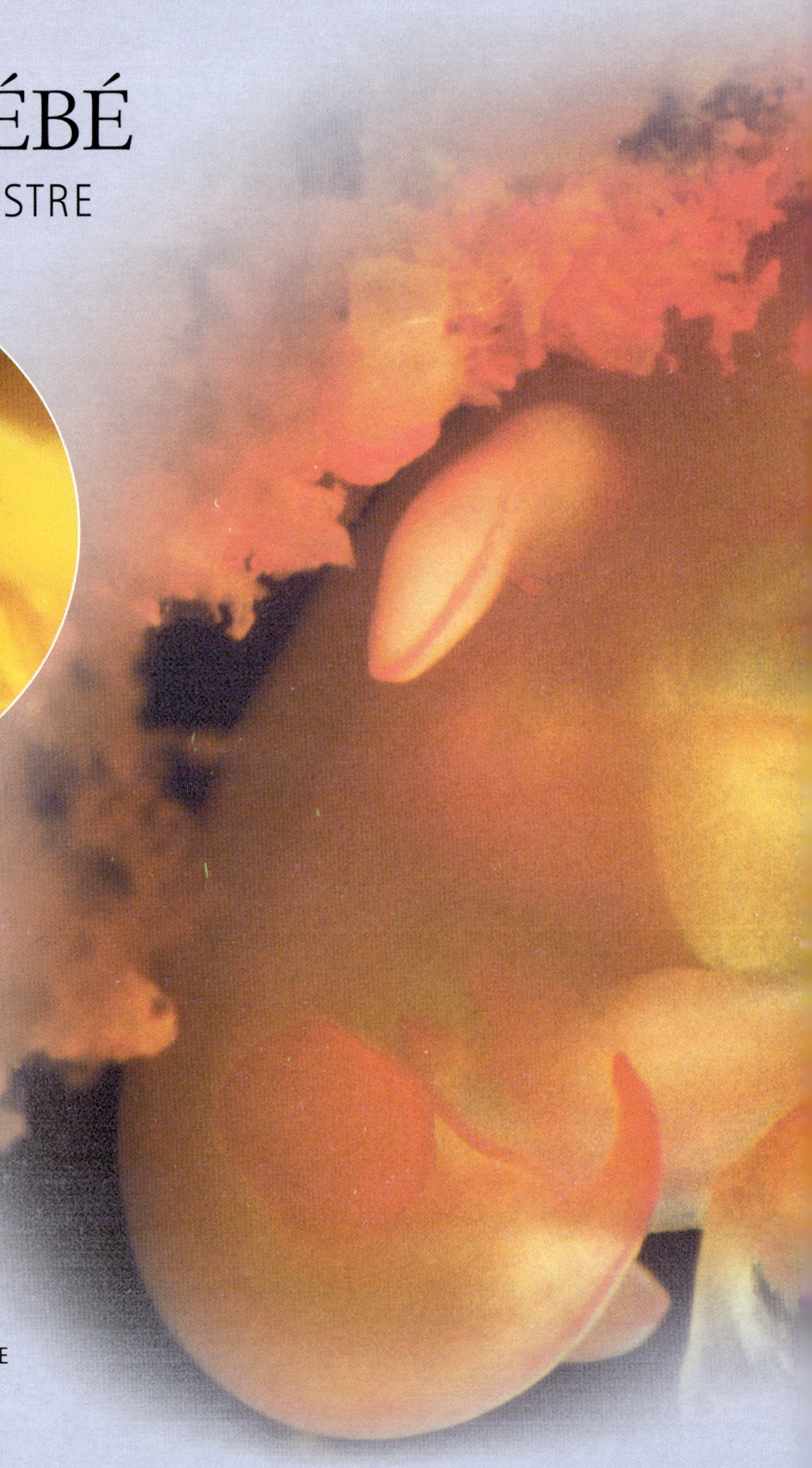

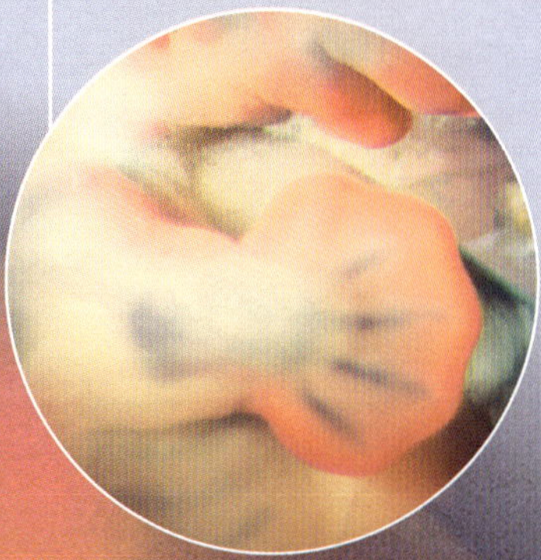

SEMAINES 6–7 LA MAIN N'EST ENCORE QU'UNE PALME STRIÉE DE CARTILAGES QUI SE TRANSFORMERONT EN DOIGTS.

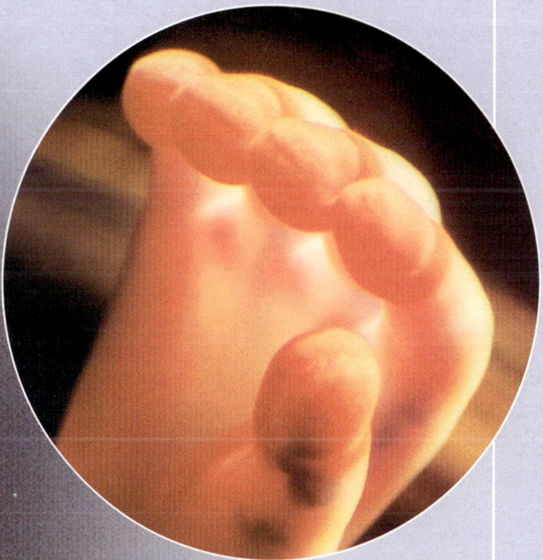

SEMAINE 12 LES DOIGTS SE FORMENT, SE SÉPARENT, ET DE MINUSCULES ONGLES APPARAISSENT.

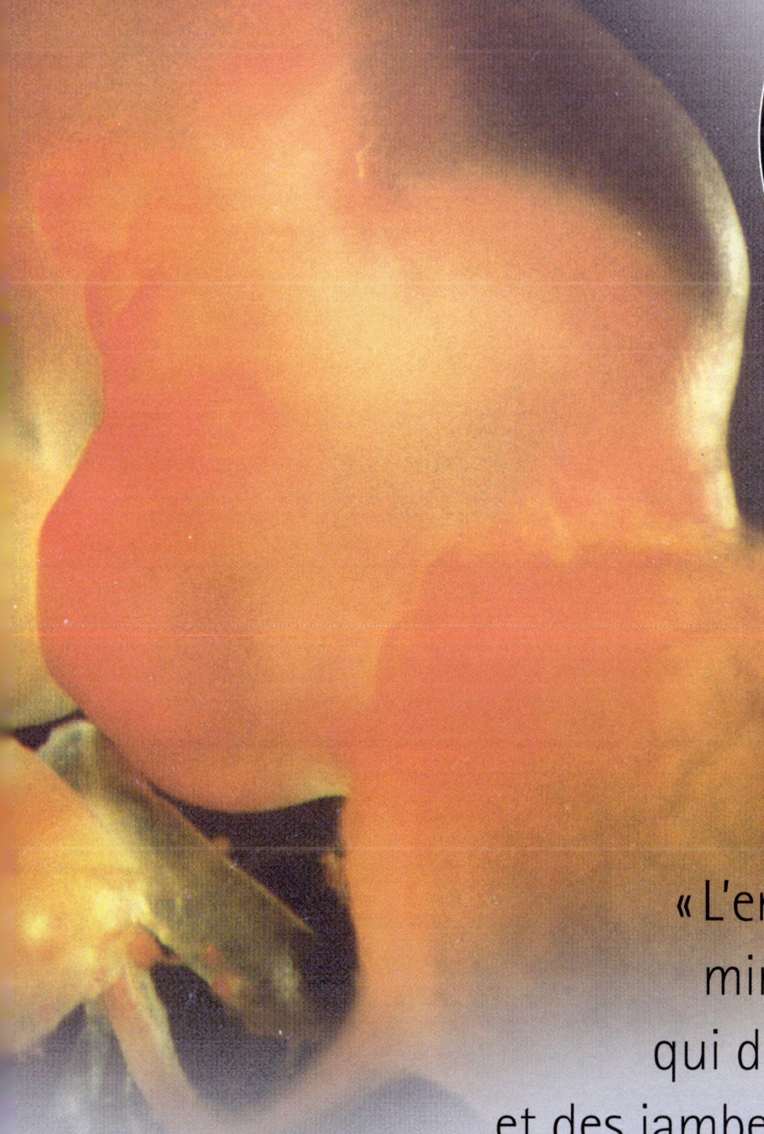

« L'embryon présente de minuscules bourgeons qui deviendront des bras et des jambes. Le sac vitellin (au premier plan) assure sa croissance. »

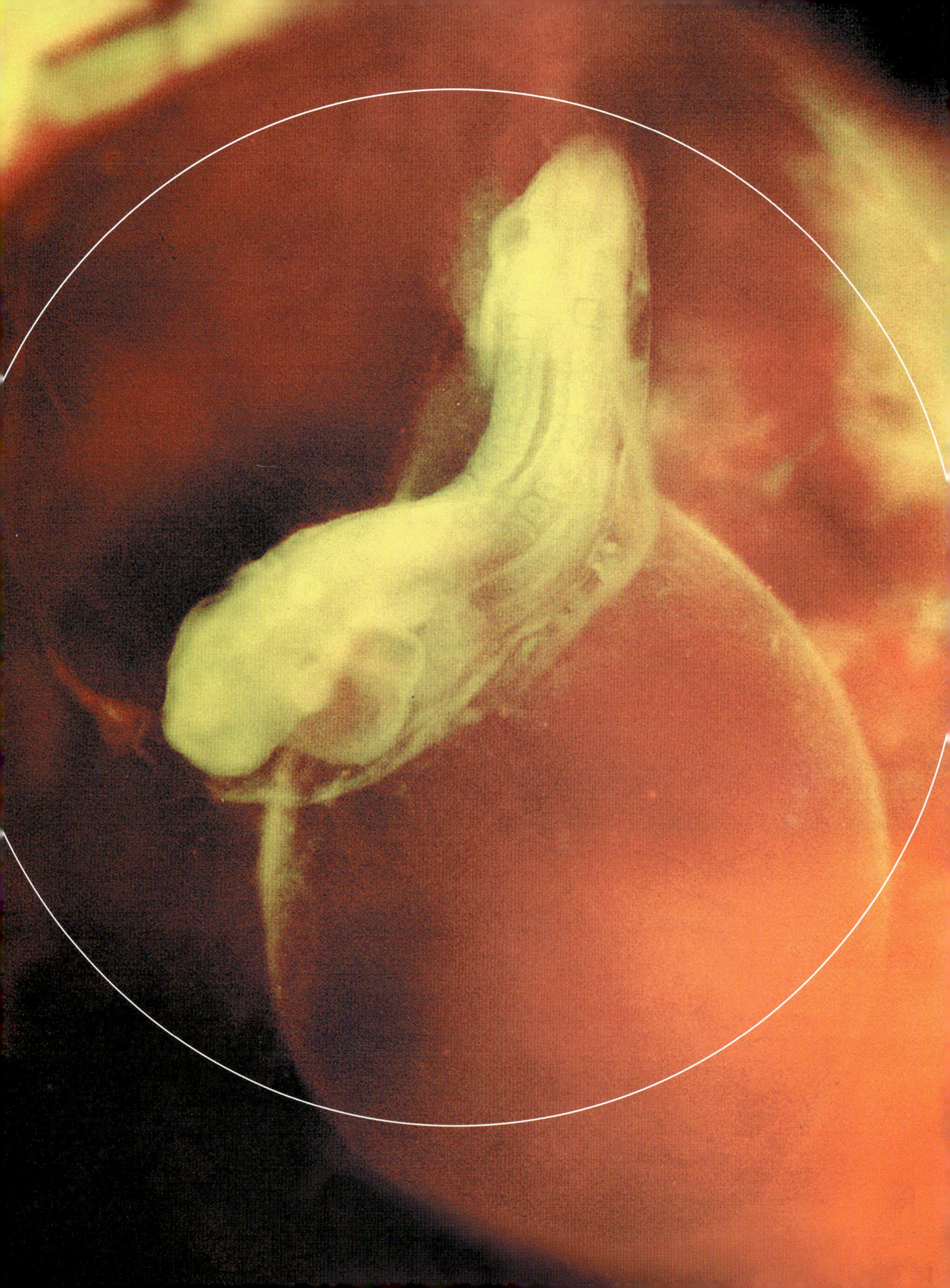

SEMAINES 0–6

VOTRE BÉBÉ SE DÉVELOPPE

LES SIX PREMIÈRES SEMAINES SONT EXTRÊMEMENT PRODUCTIVES. TROIS SEMAINES À PEINE APRÈS VOS DERNIÈRES RÈGLES, L'ŒUF TOUT JUSTE FÉCONDÉ NE CESSE DE SE DIVISER POUR FORMER UN AMAS DE CELLULES APPELÉ BLASTOCYSTE. IL FLOTTE DANS L'UTÉRUS PUIS SE FIXE À LA PAROI.

À ce stade, alors que vous ne savez même pas que vous êtes enceinte, les fondations essentielles de votre grossesse sont en train de se poser. Le blastocyste produit des messagers chimiques qui envoient des signaux à votre organisme pour empêcher un nouveau cycle de commencer, et pour préparer votre corps aux neuf mois à venir. Au moment de la nidation, les cellules qui vont se transformer en embryon ont déjà commencé leur spécialisation, et chacune d'entre elles sait désormais à quelle partie du corps elle sera assignée.

Trois lames de cellules se développent et chacune d'elle va générer une partie du corps. La lame externe, ou ectoderme, forme la peau, les cheveux, les ongles, les tétons, l'émail des dents ainsi que le cristallin des yeux, le système nerveux et le cerveau. La lame moyenne, ou mésoderme, deviendra le squelette et les muscles, le cœur et les vaisseaux sanguins ainsi que les organes de reproduction. La lame interne, ou endoderme, donnera naissance aux systèmes respiratoire et digestif, notamment au foie, au pancréas, à l'estomac, aux intestins, à la vessie et aux voies urinaires. Une fois que la cellule a été affectée à une fonction spécifique, elle ne peut plus se transformer en un autre type de cellule.

Dès le début de la 5e semaine, ce groupement de cellules forme un embryon – un minuscule amas de tissus que l'on peut voir à l'échographie. Bien que votre bébé ne soit pas plus gros que la tête d'une épingle, tous les éléments nécessaires à la fabrication de ses organes vitaux sont déjà en place. Le cœur primitif commence à se former et à faire circuler le sang. À ce stade, l'embryon n'est encore qu'une structure tubulaire.

La position de la moelle épinière est fixée, et une ligne de cellules noires apparaît le long du dos. En se réunissant, ces cellules forment le tube neural. Au sommet de cette ligne, deux lobes de tissus font leur apparition : c'est le futur cerveau. Le système digestif est en place, même s'il lui faudra plusieurs mois avant de pouvoir fonctionner. Un tube s'étend à présent de la bouche à la queue de l'embryon, à partir duquel l'estomac, le foie, le pancréas et les intestins vont se développer. Tous ces organes et tissus sont recouverts d'une fine couche de peau translucide.

◄ *Un embryon de 4 semaines repose sur le sac vitellin.*

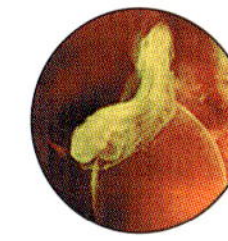

10 x taille réelle

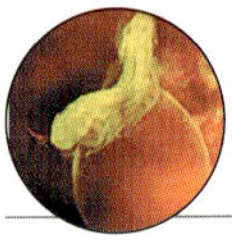

10 x taille réelle

À 4 semaines, l'embryon mesure 2 mm environ, à peu près la taille de ce tiret –. Au bout de six semaines, il fait 4 mm de long.

À QUOI RESSEMBLE L'EMBRYON ?

C'est la question que la plupart des femmes me pose. Grâce à l'échographie, il est aujourd'hui possible d'apercevoir un minuscule embryon à l'écran. À la 6e semaine, la petite boule de cellules s'est déjà transformée de façon spectaculaire et ressemble à présent à une sorte d'étrange crevette. Au sommet, on peut voir des replis, qui donneront naissance au visage et aux mâchoires. Le cœur rudimentaire fait saillie au milieu du corps et on peut le voir battre, ou plutôt palpiter, à l'échographie vaginale (cela n'est pas toujours possible avec une échographie abdominale). De petites protubérances apparaissent de chaque côté de l'embryon, qui formeront plus tard les bras et les jambes. Très vite, ces bourgeons de membres développeront des nodules à leur extrémité, qui deviendront les mains et les pieds.

LE SYSTÈME DE NUTRITION

Dès que le blastocyste nidifie dans la paroi utérine, un système de nutrition se met en marche. À ce stade précoce, tous les besoins de l'embryon sont satisfaits par le sac vitellin, une sorte de ballon attaché à l'embryon au bout d'une tige, qui va continuer à le nourrir jusqu'à ce que le placenta prenne la relève. L'embryon flotte dans une bulle remplie de liquide, appelée sac amniotique, lui-même enveloppé dans un sac protecteur, le chorion. L'enveloppe externe du chorion deviendra le premier placenta, et déjà de petites tiges de tissu appelés villosités choriales se forment et commencent à se frayer un chemin jusqu'au système sanguin de la mère. Plus tard, elles alimenteront le fœtus en nutriments et en oxygène.

L'EMBRYON À 6 SEMAINES

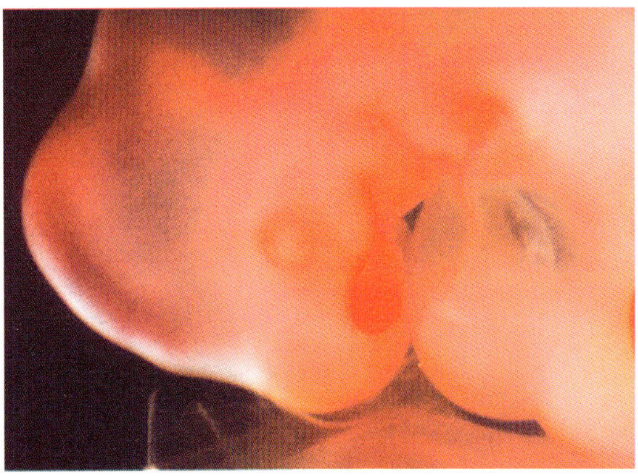

À la 6e semaine, on aperçoit un début de nez sur une tête qui s'incline au-dessus du cœur en saillie.

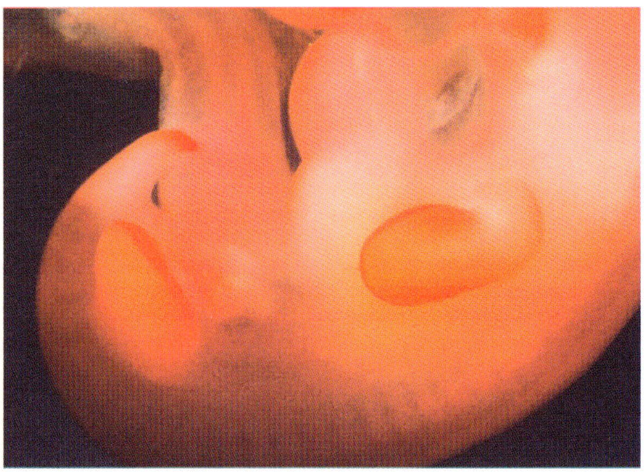

Deux paires de bourgeons donneront naissance aux bras et aux jambes. Le corps se termine par une queue.

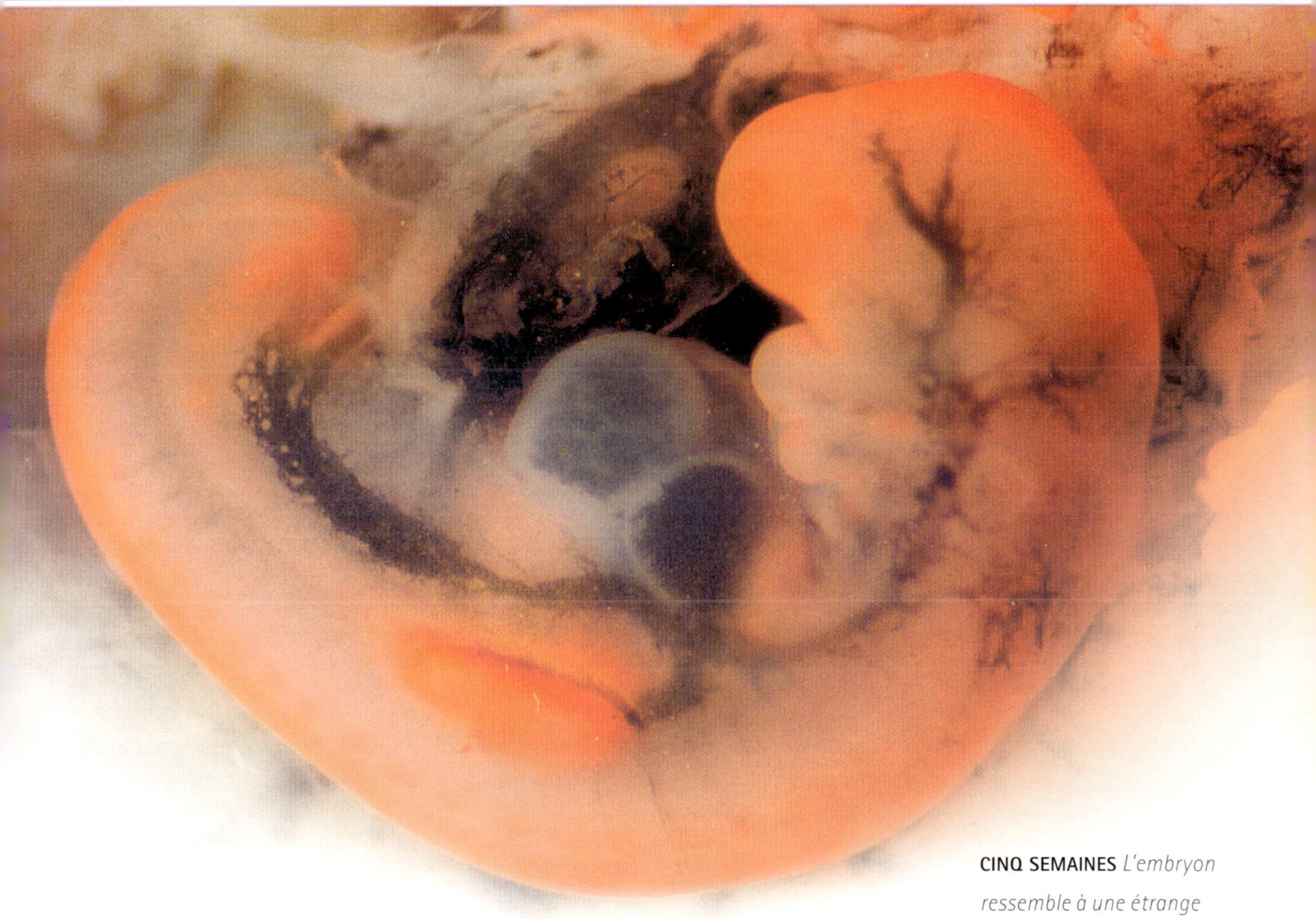

CINQ SEMAINES *L'embryon ressemble à une étrange crevette qui flotte dans une bulle de liquide, le sac amniotique.*

VOTRE CORPS CHANGE

LES SIX PREMIÈRES SEMAINES, RIEN DANS VOTRE APPARENCE PHYSIQUE NE PERMET DE DIRE QUE VOUS ÊTES ENCEINTE, ET VOUS NE SENTEZ PEUT-ÊTRE AUCUN SYMPTÔME. POURTANT, VOTRE CORPS A DÉJÀ ENTREPRIS DE PROFONDS CHANGEMENTS SOUS L'IMPULSION MASSIVE DES HORMONES LIBÉRÉES PEU APRÈS LA CONCEPTION.

Sept jours avant le premier retard des règles, alors que vous ne savez même pas que vous êtes enceinte, plusieurs changements se sont déjà produits en vous. Votre organisme est littéralement inondé d'hormones de grossesse. Le taux d'œstrogènes augmente pour aider la paroi utérine à s'épaissir et créer un milieu riche et propice à la nidation de l'embryon. L'hormone chorionique gonadotrope (HCG) et la progestérone permettent à l'embryon de s'implanter. Cette dernière permet aussi au mucus du col de l'utérus de s'épaissir pour former un bouchon protecteur, qui va obturer l'utérus et le protéger des infections vaginales pendant toute la durée de la grossesse.

L'utérus prend du volume. En temps normal, sa taille ne dépasse celle d'une grosse prune, mais au cours des neuf mois à venir, il va devenir de 500 à 1 000 fois plus grand. À la fin de la 6e semaine, l'utérus est de la taille d'une pomme, et même si vous ne sentez encore aucun changement, un médecin ou une sage-femme qui procède à un examen interne est capable de déceler la différence. Toutefois, il n'est pas possible de sentir l'utérus à travers la paroi abdominale avant la fin du premier trimestre, moment où il dépasse la ceinture pelvienne et pénètre la cavité abdominale.

UN MÉTABOLISME DOPÉ

Évidemment, ces premiers phénomènes s'accompagnent de profondes modifications dans le fonctionnement de votre corps. Chaque organe doit à présent s'adapter pour pouvoir soutenir l'effort que va lui imposer la grossesse. Votre métabolisme basal s'accroît de 10 à 25 % afin de fournir l'oxygène nécessaire aux tissus des organes, qui augmentent en taille et en activité. Pour ce faire, la quantité de sang pompée dans le cœur chaque minute – le rendement cardiaque – s'amplifie de 40 % en vingt semaines, et cette opération débute dès le premier trimestre. Un afflux sanguin dans presque tous les organes a déjà commencé. La circulation sanguine dans l'utérus a doublé et c'est cette augmentation du flux sanguin dans le vagin, le col de l'utérus et la vulve qui provoque cette coloration bleue/violette si caractéristique de la grossesse. Ce changement de couleur est le signe que les médecins utilisaient autrefois pour diagnostiquer une grossesse avant que des examens plus précis ne soient effectués. L'afflux de sang dans l'utérus, les reins et la poitrine va continuer d'augmenter jusqu'à la fin de la grossesse.

> « Certaines femmes sont si sensibles aux changements de leur corps qu'elles se savent enceintes avant même le retard de règles... »

Pour qu'aucune partie du corps ne soit privée de sang, le volume sanguin va passer d'un total de cinq litres avant la grossesse à sept à huit litres en fin de grossesse. Ce processus intervient progressivement tout au long des neuf mois, mais le volume du plasma, la partie liquide du sang, commence à croître durant les six premières semaines afin d'irriguer les nouveaux vaisseaux sanguins du placenta et les nouveaux organes qui se forment. Le volume de globules rouges doit lui aussi augmenter afin d'éviter que le sang ne devienne trop fluide, et afin d'accroître sa capacité à transporter l'oxygène. Cette augmentation, cependant, se fait plus lentement, et n'est pas décelable avant le début du deuxième trimestre.

DE NOUVELLES SENSATIONS

CERTAINES FEMMES SONT SI SENSIBLES AUX CHANGEMENTS QUI SE PRODUISENT DANS LEUR CORPS QU'ELLES SAVENT QU'ELLES SONT ENCEINTES AVANT MÊME LE RETARD DE RÈGLES, ET BIEN AVANT DE CONNAÎTRE LE RÉSULTAT DU TEST DE GROSSESSE. VOUS SAVEZ PEUT-ÊTRE QUE VOUS ÊTES ENCEINTE TOUT SIMPLEMENT PARCE QUE VOUS LE « SENTEZ ».

Certaines femmes parlent d'une étrange sensation de calme et de plénitude qui les submerge. Pour d'autres, c'est une sensibilité et une tension dans la poitrine plus prononcées encore que les signes annonçant le début de leurs règles. Vous n'allez d'ailleurs pas tarder à noter de nouveaux changements dans vos seins : ils vont s'alourdir et paraître nettement plus gros, les mamelons seront particulièrement sensibles, l'aréole autour du mamelon peut également changer de couleur, et les veines deviennent plus visibles à la surface de la poitrine. Ces changements sont dus au taux élevé d'œstrogènes dans l'organisme, indispensables pour créer un milieu propice au développement de l'embryon.

Vous avez sans doute remarqué que vous devez uriner fréquemment, de jour comme de nuit, symptôme qui persistera jusqu'à la fin du premier trimestre. Il existe deux raisons à cela. Tout d'abord, le flux de sang augmente dans les reins de 30 % : davantage de sang filtré signifie davantage d'urine. En outre, en prenant du volume, l'utérus presse la vessie et diminue la capacité de celle-ci, qui doit donc se vider plus souvent.

Une grande fatigue ainsi qu'une tendance à l'hyperémotivité sont également très fréquentes. De tels symptômes sont tout à fait normaux. Ils ne font que traduire l'énorme quantité d'hormones de grossesse qui envahit votre organisme pour le préparer aux mois à venir.

« Pour de nombreuses femmes, le développement de l'odorat est le premier signe qui leur fait comprendre qu'elles sont enceintes. »

UN ODORAT AIGUISÉ

De nombreuses patientes m'ont confié que c'est un sens de l'odorat décuplé qui leur a permis de comprendre qu'elles étaient enceintes. Les odeurs sont plus fortes et différentes. Vous pouvez ressentir un goût métallique dans la bouche, ou avoir envie de certains aliments et être écœurée par d'autres. Je n'ai pas d'explication scientifique à ces phénomènes, mais je suppose que c'est un moyen dont dispose notre corps pour tenter de protéger l'embryon contre des aliments, des boissons et autres substances suspectes susceptibles de lui nuire. Une telle hypothèse est d'autant plus plausible que ces modifications de nos perceptions entraînent souvent un dégoût pour l'alcool, le tabac, le café, le thé et la friture.

L'ABSENCE DE SYMPTÔMES

Si certaines femmes savent qu'elles sont enceintes avant même le retard de règles, beaucoup d'autres ne ressentent aucun des premiers signes de grossesse. De plus, si leurs règles sont très irrégulières, elles peuvent ne pas s'apercevoir qu'elles sont enceintes avant plusieurs semaines, voire plusieurs mois. Lorsque l'embryon s'implante un peu plus profondément dans la paroi utérine, huit à dix jours après la fécondation, un léger saignement a parfois lieu, qu'on peut confondre avec les saignements de la menstruation. Sans parler de ces femmes qui, selon un phénomène mal compris, continuent d'avoir leurs règles pendant toute leur grossesse. Certaines femmes s'inquiètent de ne ressentir aucun symptôme particulier durant les premières semaines et pensent que c'est mauvais signe. Rassurez-vous, ce n'est absolument pas le cas. Il n'existe pas de bonne ou de mauvaise sensation à ce stade de la grossesse. Un symptôme particulier ou, au contraire, l'absence de symptôme n'a aucune espèce d'incidence sur votre capacité à mener votre grossesse à terme. Les signes et les symptômes de la grossesse sont très personnels, et de même qu'il n'existe pas deux accouchements identiques, une grossesse peut varier d'une femme à une autre, notamment dans la façon dont elle débute.

GROSSESSE SUITE À UN TRAITEMENT FIV

Si vous êtes sous fécondation *in vitro* (FIV), le traitement commence par stimuler les ovaires à l'aide d'hormones pour qu'ils produisent de multiples ovules. Ceux-ci sont recueillis le 13ᵉ jour de votre cycle et mis en présence de spermatozoïdes en laboratoire (d'où le terme *in vitro*). Si la fécondation advient dans les 48 heures, deux embryons sont ensuite transférés dans l'utérus le 16ᵉ jour.

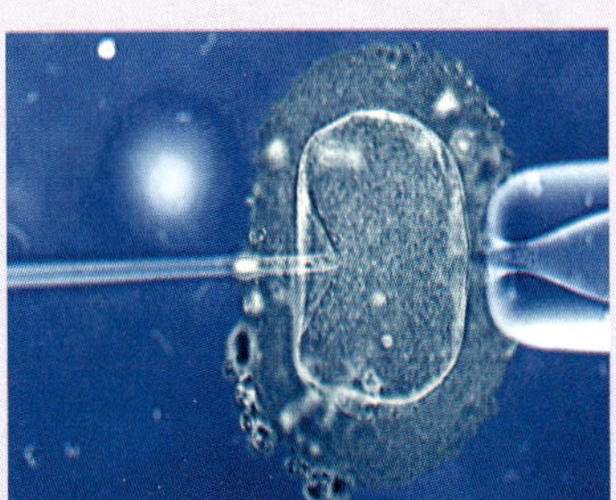

FÉCONDATION *L'ICSI consiste à injecter directement un spermatozoïde dans un ovule.*

Un test sanguin le 27ᵉ jour examine le taux d'hormone chorionique gonadotrope (HCG) – le premier indice de réussite du traitement. Toutefois, le test peut être positif, mais vous risquez de découvrir quelques jours plus tard que le taux de HCG a brusquement chuté, l'embryon n'ayant pas réussi à s'implanter.

La première échographie a lieu entre la 5ᵉ et la 6ᵉ semaine, après le début du traitement. Si tout se passe bien, on doit apercevoir un sac de grossesse dans la cavité utérine. Dans le cas contraire, il peut s'agir d'une grossesse extra-utérine (*voir* p. 81 et p. 422). Parfois, l'échographie révèle la présence de plusieurs sacs, suggérant des jumeaux ou des triplés ; mais, le plus souvent, ce ou ces sacs supplémentaires disparaissent (syndrome du jumeau disparu). Les grossesses multiples sont plus susceptibles d'aboutir à une fausse couche, à des anomalies congénitales ou à un accouchement prématuré. C'est pourquoi on réduit au minimum le nombre d'embryons transférés.

Une nouvelle échographie à la 6ᵉ ou 7ᵉ semaine doit montrer un pôle fœtal et un cœur qui bat.

VOS ÉMOTIONS

EN DÉBUT DE GROSSESSE, VOTRE ÉTAT AFFECTIF DÉPEND ÉVIDEMMENT DE VOTRE SITUATION PERSONNELLE ; MAIS SI, COMME BEAUCOUP DE FEMMES, VOUS ÉPROUVEZ DES DIFFICULTÉS À GÉRER VOS ÉMOTIONS, DITES-VOUS BIEN QUE VOS HORMONES DE GROSSESSE Y SONT ASSURÉMENT POUR QUELQUE CHOSE.

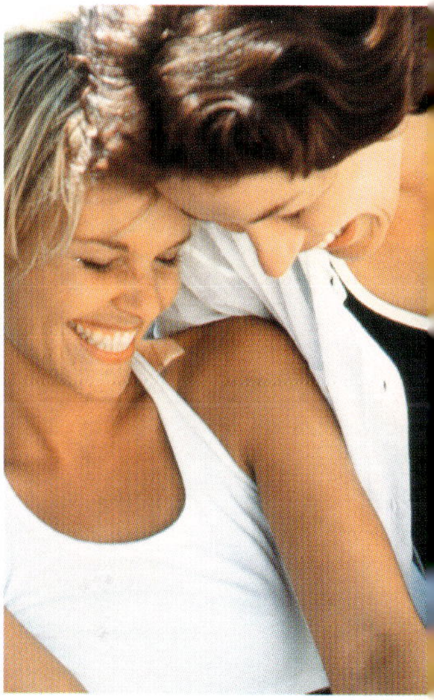

GRANDES ÉMOTIONS *Certaines femmes meurent d'envie d'annoncer la nouvelle ; d'autres souhaitent garder le secret un peu plus longtemps.*

Comme je l'ai expliqué dans le chapitre sur la conception, le fait de passer de l'angoisse à l'allégresse en quelques secondes n'est pas seulement dû au nouvel avenir qui se présente à vous. Tous les ouvrages consacrés à la grossesse vous diront que l'hyperémotivité et les larmes s'atténuent peu à peu, mais je suis de plus en plus convaincue que les choses sont loin d'être aussi simples, puisque cet état est lié à la production d'hormones. On finit plutôt par s'y habituer ou par ne plus y prêter attention.

Si vous aviez planifié votre grossesse ou si vous aviez du mal à être enceinte, vous devez être aux anges, en ces premières semaines, et mourir d'envie d'annoncer la nouvelle à votre entourage. D'autres femmes ne souhaitent partager cet instant qu'avec leur compagnon ou leurs parents et amis les plus proches. D'autres encore, notamment celles qui ont fait une fausse couche auparavant, évitent de tenter le sort en annonçant la nouvelle à tout le monde, de peur que les choses tournent mal, et préfèrent attendre que leur grossesse ait passé le cap du premier trimestre.

Le choix d'annoncer votre grossesse à votre entourage est une question tout à fait personnelle et il n'existe pas de bonne ni de mauvaise façon de procéder. Comme nous le savons tous, les lois qui régissent la vie de famille sont plutôt complexes, et vous seule savez la meilleure façon d'annoncer la nouvelle à votre compagnon, à votre mère, à votre sœur, à votre belle-famille et à vos amis. Mais j'ai peu de chances de me tromper si je vous dis qu'en définitive, la plupart de vos proches seront ravis et apprécieront le fait que vous ayez voulu les mettre au courant. Le seul problème que vous risquez de rencontrer, c'est le déluge de bons conseils qu'ils ne manqueront pas de vous prodiguer.

Beaucoup de femmes, en début de grossesse, craignent aussi de faire de la peine aux amies ou aux parentes qui n'arrivent pas à avoir d'enfant, qui ont perdu un bébé ou qui ont des complications pendant une grossesse. Je crois qu'il est impossible de protéger toutes les personnes que vous connaissez de leurs souvenirs ou de leurs émotions. De toutes façons, tôt ou tard, elles finiront par apprendre la nouvelle. Quoi qu'il en soit, je suis toujours très impressionnée par la générosité que témoignent les femmes qui ont fait une fausse couche dans ma clinique à l'égard des futures mamans, même si intérieurement elles doivent encore beaucoup souffrir. En un mot, mieux vaut faire preuve de la plus grande franchise lorsqu'il s'agit d'annoncer la nouvelle. Vous serez sans doute fort agréablement surprise par la réaction chaleureuse de vos interlocuteurs.

CE QUE RESSENT LE FUTUR PAPA

Quelle que soit votre décision concernant l'annonce de votre grossesse, si vous êtes en couple, vous souhaiterez sûrement informer votre compagnon en premier. N'oubliez pas que les femmes ne sont pas les seules à nourrir des émotions conflictuelles à ce moment-là. Même si la plupart des hommes sont heureux à la pensée de devenir papas, il y a, selon moi, une différence fondamentale entre un homme et une femme dans la perception de la grossesse à ses débuts. Les premières semaines, votre compagnon n'a rien de concret à quoi se raccrocher. Jusqu'à ce qu'il puisse voir le bébé à l'échographie ou le sentir bouger à travers votre ventre, il aura du mal à s'impliquer comme vous le souhaiteriez. À l'opposé, les femmes se rendent bien compte qu'un être vivant se développe à l'intérieur de leur corps. Elles se sentent physiquement et émotionnellement différentes et, bientôt, elles paraîtront effectivement différentes.

POUR LUI AUSSI *Apprendre qu'il va être papa peut être pour un homme une nouvelle merveilleuse comme angoissante.*

Il est très important que vous discutiez avec votre compagnon de ce que vous ressentez, sans pour autant faire de votre grossesse le seul sujet de vos conversations. Ne soyez pas déçue ou contrariée s'il ne semble guère captivé par vos premiers symptômes, et préfère lire un polar plutôt que le livre sur la grossesse que vous trouvez absolument passionnant.

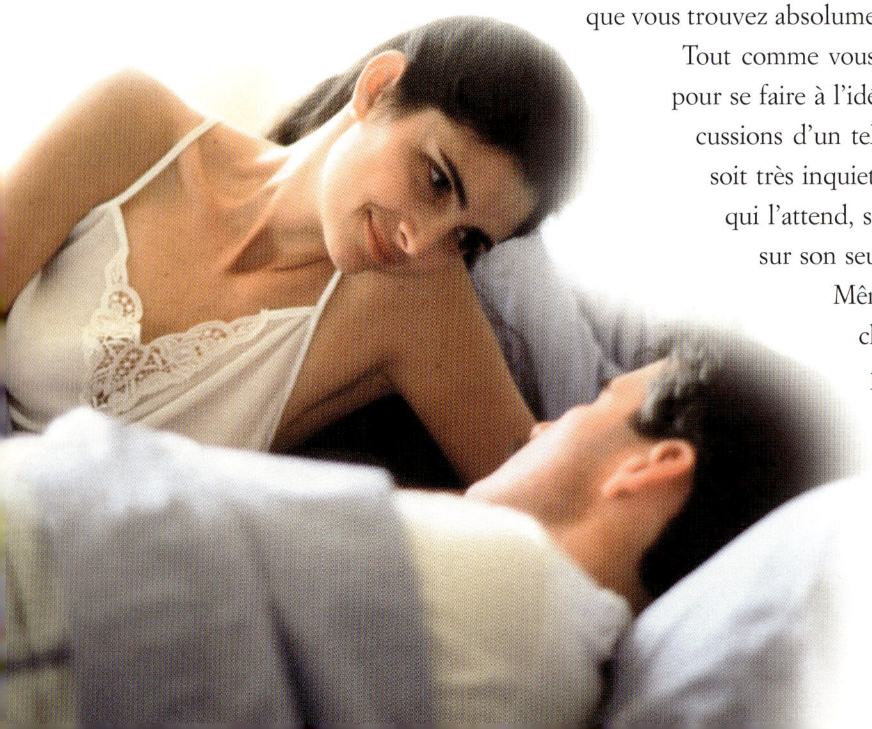

Tout comme vous, il a besoin d'un peu de temps pour se faire à l'idée et pour se préparer aux répercussions d'un tel événement. Il est possible qu'il soit très inquiet face à la nouvelle responsabilité qui l'attend, surtout si vous envisagez de vivre sur son seul salaire dans un premier temps. Même s'il ne devrait pas y avoir de changement notable au cours des prochains mois, il sait pertinemment qu'il entre à présent dans une nouvelle phase de sa vie. Des discussions calmes et détendues où il pourra exprimer librement ses sentiments permettront d'éviter tout malentendu entre vous.

On focalise tellement l'attention sur la future maman que l'on a parfois tendance à négliger le point de vue du papa. De nos jours, par exemple, on considère que les pères veulent et doivent absolument assister à l'accouchement. L'idée est pourtant loin de faire l'unanimité. On conseille aussi aux conjoints de participer activement aux séances de préparation à l'accouchement. Tant mieux pour vous s'il souhaite effectivement vous accompagner, mais si vous faites pression sur lui ou cherchez à le culpabiliser parce qu'il ne se comporte pas en futur père idéal, vous courez droit aux conflits. Cela dit, ne vous inquiétez pas trop s'il jure qu'il n'assistera à aucun cours avec vous ou qu'il ne sera pas présent au moment de la naissance. Croyez-moi, bien des hommes changent d'avis au fil des semaines.

À QUOI PENSE-T-IL ?

Voici quelques exemples de pensées susceptibles de traverser l'esprit de votre compagnon :

- Est-ce que cela va changer notre relation ?
- Est-ce que je pourrais encore sortir avec mes amis, regarder un match de foot à la télé ?
- Que se passera-t-il si l'un de nous arrête de travailler ?
- Quel va être mon rôle pendant la grossesse ?
- Est-elle plus fragile qu'avant ?
- Qu'est-ce qui va se passer en cas de problèmes ?
- Est-ce que je veux assister à l'accouchement et que serai-je censé faire ?
- Le bébé va-t-il accaparer toute son attention ?
- Serai-je un bon père ?

UN BÉBÉ EN SOLO

Dans mon livre, je pars du principe que, puisque vous êtes enceinte, il y a certainement un homme dans votre vie. Mais je sais aussi que les choses ne sont pas toujours aussi simples. Bon nombre de femmes entreprennent cette aventure seules, et il n'est pas dans mon intention de les isoler davantage. Si vous avez choisi d'élever seule votre enfant, vous avez sans doute longuement réfléchi à la façon dont vous allez aborder les neuf prochains mois et à votre nouvelle existence avec votre bébé. Si cette situation vous a été imposée par les circonstances, vous vous sentez peut-être accablée par des préoccupations d'ordre pratique et financier. Le seul conseil que je puisse vous donner, c'est de tisser dès maintenant votre réseau de relations. Demandez à un membre de votre famille ou à une amie de vous accompagner dans tous les moments-clés de votre grossesse, comme la première échographie et l'accouchement. Le cas échéant, inscrivez-vous à un cours de préparation à l'accouchement pour mères célibataires ou à une association pour parents isolés (*voir* Adresses utiles, p. 436–438), où vous pourrez partager vos expériences.

«Jusqu'à ce qu'il puisse voir le bébé à l'échographie ou le sentir bouger à travers votre ventre, votre compagnon aura du mal à s'impliquer comme vous pourriez le souhaiter.»

VOTRE SUIVI PRÉNATAL

PRENEZ RENDEZ-VOUS AVEC VOTRE MÉDECIN OU VOTRE SAGE-FEMME DÈS QUE VOUS SAVEZ QUE VOUS ÊTES ENCEINTE. CE PEUT AUSSI ÊTRE UNE BONNE IDÉE DE FAIRE PLUS AMPLE CONNAISSANCE AVEC CELUI-CI OU CELLE-CI, SURTOUT SI, COMME LA PLUPART DES FEMMES EN BONNE SANTÉ, VOUS NE CONSULTEZ QUE TRÈS RAREMENT.

La première chose que vous demandera votre praticien est la date de vos dernières règles, afin de calculer la date d'accouchement prévue (DAP). Une grossesse moyenne dure entre 37 et 40 semaines à partir du premier jour des dernières règles. Votre praticien ajoute donc 40 semaines à cette date, en s'aidant d'un tableau ou d'un disque de grossesse. Vous éviterez bien des erreurs si vous comptez en semaines, plutôt qu'en mois. L'exactitude de la DAP dépend de votre cycle, celle-ci étant calculée sur la base d'un cycle régulier de 28 jours. Si le vôtre est plus court, plus long ou irrégulier, votre praticien ajustera la DAP en conséquence, mais il peut aussi vous suggérer d'attendre la première échographie, qui permet d'établir avec précision l'âge de la grossesse et la DAP.

Votre praticien peut également procéder à quelques examens de base, comme contrôler la présence de sucre ou de protéine dans les urines ou mesurer votre tension artérielle. Des analyses plus poussées seront effectuées lors de votre premier examen prénatal obligatoire, avant la fin du premier trimestre.

LES EXAMENS MÉDICAUX OBLIGATOIRES

Cette consultation avec votre médecin est aussi une occasion d'étudier toutes les possibilités qui s'offrent à vous pour le suivi de votre grossesse. Si vous avez déjà un enfant ou si vous avez une idée bien précise de votre accouchement, vous savez probablement quel type de suivi prénatal vous souhaitez recevoir. Si c'est votre premier bébé, vous apprécierez certainement une présentation détaillée des différentes possibilités, ainsi que quelques conseils quant à la solution la mieux adaptée à votre situation. Vous trouverez des pages entièrement consacrées aux soins prénatals et aux choix de naissance à la fin de cette section (*voir* p. 84–91).

Le premier examen médical obligatoire doit être effectué avant la fin du premier trimestre. Il peut avoir lieu à la maternité de votre choix par un médecin ou une sage-femme. Même si vous comptez accoucher chez vous, vous devez tout de même vous rendre aux consultations prénatales obligatoires. Vous pourrez parler de votre grossesse avec des sages-femmes et des médecins, qui vous prodigueront de précieux conseils sur la meilleure façon de réaliser votre objectif.

« Même si vous comptez accoucher chez vous, vous devez tout de même vous rendre aux consultations prénatales obligatoires. »

VOTRE DATE D'ACCOUCHEMENT PRÉVUE

Cherchez dans le tableau le mois puis le premier jour de vos dernières règles (en caractères gras). Vous trouverez juste en dessous la date prévue de votre accouchement.

Janvier	**1**	**2**	**3**	**4**	**5**	**6**	**7**	**8**	**9**	**10**	**11**	**12**	**13**	**14**	**15**	**16**	**17**	**18**	**19**	**20**	**21**	**22**	**23**	**24**	**25**	**26**	**27**	**28**	**29**	**30**	**31**
Oct./nov.	8	9	10	11	12	13	14	15	16	17	18	19	20	21	22	23	24	25	26	27	28	29	30	31	1	2	3	4	5	6	7
Février	**1**	**2**	**3**	**4**	**5**	**6**	**7**	**8**	**9**	**10**	**11**	**12**	**13**	**14**	**15**	**16**	**17**	**18**	**19**	**20**	**21**	**22**	**23**	**24**	**25**	**26**	**27**	**28**			
Nov./déc.	8	9	10	11	12	13	14	15	16	17	18	19	20	21	22	23	24	25	26	27	28	29	30	1	2	3	4	5			
Mars	**1**	**2**	**3**	**4**	**5**	**6**	**7**	**8**	**9**	**10**	**11**	**12**	**13**	**14**	**15**	**16**	**17**	**18**	**19**	**20**	**21**	**22**	**23**	**24**	**25**	**26**	**27**	**28**	**29**	**30**	**31**
Déc./jan.	6	7	8	9	10	11	12	13	14	15	16	17	18	19	20	21	22	23	24	25	26	27	28	29	30	31	1	2	3	4	5
Avril	**1**	**2**	**3**	**4**	**5**	**6**	**7**	**8**	**9**	**10**	**11**	**12**	**13**	**14**	**15**	**16**	**17**	**18**	**19**	**20**	**21**	**22**	**23**	**24**	**25**	**26**	**27**	**28**	**29**	**30**	**31**
Jan./fév.	8	9	10	11	12	13	14	15	16	17	18	19	20	21	22	23	24	25	26	27	28	29	30	31	1	2	3	4	5	6	7
Mai	**1**	**2**	**3**	**4**	**5**	**6**	**7**	**8**	**9**	**10**	**11**	**12**	**13**	**14**	**15**	**16**	**17**	**18**	**19**	**20**	**21**	**22**	**23**	**24**	**25**	**26**	**27**	**28**	**29**	**30**	**31**
Fév./mars	5	6	7	8	9	10	11	12	13	14	15	16	17	18	19	20	21	22	23	24	25	26	27	28	1	2	3	4	5	6	7
Juin	**1**	**2**	**3**	**4**	**5**	**6**	**7**	**8**	**9**	**10**	**11**	**12**	**13**	**14**	**15**	**16**	**17**	**18**	**19**	**20**	**21**	**22**	**23**	**24**	**25**	**26**	**27**	**28**	**29**	**30**	
Mars/avr.	8	9	10	11	12	13	14	15	16	17	18	19	20	21	22	23	24	25	26	27	28	29	30	31	1	2	3	4	5	6	
Juillet	**1**	**2**	**3**	**4**	**5**	**6**	**7**	**8**	**9**	**10**	**11**	**12**	**13**	**14**	**15**	**16**	**17**	**18**	**19**	**20**	**21**	**22**	**23**	**24**	**25**	**26**	**27**	**28**	**29**	**30**	**31**
Avr./mai	7	8	9	10	11	12	13	14	15	16	17	18	19	20	21	22	23	24	25	26	27	28	29	30	1	2	3	4	5	6	7
Août	**1**	**2**	**3**	**4**	**5**	**6**	**7**	**8**	**9**	**10**	**11**	**12**	**13**	**14**	**15**	**16**	**17**	**18**	**19**	**20**	**21**	**22**	**23**	**24**	**25**	**26**	**27**	**28**	**29**	**30**	
Mai/juin	8	9	10	11	12	13	14	15	16	17	18	19	20	21	22	23	24	25	26	27	28	29	30	1	2	3	4	5	6	7	
Septembre	**1**	**2**	**3**	**4**	**5**	**6**	**7**	**8**	**9**	**10**	**11**	**12**	**13**	**14**	**15**	**16**	**17**	**18**	**19**	**20**	**21**	**22**	**23**	**24**	**25**	**26**	**27**	**28**	**29**	**30**	
Juin/juil.	8	9	10	11	12	13	14	15	16	17	18	19	20	21	22	23	24	25	26	27	28	29	30	1	2	3	4	5	6	7	
Octobre	**1**	**2**	**3**	**4**	**5**	**6**	**7**	**8**	**9**	**10**	**11**	**12**	**13**	**14**	**15**	**16**	**17**	**18**	**19**	**20**	**21**	**22**	**23**	**24**	**25**	**26**	**27**	**28**	**29**	**30**	**31**
Juil./août	8	9	10	11	12	13	14	15	16	17	18	19	20	21	22	23	24	25	26	27	28	29	30	31	1	2	3	4	5	6	7
Novembre	**1**	**2**	**3**	**4**	**5**	**6**	**7**	**8**	**9**	**10**	**11**	**12**	**13**	**14**	**15**	**16**	**17**	**18**	**19**	**20**	**21**	**22**	**23**	**24**	**25**	**26**	**27**	**28**	**29**	**30**	
Août/sept.	8	9	10	11	12	13	14	15	16	17	18	19	20	21	22	23	24	25	26	27	28	29	30	31	1	2	3	4	5	6	
Décembre	**1**	**2**	**3**	**4**	**5**	**6**	**7**	**8**	**9**	**10**	**11**	**12**	**13**	**14**	**15**	**16**	**17**	**18**	**19**	**20**	**21**	**22**	**23**	**24**	**25**	**26**	**27**	**28**	**29**	**30**	**31**
Sépt./oct.	7	8	9	10	11	12	13	14	15	16	17	18	19	20	21	22	23	24	25	26	27	28	29	30	1	2	3	4	5	6	7

On pense souvent, à tort, que les obstétriciens et les sages-femmes sont contre l'accouchement à domicile, alors que ce qu'ils veulent avant tout, c'est s'assurer que la mère et son bébé ne courent aucun danger et que la jeune maman sache exactement ce qu'elle doit faire en cas de problème.

À moins que vous n'ayez un problème qui exige une observation suivie et urgente, vous n'obtiendrez pas de rendez-vous à la maternité avant plusieurs semaines. Sachez que la plupart des femmes se rendent à l'hôpital vers la 12ᵉ ou 13ᵉ semaine de grossesse. Il faut cependant faire exception des femmes qui ont une grossesse à risque, soit parce qu'elles ont déjà fait une fausse couche, soit parce qu'elles ont eu des complications lors d'une grossesse précédente. Si vous êtes dans ce cas de figure, votre praticien vous prescrira un examen prénatal immédiat et, éventuellement, une échographie précoce. Si vous souffrez de maladies chroniques, comme le diabète, votre suivi prénatal à la maternité peut aussi démarrer plus tôt.

Beaucoup de femmes se disent déçues par le peu d'intérêt qu'on semble témoigner pour leur grossesse tant qu'elles n'ont pas subi leur premier examen prénatal obligatoire. De plus, elles se sentent souvent désemparées parce qu'elles n'ont personne pour leur dire ce qu'il faut faire et où il faut aller afin d'en savoir davantage sur leur grossesse. «Je suis bien contente de n'avoir aucun problème médical, mais c'est la première fois que je suis enceinte et je suis complètement perdue», me confiait l'une de mes patientes.

C'est pourquoi il est primordial qu'une femme enceinte ait accès à un maximum d'informations afin de se rassurer, et pour se préparer à la suite des événements. Dans une société idéale où les soins médicaux ne seraient pas limités, les femmes devraient pouvoir accéder aux soins prénatals de leur choix dès que leur test de grossesse se révèle positif. Dans notre société actuelle, cependant, tout ce que je puis leur offrir, c'est un livre, le plus instructif possible.

PETITS SOUCIS

VOUS AVEZ SANS DOUTE DÉJÀ QUELQUES QUESTIONS CONCERNANT LES PREMIERS STADES DE VOTRE GROSSESSE, ET SUR VOTRE SANTÉ EN GÉNÉRAL. VOTRE PREMIÈRE CONSULTATION EST L'OCCASION IDÉALE POUR EN PARLER À VOTRE PRATICIEN

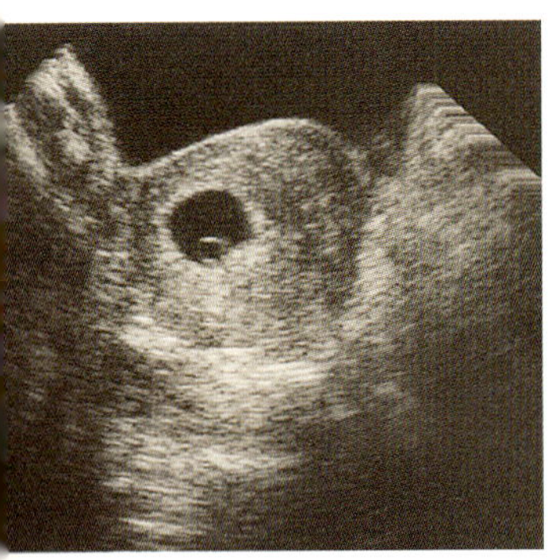

PÔLE FŒTAL *On aperçoit un minuscule embryon sous forme de petite tache blanche sur le sac vitellin, flottant dans le sac amniotique (en noir).*

J'aborde ici les principaux sujets d'inquiétude rencontrés en début de grossesse. Si vous ne trouvez pas le problème qui vous préoccupe, reportez-vous aux exemples cités dans les sections «Semaines 6–10» et «Semaines 10–13». N'hésitez pas non plus à signaler votre motif d'inquiétude à votre praticien : mieux vaut recueillir un avis trop tôt que trop tard. Il est important que vous soyez rassurée afin de vivre les semaines à venir pleinement et sereinement.

RISQUES PRÉVISIBLES

Si vous avez souffert de complications au cours d'une grossesse précédente, comme une fausse couche, une grossesse extra-utérine (*voir* p. 81 et p. 422) ou une pré-éclampsie (*voir* p. 425), votre praticien vous prescrira probablement une échographie précoce et/ou vous dirigera vers un obstétricien. Les femmes qui ont fait une fausse couche par le passé et qui craignent que l'histoire ne se répète verront leurs peurs se dissiper à l'échographie. Souvenez-vous que tout ce que vous pouvez voir à ce stade de la grossesse, c'est un sac à l'intérieur de la cavité utérine. Bien qu'un scanner plus complexe puisse détecter un très léger battement de cœur à 5 ou 6 semaines, chaque grossesse est unique ; tant que vous apercevrez un sac de grossesse dans l'utérus, l'absence de pôle fœtal (une petite tache rectangulaire dans le sac) ou de battement de cœur à ce stade si précoce peut être sans gravité. L'embryon s'est probablement implanté quelques jours après la date que vous avez calculée, et il faut un peu plus de temps pour voir apparaître de tels repères. Cela est particulièrement vrai si votre cycle menstruel est irrégulier, ou si vous ignorez la date de la conception.

Une échographie précoce est également très précieuse pour celles qui ont déjà fait une grossesse extra-utérine, dans laquelle l'embryon se développe à l'extérieur de l'utérus. Le plus souvent, il se trouve dans une des trompes de Fallope, mais il peut aussi être dans un ovaire ou dans la cavité abdominale. On peut donc voir à l'échographie si le sac de grossesse se trouve bien dans l'utérus. Dans le cas contraire, on vous prescrira des analyses de sang pour mesurer le taux de HCG. Si celui-ci est élevé et qu'il n'y a toujours pas de trace de sac intra-utérin, vous devrez sans doute subir une laparascopie ou suivre un traitement visant à interrompre la grossesse avant que celle-ci n'endommage la trompe de Fallope.

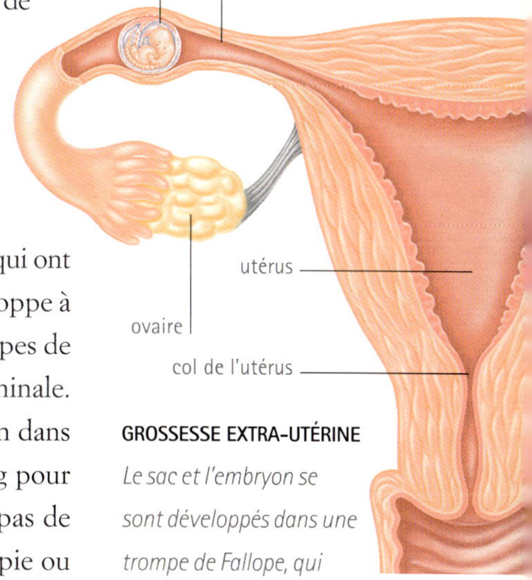

GROSSESSE EXTRA-UTÉRINE
Le sac et l'embryon se sont développés dans une trompe de Fallope, qui n'offre pas assez d'espace pour leur croissance.

ÊTRE MAMAN APRÈS 35 ANS

▸ **Si vous avez plus de 35 ans** et que c'est votre premier enfant, on vous a peut-être déjà qualifiée de « primipare âgée », terme médical désignant une femme qui n'est plus toute jeune lors de sa première grossesse. Même si, bien sûr, vous avez sans doute l'impression d'avoir fêté vos vingt printemps la veille. Ne vous inquiétez pas outre mesure. Si la profession médicale considère ce type de grossesse comme tardive, de plus en plus de femmes ont leur premier bébé passé 35 ans.

Vous devez cependant savoir qu'il existe des risques pour la santé, qu'il s'agisse de votre première ou de votre quatrième grossesse.

▸ **Les anomalies génétiques** sont plus fréquentes chez une femme plus âgée car ses ovules sont aussi plus vieux, et donc plus susceptibles de contenir un chromosome ou un gène défectueux. Le syndrome de Down (*voir* p. 147), qui reste l'anomalie fœtale la plus courante, augmente sensiblement chez les femmes enceintes à partir de 35 ans. C'est pourquoi des examens prénatals leur sont proposés afin de détecter d'éventuelles anomalies fœtales, génétiques ou physiques (*voir* p. 134–143). En commençant précocement votre suivi prénatal, vous limiterez les risques grâce aux examens et aux conseils qui vous seront prodigués.

▸ **Plusieurs complications**, tels le diabète gestationnel, l'hypertension artérielle, la prééclampsie et les naissances prématurées, sont aussi plus fréquentes chez les femmes plus âgées. Cela dit, on arrive généralement à les prévenir ou à les déceler à temps, et à éviter ainsi les problèmes graves. Il n'y a aucune raison que votre grossesse se passe mal tant qu'elle est surveillée régulièrement.

INFECTIONS URINAIRES

Bien qu'il soit tout à fait normal qu'une femme enceinte urine fréquemment les premières semaines de la grossesse, l'éventualité d'une infection urinaire ne doit pas être négligée pour autant. Si vous sentez des picotements, une certaine urgence, une douleur ou une gêne dans le bas-ventre, ou encore s'il y a du sang dans vos urines, vous avez probablement une infection qui doit être soignée rapidement à l'aide d'antibiotiques.

Les infections urinaires sont très fréquentes durant la grossesse, car la progestérone relâche les voies urinaires. Cela permet aux bactéries de pénétrer plus facilement dans l'urètre et d'atteindre la vessie, où elles provoquent une inflammation ou cystite. La vessie étant elle aussi relâchée durant la grossesse, l'infection s'étend rapidement jusqu'aux reins, entraînant cette fois une pyélonéphrite. Les symptômes, qui apparaissent soudainement, consistent en une forte fièvre accompagnée de frissons, de douleurs dans les reins et la vessie, et d'une gêne importante dans les aines. Un traitement antibiotique guérit rapidement l'infection, qui peut entraîner des lésions définitives dans les reins si elle n'est pas soignée.

ANTÉCÉDENTS MÉDICAUX

Si vous souffrez d'une maladie quelconque, même bénigne, vous devez en parler à votre praticien dès que vous apprenez que vous êtes enceinte. Il vous aidera à trouver la meilleure façon de vous soigner, et si vous prenez des médicaments, il vous dira si vous devez en modifier les doses. N'interrompez en aucun cas un traitement sans avis médical.

Dans la dernière partie de ce livre, vous trouverez une présentation détaillée des principales maladies, tels le diabète, l'hypertension, les troubles thyroïdiens, rénaux et cardiaques, l'épilepsie ou encore les maladies inflammatoires de l'intestin, qui requièrent un suivi médical spécial pendant la grossesse (*voir* p. 408–410). Si vous souffrez effectivement d'une de ces affections, votre praticien vous suggérera peut-être un suivi prénatal dans un hôpital spécialisé. On vous examinera sans attendre, surtout si vous prenez des médicaments contre-indiqués en cas de grossesse. Durant les neuf mois à venir, vous serez suivie de près par des obstétriciens et très probablement par un médecin spécialisé dans le traitement de votre maladie. De votre côté, vous devrez faire de votre mieux pour veiller sur votre santé et suivre leurs conseils à la lettre.

« Je peux vous assurer qu'une fois passé les trois premiers mois de grossesse, vous allez retrouver toute votre énergie... »

RÉGIME ET EXERCICE

DEUX PROBLÈMES FRÉQUENTS AU COURS DU PREMIER TRIMESTRE RISQUENT DE RÉDUIRE À NÉANT TOUTES VOS BELLES INTENTIONS DE MANGER SAINEMENT ET RESTER EN FORME PENDANT VOTRE GROSSESSE. LES DEUX COUPABLES SONT : LA NAUSÉE ET LA FATIGUE.

ESTOMAC FRAGILE

Votre alimentation est particulièrement importante au premier trimestre, car c'est maintenant que se forment les organes vitaux de votre bébé, notamment le cœur, le foie, le cerveau et le système nerveux. Le problème, c'est que les nausées et vomissements des premiers mois de la grossesse rendent parfois impossible toute tentative d'adopter une alimentation saine et équilibrée.

Si vous êtes littéralement terrassée par les nausées matinales en début de grossesse, souvenez-vous que vous êtes loin d'être la seule dans ce cas. Et rassurez-vous, ces nausées n'entraînent pas de complications. Tant que vous savez ce vous devez manger pour préserver votre équilibre alimentaire et que vous consommez des aliments nourrissants les jours où les nausées redoublent d'intensité, elles n'affecteront pas votre santé ni celle de votre bébé.

- Mangez peu mais souvent. Plusieurs repas légers ou en-cas sont plus faciles à digérer que trois repas complets par jour. Essayez de grignoter une tranche de pain ou quelques biscuits secs le matin. Mangez au moins la moitié d'un sandwich au déjeuner, que vous finirez plus tard, dans l'après-midi.
- Ayez toujours à portée de main des fruits, des noix ou du fromage, afin que votre taux de sucre dans le sang ne soit jamais trop faible.
- En fin de journée, mangez les aliments qui vous font envie, mais en petites quantités.
- Quelle que soit la quantité d'aliments que vous réussissez à avaler, buvez beaucoup et régulièrement.

TROP FATIGUÉE POUR FAIRE DE L'EXERCICE ?

Si vous pensez qu'être enceinte vous donne une bonne excuse pour zapper vos séances de gym, soit. Mais souvenez-vous qu'un peu d'exercice ne peut pas faire de mal. Au contraire, une activité physique régulière vous aidera à rester en forme et en bonne santé.

Vous inscrire à un cours de gym pour femmes enceintes peut être une excellente idée. Dans ces cours, vous travaillerez la souplesse et les mouvements qui préparent à l'accouchement. En prime, vous rencontrerez des femmes enceintes qui pourraient bien faire partie de votre groupe d'amies après la naissance.

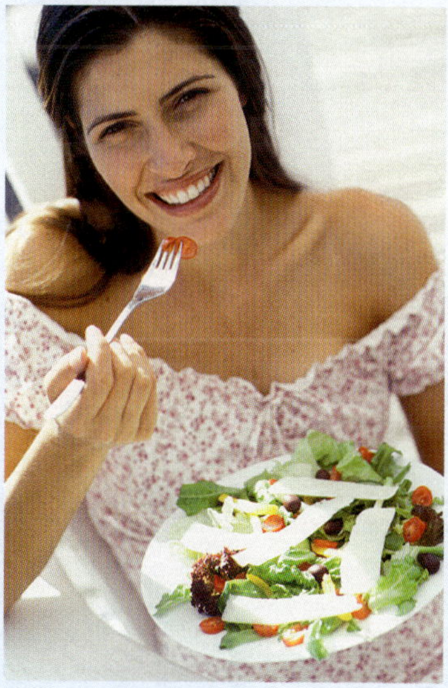

REPAS LÉGERS *Mangez les aliments qui vous font envie en petites quantités.*

D'un autre côté, vous vous sentez peut-être si nauséeuse et/ou fatiguée que la seule pensée de bouger vous désespère. Là encore, ne vous jugez pas trop sévèrement. Certains jours, votre corps refusera tout bonnement de vous suivre et aura besoin de se reposer.

Je peux vous assurer qu'une fois passés les trois premiers mois de grossesse, vous allez retrouver toute votre énergie. Vous ne participerez sans doute pas aux Jeux olympiques, mais vous serez à même d'apprécier de longues séances de détente à la piscine.

SOINS PRÉNATALS ET CHOIX DE NAISSANCE

Le lieu où vous allez recevoir vos soins prénatals dépend du type d'accouchement que vous souhaitez, mais aussi du lieu et des structures qu'offre votre région de résidence. Il est important de choisir un suivi prénatal qui vous convienne : c'est la condition du bon déroulement de votre grossesse.

GARDEZ L'ESPRIT OUVERT

Quand j'étais enceinte et que je recherchais un livre pour m'aider à comprendre ce qui m'arrivait, je me suis aperçue que la plupart des ouvrages étaient polarisés sur le lieu de l'accouchement. En gros, les livres se répartissaient en deux camps : ceux écrits par des obstétriciens, pour qui le seul lieu valable pour mettre au monde un enfant était l'hôpital ; et ceux écrits par de farouches partisans de l'accouchement naturel et à la maison, pour qui l'hôpital est conçu pour que la femme se sente vulnérable et perdue, en la dépossédant de son corps au moment de donner la vie. Comme bien des lectrices, ces livres m'ont laissé l'impression que je ne serais pas une bonne mère, ou que je passerais à côté de quelque chose d'important, si une intervention médicale était nécessaire. J'en ai conclu que ces deux catégories de livres étaient à la fois irréalistes et inutiles, car ils ne m'apportaient ni la sérénité ni la confiance dont j'avais besoin pour affronter la nouvelle aventure que j'étais sur le point d'entreprendre. En fait, c'est là que j'ai compris qu'un troisième type de livre était nécessaire et j'ai eu envie de l'écrire.

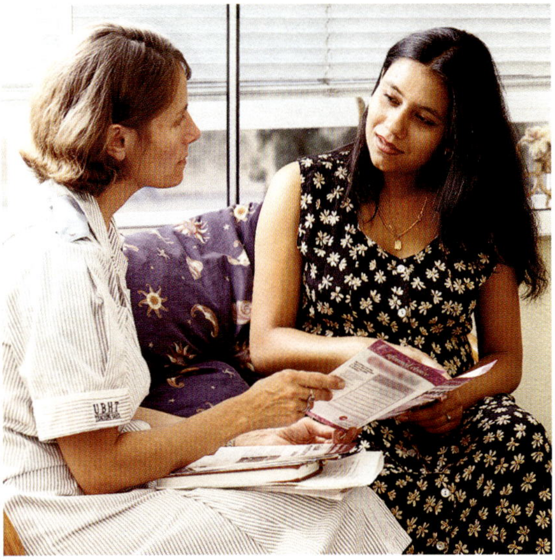

DE BON CONSEIL *Les spécialistes du suivi prénatal veillent sur votre santé tout en vous prodiguant conseils et informations.*

AVANT DE VOUS DÉCIDER

Le but des soins prénatals est de vous maintenir en bonne santé pendant toute votre grossesse et de vous aider à donner le jour à un bébé bien portant. Et ceci suppose de prévenir toute maladie susceptible de vous affecter vous et votre bébé. Durant votre suivi prénatal, on vous prodigue également des conseils et des informations pour vous préparer à l'accouchement et à la maternité, quel que soit le type de suivi choisi.

LES TYPES DE SUIVI PRÉNATAL

SUIVI PRÉNATAL À L'HÔPITAL

Si vous avez des problèmes de santé ou si vous avez déjà eu des difficultés obstétricales, on vous conseillera certainement un suivi prénatal et un accouchement à l'hôpital. Votre médecin se chargera de faire suivre votre dossier dès que possible, et tous les examens de contrôle durant votre grossesse auront lieu à la maternité. Toutefois, si vous ne faites pas partie de la catégorie des femmes faisant une grossesse à risque, vous préférerez sans doute un suivi prénatal en clinique privée, dans le cabinet de votre gynécologue ou par une sage-femme.

SUIVI PRÉNATAL PARTAGÉ

C'est le type le plus courant de suivi prénatal pour les femmes ayant choisi d'accoucher à l'hôpital. Vers la 12e semaine, votre médecin vous adresse à la maternité de votre choix pour l'inscription et les examens obligatoires. Puis, en l'absence de problème, c'est lui ou votre sage-femme qui effectue la plus grande partie des soins prénatals.

Vous pouvez n'avoir envie de vous rendre à l'hôpital qu'à une ou deux reprises au cours de votre grossesse. Cela ne posera aucun problème si votre grossesse n'est pas à risque. Bien que votre médecin n'assiste pas à l'accouchement à l'hôpital, il peut vous suivre tout au long de votre grossesse. Par ailleurs, il y a, dans certains cabinets médicaux, un ou plusieurs médecins spécialisés dans le suivi de la femme enceinte.

SUIVI PRÉNATAL MIXTE/ SAGES-FEMMES EN ÉQUIPE

Au Royaume-Uni, ce type de soins séduit de plus en plus de femmes dont la grossesse n'est pas à risque, car il permet d'établir une relation privilégiée avec une sage-femme.

Cette formule mixte varie d'un établissement à un autre et n'existe pas encore dans tous les hôpitaux outre-Manche. Elle est malheureusement encore inexistante en France. En résumé, elle consiste à attribuer à une femme enceinte la même sage-femme, membre d'une équipe attachée à la maternité, durant toute la durée de sa grossesse. Elle assure les soins prénatals avec votre médecin et effectue la plupart des examens à votre domicile, ce qui vous donne tout loisir de discuter avec elle de vos choix de naissance.

Lorsque le travail commence, elle s'occupe de vous à votre domicile puis vous accompagne à la maternité où elle doit vous accoucher. Si elle n'est pas disponible le jour de votre accouchement, vous serez accouchée par une autre sage-femme de l'équipe. Si tout se passe bien, vous pouvez rentrer chez vous dans les six heures qui suivent. La même sage-femme vient ensuite en visite chez vous pendant dix jours.

SAGES-FEMMES LIBÉRALES

L'un des moyens d'obtenir une totale continuité en matière de suivi prénatal est de faire appel à une sage-femme exerçant en profession libérale. Celle-ci effectuera tous les examens prénatals nécessaires et vous assistera pendant le travail et l'accouchement, chez vous ou à la clinique. C'est cette formule que choisissent généralement les femmes souhaitant accoucher à domicile. Pour plus d'informations, adressez-vous aux organisations professionnelles de sages-femmes, comme le Conseil national de l'ordre des sages-femmes (CNSOF) ou l'Association nationale des sages-femmes libérales (ANSFL) (*voir* Adresses utiles, p. 437).

CLINIQUE PRIVÉE

Les femmes qui souhaitent une continuité des soins pendant toute la durée de leur grossesse, mais aussi pendant le travail et l'accouchement, tout en recherchant la sécurité d'un accouchement médicalisé, opteront pour ce type de suivi prénatal. Il est plutôt réservé aux femmes dont la grossesse n'est pas à risque et qui souhaitent accoucher dans un environnement plus confortable et moins froid que l'hôpital.

CHANGEMENTS DE MENTALITÉ

LA QUESTION DU CHOIX DE NAISSANCE A FAIT L'OBJET D'UN DÉBAT PASSIONNÉ CES DERNIÈRES ANNÉES. DÉBAT LARGEMENT SUSCITÉ PAR LE MÉCONTENTEMENT RESSENTI PAR DE NOMBREUSES FEMMES FACE À L'ACCOUCHEMENT TRADITIONNEL EN MILIEU HOSPITALIER.

Ce qui est aujourd'hui perçu comme une approche « médicalisée » de l'accouchement est une conséquence logique des progrès réalisés au cours de ces cinquante dernières années en matière d'obstétrique et de naissance. Les femmes commencent aujourd'hui à se plaindre qu'on les traite en machine à fabriquer des bébés, plutôt qu'en individu actif et informé. Au Royaume-Uni, ce sentiment très répandu a entraîné la création d'une commission d'enquête sur les services de maternité, qui a publié en 1992 un rapport intitulé *Changing Childbirth*. Ce rapport prônait de nombreux changements dans la gestion des services de maternité, fondés sur les conclusions suivantes :

- Il n'est plus justifié d'encourager toutes les femmes à accoucher à l'hôpital pour des raisons de sécurité.
- De nombreuses femmes souhaitent une continuité des soins durant la grossesse et l'accouchement, et les sages-femmes sont les mieux placées pour la leur apporter.
- Les femmes enceintes veulent plus de choix en matière de suivi prénatal.
- Malgré une demande croissante, les possibilités d'accouchement à domicile ou dans une maternité de taille humaine restent faibles.
- Certaines interventions pratiquées pendant le travail et la délivrance, comme le monitoring fœtal, la péridurale ou l'épisiotomie ne sont pas toujours nécessaires.
- En quittant le milieu hospitalier, certaines femmes manifestent le sentiment d'avoir perdu le contrôle de leur corps, et se disent déçues par leur expérience de l'accouchement.
- Des structures plus souples, mais dans lesquelles l'accès aux examens spécialisés serait facilité, devraient remplacer le suivi prénatal en milieu hospitalier.
- À l'hôpital, les femmes devraient pouvoir choisir librement leur personnel soignant.
- La relation entre la parturiente et le personnel soignant est d'une importance fondamentale et doit être reconnue et valorisée.

Ce rapport a beaucoup contribué à sensibiliser l'opinion publique. Les maternités sont devenues plus accueillantes, plus confortables et ont perdu un peu de leur froideur médicale. Bien que le nombre d'accouchements à domicile n'ait pas augmenté de façon spectaculaire, la façon dont les hôpitaux dispensent leurs soins au moment de l'accouchement a largement changé. On privilégie la souplesse et la relation avec la sage-femme, tout en réduisant au minimum les interventions médicales. La France est aujourd'hui nettement moins avancée sur cette voie que le Royaume-Uni.

Cependant, il faudrait dégager d'importants moyens financiers et pédagogiques si l'on veut aller plus loin, en formant notamment davantage de sages-femmes qualifiées. D'après moi, la plupart du temps, les obstétriciens devraient se contenter d'un rôle consultatif auprès des sages-femmes, n'intervenant directement qu'en cas de risque avéré de complication. Mais pour cela, il faudrait mieux identifier les grossesses à risque, et celles pour lesquelles une intervention médicale peut s'avérer nécessaire.

Même si vous jugez qu'il est encore trop tôt pour vous de décider si vous souhaitez accoucher à l'hôpital ou chez vous, le choix de votre suivi prénatal ne peut pas attendre, car votre premier rendez-vous doit avoir lieu avant la fin du troisième mois de grossesse. Prenez donc le temps de réfléchir aux différentes formules présentées p. 85 pour découvrir celle qui vous convient le mieux.

Bien sûr, les offres de soins prénatals varient d'une région à une autre : certaines femmes n'auront que l'embarras du choix, tandis que pour d'autres la question ne se posera même pas. Votre praticien devrait être en mesure de vous guider et vous informer dans ce domaine. N'hésitez pas à lui poser des questions, afin d'obtenir le maximum de détails pour prendre votre décision en connaissance de cause. Avant d'arrêter votre choix, parlez-en également autour de vous, à vos amis ou à vos proches, lisez les documentations distribuées dans les cabinets médicaux et les pharmacies, contactez un centre de protection maternelle infantile (PMI). Internet peut s'avérer, à cet égard, unc incroyablc minc d'informations, mais rappelez vous que celles-ci n'ont pour la plupart aucune caution médicale ou scientifique. Enfin, souvenez-vous que vous pouvez toujours changer d'avis ultérieurement.

LES NAISSANCES EN FRANCE

Aujourd'hui, en France comme au Royaume-Uni, une vaste majorité de bébés naissent à l'hôpital – 98 % selon les statistiques de maternité de 1998, tandis qu'en 1954, 35 % des nouveau-nés venaient au monde à domicile. Ce changement important fut la conséquence directe de la parution en Angleterre du rapport Peel en 1970, qui concluait que l'accouchement à l'hôpital était plus sûr, tant pour la mère que pour l'enfant, et recommandait que toutes les femmes accouchent à l'hôpital. Résultat, en 1985, moins de 1 % des bébés naissaient à la maison.

Par la suite, on s'est aperçu que les arguments du rapport Peel n'étaient pas fondés sur des preuves médicales, mais sur le fait que le taux de mortalité périnatale avait considérablement chuté au cours des années précédentes. La principale cause de cette baisse était liée, à n'en pas douter, aux progrès réalisés en matière de soins prénatals et à l'amélioration générale du niveau de vie. Par conséquent, on a vu se dessiner, ces dix dernières années, une nouvelle approche de la grossesse et de la naissance.

Aujourd'hui, les femmes sont suffisamment informées et disposent de conditions de vie suffisamment bonnes. On peut leur offrir plus de choix en termes de suivi prénatal et de lieu d'accouchement. Même s'il y a toujours des femmes qui ont besoin d'un suivi hautement médicalisé, la majorité des grossesses et des accouchements se déroule normalement. Le temps est peut-être venu d'envisager plus souvent l'option de l'accouchement à la maison.

LE CHOIX DU LIEU DE L'ACCOUCHEMENT

Vous avez trois possibilités concernant votre lieu d'accouchement : à l'hôpital, dans une clinique privée ou à votre domicile. Les deux facteurs importants à prendre en compte lors de votre décision sont d'une part vos préférences personnelles, et d'autre part la sécurité, aussi bien pour vous que pour votre bébé. Parfois, un problème surgissant en cours de grossesse ou des antécédents de complications ne vous laissent guère le choix, mais, il est généralement possible de trouver un compromis, à condition que chacun se préoccupe d'en mettre en place les conditions, plutôt que de camper fermement sur ses positions.

À l'hôpital

Si c'est votre première grossesse, si vous avez des problèmes de santé ou si vous avez eu des complications lors d'une grossesse précédente, votre médecin vous recommandera sans doute d'accoucher à l'hôpital. Toutefois, vous n'êtes pas obligée de vous y rendre pour votre suivi prénatal, celui-ci pouvant être effectué par votre médecin ou une sage-femme libérale. Il y a probablement plusieurs hôpitaux dans votre région, et si vous avez la possibilité de choisir, renseignez-vous sur les différentes infrastructures et formules de suivi prénatal. La sage-femme que vous avez choisie pour vous accoucher peut être attachée à un hôpital en particulier ; dans ce cas, votre choix sera limité. Par ailleurs, certains hôpitaux offrent parfois la possibilité d'accoucher dans des salles de travail moins médicalisées. La lumière y est plus douce et on peut y écouter de la musique. Elles sont aussi équipées de chaises confortables, de larges coussins au sol, de tabourets d'accouchement et de ballons de naissance, voire, pour certaines, d'une baignoire.

Dans une clinique privée

Le principe est que, dans la mesure du possible, le médecin qui a suivi votre grossesse soit là lors de votre accouchement. Il ne sera pas présent tout au long du travail, mais sera tenu au courant de son déroulement par la sage-femme de garde. Il viendra alors au moment de la sortie du bébé. Actuellement, en France, très peu de cliniques ouvrent leurs portes aux sages-femmes libérales.

Dans une maison de naissance

Une maison de naissance est un lieu d'accueil des femmes enceintes et de leur famille. Les sages-femmes en assurent la responsabilité médicale, en toute autonomie et conformément à leur compétence légale. Malheureusement inexistantes en France, on en trouve depuis plusieurs années aux États-Unis, au Québec, en Allemagne et en Suisse. D'autres pays européens, tels que la

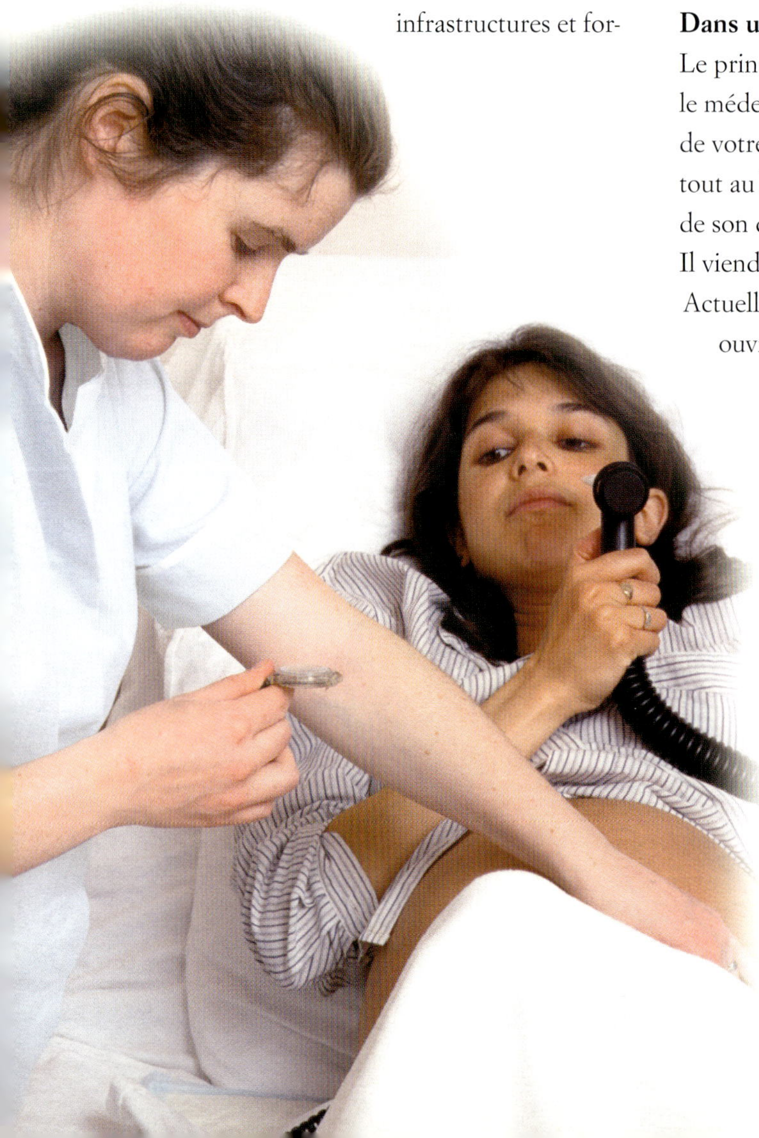

NAISSANCE À L'HÔPITAL *Pour un premier enfant, on vous conseillera généralement d'accoucher à l'hôpital.*

Suède, la Grande-Bretagne, le Danemark, la Belgique, l'Italie ou l'Espagne ont développé depuis peu ce type de structures.

À la maison

Si vous envisagez d'accoucher chez vous, la première chose à faire est d'en parler à votre médecin ou à votre sage-femme. Si c'est votre premier enfant, attendez-vous à quelques réticences de leur part. Même si votre grossesse se déroule sans problème, on ne peut pas savoir comment va se passer l'accouchement. Ils seront tout aussi réticents si vous avez eu des ennuis de santé ou des complications lors d'une précédente grossesse.

Vous êtes une candidate potentielle à l'accouchement à domicile si vous avez déjà eu une ou plusieurs grossesses sans complication et ayant abouti à un accouchement par voie basse normal. Mais même dans ce cas, soyez prête à modifier vos plans, car tout peut changer d'une grossesse à une autre.

Vous avez tout à fait droit d'accoucher chez vous, mais c'est à vous que revient la responsabilité de trouver les personnes qui veilleront sur vous à votre domicile. Parlez-en à votre médecin ou à votre gynécologue ; ils pourront vous fournir de précieux conseils, mais aussi vous recommander des sages-femmes exerçant en profession libérale. Vous pouvez aussi vous adresser aux organisations professionnelles de sages-femmes (*voir* Adresses utiles, p. 437).

La sage-femme que vous aurez choisie viendra vous rendre visite à votre domicile et discutera avec vous des modalités de votre suivi prénatal et, si toutes les conditions sont réunies, de votre accouchement à la maison. Il est essentiel qu'une relation de confiance puisse s'établir entre vous, afin de créer ce climat de sérénité et de sécurité sans lequel un accouchement à domicile est inconcevable.

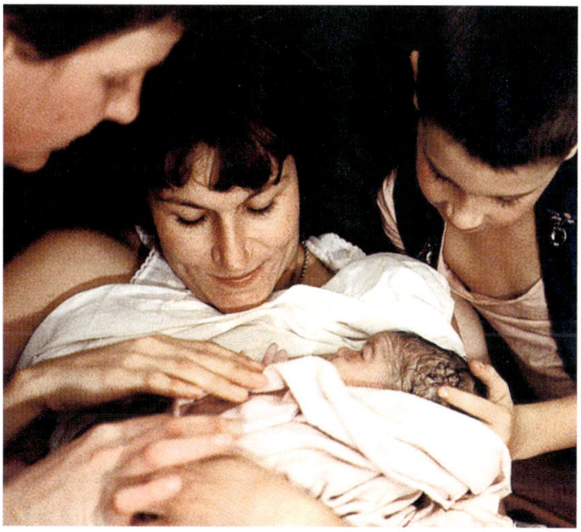

NAISSANCE À LA MAISON Si votre précédent accouchement s'est bien passé, vous aurez peut-être envie de mettre au monde votre bébé dans un environnement plus familial et chaleureux.

MENEZ L'ENQUÊTE

Avant de vous décider définitivement pour un lieu d'accouchement, interrogez des proches, des sages-femmes et des médecins à propos de la réputation des hôpitaux de votre localité. Par ailleurs, rien ne vous empêche d'en visiter quelques-uns pour vous rendre compte par vous-même et voir si vous vous y sentez à l'aise. Mais n'oubliez pas que votre bien-être pendant le travail ne passe pas seulement par l'équipement médical ou la décoration de la salle. La gentillesse et l'attitude de l'équipe soignante joue aussi un rôle important. Beaucoup de femmes n'aiment pas se rendre à l'hôpital, associé généralement à la maladie, à la souffrance et parfois au chagrin. Mais il règne dans les maternités et les salles de travail une tout autre atmosphère que dans les autres services. Les patientes y sont en bonne santé, elles sont même pleinement épanouies, et l'ensemble du personnel est là pour les aider à faire de leur grossesse une heureuse réussite.

QUESTIONS À POSER LORS DE VOTRE VISITE À LA MATERNITÉ

La meilleure façon de savoir si une maternité vous convient, c'est encore de vous y rendre. Vous trouverez ci-dessous les principaux points sur lesquels vous pourrez interroger votre contact.

EN RÈGLE GÉNÉRALE

- La maternité a-t-elle un avantage particulier ? Offre-t-elle des services spécialisés ?
- Quelle est la politique de l'hôpital en termes de suivi prénatal et d'accouchement ? Accepte-t-il, par exemple, l'intervention d'une sage-femme libérale ?
- Y a-t-il une possibilité d'être suivie par un personnel médical uniquement féminin, si on le souhaite ?
- A-t-on accès aux services d'un anesthésiste 24 heures sur 24 ?
- Y a-t-il un service de néonatalogie ?

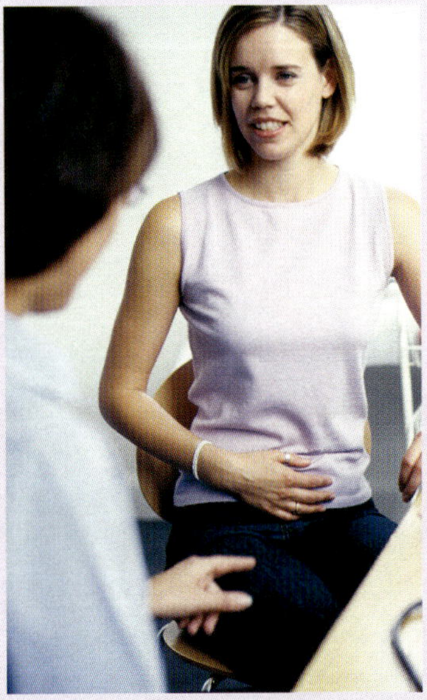

- La maternité propose-t-elle des cours de préparation à l'accouchement ?
- Autorise-t-elle la visite des salles de travail et des structures postnatales ?
- Quelle est la position du personnel à l'égard des différentes méthodes d'accouchement ?

TRAVAIL ET NAISSANCE

- Les sages-femmes tolèrent-elles différentes façons d'accoucher ? Encouragent-elles les parturientes à s'installer dans les positions où elles se sentent le plus à l'aise, notamment assises ou accroupies ?
- Combien d'heures les sages-femmes travaillent-elles ? Si elles travaillent 12 heures d'affilée, vous aurez plus de chances d'être suivie par une même sage-femme.
- Quelle est la position de la maternité en matière de déclenchement de l'accouchement, de rupture de la poche des eaux, de soulagement de la douleur et de monitoring ?
- La présence du père, de la famille ou des amis est-elle autorisée dans la salle de travail ? Est-elle limitée ?
- La péridurale est-elle disponible 24 heures sur 24 ?
- Y a-t-il une chaise d'accouchement ? Le cas échéant, pouvez-vous en apporter une ?
- Quel est le pourcentage de recours aux forceps, aux ventouses et aux césariennes ? Sachez qu'il y en aura plus dans un CHU que dans un petit hôpital puisqu'il reçoit plus de parturientes souffrant de complications.
- Y a-t-il une règle en matière d'épisiotomie et de déchirure vaginale ? Certaines maternités forment les sages-femmes pour assurer les soins, d'autres font appel aux médecins de garde.

APRÈS LA NAISSANCE

- La maternité dispose-t-elle de chambres individuelles ? Si oui, combien et quel est leur tarif ? La salle de bains est-elle privée ? Ces chambres sont-elles réservées aux femmes qui ont eu un accouchement difficile ?
- Combien de temps reste-t-on à la maternité après l'accouchement ? (Cela dépend s'il s'agit de votre premier enfant ou non.)
- Votre bébé restera-t-il avec vous tout le temps ? Ou y a-t-il une pouponnière séparée ?
- Peut-on consulter des conseillères en allaitement maternel ? Ceci peut être très utile lorsque vous commencez à allaiter votre bébé.
- Quelles sont les horaires de visite ?
- A-t-on la possibilité de prendre des repas spéciaux, végétariens ou casher par exemple ?

Devez-vous apporter des objets en particulier, comme des oreillers, des serviettes de toilette ou des couches ?

QUI FAIT QUOI

Vous allez rencontrer de nombreux professionnels de la santé pendant la grossesse, au moment de l'accouchement et durant la période postnatale. Vous trouverez ci-dessous une brève présentation des différents intervenants.

Le médecin généraliste pourra vous aider à choisir votre lieu d'accouchement en fonction de vos antécédents médicaux, chirurgicaux et obstétricaux. Si vous avez un(e) une gynécologue médical, il peut aussi vous aider à faire ce choix, et souvent suivre votre grossesse jusqu'au 6e mois. Il vous orientera alors vers un obstétricien privé, une sage-femme libérale ou un établissement hospitalier, fonction de votre décision.

Les sages-femmes ont suivi une formation spécialisée dédiée à la naissance durant cinq ans. Elles jouent un rôle fondamental dans le système de soins en maternité. Elles sont qualifiées pour s'occuper de vous et de votre bébé avant, pendant et après la naissance, et pour demander conseil auprès d'un obstétricien en cas de complications. Certaines sages-femmes exerçant en milieu hospitalier ont acquis une expérience médicale dans la prise en charge et le suivi des femmes enceintes souffrant de problèmes de santé, tels le diabète, l'hypertension artérielle, les infections et autres complications médicales liées à la grossesse. La sage-femme libérale se rend à votre domicile lorsque le travail débute et vous accompagne à l'hôpital où vous avez choisi d'accoucher.

Les sages-femmes exerçant en profession libérale facturent leurs prestations en honoraires. Elles offrent une continuité de soins ainsi qu'un suivi personnalisé. Elles s'engagent par ailleurs à veiller sur vous avant et pendant la naissance, que celle-ci ait lieu à la maternité ou chez vous. Quel que soit le type de suivi prénatal pour lequel vous opterez, vous trouverez en la personne de la sage-femme une source inestimable d'information, de conseils et de réconfort.

Les sages-femmes peuvent également vous rendre visite à domicile après la naissance de votre enfant, sur votre demande ou sur proposition de l'hôpital.

Les obstétriciens sont des médecins spécialisés dans le traitement de la grossesse et de l'accouchement. Lors de votre première consultation à l'hôpital, vous rencontrerez un médecin obstétricien qui vous suivra pendant toute la durée de votre grossesse. Il travaille avec d'autres obstétriciens et avec une équipe de sages-femmes. Vous le rencontrerez assez rarement si votre grossesse se déroule sans complications. En cas de grossesse à risque, il assure une surveillance plus régulière.

Les pédiatres sont des médecins spécialisés dans les soins apportés aux nouveau-nés et aux jeunes enfants. Chaque maternité travaille en étroite collaboration avec un ou plusieurs pédiatres, afin de s'assurer de la bonne santé des bébés et d'apporter à ceux-ci les soins médicaux nécessaires. Un pédiatre est présent en cas de naissances multiples, et lors de la plupart des accouchements dirigés (forceps) et des césariennes. Chaque bébé est examiné par un pédiatre ou une sage-femme spécialisée avant son départ de la maternité.

Les néonatalogistes sont des pédiatres spécialisés dans le traitement des nouveau-nés souffrant de complications, et dirigent le service de soins intensifs de néonatalogie. Si votre bébé est né prématurément, ou souffre d'un problème quelconque, il sera surveillé par un néonatalogiste.

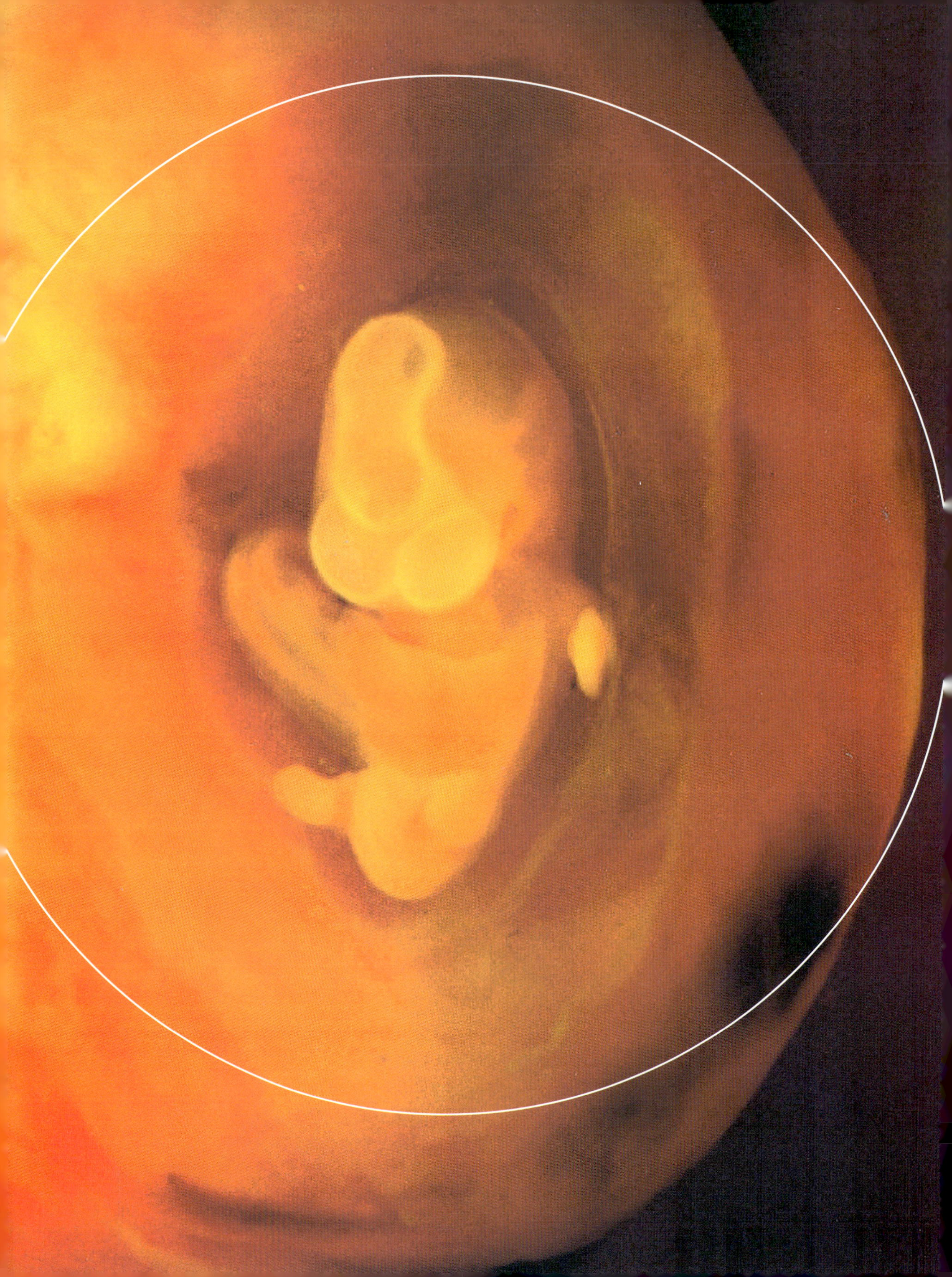

SEMAINES 6–10

VOTRE BÉBÉ SE DÉVELOPPE

AU COURS DES QUATRE PROCHAINES SEMAINES, LA TAILLE DE VOTRE BÉBÉ VA QUADRUPLER ET DES CHANGEMENTS SPECTACULAIRES VONT S'OPÉRER. À LA 10e SEMAINE, L'EMBRYON DEVIENT UN FŒTUS ET PREND UNE APPARENCE PLUS HUMAINE.

On peut à présent distinguer plusieurs traits du visage à l'échographie, le corps se renforce et les membres se développent. La tête grossit plus vite que toute autre partie du corps afin d'accueillir le cerveau. L'arrière du crâne se forme plus vite que le devant, et l'embryon semble de ce fait recroquevillé sur lui-même, hochant la tête au-dessus du cœur qui palpite. Toutefois, le corps commence à perdre sa forme en virgule. Le cou fait son apparition, le dos devient plus droit et la queue disparaît.

À présent, la tête possède un large front et, tandis que les premiers os du visage se développent et fusionnent, on commence à discerner les yeux, le nez, les oreilles et la bouche. Les yeux et les oreilles, qui n'étaient à six semaines que de simples renflements sur la tête, se développent rapidement. À la fin de la 8e semaine, les yeux ont pris du volume et contiennent quelques pigments. À la fin de la 10e semaine, ils se distinguent aisément, mais restent cachés derrière des paupières scellées et ne pourront fonctionner qu'à la fin du deuxième trimestre, lorsque le système nerveux sera achevé. De chaque côté de la tête, des dépressions se creusent pour céder la place aux canaux de l'oreille. L'oreille interne se forme. À la 8e semaine, l'oreille moyenne, responsable de l'équilibre et de l'ouïe, a achevé sa formation et, à la 10e semaine, les pavillons apparaissent au bas de la tête du fœtus. On peut voir à présent les narines et la lèvre supérieure. À l'intérieur de la bouche, la langue possède déjà des papilles. Dans les mâchoires, des bourgeons de dents – les futures dents de lait – sont en place.

LA FORMATION DES MEMBRES

Des changements spectaculaires se produisent au niveau des membres. Les replis de peau formés par les bourgeons des membres se concentrent et fabriquent du cartilage qui, plus tard, se transformera en os. Ces bourgeons de membres cartilagineux se développent rapidement, et bientôt apparaissent les poignets et les mains. Les bras s'allongent, et à la 8e semaine, les épaules et les coudes sont en place. Les mains palmées se divisent en doigts. À la 10e semaine, la pulpe apparaît au bout des doigts. Les bourgeons des membres inférieurs

◄ Un embryon de 6 semaines dans l'utérus.

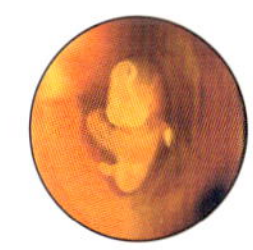

2 x taille réelle

SEMAINES
PREMIER TRIMESTRE
1 2 3 4 5 **6 7 8 9 10** 11 12 13
DEUXIÈME TRIMESTRE
14 15 16 17 18 19 20 21 22 23 24 25 26
TROISIÈME TRIMESTRE
27 28 29 30 31 32 33 34 35 36 37 38 39 40

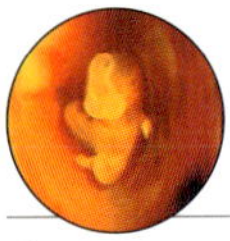

2 x taille réelle

À la fin de la 6e semaine, l'embryon fait 4 mm de long et pèse moins d'1 g. À la 10e semaine, le fœtus mesure 30 mm depuis le sommet du crâne jusqu'au siège (longueur cranio-caudale) et pèse entre 3 et 5 g.

entament le même processus, mais la distinction entre la cuisse, le genou, le mollet, la cheville et les orteils progresse plus lentement. La plupart des muscles sont formés, et de petits mouvements saccadés sont perceptibles.

À L'INTÉRIEUR DU CORPS

À présent, le tube neural se différencie en cerveau et moelle épinière. Les cellules nerveuses se multiplient rapidement grâce aux cellules de soutien, appelées cellules gliales, et migrent vers le cerveau, où elles se connectent et deviennent actives. C'est la naissance du réseau neuronal qui transmettra plus tard les messages entre le corps et le cerveau. Le fœtus est aussi capable de quelques perceptions sensorielles rudimentaires. Il peut réagir quand on le touche, bien qu'il soit encore trop tôt pour sentir ses mouvements.

À la 10e semaine, le cœur embryonnaire a cédé la place au cœur définitif à quatre cavités. Les deux oreillettes reçoivent le sang de la circulation fœtale, tandis que les ventricules pompent le sang provenant des poumons et le propulsent dans le reste du corps. Des valves situées à la sortie des quatre cavités empêchent le sang, une fois éjecté, de revenir dans le cœur. Celui-ci a un rythme de 180 battements par minute – deux fois plus rapide que le vôtre.

Bien que le système digestif se développe rapidement, il faudra du temps avant qu'il puisse fonctionner normalement. L'estomac, le foie et la rate sont en place, et les intestins se forment si vite que des boucles apparaissent et dépassent pendant quelque temps de la paroi abdominale du fœtus.

À l'issue de la période embryonnaire, le fœtus dispose de tous les principaux organes et systèmes de l'organisme, même si le cerveau et la moelle épinière vont

LE FŒTUS À 10 SEMAINES

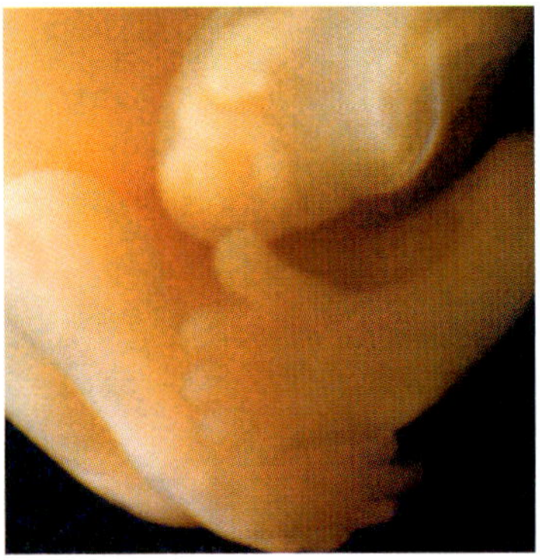

Les intestins du fœtus ressortent encore de la paroi abdominale.

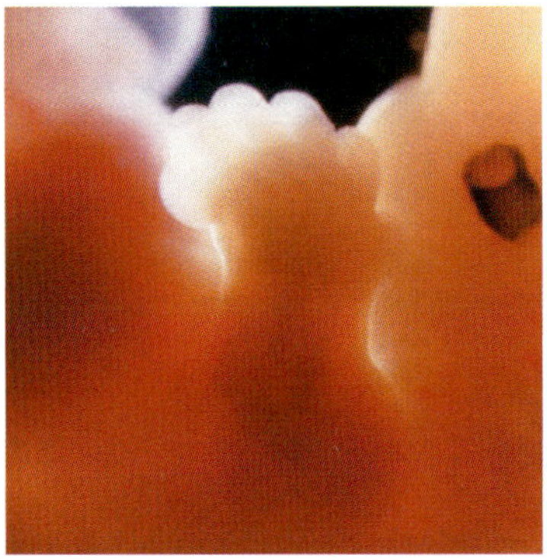

Les épaules et les coudes se développent et les bras pointent en avant.

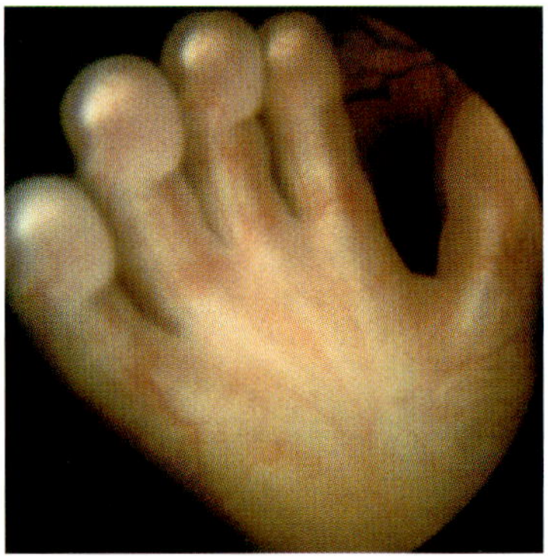

Les mains palmées se divisent en doigts dotés de pulpes.

LE SAC AMNIOTIQUE

Le fœtus continue de flotter dans le sac amniotique, entouré d'une membrane interne appelée amnios et d'une membrane externe appelée chorion. Ces deux membranes sont séparées par un espace (la cavité extracœlomique) qui contient le sac vitellin. Les fines franges de tissu appelées villosités choriales qui poussent sur le chorion se concentrent en une zone circulaire de la paroi utérine. Bientôt, ils donneront naissance au placenta. Ici, des vaisseaux sanguins se développent dans les villosités et s'enfoncent dans la paroi utérine, préparant leur futur accès à la circulation sanguine de la mère.

Ailleurs, les villosités disparaissent et le chorion lisse (ou chorion læve) se forme. Au deuxième trimestre, celui-ci se fond à la paroi, tandis que le fœtus distend un peu plus la cavité utérine. Le cordon ombilical est à présent formé et le sang y circule, bien que le fœtus reçoive encore la plupart de ses nutriments du sac vitellin.

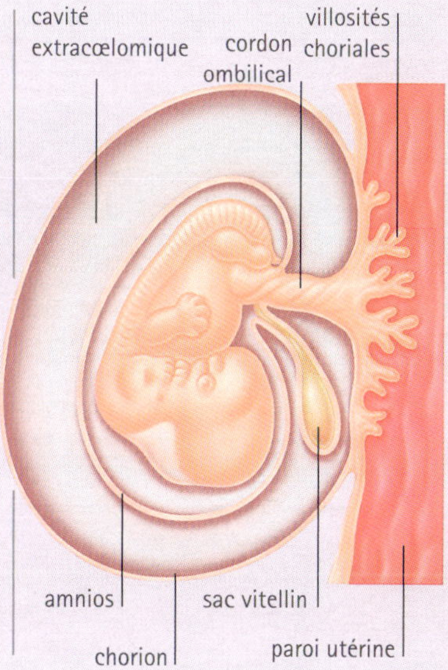

continuer à se développer durant toute la grossesse. Au cours de cette phase capitale pour sa croissance, le fœtus est très vulnérable aux agressions des drogues, des virus et aux autres dangers liés à l'environnement (*voir* p. 30). Passé ce stade, en revanche, les anomalies congénitales sont très rares.

VOTRE CORPS CHANGE

AU COURS DE CES QUELQUES SEMAINES, L'UTÉRUS VA GROSSIR DE FAÇON CONSIDÉRABLE. À LA 8e SEMAINE, IL A LA TAILLE D'UNE ORANGE, ET À LA 10e CELLE D'UN PAMPLEMOUSSE. MAIS ON NE PEUT TOUJOURS PAS LE SENTIR À TRAVERS LA PAROI ABDOMINALE : IL SE TROUVE ENCORE DERRIÈRE L'OS DU PUBIS.

Une telle croissance de l'utérus nécessite l'augmentation du flux sanguin. À l'état normal, il reçoit à peine 2 % de la quantité totale de sang pompé par le cœur par minute (rendement cardiaque). En début de grossesse, ce pourcentage augmente de façon considérable, et à la fin du trimestre, 25 % du rendement cardiaque est dirigé vers l'utérus pour répondre aux besoins du placenta et du fœtus. Cette hausse du rendement est due principalement au volume de sang pompé à chaque battement. Le rythme cardiaque (nombre de battements du cœur par minute) n'augmente quant à lui que légèrement pendant la grossesse.

Les épaisses parois musculaires du cœur se relâchent sous l'effet des hormones de grossesse, ce qui permet au cœur d'accroître le volume de sang qu'il contient chaque fois qu'il se remplit (diastole), sans pour autant devoir augmenter la force avec laquelle il expulse le sang durant sa contraction (systole). Pour que la tension artérielle ne s'élève pas trop par augmentation du rendement cardiaque et du volume sanguin, tous les vaisseaux sanguins du corps accroissent leur capacité, là encore grâce à l'afflux d'hormones de grossesse, notamment de progestérone. C'est pourquoi la pression sanguine systolique ne faiblit que légèrement durant la grossesse, alors que la pression sanguine diastolique diminue sensiblement, changement qui se produit au début du premier trimestre et ne revient à la normale qu'à l'approche de l'accouchement.

DES EFFETS VISIBLES

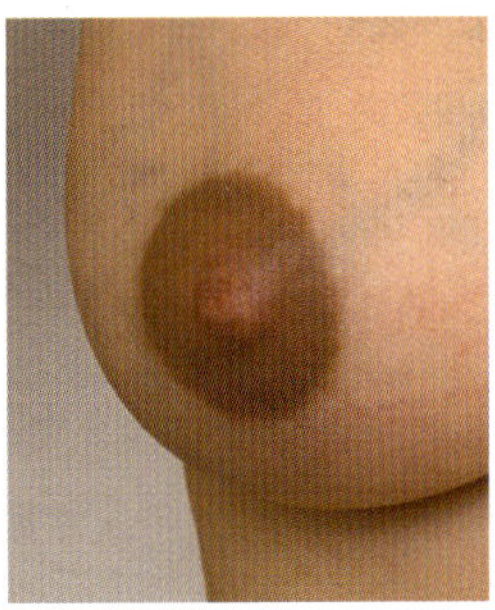

ARÉOLE PLUS FONCÉE *La zone autour des mamelons s'agrandit et devient plus foncée.*

À la suite des profonds bouleversements de votre appareil circulatoire, vous allez commencer à ressentir des différences dans le fonctionnement de votre corps. Vous avez sans doute déjà constaté que vous urinez plus fréquemment, les reins travaillant davantage pour filtrer le sang plus efficacement. Si ce n'est déjà fait, vos seins vont augmenter de poids et de volume, car les canaux lactifères, ou canaux galactophores, enflent dès à présent en vue de la lactation. L'aréole autour du mamelon va s'agrandir et prendre une coloration plus sombre. Les glandes sudoripares de l'aréole, appelées tubercules de Montgomery, qui ressemblent à de petits boutons près des mamelons, grossissent et commencent à sécréter un fluide pour lubrifier les extrémités des seins. C'est d'ailleurs l'un des signes les plus fiables d'une première grossesse. Mais ces tubercules ne se résorbent pas complètement après l'accouchement, et ne peuvent plus servir de repère pour diagnostiquer les grossesses suivantes. Un cercle plus clair appelé aréole secondaire apparaît, et les veines deviennent encore plus visibles en raison de l'augmentation du flux sanguin.

LA PEAU SE MODIFIE

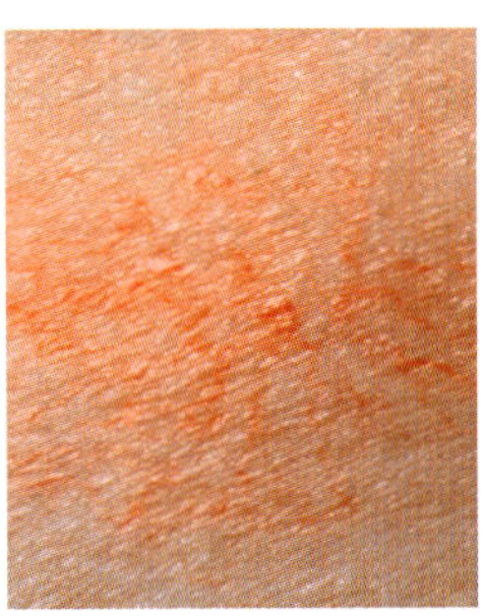

ANGIOME STELLAIRE *Ces minuscules lignes rouges sur la peau sont dues au taux élevé d'œstrogènes.*

Vous avez sans doute remarqué que votre peau, sous l'effet de la progestérone, est plus boutonnée ou plus sèche que d'habitude. De minuscules lignes rouges apparaissent également sur les jambes et le buste pour former ce qu'on appelle des angiomes stellaires, lorsque les vaisseaux sanguins se dilatent en raison du taux élevé d'œstrogènes. Mais pas de panique : ces angiomes disparaissent généralement après la grossesse. La peau étant davantage irriguée par le sang et les veines beaucoup plus dilatées, vous êtes à présent mieux à même d'éliminer la chaleur de la surface de votre corps. Même si vous avez maintenant plus de mal à supporter la chaleur, cette adaptation est nécessaire, car vous devez pouvoir éliminer la hausse de température générée par votre métabolisme basal et votre circulation sanguine.

Dans la région génitale, la peau va devenir plus foncée. Par ailleurs, vous avez sans doute remarqué que les pertes blanches ont augmenté. Ceci est dû à la sécrétion d'une substance aqueuse qui se mêle aux cellules mortes des parois vaginales. Ces pertes ont généralement l'aspect d'un mucus clair, parfois laiteux. Elles peuvent tacher vos dessous, mais ne devraient pas vous gêner outre mesure. Cependant, si elles jaunissent, deviennent nauséabondes, provoquent des irritations, douleurs ou picotements, consultez votre médecin sans plus tarder (*voir* p. 215)

« ... si certaines femmes n'éprouvent qu'un simple mal au cœur, d'autres vont jusqu'à vomir. »

DE NOUVELLES SENSATIONS

CERTAINES FEMMES TRAVERSENT LE PREMIER TRIMESTRE SANS AUCUNE FATIGUE NI NAUSÉE, ET PARFOIS ELLES NE REMARQUENT MÊME PAS QU'ELLES SONT ENCEINTES. MAIS, POUR LA PLUPART, LES TROIS PREMIERS MOIS SONT MARQUÉS PAR DES SYMPTÔMES DONT ELLES SE PASSERAIENT VOLONTIERS : NAUSÉES, VOMISSEMENTS ET ÉPUISEMENT.

Personne ne peut dire ce que vous allez ressentir au cours de ces premières semaines de grossesse ; les symptômes varient considérablement d'une femme à une autre, mais aussi d'une grossesse à une autre. Il n'existe pas non plus de date précise marquant le début ou la fin de ces symptômes. Certaines femmes se sentent épuisées depuis le tout début jusqu'à la fin du premier trimestre, tandis que d'autres ne le sont que très brièvement. De même, les nausées peuvent ne durer que quelques jours ou s'étaler sur plusieurs semaines.

NAUSÉES MATINALES

Les nausées matinales sont, sans aucun doute, l'effet le plus connu et le plus caractéristique du début de la grossesse : 70 à 80 % des femmes enceintes en souffrent plus ou moins. J'ai toujours pensé que le terme décrit mal le problème, car si certaines n'éprouvent qu'un simple mal au cœur, d'autres vont jusqu'à vomir. De plus, cet état n'est pas limité au matin, mais peut durer toute la journée ou survenir le soir. Néanmoins, je tiens à souligner qu'il n'est pas du tout anormal de ne ressentir aucune nausée, et si vous avez la chance de faire partie des quelques heureuses élues, remerciez votre bonne étoile. De nombreuses femmes craignent que l'absence de ce symptôme soit le signe d'une grossesse moins vigoureuse, voire d'un risque de fausse couche. Je peux vous assurer que vous n'êtes vraiment pas obligée de vomir chaque jour pour mener votre grossesse à terme.

Personne n'a encore trouvé d'explication définitive aux nausées matinales, mais il existe plusieurs théories plausibles à leur sujet. À l'instar de nombreux maux inexpliqués, les nausées sont probablement dues à la combinaison de plusieurs facteurs réunis. Le taux élevé d'hormone chorionique gonadotrope (HCG) pourrait être l'un d'entre eux. Présente durant tout le premier trimestre elle se raréfie vers la 13e semaine, ce qui pourrait expliquer pourquoi les nausées disparaissent entre la 12e et la 15e semaine de grossesse, bien que certaines femmes continuent d'être malades bien au-delà de cette date.

Autre théorie, les nausées seraient liées à un faible taux de sucre dans le sang puisqu'elles surviennent souvent soit tôt le matin, soit plusieurs heures après le dernier repas, ou encore en fin de journée, lorsqu'il y a plus de probabilités que l'on soit fatiguée ou que l'on ait faim.

Enfin, la forte présence de progestérone pendant la grossesse relâche les muscles lisses de l'appareil digestif, ralentissant ainsi le passage des aliments. Les aliments que vous consommez et les sucs gastriques qui sont sécrétés pour les assimiler restent donc plus longtemps dans l'estomac, ce qui pourrait provoquer des nausées, voire des vomissements.

« … bon nombre d'aliments suscitent chez la femme enceinte une envie irrésistible ou un profond dégoût. »

Quelle qu'en soit l'explication, je sais pour en avoir fait l'expérience à quel point les nausées sont pénibles et désagréables, quand elles ne sont pas carrément gênantes. De plus, à force de rejeter tout ce que l'on ingurgite, on finit par s'inquiéter pour la santé du bébé. Mais rassurez-vous, quelle que soit la quantité d'aliments et de boissons que vous réussissez à avaler, votre bébé parvient toujours à prélever ce dont il a besoin pour se développer normalement. Pour vous, ce

COMMENT ATTÉNUER LES NAUSÉES

Il n'y a hélas pas de potion magique, mais vous pouvez tout de même essayer les remèdes suivants. J'interroge souvent mes patientes sur les différents moyens qu'elles ont utilisés pour soulager leurs nausées. J'ai inclus ici un certain nombre de leurs recettes.

- **Mangez des aliments faciles à digérer**, en petites quantités et à intervalles réguliers plutôt qu'un ou deux gros repas. Une tranche de pain grillé, des galettes de riz ou des gâteaux secs sont une bonne alternative si vous ne pouvez rien avaler d'autre. Pensez à arrêter de grignoter quand vous recommencez à prendre des repas normaux, sinon gare aux kilos !
- **Évitez les corps gras** qui peuvent être particulièrement problématiques.
- **Les aliments fades** comme des pétales de maïs trempés dans du lait écrémé sont bien tolérés et offrent l'avantage d'être enrichis en fer et en vitamines. Ce sont de bons substituts de repas quand tout le reste n'est pas toléré.

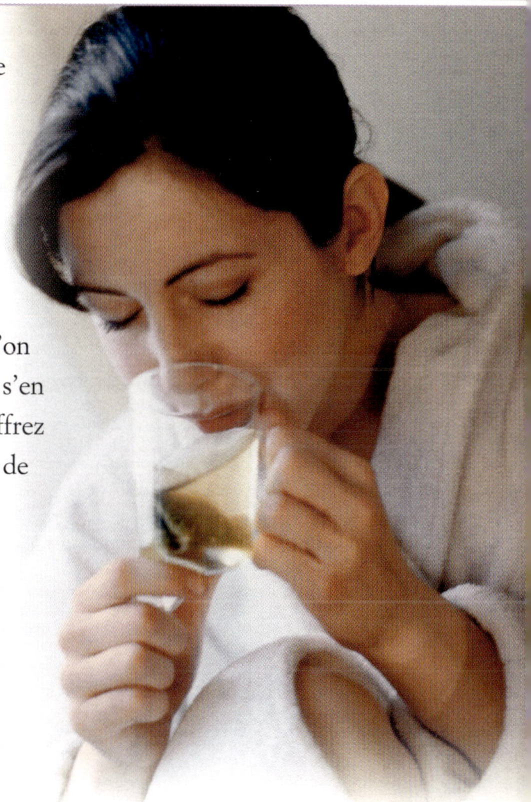

n'est peut-être pas la grande forme, mais votre bébé, lui, se porte comme un charme.

VOMISSEMENTS SÉVÈRES

Il arrive parfois que des femmes vomissent si régulièrement et depuis si longtemps (je parle ici en semaines et non en jours) qu'elles finissent par se déshydrater et s'affaiblir en raison de l'impossibilité de retenir ce qu'elles absorbent. C'est ce qu'on appelle l'*hyperemesis gravidarum* et, fort heureusement, il ne s'en produit qu'une sur 200 à 500 grossesses. Cependant, si vous souffrez de cette affection, vous serez sans doute hospitalisée le temps de vous réhydrater et de vous rétablir grâce une perfusion intraveineuse à base de glucose et de sels minéraux. Si tel est votre cas, on vous prescrira certainement des médicaments anti-émétiques (pour arrêter les vomissements), sous forme de comprimés ou directement à travers votre perfusion. Ces médicaments sont sans danger en début de grossesse et n'ont aucun effet nocif pour le fœtus. Depuis le terrible épisode de la thalidomide dans les années cinquante et soixante, les médecins redoublent de prudence quand il s'agit de prescrire des médicaments aux femmes enceintes. Les anti-émétiques en vente aujourd'hui sont tout à fait inoffensifs. Ne craignez donc pas de les prendre si on vous en a prescrits, ils vous aideront à surmonter cette période difficile.

MENTHE POIVRÉE
La fraîcheur d'une tisane à la menthe poivrée aide à combattre le goût métallique qui accompagne souvent les nausées.

- **Si vous vous sentez particulièrement nauséeuse** quand vous vous réveillez le matin, essayez de manger un biscuit avant de sortir du lit.
- **Certaines ne jurent que par les bracelets d'acupuncture** (utilisés normalement pour le mal des transports). Ils agissent en pressant le point d'acupuncture P6.
- **Essayez le gingembre en petites quantités**, sous forme de thé au gingembre, de biscuits au gingembre, de gingembre confit ou encore de racine de gingembre.
- **Les tisanes** sont régulièrement citées par mes patientes, notamment les tisanes de menthe poivrée, dont le petit côté rafraîchissant aide à combattre cet horrible goût métallique dans la bouche qui accompagne bien souvent les nausées. De même, vous trouverez peut-être un certain soulagement si vous vous brossez les dents à intervalles réguliers durant la journée.

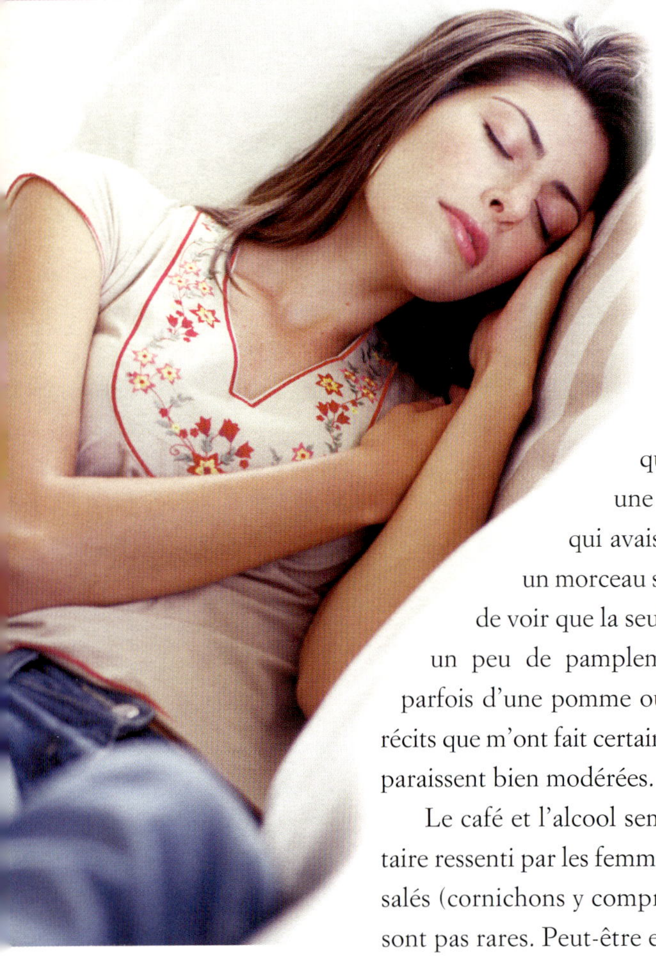

SIESTES *On ne sait pas pourquoi les femmes enceintes se sentent si fatiguées les premiers temps de leur grossesse, mais si tel est votre cas, n'hésitez pas à faire un somme dès que vous le pouvez.*

ENVIES ET DÉGOÛTS ALIMENTAIRES

Ces phénomènes vont souvent de pair avec les nausées matinales, mais peuvent survenir séparément. Là encore, on ignore leur cause, et on ne sait pas pourquoi, en début de grossesse, bon nombre d'aliments suscitent chez la femme enceinte une envie irrésistible ou un profond dégoût. Je me souviens à quel point j'ai été surprise lorsque, subitement, je n'ai plus pu avaler mon café quotidien, que le jus d'orange est devenu trop lourd à digérer et qu'une seule gorgée de vin m'a rendue malade toute une soirée. L'odeur de viande rôtie me dégoûtait, et moi qui avais toujours adoré le fromage, je ne pouvais pas en voir un morceau sans avoir immédiatement mal au cœur. Je m'inquiétais de voir que la seule nourriture que je pouvais offrir à mes jumelles était un peu de pamplemousse dilué dans de l'eau pétillante, accompagné parfois d'une pomme ou de quelques pointes d'asperges. Mais comparé aux récits que m'ont fait certaines de mes patientes, mes excentricités alimentaires me paraissent bien modérées.

Le café et l'alcool semblent être les premières victimes du dégoût alimentaire ressenti par les femmes enceintes en début de grossesse. Les envies de mets salés (cornichons y compris) à n'importe quelle heure du jour ou de la nuit ne sont pas rares. Peut-être est-ce une façon pour notre corps de nous dire qu'il a besoin de sel, mais personne ne peut l'affirmer. De même, vous avez sûrement entendu parler du pica, cette envie irrépressible d'ingérer des substances inhabituelles, comme la craie, le charbon ou l'herbe, ou de sentir certaines odeurs, comme celle des boules de naphtaline. Je n'en ai jamais fait l'expérience, mais je n'ai jamais entendu dire non plus que ces picas aient constitué une quelconque menace pour la grossesse. Seuls de rares aliments comme le foie et les fromages non pasteurisés sont dangereux pendant la grossesse. Vous trouverez de plus amples informations à ce sujet dans le chapitre consacré à l'alimentation (*voir* p. 50).

GROSSE FATIGUE

Avec les nausées, la fatigue est l'un des principaux symptômes qui caractérisent le début de grossesse. La sensation d'épuisement ressentie les premiers mois est parfois irrépressible. Je me souviens qu'un jour, en début de grossesse, tandis que je rentrais chez moi après une journée de travail ordinaire, j'eus tout juste le temps de refermer la porte avant de m'écrouler comme une masse au bas de l'escalier. Tout allait bien, pourtant. Je n'avais tout simplement pas réussi à surmonter mon état d'épuisement. Personne n'a encore fourni d'explication scientifique valable, même si ce ne sont pas les théories qui manquent. Certains attribuent cette fatigue à la présence massive de progestérone au pouvoir soporifique, d'autres à l'augmentation du rendement cardiaque, du volume sanguin et de la consommation d'oxygène, d'autres encore au développement rapide de l'embryon, même si l'on a du mal à imaginer comment un être aussi minuscule pourrait provoquer de tels changements dans l'équilibre énergétique de la mère.

Simple épisode de la grossesse, la fatigue finit par passer. Si j'ai souhaité en parler ici, cependant, c'est parce qu'elle inquiète souvent les futurs papas et l'entourage familial. La fatigue étant généralement associée à la maladie, ils sont préoccupés de voir une femme d'ordinaire si pleine d'énergie se sentir subitement à plat. Rassurez-vous, après un ou deux mois où vous aurez besoin de grasses matinées et de siestes, la fatigue disparaîtra. Pour l'instant, contentez-vous de répondre aux appels de votre corps.

« La sensation d'épuisement que bien des femmes ressentent les premiers mois est souvent incontrôlable. »

VOS ÉMOTIONS

SI VOUS SOUFFREZ DE BRUSQUES SAUTES D'HUMEUR, SACHEZ QU'ELLES SONT LA CONSÉQUENCE DIRECTE DES CHANGEMENTS HORMONAUX QUI SE PRODUISENT EN DÉBUT DE GROSSESSE. AINSI, VOUS POUVEZ TRÈS BIEN PARLER AVEC EXCITATION DE VOTRE AVENIR, ET PLEURER L'INSTANT D'APRÈS TOUTES LES LARMES DE VOTRE CORPS POUR UNE AFFAIRE SANS IMPORTANCE.

Vous pouvez aussi vous en prendre violemment à votre compagnon à propos d'une remarque malheureuse de sa part, et l'accuser de manquer de compréhension. Mais puisque vous-même n'arrivez pas à comprendre ce qui se passe en vous, et pourquoi vous êtes si fragile émotionnellement, il vous faut bien admettre que ce n'est pas facile pour lui non plus. Expliquez-lui où vous en êtes et ce que vous ressentez, et dites-lui bien (ainsi qu'à vous-même) que cet état est temporaire. Aussi extrêmes que ces changements d'humeur puissent paraître, rappelez-vous qu'ils ne durent pas et sont seulement l'un des nombreux effets secondaires, tout à fait normaux, de la grossesse.

Peut-être vous angoissez-vous au sujet de l'avenir, de la naissance ou de vos futurs talents maternels. Même si, finalement, vous vous adaptez assez bien aux nombreux changements que ce bébé apporte dans votre vie, il se peut aussi que vous n'ayez pas le moral lorsque vous vous sentez fatiguée ou nauséeuse.

PETITS SOUCIS

À CE STADE DE LA GROSSESSE, LE PRINCIPAL SUJET D'INQUIÉTUDE EST LA FAUSSE COUCHE, QUI SURVIENT MAJORITAIREMENT LES PREMIÈRES SEMAINES. MAIS MÊME LORSQUE LES SYMPTÔMES SONT ALARMANTS, TOUT N'EST PAS PERDU POUR AUTANT, ET CHAQUE SEMAINE QUI PASSE PERMET DE CONSOLIDER VOTRE GROSSESSE.

Au cours du premier trimestre, une femme sur trois a des saignements, qui vont de simples traces de sang brun-rouge à d'épais caillots. Dans la majorité des cas, ces saignements s'interrompent sans entraîner de complications, et la plupart des femmes mettent au monde des bébés en parfaite santé. Mais je comprends que ces saignements puissent vous angoisser.

Par mesure de sécurité, le médecin peut vous proposer une échographie précoce, au cours de laquelle on peut apercevoir le sac de grossesse dans la cavité utérine ainsi que le pôle fœtal et le sac vitellin. Cette vision est souvent très rassurante. Certaines femmes craignent que l'échographie n'augmente les saignements, ce qui n'est pas le cas, ou qu'elle confirme la fin de leur grossesse. De telles craintes sont compréhensibles, mais mieux vaut vérifier ce qui se passe dès que possible.

Je n'oublierai jamais la panique que j'ai ressentie quand j'ai eu d'abondants saignements à la 8e semaine de ma grossesse. J'assistais tranquillement à une importante rencontre de médecins quand, soudain, je me suis rendue compte que mon siège était chaud et humide et que je saignais. Je n'avais pas mal et il n'y avait pas eu de signe avant-coureur. J'ai tout de suite pensé que je faisais une fausse

LE RISQUE DE FAUSSE COUCHE DIMINUE

▶ **La fausse couche est la plus fréquente des complications** et, par définition, peut survenir à n'importe quel moment de la gestation jusqu'à la 24e semaine (*voir* p. 430). Elle se produit très tôt en général, parfois avant même que la grossesse n'ait été décelée à l'échographie.

▶ **Si six semaines se sont écoulées depuis la fin de vos règles**, le risque de fausse couche chute pour passer à 15 %, soit 1 grossesse sur 6. À ce stade, on peut voir à l'échographie le sac vitellin dans l'utérus et le pôle fœtal à l'intérieur.

▶ **À huit semaines, le risque est encore plus faible**, et si un battement de cœur fœtal peut être aperçu à l'échographie, le risque de fausse couche est à présent de 3 %. À l'inverse, cela signifie que 97 % des femmes enceintes ayant un battement de cœur fœtal à huit semaines peuvent s'attendre à mener leur grossesse à terme et ramener chez elles un beau bébé en parfaite santé.

▶ **Après douze semaines**, le risque de fausse couche ne dépasse pas 1 %. Ainsi, à mesure que la grossesse avance, il diminue de façon spectaculaire, pour devenir quasiment nul une fois que vous aurez atteint la fin du premier trimestre.

«Il est toujours préférable de rechercher la cause des saignements qui, même abondants, ne signifient pas forcément la fin d'une grossesse.»

couche et tandis que je quittais la réunion le plus discrètement possible avec mes vêtements tout tachés, je rentrai chez moi en pleurant. J'ai failli annuler mon échographie le lendemain, mais mon mari (toujours très pragmatique et optimiste) m'a persuadé du contraire. Par bonheur, l'échographie a révélé la présence de deux embryons qui n'avaient pas l'air très perturbés par les saignements de la veille. Il est toujours préférable de rechercher la cause des saignements qui, même abondants, ne signifient pas forcément la fin d'une grossesse.

DOULEURS ABDOMINALES

Une majorité de femmes ressentent des douleurs abdominales en début de grossesse. Celles-ci sont toujours une source d'inquiétude, même si, la plupart du temps, elles ne font que refléter les énormes changements qui se produisent dans les organes du bassin, notamment dans l'utérus. La croissance de l'utérus sollicite les muscles et ligaments qui le rattachent à l'organisme en temps normal. Rien d'étonnant à ce que l'inévitable étirement de ces ligaments entraîne parfois quelques tiraillements.

Cependant, si les douleurs abdominales persistent et s'intensifient, consultez votre médecin sans attendre, car elles peuvent être le signe d'une grossesse extra-utérine, qui nécessite un traitement d'urgence. La plupart des grossesses extra-utérines se développent à ce stade de la grossesse ; si vous souffrez de douleurs abdominales aiguës, votre médecin vous prescrira une échographie afin de vérifier que le sac de grossesse est bien situé à l'intérieur de la cavité utérine. Si ce n'est pas le cas, on vous fera des examens plus poussés, et éventuellement une laparascopie sous anesthésie générale.

VERTIGES

Les vertiges, étourdissements et malaises sont assez fréquents en début de grossesse. Le plus souvent, de tels symptômes sont sans danger, mais s'ils persistent, ils peuvent devenir une source de problème. Si vous vous sentez mal ou si vous êtes prise de vertiges lorsque vous êtes assise, l'explication la plus probable est une baisse du taux de sucre dans le sang. Ce phénomène est assez courant au premier trimestre, pendant lequel il est souvent difficile de se nourrir normalement. Vous pouvez y remédier en gardant toujours une sucrerie à portée de main, ou encore en mangeant régulièrement.

Si vous avez un étourdissement quand vous vous relevez subitement ou après être restée longtemps debout, cela signifie que votre cerveau n'est pas assez irrigué à ce moment précis. Votre volume sanguin a augmenté, mais quand vous êtes debout, il reste dans vos jambes et vos pieds. Lorsque vous vous levez subitement, le sang afflue dans les jambes, réduisant ainsi la circulation dans le cerveau.

PENSEZ-Y

À CE STADE DE LA GROSSESSE, LES PROBLÈMES D'ORDRE PRATIQUE SONT ENCORE RARES. L'HEURE EST PLUTÔT AUX PETITS AJUSTEMENTS QUI VOUS PERMETTRONT DE VOUS ADAPTER PROGRESSIVEMENT ET DURABLEMENT À LA NOUVELLE VIE QUE VOUS PORTEZ.

UNE VISITE CHEZ LE DENTISTE

En France, les soins dentaires des femmes enceintes sont remboursés à 100 % à partir du 6e mois de grossesse. Pour autant, je ne saurais trop vous recommander de prendre rendez-vous avec votre dentiste avant cette période. Il y a, en effet, plusieurs bonnes raisons de ne pas négliger vos dents pendant les neuf mois à venir. Les gencives se ramollissent sous l'effet des hormones de grossesse et ont donc plus de chance de saigner et de s'infecter. Des brossages réguliers et l'utilisation du fil dentaire ainsi qu'un nettoyage et un détartrage chez votre dentiste devraient diminuer les risques de carie et de gingivite pendant la grossesse.

Un dentiste s'efforce toujours d'éviter une radiographie des dents ou des mâchoires chez la femme enceinte, mais si vos problèmes de dents sont graves et vous font souffrir, je puis vous assurer que la bouche est suffisamment éloignée de l'embryon, et qu'il existe de nombreux moyens de bloquer les radiations. De plus, les anesthésies locorégionales étant absolument sans danger, vous n'aurez pas à subir de soins sans traitement anti-douleur.

«Vous aimerez ce nouveau bébé aussi passionnément que vos autres enfants.»

SOUTIENS-GORGES DE GROSSESSE

Les seins ont commencé à prendre du volume et, pour certaines femmes, ils sont aussi devenus très sensibles, voire douloureux. Il est temps d'investir dans quelques bons soutiens-gorges de grossesse, car une poitrine qui s'affaisse entraîne invariablement un inconfort physique et des maux de dos, sans parler de l'effet désastreux de votre apparence sur votre moral. Je me souviens avoir pensé qu'il était parfaitement inutile d'acheter un soutien-gorge à ce stade de ma grossesse puisque j'allais devoir m'en racheter un mois plus tard. En réalité, la poitrine grossit les trois premiers mois, puis ne bouge plus trop jusqu'à la naissance et à l'allaitement, qui nécessite un tout autre type de soutien-gorge. La meilleure façon de s'assurer que l'on achète bien le soutien-gorge adapté est de se rendre dans un magasin ou dans un rayon spécialisé. Un bon soutien-gorge de grossesse assure un maintien complet, y compris sous les aisselles et dans le dos. Les soutiens-gorges avec armature ne sont pas conseillés, car celle-ci risque de comprimer les seins et de freiner la croissance des canaux lactifères. Si vous aviez déjà une forte poitrine avant d'être enceinte, vous pouvez envisager de porter un soutien-gorge la nuit.

Les femmes ayant subi des implants mammaires auront la poitrine particulièrement sensible. La peau des seins risque d'être tendue et gênante. Vous vous demandez peut-être si vous allez pouvoir allaiter. Ceci dépend en grande partie de l'endroit où les incisions ont été faites pour insérer les implants. Si elles ont été réalisées autour des aréoles, les canaux lactifères et les nerfs indispensables à l'allaitement peuvent avoir été sectionnés. Si les incisions sont situées sous les seins, il y a de bonnes chances pour qu'ils ne soient pas affectés.

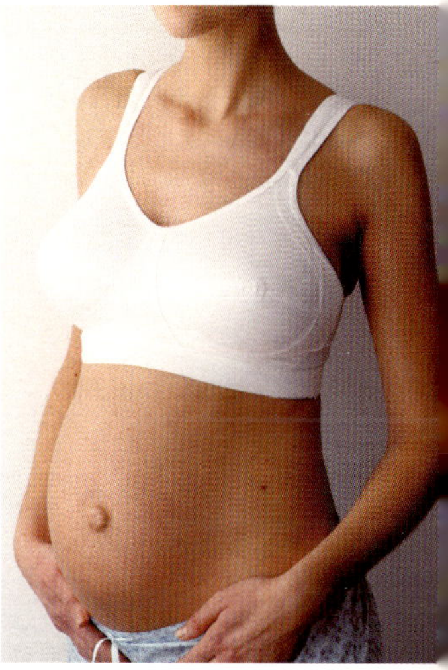

SOUTIEN-GORGE *Il n'est jamais trop tôt pour investir dans un bon soutien-gorge. Le volume de la poitrine augmente surtout en début de grossesse, pour ne plus trop changer au cours des mois suivants.*

PRÉPARER LE RESTE DE LA FAMILLE

Si vous avez d'autres enfants, vous vous inquiétez peut-être de l'impact que cette nouvelle grossesse aura sur eux et vous craignez leur réaction. Si les plus grands sont bien souvent les plus enthousiastes, les plus jeunes, en revanche, risquent fort de ne pas voir d'un très bon œil l'arrivée d'un nouveau bébé dans la famille. Je pense qu'il est préférable d'attendre encore un peu avant d'annoncer la nouvelle au reste de la famille.

Toutefois, si vous souffrez de complications au début de votre grossesse et que vous devez être hospitalisée, vos jeunes enfants peuvent être extrêmement inquiets et fâchés de votre absence et de votre «maladie». Dans l'univers d'un tout-petit, la maman est un personnage central sur qui il doit pouvoir compter à tout moment, et sa disparition soudaine risque de beaucoup le perturber. Si telle est votre situation, expliquez à votre enfant que vous êtes souffrante, et soyez aussi franche que possible. Ce que vous lui direz exactement dépendra bien sûr de sa capacité à comprendre. Quoi qu'il en soit, insistez sur le fait que vous allez bientôt vous rétablir.

POURRAIS-JE AIMER UN AUTRE ENFANT ?

Certaines femmes craignent de ne pas aimer autant leur bébé que leurs autres enfants, et ont peur que le nouveau venu ne vienne bouleverser l'équilibre familial. Je puis vous assurer que de telles pensées vous paraîtront bien ridicules d'ici un an. Vous aurez même du mal à imaginer votre vie avant sa naissance, et vous aimerez ce bébé aussi passionnément que vos autres enfants.

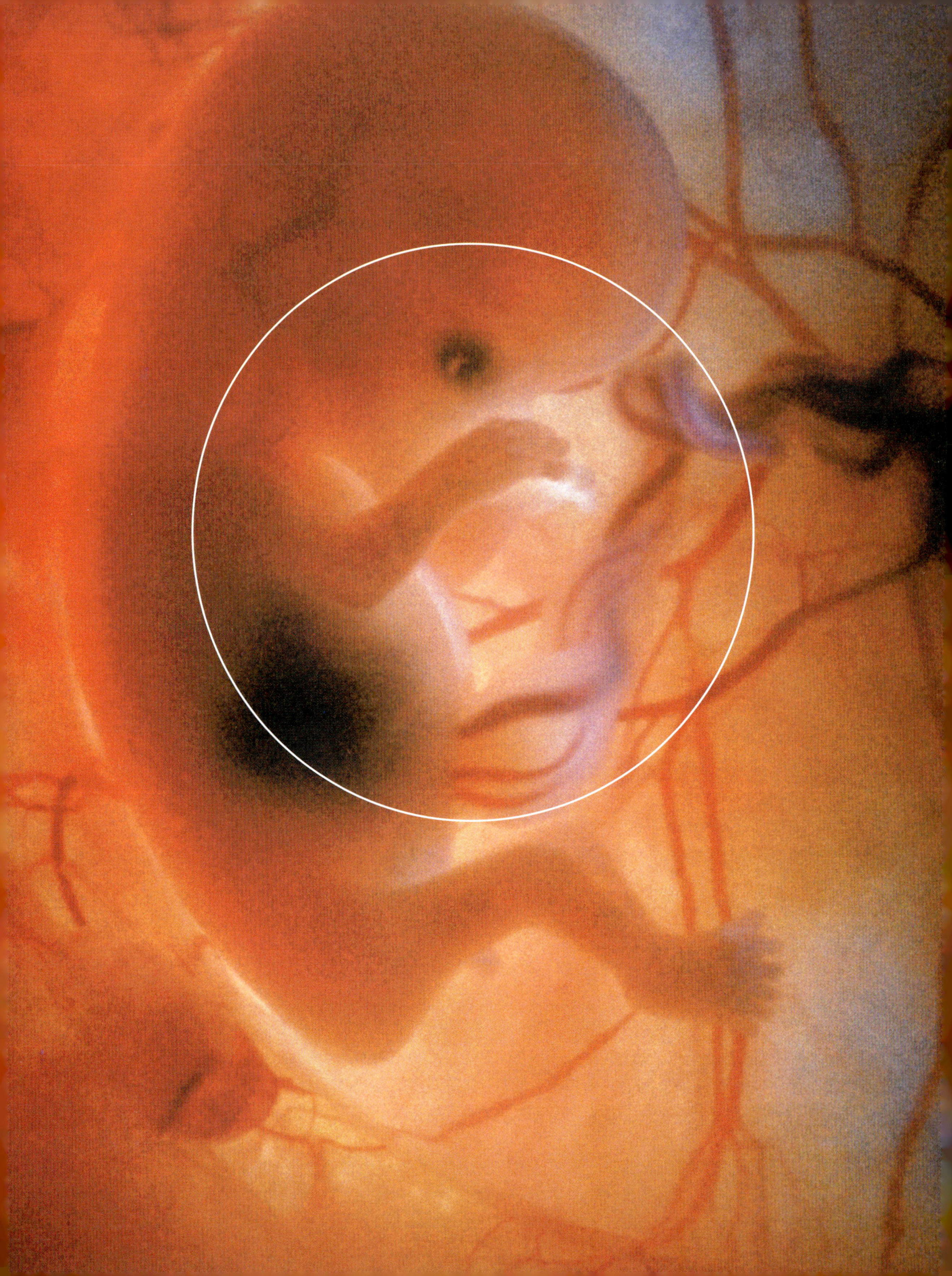

SEMAINES 10–13

VOTRE BÉBÉ SE DÉVELOPPE

VOTRE BÉBÉ EST À PRÉSENT UN FŒTUS ET TOUS SES ORGANES VITAUX SONT EN PLACE. À PARTIR DE MAINTENANT, SON DÉVELOPPEMENT CONSISTERA ENTIÈREMENT EN LA CROISSANCE ET LA MATURATION DES PRINCIPAUX SYSTÈMES DE SON ORGANISME.

Au cours des prochaines semaines, le fœtus va se développer rapidement et avec régularité, à un rythme de 10 mm par semaine, et son poids va se multiplier par cinq. Si vous faites un échographie à ce stade, vous serez surprise de voir à quel point les différentes parties du corps sont facilement identifiables et combien votre bébé ressemble toujours plus à un minuscule être humain.

La tête fœtale est encore relativement grosse et compte approximativement pour un tiers de sa longueur, depuis le sommet du crâne jusqu'au siège (longueur cranio-caudale, LCC), mais la croissance du corps commence à rattraper son retard. On peut distinguer une nuque qui soutient la tête et les traits du visage sont mieux définis, maintenant que tous les os du visage sont formés. Le front est encore haut, mais on aperçoit clairement la ligne de la mâchoire et le menton. Le nez est plus prononcé et trente-deux bourgeons de dents ont trouvé leur place. Les yeux sont entièrement développés et, même s'ils sont encore très écartés, ils se rapprochent peu à peu de la face frontale du visage. Les paupières ne sont pas terminées et restent fermées. Plus visibles, les oreilles externes (pavillon) ont quitté la base du crâne pour venir se placer de chaque côté de la tête fœtale. Les oreilles interne et moyenne sont entièrement développées. La peau du fœtus est encore fine, transparente et perméable au liquide amniotique. Une fine couche de poils recouvre la quasi-totalité du corps.

LES MEMBRES

Le corps fœtal s'est beaucoup redressé par rapport aux semaines précédentes. Les membres se développent rapidement et les épaules, les coudes, les poignets et les doigts sont clairement visibles. Les membres inférieurs se développent eux aussi, mais leur croissance est plus lente. Les doigts et les orteils se séparent et de minuscules ongles apparaissent. Vers la 12e semaine, le centre des os se forme à partir du cartilage fœtal : le processus d'ossification a commencé. À mesure que le calcium continue à se déposer dans ces centres, le squelette se calcifie graduellement et durcit. Cette formation des os se poursuit bien après la naissance du

◄ *À 10 semaines, le fœtus a déjà tout d'un petit être humain.*

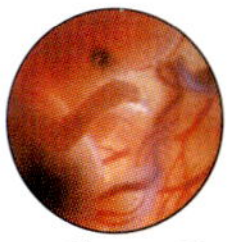

taille réelle

« Le fœtus bouge vigoureusement dans le sac amniotique, par mouvements saccadés du corps et des membres supérieurs... »

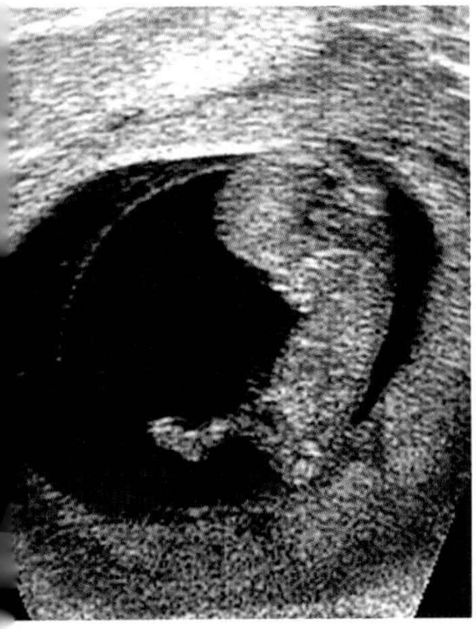

FŒTUS À 10 SEMAINES
L'échographie en 2D révèle un fœtus qui flotte librement à l'intérieur du cercle sombre du sac amniotique. La ligne blanche que l'on aperçoit est la membrane extérieure appelée chorion, encore séparée de la paroi utérine.

bébé pour ne s'achever qu'à l'adolescence. À présent, le fœtus bouge vigoureusement à l'intérieur du sac amniotique, par petits mouvements saccadés du corps et des membres supérieurs. Toutefois, il est encore très difficile de sentir ses mouvements. Les muscles de la cage thoracique commencent à se développer. Un début de mouvements respiratoires et de déglutition, et parfois des hoquets, peuvent être aperçus à l'échographie. En outre, le fœtus commence à réagir aux stimulus externes. Si vous appuyez un doigt sur votre ventre, votre bébé cherchera à se dégager de cette intrusion. Lorsqu'une main ou un pied effleure la bouche du fœtus, ses lèvres se pincent et le front se plisse : c'est là le tout premier signe du futur réflexe de succion. De même, quand ses paupières sont touchées, on peut apercevoir une ébauche de battement. Cependant, ce ne sont là que des mouvements réflexes. On admet généralement que le fœtus n'a pas la faculté de ressentir la douleur avant la 24e semaine de gestation.

DANS LE CORPS DE BÉBÉ

Dans le corps de votre bébé, les ovaires ou les testicules se sont entièrement développés, et les organes génitaux externes (pénis ou clitoris) apparaissent sous forme d'un petit renflement entre les jambes. En théorie, un échographe expérimenté est dès à présent en mesure de déterminer le sexe du fœtus, mais si vous vous fiez à ce diagnostic précoce, vous risquez d'avoir une surprise à la naissance.

Le cœur fonctionne et pompe le sang dans le reste du corps fœtal à un rythme de 110 à 160 battements par minute. Ce rythme est plus lent que les semaines précédentes et va continuer à ralentir au fur et à mesure de la maturation du fœtus. Il est possible d'entendre le cœur battre grâce à un Doppler effectué sur le bas-ventre de la maman, juste au-dessus du pubis. Cet appareil qui utilise l'effet Doppler est absolument sans danger pour le fœtus. Les premières semaines de la grossesse, les cellules sanguines de l'embryon étaient fabriquées par le sac vitellin, mais à la 12e ou 13e semaine, ce sac disparaît, et c'est désormais le foie fœtal qui assume cette fonction essentielle. Au cours du deuxième trimestre, la moelle osseuse et la rate contribueront également à la fabrication du sang fœtal.

La poitrine et l'abdomen se redressent progressivement et les intestins qui, quelques semaines plus tôt, étaient enroulés autour du cordon ombilical dans la cavité amniotique, sont solidement installés derrière une paroi abdominale fermée. L'estomac est relié à la bouche et aux intestins – une évolution importante car le fœtus avale maintenant de petites quantités de liquide amniotique. Celles-ci seront ensuite excrétées sous forme d'urine dès que les reins fonctionneront.

À 12 semaines, le volume du liquide amniotique est de 30 ml environ. Ce liquide exerce de nombreuses fonctions protectrices, dont celle de fournir un environnement parfaitement stérile à une température constante (légèrement supérieure à la vôtre) dans lequel le fœtus peut bouger librement. Par la suite, les déchets excrétés dans l'urine passeront du liquide amniotique dans le sang maternel à travers les membranes placentaires.

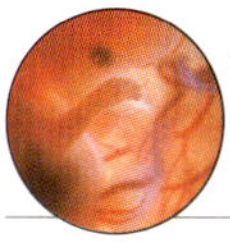

taille réelle

À 10 semaines, le fœtus mesure 30 mm et pèse entre 3 et 5 g. À la 13e semaine, il fait 80 mm de long et pèse 25 g environ.

FŒTUS À 13 SEMAINES *Les bras se sont développés rapidement : les coudes, les poignets, les mains et les doigts sont clairement visibles sur cette échographie en 3D. Le fœtus a un mouvement réflexe lorsque sa main effleure son visage.*

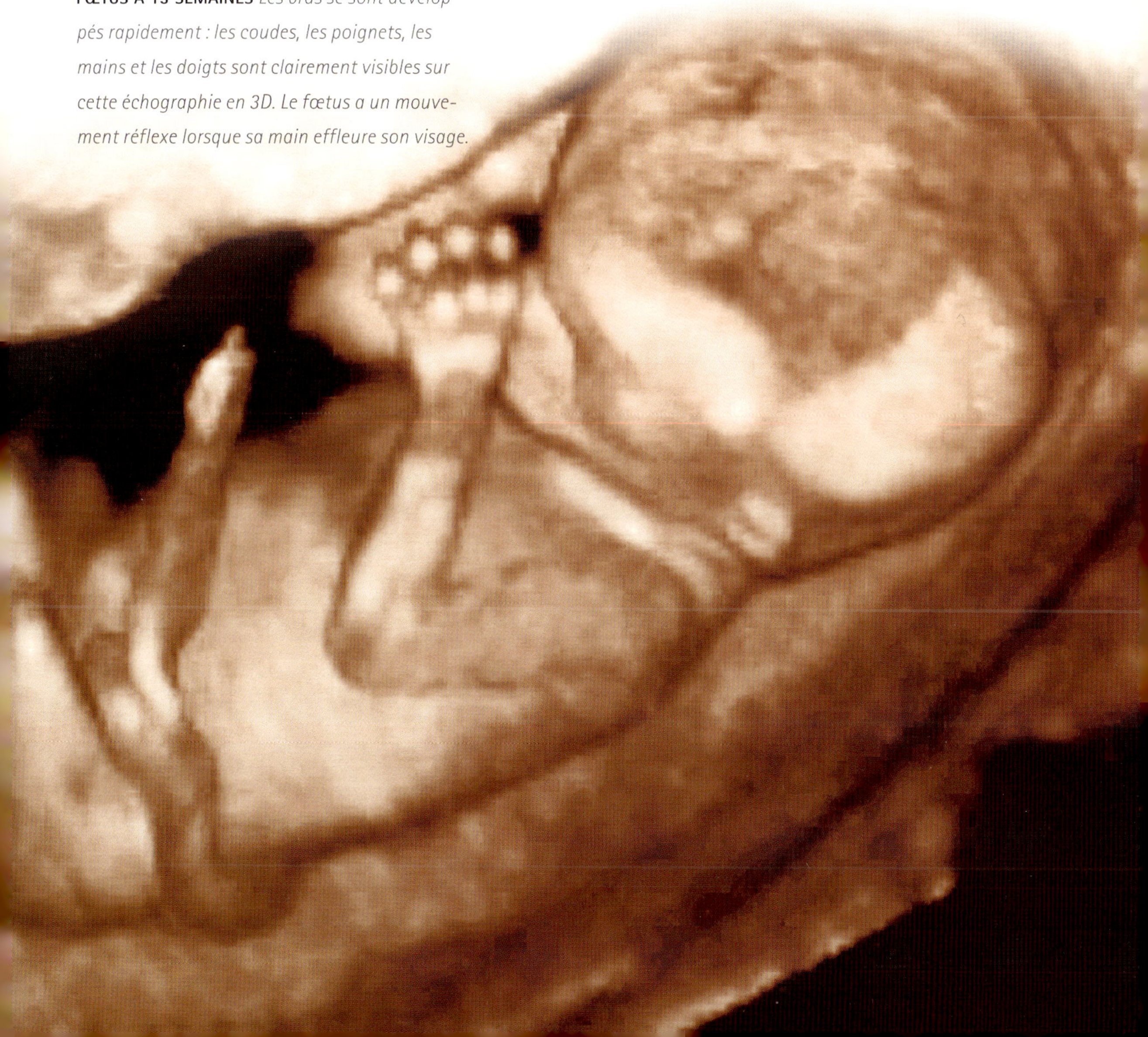

LE PLACENTA

LE PLACENTA, ENTIÈREMENT FORMÉ À PRÉSENT, ASSURE LA SURVIE DE VOTRE BÉBÉ. CETTE MÉCANIQUE BIOLOGIQUE COMPLEXE RÉPOND À TOUS LES BESOINS DU FŒTUS *VIA* VOTRE SYSTÈME SANGUIN, ET SERT DE BARRIÈRE AUX INFECTIONS ET SUBSTANCES NOCIVES.

Le placenta s'est développé rapidement et a achevé sa structure à la 12e ou 13e semaine, bien qu'il continue de croître en volume pendant toute la grossesse. À la fin du premier trimestre, il est totalement constitué et remplit nombre de fonctions essentielles jusqu'à la naissance. Le placenta est un système de filtre complexe qui permet au fœtus de respirer, de se nourrir et d'excréter. Il sert également de barrière protectrice qui bloque la plupart des infections et des substances potentiellement dangereuses. De plus, il sécrète quantité d'hormones, qui assurent le bon déroulement de la grossesse et qui préparent l'organisme de la mère à la naissance et à l'allaitement.

Toute cette activité placentaire consomme une énergie considérable (le métabolisme basal du placenta est semblable à celui d'un foie ou d'un rein adulte). En outre, le bon fonctionnement du placenta dépend de la circulation sanguine de la mère à travers les artères spirales de la paroi utérine. C'est ce qui explique pourquoi le tabac ou des troubles comme l'hypertension artérielle et la prééclampsie (*voir* p. 425), qui diminuent l'afflux de sang dans le placenta, peuvent avoir des effets désastreux sur la croissance du fœtus.

LE CORDON OMBILICAL

Entièrement formé, le cordon ombilical se compose de trois vaisseaux sanguins : une veine unique, de calibre important, qui transporte le sang riche en oxygène et les nutriments de l'utérus au fœtus *via* le placenta, et deux petites artères, qui renvoient les déchets et le sang appauvri en oxygène dans l'organisme de la mère. Ces trois vaisseaux sont enroulés en torsade pour permettre au fœtus de se mouvoir facilement dans le sac amniotique, et sont recouverts d'une épaisse couche protectrice appelée gelée de Wharton.

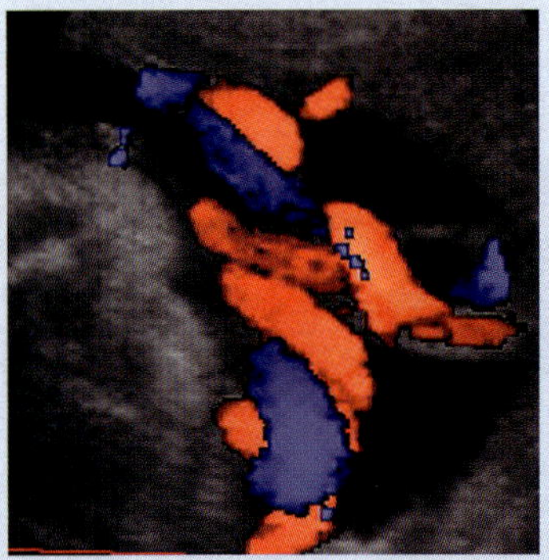

Un Doppler du cordon ombilical montre l'afflux de sang via *une veine (en bleu) et deux artères (en rouge).*

UNE VÉRITABLE FORÊT

Pour bien comprendre le placenta, on peut imaginer une forêts composé d'environ deux cents arbres. Leur tronc se divise en branches, rameaux et brindilles, recouverts d'un réseau étendu de villosités choriales, qui flottent pour la plupart dans un lac de sang maternel appelé espace intervilleux. Certaines des branches les plus longues poussent jusque dans la membrane déciduale de l'utérus. Quelques-unes pénètrent même dans les couches profondes de la paroi utérine pour accéder aux vaisseaux sanguins de la mère.
Ces dernières villosités forment le bord inférieur de l'espace intervilleux.

LE SYSTÈME D'ALIMENTATION FŒTALE

Le réseau étendu de villosités choriales baigne dans le sang maternel à l'intérieur de l'espace intervilleux. Bien que les nutriments et les déchets traversent librement le chorion (une fine membrane entourant les villosités), celui-ci protège le fœtus des infections et substances dangereuses.

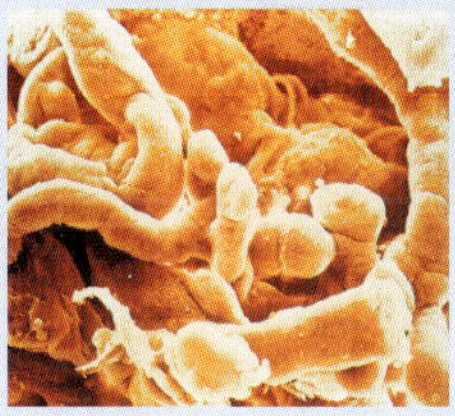

Une image agrandie de la surface placentaire révèle une forêt de villosités choriales.

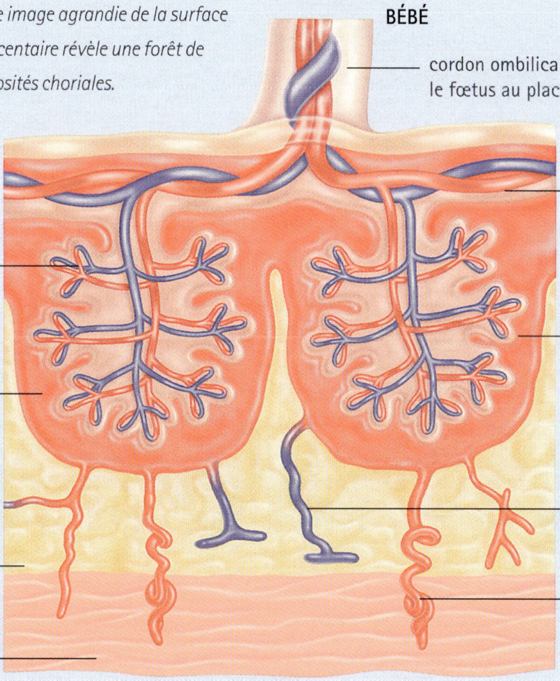

TRANSFERT DE L'OXYGÈNE ET DES NUTRIMENTS

À chaque battement de votre cœur, le sang des artères situées au bord inférieur de l'espace intervilleux (la plaque basale) jaillit comme d'une fontaine dans l'espace intervilleux, puis atteint le bord supérieur (la plaque choriale) avant de retomber et d'irriguer les villosités choriales, pour s'écouler finalement dans les veines de la plaque basale. Les nombreux vaisseaux présents dans les villosités et l'afflux relativement lent du sang maternel à travers l'espace intervilleux donnent une ample occasion à l'oxygène et aux nutriments de passer dans la circulation fœtale. En même temps, gaz carbonique et déchets du fœtus sont transférés dans l'espace intervilleux et passent dans le sang maternel.

CIRCULATIONS DISTINCTES

Malgré leur étroite proximité dans l'espace intervilleux, les circulations maternelle et fœtale restent parfaitement distinctes et ne se mélangent jamais. Elles sont séparées par une fine membrane, dont l'épaisseur se limite par endroits à celle d'une cellule. C'est elle qui protège le fœtus des infections et des substances nocives comme les pesticides, l'alcool et certains médicaments. Tout saignement durant la grossesse provient du sang maternel, et non du fœtus : la circulation fœtale est protégée, même lorsque le placenta est endommagé.

VOTRE CORPS CHANGE

À LA FIN DE CE TRIMESTRE, VOTRE TAILLE SE SERA LÉGÈREMENT ÉPAISSIE ET VOUS AUREZ PRIS QUELQUES KILOS. VOTRE VENTRE PEUT AUSSI S'ARRONDIR, MAIS CECI EST DAVANTAGE DÛ AU LÉGER BALLONNEMENT ET AU RELÂCHEMENT DE VOS INTESTINS QU'À LA CROISSANCE DE VOTRE BÉBÉ.

« À 12 semaines, l'utérus a la taille d'un gros pamplemousse et à 14 semaines celle d'un petit melon. »

À 10 semaines, la taille de l'utérus équivaut à une grosse orange. À 12 semaines, il a la taille d'un gros pamplemousse et à 14 semaines, celle d'un petit melon. Entre la 11e et la 14e semaine, en fonction de votre poids et de la taille de votre bassin, votre médecin pourra sentir l'utérus à travers la paroi abdominale, juste au-dessus du pubis. Évidemment, si vous attendez des jumeaux ou des triplés, l'utérus dépasse la ceinture pelvienne bien plus tôt. D'ailleurs, avant l'apparition de l'échographie, c'était l'un des premiers signes d'une grossesse multiple.

La poitrine continue de se développer sous l'effet de la progestérone et de plusieurs autres hormones, dont la fabrication n'a pas cessé d'augmenter pendant le premier trimestre. Certaines femmes, qui n'avaient pas beaucoup de poitrine avant d'être enceintes, peuvent parfois s'alarmer de prendre trois ou quatre tailles de soutien-gorge au cours des douze premières semaines de grossesse. Si tel est votre cas, pas de panique, vous remarquerez bientôt que vos seins cessent de prendre du volume pour ne regrossir qu'un tout petit peu au cours du dernier mois précédant la naissance. Si vous aviez déjà une forte poitrine avant la grossesse, il faut peut-être envisager de porter un soutien-gorge la nuit. S'ils sont très sensibles, essayez de les apaiser avec une crème de massage à base de camomille ou de calendula, que vous appliquerez sur les seins et les mamelons.

ACCROÎTRE VOTRE APPORT D'OXYGÈNE

Nombre de femmes remarquent qu'elles manquent parfois de souffle à la fin du premier trimestre, symptôme qui peut se prolonger durant toute la grossesse. À la suite des profonds changements de votre cœur et de vos vaisseaux sanguins, tous vos organes ou presque travaillent maintenant beaucoup plus et ont besoin d'énormément d'oxygène. Les besoins en oxygène augmentent de 15 à 20 % durant la grossesse, dont la moitié est utilisée par l'utérus, le placenta et le fœtus. L'autre moitié sert à alimenter le cœur et les reins, bien qu'une partie soit aussi destinée aux muscles respiratoires, aux seins et à la peau.

Pour faire face à ces besoins, les poumons doivent s'adapter pour absorber un volume d'oxygène plus important et rejeter le même volume de gaz carbonique à chaque respiration de la mère. C'est ce qu'on appelle le volume courant;

il augmente de 40 % pendant la grossesse. Pendant l'effort, le volume courant et la consommation d'oxygène augmentent bien au-delà des niveaux antérieurs à la grossesse. On ignore encore le mécanisme exact d'un tel processus, mais on sait que la progestérone y joue un rôle décisif. Elle permet aux poumons de s'hyperventiler, ce qui explique pourquoi vous éprouvez parfois des difficultés respiratoires.

DE NOUVELLES SENSATIONS

À LA FIN DU PREMIER TRIMESTRE, IL Y A DES CHANCES POUR QUE VOUS TROUVIEZ ENFIN VOTRE RYTHME DE CROISIÈRE ET QUE VOUS VOUS SENTIEZ À NOUVEAU VOUS-MÊME. MAIS CHAQUE GROSSESSE ÉTANT DIFFÉRENTE, PERSONNE NE PEUT VOUS DIRE CE QUE VOUS DEVRIEZ RESSENTIR OU NON.

Pour nombre de femmes, les nausées et vomissements qui marquent bien souvent les dix premières semaines de grossesse commencent à décliner, bien que les moins chanceuses d'entre elles en souffrent encore pendant quelque temps. Il n'y a pas de règle en la matière. Si les nausées diminuent, vous pouvez à nouveau manger normalement, et si vous vous inquiétez du peu de nourriture que vous ingurgitiez jusqu'alors, vous vous réjouirez certainement du changement.

L'utérus s'est considérablement agrandi. Les ligaments qui le relient au bassin s'étirent, il est par conséquent tout à fait normal de ressentir un tiraillement ou une douleur musculaire dans cette région. Bien sûr, si la douleur persiste ou devient aiguë, il faudra en parler à votre médecin sans plus tarder. L'utérus remonte à présent vers la cavité abdominale : il devrait exercer moins de pression sur la vessie, et les envies d'uriner devraient se faire moins pressantes.

Vous pouvez encore souffrir d'accès de fatigue intense, mais en règle générale, la sensation d'épuisement si caractéristique des dix premières semaines de grossesse disparaît peu à peu, et vous devriez vous sentir plus énergique. Sans doute y aura-t-il encore des jours où vous ne vous sentirez pas bien du tout, mais ceux-ci seront de plus en plus rares et, après une mauvaise journée, vous serez surprise de voir combien vous vous rétablissez rapidement. À ce stade, certaines femmes se sentent même carrément euphoriques. Mais ne vous en faites pas si c'est loin d'être votre cas, et vivez plutôt cette période de transition à votre propre rythme.

« ... après une mauvaise journée, vous serez surprise de voir combien vous vous rétablissez rapidement. »

VOS ÉMOTIONS

SI VOUS AVEZ ÉTÉ SUJETTE AUX SAUTES D'HUMEUR, IL Y A DE FORTES CHANCES POUR QUE VOUS SOYEZ PLUS POSÉE MAINTENANT QUE VOUS VOUS ÊTES FAITE À L'IDÉE QUE VOUS ÉTIEZ ENCEINTE. CELA DIT, IL PEUT ENCORE VOUS ARRIVER DE VOUS SENTIR ANGOISSÉE OU IRRITABLE.

Le simple fait d'être parvenue à la fin du premier trimestre élimine une importante source d'angoisse : à partir de maintenant, en effet, les risques de fausse couche sont pratiquement inexistants. La vaste majorité des fausses couches se produisent bien avant les dix premières semaines de gestation et après douze semaines, le risque d'avortement naturel ne dépasse pas 1 %.

Pour nombre de femmes, c'est aussi le moment où leur compagnon commence véritablement à réaliser qu'il va être papa et qu'il y aura bientôt un bébé à la maison. Même si sa réaction n'a pas vraiment été celle que vous espériez, c'est parfois un soulagement de sentir que quelqu'un d'autre partage et comprend ce que signifie le fait d'être enceinte. Jusqu'à présent, il y a peut-être eu des jours où vous aviez du mal à croire que vous étiez enceinte, mais à partir de maintenant, le doute n'est plus permis, surtout si vous avez déjà eu votre première visite obligatoire, et si vous avez eu l'immense plaisir d'apercevoir votre bébé à l'échographie pour la première fois (*voir* p. 124). Comme pour tant d'autres événements majeurs dans la vie, la certitude est bien plus confortable que le doute.

Certaines femmes sont capables d'établir une relation avec leur bébé dès les premiers temps de leur grossesse, tandis que d'autres trouvent cela presque impossible, surtout s'il s'agit de leur première grossesse. Je tiens à souligner qu'il n'y a absolument rien d'étrange à parler à votre bébé et à l'inclure activement dans votre vie quotidienne, si vous en ressentez le besoin. Et il n'y a rien d'anormal non plus si vous n'arrivez pas à concevoir que le minuscule fœtus qui se développe en vous va devenir un être humain à part entière. Ce que vous faites et ressentez pour le moment ne permet en aucune façon de dire si vous serez une bonne ou une mauvaise mère plus tard.

« … c'est aussi le moment où votre compagnon commence véritablement à réaliser qu'il va être papa. »

ANNONCER LA NOUVELLE

Vous voilà maintenant rassurée à propos de votre grossesse, et convaincue probablement que tout le monde autour de vous a remarqué votre nouveau tour de taille. Le moment est sans doute venu pour vous d'apprendre la nouvelle aux autres. L'annonce de votre grossesse à votre famille et à vos amis est bien souvent synonyme de joie, mais il y aura certainement une personne dans votre entourage pour qui le sujet sera délicat. Vous seule savez ce que vous devez faire en pareille occasion. N'oubliez pas que c'est un peu comme la liste des invités d'un mariage : il y aura toujours quelqu'un qui se sentira peiné ou exclu.

C'est un bon moment pour vous reporter au chapitre «Maternité et droit du travail» (*voir* p. 58–63), car c'est une question qu'il vaut mieux traiter trop tôt que trop tard. Vous devez être pleinement consciente de vos droits avant d'aller parler à votre employeur ou à votre chef du personnel.

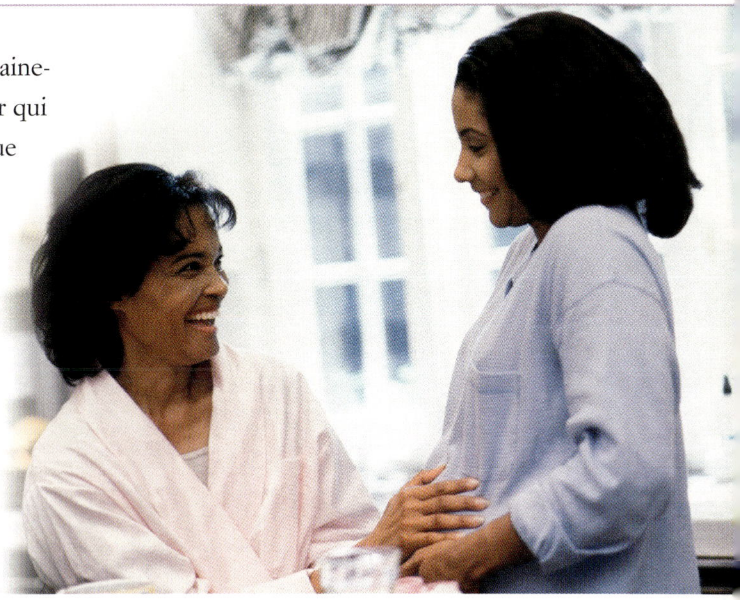

LA BONNE NOUVELLE
À la fin du premier trimestre, la plupart des femmes se sentent rassurées et prêtes à annoncer leur grossesse.

VOTRE SUIVI PRÉNATAL

VOTRE PREMIÈRE VISITE PRÉNATALE OBLIGATOIRE AURA PROBABLEMENT LIEU AU COURS DES PROCHAINES SEMAINES. LE BUT DE CETTE VISITE EST D'IDENTIFIER LES ÉVENTUELS PROBLÈMES ET D'ÉTABLIR UN DOSSIER OÙ SERONT NOTÉS TOUS VOS ANTÉCÉDENTS MÉDICAUX ET VOTRE ÉTAT DE SANTÉ ACTUEL.

Selon le type de suivi prénatal que vous avez choisi, votre première visite obligatoire se fera soit à l'hôpital, soit avec le praticien de la clinique de votre choix. Prévoyez d'y passer quelques heures, car on vous posera de nombreuses questions sur maints détails de votre état de santé général et de vos antécédents médicaux et gynécologiques. Vos réponses seront enregistrées dans votre dossier médical. Cette visite vous donne aussi l'occasion de discuter avec les sages-femmes et les médecins de votre suivi prénatal et des examens que vous souhaiteriez voir effectués (*voir* p. 134–143). On vous remettra peut être également votre carnet de maternité, à conserver tout au long de votre grossesse, afin de l'avoir toujours à disposition chaque fois que vous aurez besoin d'une assistance médicale. Pour une majorité de femmes enceintes, ce dossier attestera que leur grossesse n'est pas à risque et ne devrait pas entraîner de complications.

Au cours de cette visite, il est très important d'aborder avec le personnel soignant tous les aspects de vos antécédents médicaux et de votre situation sociale. Soyez donc le plus honnête possible dans vos réponses.

GROSSESSES PRÉCÉDENTES

Vos antécédents obstétricaux (si vous en avez) sont très importants car le déroulement des grossesses précédentes et les problèmes que vous avez rencontrés vont aider l'équipe médicale à établir si votre grossesse actuelle présente des risques. Cela permet aussi de définir le type de suivi prénatal dont vous avez besoin. Pour chacune de vos grossesses, on vous demandera la durée de la gestation, le poids de votre bébé, si le travail s'est fait naturellement ou s'il a été provoqué, la façon dont vous avez accouché et si vous avez souffert de complications avant, pendant et après la naissance. Si vous avez eu des complications et si vous avez accouché dans un autre hôpital, votre sage-femme ou médecin peuvent demander à l'équipe de cet hôpital un résumé détaillé de votre dossier médical.

Certaines femmes ont du mal à parler d'une précédente interruption de grossesse, et préféreraient que cette information ne figure pas dans leur dossier

LES QUESTIONS DE LA PREMIÈRE VISITE OBLIGATOIRE

Cette liste de questions n'est pas exhaustive, mais elle devrait vous donner une idée du type d'informations recherchées par l'équipe médicale.

▸ **Quelle est la date de vos dernières règles ?** Votre date d'accouchement prévue étant calculée à partir de cette date (*voir* p. 79), mieux vaut la connaître avant de venir.

▸ **Avez-vous eu des difficultés pour être enceinte et, si oui, par quel moyen y êtes-vous parvenue ?** Les traitements de procréation assistée augmentent les chances de faire une grossesse multiple, qui requiert une surveillance particulière.

▸ **Avez-vous eu des problèmes jusqu'ici ?** Il peut s'agir de problèmes importants ou non : saignements, douleurs abdominales ou pertes vaginales. Votre praticien ou votre sage-femme vous prescrira, s'il y a lieu, des examens ou traitements.

▸ **Fumez-vous ou prenez-vous de la drogue ?** Si vous n'avez pas encore réussi à arrêter, c'est peut-être l'occasion de demander de l'aide.

▸ **Êtes-vous atteinte d'une maladie ?** Si vous souffrez de diabète, d'asthme, d'hypertension artérielle, de thrombose (caillots de sang), de maladie rénale ou cardiaque, vous devrez probablement consulter un spécialiste pendant votre grossesse. Votre traitement actuel devra sans doute être revu et adapté.

▸ **Suivez-vous un traitement particulier ?** Mentionnez absolument tous les médicaments et préparations que vous prenez, qu'il s'agisse de soins prescrits ou sans ordonnance, ou de remèdes de médecine douce.

▸ **Avez-vous des allergies ?** Rapportez toute allergie respiratoire (rhume des foins, asthme) ou toute réaction allergique à des médicaments, à des aliments, à certains plastiques ou à l'iode.

▸ **Avez-vous eu des problèmes psychiatriques ?** Vous pensez sans doute que la question est indiscrète, mais la grossesse peut avoir un profond impact sur certains troubles psychiques. Mentionnez tous les problèmes de ce genre que vous avez rencontrés par le passé, pour que l'équipe médicale puisse vous aider à mieux gérer de potentielles difficultés. La dépression postnatale, par exemple, a de grandes chances de prendre une forme chronique, mais peut être traitée efficacement si elle est prise en charge rapidement.

qui, en théorie, peut être consulté par n'importe qui. Vous pouvez nourrir des inquiétudes analogues si vous avez reçu un traitement de procréation assistée pour cette grossesse : vous pensez sans doute que c'est une affaire privée entre vous et votre partenaire. Je comprends ce sentiment, mais il est important d'évoquer le moindre aspect de vos antécédents médicaux lors de cette première visite afin d'identifier et de prévenir toute complication potentielle. Cependant, vous pouvez demander que ce type d'information soit noté à titre confidentiel, votre sage-femme ne devrait pas y voir d'inconvénient.

VOTRE PREMIER EXAMEN MÉDICAL

Le déroulement de votre première visite prénatale varie d'un hôpital à un autre, ou d'une clinique à une autre. Lorsque j'étais encore interne à l'hôpital, la visite consistait en un examen complet du cœur, des poumons, de l'abdomen, des jambes, de la

▸ **Avez-vous subi une intervention abdominale ou pelvienne?** Les interventions chirurgicales que vous avez subies antérieurement peuvent déterminer la façon dont vous allez accoucher. Il faudra envisager une césarienne si on vous a opérée pour un fibrome à l'utérus. À l'inverse, un accouchement par voie basse est préférable si vous avez des lésions ou une cicatrice à la suite d'une opération de la zone gastro-intestinale ou de la vessie. Citez toutes les interventions que vous avez eues, même si elles vous paraissent bénignes.

▸ **Avez-vous déjà été transfusée?** Une transfusion sanguine signifie que votre organisme peut avoir développé des anticorps anormaux, ou que vous avez pu contracter une infection transmise par le sang, comme l'hépatite ou le virus du sida. De telles complications à la suite d'une transfusion sont aujourd'hui très rares car les services sanitaires sont extrêmement vigilants sur la question. Mais cela n'a peut-être pas été le cas si vous avez été transfusée à l'étranger.

▸ **Avez-vous eu des maladies infectieuses, et notamment des maladies sexuellement transmissibles?** Toutes les femmes enceintes sont soumises à des analyses afin de vérifier si elles sont immunisées contre la rubéole et la toxoplasmose, ou infectées par la syphilis. On leur proposera aussi un dépistage du sida et de l'hépatite B et C. Je vous recommande vivement de fournir tous les renseignements possibles concernant une éventuelle exposition à ces infections et d'effectuer tous les examens de dépistage proposés. Les implications de ces examens sont abordées plus loin dans ce chapitre.

L'ignorance n'est pas permise quand on est enceinte. De plus, le fait d'être pleinement informée vous donnera la possibilité de limiter les problèmes qu'une infection peut entraîner, pour vous et votre bébé.

▸ **Y a-t-il eu dans votre famille des jumeaux, des cas de diabète, d'hypertension artérielle, de thrombose, de tuberculose, des anomalies congénitales ou des troubles sanguins?** Si c'est le cas, cela ne signifie pas forcément que vous allez vous aussi les développer pendant votre grossesse, mais cela permet à l'équipe médicale de guetter les signes éventuels de leur apparition.

peau et de la poitrine, ainsi qu'un examen pelvien et vaginal, et un frottis effectué soit le jour de votre première visite, soit une semaine plus tard. Aujourd'hui, ces examens médicaux ont tendance à se faire moins intrusifs, d'une part parce que les femmes sont en parfaite santé pour la majorité d'entre elles, d'autre part parce qu'elles sont très peu nombreuses à n'avoir aucune surveillance médicale en dehors de leur grossesse. Certaines cliniques procèdent à un examen du cœur et des poumons, mais celui-ci est peu instructif s'il n'est pas mené par un spécialiste.

Si vous n'avez jamais eu de problèmes de santé, et s'il s'agit de votre première grossesse, l'examen médical consistera probablement à simplement mesurer votre taille, votre poids et votre tension artérielle, et à étudier vos mains, vos jambes et votre ventre.

PREMIÈRE VISITE *Parlez librement de vos grossesses précédentes et de vos antécédents médicaux. Cela permet à l'équipe soignante d'adapter vos soins prénatals.*

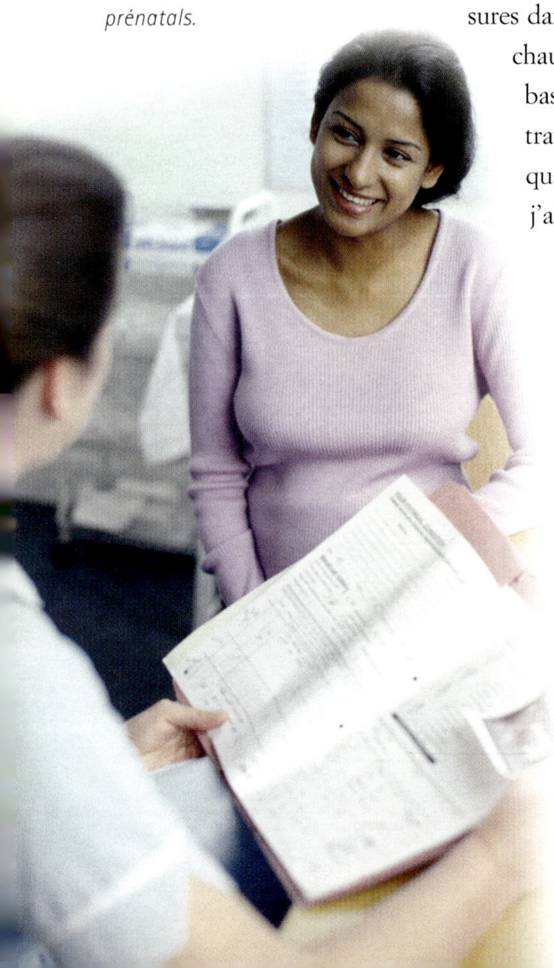

Taille

Si vous mesurez moins d'1,50 m, il y a des chances pour que votre bassin soit aussi plus petit que la moyenne, ce qui peut entraîner des difficultés au moment de l'accouchement. C'est pour cette raison que l'on notait autrefois la pointure de chaussures dans le dossier médical. En réalité, votre stature ou la taille de vos chaussures ne permettent en rien d'évaluer la capacité de votre bassin. On ne pourra en juger que lorsque vous serez en plein travail. Inutile de vous inquiéter à ce stade de la grossesse. J'ai vu quantité de très petites femmes accoucher de gros bébés, et j'ai vu aussi de petits bébés avoir des difficultés à franchir le large bassin de femmes de grande taille.

Poids

Votre poids est une mesure utile lors de votre première visite, car vous risquez plus de souffrir de complications pendant la grossesse et l'accouchement si vous avez pris trop ou pas assez de kilos (*voir* p. 41). Récemment encore, on pesait les femmes enceintes à chaque visite prénatale, car on estimait qu'une prise de poids trop importante ou, au contraire, trop faible permettait de prévoir certaines complications chez l'enfant. Cette idée est tout simplement fausse, et certaines maternités ne pèsent plus les femmes de façon systématique. Cependant, si vous étiez déjà en surcharge pondérale ou si vous avez du diabète, on surveillera votre poids et on vous conseillera sûrement un régime alimentaire à faible valeur calorique.

POURQUOI UN SUIVI PARTICULIER ?

Vous avez besoin d'un suivi prénatal particulier si vous répondez à l'un des critères suivants :

- antécédent d'accouchement prématuré ;
- fausses couches répétées ;
- anomalies congénitales du fœtus ;
- prééclampsie ou hypertension artérielle au cours d'une grossesse précédente ;
- diabète ou diabète gestationnel ;
- thromboses antérieures (caillots de sang) ;
- premier bébé pesant plus de 4 ou moins de 2,5 kg à la naissance ;
- grossesse de vrais jumeaux (*voir* p. 123).

Votre accouchement nécessitera un suivi particulier si vous avez déjà eu :

- une césarienne ;
- un travail long et difficile, et un accouchement au forceps ou ventouse ;
- un échec du déclenchement provoqué des contractions ;
- un bébé pesant plus de 4 ou moins de 2,5 kg à la naissance ;
- un saignement excessif, un problème urinire ou intestinal après la naissance (post-partum) ;
- un problème d'anesthésie.

« ... en réalité, votre stature ou la taille de vos chaussures ne permettent en rien d'évaluer la capacité de votre bassin... »

Jambes et mains

L'aspect de vos jambes et de vos mains est un autre critère précieux, et certains médecins et sages-femmes les surveillent étroitement tout au long de la grossesse. La couleur et l'état de vos ongles fournissent un bon aperçu de votre état général : ils reflètent votre alimentation et peuvent révéler une anémie. Un angiome stellaire (de petites lignes rouges en étoile) et des rougeurs aux paumes des mains ou aux plantes des pieds sont fréquents chez la femme enceinte, mais la brusque apparition de nombreux vaisseaux éclatés ou d'ecchymoses nécessite une analyse de sang, notamment un test de coagulation.

Autre signe déterminant, le gonflement des doigts, des pieds, des chevilles et du bas des jambes peut révéler un problème de rétention d'eau. En fin de grossesse, il est fréquent que ces parties enflent, surtout si la journée a été éprouvante. Mais tout gonflement subit ou toute augmentation progressive du volume de ces parties du corps doit être pris très au sérieux, car il peut être le signe avant-coureur d'une prééclampsie (*voir* p. 425).

Abdomen

Lors de la visite prénatale, votre sage-femme ou médecin examinera le volume de votre utérus ainsi que les cicatrices de vos précédentes interventions chirurgicales. Fournissez le plus de détails possible sur les opérations que vous avez subies dans la région abdominale ou pelvienne, car cela peut influencer la façon dont vous

« On mesurera votre tension artérielle lors de chaque visite prénatale. »

devrez accoucher. Si vous avez eu une appendicectomie, par exemple, celle-ci n'a sans doute pas entraîné de complications, ne vous laissant qu'une petite cicatrice sur le côté droit. Mais si votre appendice a éclaté et a provoqué une péritonite, vous avez subi une importante opération de l'abdomen en urgence, causant une cicatrice qui s'étend tout le long de l'abdomen et des adhérences à l'intérieur de la cavité abdominale. L'aspect des cicatrices (lisses, froncées ou profondes) est aussi une information très utile, tout comme les détails sur d'éventuelles complications postopératoires, telle une infection cicatricielle.

Plus tard au cours de la grossesse, il est parfaitement normal d'observer des vergetures ou des stries sur l'abdomen. Cependant, si vous remarquez de soudaines vergetures en début de grossesse, elles peuvent être le signe d'une réaction à un traitement à base de corticoïdes ou d'un problème hormonal. Votre sage-femme ou votre médecin vous adressera à un spécialiste rapidement.

Examens vaginaux et pelviens

Les examens vaginaux lors de votre première visite à l'hôpital et lors des visites prénatales suivantes ne sont plus considérés comme nécessaires, mais si vous avez eu des pertes ou des saignements, votre sage-femme peut vouloir examiner votre col de l'utérus ou faire un prélèvement pour déceler une éventuelle infection, et parfois procéder à un frottis.

On admet désormais qu'il est encore trop tôt, à ce stade de la grossesse, pour évaluer la capacité du bassin. Cependant, certaines situations peuvent nécessiter un examen interne lors de la première visite prénatale – par exemple si vous avez eu une césarienne lors de votre précédent accouchement, parce que vous ne pouviez plus progresser durant la phase du travail en raison d'épines iliaques trop proéminentes ou d'un arc pubien trop étroit pour laisser passer le bébé.

Seins

L'examen de la poitrine n'est pas systématiquement effectué lors de la première visite à l'hôpital, même s'il devrait l'être à mon avis. Heureusement, le cancer du sein est plutôt rare chez les femmes de moins de 40 ans, mais lorsqu'il se développe chez les femmes plus jeunes, la tumeur est souvent œstrogéno-dépendante, ce qui signifie que la grossesse peut considérablement accélérer la croissance locale et la propagation des cellules cancéreuses. Les sages-femmes et obstétriciens ne sont peut-être pas les meilleurs cliniciens pour identifier les grosseurs suspectes, mais il est toujours préférable de subir un examen que pas du tout : un diagnostic et un traitement précoces, dans ces cas-là, peuvent largement améliorer le pronostic.

ANALYSES D'URINE

On vous demandera un échantillon d'urine lors de votre première visite à l'hôpital ainsi qu'aux suivantes. Il sera analysé sur-le-champ pour déterminer le niveau de sucre, de protéine et de cétone (corps chimique issu du métabolisme des graisses) dans votre urine. En temps normal, les reins filtrent tout le sucre et les protéines de l'urine. Toutefois, pendant la grossesse, l'augmentation de la circulation sanguine représente une charge supplémentaire pour les reins. Résultat, l'urine d'une femme enceinte peut parfois contenir une petite quantité de sucre et de protéine, et doit toujours être étroitement surveillée. On trouve surtout les cétones dans l'urine des diabétiques, mais on peut aussi les trouver chez la femme enceinte en bonne santé lorsque son métabolisme est contrarié, lorsqu'elle n'a pas assez mangé, par exemple, ou lorsqu'elle a vomi.

Glycosurie – sucre dans l'urine

Bien que la moitié des femmes enceintes aient du sucre dans leur urine au moins une fois pendant le deuxième ou troisième trimestre, la présence de sucre dans votre urine lors de votre première visite prénatale et des suivantes est une réelle source d'inquiétude, car elle peut indiquer un diabète gestationnel, qui affecte

CONTRÔLER LA TENSION ARTÉRIELLE

Il est très important de vérifier et de noter votre tension artérielle lors de votre première visite : cette première mesure servira de référence pendant toute la durée de votre grossesse. On mesurera votre tension artérielle lors de chaque visite prénatale, quel que soit le lieu où celle-ci sera effectuée.

▶ **Une tension de 12/8 (cm Hg)** est la plus fréquente chez la femme enceinte. Le premier chiffre (12) correspond à la tension artérielle systolique, c'est-à-dire la tension dans les artères lorsque le sang est expulsé du cœur. Le second (8) est la tension artérielle diastolique, ou la tension dans les artères lorsque le cœur se dilate. Les chiffres systoliques et diastoliques ont tous deux leur importance, mais si vous avez une tension diastolique supérieure ou égale à 9, l'équipe soignante vous conseillera sûrement de consulter un spécialiste sans plus tarder.

▶ **Une augmentation régulière de 2 points** de l'un ou des deux chiffres est bien souvent une source d'inquiétude car il peut révéler un risque de prééclampsie (*voir* p. 425). Évidemment, la tension artérielle varie énormément d'une femme à une

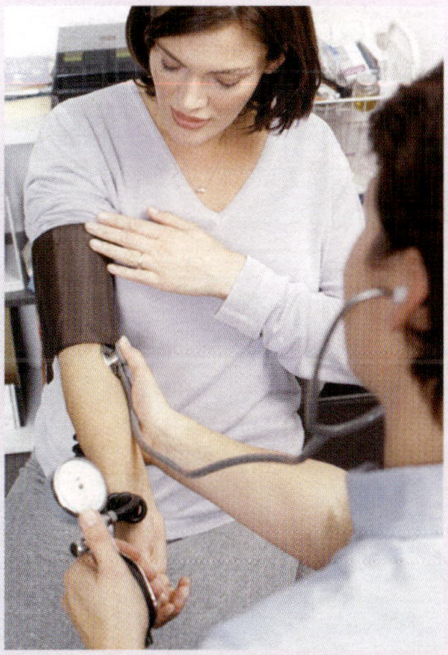

autre pendant la grossesse. Ces chiffres ne sont donc donnés qu'à titre indicatif.

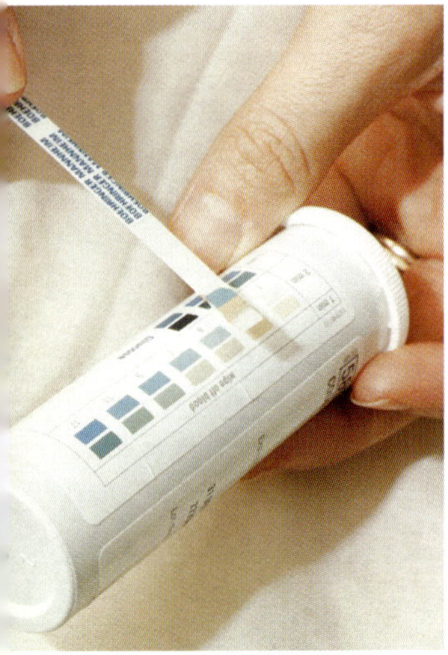

ANALYSE D'URINE *Un test réactif permet de déceler la présence de sucre dans l'urine. La bandelette change de couleur fonction de la quantité de glucose.*

environ 5 % des femmes enceintes (*voir* p. 426). Si une glycosurie est constatée dès la première visite, on vous conseillera dans un premier temps de limiter votre consommation de sucre (gâteaux, bonbons, chocolat, jus de fruit et fruits, notamment bananes, ananas et melons). Si votre urine contient toujours du sucre à la visite prénatale suivante, on vous demandera de passer un test de tolérance au glucose afin de déterminer s'il s'agit d'un diabète gestationnel ou si vous avez tout simplement mangé trop de sucres la veille de l'analyse.

Protéinurie – protéine dans l'urine

Il existe plusieurs causes importantes de protéinurie pendant la grossesse, qui demandent toutes à être examinées en détail. Si on décèle des protéines dans votre urine lors de votre première visite à l'hôpital, vous devrez fournir un nouvel échantillon d'urine. Pour cela, on vous remettra un kit spécial contenant un tampon nettoyant afin d'éliminer les microbes présents dans la vulve, ainsi qu'un récipient stérile. Après avoir nettoyé la vulve, vous devez évacuer les premières gouttes d'urine dans les toilettes pour ne recueillir que l'écoulement intermédiaire, qui sera ensuite envoyé au laboratoire pour être analysé.

La cause la plus fréquence de protéinurie est une infection des reins ou des voies urinaires. Vous êtes plus exposée à ce type d'infections pendant la grossesse car les canaux qui relient les reins à la vessie, et la vessie à l'urètre, se sont relâchés sous l'effet des hormones de grossesse, facilitant ainsi l'accès aux germes infectieux. Bien souvent, le symptôme le plus courant en cas d'infection urinaire, la douleur ou la gêne lorsque vous urinez, qu'on appelle cystite, ne se manifeste pas durant la grossesse. Vous pouvez ainsi développer une infection des reins (pyélonéphrite) sans le savoir. C'est là un problème qui peut avoir de graves conséquences, car les infections urinaires peuvent irriter l'utérus. Si on ne les soigne pas, elles peuvent provoquer une fausse couche ou des contractions prématurées. Par ailleurs, des infections urinaires répétées peuvent entraîner des lésions permanentes des reins. Si une infection est diagnostiquée, on vous prescrira un traitement antibiotique au terme duquel vous effectuerez un nouveau test (environ une semaine plus tard) afin de vous assurer que l'infection est éliminée. La plupart des services de consultation prénatale proposent ce type d'analyse lors de la première visite, de façon à être sûrs que l'on ne passe pas à côté d'une infection urinaire sans symptôme apparent.

Plus rarement, des protéines dans l'urine lors de votre première visite peuvent être le signe d'une maladie rénale, auquel cas vous êtes sûrement déjà suivie par un spécialiste des reins. Mais il se peut aussi que cette maladie rénale soit diagnostiquée pour la première fois lors d'une analyse d'urine au cours de la grossesse. En fin de grossesse, une protéinurie est un symptôme important de la prééclampsie (*voir* p. 425). Si, à ce stade précoce de la grossesse, on trouve des protéines dans votre urine qui ne sont pas liées à une infection ou à des problèmes rénaux, on a affaire à une grossesse à risque élevé, susceptible de donner lieu plus tard à une prééclampsie ou à d'autres complications.

VOTRE PREMIÈRE ÉCHOGRAPHIE

Toutes les maternités ou presque proposent désormais une échographie de datation entre la 8e et la 12e semaine (*voir* page suivante) afin des mesurer la taille du fœtus. On peut aussi vous suggérer une échographie entre la 11e et la 14e semaine pour mesurer la clarté nucale (*voir* p. 136) du fœtus, en vue d'un dépistage précoce du syndrome de Down (ou trisomie 21).

Si vous attendez des jumeaux, une échographie à 12 semaines ou plus tôt permet de déterminer le type de jumeaux que vous portez (*voir* p. 125). Ce détail doit être défini très tôt car il a des répercussions sur votre suivi prénatal : les vrais jumeaux présente un risque élevé d'anomalies congénitales et de complications, tel le retard de croissance intra-utérin (RCIU), et doivent donc être surveillés par un spécialiste. 70 % des vrais jumeaux souffrent de problèmes sérieux, et 30 % seulement ne connaissent aucune complication. Si vous êtes enceinte de faux jumeaux en revanche, votre suivi prénatal sera normal, même si vous risquez d'accoucher plus tôt en raison du volume et du poids supplémentaires qu'entraîne la présence de deux fœtus dans l'utérus.

Toutes les femmes font une échographie entre la 20e et la 22e semaine pour dépister les anomalies fœtales (*voir* p. 173–176). À ce stade, on a une image assez complète du développement des organes et systèmes du fœtus, et la majorité des anomalies structurelles sont décelées à cette occasion. Si l'on trouve un problème, on procède à des échographies plus poussées, mais dans la plupart des cas, ce n'est pas nécessaire.

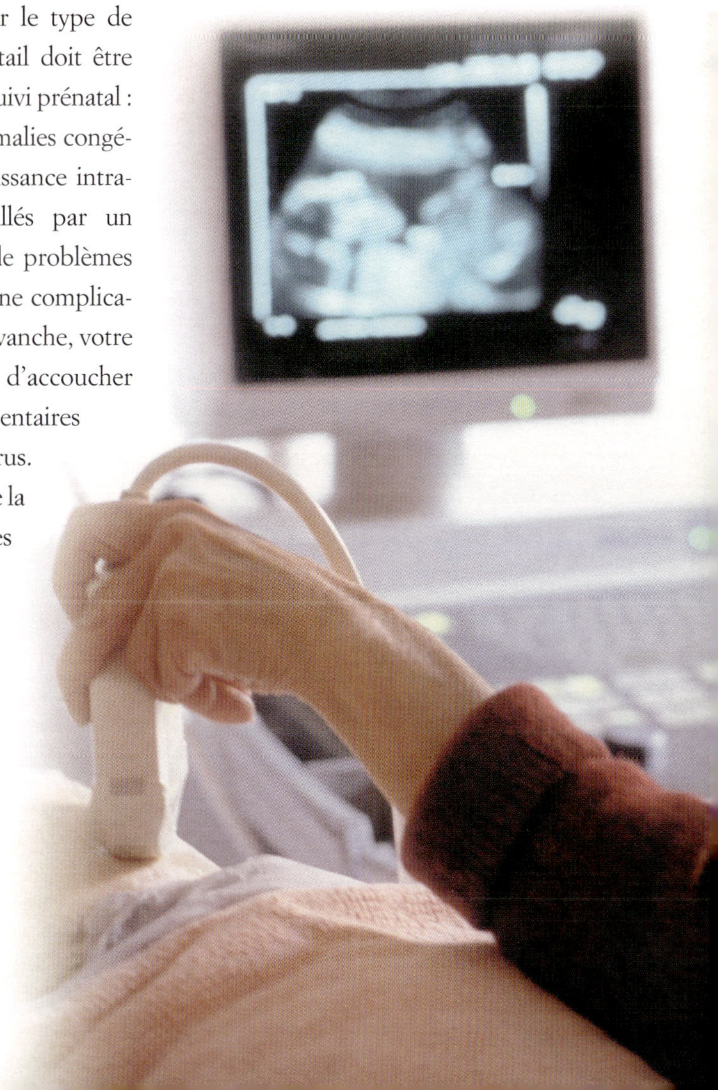

L'ÉCHOGRAPHIE *Une échographie précoce est un examen fort précieux car elle permet d'établir le stade exact de la grossesse.*

ÉCHOGRAPHIE DE DATATION

L'ÉCHOGRAPHIE DE DATATION À 12 SEMAINES MESURE LA TAILLE DU FŒTUS AFIN QUE LE SUIVI PRÉNATAL PUISSE S'ORGANISER EN FONCTION DE L'ÂGE GESTATIONNEL. PLUS L'ÉCHOGRAPHIE EST PRÉCOCE, PLUS LES MESURES SERONT EXACTES.

À QUOI SERT L'ÉCHOGRAPHIE ?

▸ **5–8 semaines** Viabilité de la grossesse si sac présent dans utérus ; détection du pôle fœtal et du battement de cœur ; datation par LCC.

▸ **11–14 semaines** Dépistage du syndrome de Down par clarté nucale ; datation de la grossesse.

▸ **12–14 semaines** Datation de la grossesse par LCC et au DBP ; confirmation de la croissance, du battement du cœur et de la formation du cerveau.

▸ **20 semaines** Recherche des anomalies du cœur, des reins, de la vessie, de la colonne, du cerveau et des membres ; vérification de la croissance du fœtus et la position du placenta.

▸ **30 semaines et plus** Détection des problèmes placentaires, retard de croissance intra-utérin et volume du liquide amniotique.

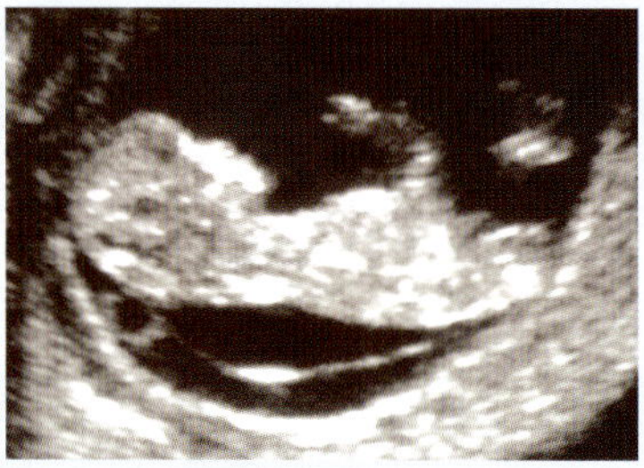

À 10 SEMAINES *Les bras et les mains du fœtus se développent. On aperçoit le sac vitellin sous la tête du bébé.*

▸ **Les échographies** utilisent des ondes sonores de très haute fréquence, qui sont envoyées à travers le ventre de la maman à l'aide d'un transducteur. Ces ondes sonores sont réfléchies par les tissus solides du fœtus et traduites en images sur un écran d'ordinateur. Il n'y a aucun phénomène de radiation avec les ultrasons, qui émettent uniquement des ondes sonores.

▸ **Dans l'heure précédant une échographie abdominale**, on vous demande de boire beaucoup d'eau et d'éviter de vider votre vessie. Cela risque de vous paraître assez inconfortable, mais c'est néanmoins nécessaire. Lorsque la vessie est pleine, celle-ci constitue une sorte de fenêtre remplie d'eau, située juste au-dessus de l'utérus et du fœtus, qui réfléchit les ultrasons et fournit ainsi des images bien plus nettes.

On vous demande de vous allonger, puis on enduit le bas de votre abdomen d'un gel lubrifiant afin d'assurer un bon contact avec le transducteur. L'échographiste, généralement un médecin, déplace ensuite le transducteur lentement d'avant en arrière pour générer des images ultrasonores à l'écran.

▸ **Pour une échographie vaginale**, une sonde tubulaire est introduite dans le vagin. Ici, nul besoin de remplir la vessie, car la sonde est suffisamment près de l'utérus pour obtenir une image nette. Nombre de femmes craignent que cet examen soit douloureux ou dangereux pour leur grossesse : il n'en est rien. Si vous avez un saignement par la suite, il n'a pas été provoqué par la sonde, et devait avoir lieu de toutes façons.

▸ **Les mesures-clés** prises à l'échographie de 12 semaines sont la longueur cranio-caudale (LCC), distance entre le sommet de la tête et le siège, et le diamètre bipariétal (DBP), distance entre les os pariétaux de chaque côté de la tête. La taille des membres ne peut pas encore être mesurée avec précision car le fœtus est toujours en position enroulée, la longueur du fémur (LF) n'est donc pas utilisée pour évaluer la taille du fœtus avant le milieu du deuxième trimestre.

Le battement de cœur de votre bébé est également contrôlé : attendez-vous à une belle émotion lorsque vous le verrez battre à un rythme effréné.

Si vos dates ne correspondent pas aux mesures prises, c'est peut-être qu'elles sont fausses, ou qu'il y a un problème lié à la grossesse. On vous demandera sans doute de revenir pour une nouvelle échographie, histoire de s'assurer que tout se passe bien.

▸ **Les grossesses gémellaires** sont souvent diagnostiquées à l'échographie de la 12e semaine, même si on peut les détecter dès la 6e semaine lorsque les deux sacs de grossesse sont nettement visibles dans l'utérus.

À 12 semaines, l'échographiste peut déterminer s'il s'agit d'une grossesse monochorionique (vrais jumeaux) ou dichorionique (faux jumeaux) en examinant l'épaisseur des membranes séparant les deux sacs amniotiques. Si deux couches d'amnios (membrane interne du sac) séparent les cavités, ce sont de vrais jumeaux. Si une membrane plus épaisse faite de deux couches d'amnios et deux couches de chorion (membrane extérieure du sac) les séparent, ce sont de faux jumeaux.

ÉCHOGRAPHIE À 12 SEMAINES

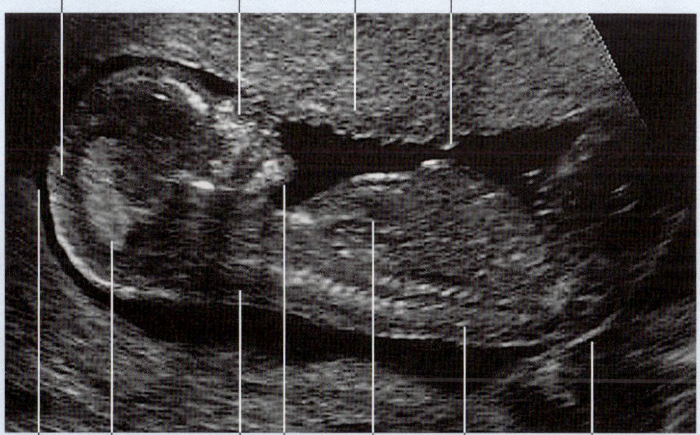

INTERPRÉTATION *Les os apparaissent en blanc tandis que les zones remplies d'eau sont en noir. À 12 semaines, le crâne est bien formé et la colonne clairement définie. Le cœur est une petite zone dense située au milieu de la poitrine qui bat sur l'écran. Le placenta est une masse spongieuse reliée au sang par le cordon ombilical, et apparaît en blanc car les cellules sanguines réfléchissent les ondes sonores.*

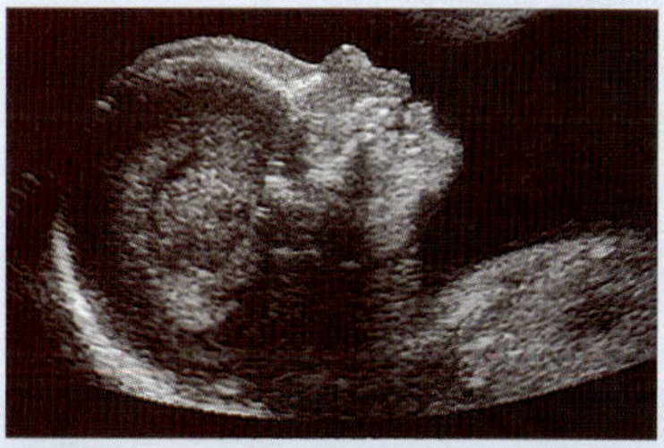

DE PROFIL *Les hémisphères cérébraux sont clairement visibles. Le profil net montre un os du nez parfaitement formé.*

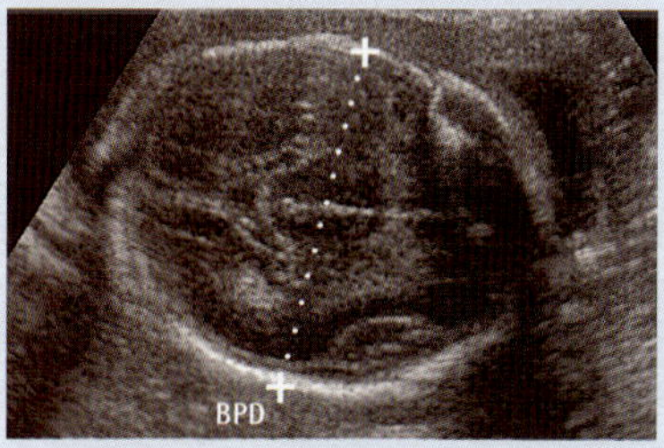

DIAMÈTRE BIPARIÉTAL *C'est l'une des mesures fondamentales pour surveiller la croissance du fœtus.*

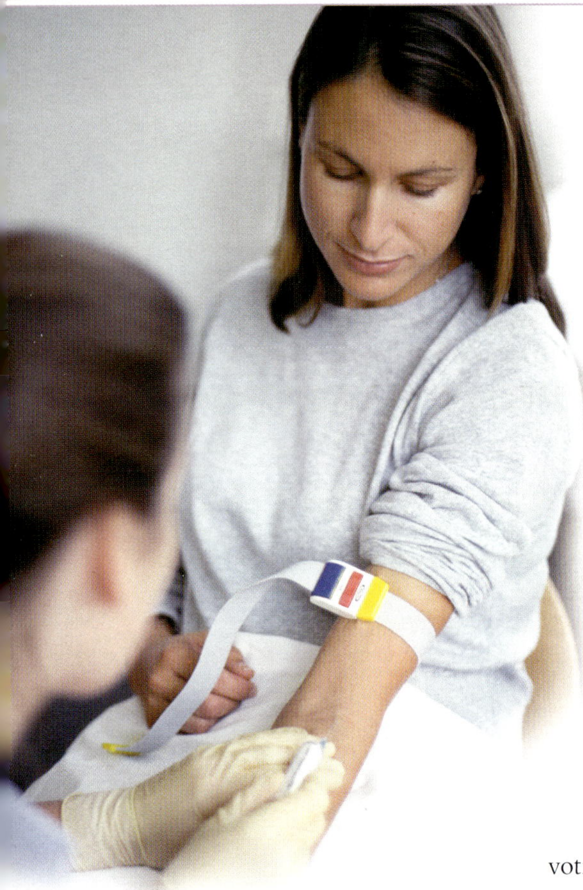

ANALYSES DE SANG *Lors de votre première visite prénatale, on prend généralement plusieurs échantillons de votre sang.*

ANALYSES DE SANG

Plusieurs analyses sanguines sont effectuées lors de votre première visite prénatale. Certaines sont obligatoires, mais on peut aussi en pratiquer d'autres, fonction de vos antécédents médicaux.

Votre groupe sanguin

Il existe quatre groupes sanguins chez l'homme : A, B, AB et O. Le plus courant est le O, suivi du A et du B, et le plus rare est le AB. Pour chacun de ces groupes, l'individu a un rhésus positif ou négatif, le plus courant étant le positif. Votre carte d'identité sanguine porte donc la mention : O rhésus positif ou négatif, A rhésus positif ou négatif, et ainsi de suite pour chaque groupe sanguin. Le facteur rhésus est particulièrement important durant la grossesse car une mère de rhésus négatif portant un bébé au rhésus positif peut développer des anticorps dangereux pour le sang du fœtus (*voir* p. 128 et p. 424). Il est donc capital d'établir votre groupe sanguin dès le début de la grossesse. C'est l'un des rares moments de votre vie où vous risquez une hémorragie, qui nécessite une transfusion immédiate. Il est donc essentiel que l'on sache à quel groupe vous appartenez, et il faut faire figurer cette information dans votre carnet de maternité pour qu'elle soit disponible nuit et jour. Récemment encore, l'hémorragie était la principale cause de décès des femmes enceintes en Occident, et elle l'est encore dans les pays qui ne disposent pas de services de transfusion sanguine. On ne devrait jamais l'oublier. La plupart des femmes, cependant, n'ont aucun saignement pendant leur grossesse et n'ont aucun besoin de transfusion. Mais pour les rares concernées, le fait de connaître leur groupe sanguin peut représenter un gain de temps très précieux pour l'équipe du laboratoire qui doit comparer le sang de la femme enceinte aux échantillons stockés. C'est la raison pour laquelle on vous prélève toujours un échantillon de sang lorsqu'on vous admet à la maternité.

Taux d'hémoglobine et numération

Le taux d'hémoglobine dans le sang mesure le pigment qui assure le transport de l'oxygène dans les globules rouges. Chez la femme, il se situe normalement entre 10,5 et 15 grammes par litre de sang. Un taux plus faible traduit une anémie, et l'on conseille dans ce cas de consommer des aliments riches en fer (*voir* p. 47) et de prendre du fer en compléments. L'anémie (*voir* p. 423) peut entraîner une grande fatigue, et peut aussi être à l'origine de graves problèmes en cas de saignements excessifs à l'accouchement.

La numération sanguine dénombre les globules rouges, globules blancs et plaquettes, et affine ainsi les informations sur votre état de santé. Elle peut révéler, par exemple, qu'une anémie n'est pas uniquement due à un manque de fer, mais à des carences en vitamines, qui seront identifiées puis traitées.

Immunité contre la rubéole

Toute femme enceinte subit désormais un test d'immunité contre la rubéole. Nous avons déjà parlé des lésions qu'entraîne une première infection en début de grossesse chez le fœtus (*voir* p. 32 et p. 411). Si l'on s'aperçoit que vous n'êtes pas immunisée lors de votre première visite prénatale, on vous expliquera comment éviter toute exposition à l'infection et l'on vous suggérera de vous faire vacciner dès que vous aurez accouché. D'autres tests d'immunité vous seront également proposés, notamment contre la varicelle (*voir* p. 411) et des infections plus rares comme l'hépatite (*voir* p. 129 et p. 117) et le virus de l'immunodéficience humaine (VIH), c'est-à-dire le virus du sida (*voir* p. 130 et p. 414). En France, le test d'immunité contre la toxoplasmose est également obligatoire (*voir* p. 142).

Maladies sexuellement transmissibles

Les femmes enceintes sont également soumises à un dépistage de la syphilis (*voir* p. 413). Lorsqu'elles sont infectées, on leur prescrit un traitement à base de pénicilline. La syphilis étant relativement rare de nos jours, certains cliniciens ont suggéré l'abandon du dépistage systématique au profit d'autres infections. Il faut rappeler, cependant, qu'une syphilis non détectée durant la grossesse peut provoquer de graves lésions congénitales et d'importants problèmes de développement chez l'enfant. La syphilis peut être soignée rapidement et facilement : je crois que l'on doit poursuivre son dépistage. Les cas de syphilis sont hélas en augmentation dans l'est de l'Europe, en Russie et en Afrique. Si vous avez vécu dans l'un de ces pays ou l'une de ces régions, il est vivement recommandé d'effectuer un dépistage afin d'éviter d'éventuelles lésions, pour vous comme pour votre bébé.

Les infections par *chlamydiæ* et les blennorragies (*voir* p. 413), deux autres maladies sexuellement transmissibles, ont plus d'incidence sur la stérilité, bien que les *chlamydiæ* soient parfois responsables de graves infections oculaires chez le nouveau-né. Si vous pensez y avoir été exposée, parlez-en à votre sage-femme ou à votre médecin afin prévenir toute complication.

RHÉSUS NÉGATIF ET GROSSESSE

▶ **Si votre groupe sanguin est de rhésus négatif**, des problèmes peuvent surgir au cours de la grossesse si votre enfant hérite par son père d'un facteur rhésus positif. Votre système immunitaire risque de fabriquer des anticorps entraînant une anémie et un stress pour le fœtus dans l'utérus, ainsi qu'une anémie (*voir* p. 433) et une jaunisse (*voir* p. 434) après la naissance.

▶ **Le facteur rhésus est rarement un problème** lors d'une première grossesse, mais si vous êtes exposée au sang de votre bébé pendant l'accouchement, vous risquez de développer des anticorps problématiques pour votre grossesse suivante. C'est pourquoi on analyse le sang de toutes les femmes au rhésus négatif à la recherche d'anticorps anti-D.

▶ **Si vous avez développé des anticorps**, on vous fera des analyses de sang tous les mois, et votre bébé sera étroitement surveillé.

▶ **Si vous n'avez pas développé d'anticorps,** on ne vous proposera pas d'injections d'anti-D. En revanche, en cas de saignements ou de choc physique lors de la grossesse, on vous administrera des injections d'anti-D, qui éliminent les cellules de Rh positif chez le fœtus et empêchent le développement d'anticorps destructeurs chez la mère. De telles pratiques permettent de réduire notablement les maladies hémolytiques du nouveau-né. Si le père est lui aussi de Rh négatif, il n'y a aucun risque d'incompatibilité pour l'enfant, et on ne vous administrera pas d'anti-D.

▶ **Toutes les mères de Rh négatif** accouchant d'un bébé au Rh positif sont soumises à une injection d'anti-D dans les 72 heures. Un test sanguin établit le taux de cellules fœtales présentes dans sa circulation, et si celui-ci est élevé, on effectue une nouvelle injection.

▶ **Les femmes de Rh négatif** qui font une amniocentèse (*voir* p. 140–143), un prélèvement de villosités choriales (*voir* p. 140), une version céphalique externe (*voir* p. 271) ou ayant des saignements ou un trauma abdominal durant leur grossesse reçoivent une injection d'anti-D dans les 72 heures. En cas de fausse couche et d'évacuation chirurgicale de l'utérus, d'une interruption de grossesse ou de grossesse extra-utérine, un traitement aux anti-D est également administré.

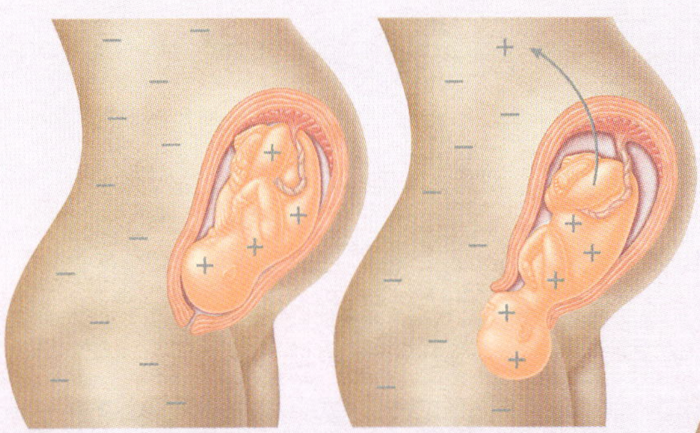

PREMIÈRE GROSSESSE *Les deux circulations ne se mélangent pas durant la grossesse, mais la mère peut être exposée au sang de son bébé à la naissance.*

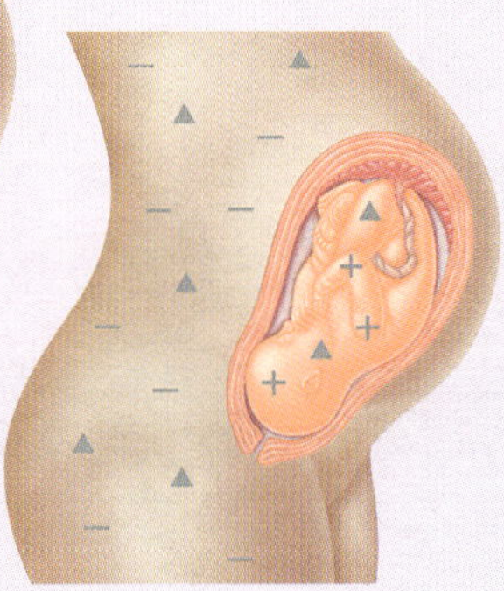

SYMBOLES
- – sang de la mère
- + sang du fœtus
- ▲ anticorps

GROSSESSE SUIVANTE
Si la mère a développé des anticorps aux globules rouges de son bébé, il peut y avoir des problèmes lors d'une grossesse suivante.

Anémie falciforme et thalassémie

Si vous êtes d'origine méditerranéenne ou africaine, on vous proposera une électrophorèse de l'hémoglobine pour déterminer si vous êtes porteuse du facteur d'anémie falciforme (ou drépanocytose) ou de thalassémie. L'hémoglobine est fabriquée de différentes façons selon nos origines génétiques. En fait, nous avons développé cette diversité au cours de l'évolution afin de nous protéger contre certaines maladies très graves. Dans les pays impaludés, par exemple, si vous possédez une petite dose d'hémoglobine falciforme (sous forme de facteur, et non de maladie déclarée), votre organisme résiste mieux à l'infection car vos globules rouges sont plus fragiles et, par conséquent, les parasites du paludisme ont moins de chances de survivre dans votre sang.

Si vous êtes porteuse du facteur d'anémie falciforme, il est important d'établir rapidement si le père de l'enfant en est porteur lui aussi, car il se pourrait que le fœtus ait hérité d'une double dose d'hémoglobine falciforme et développe la maladie (*voir* p. 417 et p. 424). De même, si vous êtes porteuse du facteur thalassémique alpha ou bêta, votre compagnon devra subir un test lui aussi. Un bébé atteint de thalassémie (*voir* p. 424) souffre d'une anémie très sévère et d'une surcharge en fer, pouvant aboutir à de nombreuses défaillances organiques.

« ... il est essentiel que l'on sache à quel groupe vous appartenez, et que cette information figure dans votre carnet de maternité afin qu'elle soit disponible nuit et jour. »

Hépatites B et C

Il est plutôt rare que ces maladies du foie frappent les femmes pour la première fois durant leur grossesse. Elles sont plus fréquentes chez les personnes qui se droguent par voie intraveineuse, qui ont des rapports sexuels non protégés ou qui ont été exposées à du sang contaminé. Si l'on vous a fait une transfusion dans un pays où le dépistage n'est pas systématique, vous êtes exposée à un risque. Le virus de l'hépatite B ne traverse pas le placenta pendant la grossesse, mais si vous êtes porteuse du virus, votre bébé risque d'être contaminé au moment de l'accouchement. Le virus ne se transmet pas par le lait maternel, mais certains enfants sont parfois infectés par du sang *via* des crevasses sur les tétons de la mère. La moitié des bébés infectés par l'hépatite B développent une cirrhose ou un cancer du foie au cours de leur vie. C'est pourquoi il est capital de savoir si vous êtes porteuse du virus durant votre grossesse. Si vous l'êtes, votre bébé peut être protégé à l'aide d'un traitement de gammaglobulines au moment de l'accouchement, et vacciné peu après.

L'hépatite C est une maladie du foie très répandue dans le monde, mais rarement transmise au bébé durant la grossesse ou l'accouchement. Le risque reste accru, cependant, si vous êtes porteuse du virus du sida (*voir* p. 130 et p. 414). Le dépistage de l'hépatite C n'est pas obligatoire, mais vous sera systématiquement proposé en France.

VIRUS DE L'IMMUNODÉFICIENCE HUMAINE (VIH)

D'APRÈS MOI, TOUTES LES FEMMES ENCEINTES DEVRAIENT SUBIR UN DÉPISTAGE DU VIRUS DU SIDA. SI VOUS ÊTES SÉROPOSITIVE, VOUS SEREZ PRISE EN CHARGE, VOUS ET VOTRE BÉBÉ. ET SI VOUS ÊTES SÉRONÉGATIVE, VOUS SEREZ TOUT À FAIT RASSURÉE.

LE VIH est un rétrovirus pouvant s'intégrer dans le code génétique de l'individu infecté, et notamment dans ses globules blancs qui combattent les infections. L'infection du VIH (*voir* p. 414) est désormais une épidémie mondiale, et récemment encore, quand on était séropositif, on développait forcément le syndrome d'immunodéficience acquise (sida). Aujourd'hui, la situation a considérablement changé : les séropositifs peuvent recevoir un traitement antirétroviral, qui les protègent contre un déclenchement du sida.

VIH ET GROSSESSE

Pour une femme enceinte, le fait de savoir qu'elle est séropositive peut augmenter ses chances de survie, grâce aux nouveaux médicaments disponibles. De plus, cela peut réduire considérablement le risque d'infection pour son bébé, notamment si elle accouche par césarienne et si elle évite d'allaiter son enfant. Ces mesures associées à un traitement antirétroviral de la mère peu avant et pendant l'accouchement font chuter le risque d'infection du bébé de 20 à 2 %. Mais aucun de ces résultats ne peut être obtenu si l'équipe médicale qui s'occupe de votre suivi prénatal ignore que vous êtes séropositive. En France, le dépistage du virus VIH est systématiquement proposé aux femmes enceintes.

LE REFUS DU DÉPISTAGE

Il y a quelques années, j'ai participé à l'instauration du dépistage systématique dans le service de maternité du St Mary's Hospital à Londres. Nous avons rencontré une farouche opposition de la part des patientes, des sages-femmes et des médecins qui estimaient qu'apprendre sa séropositivité avait des effets si dévastateurs qu'un dépistage ne devait pas être proposé dans le cadre d'un suivi prénatal.

UN CHANGEMENT D'ATTITUDE

Il a fallu plusieurs événements pour qu'on assiste à un changement d'attitude. Il y eut tout d'abord la publication d'études européennes montrant que les mesures citées plus haut réduisaient les risques de transmission du virus de la mère à l'enfant.

Puis ce fut l'introduction des traitements antirétroviraux, pris séparément ou combinés, qui ont nettement stoppé le passage du VIH au sida.

Mais c'est seulement après avoir admis deux bébés de six mois à l'hôpital dont l'existence était sérieusement menacée par une infection causée par le sida que l'on a fini par saisir toute l'importance d'un dépistage prénatal de la maladie.

Les mères de ces deux bébés n'avaient pas été soumises à un test du sida pendant leur grossesse. Après avoir assisté avec horreur aux souffrances de leurs enfants, elles n'ont pu que soutenir l'instauration du dépistage systématique de la maladie.

UNE APPROCHE POSITIVE

Dans les mois qui ont suivi, les tests de dépistage dans notre service de suivi prénatal sont passés de 30 à 95 %.

De tels résultats sont dus en grande partie aux deux sages-femmes spécialisées qui ont mis en place le service. Leur approche positive et leur soutien en faveur du dépistage ont joué un rôle fondamental dans le changement d'attitude qui s'est opéré chez les patientes comme au sein de l'équipe médicale.

Les résultats des test sanguins

Les résultats de vos analyses sont généralement prêts au bout de deux semaines et reportés dans votre dossier médical. Ils vous sont ensuite communiqués lors de votre visite suivante. La date exacte de celle-ci dépend du suivi prénatal que vous avez choisi. S'il a lieu à l'hôpital, elle varie d'un hôpital à un autre. Dans ma maternité, par exemple, nous revoyons les femmes à la 17e semaine, c'est-à-dire une fois que l'on a recueilli tous les résultats des analyses, afin de pouvoir en discuter avec l'intéressée et prendre les mesures qui s'imposent. Bien souvent, on en remet une copie à la femme enceinte, surtout si les analyses ont révélé une grossesse à risque, afin qu'elle puisse les intégrer dans son carnet de maternité et en disposer à tout moment en cas de complications soudaines.

PETITS SOUCIS

VOUS NE DEVRIEZ PAS AVOIR DE GROS PROBLÈMES À CE STADE DE VOTRE GROSSESSE. À PRÉSENT, LE RISQUE DE FAUSSE COUCHE EST MINIME, VOUS AVEZ SURMONTÉ LES PREMIÈRES ÉPREUVES ET LES PROCHAINES SONT ENCORE LOIN DEVANT VOUS.

Bien que le risque de fausse couche soit désormais très faible, tout saignement en début de grossesse suscite immanquablement la crainte de perdre son bébé, surtout si l'on a déjà fait une fausse couche auparavant ou souffert de complications dans les premières semaines. En cas de saignements, néanmoins, consultez votre praticien et faites une échographie dès que possible : dans la vaste majorité des cas, elle vous rassurera et vous montrera que tout va bien. Demandez aussi à votre praticien qu'il procède à un examen interne et vérifie soigneusement le col de l'utérus. En début de grossesse, l'afflux d'hormones peut rendre sa surface très fragile et sujette aux saignements, et ce d'autant plus si vous avez développé une infection bénigne, tel le muguet. S'il a le moindre doute, votre praticien pourra effectuer un frottis du col de l'utérus.

« En début de grossesse, l'afflux d'hormones peut rendre la surface du col de l'utérus très fragile et sujette aux saignements... »

VARICES

Même si elles sont beaucoup plus fréquentes en fin de grossesse (*voir* p. 235), les varices peuvent aussi survenir à ce stade de la grossesse et provoquer des douleurs ou un inconfort chez certaines femmes, notamment celles qui en ont souffert au cours d'une grossesse précédente. Si tel est votre cas, vous devrez porter des bas de contention tous les jours. Si vous les surveillez dès le début de votre grossesse, les varices vous poseront moins de problèmes par la suite.

SEXUALITÉ

Certaines femmes se sentent sexuellement plus épanouies pendant leur grossesse. En effet, la nette augmentation des sécrétions vaginales, ajoutée à l'accroissement du volume sanguin dans tous les organes génitaux, peut procurer plus de plaisir au cours des rapports sexuels. Pour de nombreux couples, il y a aussi le fait qu'ils n'ont plus besoin de prendre de précautions, ce qui peut donner lieu à des sensations très érotiques après des années de contraceptifs. Sans oublier le merveilleux sentiment d'intimité entre vous et votre compagnon, qui naît d'avoir créé une vie ensemble. Pour bon nombre de couples, c'est une émotion très puissante qui stimule leurs rapports.

Pour beaucoup d'autres, en revanche, la période n'est guère propice à la sexualité. Malgré les nombreuses photos sexy de stars enceintes dans les magazines, bien des futures mamans se trouvent peu attirantes pendant leur grossesse, et un tel sentiment peut naître dès le troisième mois, lorsque leurs formes commencent à s'arrondir. Le fait d'être enceinte modifie souvent la perception qu'une femme a d'elle-même, ainsi que celle de son partenaire. Il existe aussi des explications physiques et émotionnelles à ce changement, voire à cette baisse de sexualité pendant la grossesse. Une femme enceinte peut voir sa libido diminuer en raison des nausées et de la profonde fatigue des trois premiers mois. Ses seins peuvent être trop douloureux, ou elle peut avoir des saignements et s'inquiéter du risque de fausse couche. Elle peut aussi ne pas ressentir de désir sexuel, tout simplement. Plus tard, les brûlures d'estomac, les indigestions, la fatigue et l'incapacité à trouver une position confortable sont autant de raisons susceptibles de nuire aux rapports. Même si la baisse de libido est extrêmement fréquente, elle peut néanmoins déconcerter les deux partenaires.

Si vous ne vous sentez pas très à l'aise sur ces questions, il est essentiel que vous en parliez avec votre compagnon et que vous vous rassuriez l'un l'autre : ce n'est pas parce que l'un de vous deux a moins envie de faire l'amour que vous vous aimez moins.

VÊTEMENTS ET COIFFURE

Il y a de fortes chances à présent pour que vos vêtements commencent à vous serrer à la taille, mais mieux vaut attendre encore un peu avant de vous précipiter dans les

« Malgré les nombreuses photos sexy de stars enceintes dans les magazines, bien des futures mamans se trouvent peu attirantes pendant leur grossesse... »

S'INSCRIRE AUX COURS PRÉNATALS

▶ **Les cours prénatals ne commencent pas avant** le 6e ou 7e mois, mais il faut s'y inscrire longtemps à l'avance car ils sont souvent complets. Il est donc préférable de vous renseigner dès maintenant pour étudier les différentes possibilités dans votre région.

Un bon cours prénatal doit vous expliquer la physiologie de la grossesse, vous présenter les principales techniques de respiration pour les contractions, et vous préparer physiquement au grand jour. Votre enseignante doit vous parler du travail avec clarté et franchise, et vous donner une présentation complète des différentes solutions disponibles pour soulager la douleur. Elle doit aussi vous montrer les soins à apporter à votre bébé après la naissance.

▶ **Tous les cours prénatals encouragent les futurs papas à participer,** même si votre compagnon ne doit pas se sentir obligé de venir à chaque fois. Parfois, une séance entière est dédiée aux hommes pour qu'ils puissent s'exprimer librement ou qu'ils apprennent comment vous aider pendant les contractions.

▶ **Toutes les maternités offrent des cours prénatals,** qui peuvent s'avérer très utiles si vous comptez accoucher à l'hôpital. Vous aurez ainsi tout loisir d'interroger les sages-femmes et le reste du personnel obstétrical, et de vous familiariser avec le fonctionnement d'une salle de travail. Le jour où vous viendrez accoucher, vous arriverez en terrain connu et ne serez pas perturbée par le décor.

▶ **Le choix d'un cours dans une structure indépendante** dépend de vos goûts et de votre personnalité, ainsi que du type d'accouchement que vous souhaitez. Il existe de nombreuses méthodes qui préparent à l'accouchement, dont l'accouchement accroupi (*voir* p. 436-438).

▶ **Même si ce n'est pas votre premier bébé,** vous ne perdez rien à suivre une nouvelle préparation. Vous avez peut-être oublié certains détails de la phase de travail ou les différentes techniques de respiration.

▶ **L'un des grands avantages des cours prénatals,** c'est de pouvoir rencontrer des femmes qui vont accoucher en même temps que vous et qui vivent dans votre région. Bon nombre de femmes nouent de solides amitiés à cette occasion.

magasins et de renouveler votre garde-robe. Pour le moment, vous pouvez vous arranger en portant vos vêtements les plus larges et vos pantalons et jupes à taille élastique. Si vous avez déjà été enceinte, vous vous apercevrez sans doute que vous devez passer à des tenues plus confortables plus tôt par rapport à votre grossesse précédente. En effet, une fois que les muscles de la paroi abdominale ont été détendus par une grossesse, ils ne retrouvent jamais tout à fait leur tonicité antérieure.

Une visite chez le coiffeur est une bonne façon de se remonter le moral. Beaucoup de femmes s'inquiètent de la toxicité de certaines colorations. Celle-ci n'a pourtant pas été prouvée. La plupart des colorations contiennent des substances chimiques utilisées à des doses si faibles qu'il y a peu de chances qu'elles soient toxiques. Toutefois, vous pouvez demander un simple balayage, qui ne colore que quelques mèches et préserve le cuir chevelu. Si vous faites vous-même votre coloration, prenez soin de porter des gants et de bien aérer la pièce.

EXAMENS PRÉNATALS

Les tests de dépistage et de diagnostic d'anomalies fœtales constituent l'un des aspects les plus complexes du suivi prénatal. Si jusqu'ici, votre grossesse se déroule sans encombre, vous n'avez sans doute pas envie d'entendre parler de ces questions, mais je ne saurais trop vous conseiller de lire ces pages. J'espère que ces informations vous guideront et vous permettront d'établir vos choix en toute connaissance de cause. Ceci devrait vous aider, quelle que soit la décision que vous aurez à prendre.

Aucun de ces examens n'est obligatoire, et vous et votre compagnon avez le choix de les effectuer ou non. Il n'existe pas de bonne ou de mauvaise réponse, chaque couple doit décider de ce qu'il convient de faire après avoir recueilli le maximum d'informations possible. Bien que la vaste majorité des bébés naissent en parfaite santé, les problèmes, quand ils surgissent, apparaissent surtout au cours du développement fœtal, en raison d'une anomalie génétique héréditaire ou d'un trouble congénital, dû par exemple à une infection ou un médicament. Si une anomalie est décelée, cela vous donne l'occasion de vous préparer sur le plan psychologique et pratique à l'idée d'avoir un enfant handicapé ou à l'éventuelle possibilité d'interrompre votre grossesse. (Pour plus d'informations sur les anomalies congénitales *voir* p. 144–147.)

DOIS-JE FAIRE DES EXAMENS ?

N'importe quelle femme peut accoucher d'un bébé atteint d'une anomalie, mais il existe un certain nombre de facteurs de risque, et vous devez les connaître avant de décider de vous soumettre ou non à un examen. Vous êtes considérée en situation de risque si :

- une anomalie s'est développée lors d'une grossesse antérieure ;
- vous ou votre compagnon avez des antécédents familiaux de troubles et anomalies génétiques ;
- vous avez plus de 35 ans ;
- vous prenez ou avez pris des médicaments susceptibles de nuire au développement du fœtus.

QUELS EXAMENS ?

Les dépistages au premier trimestre sont des examens onéreux : ils nécessitent un équipement et des connaissances de pointe pour permettre des taux de détection élevés et un bon suivi médical. Bien que la situation demeure inégale d'une région à une autre, un nombre croissant de maternités propose des dépistages aux femmes à risque dès le premier trimestre. Il existe deux catégories d'examens : les tests de dépistage et les tests de diagnostic. Il est utile de bien les distinguer.

Les dépistages sont effectués en premier. Ils aident à déterminer la plupart des femmes (mais pas toutes) encourant un risque d'avoir un enfant anormal. Ils ne diagnostiquent pas le problème, mais établissent un pourcentage de risque, à partir duquel chaque femme prend la décision de poursuivre ou non les examens. Les dépistages comportent une série de test sériques (sérum sanguin) et d'échographies (*voir* p. 124 et p. 174), notamment celle de la clarté nucale (CN). Pour chacun de ces tests, il faut prendre en considération le taux de détection ainsi que le taux de faux positifs (*voir* tableau ci-dessous). Un faux positif est un résultat d'abord positif qui s'avère finalement négatif. Si le résultat est positif, on propose un examen plus intrusif pour confirmer le diagnostic : ainsi, quand le taux de faux positifs est élevé, de nombreuses femmes ayant une grossesse tout à fait normale passent des examens dont elles n'ont pas besoin.

Les tests de diagnostic fournissent une réponse précise en matière d'anomalies fœtales, mais ces examens ne sont pas anodins, car ils nécessitent des prélèvements de liquide amniotique, de placenta et de sang fœtal à l'intérieur de l'utérus, qui comportent un risque de fausse couche, faible mais réel. Les seuls tests faisant autorité pour le syndrome de Down (*voir* p. 147) sont le prélèvement de villosités choriales (PVC), l'amniocentèse et la cordocentèse. En fait, la décision de passer l'un de ces examens dépend uniquement de votre conception de l'anormalité et de ce que vous comptez faire en cas d'anomalie avérée.

SONT-ILS FIABLES ?

Le taux de détection du syndrome de Down, ou trisomie 21, a triplé ces quinze à vingt dernières années grâce aux efforts des obstétriciens et des chercheurs en matière de dépistages au cours du premier trimestre de grossesse.

L'une des principales difficultés en termes de dépistage prénatal, c'est d'obtenir un taux de détection élevé chez les fœtus affectés sans pour autant augmenter le taux de faux positifs chez les enfants sains. Auparavant, on considérait les seules femmes de 35 ans ou plus comme population à risque, et la plupart des maternités leur proposaient systématiquement une amniocentèse. Toutefois, l'âge de la mère n'est pas un critère suffisant pour déterminer la nécessité d'entreprendre une amniocen-

COMPARAISON DES DÉPISTAGES

La mise au point de nouveaux examens au fil du temps a fait passer le taux de détection du syndrome de Down de 30 à 85 %. La dernière avancée en matière de dépistage, le test intégré, possède le taux de faux positifs le plus bas avec seulement 1 %, ce qui signifie également moins d'examens intrusifs.

Méthode de dépistage	Semaines	Taux de faux positifs	Taux de dépistage	Nombre de bébés affectés après un résultat de test positif
Âge maternel		5 %	30 %	1/130
Double test (p. 137)	14–22	5 %	59 %	1/66
Triple test (p. 137)	14–22	5 %	69 %	1/56
Quadruple test (p. 137)	14–22	5 %	76 %	1/50
CN (p. 137)	11–14	5 %	80 %	1/47
CN et test sérique combiné (p. 137)	11–14	5 %	85 %	1/45
Test intégré (p. 138)	10-13/15-22	1 %	85 %	1/9

QUAND LES EFFECTUER

DATE	EXAMENS
11–14 semaines	Clarté nucale (CN) (dépistage)
16–18 semaines	Double, triple ou quadruple test sérique (dépistage)
19–20 semaines	Échographie d'anomalie fœtale (*voir* p.174) (diagnostic)
11–14 semaines	TCN et test sérique combiné (dépistage)
11–14 semaines 15–22 semaines	Test intégré (dépistage)
11–14 semaines	Prélèvement de villosités choriales (PVC) (diagnostic)
14–16 semaines	Amniocentèse (diagnostic)
20–40 semaines	Cordocentèse (diagnostic)

tèse ou un PVC : il ne permet de découvrir que 30 % des cas de syndrome de Down. Mais si l'âge maternel est associé aux tests sériques, le taux de détection passe à 65 %, ce qui ne représente cependant que deux tiers des bébés affectés. Lorsqu'on effectue une échographie pour mesurer la clarté nucale (CN) entre la 11e et 14e semaine, le taux de détection grimpe à 80 %, et si celle-ci est complétée par des analyses de sang à la recherche de bêta HCG libre et de PAPP-A, le taux de détection atteint 85 %.

Le test intégré (*voir* p. 138) constitue une belle avancée en matière de dépistage, puisque son taux de détection est de 85 % avec seulement 1 % de faux positif. En d'autres termes, 9 cas de syndrome de Down sur 10 peuvent être détectés et seule 1 femme sur 100 sera faussement considérée comme exposée à un risque et devra passer des examens inutiles.

CLARTÉ NUCALE (CN)

Cette mesure de la clarté nucale a été mise en place au King's College Hospital de Londres dans les années 1990 afin d'améliorer la détection du syndrome de Down. L'échographie est effectuée entre la 11e et la 14e semaine par des spécialistes, et mesure à l'aide d'ultrasons l'épaisseur de liquide présent sous la peau de la nuque du fœtus (*voir* encadré à droite). Bien qu'on ne la propose pas systématiquement à toutes les femmes, elle peut néanmoins être effectuée à la demande, à titre privé.

On continue néanmoins de découvrir de nouveaux marqueurs physiques pour détecter le syndrome de Down. Le professeur Kypros Nicolaides du King's College Hospital de Londres s'est notamment aperçu qu'il manquait un os nasal chez les fœtus atteints de ce syndrome. Selon lui, la détection de la trisomie 21 passerait ainsi à 90 %, avec un taux de faux positifs de 1 % seulement, grâce à l'examen du profil du bébé lors de l'échographie.

TESTS SÉRIQUES

Les différents tests sériques de dépistage mesurent deux, trois ou plus substances présentes dans le sang en vue d'établir un risque de syndrome de Down, ainsi que certaines anomalies chromosomiques ou des défauts du tube neural tel le *spina bifida* (*voir* p. 146 et p. 418). Les tests sériques de dépistage indiquent des probabilités et ne font qu'estimer les risques. En aucun cas, ils ne fournissent une réponse définitive. Si vous passez l'un de ces tests, il est important de vous rappeler que :

• un test sérique anormal (dépistage positif) ne signifie pas que votre bébé souffre de l'une de ces anomalies, mais il révèle un certain risque. L'équipe médicale chargée de votre surveillance prénatale abordera avec vous la possibilité d'entreprendre d'autres tests ;

• si l'on découvre que le fœtus est bien porteur de trouble chromosomique, vous avez le choix de poursuivre ou non votre grossesse.

Déroulement du test

Les tests sériques sont généralement effectués à la 15e ou 16e semaine à la maternité, chez votre médecin ou encore à votre domicile par votre sage-femme. Le plus connu, que l'on appelle souvent le double test ou test de l'alpha-fœtoprotéine, mesure deux substances présentes dans le sang, l'alpha-fœtoprotéine et la bêta-HCG libre. Chez les bébés atteints du syndrome de Down, le taux d'a-FP est plus faible et celui d'HCG plus élevé. Le double test détecte 2 cas de trisomie sur 3 et 4 cas de défaut du tube neural sur 5. Le triple test ajoute à ces calculs une autre hormone, l'œstriol, et le quadruple test inclut deux autres substances appelées l'inhibine A et la protéine plasmatique A associée à la grossesse (PAPP-A). L'échantillon sanguin est envoyé à un laboratoire spécialisé et analysé dans le but de rechercher les différentes substances. Les résultats

LA CLARTÉ NUCALE

Lors d'une échographie entre la 11e et la 14e semaine, l'échographiste mesure le fœtus et l'épaisseur de liquide sous la peau de sa nuque ou clarté nucale. Cet examen ne fournit qu'une indication en termes de risque, et ne permet pas d'établir avec certitude si le fœtus est atteint ou non du syndrome de Down.

▸ **Si l'épaisseur nucale fait moins de 3 mm**, votre bébé n'a probablement aucun problème. C'est le résultat obtenu par 95 % des femmes.

▸ **Si l'épaisseur nucale fait entre 4 et 7 mm**, il est probable que votre bébé soit atteint du syndrome de Down. Plus l'épaisseur est élevée, plus le risque est grand. Une épaisseur entre 3 et 4 mm constitue un cas limite.

▸ **Si l'épaisseur nucale est élevée ou proche de la limite**, on vous en expliquera les implications, et l'on vous proposera un examen prénatal intrusif, comme le prélèvement de villosités choriales ou l'amniocentèse. Seules 5 % des femmes enceintes sont concernées par cette situation.

▸ **Si vous décidez de ne pas subir un examen invasif** après un résultat élevé ou proche de la limite, je vous recommande vivement de procéder à une échographie approfondie à la recherche d'anomalies à la 20e semaine, car les bébés ayant une épaisseur nucale élevée ont plus de chances de développer des anomalies cardiaques, intestinales ou autres, que l'on peut déceler à l'échographie.

Si ces anomalies sont détectées, l'équipe prénatale vous adressera à un pédiatre pour qu'il vous conseille et vous aide avant, pendant et après l'accouchement, au cas où vous décideriez de poursuivre votre grossesse.

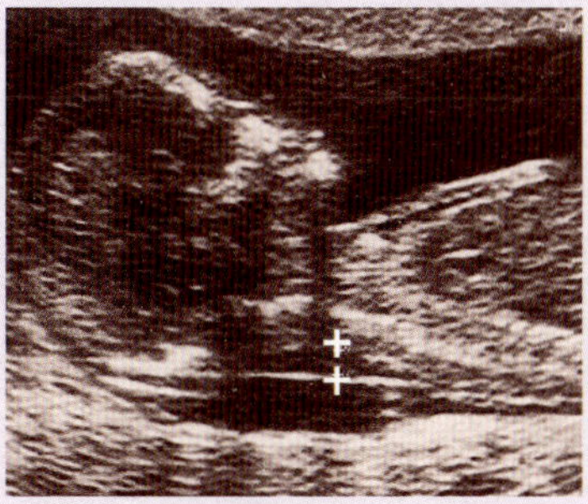

RISQUE FAIBLE *La faible épaisseur de liquide derrière la nuque signifie peu de risques d'être atteint du syndrome de Down.*

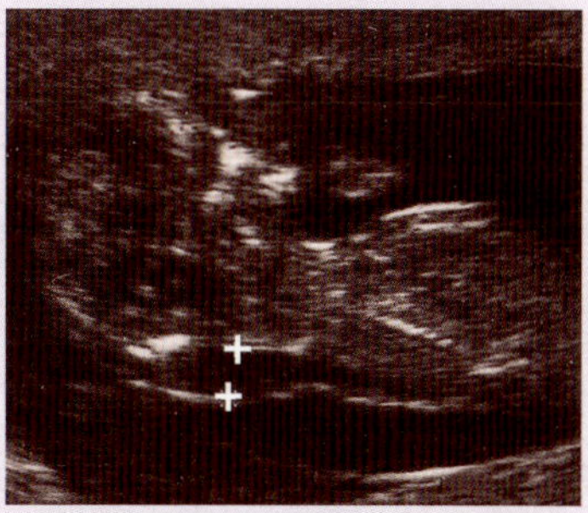

RISQUE ÉLEVÉ *Ici, l'épaisseur plus marquée augmente visiblement le risque de syndrome de Down.*

« Il n'y a pas de bonnes ou de mauvaises réponses face à ces dilemmes, vous devez donc pouvoir parler ouvertement de vos choix à la suite d'un résultat positif à ces tests. »

sont ensuite intégrés dans un programme informatique, ainsi que votre âge et l'âge gestationnel exact de votre bébé. Ces résultats sont généralement disponibles dans les cinq jours ouvrables, et selon le type de suivi prénatal que vous avez choisi, vous devez appeler le laboratoire pour les connaître, ou bien ils sont directement envoyés à votre médecin ou votre sage-femme. Dans la vaste majorité des cas, les résultats sont sans gravité, mais pour les rares résultats indiquant un risque élevé, il est très important d'obtenir l'information aussi vite que possible afin de disposer du temps nécessaire pour procéder à d'autres examens, si vous le souhaitez.

L'évaluation des risques

Le programme informatique fournit une évaluation des risques, par exemple 1 sur 45 ou 1 sur 450. Concrètement, ces chiffres signifient que toutes les 45 ou 450 grossesses, un bébé sera probablement atteint d'une anomalie, et que les 44 ou 449 bébés précédents ont peu de chances de développer un risque d'anomalie. Ainsi, plus le chiffre est élevé, plus il est rassurant, alors qu'un chiffre inférieur doit vous alerter.

Cela paraît simple en théorie, mais la réalité est loin d'être aussi facile. Certains couples trouvent que 1 risque sur 45 est inquiétant, alors que d'autres pensent que c'est un risque qu'ils sont prêts à accepter. De même, la plupart des couples et des médecins estiment qu'un résultat de dépistage sérique de 1 sur 450 est très rassurant, alors que pour d'autres la possibilité que leur bébé court un rique même infime d'être anormal les pousse à entreprendre de nouveaux examens. Bien sûr, tous ces chiffres ne pourront jamais prendre en compte ce que vous avez vécu par le passé, ce que vous ressentez à l'idée d'avoir un bébé anormal ou, au contraire, de devoir interrompre votre grossesse en cas d'anomalie avérée. Il n'y a pas de bonnes ou de mauvaises réponses face à ces dilemmes, vous devez donc pouvoir parler ouvertement et en toute honnêteté de vos choix à la suite d'un résultat positif à ces tests.

DÉPISTAGE INTÉGRÉ

Les progrès les plus récents en matière de dépistage prénatal ont abouti à la création du test intégré. Peu pratiqué en France, il est tout de même proposé dans un petit nombre d'hôpitaux. Cette association de tests fournit un taux de détection élevé du syndrome de Down, du syndrome de Edward (*voir* p. 415) et des défauts du tube neural tel le *spina bifida*. Il a un également un taux de faux positifs bien plus faible comparé aux autres tests de dépistage. Le test intégré se déroule en deux étapes :

- **Étape 1** La première partie du test est plus efficace au premier trimestre, à la 12e semaine, mais elle peut aussi être réalisée entre la 10e et 13e semaine. La date à laquelle vous devez effectuer cette première étape dépend de vos dates de menstruation ou des données issues de l'échographie, si vous en avez déjà fait une. On procède alors à une échographie détaillée afin de confirmer l'âge gestationnel exact de la grossesse et de mesurer la clarté nucale, et l'on prélève un échantillon sanguin pour évaluer le taux de protéine plasmatique A associée à la grossesse (PAPP-A). Puis on informe la patiente de la date du prochain prélèvement sanguin, et on lui remet son échantillon dans une enveloppe protectrice en lui précisant où elle doit l'envoyer.

- **Étape 2** La seconde étape du test a lieu au deuxième trimestre, à la 15e ou 16e semaine de grossesse, mais peut aussi s'effectuer jusqu'à la 22e semaine. Votre médecin ou sage-femme procède au deuxième prélèvement sanguin, qui sera ensuite posté au laboratoire. On mesure quatre composants sériques : l'alpha-fœtoprotéine (AFP), l'œstriol non conjugué (uE2), la fraction bêta libre de l'hormone chorionique gonadotrope (bêta-hCG libre) et l'inhibine A.

Le calcul du risque

Les résultats des cinq analyses de sang et de la CN, ainsi que l'âge de la mère, sont intégrés dans un programme informatique afin d'estimer le risque pour le bébé d'être atteint du syndrome de Down ou d'un défaut du tube neural. Les résultats sont généralement prêts dans les trois à cinq jours ouvrables après le second prélèvement sanguin.

NOUVELLE FORMULE

Un nouveau type d'examens, réservé aux cliniques spécialisées, peut être pratiqué à la 12e semaine de grossesse. La première partie de cet examen consiste en une échographie pour mesurer la clarté nucale ainsi qu'une analyse de sang à la recherche de la bêta-HCG libre et de la PAPP-A. Les résultats sont prêts dans l'heure qui suit et sont complétés par l'âge maternel et les éventuels antécédents pour procéder à une évaluation informatisée immédiate. Si le risque s'avère élevé, le couple peut décider de faire un prélèvement de villosités choriales sur-le-champ. Ils auront un résultat provisoire dans les 24 à 48 heures.

Les résultats normaux (négatifs) parviennent au médecin par courrier, et l'on prévient la mère par lettre que les résultats sont disponibles ; en cas dépistage positif, on prévient les intéressés par téléphone ou par fax. Le résultat du test intégré dépend de l'analyse des deux prélèvements sanguins. Le risque de syndrome de Down peut être estimé sur la seule base de la première étape, mais ce ne sera jamais aussi précis que l'estimation réalisée à partir de l'association des deux étapes du test intégré.

Les résultats du test

Si le risque calculé par le test intégré est de 1 sur 150 ou plus (c'est-à-dire 1 sur un nombre inférieur à 150), le résultat est considéré positif au syndrome de Down ; on propose à la femme enceinte de procéder à un test de diagnostic, le plus souvent une amniocentèse. Environ 1 femme sur 100 sera concernée par un dépistage positif et, après l'amniocentèse, 1 femme sur 10 apprendra qu'elle porte un bébé atteint du syndrome de Down. Cela signifie que dix examens intrusifs seront effectués pour identifier un fœtus affecté par le syndrome. De tels chiffres constituent un réel progrès comparé au double test sérique de dépistage, pour lequel plus de soixante examens intrusifs sont nécessaires pour détecter un cas de syndrome de Down (*voir* tableau p. 135). Le test intégré identifie également 6 femmes sur 10 enceintes d'un enfant du syndrome de Edward (*voir* p. 415), soit un taux de détection de 60 %.

La détection du tube neural

Le taux d'AFP est utilisé pour déterminer s'il existe un risque accru de défaut du tube neural, tel le *spina bifida*. Les femmes ayant un taux important d'AFP (2,5 fois plus élevé que la moyenne) sont classées dans la catégorie des dépistages positifs et peuvent, si elles le souhaitent, effectuer une échographie détaillée. La plupart des fœtus atteints d'anencéphalie (*voir* p. 418) et 86 % des cas de *spina bifida* peuvent être détectés grâce à cet examen. Environ 1 femme sur 100 ayant subi un dépistage de défaut du tube neural est déclarée positive, et environ 1 femme déclarée positive sur 20 voit effectivement sa grossesse affectée de complications.

Facteurs pouvant altérer les résultats

Un certain nombre de facteurs influençant les taux sériques doivent être pris en considération lorsqu'on calcule les résultats du test intégré :

• le taux de certains marqueurs dans le sang est plutôt faible chez les femmes en surcharge pondérale ou souffrant de diabète insulino-dépendant ;
• le taux de certains marqueurs est parfois plus élevé chez les femmes minces ou d'origine afro-antillaise ;
• les taux sont parfois différents chez les femmes enceintes à la suite d'un traitement de FIV ;
• tous les marqueurs sanguins sont élevés en cas de grossesse gémellaire, et donc peu fiables ;
• des saignements vaginaux juste avant le deuxième test sanguin ou une amniocentèse peuvent augmenter les taux d'AFP.

Si l'une de vos grossesses a déjà été affectée d'une anomalie fœtale, le dépistage aura toujours un résultat positif. On propose alors une amniocentèse, même si le risque calculé par le test est inférieur à 1 sur 150.

PRÉLÈVEMENT DE VILLOSITÉS CHORIALES

Cet examen de diagnostic prénatal est généralement effectué entre la 11e et la 13e semaine (mais peut être fait plus tard). Il consiste à extraire un petit fragment de tissu (biopsie) du placenta (*voir* encadré). Le fœtus et le placenta se développant à partir des mêmes cellules, les chromosomes des cellules placentaires sont identiques à ceux du bébé. La majorité des femmes subissent un PVC pour détecter un syndrome de Down. Mais un PVC peut aussi être utilisé en cas de suspicion d'un gène défectueux, telle l'anémie falciforme ou la thalassémie majeure (*voir* p. 417). Un tel procédé permet de prélever et d'analyser des tissus avant 12 semaines, ce qui signifie qu'une grossesse affectée d'une anomalie chromosomique sévère peut être diagnostiquée à temps pour une interruption par aspiration, si tel est le choix des parents.

Les inconvénients d'un PVC

Tout examen prénatal intrusif comporte un risque, et avant de décider de subir un PVC, vous devez tenir compte des éléments suivants :

• le risque de fausse couche après un PVC est légèrement supérieur à celui d'une amniocentèse et affecte environ 1 % des femmes ayant effectué cet examen. Cela s'explique peut-être par le fait qu'il est pratiqué plus tôt ; même si la grossesse se serait de toutes façons terminée en fausse couche, il y a tout de même lieu de s'inquiéter ;
• il est prouvé que lorsqu'un PVC est pratiqué très tôt, le fœtus peut développer une anomalie de croissance de ses membres ;
• les tissus placentaires contiennent parfois des cellules en mosaïque (cellules anormales indiquant une anomalie chromosomique) alors qu'aucune anomalie importante n'est décelée. On conseille alors de procéder à une amniocentèse à une date ultérieure afin de comparer les résultats.

AMNIOCENTÈSE

L'amniocentèse est l'examen intrusif le plus couramment pratiqué. Il consiste à prélever un échan-

PRÉLÈVEMENT DE VILLOSITÉS CHORIALES

Avant de procéder à un prélèvement de villosités choriales, on effectue une échographie afin de localiser exactement le placenta. L'examen consiste à prélever un petit échantillon de tissu du placenta, tout en évitant soigneusement le liquide amniotique.

▶ On commence par injecter une anesthésie locorégionale dans la paroi abdominale de la mère, avant d'introduire une double aiguille dans l'utérus et d'accéder directement aux villosités choriales, petites saillies filiformes du placenta.

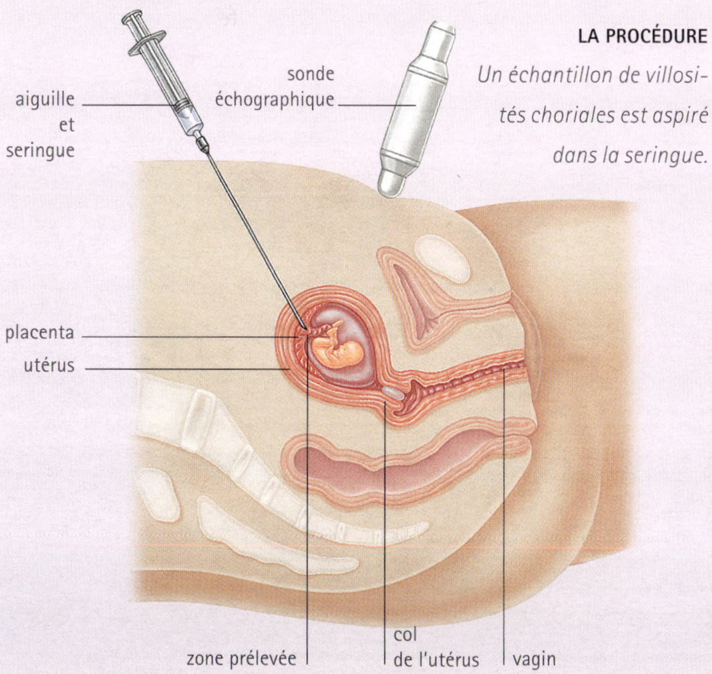

LA PROCÉDURE *Un échantillon de villosités choriales est aspiré dans la seringue.*

▶ Une seringue contenant un liquide de culture est rattachée à l'extrémité de l'aiguille et accueille les cellules placentaires aspirées.

▶ Le tissu ainsi obtenu étant un extrait vivant du placenta, sa culture et son analyse en laboratoire cytogénétique sont beaucoup plus rapides que celles des cellules de peau fœtale de l'amniocentèse. Un résultat provisoire est généralement fourni dans les 72 heures, et le résultat définitif dans les 10 jours.

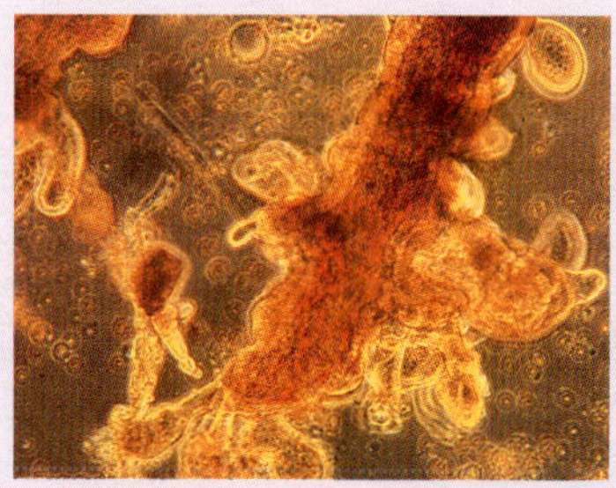

ÉCHANTILLON DE PVC *Cette image agrandie montre un fragment de tissu de villosités choriales.*

tillon du liquide amniotique entourant le fœtus, que l'on analyse ensuite en laboratoire. L'examen est habituellement effectué entre la 14e et la 16e semaine de grossesse, mais peut être réalisé jusqu'à la 26e semaine. On vous proposera une amniocentèse si :

- vous avez plus de 39 ans ;
- il y a déjà eu dans votre famille un enfant trisomique ou atteint d'une autre anomalie chromosomique ;
- l'examen de la clarté nucale a révélé une anomalie, ou bien un test sérique a indiqué un risque important au cours de votre grossesse actuelle.

Au laboratoire cytogénétique, l'échantillon de liquide est traité de façon à isoler les cellules de la peau du fœtus. Ces cellules de peau fœtale sont ensuite cultivées, ce qui demande du temps (entre trois et quatre semaines) et beaucoup de compétence. Elles doivent être amenées à un stade de division active appelé métaphase pour que l'on puisse procéder à leur analyse chromosomique. Parfois, on ne parvient pas à cultiver les cellules, ou bien elles se développent trop lentement, retardant l'obtention des résultats. Il arrive aussi, mais c'est plus rare, que les cellules soient celles de la mère et non celles du fœtus, auquel cas il faut procéder à une nouvelle amniocentèse.

Parfois, les tissus placentaires contiennent des cellules en mosaïque (des cellules anormales qui ne sont pas représentatives de la constitution chromosomique globale de l'enfant). Dans ce cas, on vous conseille de subir une deuxième amniocentèse à une date ultérieure afin de comparer les résultats. L'amniocentèse est rarement pratiquée avant la 14e semaine, car avant cette date, les cellules de peau fœtale ne sont parfois pas en nombre suffisant pour qu'on puisse les cultiver et obtenir un résultat. Par ailleurs, un prélèvement trop précoce de liquide amniotique peut aboutir à des complications pulmonaires chez l'enfant.

Pour ou contre l'amniocentèse

L'un des points les plus positifs de l'amniocentèse est que les résultats sont rarement faux, et que le

L'AMNIOCENTÈSE

Cet examen, qui dure 20 minutes environ, est pratiqué sous contrôle échographique afin de déceler le meilleur endroit pour insérer l'aiguille de l'amniocentèse. Le point optimal se trouve là où l'aiguille peut traverser la paroi utérine et atteindre le liquide amniotique sans toucher ni le placenta ni le fœtus.

- L'échographiste injecte un léger anesthésiant local sous la peau de la mère pour éviter tout inconfort, mais l'aiguille est si fine que cette ponction est finalement moins douloureuse qu'une simple prise de sang.
- Une fois l'aiguille en place, on fixe une seringue à son extrémité, dans laquelle on aspire l'échantillon de liquide amniotique (10 à 20 ml environ).
- Puis on retire l'aiguille, et on procède à un examen échographique détaillé du fœtus pour s'assurer que tout va bien.
- On conseille ensuite à la patiente de se reposer et d'éviter tout effort pendant 24 heures. Certaines femmes éprouvent parfois une légère douleur pendant une heure ou deux. Quelques-unes peuvent même constater des pertes vaginales de sang ou de liquide amniotique, qui s'interrompent rapidement.

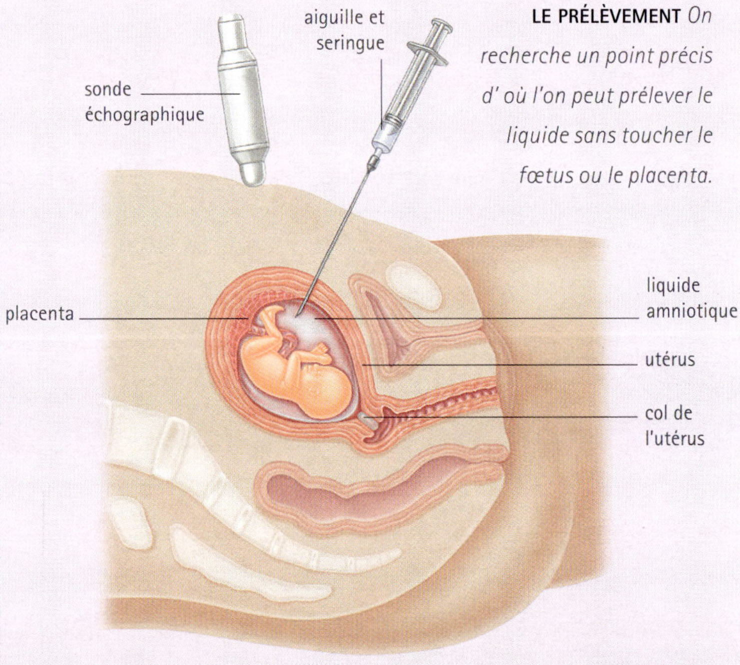

LE PRÉLÈVEMENT *On recherche un point précis d'où l'on peut prélever le liquide sans toucher le fœtus ou le placenta.*

risque de fausse couche reste faible. On cite souvent le chiffre de 1 %, mais le risque est beaucoup moins élevé dans les structures où l'on pratique ces examens, de l'ordre de 1 sur 300, soit 0,3 %. Le risque de fausse couche survient principalement dans les quinze jours suivant l'examen. Il est à noter que seules les grossesses à risque sont soumises à cet examen : les complications qui apparaissent à un stade ultérieur ne sont donc pas forcément liées à celui-ci, et risquent de se produire quoi qu'il advienne.

L'amniocentèse a un inconvénient majeur : on n'a pas les résultats avant la 17e ou 18e semaine de grossesse. Si les résultats révèlent une anomalie et que vous choisissez d'interrompre votre grossesse, on devra provoquer les contractions pour que vous accouchiez par voie basse (*voir* p. 294–297).

PROGRÈS RÉCENTS DE L'ANALYSE CHROMOSOMIQUE

Si vous êtes trop angoissée à l'idée d'attendre trois semaines pour avoir vos résultats, vous pouvez faire appel à une nouvelle technique proposée par certaines structures spécialisées. La PCR, ou réaction en chaîne par polymérase, est une puissante méthode de biologie moléculaire qui multiplie massivement l'ADN des cellules de peau fœtale et en fournit ainsi une quantité suffisante pour livrer un diagnostic en deux jours.

La technique FISH ou hybridation fluorescente *in situ* est une nouvelle forme de prélèvement de plus en plus répandue. Elle consiste à marquer des fragments d'ADN à l'aide de marqueurs de couleur fluorescents. Ceux-ci sont ensuite appliqués sur les cellules examinées, qui s'éclairent alors d'une couleur particulière, facilement décelable au microscope. Le grand avantage de cette technique, c'est que les cellules examinées n'ont pas besoin d'être cultivées jusqu'à leur stade de division active pour vérifier si oui ou non les chromosomes sont présents en nombre satisfaisant.

CORDOCENTÈSE

Cet examen consiste à prélever un échantillon de sang du fœtus à partir du cordon ombilical. Il n'est pratiqué qu'après la 18e semaine, lorsque les vaisseaux sanguins du cordon sont suffisamment gros pour être facilement visualisés. Guidée par la sonde échographique, une aiguille traverse la paroi abdominale de la mère pour atteindre le vaisseau sanguin du cordon à proximité du placenta. Le risque de fausse couche se situe entre 1 et 2 %, et l'examen n'est pratiqué que par des médecins expérimentés dans des services spécialisés.

La cordocentèse est le moyen le plus rapide de diagnostiquer une anomalie chromosomique car le sang fœtal peut être directement et rapidement analysé. Plus rarement, on l'utilise pour mesurer l'hémoglobine fœtale en cas d'incompatibilité de rhésus (*voir* p. 128 et p. 424). La cordocentèse permet aussi d'effectuer les transfusions de sang fœtal.

De plus, il est possible de vérifier si le fœtus a été infecté par la rubéole ou la toxoplasmose à un stade ultérieur de la grossesse, grâce à un échantillon sanguin prélevé dans le cordon ombilical.

FŒTOSCOPIE

Pour cet examen, un fibroscope est introduit dans l'utérus à travers le col de l'utérus pour examiner le fœtus, notamment les membres, les organes génitaux, la colonne et la peau, ainsi que la couleur du liquide amniotique. Des maladies rares du foie et de la peau peuvent être ainsi diagnostiquées, puis confirmées par l'analyse des échantillons obtenus. Cette intervention risquée peut provoquer fausse couche et accouchement prématuré : elle est pratiquée à titre exceptionnel.

MALADIES CONGÉNITALES

Congénital signifie « né avec ». Ce terme recouvre tous les maladies génétiques et les anomalies physiques ou structurales pouvant affecter le fœtus. Cette section a pour but de vous aider à comprendre comment et pourquoi les anomalies congénitales surviennent, et de recadrer celles-ci dans le contexte des examens prénatals abordés plus haut. Même si certaines ne sont visibles qu'à la naissance, un nombre croissant d'anomalies sont diagnostiquées lors du suivi prénatal et peuvent ainsi être prises en charge médicalement.

Les maladies génétiques sont dues à des anomalies du matériel génétique, qui soit nous sont transmises, soit sont acquises lorsqu'un gène subit une mutation, c'est-à-dire un changement qui le fait fonctionner anormalement. Certaines maladies génétiques sont dues à la présence d'un seul ou de plusieurs gènes anormaux. D'autres sont liées au nombre, à la forme ou la disposition anormale de l'un des chromosomes. D'autres, enfin, sont le fruit de l'interaction complexe entre l'environnement et les gènes, que l'on comprend encore assez mal. Le *spina bifida* et la fente labio-palatine en sont deux exemples. Seuls le syndrome de Down et le *spina bifida* sont dépistés régulièrement pendant la grossesse, bien que des examens de diagnostic et un conseil génétique soient mis à la disposition des couples à risque, dont les antécédents familiaux comportent des maladies génétiques ou des anomalies congénitales.

ANOMALIES CHROMOSOMIQUES

Avant, pendant et après la fécondation, les deux séries de chromosomes (l'une venant de l'ovule, l'autre des spermatozoïdes) formant les 23 paires du complément de l'embryon subissent une suite complexe de divisions et de réaménagements. Si l'un des chromosomes est anormal, ou s'il y a trop ou pas assez de chromosomes dans l'œuf fécondé, un embryon anormal se développe. En général, il ne survit pas, mais parfois la grossesse continue jusqu'à la naissance d'un bébé anormal.

Près de 6 bébés sur 1 000 naissent avec une anomalie chromosomique. Chez les bébés mort-nés, ce chiffre passe à 6 sur 100. Les anomalies les plus fréquentes portent sur le nombre de chromosomes, soit trop élevé soit trop faible, et leurs noms reflètent le numéro de la paire de chromosomes qu'elles affectent.

Les trisomies apparaissent quand il existe trois copies d'un même chromosome. La plupart des trisomies sont dues à une division cellulaire (méiose) anormale, avant la fécondation. Elles sont beaucoup plus fréquentes chez les femmes plus âgées, car leurs ovules risquent davantage d'être anormaux. Les plus fréquentes sont la trisomie 21 ou syndrome de Down (*voir* p. 147), la trisomie 13 ou syndrome de Patau (*voir* p. 415) et la trisomie 18 ou syndrome de Edward (*voir* p. 415).

Les monosomies apparaissent quand un chromosome est absent. Le type le plus fréquent de monosomie, le syndrome de Turner (*voir* p. 416), provient de la perte d'un chromosome X chez les filles.

La triploïdie survient lorsque l'embryon a une série supplémentaire de 23 chromosomes (*voir* p. 415).

Un chromosome sexuel surnuméraire est responsable du syndrome de Klinefelter (*voir* p. 416), où les garçons ont un chromosome X en plus.

Les translocations (*voir* p. 415) sont des dispositions anormales des chromosomes, dont le nombre est normal. Lorsque le transfert du matériel génétique s'opère entre deux chromosomes, celui-ci peut se perdre, augmenter ou encore s'échanger.

INCIDENCE ET CAUSES

- Des anomalies congénitales sévères (tels les défauts du tube neural ou du cœur) touchent 4 % des nouveau-nés et sont à l'origine de 1 décés périnatal sur 4.
- Des anomalies congénitales mineures, comme un doigt ou un orteil surnuméraire, touchent moins de 6 % des nouveau-nés.
- 40 % des troubles congénitaux sont transmis par des facteurs génétiques.
- 10 % sont acquis à la suite d'une infection (5 %), de médicaments (2 %), de produits toxiques ou rayons X ou encore de diabète incontrôlé.
- 50 % des maladies congénitales restent inexpliquées, bien que la plupart aient certainement une origine génétique ou soient issues d'une combinaison de facteurs génétiques et environnementaux.

MALADIES GÉNÉTIQUES DOMINANTES

Dans ces maladies héréditaires, un seul gène anormal est nécessaire pour que la maladie se développe. Elles touchent aussi bien les filles que les garçons, qui ont 50 % de chances de transmettre le gène et la maladie à leurs enfants. Les individus non affectés ne peuvent pas transmettre le gène. On meurt rarement de maladies dominantes en début de vie car les individus affectés meurent avant de pouvoir transmettre les gènes.

Il y a forcément des antécédents familiaux de la maladie, mais les maladies dominantes s'exprimant de façon plus ou moins manifeste d'un individu à un autre, il peut être difficile de s'en apercevoir sans l'aide d'un généticien. En cas d'hypercholestérolémie familiale (*voir* p. 416), les bébés de parents affectés sont parfois soumis à une analyse de sang dès la naissance. Des maladies neurologiques dominantes, telles la maladie de Huntington (*voir* p. 416) et la dystrophie myotonique, peuvent être diagnostiquées avant la naissance grâce à la cartographie génique, qui peut localiser avec précision l'anomalie dans l'échantillon d'ADN prélevé par amniocentèse ou PVC.

MALADIES GÉNÉTIQUES RÉCESSIVES

Dans ces maladies, deux copies du gène anormal (une de chaque parent) sont nécessaires pour que la maladie se développe. Le gène récessif est généralement masqué par un gène dominant normal, ce qui explique pourquoi il peut ne pas y avoir eu d'individu affecté dans la famille. Toutefois, lorsque les deux parents sont porteurs, tous leurs enfants ont 1 risque sur 4 d'hériter des deux gènes récessifs et de développer la maladie, et 2 risques sur 4 d'être porteurs de la maladie sans en avoir les symptômes.

De nombreuses maladies récessives peuvent être diagnostiquées avant la naissance. La mucoviscidose, l'anémie falciforme et la thalassémie (*voir*

« Les anomalies congénitales les plus fréquentes portent sur le nombre de chromosomes, soit trop élevé soit trop faible. »

p. 417) sont détectées par l'analyse de l'ADN obtenu par amniocentèse ou PVC, alors que la maladie de Tay-Sachs (*voir* p. 416) et la phénylcétonurie (*voir* p. 417) sont diagnostiquées par prélèvement sanguin.

MALADIES GÉNÉTIQUES LIÉES AU SEXE

Des maladies comme l'hémophilie, la dystrophie musculaire de Duchenne (*voir* p. 417) et le syndrome du X fragile (*voir* p. 418) sont dues à un gène récessif situé sur le chromosome X (sexe féminin). La maladie n'affecte que les hommes, car les femmes ont un deuxième chromosome X pour masquer les effets du gène récessif. Les femmes sont porteuses de la maladie, ce qui signifie que leurs enfants ont 50 % de chances d'hériter du gène anormal. Une fille peut ne pas hériter du gène du tout, ou peut être porteuse sans symptôme, car le deuxième chromosome X va l'empêcher de développer la maladie. Un fils a 50 % de chances de développer la maladie, car le chromosome Y hérité de son père ne pourra pas masquer la maladie. Il n'y a pas de transmission de père à fils des désordres liés au chromosome X, mais parfois un désordre de ce type peut surgir à la suite d'une mutation aléatoire.

DIAGNOSTIC PRÉNATAL

Vous avez besoin d'un conseil génétique et/ou d'un diagnostic prénatal si vous avez ou avez eu :

- un enfant avec un défaut de naissance, une anomalie chromosomique ou une maladie génétique ;
- l'antécédent familial d'un des problèmes cités ;
- un enfant avec un retard mental non diagnostiqué ;
- un résultat de dépistage sérique anormal ;
- un fœtus avec des mesures suspectes à l'échographie ;
- une maladie maternelle prédisposant votre bébé à des anomalies congénitales ;
- une exposition à un environnement tératogène durant votre grossesse ;
- un parent porteur d'une maladie génétique ;
- des fausses couches ou pertes fœtales répétées ;
- un précédent décès néonatal.

DÉFAUTS DU TUBE NEURAL

Les défauts du tube neural (*voir* p.418) sont l'une des plus graves et plus fréquentes anomalies congénitales. En l'absence de dépistage prénatal, 1 bébé sur 400 en est affecté. Bien que l'on n'ait pas encore découvert le ou les gènes responsables, ces troubles ont tendance à être héréditaires. Leur incidence varie fortement d'une région à une autre, et est étroitement liée au régime alimentaire. Les bébés nés avec un *spina bifida* sont souvent gravement handicapés et nécessitent de fréquentes interventions chirurgicales. Il se traduit principalement par une faiblesse ou une paralysie des jambes et une incontinence urinaire et fécale.

CONSEIL GÉNÉTIQUE

On encourage vivement les couples ayant des maladies génétiques dans leur famille, ou dont un enfant est affecté d'une maladie héréditaire, à faire appel à un conseil génétique s'ils planifient une grossesse. Ils peuvent avoir recours à des examens de diagnostic prénatal, comme le prélèvement de villosités choriales et l'amniocentèse pendant la grossesse. De plus, il est désormais possible, sous certaines conditions, de leur proposer un diagnostic génétique pré-implantatoire (DPI). La technique du DPI permet de féconder un ovule *in vitro*, puis de procéder à l'analyse d'une cellule de l'embryon afin de s'assurer qu'il n'a pas de maladie génétique avant de l'implanter dans l'utérus de la mère.

SYNDROME DE DOWN

BIEN QU'IL SOIT L'ANOMALIE CHROMOSOMIQUE LA PLUS FRÉQUENTE CHEZ LES NOUVEAU-NÉS, LE SYNDROME DE DOWN, OU TRISOMIE 21, EST PASSÉ DE 1 NAISSANCE SUR 600 À 1 SUR 1 000 CES DERNIÈRES ANNÉES, GRÂCE À LA PRÉCISION DES EXAMENS PRÉNATALS.

Dans 95 % des cas de syndrome de Down, il n'y a pas d'antécédent familial. Dans 3 % des cas, le chromosome 21 surnuméraire est attaché à un autre chromosome (translocation) et est transmis par l'un des parents, qui est parfaitement sain. Dans les 2 % restants, on constate un mosaïcisme, c'est-à-dire que certaines cellules du corps contiennent un troisième chromosome 21 alors que les autres sont normales.

Le risque de syndrome de Down augmente nettement avec l'âge (*voir* ci-dessous). Toutefois, les femmes plus âgées étant systématiquement dépistées, la plupart des femmes qui accouchent de bébés trisomiques aujourd'hui ont moins de 35 ans. De ce fait on envisage désormais de dépister toutes les femmes enceintes.

50 % des trisomiques meurent avant la naissance, mais 9 sur 10 survivent à leur première année. Ces bébés, cependant, ont un risque élevé d'anomalies cardiaques ou intestinales, ainsi que des problèmes de vue et d'audition, et une tonicité musculaire réduite. Sur le plan physique, ils ont les yeux bridés, une seule ligne de la main et du pied ainsi que la langue saillante. L'arête du nez est peu marquée ou absente, ce qui donne à l'enfant une voix nasillarde et le prédispose aux rhumes et aux infections des voies respiratoires.

Tout enfant trisomique est handicapé mental, mais la gravité du handicap varie et est difficilement prévisible avant la naissance. Les progrès réalisés dans l'éducation des enfants trisomiques ont permis à nombre d'entre eux de vivre, une fois adultes, une vie relativement indépendante. Leur espérance de vie est de 60 ans, mais ils sont souvent frappés de leucémie dans l'enfance, et de maladies de la thyroïde ainsi que d'une forme de maladie d'Alzheimer à l'âge adulte.

La clarté nucale permet un dépistage précoce du syndrome de Down (*voir* p. 137). Les échographies peuvent détecter d'autres marqueurs, telles l'absence d'os nasal ou des anomalies cardiaques, rénales et intestinales. Les lignes de la main et les paupières peuvent aussi servir d'indications. Néanmoins, certains bébés trisomiques ne présentent pas de signes évidents et ne sont diagnostiqués qu'après la naissance.

RISQUE DE SYNDROME DE DOWN

Âge maternel à DPA	**– de 25**	**25**	**26**	**27**	**28**	**29**	**30**	**31**	**32**
Risque	1/1 500	1/1 350	1/1 300	1/1 300	1/1 100	1/1 000	1/900	1/800	1/680
Âge maternel à DPA	**33**	**34**	**35**	**36**	**37**	**38**	**39**	**40**	**41**
Risque	1/570	1/470	1/380	1/310	1/240	1/190	1/150	1/110	1/85
Âge maternel à DPA	**42**	**43**	**44**	**45**	**46**	**47**	**48**	**49**	**50**
Risque	1/65	1/50	1/35	1/30	1/20	1/15	1/11	1/8	1/6

**DPA= date prévue d'accouchement*

SEMAINES 13–26

LE DEUXIÈME TRIMESTRE

Au deuxième trimestre, votre bébé continue de grandir. Son squelette, ses différents systèmes et organes mis en place au premier trimestre poursuivent leur développement et se renforcent. Le fœtus va multiplier sa taille par trois ou quatre et son poids par trente. Au cours de ces prochaines semaines, votre ventre va nettement s'arrondir, mais vous devriez aussi connaître un regain d'énergie, une santé florissante et un sentiment de bien-être.

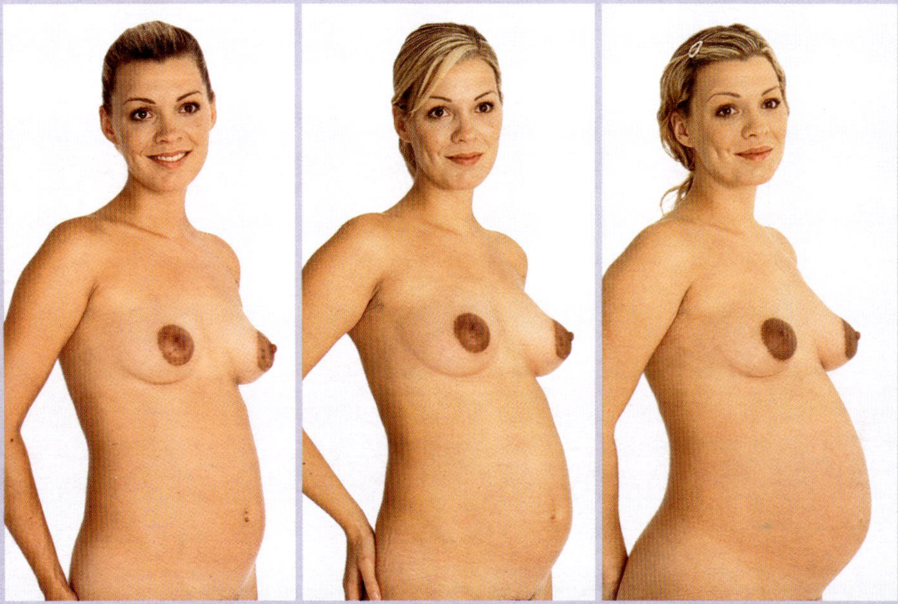

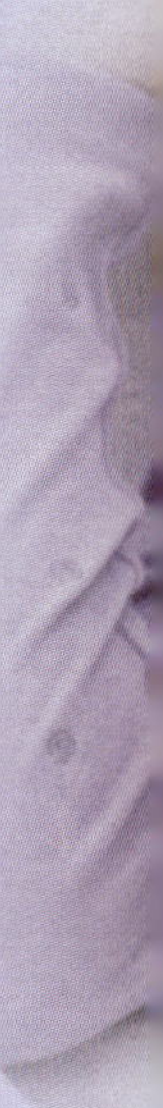

13 | 14 | 15 | 16 | 17 | 18 | 19 | 20 | 21 | 22 | 23 | 24 | 25 | 26 SEMAINES

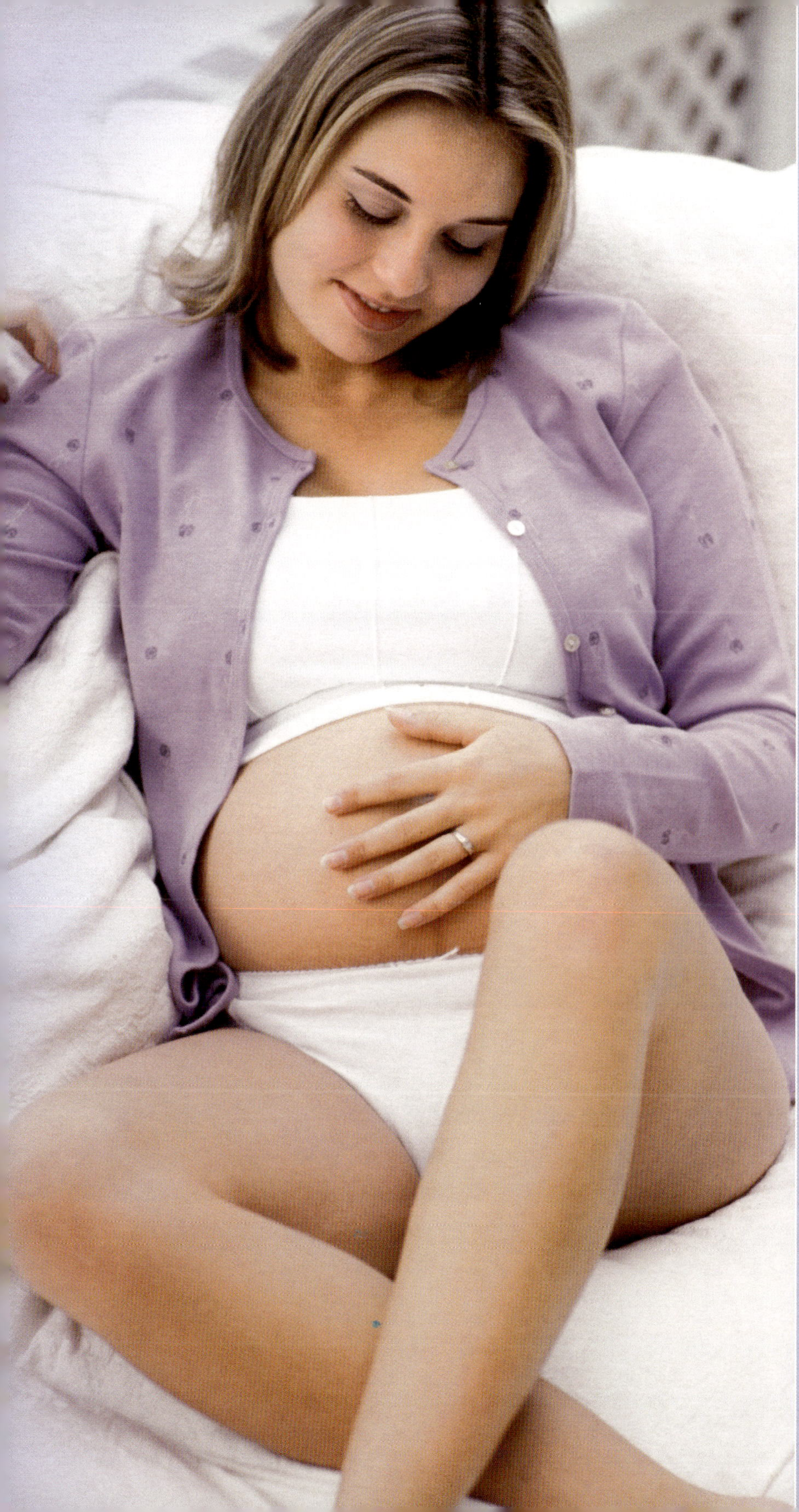

SOMMAIRE

SEMAINES 13-17

SEMAINES 17-21

SEMAINES 21-26

VOTRE BÉBÉ

AU DEUXIÈME TRIMESTRE

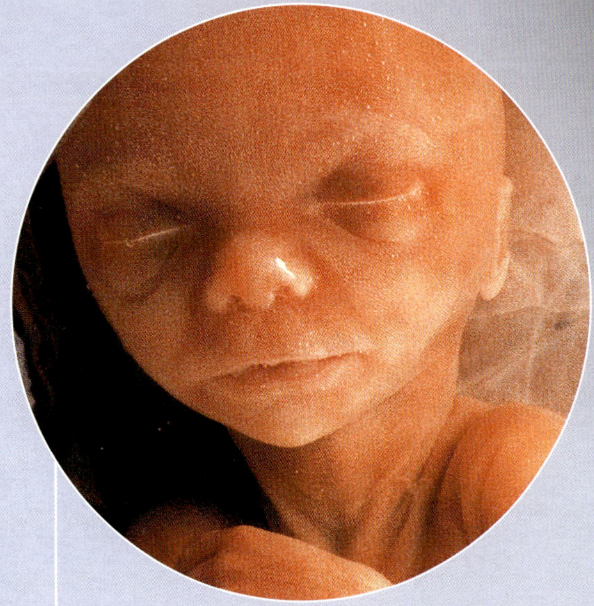

SEMAINE 14 LES YEUX SONT MAINTENANT SUR LA FACE FRONTALE DU VISAGE, LES PAUPIÈRES BIEN FERMÉES.

«Votre bébé, totalement formé, se développe rapidement au deuxième trimestre, et vous n'allez pas tarder à sentir ses coups de pieds.»

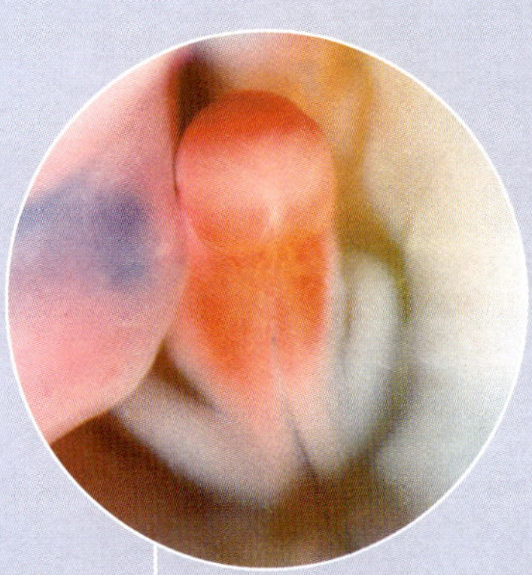

SEMAINE 16 LA DIFFÉRENCE ENTRE LES ORGANES GÉNITAUX MÂLE ET FEMELLE EST DE PLUS EN PLUS VISIBLE. CE FŒTUS MÂLE POSSÈDE DÉSORMAIS UN SCROTUM ET UN PÉNIS RUDIMENTAIRE

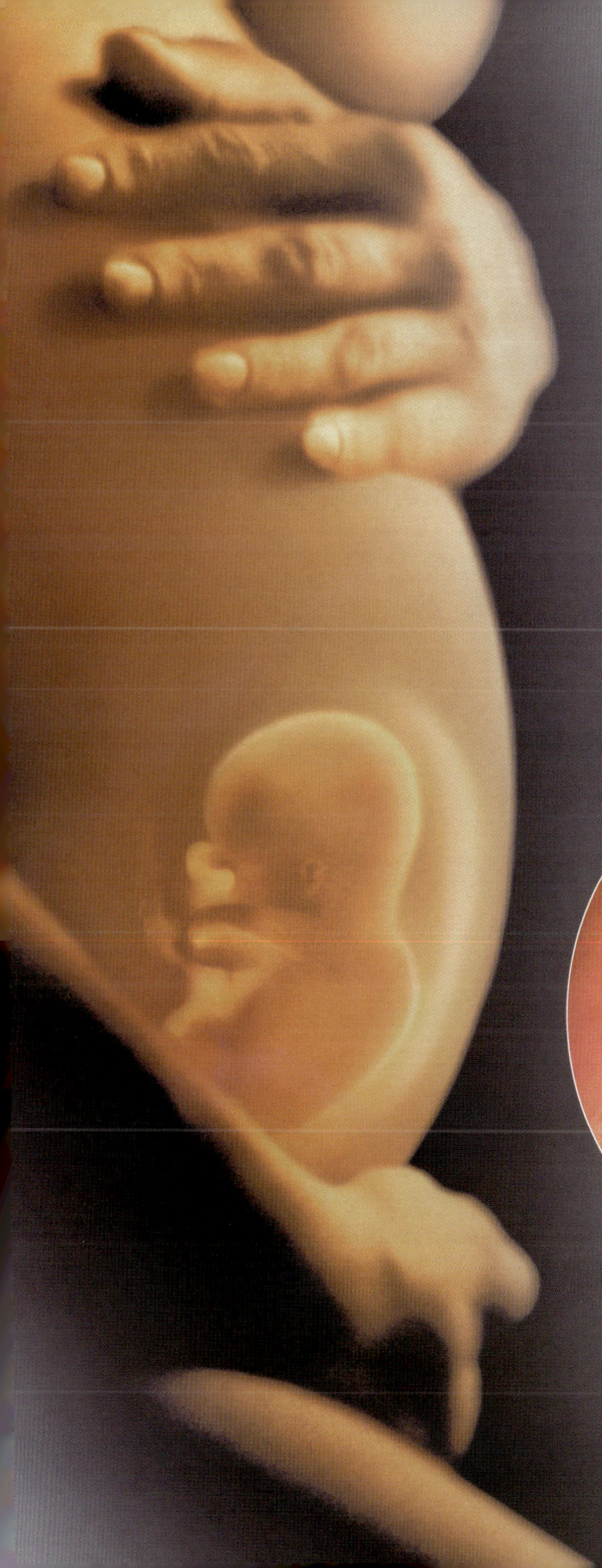

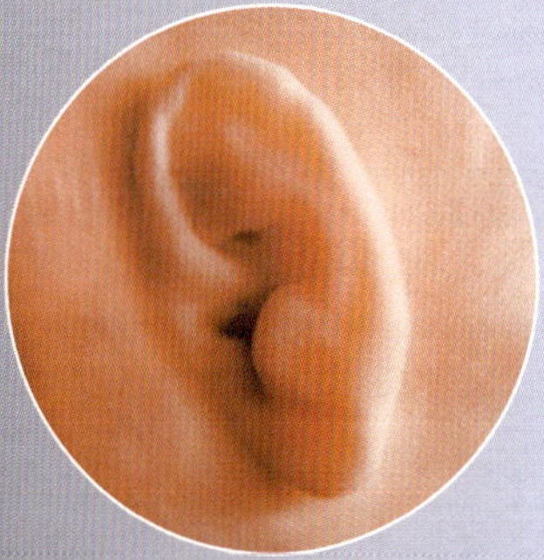

SEMAINE 20 LES OREILLES EXTERNES SONT PARFAITEMENT FORMÉES, ET LE FŒTUS ENTEND MAINTENANT LES SONS CORPORELS ET LES BRUITS DU MONDE EXTÉRIEUR.

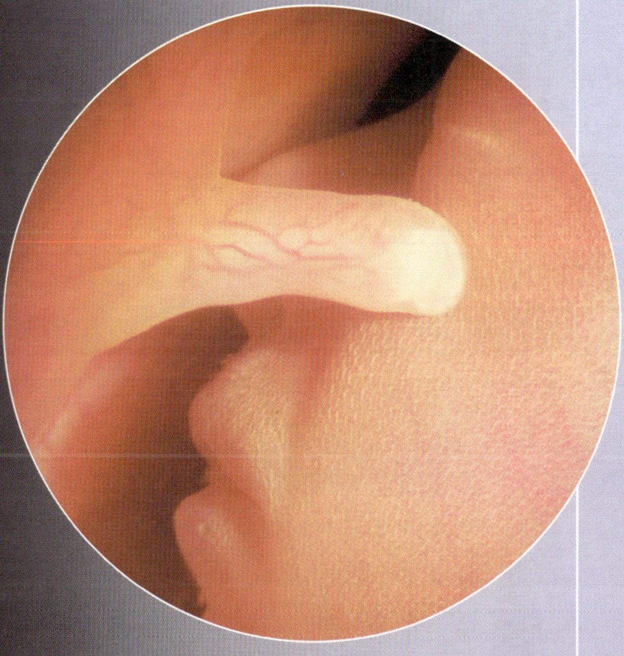

SEMAINE 21 UN APERÇU DU VISAGE FŒTAL MONTRE UN NEZ CLAIREMENT DÉFINI AINSI QUE DES LÈVRES ET UNE LANGUE PLEINEMENT DÉVELOPPÉES.

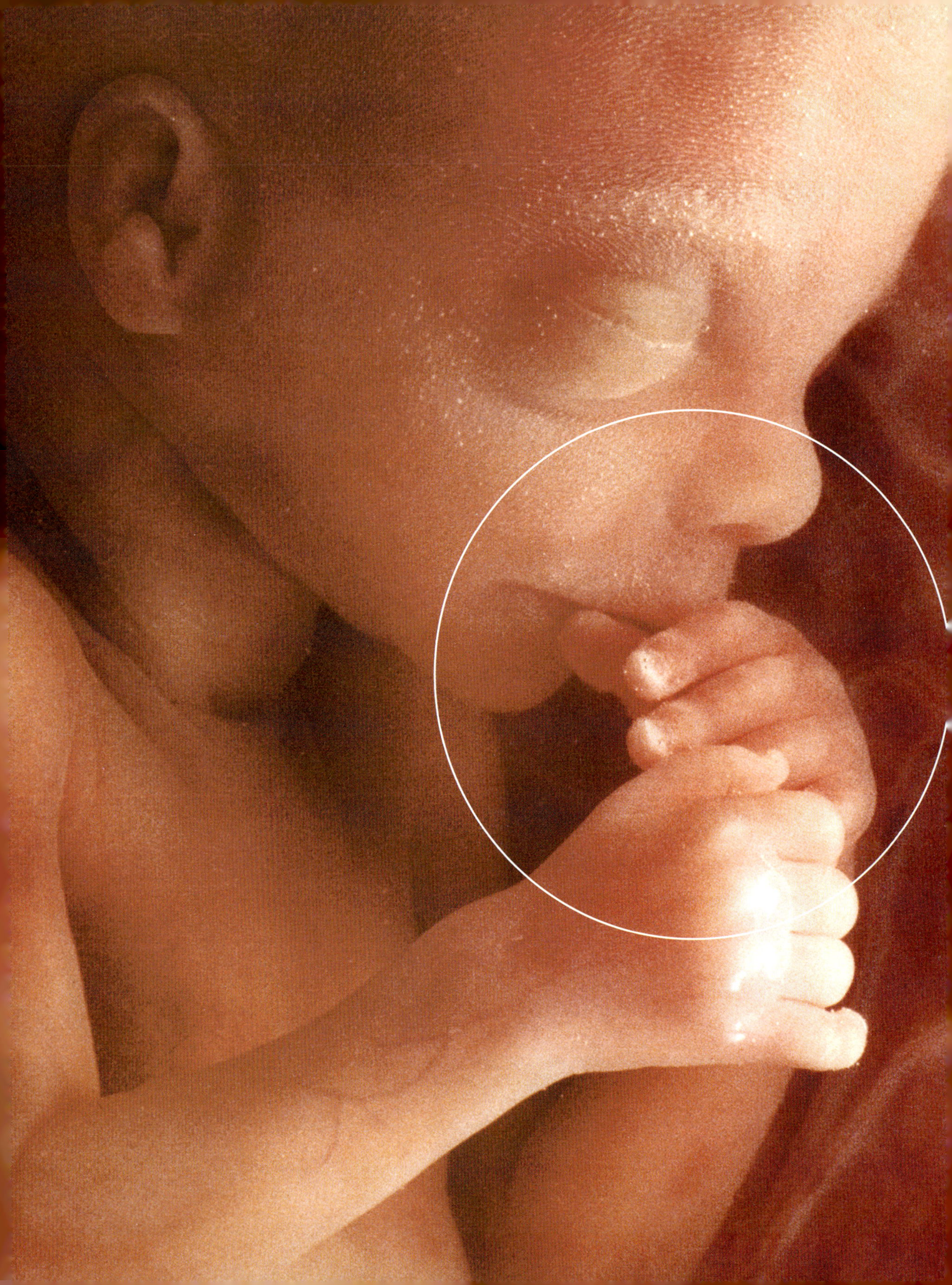

SEMAINES 13–17

VOTRE BÉBÉ SE DÉVELOPPE

VOTRE BÉBÉ RESSEMBLE DE PLUS EN PLUS À UN ÊTRE HUMAIN. BIEN QUE LA TÊTE SOIT ENCORE RELATIVEMENT GROSSE, LE RESTE DU CORPS CROÎT RAPIDEMENT. LES JAMBES RATTRAPENT LEUR RETARD PAR RAPPORT AUX BRAS ET LES DÉPASSENT BIENTÔT EN LONGUEUR. À PRÉSENT, LES MEMBRES SONT MIEUX PROPORTIONNÉS PAR RAPPORT AU RESTE DU CORPS.

Des ongles apparaissent au bout des doigts, et ceux des orteils se mettront à pousser dans quelques semaines. Le buste s'est redressé, mais le corps paraît encore frêle et couvert d'une fine couche de peau translucide, à travers laquelle on voit nettement les vaisseaux sanguins et les os. Bientôt, une couche protectrice de graisse brune va se former pour maintenir le bébé au chaud.

Les os du visage sont achevés, et les traits plus délicats et faciles à reconnaître. Le nez est plus prononcé. Les oreilles externes se dressent de chaque côté de la tête. Les minuscules os de l'oreille interne ont durci, permettant ainsi au fœtus d'entendre des sons pour la première fois. Les yeux regardent droit devant, même s'ils sont encore très écartés, et la rétine au fond de l'œil est désormais sensible à la lumière. Bien qu'elles soient entièrement formées, les paupières resteront closes pendant une bonne partie du deuxième trimestre. Votre bébé a toutefois déjà conscience de la lumière du jour à travers votre paroi abdominale. Grâce à la croissance récente des muscles faciaux, votre bébé a maintenant des expressions sur son visage, même s'il ne les contrôle pas encore. Si vous faites une échographie à ce stade de la grossesse, vous pouvez le voir froncer les sourcils, grimacer ou encore plisser les yeux. Les sourcils et les cils commencent à pousser, et le duvet soyeux sur sa tête s'épaissit et contient désormais quelques pigments. Dans la bouche, les papilles gustatives apparaissent sur la langue.

MOUVEMENTS COMPLEXES

Mais le progrès sans doute le plus important pour le développement de votre bébé est la connexion qui s'établit entre le cerveau, les nerfs et les muscles. Les nerfs reliant les muscles au cerveau fabriquent une substance graisseuse appelée myéline qui aide à transmettre les messages vers le cerveau et en provenance de celui-ci. Le fœtus peut donc à présent effectuer une grande variété de mouvements. Les membres font marcher leurs articulations : les muscles qui en contrôlent le mouvement se contractent et se relâchent. Les bras sont suffisamment

◀ *À 14 semaines, les paupières sont closes, mais les yeux sont sensibles à la lumière.*

SEMAINES
PREMIER TRIMESTRE 1 2 3 4 5 6 7 8 9 10 11 12
DEUXIÈME TRIMESTRE 13 14 15 16 17 18 19 20 21 22 23 24 25
TROISIÈME TRIMESTRE 26 27 28 29 30 31 32 33 34 35 36 37 38 39 40

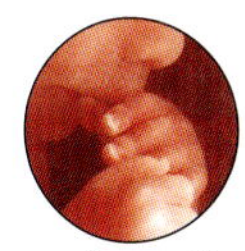

taille réelle

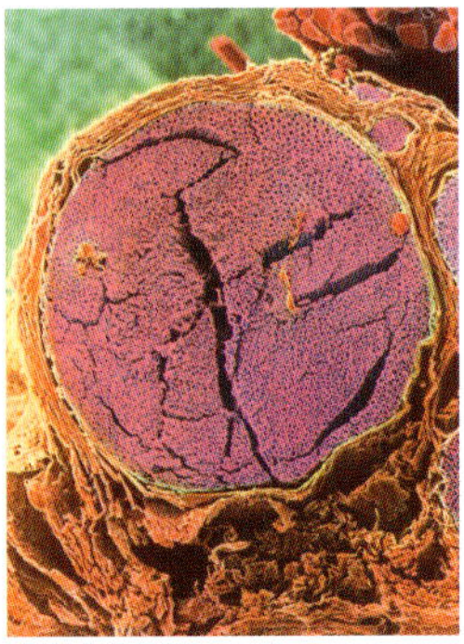

FIBRES NERVEUSES *Les signaux passent rapidement du cerveau fœtal aux muscles des membres grâce à la myéline recouvrant les fibres nerveuses.*

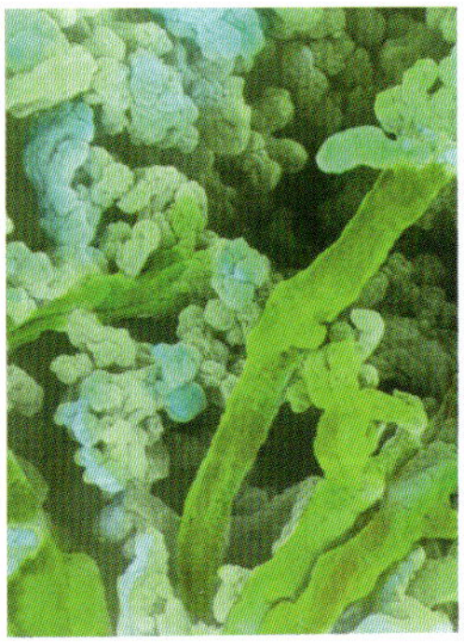

VILLOSITÉS CHORIALES *Les villosités (en vert) du placenta permettent les échanges gazeux et nutritifs avec le sang de la mère.*

longs à présent pour que les mains puissent se joindre. Lorsque celles-ci se touchent, elles se saisissent et s'emparent de tout ce qu'elles rencontrent, cordon ombilical compris. Les doigts s'enroulent, les bras et les jambes se plient et se tendent. Le fœtus suce son pouce ou ferme le poing.

Cependant, la plupart des femmes enceintes pour la première fois ne se rendent pas compte de cette intense activité du fœtus, car le liquide amniotique fait office de coussin et le bébé n'est pas encore assez gros pour stimuler les extrémités nerveuses de la paroi utérine. Certaines mères expérimentées perçoivent de légères palpitations dans leur ventre, mais on ne peut pas véritablement sentir de mouvements du fœtus avant 18 ou 20 semaines.

LE PLACENTA

Le placenta continue de croître et de fabriquer les hormones essentielles (*voir* p. 158–159), nécessaires pendant la grossesse pour assurer la croissance du bébé et le développement de l'utérus et des seins de la maman. Il fournit non seulement l'oxygène et les nutriments nécessaires au fœtus jusqu'à l'accouchement, mais forme aussi une barrière très sophistiquée qui protège votre grossesse, pendant toute sa durée, contre le risque d'infections. En outre, le placenta dilue les effets des médicaments, de la nicotine et de l'alcool éventuellement consommés par la mère. À la fin de la 16e semaine de grossesse, le placenta mesure 1 cm d'épaisseur et entre 7 et 8 cm de largeur.

LE LIQUIDE AMNIOTIQUE

Le liquide amniotique, qui remplit le sac entourant le fœtus, joue un rôle capital pour le développement fœtal à ce stade de la grossesse. Il procure au fœtus une liberté de mouvement et lui permet de développer sa tonicité musculaire, tout en le protégeant des coups et des chocs. Au cours du premier trimestre, le liquide amniotique était absorbé par la peau fœtale, mais dès les premières semaines du deuxième trimestre, les reins du fœtus commencent à fonctionner. À partir de maintenant, votre bébé va avaler du liquide amniotique pour l'excréter ensuite dans la cavité amniotique. Bien que la quantité de liquide reste à peu près la même, celui-ci est absorbé et remplacé de façon continue. Il est important, en effet, que la quantité de liquide reste constante, notamment pour le développement des poumons. Votre bébé va puiser tout son oxygène et ses nutriments dans le placenta jusqu'à sa naissance, mais ses poumons doivent flotter dans un bain rempli de liquide amniotique pour pouvoir se dilater et continuer à se développer jusqu'à ce qu'ils soient prêts à respirer à l'extérieur du ventre de la mère. Ce bain se compose à présent d'environ 180–200 ml de liquide amniotique, soit l'équivalent d'un gobelet. Au cours de cette période, le fœtus commence à perdre certaines cellules de sa peau dans le liquide amniotique. C'est un phénomène important, car ces cellules peuvent être utilisées pour déterminer son statut chromosomique lors d'une amniocentèse (*voir* p. 140–142). Jusqu'à présent, les cellules de peau disponibles n'étaient pas en nombre suffisant pour constituer une source d'information fiable, ce qui explique pourquoi l'amniocentèse n'est pas recommandée avant la 15e ou 16e semaine de gestation.

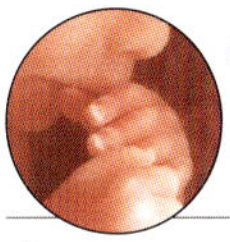

taille réelle

À 13 semaines, le fœtus fait 8 cm de long et pèse 25 g. Au début de la 17e semaine, sa taille passe à 13 cm et son poids moyen à 150 g.

17 SEMAINES *À l'échographie en 3-D, on voit le fœtus remuer et flotter. Ses mouvements sont amortis par le liquide amniotique, ce qui en rend la perception difficile.*

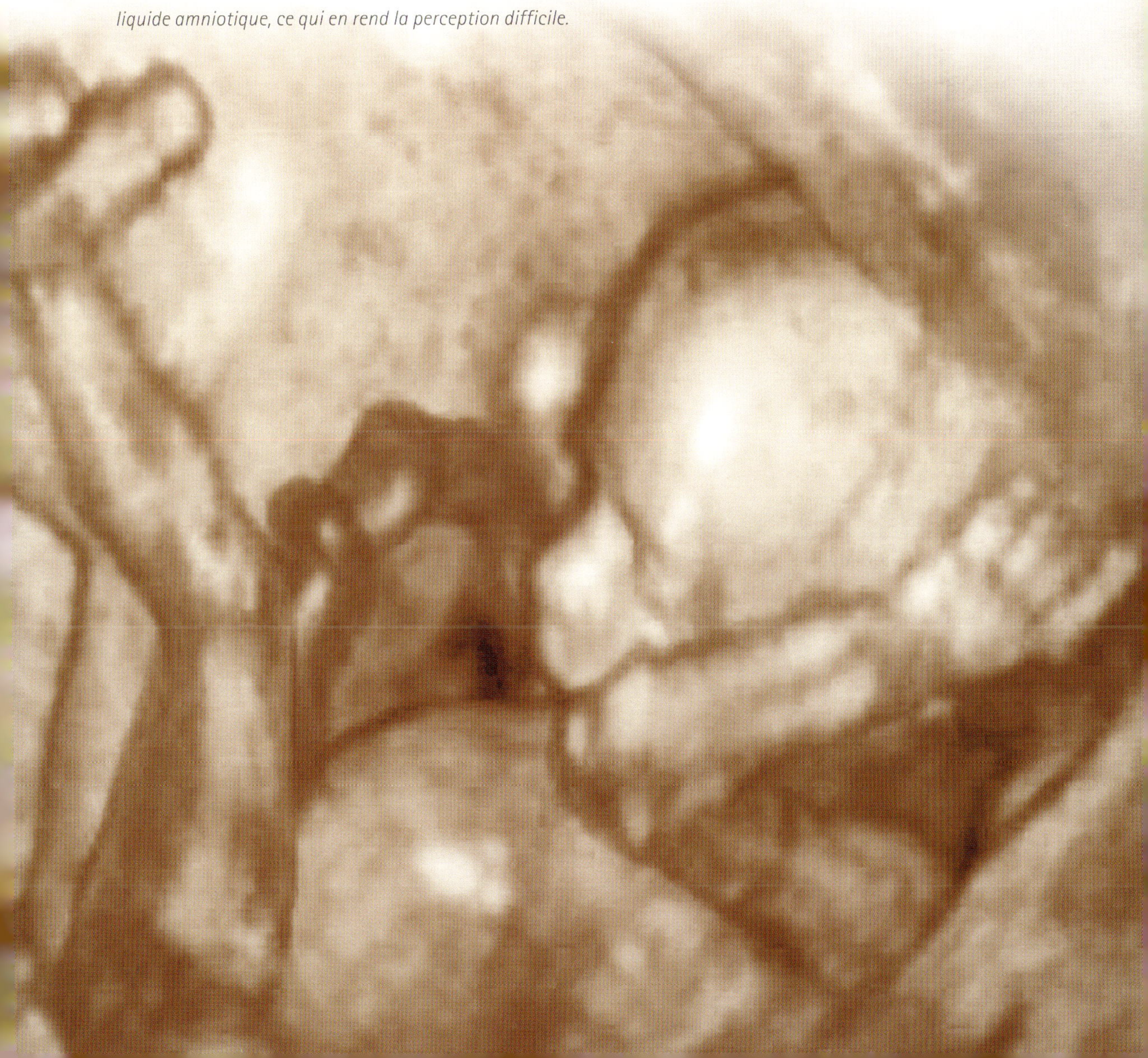

VOTRE CORPS CHANGE

VOTRE TAILLE S'EST ÉPAISSIE ET VOTRE VENTRE S'EST ARRONDI, MAIS LE NOMBRE EXACT DE SEMAINES À PARTIR DUQUEL VOTRE GROSSESSE DEVIENT VISIBLE AUX YEUX DE TOUS DÉPEND EN GRANDE PARTIE DE VOTRE TAILLE ET DE VOTRE POIDS AVANT LA GROSSESSE.

«Vos amis et collègues de travail qui ne sont pas dans la confidence vont commencer à lorgner sur votre ventre.»

Néanmoins, durant ces quelques semaines, vous allez vous rendre compte que «ça» commence à se voir et que vos amis et collègues de travail qui ne sont pas dans la confidence se mettent à lorgner sur votre ventre. Au début du deuxième trimestre, l'utérus a désormais la taille d'un petit melon, et on peut par conséquent le sentir pousser hors de la cavité pelvienne. Dorénavant, il est possible d'évaluer sa taille par simple palpation abdominale.

PIGMENTATION DE LA PEAU

Un pigmentation accrue de la peau est très fréquente durant la grossesse. Elle se manifeste généralement à la fin du premier trimestre ou au début du deuxième. L'œstrogène sécrété en grande quantité par le corps stimule les cellules de la peau, ou mélanocytes, qui produisent plus de pigment responsable du brunissement de la peau. L'aréole autour des mamelons est souvent la première à changer : elle fonce et s'agrandit. Les grains de beauté, les taches de vin et taches de rousseur risquent aussi de grossir et de foncer, ainsi que les cicatrices. Bon nombre de femmes voient apparaître une ligne brune médiane, la *linea nigra*, qui s'étend tout le long de l'abdomen. Celle-ci peut être très marquée chez certaines femmes dès le début du deuxième trimestre, tandis que chez d'autres elle n'apparaîtra que bien plus tard au cours de la grossesse. Toutes ces modifications sont tout à fait normales et s'estompent après la naissance.

AUGMENTATION DE LA CIRCULATION SANGUINE

Aucun de ces changements ne serait possible sans une augmentation du volume sanguin et d'importantes adaptations dans la façon dont le cœur et les vaisseaux sanguins fonctionnent. La partie aqueuse du sang s'est renforcée en début de grossesse, à présent c'est le volume des globules rouges qui voit sa production augmenter. Le rendement cardiaque (la quantité de sang que pompe le cœur par minute) continue de croître, tandis que le volume de sang pompé à chaque battement et le rythme cardiaque s'intensifient eux aussi. Grâce à la progestérone, cependant, les vaisseaux sanguins vont pouvoir faire face à tous ces changements en se dilatant et en se détendant.

Au début du deuxième trimestre, 25 % de votre sang est maintenant acheminé vers l'utérus afin d'alimenter le fœtus et le placenta, ce qui est une hausse considérable comparé aux 2 % que l'utérus recevait avant la grossesse.

La circulation sanguine continue à s'intensifier dans les reins jusqu'à la 16e semaine, après quoi elle se stabilise. La capacité de filtration des reins, qui avait commencé à croître au premier trimestre, est à présent 60 % plus élevée qu'avant la grossesse, et va conserver ce même niveau jusqu'aux quatre dernières semaines de la grossesse, avant de retomber. Mais les minuscules tubules rénaux, qui réabsorbent toutes les substances passant par eux, doivent à présent mettre les bouchées doubles. Ce qui explique pourquoi l'urine d'une femme enceinte contient parfois de petites quantités de sucre et de protéines.

DE NOUVELLES SENSATIONS

MAINTENANT QUE VOTRE GROSSESSE EST ENTRÉE DANS SON SECOND TRIMESTRE, VOUS VOILÀ PLUS RASSURÉE : CHAQUE JOUR QUI PASSE, VOTRE BÉBÉ DEVIENT DE PLUS EN PLUS UNE RÉALITÉ. SUR LE PLAN PHYSIQUE, VOUS AVEZ CERTAINEMENT MOINS DE NAUSÉES ET VOUS AVEZ RETROUVÉ TOUTE VOTRE VITALITÉ.

Vous avez sûrement dit à votre entourage que vous étiez enceinte. Depuis, on vous félicite probablement, on vous couvre d'attentions, et on vous donne des conseils sur ce qu'une femme enceinte doit faire et ne pas faire. Parfois, ce ne sont pas seulement vos proches qui vous prodiguent leurs conseils, mais aussi des personnes que vous connaissez à peine. Bien qu'ils soient presque toujours bien intentionnés, de tels avis sont parfois contradictoires, voire agaçants. vous n'avez certainement pas besoin qu'on vous déstabilise en ce moment. Mieux vaut donc choisir soigneusement les personnes à qui vous parlez de votre grossesse. Et surtout veillez à ne pas prendre pour argent comptant tous les conseils et autres récits édifiants que l'on peut vous faire.

« Veillez à ne pas prendre pour argent comptant tous les conseils et autres récits édifiants que l'on peut vous faire. »

PETITES IRRITATIONS

Certains petits problèmes risquent de devenir gênants durant les premières semaines du deuxième trimestre. Certaines d'entre vous, par exemple, vont remarquer qu'elles ont le nez constamment bouché, alors qu'elles ne sont pas enrhumées. Vous pouvez même saigner du nez, avoir les oreilles bouchées ou les gencives irritées. De tels symptômes sont sans gravité. Ils sont dus à l'augmentation du volume sanguin dans les muqueuses du nez, de la bouche, des oreilles et des sinus, et il y a de fortes chances pour qu'ils persistent jusqu'à la fin de la grossesse. Il serait donc

PRINCIPALES HORMONES DE GROSSESSE

Dès le premier jour de votre grossesse, presque tous les changements, subtils et spectaculaires, qui surviennent dans votre corps et dans son fonctionnement sont dus aux hormones. Celles-ci sont fabriquées par les différentes glandes de l'organisme, mais aussi, au fur et à mesure que la grossesse avance, par le placenta et le fœtus.

HORMONE	LEUR RÔLE	LEUR ORIGINE
Hormone chorionique gonadotrope (HCG)	Maintient la sécrétion des hormones de grossesse (œstrogène et progestérone) par le corps jaune dans l'ovaire jusqu'à ce que le placenta prenne le relais.	Fabriquée en grandes quantités par le placenta entre 10 et 12 semaines, puis décline rapidement.
Œstrogène	Leur nombre croissant durant la grossesse stimule l'afflux de sang dans les organes et favorise la croissance spectaculaire de l'utérus et des seins. Ramollit les fibres de collagène dans le tissu conjonctif pour assouplir les ligaments.	Plus de 90 % des œstrogènes sont composés d'œstriol, fabriqué par le placenta. Le fœtus participe aussi à la production de l'œstrogène.
Progestérone	Dilate les vaisseaux pour faire face à l'accroissement du volume sanguin. Même action sur l'appareil digestif et urinaire. A des effets soporifiques et apaisants durant la grossesse. Relâche les muscles et assouplit les ligaments et les tendons pour permettre à l'utérus de se développer et préparer la voie génitale. Empêche les contractions durant la grossesse. Prépare les seins à la lactation.	Jusqu'à la 6e-8e semaine, le corps jaune fabrique la progestérone indispensable à la grossesse. À la fin du premier trimestre, elle est produite entièrement par le placenta.
Hormone placentaire lactogène (HPL)	Semblable à l'hormone de croissance, représente 10 % de la production de protéine du placenta. Redirige les réserves de glucose de la mère vers le fœtus. Action sur le niveau d'insuline maternel qui aide au transfert des nutriments vers le fœtus. Rôle dans la croissance des seins et dans la lactation après l'accouchement.	Fabriquée par le placenta à partir de la 5e semaine. Son niveau augmente durant toute la grossesse.

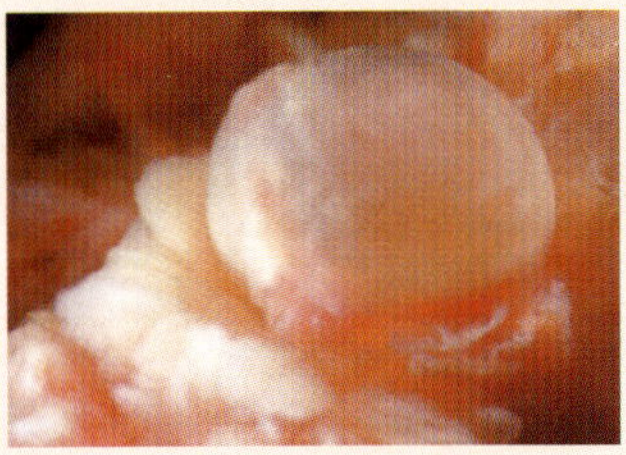

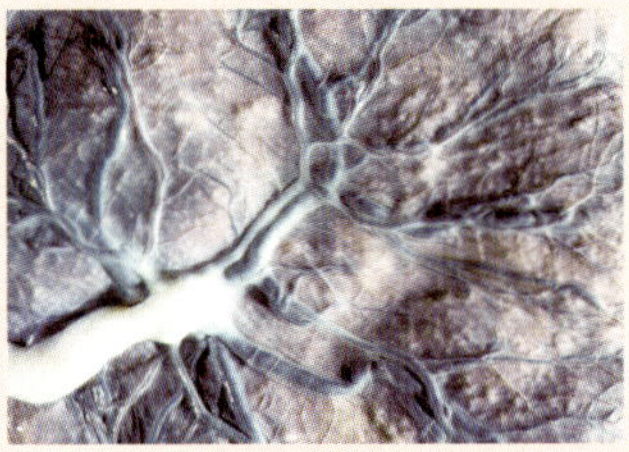

USINES À HORMONES *Le principal site de production d'hormones en début de grossesse est l'ovaire de la mère (à gauche). À 12 semaines, le placenta et le fœtus prennent le relais. Le placenta fabrique les hormones et force toutes les ressources fœtales et maternelles à produire des œstrogènes.*

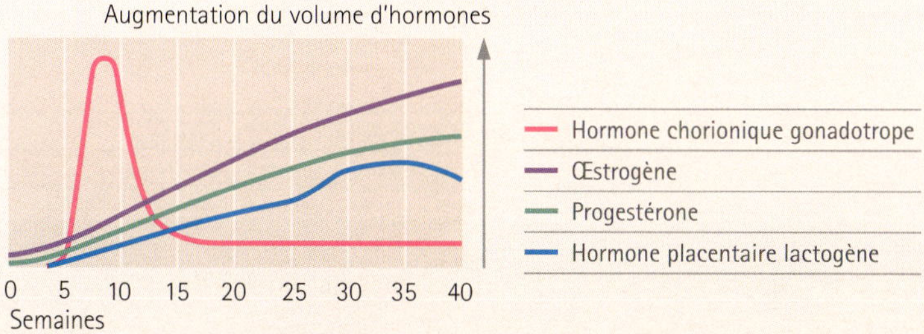

PRINCIPALES HORMONES *Ce graphique illustre la montée de l'hormone HCG en début de grossesse et la progression constante de l'œstrogène, de la progestérone et de la HPL.*

HORMONE	LEUR RÔLE	LEUR ORIGINE
Prolactine	Stimule la production de lait. le niveau de Prolactine augmente durant la grossesse, mais son action est bloquée jusqu'à la naissance.	Fabriquée dans le lobe antérieur de l'hypophyse dans le cerveau.
Relaxine	Substance proche de l'insuline présente dans le sang qui assouplit les ligaments pelviens en vue de l'accouchement, et prépare le col de l'utérus à la dilatation et à la naissance.	La relaxine est produite par les ovaires.
Ocytocine	Provoque la contraction des muscles de l'utérus. Son niveau augmente durant la première étape du travail et est réactivé par l'ouverture de la voie génitale. L'ocytocine aide l'utérus à se contracter après l'accouchement, et sa production est stimulée quand le bébé tète lors de l'allaitement.	Fabriquée par le lobe postérieur de l'hypophyse. Des récepteurs se développent dans l'utérus en fin de grossesse. Peut être utilisée pour déclencher les contractions.
Cortisol et hormone adréno-corticotrophine (ACTH)	Sa production augmente à partir de la fin du premier trimestre. Elle contribue aux vergetures et à la hausse du glucose dans le sang. Elle joue un rôle important dans le développement des poumons du fœtus.	Sécrétées par les glandes surrénales maternelles situées sur le sommet des reins. La cortisol est aussi produite par le placenta.
Androgènes (testostérone et hormones similaires)	Essentiels pour la fabrication d'œstrogènes durant la grossesse. La testostérone est nécessaire pour le développement des organes génitaux externes mâles.	Fabriqués surtout par les glandes surrénales fœtales. Les testicules produisent de la testostérone.

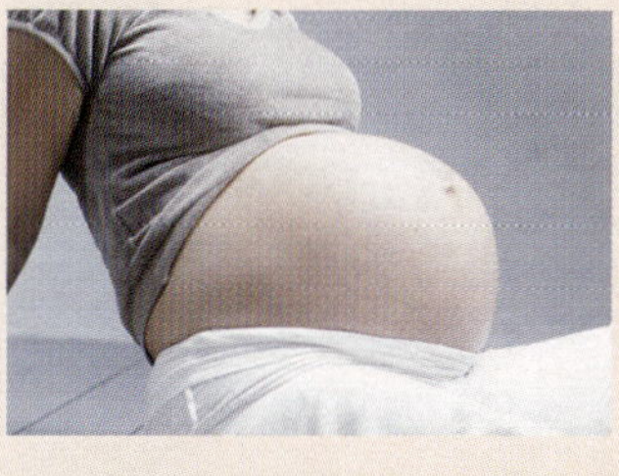

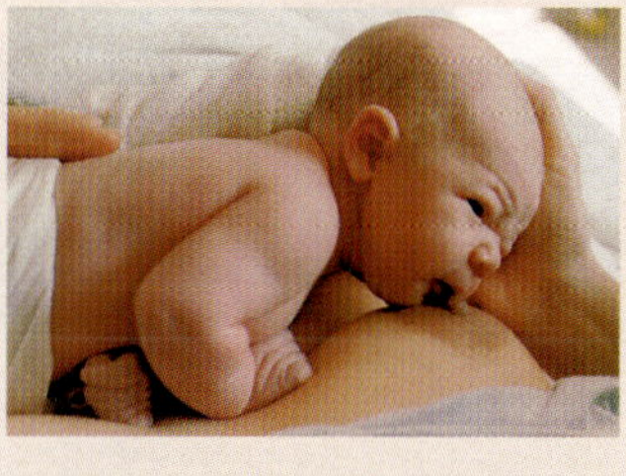

ACTION DES HORMONES *La croissance de l'utérus s'effectue grâce à un afflux de sang dû aux œstrogènes et au relâchement des muscles et des ligaments sous l'effet de la progestérone. Après la naissance, la prolactine et l'ocytocine stimulent la production de lait dans les seins.*

«Vous vous apercevrez sans doute que vous êtes de plus en plus étourdie, un symptôme que l'on qualifie parfois pour plaisanter d'amnésie maternelle.»

judicieux de songer à des moyens de vous soulager, même si encore une fois, vous ne vous en débarrasserez pas complètement avant la fin de la grossesse.

Évitez de passer trop de temps dans des endroits chauds et secs, surtout s'ils sont pourvus du chauffage central ou de l'air conditionné qui dessèchent l'atmosphère. Vous pouvez remédier à cette situation en plaçant des saturateurs en céramique dans les pièces où vous séjournez le plus. Plus simplement, vous pouvez aussi poser une soucoupe remplie d'eau sur les radiateurs de votre domicile ou de votre bureau, ou y suspendre une serviette mouillée. Si vous êtes gênée par des saignements de nez répétés, parlez-en à votre praticien qui vous adressera à un spécialiste.

Vous vous apercevrez sans doute que vous êtes de plus en plus étourdie, un symptôme que l'on qualifie parfois pour plaisanter d'amnésie maternelle. Je crois tout simplement que les femmes sont si excitées par leur grossesse que le reste leur paraît beaucoup moins important. Si vous avez tendance à tout oublier et que vous êtes incapable de faire plusieurs choses en même temps, rassurez-vous, cette distraction se dissipe en fin de grossesse, et tout rentrera dans l'ordre après la naissance.

VOTRE SUIVI PRÉNATAL

MÊME SI, COMME LA PLUPART DES FEMMES, VOUS SEREZ EN PARFAITE SANTÉ PENDANT TOUTE VOTRE GROSSESSE, IL EST PRÉFÉRABLE DE VOIR VOTRE PRATICIEN TOUTES LES QUATRE À SIX SEMAINES AU COURS DU DEUXIÈME TRIMESTRE.

La date exacte de vos visites dépend évidemment de vos rendez-vous, des résultats de vos analyses de sang et d'urine, du type de suivi que vous avez choisi et des problèmes de santé que vous pourriez avoir, mais en règle générale les visites de contrôle se déroulent plus ou moins de la même façon.

• On analyse votre urine à la recherche de protéines et de glucose. Il n'est pas rare d'en trouver en petites quantités, mais si cela se reproduit à toutes les visites, il faut peut-être envisager un test de tolérance au glucose (*voir* p. 212).

• On mesure votre tension artérielle afin de s'assurer que vous ne risquez aucune des complications les plus fréquentes de la grossesse.

• On examine vos mains et vos pieds pour être sûr qu'ils ne sont pas enflés ou que vous n'avez pas d'œdème.

• On examine également votre abdomen, et l'on mesure la distance en centimètres entre le fond de l'utérus et la symphyse pubienne (os du pubis), pour s'assurer que l'utérus se développe de façon constante et régulière (environ 1 cm par semaine). Cette mesure est appelée la hauteur utérine (HU dans votre carnet de maternité) : à 14 semaines, elle est d'environ 14 cm, et à 16 semaines d'environ 16 cm. Évidemment, ces chiffres varient en fonction du poids et de la taille de chaque femme, ainsi que du nombre d'enfants qu'elle porte et du volume du liquide amniotique. Si vous attendez des jumeaux (ou des triplés), votre hauteur utérine sera beaucoup plus élevée qu'elle ne devrait l'être par rapport à votre nombre de semaines de grossesse.

• Votre médecin ou votre sage-femme écoute aussi le battement de cœur de votre bébé à l'aide d'un appareil à ultrasons utilisé par voie externe. Celui-ci utilise des ondes ultrasonores, qui sont absolument sans danger pour la grossesse. À ce stade, le rythme cardiaque du fœtus est de 140 battements par minute, soit environ le double du vôtre.

• Il se peut qu'on ne vous pèse pas à chacune de vos visites. On surveillera néanmoins votre poids si vous avez entamé votre grossesse avec une surcharge pondérale ou si vous avez du diabète (*voir* p. 408).

VOS VISITES PRÉNATALES

Dans la maternité où je travaille, la plupart des femmes enceintes sont reçues conjointement par une équipe de sages-femmes et de médecins de l'hôpital. Vos visites prénatales obligatoires peuvent ne pas correspondre exactement, mais elles devraient suivre, plus ou moins, le même schéma.

11-14 semaines	Première visite, échographie de datation, clarté nucale
14-16 semaines	Entretien précoce avec un médecin ou une sage-femme pour discuter du déroulement de votre maternité
16 semaines	Prélèvement sanguin et dépistage
16-20 semaines	Carnet de maternité et résultats des analyses de sang
20-23 semaines	Échographie fœtale détaillée
24 semaines	Voir sage-femme/médecin
28 semaines	Dépistage de l'anémie, test de tolérance au glucose, inscription au cours prénatal
30 semaines	Voir sage-femme/médecin
32 semaines	Troisième échographie
34 semaines	Visite à l'hôpital : dépistage de l'anémie, injection d'anti-D si nécessaire
34-41 semaines	Visites hebdomadaires sage-femme/médecin
41 semaines	Visite à l'hôpital par un médecin, envisager déclenchement de l'accouchement
41 semaines et 3 jours	Se rendre à la maternité pour étude du rythme cardiaque du bébé, échographie pour mesurer le volume du liquide amniotique et le bien-être fœtal

CARNET DE MATERNITÉ

On a certainement dû vous remettre votre carnet de maternité à présent. Ce document est très important : il fournit de précieux renseignements sur vos antécédents médicaux et le suivi de votre grossesse, que votre médecin ou votre sage-femme pourra immédiatement consulter, si besoin est. Le fait de disposer de votre propre dossier signifie également que vous pouvez y revenir à n'importe quel moment, et faire ainsi le point sur votre grossesse. La plupart des femmes enceintes n'ont généralement aucune difficulté à se souvenir de rapporter leur carnet à chaque visite, et la perte d'information est extrêmement rare.

PENSEZ-Y

À CE STADE DE LA GROSSESSE, VOTRE PLUS GROS SOUCI CONSISTE PROBABLEMENT À SAVOIR COMMENT VOUS ALLEZ VOUS HABILLER POUR ALLER TRAVAILLER. ET VOUS CHERCHEZ PEUT-ÊTRE À ÉVITER CERTAINS EFFETS INDÉSIRABLES, EN PRENANT SOIN DE VOTRE PEAU PAR EXEMPLE.

VERGETURES

Une femme enceinte échappe rarement aux vergetures pendant sa grossesse. Celles-ci sont dues à la rupture du collagène situé sous la peau tandis qu'elle s'étire pour faire face au volume grandissant du corps. Elles peuvent apparaître dès le début de la grossesse, d'abord sur les seins puisque c'est la première partie du corps à se développer, puis sur l'abdomen, les hanches et les cuisses. Le nombre et l'étendue des vergetures varient fortement d'une femme à une autre : elles dépendent principalement de son patrimoine génétique et de son âge. En vieillissant, la peau perd de son élasticité, ce qui rend l'apparition des vergetures encore plus probable. Si vous étiez mince et tonique avant la grossesse, et si vous veillez à prendre du poids de façon progressive, vous avez des chances de limiter leur apparition.

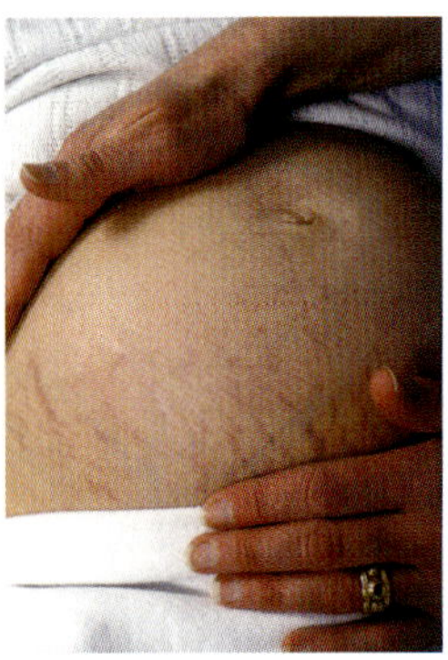

VERGETURES *Si vous êtes sujette aux vergetures, vous ne pourrez rien faire pour empêcher leur apparition. Toutefois, leur aspect violacé va s'estomper, et elles se verront beaucoup moins.*

Si, néanmoins, de profondes vergetures se développent (souvenez-vous, peu de femmes y échappent), je peux vous assurer qu'avec le temps leur aspect violacé ainsi que les éventuelles démangeaisons finissent par s'estomper. Elles ne disparaîtront pas complètement, mais vont blanchir et devenir moins visibles. Il existe de nombreuses crèmes anti-vergetures sur le marché, mais malgré ce que voudraient bien nous faire croire leurs fabricants, j'ai bien peur qu'aucune crème appliquée sur la surface de la peau ne puisse agir sur les couches profondes de collagène. Cela dit, en nourrissant votre peau avec une bonne crème hydratante, vous lui permettrez de rester souple et lisse, tout en vous procurant une agréable sensation de confort.

VOS VÊTEMENTS

Désormais, il vous est sûrement impossible de rentrer dans vos vêtements préférés. Mais ne vous précipitez pas non plus dans les magasins pour vous refaire une garde-robe. Mieux vaut attendre le dernier trimestre, lorsque le contenu de vos armoires ne vous sera plus d'aucun secours. Vous devez aussi tenir compte du changement de saison entre ces jours-ci et les derniers mois de votre grossesse. Examinez donc attentivement votre garde-robe, mettez de côté tout ce qui ne vous va plus, pour ne garder que les vêtements dans lesquels vous êtes à l'aise et que vous pouvez encore porter quelques semaines.

Je vous l'accorde, il n'est guère réjouissant d'avoir un choix très restreint de vêtements à se mettre ; c'est l'occasion ou jamais de passer en revue les affaires de votre compagnon pour voir si vous ne pouvez pas lui emprunter quelques tee-shirts, sweat-shirts et jeans. Ils feront bien l'affaire pour la phase de transition.

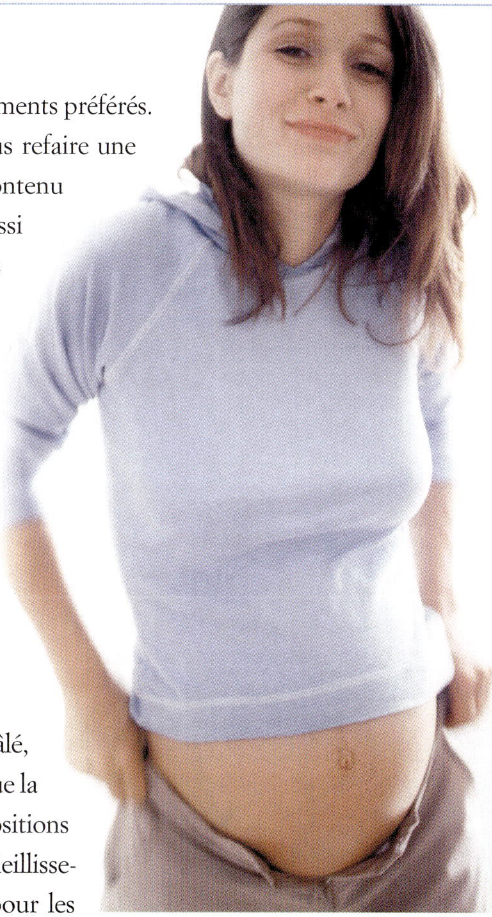

TROP SERRÉ *Mettez de côté tout ce qui ne vous va plus, et voyez si vous ne pouvez pas emprunter des vêtements plus grands.*

VOTRE BEAUTÉ AU QUOTIDIEN

Si vous considérez que la beauté passe obligatoirement par un teint hâlé, sachez qu'une femme enceinte bronze généralement plus vite puisque la quantité de pigments a augmenté dans sa peau. Évitez les expositions prolongées pour limiter les risques de coups de soleil, ainsi que le vieillissement prématuré de la peau. Les cabines à UV sont à proscrire pour les mêmes raisons. Lorsque vous vous exposez au soleil, veillez à vous appliquer une crème écran total sur le visage, le cou et les épaules. Vous pouvez également utiliser des produits autobronzants, qui sont sans danger pendant la grossesse.

Si vous voulez vous épiler, vous pouvez vous servir des crèmes dépilatoires, mais si vous préférez limiter les produits chimiques, choisissez plutôt le rasoir ou l'épilation à la cire. Évitez cependant la cire sur les grains de beauté trop pigmentés et les varices.

Celles d'entre vous qui portent des piercings ou des tatouages se posent peut-être des questions maintenant qu'elles sont enceintes. Un piercing au nombril devient gênant sous la poussée de l'abdomen et a peu de chances de rester en place lorsque le nombril va ressortir en fin de grossesse, mieux vaut donc l'enlever. Un piercing sur les tétons peut être gardé pour l'instant, mais il faudra l'ôter si vous souhaitez allaiter. Un tatouage situé sur l'une des parties du corps appelées à prendre du volume risque de devenir méconnaissable. Il va sans dire que tout nouveau piercing ou tatouage est à bannir durant la grossesse en raison du risque d'infections par les hépatites B et C (*voir* p. 129) et par le VIH (*voir* p. 414).

RÉGIME ET EXERCICE

AU DEUXIÈME TRIMESTRE, VOUS RETROUVEZ TOUT VOTRE APPÉTIT ET POUVEZ À NOUVEAU SUIVRE UNE ALIMENTATION NORMALE. VOUS AVEZ AUSSI PLUS D'ÉNERGIE. VOUS VOILÀ DONC PRÊTE À REPRENDRE VOTRE SÉANCE DE GYM QUOTIDIENNE OU À ADOPTER DÈS MAINTENANT DE BONNES HABITUDES.

BIEN MANGER

Profitez de ce trimestre pour bien manger : dans les trois derniers mois, votre appétit et votre digestion risquent de vous jouer à nouveau des tours, lorsque le poids du bébé comprimera votre appareil digestif.

Par manque de temps, plutôt que par manque d'envie, bon nombre de femmes ont une mauvaise alimentation pendant leur grossesse. Si vous ne pouvez pas préparer de véritables repas équilibrés, optez pour des en-cas réguliers à base d'aliments sains.

Vous pouvez couvrir tous vos besoins nutritifs et ceux du bébé si vous veillez à consommer régulièrement certains des aliments suivants :

- pain complet et pita que vous pouvez garnir de fromage râpé, jambon maigre, œufs durs, miettes de sardines, saumon, thon, houmous, haricots blancs, salade, tomates et légumes ;
- bâtonnets de crudités : carottes, poivrons, concombre et céleri ;
- fruits frais, lavés et épluchés ;
- jus de fruits, lait demi-écrémé, eau minérale, tisanes de plantes et de fruits ou café et thé décaféiné ;
- céréales complètes sans sucre ;
- yaourts maigres et fromage frais ;
- fruits secs : abricots, pruneaux, raisins, figues ;
- fruits oléagineux et graines (de tournesol et de sésame) ;
- biscuits complets ;
- barres de céréales.

Pensez à mettre certains de ces aliments dans un frigo sur votre lieu de travail, et ayez toujours dans votre sac des biscuits, des fruits frais, secs ou oléagineux et une petite bouteille d'eau minérale ou de jus de fruit.

BIEN SE TENIR

Votre corps change rapidement, il devient donc urgent d'apprendre à bien vous tenir. Redressez-vous, comme si votre tête était suspendue à un fil au plafond, et alignez le sommet du crâne, le bassin, le périnée et les pieds.

POSITION INCORRECTE

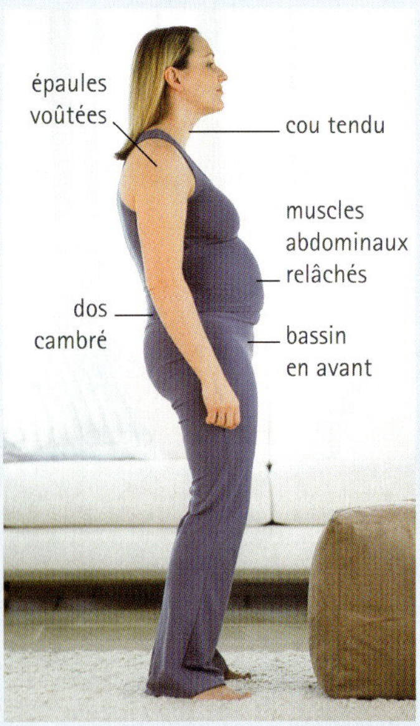
épaules voûtées
cou tendu
muscles abdominaux relâchés
dos cambré
bassin en avant

POSITION CORRECTE

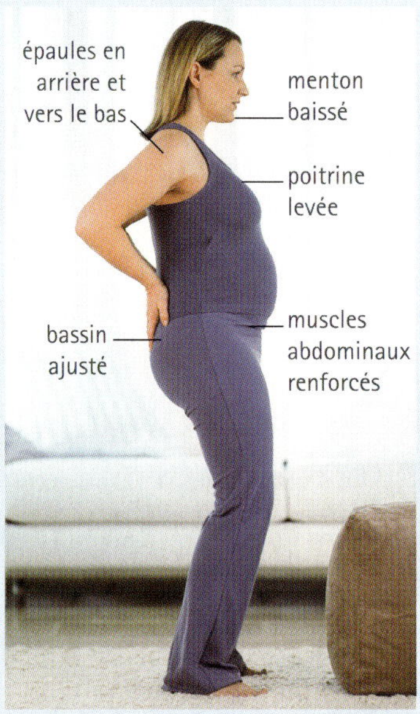

COMPLICATIONS

Bien des femmes craignent pendant leur grossesse qu'une mauvaise alimentation entraîne un certain nombre de problèmes. Les maladies liées au régime alimentaire sont la prééclampsie (*voir* p. 425), le diabète gestationnel (*voir* p. 426) et le retard de croissance intra-utérin, RCIU (*voir* p. 428). Toutefois, je tiens à souligner que la plupart des femmes qui développent de telles complications mangent de façon parfaitement équilibrée. Les femmes ont tôt fait de s'accuser et de reprocher à leur alimentation d'être responsable, entre autres, de contractions prématurées et d'hypertension artérielle. Je peux vous assurer que ces craintes sont tout à fait infondées.

SPORT ET GROSSESSE

Des sports comme le jogging, le ski et l'équitation sont de plus en plus déconseillés au cours du deuxième trimestre. Le jogging n'est pas dangereux pour votre bébé mais constitue une menace pour vos articulations, tendons et ligaments, pouvant entraîner de graves lésions. Quant au ski et à l'équitation, votre ventre a modifié votre équilibre, augmentant ainsi le risque de chutes. Si vous pratiquez l'un de ces sports, mieux vaut envisager, pour le moment, une autre activité : le vélo, la marche et la natation sont vivement recommandés.

ENTRAÎNEZ VOTRE PLANCHER PELVIEN

Voici une série d'exercices que vous devriez faire quotidiennement ; je ne saurais trop vous dire à quel point ils sont importants. Votre plancher pelvien forme comme un hamac de muscles soutenant la vessie, l'utérus et les intestins, et encerclant l'urètre, le vagin et le rectum. Une perte de tonus et/ou des lésions de ces muscles à la suite d'un accouchement prolongé peuvent entraîner une incontinence d'effort : de petites fuites d'urine lorsque vous toussez, riez ou éternuez. Elle continue bien après la naissance et redouble après la ménopause, en l'absence d'œstrogènes.

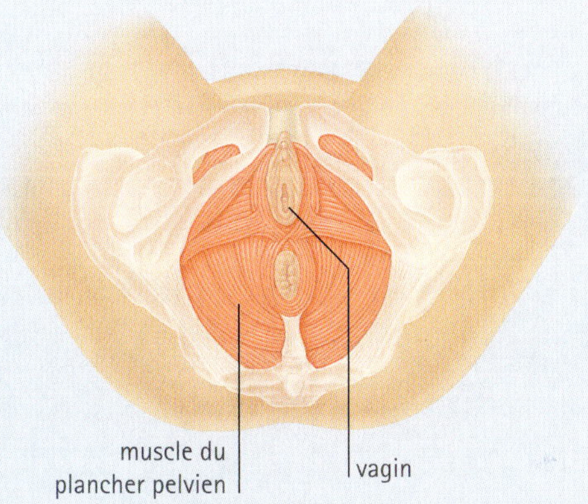

PLANCHER PELVIEN *Durant la grossesse, les muscles du plancher pelvien se relâchent et s'étirent sous la pression du poids grandissant de l'utérus.*

Faites ces exercices tous les jours pendant toute la grossesse, et continuez après la naissance. Pour ne pas oublier de les faire, pratiquez-les à un moment précis, quand vous vous brossez les dents ou que vous attendez le bus ou le métro, par exemple : ils deviendront vite un automatisme.

- **Contractez puis relâchez les muscles** autour de l'urètre, du vagin et de l'anus. Vous devez sentir que le plancher pelvien se soulève. Tenez quelques secondes, puis relâchez lentement. Faites-en jusqu'à dix, en tenant dix secondes, et marquez une pause entre les mouvements.
- **Contractez et relâchez les muscles rapidement**, en tenant une seconde à chaque fois. Faites-le dix fois.
- **Contractez et relâchez** alternativement chaque série de muscles autour de l'urètre, du vagin et de l'anus, d'avant en arrière puis d'arrière en avant.
- **Lorsque vous urinez**, marquez une pause au milieu, puis relâchez-vous et laissez votre vessie se vider. Cet exercice peut être fait régulièrement.

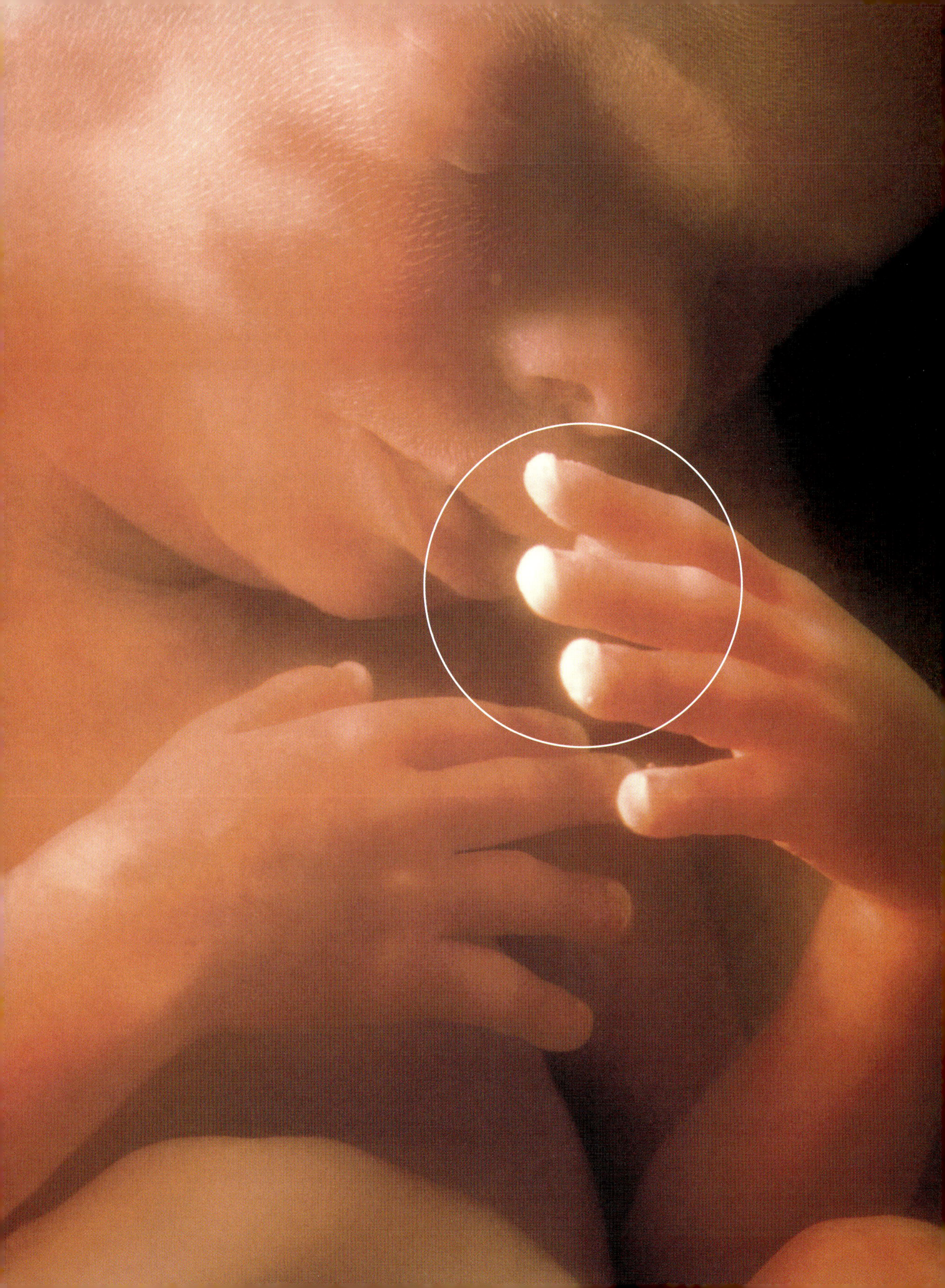

SEMAINES 17–21
VOTRE BÉBÉ SE DÉVELOPPE

À PRÉSENT, LA CROISSANCE DU BUSTE ET DES MEMBRES DE VOTRE BÉBÉ S'ACCÉLÈRE. LA TÊTE EST DONC MIEUX PROPORTIONNÉE PAR RAPPORT AU RESTE DU CORPS. À LA FIN DE LA 20e SEMAINE, ELLE NE REPRÉSENTE PLUS QU'UN TIERS DE LA LONGUEUR TOTALE DU FŒTUS.

Les jambes de votre bébé ont connu une formidable poussée de croissance et sont à présent plus longues que les bras. À partir de maintenant, le rythme de croissance du buste et des membres commence à ralentir, même si le fœtus continue de prendre du poids de façon régulière jusqu'à l'accouchement. Ce ralentissement relatif de sa taille marque un tournant dans son développement, car cela signifie que dorénavant, votre bébé va évoluer autrement. Les poumons, l'appareil digestif, les systèmes nerveux et immunitaire se préparent à la vie à l'extérieur. Désormais, le squelette apparaît clairement aux rayons X, grâce à la nouvelle couche de calcium qui s'est déposée sur les os et les a rendus plus durs.

Les organes sexuels de votre bébé sont à présent bien développés, et les différences entre les organes génitaux extérieurs mâles et femelles sont de plus en plus manifestes. Dans le corps de la petite fille, les ovaires contiennent déjà les 3 000 000 ovules avec lesquels elle va naître. Son utérus est entièrement formé et le vagin commence à se creuser. Les testicules du petit garçon ne sont pas encore descendus de la cavité abdominale, mais à la place du scrotum, un net gonflement apparaît entre les jambes du bébé, ainsi qu'un pénis rudimentaire. L'échographie de 20 semaines devrait pouvoir déterminer le sexe de votre bébé, à condition qu'il ou elle vous présente son bon profil ! Sur la poitrine des garçons et des filles, les premières glandes mammaires sont apparues et les mamelons peuvent être aperçus à la surface de la peau.

DES SENS EN ÉVEIL

Bien que les paupières de votre bébé soient encore fermées, les globes oculaires roulent sur les côtés, et à l'arrière de l'œil, la rétine est déjà sensible à la lumière, puisque les connexions nerveuses avec le cerveau ont été établies. Les papilles gustatives sont à présent assez développées pour pouvoir distinguer le goût sucré du goût amer (même si l'amer est absent *in utero*). De nombreuses dents de lait se sont formées dans les gencives. La bouche s'ouvre et se ferme régulièrement, et il n'est pas rare d'apercevoir à l'échographie un bébé qui tire la langue.

◄ *À 19 semaines, les traits du visage se sont considérablement affinés.*

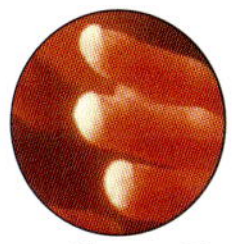

taille réelle

« Le fœtus peut remuer énergiquement s'il est exposé à des bruits trop importants, lors d'un concert par exemple. »

Bien qu'il n'ait pas encore de pensées conscientes, il entend les sons très clairement, comme les battements de votre cœur, le sang qui bat dans les veines de la partie inférieure de votre corps et votre système digestif au travail. On prétend que les nouveau-nés arrêtent de pleurer quand on les place sur l'épaule gauche de leur mère parce qu'ils retrouvent le bruit familier de leur battement de cœur.

Le fœtus peut aussi entendre les sons extérieurs, et il lui arrive de sursauter ou de remuer énergiquement s'il est exposé à des bruits trop importants, lors d'un concert par exemple. Le battement de cœur fœtal, désormais clairement audible au monitoring, change également en réaction aux sons extérieurs trop puissants. Enfin, sa peau est sensible au toucher, et si l'on appuie fermement sur votre ventre, votre bébé cherchera à se déplacer pour se dégager de ce stimulus extérieur.

RÉSEAU NERVEUX

Toutes ces évolutions complexes du système sensoriel de votre bébé sont dues au développement rapide et constant de son système nerveux. De nouvelles connexions nerveuses s'établissent, et les fibres nerveuses se couvrent d'une substance graisseuse et isolante, la myéline, qui leur permet de transmettre rapidement les messages au cerveau. Une gaine fibreuse se forme autour des faisceaux nerveux dans la moelle épinière afin de les protéger des lésions mécaniques. Tous ces ajustements du système nerveux aident votre bébé à devenir beaucoup plus actif. Même si vous n'êtes pas encore capable de sentir tous ses mouvements,

FŒTUS À 19 SEMAINES

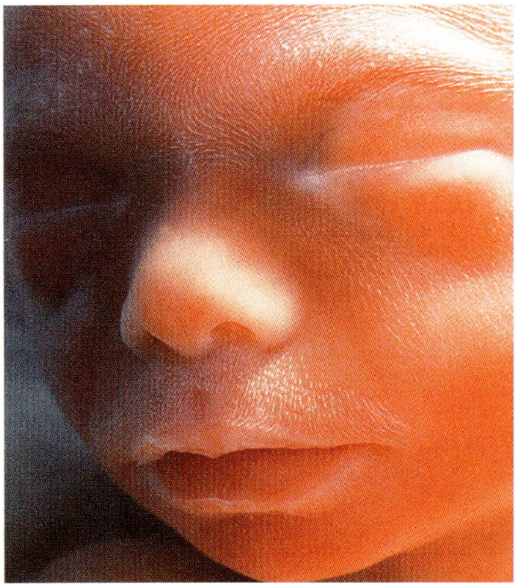

Un mince duvet se forme sur les sourcils et la lèvre supérieure.

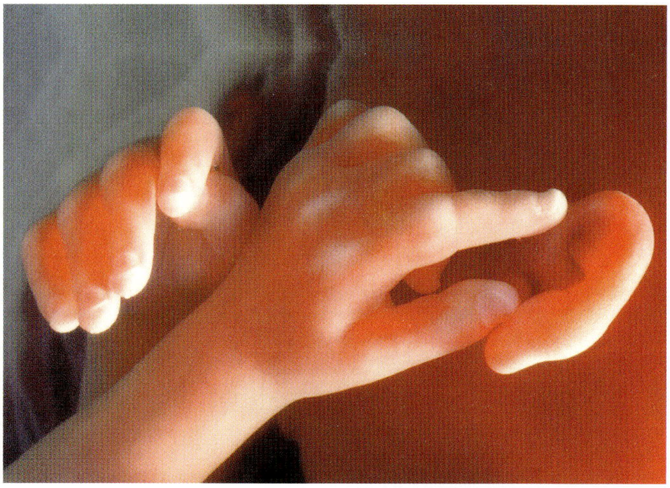

Votre bébé entend les sons très distinctement, votre cœur qui bat comme votre estomac qui gargouille.

votre bébé ne cesse de bouger, tourner, s'étirer, attraper et rouler sur lui-même. Cette intense activité musculaire permet aux mouvements de s'affiner et de devenir plus précis, améliorant ainsi ses capacités motrices et sa coordination et renforçant les os.

PEAU ET CHEVEUX

Le fœtus paraît un peu plus potelé et moins ridé à ce stade de la grossesse, grâce aux fincs couches de tissus adipeux qui commencent à se former. Des poches de graisse brune, aux propriétés isolantes, se déposent sur la nuque, derrière le sternum, autour des reins et des aines. Les prématurés et nouveau-nés dont le poids est insuffisant naissent avec très peu de graisse brune, c'est pourquoi ils ont tant de difficultés à maintenir leur température corporelle et prennent froid très vite.

Il y a encore très peu de graisse sous la peau, et on voit encore nettement les vaisseaux sanguins, ceux de la tête notamment, tandis que la peau est toujours aussi rouge et translucide. Cependant, tout le corps du bébé est maintenant recouvert d'une couche fine et soyeuse de lanugo, d'abord apparu près des sourcils et de la lèvre supérieure à 14 semaines. On pense que le lanugo est l'un des mécanismes qui aident le fœtus à retenir la chaleur jusqu'à ce qu'il ait constitué ses réserves de graisses. C'est sans doute pour cette raison que les bébés nés avant 36 semaines sont encore couverts de lanugo, alors que ceux qui naissent à terme ont perdu la majeure partie de leur duvet au cours des dernières semaines *in utero*. Cette fine couche de poils permet aussi au bébé d'être recouvert d'un épais enduit blanc appelé *vernix caseosa*, sécrété par les glandes sébacées durant le deuxième trimestre. Ce vernix protège la peau fœtale des griffures d'ongles, et imperméabilise en quelque sorte le fœtus durant les nombreuses semaines qu'il passe immergé dans le liquide amniotique.

SYSTÈME DE SURVIE

Désormais entièrement opérationnel, le placenta continue d'assurer la survie du fœtus. Toutefois, il poursuit sa croissance, et va même tripler sa taille d'ici à la fin de la grossesse. Jusqu'ici, il pesait plus lourd que le fœtus, mais à partir de maintenant, le poids fœtal va dépasser celui du placenta.

Le placenta est très fréquemment situé assez bas dans l'utérus à l'échographie de 20 semaines, mais il n'y a pas de quoi s'inquiéter pour autant. En effet, bien que le placenta soit fermement fixé à la paroi utérine, l'utérus qui l'entoure grandit aussi bien vers le haut que vers le bas pendant la grossesse. Lorsque la partie inférieure de l'utérus commence à se préparer à l'accouchement vers la 32e semaine, le placenta ne donne plus cette impression à l'échographie d'être

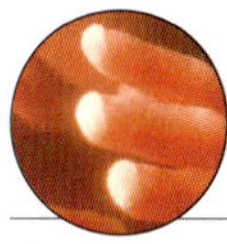

taille réelle

À 19 semaines, le fœtus mesure environ 15 cm, du sommet du crâne jusqu'au siège, et pèse environ 225 g. À la fin de la 21e semaine, sa longueur est de 17 cm et son poids de 350 g.

situé trop bas. En réalité, il ne bouge pas, c'est plutôt l'utérus qui se développe autour du placenta à un rythme variable aux différents moments de la grossesse. L'utérus continue effectivement à grossir jusqu'à la 37e semaine. Il faut savoir qu'à terme, moins de 1 % des femmes ont une insertion basse du placenta (*voir* p. 240 et p. 427).

La poche de liquide amniotique autour du fœtus continue de croître elle aussi. À la fin de la 20e semaine, son volume est de 320 ml, augmentation spectaculaire si on le compare aux 30 ml de liquide amniotique présents dans l'utérus à 12 semaines. La température du liquide se maintient à 37,5 °C, légèrement plus élevée que la température corporelle de la mère : c'est un autre moyen dont dispose le fœtus pour rester au chaud.

VOTRE CORPS CHANGE

CHEZ CERTAINES FEMMES, LA PRISE DE POIDS SE FAIT PETIT À PETIT, TANDIS QUE D'AUTRES NOTENT UNE NETTE PROGRESSION UNE SEMAINE, PUIS PLUS RIEN LA SEMAINE SUIVANTE. EN MOYENNE, VOUS ALLEZ PRENDRE DE 0,5 À 1 KG PAR SEMAINE AU COURS DE CETTE PÉRIODE, ET À LA 21E SEMAINE, PLUS PERSONNE NE POURRA IGNORER VOTRE GROSSESSE.

« Si votre tension artérielle ne s'emballe pas, c'est principalement parce que la plupart des vaisseaux de votre corps se dilatent et s'assouplissent... »

À 18 semaines, votre sage-femme ou médecin peut sentir le fond de l'utérus à mi-chemin entre l'os du pubis et le nombril (ombilic). À 21 semaines, il sera certainement parvenu au nombril ou juste au-dessous. La hauteur utérine (ou la distance entre le sommet de l'utérus et l'os du pubis) sera quant à elle de 21 cm. Cette technique de mesure n'a pas la précision d'une échographie, mais elle permet de voir rapidement si votre bébé grandit de manière satisfaisante.

AFFLUX DE SANG

Le volume de votre circulation sanguine continue d'augmenter régulièrement. À 21 semaines, il sera de près de 5 l. Une telle augmentation est nécessaire pour alimenter les nombreux organes de votre corps qui travaillent bien plus que de coutume. L'utérus en reçoit la plus grande partie, car il doit nourrir le placenta et fournir au fœtus sa part d'oxygène et de nutriments. Jusqu'à l'accouchement, vos reins vont recevoir 0,5 l de sang par minute. Un flux de sang plus élevé qu'en temps normal irrigue également la peau et les muqueuses, dont les vaisseaux sanguins se sont dilatés pour mieux l'accueillir. C'est l'une des raisons pour laquelle les femmes enceintes ont souvent le nez bouché, souffrent de la chaleur, transpirent plus abondamment et ont tendance à s'évanouir pendant la grossesse.

AUGMENTATION DU VOLUME SANGUIN

Pour diffuser tout ce sang dans vos organes, le rendement cardiaque doit continuer à augmenter progressivement. À 20 semaines, votre cœur pompe 7 l de sang par minute. Cependant, votre rythme cardiaque (nombre de battements de cœur par minute) ne peut pas se permettre de trop augmenter, au risque de déclencher des palpitations. Une telle augmentation du volume sanguin et de l'activité cardiaque devrait logiquement entraîner une hausse majeure de la tension artérielle, mais d'importantes modifications des vaisseaux sanguins s'opèrent partout dans le corps et empêchent habituellement de telles complications de se développer.

Si votre tension artérielle ne s'emballe pas, c'est principalement parce que la plupart des vaisseaux de votre corps se dilatent et s'assouplissent, ce qu'on appelle en médecine une baisse de la résistance périphérique. Ils contiennent à présent beaucoup plus de sang, grâce notamment à l'action de la progestérone, et ce volume sanguin accru ainsi que la dilatation des vaisseaux sanguins peuvent provoquer l'apparition de symptômes gênants, telles des varices (*voir* p. 235) ou des hémorroïdes (*voir* p. 217). Dans la plupart des cas, cette baisse de la résistance périphérique permet à la tension artérielle de n'augmenter que très modérément les trente premières semaines de grossesse, à moins que ne surviennent des complications telle l'hypertension gravidique (*voir* p. 425). Après trente semaines, la tension artérielle tend à augmenter, mais cette hausse ne doit jamais être soudaine ou excessive.

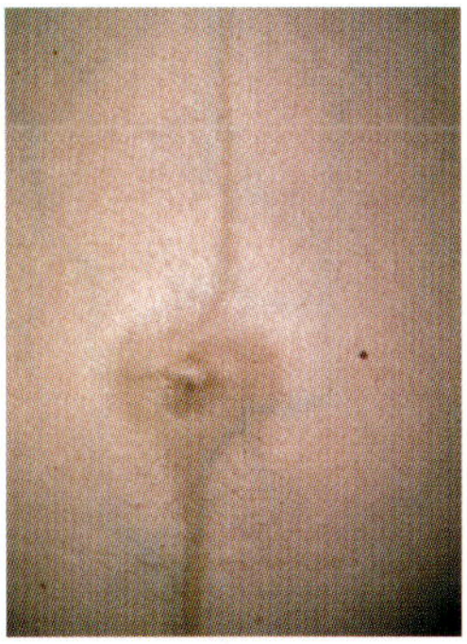

LIGNE BRUNE *Cette ligne de pigmentation le long de l'abdomen est souvent plus visible chez les femmes à la peau mate.*

PROBLÈMES DE PEAU

Du fait de la dilatation des vaisseaux sanguins et du taux élevé d'œstrogènes dans le corps, de petites marques rouges, appelées angiomes stellaires, apparaissent fréquemment sur le visage, le cou, les épaules et la poitrine.

La pigmentation de la peau autour des mamelons, des parties génitales et la ligne brune sur l'abdomen deviennent encore plus visibles. Cette ligne, plus marquée chez certaines femmes, est en fait le point de rencontre entre les muscles abdominaux droits et gauches. Ceux-ci commencent à se disjoindre afin de faire de la place à l'utérus grandissant, mais on ignore pourquoi un tel phénomène s'accompagne d'une pigmentation accrue de la peau de l'abdomen.

Certaines femmes développent un chloasma ou masque de grossesse sur le visage. Chez celles qui ont la peau claire, des plaques foncées apparaissent sur le nez, les pommettes et parfois autour de la bouche, tandis que chez celles qui ont la peau mate, ces plaques sont plus claires que leur teint. Tous ces changements de pigmentation sont dus aux hormones de grossesse, et doivent donc s'estomper rapidement et disparaître après la naissance.

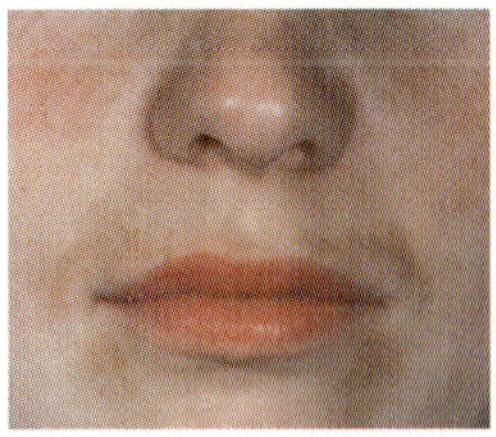

CHLOASMA *Cette pigmentation foncée se développe de façon symétrique sur les joues ainsi que sur d'autres parties du visage.*

DE NOUVELLES SENSATIONS

À PRÉSENT, VOUS AVEZ SÛREMENT RETROUVÉ TOUTE L'ÉNERGIE QUE VOUS AVIEZ AVANT LA GROSSESSE, ET MÊME SI VOUS PARAISSEZ DÉFINITIVEMENT ENCEINTE DÉSORMAIS, VOUS RISQUEZ, À L'INSTAR DE NOMBREUSES FEMMES, DE NE PAS SENTIR BEAUCOUP DE DIFFÉRENCES AU NIVEAU PHYSIQUE.

Vous retrouvez tout votre appétit (il peut même augmenter), et vous pouvez enfin prendre de vrais repas. Profitez bien de ce moment de votre grossesse pour suivre une alimentation équilibrée (*voir* p. 43–49). Bientôt, vous pourriez à nouveau connaître quelques ennuis, comme des brûlures d'estomac, des indigestions, de la constipation et d'autres petits soucis gastro-intestinaux caractéristiques de la fin de grossesse, lorsque le fœtus se développe à l'intérieur de la cavité abdominale, rendant le système digestif plus paresseux.

Votre libido est probablement de retour. De nombreux couples sont ainsi rassurés de voir que la grossesse n'a pas altéré leur relation sur le plan physique. Et pour certains, leur sexualité devient même beaucoup plus satisfaisante au cours de ce trimestre. Il y a plusieurs raisons à cela. Tout d'abord, vous vous sentez mieux physiquement, ce qui est très important : les nausées et la fatigue ne favorisent guère les élans amoureux. De plus, vos hormones vous laissent probablement plus tranquilles à présent. Enfin, votre partenaire et vous-même vous sentez peut-être plus détendus : vous avez eu le temps de vous habituer à l'idée de la grossesse.

La première fois que vous prenez conscience des mouvements de votre bébé, vous vivez une expérience émotionnelle tout autant physique. Si vous n'avez jamais eu d'enfant auparavant, vous risquez de prendre ces légers frémissements pour des gaz, mais très vite vous vous apercevez qu'ils n'ont aucun rapport avec la digestion. Personne ne peut prédire la date exacte de leur apparition, mais ils peuvent dorénavant se produire à tout moment.

PREMIERS FRÉMISSEMENTS
Il faut parfois un peu de temps avant d'être certaine de sentir bouger son bébé.

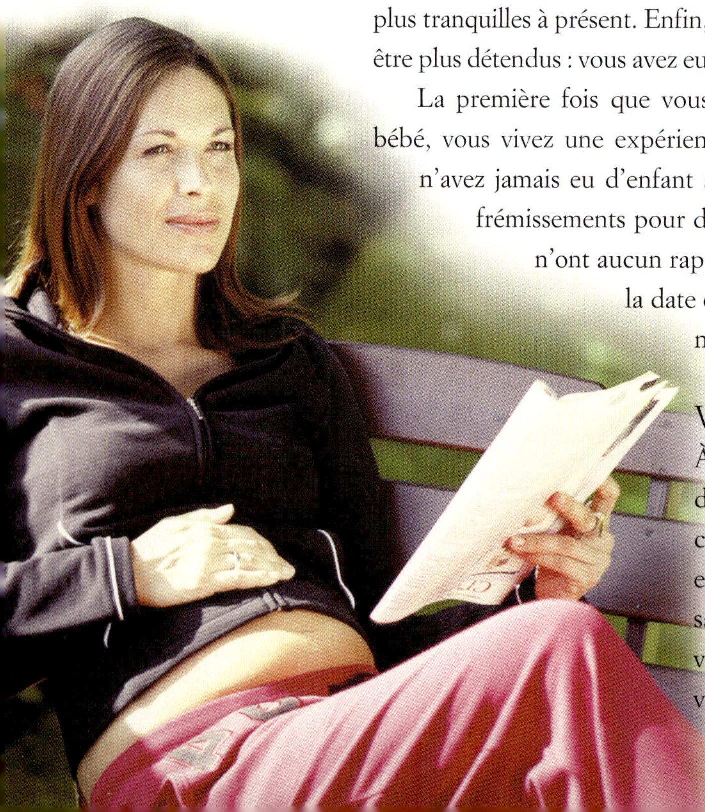

VOS ÉMOTIONS

À présent, vous avez sûrement dit que vous attendiez un bébé à toutes les personnes que vous côtoyez régulièrement, et même si vous avez essayé de garder le secret, votre aspect physique a sans doute donné quelques indices aux gens qui vous entourent. Chez vous ou à votre travail, vous allez vous apercevoir que tout le monde vous parle de votre grossesse. Comme bon nombre de femmes, vous apprécierez la possibilité de partager la joie que vous procure le fait d'être enceinte. Nous avons très peu d'occasions dans la vie de nous lancer dans une conversation intime avec un parfait inconnu, voire de l'autoriser à nous tapoter gentiment le ventre d'un geste paternel. Cela m'est arrivé très souvent pendant ma grossesse, et je dois dire qu'après une première réaction de surprise, ces témoignages d'affection et de gentillesse m'ont aidé à comprendre que je vivais un moment très particulier de mon existence, et que tout le monde autour de moi s'en rendait compte. Cela dit, je sais aussi que certaines femmes voient cet intérêt extérieur pour leur grossesse comme une intrusion dans leur vie privée. Si vous faites partie de cette catégorie, prenez garde à ne pas sombrer dans la colère et le ressentiment : c'est un fait avéré, la société a tendance à voir les femmes enceintes comme une sorte de bien public.

« ... vous apprécierez la possibilité de partager la joie que vous procure le fait d'être enceinte. »

Dans l'ensemble, c'est l'une des périodes les plus agréables de la grossesse et vous vous sentez sans doute plus calme et plus sereine. Profitez de cette paix relative du deuxième trimestre : au troisième, vous risquez de vous sentir ballottée par vos émotions, sans même parler des inconforts physiques.

VOTRE SUIVI PRÉNATAL

LE DEUXIÈME TRIMESTRE, VOUS DEVEZ VOIR VOTRE MÉDECIN OU VOTRE SAGE-FEMME TOUTES LES QUATRE SEMAINES AFIN DE CONTRÔLER VOS URINES, VOTRE TENSION ET LA HAUTEUR UTÉRINE. LE RYTHME CARDIAQUE DU FŒTUS SERA LUI AUSSI SURVEILLÉ GRÂCE AU MONITORING OU AU STÉTHOSCOPE DE PINARD.

Si l'on ne vous a pas encore remis les résultats de vos tests sanguins et de vos dépistages sériques ou même votre carnet de maternité, vous allez maintenant les recevoir à l'occasion d'une des visites de suivi prénatal.

L'ÉCHOGRAPHIE DU DEUXIÈME TRIMESTRE

À partir de la 20e semaine, on procède généralement à la deuxième échographie (*voir* p. 174–175). Sa date exacte varie bien évidemment en fonction des résultats des examens prénatals et des tests de dépistage sériques. Cependant, elle est fréquemment pratiquée entre 20 et 23 semaines. On l'appelle parfois échographie de dépistage, puisqu'à ce stade de la grossesse, les différents organes et systèmes du fœtus sont suffisamment développés pour que l'on puisse détecter la plupart des anomalies structurales. Dans la vaste majorité des cas, les échographies ne révèlent cependant aucune anomalie et confirment le bon développement fœtal.

L'ÉCHOGRAPHIE DE 20 SEMAINES

VERS LA 20 SEMAINE, VOTRE BÉBÉ EST SUFFISAMMENT DÉVELOPPÉ POUR QU'ON PUISSE EXAMINER LA PLUPART DE SES ORGANES ET SYSTÈMES À L'ÉCHOGRAPHIE. LA PLUPART DES FEMMES SERONT RASSURÉES DE VOIR QUE LEUR GROSSESSE SUIT SON COURS.

Vous trouverez ici, en résumé, la liste des points les plus fréquemment vérifiés lors de cette échographie. Ils ne suivent pas forcément cet ordre : le fœtus bouge constamment et n'est pas toujours dans la bonne position. Mais l'échographe ne peut pas terminer l'examen tant que les dimensions n'ont pas toutes été relevées et cochées dans une liste, afin d'être sûr de ne rien oublier. Si la position de votre bébé ne permet pas de mesurer différents points, on peut vous demander de vous lever et de marcher un peu, voire de revenir quelques jours plus tard, afin de laisser le temps au bébé de se positionner correctement.

▸ **Le rythme cardiaque fœtal** est généralement le premier point que l'on vérifie. L'échographe examine aussi les quatre cavités du cœur. Si nécessaire, on effectue une échocardiographie fœtale à 22-24 semaines.

QUE MESURE-T-ON ?

Les mesures prises à l'échographie permettent d'établir si votre bébé est d'une taille normale pour son âge. Elles sont notées en abréviations dans votre dossier et reportées en millimètres, que l'on compare ensuite aux moyennes normales. Ces mesures permettent d'estimer la taille de votre bébé à 40 semaines.

DBP	Diamètre bipariétal (la distance entre les os de chaque côté du crâne)	45 mm = 19+/40
CT	Circonférence de la tête	171 mm = 19+/40
CA	Circonférence abdominale	140 mm = 19+/40
FL	Longueur fémorale (os de la cuisse.)	29 mm = 19+/40

D'après ces mesures, le fœtus est normalement développé pour 19 semaines de gestation et plus. Si l'échographie a été effectuée à 19-20 semaines, le bébé a une taille normale pour son âge.

▸ **Dans la cavité abdominale**, on vérifie la forme et la taille de l'estomac, des intestins, du foie, des reins et de la vessie, et l'échographe s'assure que les intestins du fœtus sont désormais bien enfermés derrière la paroi abdominale. Le diaphragme, cette cloison musculaire qui sépare le thorax de l'abdomen, devrait être terminé à présent, et les poumons devraient se développer. Bien que des anomalies dans l'un de ces organes soient plutôt rares, vous trouverez des informations sur certains problèmes susceptibles d'être rencontrés aux pages 415-421.

▸ **La tête et la colonne vertébrale de votre bébé** seront examinées, à commencer par les os du crâne pour vérifier qu'ils sont bien finis. Maintenant que la colonne vertébrale s'est redressée, l'échographe peut déplacer la sonde de haut en bas et explorer chaque vertèbre, afin de s'assurer qu'il n'y a aucune trace de *spina bifida* (*voir* p. 418).

▸ **Le cerveau** est composé de deux ventricules, cavités remplies de liquides, placés de chaque côté de la ligne médiane et tapissés d'un système

L'ÉCHOGRAPHIE POINT PAR POINT

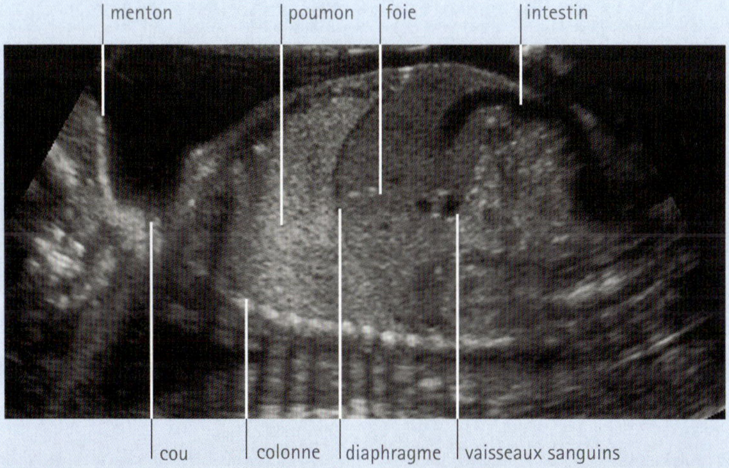

COMPRENDRE L'ÉCHOGRAPHIE *Sur cette image du côté droit du fœtus, on peut voir le menton et le cou (à gauche). Le poumon est la zone pâle située au-dessus du diaphragme, la membrane musculaire arrondie qui sépare le thorax de l'abdomen. Le foie apparaît sous la forme d'une large zone d'ombre au-dessous du diaphragme, ponctuée de deux vaisseaux sanguins, formés par les deux cercles noirs. Le trait noir en forme de M (en haut à droite) est l'intestin.*

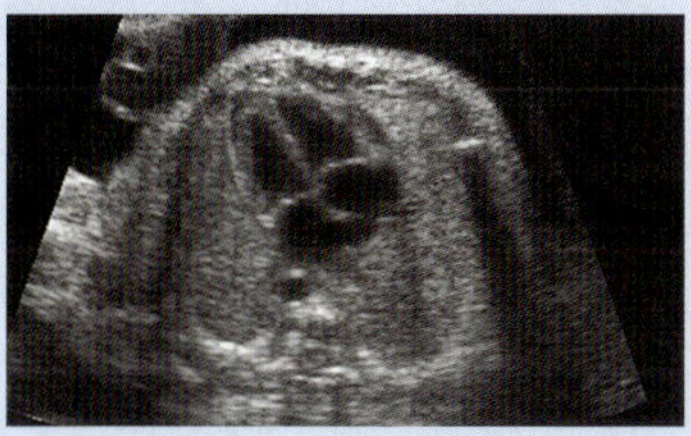

CŒUR FŒTAL *On aperçoit distinctement les quatre cavités du cœur.*

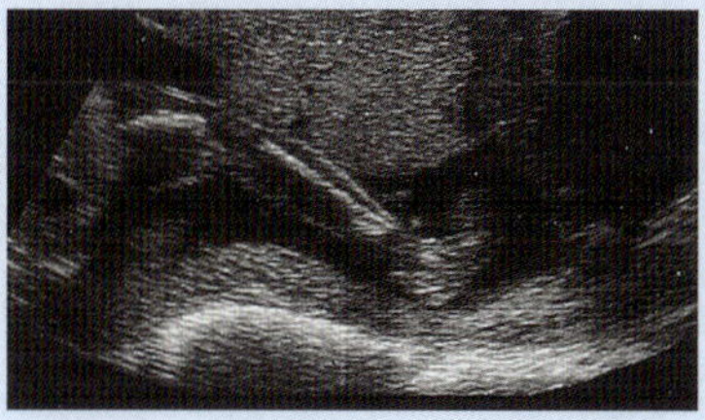

JAMBE ET PIED *La longueur du fémur (os de la cuisse) est un bon indicateur de croissance.*

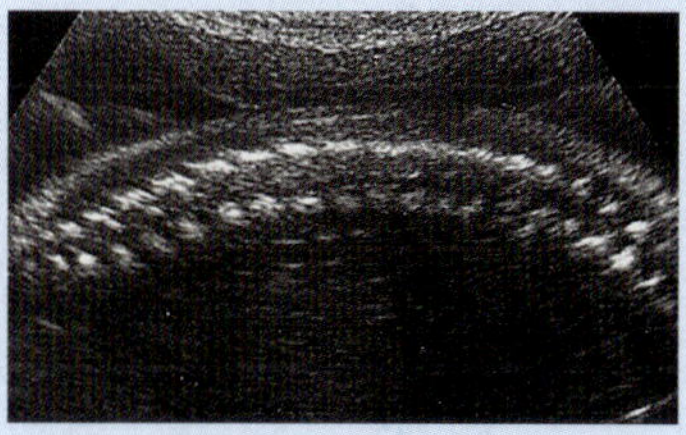

COLONNE *Chaque vertèbre de la colonne est contrôlée.*

de vaisseaux sanguins appelé plexus choroïde. Parfois, ces ventricules sont dilatés (*voir* anomalies cardiaques, p. 420), ou bien des kystes apparaissent dans le plexus choroïde (*voir* p. 419). Ces complications restent rares, mais si elles sont décelées, on vous proposera d'autres échographies.

▸ **Le placenta est positionné** soit sur la paroi antérieure ou postérieure, soit sur le fond (haut) de l'utérus. À ce stade de la grossesse, on constate très souvent une insertion basse du placenta. Si tel est votre cas, on vous conseillera de faire une nouvelle échographie à 32 semaines pour vérifier sa position.

On examine aussi le cordon ombilical ainsi que l'endroit où il s'insère dans le placenta. La plupart du temps, l'insertion est centrale, mais si elle s'est faite sur la membrane du placenta (insertion vélamenteuse du cordon, *voir* p. 429) des problèmes peuvent survenir.

▸ **Le volume du liquide amniotique** sera mesuré lui aussi. Il ne doit ni y en avoir trop (hydramnios, *voir* p. 426), ni pas assez (oligoamnios, *voir* p. 426). Dans les deux cas, il faudra faire d'autres examens, y compris une nouvelle échographie à quelques semaines d'intervalle.

▸ **Le sexe de votre bébé** peut être déterminé si l'on aperçoit un pénis entre les jambes fœtales. Mais le cas contraire ne signifie pas forcément que vous attendez une fille, car le pénis peut être caché, ce qui explique pourquoi certains échographes préfèrent ne pas se prononcer.

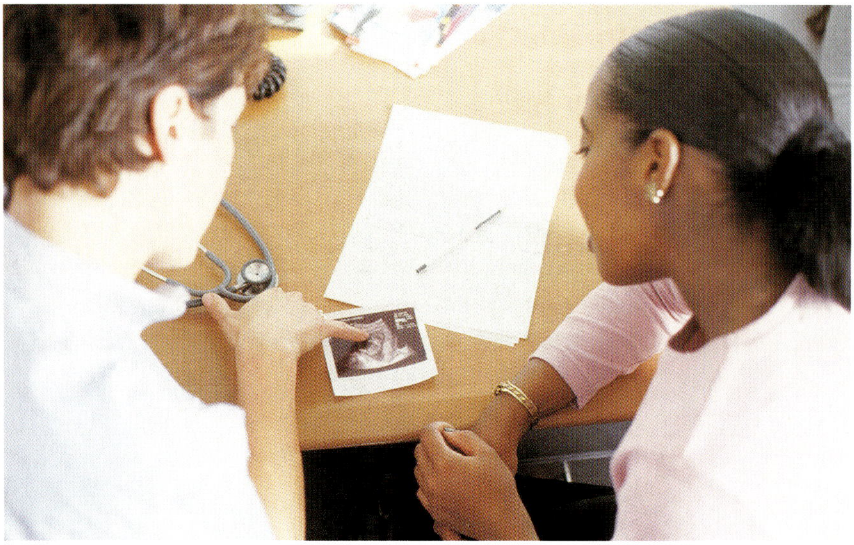

COMPRENDRE VOTRE ÉCHOGRAPHIE *Votre médecin vous aidera à comprendre ce que vous voyez.*

Cette échographie ne doit pas vous inquiéter. Elle est au contraire un excellent moyen de vous rassurer, vous et votre compagnon, tout en vous offrant l'occasion de voir votre bébé en détail. Pour de nombreux couples, c'est un moment magique, lors duquel ils prennent réellement conscience qu'ils vont bientôt être parents. La plupart du temps, les échographes remettent aux parents un cliché du bébé pour leur album de photos.

DES RÉSULTATS À CONFIRMER

Pour certaines femmes, cependant, l'échographie peut révéler une ou plusieurs anomalies. Nombre de maladies et syndromes s'accompagnent en effet de signes physiques, appelés marqueurs. 70 % des bébés atteints du syndrome de Down, par exemple, ont des anomalies structurales du cœur et des intestins, une seule ligne dans la paume des mains et des yeux bridés avec plis épicanthiques, que l'on peut facilement voir à l'échographie. Lorsque celle-ci révèle l'un de ces marqueurs, je conseille presque toujours aux parents de faire une amniocentèse (*voir* p. 140–143). Ils disposent ainsi d'un diagnostic sûr, et reçoivent tous les conseils et informations nécessaires pour la suite.

Je tiens néanmoins à préciser qu'une échographie normale ne garantit pas forcément que le fœtus ne souffre d'aucune anomalie. 30 % des bébés trisomiques ne présentent pas de marqueurs distinctifs. De plus, certains problèmes comme le retard mental, l'autisme ou la paralysie cérébrale infantile ne peuvent pas être diagnostiqués avant la naissance. Les échographies ont leurs limites, même si votre échographe est expérimenté et son équipement ultra-sophistiqué.

PETITS SOUCIS

LA PLUPART DES PROBLÈMES QUI APPARAISSENT AU DEUXIÈME TRIMESTRE RESTENT MINEURS. NOMBRE D'ENTRE EUX SONT DUS À LA DILATATION DES VAISSEAUX, À LA SUITE DE L'AUGMENTATION DE LA CIRCULATION SANGUINE.

Les vertiges et les évanouissements sont très fréquents durant les deuxième et troisième trimestres, et sont généralement sans gravité. Comme nous l'avons vu plus haut, les vaisseaux sanguins, et notamment ceux du bassin et des jambes, contiennent beaucoup plus de sang à présent. Quand vous vous relevez rapidement, vous pouvez ressentir quelques vertiges : tout ce sang dans les veines de vos jambes a besoin d'un peu plus de temps pour venir irriguer les organes et la tête.

Les maux de tête sont courants. La plupart du temps, ils sont dus aux tensions et aux angoisses, ou encore aux congestions nasales. Cependant, consultez votre médecin sans attendre si vous souffrez de maux de tête répétés : ils peuvent parfois être le signe avant-coureur d'une hypertension artérielle (*voir* Problèmes de tension, p. 425).

ÉRUPTIONS CUTANÉES

Du fait des profonds bouleversements hormonaux qui s'opèrent dans leur corps, il n'est pas rare que les femmes enceintes soient sujettes à des éruptions cutanées. Cependant, veillez toujours à signaler tout problème persistant à votre médecin ou sage-femme.

Des plaques de peau sèche se forment fréquemment sur les jambes, les bras et l'abdomen, provoquant de fortes démangeaisons. L'application d'une crème émolliente devrait suffire à éliminer le problème, mais il arrive parfois qu'un antihistaminique ou même une crème à base de corticoïdes soit nécessaire pour calmer l'irritation. La peau peut aussi paraître plus rosée, voire marbrée, du fait de la dilatation des vaisseaux sanguins.

Votre peau doit évacuer le surplus de chaleur produit par les vaisseaux dilatés : il est normal que vous transpiriez davantage. De ce fait, vous risquez d'avoir des rougeurs sous les bras, sous les seins ou dans les plis des aines. Veillez à porter des vêtements larges, de préférence en coton, et évitez le synthétique qui colle à la peau. Soyez attentive à votre hygiène et utilisez des savons et déodorants sans parfum. Parfois, une rougeur due à la sueur peut dégénérer en candidoses ou en mycoses (*voir* p. 216). Celles-ci ne sont pas graves, mais peuvent occasionner un certain inconfort ainsi que des démangeaisons. On vous prescrira une pommade antifongique pour vous aider à combattre les champignons.

CRÈME À APPLIQUER

Une crème hydratante devrait apaiser les démangeaisons et le dessèchement cutanés des jambes, des bras et de l'abdomen.

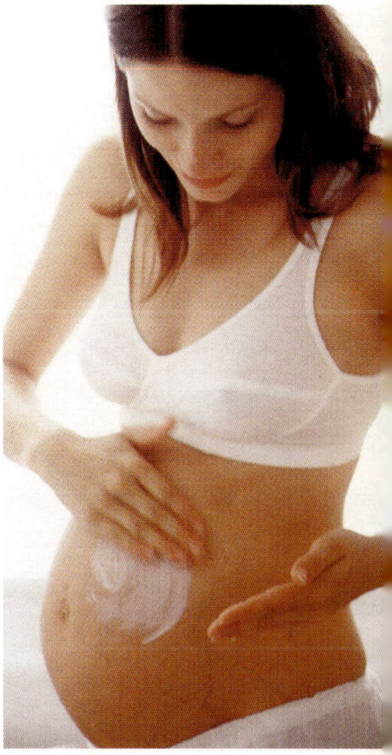

PENSEZ-Y

IL Y A DE FORTES CHANCES POUR QUE LES VÊTEMENTS QUE VOUS PORTEZ À PRÉSENT NE RESSEMBLENT EN RIEN À CE QUE VOUS AVIEZ IMAGINÉ PORTER À CE STADE DE LA GROSSESSE. VOUS POUVEZ ÊTRE FIÈRE DE VOUS SI VOUS AVEZ RÉSISTÉ À LA TENTATION D'ACHETER DE NOUVEAUX VÊTEMENTS DÈS L'APPARITION DES PREMIÈRES RONDEURS.

« ... bien des femmes ressentent le besoin de partir en vacances ou en week-ends. »

Néanmoins, il est temps de songer sérieusement à la façon dont vous devez vous habiller pour avoir le plus de confort possible, à la maison comme au travail. Abordez le problème comme si vous partiez en voyage et que vous n'aviez droit qu'à très peu de bagages. Les vêtements pour femmes enceintes ne manquent pas, le plus important, c'est de bien les choisir.

Les vêtements à coordonner sont bien souvent la meilleure solution, car ils offrent le plus de possibilités et s'adaptent plus facilement au changement continu de votre silhouette. La principale différence entre une veste ou chemise de grossesse et une veste ou chemise normale, c'est que le devant est plus long que le derrière, de façon à ce qu'ils soient au même niveau une fois le vêtement enfilé. Toutefois, l'arrière de certaines vestes peut aussi s'agrandir pour accommoder vos formes. Si vous devez porter des tailleurs pour votre travail, vous pouvez investir dans une veste de qualité et changer de jupe ou de pantalon à mesure que votre ventre s'arrondit.

Pour ce qui est des jupes et des pantalons, privilégiez le confort et optez pour des modèles extensibles à la taille. Vous pouvez aussi acheter des caleçons de deux tailles au-dessus, mais vous risquez de vous apercevoir que ce n'est guère une solution à long terme, car l'élastique vous serrera de plus en plus au fil des semaines. Les jupes et pantalons de grossesse ont un système de boutons et de fermetures élastiques, qui s'adaptent à votre tour de taille et garantissent un confort jusqu'aux dernières semaines. Pensez aussi aux pantalons et jupes avec ceinture coulissante, qui pourront vous accompagner jusqu'aux derniers jours de votre grossesse.

Les collants de grossesse soutiennent mieux que les collants ordinaires, et même si vous devez en acheter plusieurs de tailles différentes au cours de votre grossesse, ils restent un très bon investissement. Je me souviens combien je sentais mes jambes lourdes et fatiguées lorsque je n'en portais pas. Évitez les chaussettes jusqu'au genou, car elles peuvent bloquer la circulation du sang dans le haut des mollets et favoriser l'apparition des varices. Des chaussettes en coton montant à la cheville permettront à votre peau de respirer sans gêner la circulation.

Si vous avez choisi de nager pour rester en forme, achetez un maillot de bain pour toute la durée de votre grossesse. Vous vous sentirez bien plus à l'aise dans un vrai maillot de bain de grossesse, dont la plupart coûtent plus ou moins le même prix que les maillots de bain ordinaires.

Une grossesse de quarante semaines s'étale sur plusieurs saisons, et le plus gros de vos achats de vêtements doit être réservé à la saison durant laquelle votre silhouette sera la plus transformée. Si vos premier et deuxième trimestres tombent en été, il vous suffira de quelques vêtements de grande taille pour vous habiller, jusqu'à ce qu'une expédition dans les magasins finisse par s'imposer. Si votre troisième trimestre correspond aux mois d'hiver, résistez à la tentation d'acheter un manteau que vous ne remettrez plus l'hiver suivant, une fois que vous aurez accouché. Empruntez plutôt un manteau à une amie, ou bien achetez un modèle évasé sans ceinture devant, que vous pourrez remettre indéfiniment.

CHANGER D'AIR

Pendant le deuxième trimestre, bien des femmes ressentent le besoin de partir en vacances ou en week-ends, histoire d'en profiter tant qu'il en est encore temps. Aujourd'hui, des billets d'avion bon marché permettent de se rendre aux quatre coins de la planète, les voyages durant la grossesse sont donc beaucoup plus fréquents. J'ai déjà abordé la question dans le chapitre « Grossesse et santé », dont une section est entièrement consacrée aux précautions que doivent prendre les femmes enceintes quand elles voyagent (*voir* p. 36–37).

Concernant les voyages à ce stade spécifique de la grossesse, si vous avez déjà eu des complications lors de grossesses précédentes, réfléchissez bien avant de partir à l'étranger. En cas de problèmes, vous risqueriez de regretter amèrement de vous retrouver à des milliers de kilomètres, dans un pays dont vous ne parlez pas la langue, avec un système de santé différent et dont vous ne savez pas si les frais occasionnés vous seront remboursés par votre régime d'assurance sociale. Cependant, si vous n'avez aucun antécédent médical et si votre médecin vous a déclarée apte à voyager, il est alors très peu probable que vous rencontriez un quelconque problème lié à la grossesse pendant vos vacances.

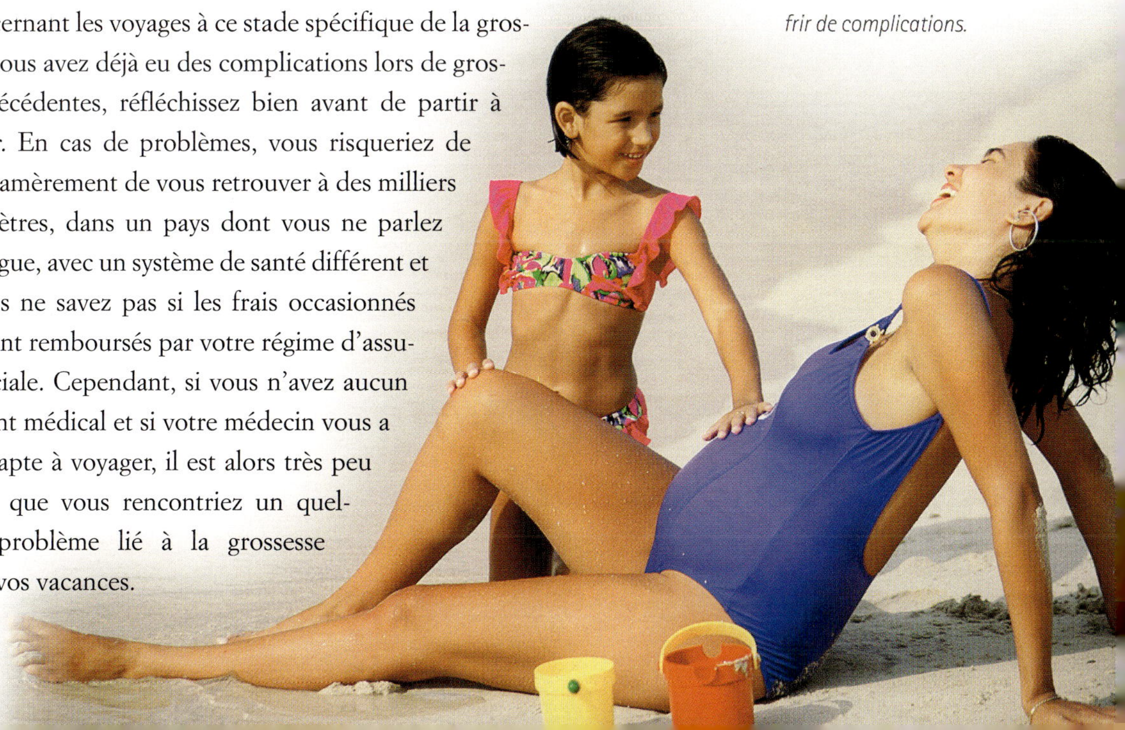

UN PEU DE REPOS *Ce stade de la grossesse peut être un bon moment pour voyager, à condition de ne pas souffrir de complications.*

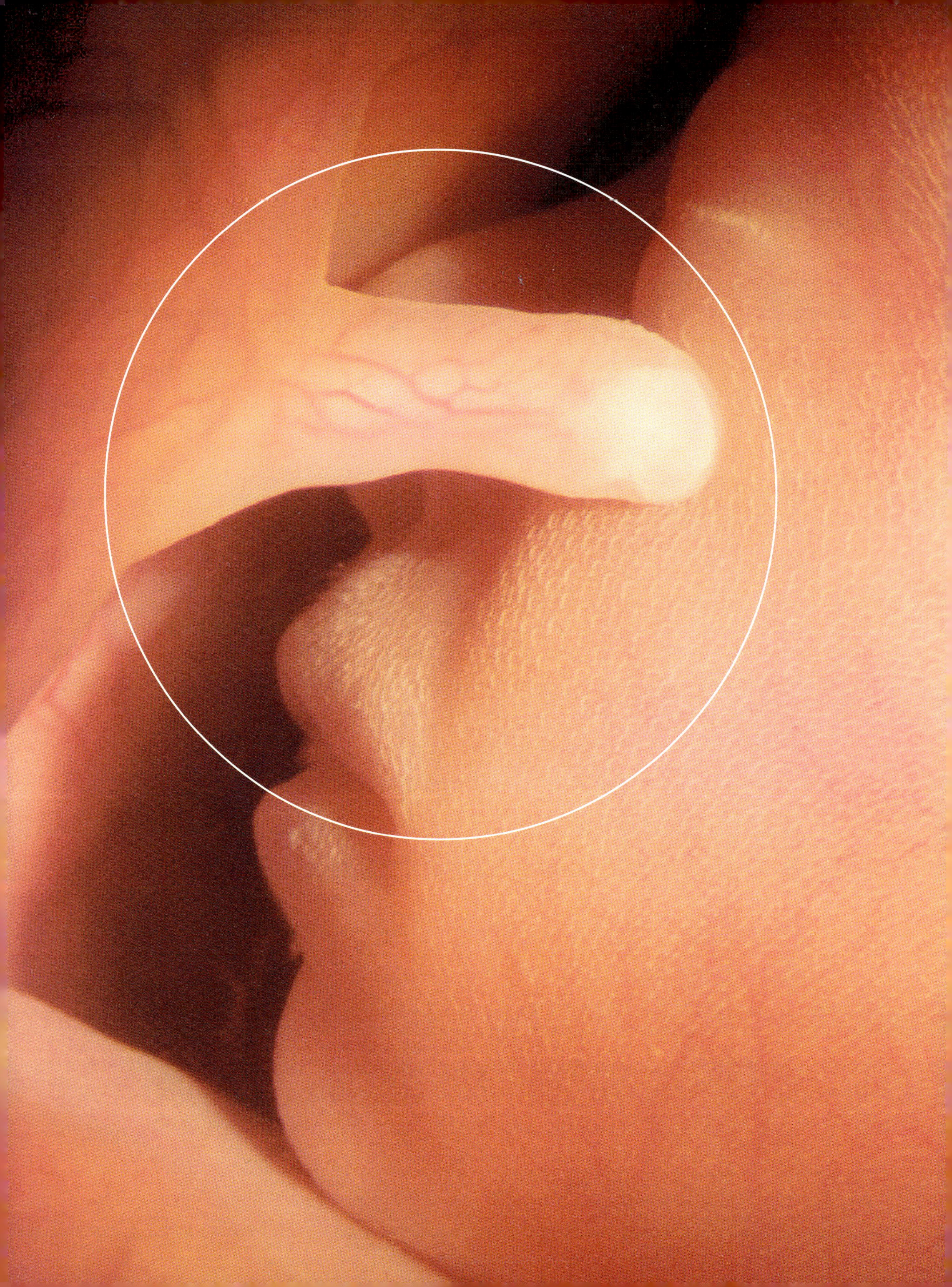

SEMAINES 21–26

VOTRE BÉBÉ SE DÉVELOPPE

LA TAILLE ET LE POIDS DE VOTRE BÉBÉ CONTINUENT DE CROÎTRE, MÊME S'IL FAUDRA ATTENDRE ENCORE UN PEU AVANT QU'IL NE PRENNE UN ASPECT POTELÉ. LES TRAITS DU VISAGE SONT À PRÉSENT BIEN DÉVELOPPÉS ET LES SOURCILS, LES PAUPIÈRES ET LES CHEVEUX APPARAISSENT DISTINCTEMENT.

La peau est encore rose et fripée, mais elle n'est déjà plus tout à fait translucide, car la graisse sous-cutanée se forme peu à peu. La peau a maintenant deux épaisseurs : l'épiderme à la surface et le derme, qui est la couche la plus profonde. Des motifs apparaissent à la surface de la peau au bout des doigts, sur les paumes des mains, les orteils et les plantes de pieds. Ils sont déterminés génétiquement et forment les futures empreintes digitales, au dessin unique, de votre enfant. Le derme développe de minuscules saillies, ou papilles, renfermant des vaisseaux sanguins et des nerfs. La surface de la peau reste couverte d'une fine couche de lanugo et enduite de *vernix caseosa*. Cette couche sébacée blanchâtre disparaît peu avant la naissance, ce qui explique pourquoi les prématurés naissent souvent recouverts d'une épaisse couche de vernix, tandis que les bébés tardifs, ayant perdu tout leur vernix, ont la peau sèche et desquamante.

À L'INTÉRIEUR DU CORPS

Plusieurs évolutions importantes se produisent à l'intérieur du corps de votre bébé. Le système nerveux et le squelette continuent de se développer. En conséquence, les mouvements du fœtus se font plus complexes et plus précis. Il ne se contente plus de flotter, mais donne des coups de pied et roule sur lui-même. Il suce également son pouce et se met à avoir le hoquet. Lorsque sa main rencontre quelque chose, elle s'en saisit fermement, et la force de celle-ci est assez grande pour soutenir tout le poids de son corps.

Le cerveau se développe et son activité peut être surveillée électroniquement au moyen d'un EEG (électroencéphalogramme). À 24 semaines, les ondes cérébrales fœtales sont pratiquement identiques à celles du nouveau-né. Les cellules du cerveau qui ont été programmées pour contrôler la pensée arrivent à maturité, et certaines études tendent à montrer que le fœtus commence à développer une mémoire primitive. À présent, votre bébé réagit manifestement aux bruits à l'intérieur comme à l'extérieur de votre corps, ainsi qu'à vos propres mouvements. De plus, on pense que le fœtus est maintenant capable de distinguer la voix de sa

◄ *Le fœtoscope d'un fœtus de 21 semaines dans l'utérus.*

SEMAINES
PREMIER TRIMESTRE 1 2 3 4 5 6 7 8 9 10 11 12 13
DEUXIÈME TRIMESTRE 14 15 16 17 18 19 20 **21 22 23 24 25 26**
TROISIÈME TRIMESTRE 27 28 29 30 31 32 33 34 35 36 37 38 39 40

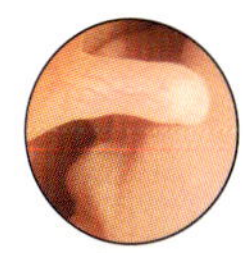

taille réelle

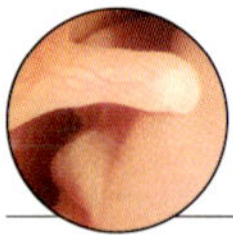

taille réelle

À 21 semaines, le fœtus mesure environ 17 cm et pèse 350 g. À la fin du deuxième trimestre, il fera 25 cm, du sommet du crâne jusqu'au siège, et pèsera un peu moins d'1 kilo.

mère de celle de son père, qu'il reconnaîtra après sa naissance. Des études ont montré que des bébés peuvent reconnaître des morceaux de musique qu'ils ont « entendus » de façon répétée *in utero*.

Les paupières vont s'ouvrir à la fin de cette période. Bien que la plupart des bébés aient les yeux bleus à la naissance, on ne connaît la couleur définitive des yeux que plusieurs semaines après l'accouchement.

Un cycle de veille et de sommeil s'est mis en place. Malheureusement, il n'est pas toujours synchronisé au vôtre, et vous risquez de vous inquiéter de l'absence de mouvements de votre bébé le jour, puis de vous apercevoir que ses cabrioles multiples et variées vous empêchent de dormir la nuit.

Le rythme cardiaque fœtal a considérablement ralenti, passant de 180 à 140–150 battements par minute à la fin du deuxième trimestre. À partir de maintenant, l'une des meilleures façons de vérifier si votre bébé se porte bien est de mesurer son rythme cardiaque à l'aide d'un cardiotocographe (CTG).

Le fœtus ouvre et ferme régulièrement sa bouche et avale de grosses quantités de liquide amniotique. Le liquide est ensuite digéré, et les déchets issus du processus métabolique du fœtus passent dans le placenta et le cordon ombilical pour être évacués dans le sang maternel. Le reste, qui n'est plus que de l'eau en excès, est excrété sous forme d'urine dans le sac amniotique. À 26 semaines, le volume de liquide amniotique est passé à environ 500 ml et l'ensemble du liquide est recyclé ou renouvelé toutes les 3 heures.

Les poumons fœtaux sont encore relativement immatures et il faut compter plusieurs semaines avant qu'ils puissent respirer sans aide extérieure. Néanmoins, votre bébé commence à faire des mouvements respiratoires, et va s'entraîner ainsi jusqu'à la naissance. Les poumons sont remplis de liquide amniotique, ce qui permet au fœtus de développer ses alvéoles, qui doivent baigner dans le liquide amniotique pour pouvoir se multiplier et s'étendre. De minuscules vaisseaux sanguins se forment autour du sac. Ils vont jouer un rôle essentiel pour le transfert de l'oxygène dans le reste du corps du bébé après la naissance. Si la poche des eaux se rompt avant la fin du deuxième trimestre, le développement des poumons est presque toujours compromis, entraînant toujours des difficultés respiratoires.

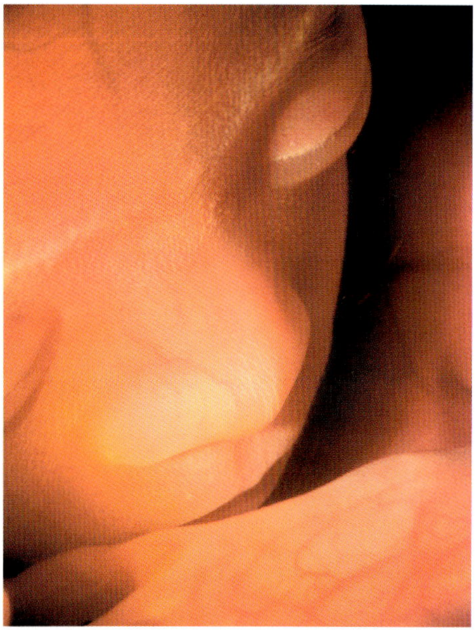

TOUCHER *Les mains se rapprochent du visage et s'emparent de tout ce qu'elles rencontrent.*

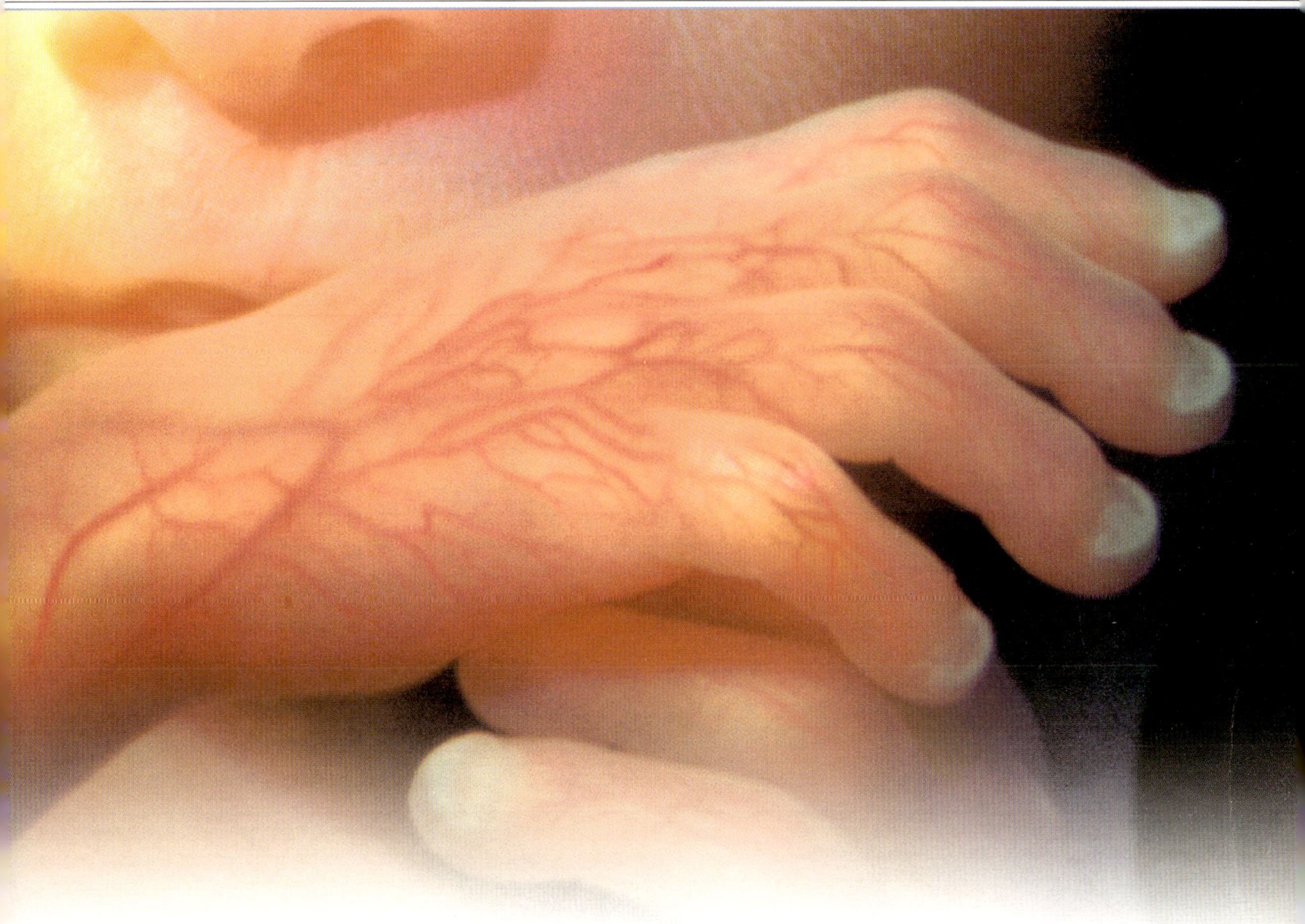

UN BÉBÉ VIABLE

Malgré ses poumons immatures, le fœtus est désormais viable. Il peut survivre hors de l'utérus, grâce à l'expertise de la médecine néonatale et à un respirateur artificiel pour l'aider à s'oxygéner. En France, la viabilité fœtale est fixée à 22 semaines. Tout bébé né après cette date est considéré comme officiellement né, tandis que les bébés nés plus tôt, qui ont peu de chances de survivre, sont encore comptabilisés parmi les fausses couches (*voir* p. 430) ou sont dits mort-nés s'ils ont montré des signes de vie à l'accouchement (*voir* p. 431). Après 24 semaines, les chances de survie augmentent, même si jusqu'à 30 semaines, le bébé court un risque élevé de souffrir d'un handicap physique ou mental (*voir* p. 339). Néanmoins, chaque jour qui passe après 26 semaines s'accompagne d'une amélioration de la maturité des poumons et diminue les autres risques. Comme je l'explique dans la section suivante, les toutes premières semaines du troisième trimestre sont d'une importance cruciale pour le développement et la survie du fœtus.

PEAU ET ONGLES *Une couche de graisse s'est formée sous la peau, bien que les vaisseaux sanguins soient encore visibles. Les ongles se sont développés, et un dessin unique est apparu sur le bout des doigts.*

VOTRE CORPS CHANGE

AU COURS DE CES QUELQUES SEMAINES, LA PLUPART DES FEMMES VONT PRENDRE UN DEMI-KILO PAR SEMAINE. LA PRISE DE POIDS EXACTE VARIE SELON LES FEMMES ET SELON LES SEMAINES ; IDÉALEMENT, VOUS DEVRIEZ PRENDRE ENTRE 6 ET 6,5 KG DURANT LE DEUXIÈME TRIMESTRE.

« Comme vous l'aurez sans doute remarqué, votre peau paraît plus belle et plus saine, et vos cheveux plus épais et brillants. »

Si, durant cette fin de deuxième trimestre, vous constatez que vous pesez beaucoup plus que le poids recommandé, sachez qu'un seul kilo de votre prise de poids est allé au bébé. Le reste s'est réparti entre l'utérus, les seins, la circulation sanguine et le volume de liquide que contient votre corps à présent, mais est aussi dû à vos réserves de graisses (*voir* p. 42). L'excès de poids sera très difficile à perdre après la naissance. Si votre prise de poids est toujours excessive au troisième trimestre, vous augmentez vos chances de développer un diabète gestationnel (*voir* p. 426) et une prééclampsie (*voir* p. 425), sans même parler d'une sensation de fatigue inutile et de maux de dos plus accentués. Essayez donc de manger raisonnablement, en limitant les sucres et les hydrates de carbone. Si vous avez besoin de surveiller votre poids, sachez qu'une diminution progressive des calories est sans danger pour la croissance de votre bébé. Certaines femmes prennent très peu de kilos durant leur grossesse. Tant que leur alimentation leur apporte tous les nutriments nécessaires, il n'y a aucune raison de s'inquiéter.

LA CROISSANCE DE L'UTÉRUS

L'utérus poursuit sa croissance et, entre 21 et 26 semaines, s'élève au-dessus du nombril (ombilic) grâce, notamment, à une expansion des muscles utérins, toujours rattachés par les mêmes ligaments. Il n'est donc guère surprenant que de nombreuses femmes ressentent des douleurs des deux côtés de l'abdomen, tandis que l'utérus s'étend et tire sur les ligaments. La hauteur utérine est d'environ 22 cm à 22 semaines, 24 cm à 24 semaines et 26 cm à 26 semaines.

Plusieurs autres changements s'opèrent pour accueillir l'utérus dont la taille est croissante. À mesure que celui-ci remonte la cavité abdominale, la cage thoracique remonte de 5 cm elle aussi, et les côtes inférieures s'écartent. Cela s'accompagne souvent de douleurs ou de gênes dans les côtes, c'est pourquoi vous êtes parfois essoufflée. L'estomac et les autres organes digestifs sont de plus en plus comprimés, et la progestérone continue de relâcher les muscles intestinaux. De ce fait, les brûlures d'estomac, indigestions et constipations sont fréquentes à ce stade de la grossesse (*voir* p.187).

VOUS RESPLENDISSEZ

Entre 21 et 26 semaines, l'augmentation de votre rendement cardiaque se poursuit lentement mais sûrement, et il en est de même pour votre volume sanguin. Votre rythme cardiaque, lui, se stabilise et n'augmente plus. Pour faire face à ces changements cardiovasculaires, votre résistance périphérique doit encore diminuer afin que votre tension artérielle ne soit pas trop affectée.

Cette hausse du volume sanguin et ces énormes quantités d'hormones de grossesse ont un bon côté : comme vous l'aurez sans doute remarqué, votre peau paraît plus belle et plus saine, et vos cheveux plus épais et brillants. Les femmes perdent moins leurs cheveux durant la grossesse, et grâce à l'augmentation de leur métabolisme basal, ces derniers poussent aussi plus vite. Après la naissance, ils risquent de chuter de manière importante. En réalité, vous ne ferez que perdre les cheveux que vous auriez normalement dû perdre pendant ces neuf mois.

VOTRE CENTRE DE GRAVITÉ CHANGE

Votre façon de vous tenir a certainement déjà changé à ce stade de la grossesse. L'utérus et le fœtus forment une importante avancée au milieu du corps, qui contraint la femme enceinte à se débrouiller pour trouver un nouveau centre de gravité. Par ailleurs, les ligaments du bassin continuent de s'assouplir sous l'effet des hormones de grossesse ; ces hormones sont particulièrement présentes dans le sang qui circule dans le bassin. C'est là un changement essentiel : le bassin doit être suffisamment relâché pour permettre le passage d'un bébé de 3 kg à travers ses parois rigides. Cela signifie cependant que votre bassin n'offre plus la même stabilité, et que votre corps de femme enceinte doit s'efforcer de compenser pour trouver un nouvel équilibre. Le moyen le plus simple d'y parvenir, c'est de se pencher en arrière, en creusant le dos et en veillant à écarter davantage les jambes. Toutefois, il faut savoir qu'un tel changement s'accompagne souvent de douleurs dans le dos, car les ligaments de l'abdomen, du dos et du bassin sont soumis à une forte pression.

Votre ventre grossit rapidement et affecte votre façon de bouger, de vous asseoir et de vous allonger. Vous allez vous apercevoir que vous n'êtes plus aussi stable sur des talons hauts et que certaines chaises sont plus dures que d'autres. Vous aurez peut-être besoin de soutenir le creux de vos reins pour vous asseoir et, lorsque vous vous allongerez, certaines positions seront beaucoup plus confortables que d'autres. Ceci est d'autant plus vrai si vous attendez des jumeaux. Vous apprendrez comment adopter une bonne position et soulager votre dos plus loin dans cette section (*voir* p. 193), et je vous donnerai des conseils pratiques pour éviter le mal de dos au troisième trimestre (*voir* p. 218 et p. 243–244).

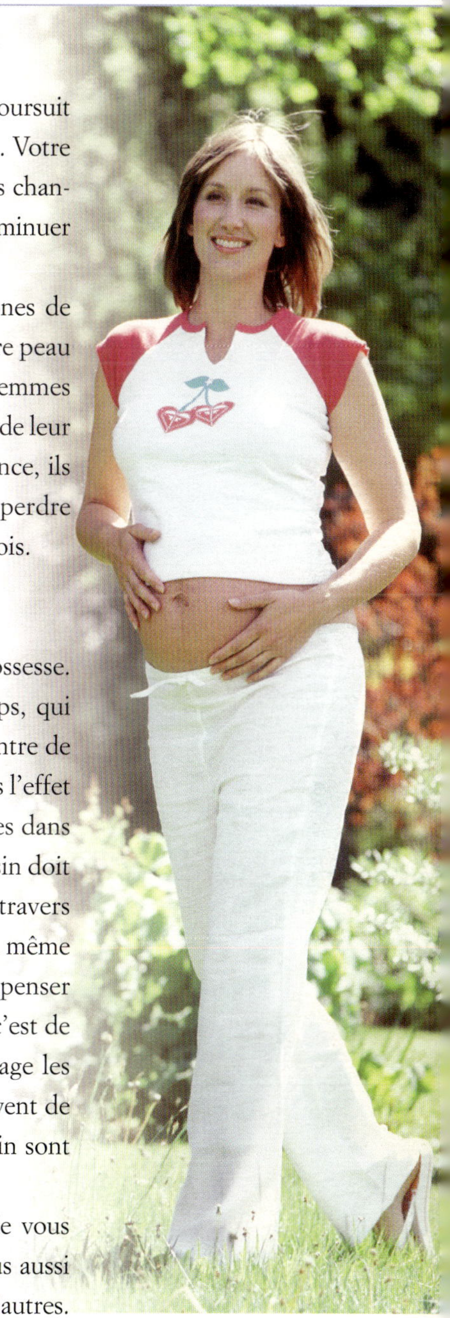

UNE SANTÉ ÉCLATANTE
Souvent au deuxième trimestre de leur grossesse, les femmes resplendissent de santé.

DE NOUVELLES SENSATIONS

MÊME LES FEMMES QUI VONT ÊTRE MAMANS POUR LA PREMIÈRE FOIS SENTENT À PRÉSENT LEUR BÉBÉ BOUGER DANS LEUR VENTRE, ET N'ONT PLUS AUCUN DOUTE SUR L'ORIGINE DE CES MOUVEMENTS. C'EST D'AILLEURS À MON SENS L'UN DES MOMENTS LES PLUS EXCITANTS DE LA GROSSESSE.

De plus, vous trouverez ces mouvements très rassurants : ils vous offrent un moyen de vérifier par vous-même le bien-être de votre bébé, au lieu de devoir uniquement compter sur les informations transmises par votre médecin, votre sage-femme ou par l'échographie. Je me souviens très bien de mon étonnement et de ma joie quand, au cours d'un dîner, un coup parti de l'intérieur de mon ventre a fait rebondir mon assiette sur la table.

AVIS NON SOLLICITÉS

Chaque grossesse est différente, et quelle que soit la façon dont vous vivez la vôtre, il est plus que probable que votre bébé se porte bien. Vous risquez parfois de l'oublier quand tout le monde autour de vous semble avoir son mot à dire sur l'avancement de votre grossesse. De petites phrases lancées mine de rien, du style « Qu'est-ce que tu as grossi ! » auront le chic pour vous énerver si vous savez déjà pertinemment que vous avez pris trop de kilos. À l'inverse, des formules rituelles comme « Tu es sûre que tu manges assez ? » et « Tu es maigre. Tu n'as pas de problème, j'espère ? » partent peut-être d'un bon sentiment, mais elles ont toutes les chances de vous alarmer à un moment où vous vous sentez vulnérable. Si cet examen constant de votre tour de taille commence à vous ennuyer, je vous suggère d'expliquer aussi calmement et délicatement que possible à vos parents, amis ou collègues de travail à quel point leurs commentaires vont sont pénibles. Au fond, on ne fait pas de remarques sur sa silhouette à une femme qui n'est pas enceinte.

« ... certains parents ont parfois tendance à oublier combien les récits alarmistes peuvent faire peur quand on est enceinte... »

Il se peut aussi que ce soit vous, par désir d'en apprendre le plus possible sur le sujet, qui encouragiez les autres à parler de leur grossesse, et à vous raconter des histoires qui ne sont pas toutes bonnes à entendre. Certaines expériences peuvent être encourageantes et utiles (surtout si un problème vous inquiète en particulier), mais d'autres peuvent être carrément effrayantes. Certains parents ont parfois tendance à oublier combien les récits alarmistes peuvent faire peur quand on est enceinte. Là encore, soyez franche. Expliquez gentiment mais fermement que vous préférez ne plus entendre de récit détaillé à propos d'un accouchement prématuré ou d'un travail particulièrement long et douloureux.

PROBLÈMES DE DIGESTION

À CE STADE DE LA GROSSESSE, LES PROBLÈMES LIÉS À LA DIGESTION DEVIENNENT PLUS FRÉQUENTS. VOUS AVEZ SÛREMENT DÉJÀ EU QUELQUES ÉPISODES, BÉNINS OU SÉVÈRES, DE BRÛLURES D'ESTOMAC ET D'INDIGESTION, SANS OUBLIER LA CONSTIPATION.

INDIGESTION

Le volume grandissant de l'utérus commence à comprimer les organes abdominaux et à réduire la capacité de l'estomac. Résultat, c'est tout le système digestif qui ralentit. Les aliments restent dans l'estomac et les intestins plus longtemps, ce qui favorise l'indigestion et entraîne une sensation de lourdeur dans le bas de l'estomac. Celle-ci s'accompagne parfois d'une douleur constante, sourde ou lancinante, dans le ventre, voire dans le dos.

BRÛLURES D'ESTOMAC

Vous pouvez aussi souffrir de brûlures d'estomac, car la valvule entre l'œsophage et l'estomac s'est relâchée et a perdu de son efficacité, laissant parfois passer des aliments mêlés à de l'acide gastrique. Ces régurgitations irritent la paroi de l'œsophage, provoquant une douleur intense sous la face antérieure de la cage thoracique.

Tant que les symptômes disparaissent au bout de quelques heures, il est inutile de s'inquiéter. En attendant, il existe plusieurs solutions pour réduire les troubles digestifs :

- **mangez peu et souvent** en évitant les aliments lourds, gras, épicés ou vinaigrés, qui aggravent les symptômes ;
- **buvez un verre de lait** ou mangez un yaourt nature avant les repas et avant de vous coucher. Cela permet de neutraliser l'acide gastrique ;
- **asseyez-vous bien droite** lorsque vous mangez afin de diminuer la compression de l'estomac ;
- **attendez au moins une heure** avant de vous allonger après avoir mangé, et placez plusieurs coussins sous votre tête la nuit pour la maintenir surélevée ;
- **si les symptômes sont trop douloureux**, demandez à votre médecin qu'il vous prescrive des antiacides.

CONSTIPATION

Une digestion paresseuse peut aussi entraîner des constipations, qui vous laisseront lourde et irritable. Essayez les remèdes suivants :

- **privilégiez les fibres** en mangeant plus de fruits et de légumes frais, des céréales et du pain complets ;
- **augmentez les boissons** en veillant à boire au moins 2 litres d'eau par jour ;

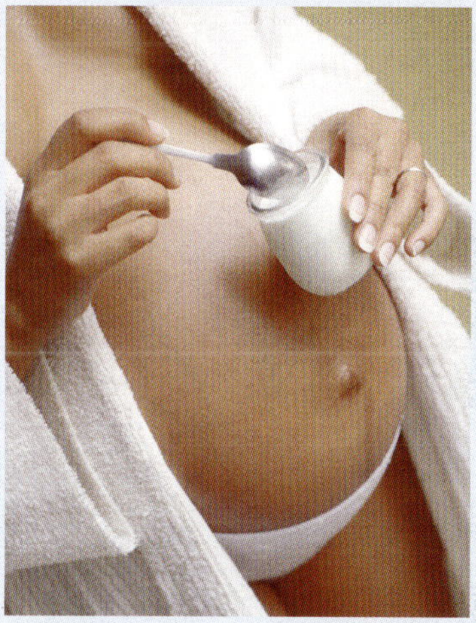

BRÛLURES D'ESTOMAC *Un yaourt nature peut soulager les symptômes.*

- **faites de l'exercice régulièrement.** 20 minutes de marche par jour peut soulager la constipation ;
- **les laxatifs riches en cellulose** sont efficaces : ils contiennent des composés complexes de glucose, que les intestins ne peuvent pas digérer. Ils absorbent l'eau pour former des selles plus molles qui peuvent être excrétées plus facilement ;
- **les laxatifs à base de séné** ne sont pas recommandés pendant la grossesse car ils irritent les intestins, ce qui peut déclencher des contractions utérines.

Loin de se vexer, la plupart des gens comprendront et regretteront certainement de vous avoir inutilement inquiétée.

VOTRE SUIVI PRÉNATAL

VOUS ALLEZ CONTINUER LES VISITES PRÉNATALES TOUTES LES QUATRE SEMAINES, CHEZ VOTRE PRATICIEN OU À L'HÔPITAL. VOUS SAVEZ DÉSORMAIS EN QUOI ELLES CONSISTENT ET QUELS SONT LES TESTS QUE VOUS DEVEZ SUBIR. POUR UNE MAJORITÉ DE FEMMES, C'EST UNE PÉRIODE PLUTÔT CALME ET AGRÉABLE EN TERMES DE SUIVI MÉDICAL.

Même si j'estime qu'il est important de parler des examens approfondis faisant partie de la surveillance prénatale à ce stade de la grossesse, je tiens à ajouter que les complications graves restent très rares, tant pour vous que pour votre bébé.

Il est peu probable que vous effectuiez une autre échographie que celle de la 32e semaine, à moins que des problèmes découverts lors de l'échographie de 20 semaines nécessitent un suivi particulier. Si celle-ci a révélé une anomalie dans le développement des organes du fœtus, comme une occlusion intestinale ou des problèmes de reins ou de voies urinaires, vous devrez passer de nouvelles échographies entre 21 et 26 semaines, éventuellement dans un centre spécialisé. Si l'anomalie est confirmée, on vous conseillera sans doute une amniocentèse (*voir* p. 140–143) ou un prélèvement de sang fœtal (*voir* Cordocentèse, p. 143), afin

PRÉDIRE UNE NAISSANCE PRÉMATURÉE

De nos jours, la plupart des bébés nés prématurément survivent et se développent normalement. En revanche, les grands prématurés (nés avant 30 semaines) ont encore un risque d'handicap important s'ils survivent (*voir* p. 339). Tout examen permettant de prévoir le risque de prématurité est donc à prendre en considération.

2 % des femmes ont un col de l'utérus très court, et la moitié d'entre elles, estime-t-on, sont susceptibles d'accoucher très prématurément. Certains services ont recours à une échographie vaginale à 23–24 semaines pour identifier les femmes à risque et leur proposer un traitement préventif. Si c'est le cas de votre maternité, on mesurera la longueur de votre col à l'aide d'une sonde ultrasonore. Si votre col est plus court que la moyenne, vous serez suivie attentivement.

L'une des solutions consiste à faire un point de suture dans le col pour le refermer, mais celle-ci n'est pas sans risque. Certains hôpitaux proposent un traitement à base de progestérone pour empêcher les contractions et/ou de corticoïdes pour réduire le risque de complications respiratoires en cas de naissance prématurée. Il est encore trop tôt pour dire si ce type de dépistage prénatal sera généralisé dans les prochaines années, mais les résultats provisoires semblent prometteurs.

d'établir si le fœtus est atteint d'un problème chromosomique ou génétique. Il faut attendre trois semaines les résultats de l'amniocentèse : les cellules de peau contenues dans le liquide amniotique doivent être cultivées avant de pouvoir être analysées. Pour de futurs parents inquiets, cela peut paraître une éternité ; sachez que ce délai peut être considérablement réduit grâce à de nouveaux procédés de biologie moléculaire, qui permettent d'établir la constitution génétique (*voir* p. 143) du fœtus. Les résultats de la cordocentènse sont aussi plus rapides, car les globules blancs peuvent être analysés immédiatement.

Si vous avez déjà eu un enfant atteint d'une anomalie cardiaque, ou s'il y a des problèmes de cœur dans votre famille, des examens cardiaques approfondis peuvent vous être proposés entre 22 et 24 semaines. À ce stade, les quatre cavités du cœur fœtal et ses artères sont clairement visibles, ce qui améliore la précision de l'échographie et des informations que l'on peut vous communiquer.

On peut également vous proposer un Doppler (*voir* p. 257) pour examiner la façon dont le sang circule dans les vaisseaux de l'utérus, du placenta et du cordon ombilical. Des études ont montré qu'une circulation sanguine réduite dans les artères utérines à ce stade de la grossesse est un signe permettant d'identifier les femmes présentant un risque élevé d'hypertension (*voir* Problèmes de tension, p. 425) ou des problèmes de croissance fœtale (*voir* p. 214 et Retard de croissance intra-utérin, p. 428). C'est pourquoi certains spécialistes pratiquent des échographies avec Doppler à 24 semaines. La petite minorité de femmes (5 %) dont la circulation sanguine est réduite peuvent ainsi être surveillées attentivement, à l'affut de tout changement de leur tension artérielle. Le Doppler peut aussi être utilisé pour mesurer le flux sanguin du bébé, qui est un bon indicateur du bien-être fœtal en général.

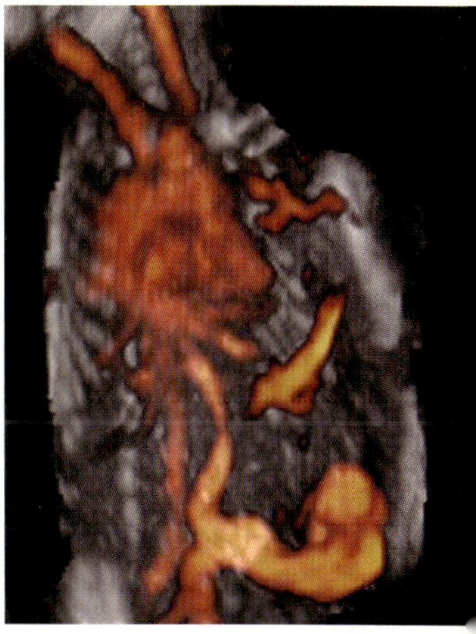

FLUX SANGUIN *Ce Doppler montre la circulation du sang dans les principaux vaisseaux fœtaux. Le cœur apparaît sous la forme d'une grosse masse rouge, au centre à gauche, tandis que les vaisseaux sanguins, en jaune, en bas à droite, mènent au cordon ombilical.*

PETITS SOUCIS

PENDANT LA GROSSESSE, IL EST FRÉQUENT DE S'INQUIÉTER DE MAUX SANS GRAVITÉ, DE DONNER CRÉDIT AUX RUMEURS PEU RASSURANTES, OU DE S'ANGOISSER SUR L'ÉVOLUTION DE LA GROSSESSE. J'ESPÈRE QUE CES QUELQUES CONSEILS VOUS TRANQUILLISERONT. VOUS POUVEZ AUSSI PARLER DE CE QUI VOUS PRÉOCCUPE À VOTRE MÉDECIN OU SAGE-FEMME, ILS SERONT RAVIS DE VOUS RASSURER.

Il est très courant, à ce stade de la grossesse, d'avoir des étourdissements quand vous changez brusquement de position, en raison des changements majeurs qui se produisent dans votre circulation sanguine. Une part importante du volume sanguin est acheminée vers l'utérus pour alimenter le placenta. De plus, de grandes quantités de sang sont stockées dans les veines du bassin et des jambes, du fait de la baisse de la résistance périphérique. Lorsque vous vous relevez, il faut quelques minutes pour que ce sang se redistribue dans le reste du corps. Dans l'intervalle, le cerveau n'est pas assez irrigué, ce qui provoque des vertiges, voire des évanouissements. De même, quand vous êtes debout depuis longtemps, l'accumulation de sang dans les jambes peut entraîner un manque dans le cerveau, surtout s'il fait chaud – les vaisseaux sanguins se dilatent encore plus pour vous refroidir. Il existe plusieurs moyens de limiter ces vertiges, qui peuvent être très angoissants et désagréables.

- Veillez à ne pas vous relever trop vite d'une position assise ou allongée. Laissez le temps à votre circulation sanguine de s'adapter progressivement.
- Évitez de vous échauffer, surtout par temps chaud. L'un des moments où l'on encourt le plus de risques d'avoir des vertiges ou de s'évanouir, c'est en sortant d'un bain chaud trop vite, la circulation étant alors incapable de procéder aux changements nécessaires pour empêcher les étourdissements.
- Prenez soin de manger régulièrement et privilégiez les sucres lents (*voir* p. 44). qui libèrent de l'énergie graduellement, afin d'éviter que le taux de sucre dans le sang ne s'élève puis retombe trop rapidement.
- Si vous vous sentez mal, asseyez-vous et mettez la tête entre vos genoux, ou bien allongez-vous et levez les pieds au-dessus de la tête, ou au moins au-dessus du bassin, afin de ramener le sang dans le cerveau le plus vite possible.

Même si vous avez des étourdissements réguliers, votre bébé ne court aucun danger, car le flux sanguin dans l'utérus et le placenta est maintenu quoi qu'il arrive. Toutefois, lorsque vous êtes allongée sur le dos, le poids de l'utérus peut finir par comprimer les vaisseaux sanguins du bassin, privant le placenta (et le bébé) d'oxygène. Évitez donc cette position.

Le plus gros danger avec les vertiges, c'est qu'ils peuvent survenir à tout moment, y compris quand vous conduisez ou montez dans un train. Si vous devez rester longtemps debout, assurez-vous de déplacer votre poids d'une jambe à l'autre régulièrement. Et si vous pouvez marcher un peu, c'est encore mieux.

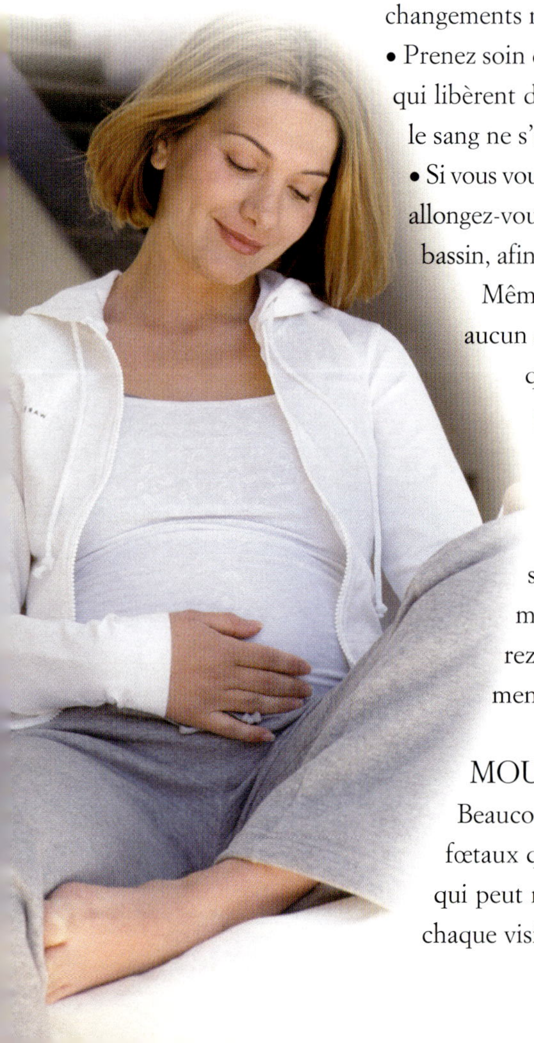

MOUVEMENTS FAMILIERS *Vous allez commencer à reconnaître les mouvements de votre bébé, et à avoir conscience du moindre changement.*

MOUVEMENTS FŒTAUX

Beaucoup de femmes s'inquiètent de la fréquence des mouvements fœtaux qu'elles devraient sentir chaque jour ou chaque nuit ; une angoisse qui peut même redoubler quand le médecin ou la sage-femme demande à chaque visite si « le bébé bouge bien ». S'il s'agit de votre premier enfant, la réponse est loin d'être évidente. L'une de mes patientes, totalement perdue, me l'a fait remarquer à juste titre, au début de ma carrière, et m'a ainsi aidée à changer mon approche au sujet des mouvements fœtaux.

La question des mouvements fœtaux est très importante pour la simple et bonne raison qu'ils sont l'une des meilleures façons, pour vous comme pour l'équipe de suivi prénatal, d'évaluer le bien-être de votre bébé. Cela dit, je n'ai pas l'intention de vous dire ici précisément combien de mouvements vous devez sentir le jour ou la nuit, aux divers moments de votre grossesse. En fait, chaque grossesse est différente, et chaque bébé a son propre comportement, qui peut changer au cours des neuf mois. Certains bébés sont plus actifs que d'autres, et tous alternent durant la journée des périodes de calme avec des périodes d'activité plus intense. Au fil des semaines, vous allez apprendre à connaître les habitudes de votre bébé. Peut-être allez-vous remarquer qu'il réagit en lançant un coup de pied quand vous êtes dans une certaine position, ou qu'il cesse de bouger à certains moments de la journée. Au lieu de compter le nombre de mouvements de votre bébé par 12 ou 24 heures, vous devriez plutôt guetter tout changement notable dans ses habitudes, et au cas où un tel changement se produirait, parlez-en sans tarder à votre sage-femme ou médecin. Si, par exemple, vous ne le sentez pas bouger pendant 24 heures, consultez immédiatement.

« Au fil des semaines, vous allez apprendre à connaître les habitudes de votre bébé... »

DOULEURS ABDOMINALES

Une douleur abdominale est toujours angoissante, et chez les femmes enceintes, celle-ci suscite forcément des inquiétudes sur la santé du bébé. Au deuxième trimestre, les élancements et les tiraillements dans le bas de l'abdomen que presque toutes les femmes ressentent à ce stade proviennent vraisemblablement des ligaments qui soutiennent l'utérus, et qui sont soumis à une pression grandissante. Cependant, si les douleurs sont régulières, ou si vous remarquez que votre ventre est sensible au toucher, parlez-en sans tarder à votre médecin ou sage-femme, afin d'en déterminer la cause au plus vite. Il y a plusieurs explications possibles, et même si les cas sérieux sont plutôt rares, ils peuvent avoir de graves conséquences. Une douleur dans l'utérus peut par exemple être le premier signe d'un saignement dû à un hématome rétroplacentaire (*voir* p. 427), ou de contractions prématurées (*voir* p. 340). La douleur peut être aiguë et lancinante, ou bien sourde et constante. Elle peut aussi être accompagnée ou non de saignement vaginal. Quoi qu'il en soit, votre sage-femme ou votre médecin procédera immédiatement à un examen de l'utérus.

Un fibrome utérin (*voir* p. 422) est une masse musculaire bénigne dans la paroi utérine, pouvant représenter un problème au deuxième trimestre, car les

> «Vous devriez toujours éviter de soulever des objets lourds durant votre grossesse, mais si vous avez de jeunes enfants, vous risquez de ne pas pouvoir faire autrement.»

taux élevés d'œstrogènes et de progestérone risquent de favoriser le développement du fibrome en même temps que celui de l'utérus. Parfois, cette croissance accélérée déclenche une dégénérescence de son centre, entraînant de vives douleurs dans l'utérus et l'abdomen, localisées sur un point précis. La douleur due à la dégénérescence d'un fibrome est très désagréable, mais disparaît bien souvent après un peu de repos et un traitement antidouleur, sans conséquence pour le bébé. Il arrive que des fibromes plus importants, situés dans le bas de l'utérus ou près du col, entraînent certaines difficultés à l'accouchement, lorsque la tête du bébé n'a pas assez de place pour descendre dans le bassin.

Les nausées, vomissements et/ou diarrhées accompagnés de douleurs abdominales sont plutôt rares pendant la grossesse, et sont presque toujours dus à une intoxication alimentaire ou à une gastro-entérite virale. Bien que très désagréables, ces maux sont inoffensifs et se dissipent rapidement. Ils ne nécessitent pas de traitement particulier, hormis le fait de boire beaucoup d'eau. Il arrive très rarement que de tels symptômes soient le signe d'une listériose (*voir* p. 50 et p. 412), pouvant aboutir à une fausse couche tardive ou à une mort intra-utérine ; on la soigne avec de la pénicilline.

L'appendicite est une autre cause rare de douleur abdominale persistante au deuxième trimestre de la grossesse. Toutefois, elle peut être très difficile à diagnostiquer chez la femme enceinte, car l'appendice n'est plus localisé dans la partie inférieure droite de l'abdomen, mais a été déplacé à la suite du développement de l'utérus.

Les infections urinaires provoquent fréquemment, elles aussi, des douleurs abdominales au deuxième trimestre. Elles sont localisées dans le bas-ventre, au-dessus de l'os du pubis, et sont souvent accompagnées d'une gêne au moment d'uriner. Rappelez-vous qu'il est possible de ne pas remarquer les premiers symptômes d'une infection urinaire, telle la cystite, avant qu'elle n'ait affecté les voies urinaires menant jusqu'aux reins et ne se soit transformée en pyélonéphrite. En milieu et en fin de grossesse, les infections urinaires peuvent entraîner une irritation de l'utérus et des contractions prématurées, ainsi que des lésions graves des reins si elles ne sont pas soignées. En cas de douleurs abdominales durant votre grossesse, on analysera donc vos urines, et l'on vous prescrira des antibiotiques sans danger pour votre bébé en attendant les résultats. Si vous souffrez d'une infection urinaire, vous devez absolument terminer le traitement, même si les symptômes ont disparu, et procéder à une nouvelle analyse afin de vérifier que l'infection est bel et bien guérie. Les infections urinaires mal soignées réapparaissent, et peuvent même finir par résister aux traitements antibiotiques les plus courants.

COMMENT ÉVITER LE MAL DE DOS

LE MAL DE DOS EST SI COURANT DURANT LA GROSSESSE QU'IL EST RARE QU'UNE FEMME N'EN SOUFFRE PAS. VOUS DEVRIEZ COMMENCER À LE RESSENTIR VERS LA FIN DE CE TRIMESTRE. VOICI DONC QUELQUES CONSEILS POUR LE CONTENIR ET ÉVITER QU'IL NE S'AGGRAVE.

▸ **Quand vous êtes debout**, adoptez une bonne position : redressez-vous et ramenez les épaules en arrière (votre dos doit toujours être aligné). Rappelez-vous que si vous vous tenez avachie sur votre ventre, votre dos va se voûter, et cela va augmenter la douleur au bas des reins. Ne restez pas debout trop longtemps.

▸ **Investissez dans une bonne paire de chaussures** à talons plats, avec de préférence un soutien pour la voûte plantaire et des semelles solides. Des talons hauts ne feraient que vous rendre plus instable et augmenter la pression sur le dos.

▸ **Asseyez-vous correctement** : c'est particulièrement important si vous passez de longues heures à votre bureau. Veillez à ce que les omoplates et le creux des reins soient contre le dossier et que le siège soutienne vos cuisses. La chaise doit être assez haute pour que vos pieds reposent à plat, et l'écran de votre ordinateur doit être au niveau des yeux.

▸ **Lorsque vous conduisez,** vérifiez que le siège soutient le creux de vos reins et que vous pouvez manœuvrer facilement. La ceinture de sécurité doit sûrement vous gêner, mais elle est absolument obligatoire.

▸ **Lorsque vous vous reposez,** surélevez les pieds et les jambes pour atténuer la pression sur le dos et le bassin. En fin de grossesse, vous aurez sans doute besoin d'un matelas plus ferme pour mieux soutenir votre dos. Vous constaterez aussi qu'en dormant sur le côté, vous diminuerez la pression dans les ligaments du dos.

▸ **Pour sortir du lit,** tournez-vous d'abord sur le côté, et tout en gardant le dos droit, passez les jambes hors du lit. Vous pourrez ainsi pousser sur vos bras pour vous redresser sans exercer de pression sur le dos.

▸ **Des exercices réguliers pour le dos** permettent aux muscles et aux ligaments du dos de s'étirer et de s'assouplir. Les exercices de bascule du bassin vous feront énormément de bien, de même que les exercices qui renforcent les muscles du dos (*voir* p. 219).

▸ **Essayez de limiter votre prise de poids :** chaque kilo en trop exerce une charge supplémentaire sur votre dos.

LEVER DES POIDS EN TOUTE SÉCURITÉ

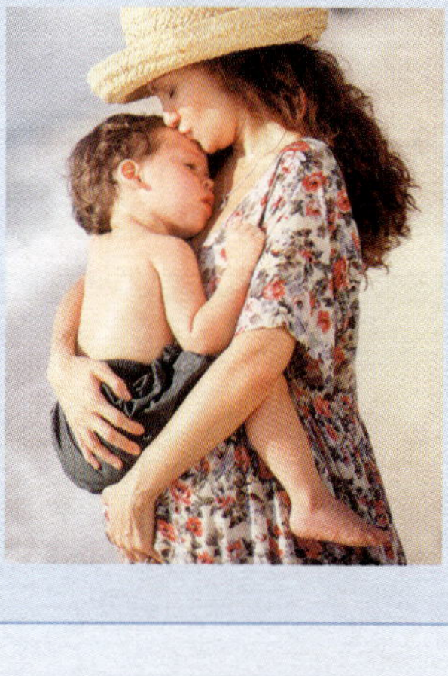

Vous devriez toujours éviter de soulever des objets lourds durant votre grossesse, mais si vous avez de jeunes enfants, vous risquez de ne pas pouvoir faire autrement. Lorsque vous devez porter votre enfant, procédez de la façon suivante : accroupissez-vous et prenez-le dans vos bras. Gardez le dos droit et utilisez les muscles de vos jambes pour vous redresser. Utilisez la même méthode pour tout objet lourd.

SANTÉ DENTAIRE

Outre des visites régulières chez votre dentiste, une consultation pendant la grossesse peut être une bonne idée. Très souvent, les gencives s'irritent et saignent lorsqu'on se brosse les dents ou qu'on passe du fil dentaire, car elles sont devenues spongieuses sous l'effet de l'augmentation du volume sanguin et des hormones de grossesse. Pour renforcer vos gencives et empêcher la prolifération des bactéries, brossez-vous les dents plus souvent. Des études récentes ont révélé que des problèmes de gencives chez la femme enceinte peuvent contribuer aux fausses couches tardives ou aux contractions prématurées. Par un mécanisme que l'on ignore encore, un foyer permanent d'inflammation ou d'infection dans la bouche peut déclencher des complications dans d'autres parties du corps.

PENSEZ-Y

J'ESPÈRE QUE VOUS VOUS ÊTES DEJÀ INSCRITE À UN COURS DE PRÉPARATION À L'ACCOUCHEMENT, CAR LES CLASSES LES PLUS RECHERCHÉES SONT VITE COMPLÈTES. SI VOUS N'AVEZ ENCORE RIEN TROUVÉ, CE DOIT ÊTRE DÉSORMAIS VOTRE PRIORITÉ .

Si vous êtes bien préparée et que vous connaissez toutes les informations utiles à propos de l'accouchement, vous serez sereine et détendue le moment venu. Vous allez aussi vous apercevoir que le fait de parler de vos inquiétudes, de vos impressions et de vos expériences avec d'autres futurs parents est une source de réconfort et de soulagement. Inscrivez-vous même si ce n'est pas votre premier enfant : vous serez surprise de voir à quel point on oublie vite, notamment les techniques de respiration. En outre, les maternités évoluent sans cesse en termes de gestion de la douleur et des contractions. Même si vous avez eu votre premier bébé dans le même hôpital, des changements ont pu survenir entre-temps.

PARENTS ET BELLE-FAMILLE

Si vous faites partie de celles qui ont la chance d'avoir une très bonne relation avec leurs parents et beaux-parents, vous risquez de vous apercevoir avec surprise que les choses ne sont plus aussi simples qu'avant votre grossesse. Il s'est produit telle-

«Votre mère vous donnera probablement toutes sortes de conseils sur la grossesse et l'éducation des enfants, au risque de vous paraître un peu vieux jeu...»

ment de changements au sein de la cellule familiale qu'il me serait impossible d'aborder ici tous les cas de figures, mais je crois qu'il est utile de rappeler que si une grossesse est toujours une grande joie dans une famille, y compris dans une famille étendue, elle peut aussi faire naître des émotions conflictuelles susceptibles de toucher toutes les générations de la famille.

Votre mère vous donnera probablement toutes sortes de conseils sur la grossesse et l'éducation des enfants, au risque de vous paraître un peu vieux jeu si vous considérez que les choses ont évolué depuis, et si vous projetez de vivre votre grossesse et votre bébé autrement. De même, votre belle-mère aura elle aussi son idée sur la question, qui ne correspondra pas toujours avec celle de votre mère. L'une comme l'autre peuvent très bien vous demander : « Mais pourquoi travailles-tu autant ? » ou « Tu comptes arrêter ton travail après la naissance du bébé ? » Si ce genre de questions vous dérange, appelez votre compagnon à la rescousse. Si vous faites front, et si vous expliquez clairement que vous prenez toutes les décisions à deux, vous arriverez peut-être à faire taire les critiques.

UN NOUVEAU VENU *Les plus grands risquent de vous demander comment leur petit frère ou petite sœur va venir au monde.*

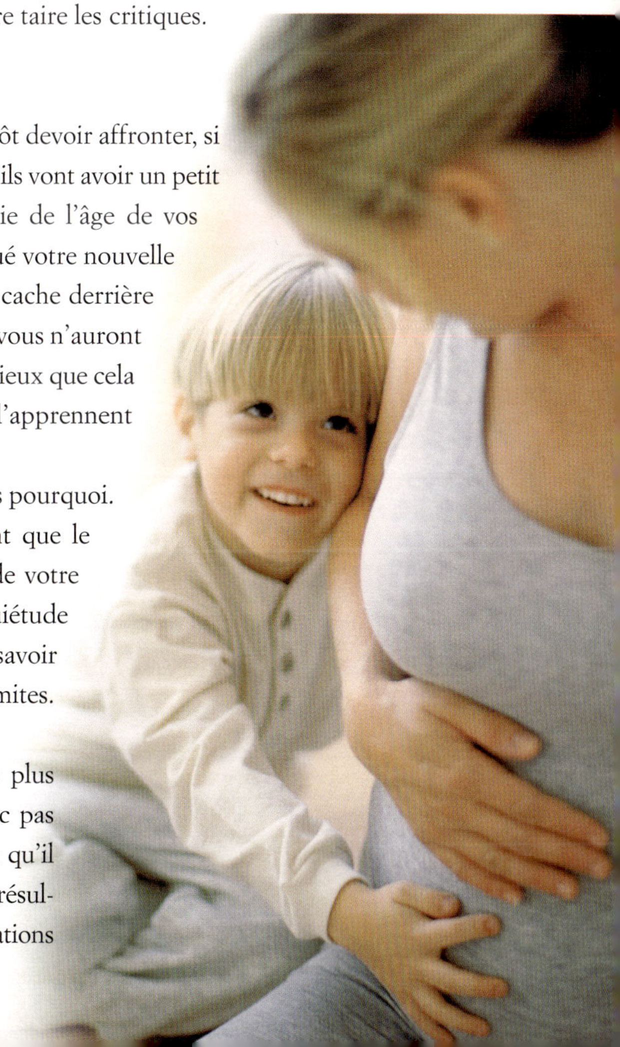

PARLER DU BÉBÉ AUX ENFANTS

Si vous avez déjà un ou plusieurs enfants, vous allez bientôt devoir affronter, si ce n'est déjà fait, un sujet délicat : quand leur annoncer qu'ils vont avoir un petit frère ou une petite sœur. Cela dépend en grande partie de l'âge de vos enfants. Un enfant de 2 ans n'aura peut-être pas remarqué votre nouvelle silhouette, et ne se doutera sûrement pas qu'un bébé se cache derrière votre gros ventre. En revanche, tous ces changements en vous n'auront pas échappé à des enfants plus âgés, et il vaut beaucoup mieux que cela soit vous qui leur annonciez la nouvelle, plutôt qu'ils ne l'apprennent incidemment, par quelqu'un d'autre.

Si vous ne le leur avez pas encore dit, demandez-vous pourquoi. Vous avez sans doute peur que vos enfants s'imaginent que le nouveau venu dans la famille leur fera perdre un peu de votre amour et de votre attention. C'est effectivement une inquiétude légitime de la part d'un enfant, qui ne peut pas encore savoir que les parents ont pour leurs enfants un amour sans limites. N'hésitez donc pas à le leur répéter inlassablement.

Par ailleurs, il est important de se rappeler que les plus petits n'ont pas la notion du temps. Ils ne peuvent donc pas comprendre que la grossesse va durer encore six mois, et qu'il leur faudra encore attendre avant qu'ils ne puissent voir le résultat final. Les enfants assimilent la plupart des informations qu'on leur donne, mais ils les traitent à leur propre rythme, quelque temps plus tard. Ainsi, lorsque vous essayez d'avoir une conversation avec eux au sujet du bébé, ne vous inquiétez pas si le plus petit ne montre aucun intérêt, ou vous interrompt pour vous demander un gâteau. De même, ne soyez pas surprise si le jour suivant, voire la semaine suivante, il vous reparle subitement du bébé. Reprenez le fil de la conversation là où vous l'aviez laissée, et continuez à le rassurer.

VOS AMIES

LES AMIES *Vos relations peuvent changer, mais vous ne devez pas pour autant perdre le contact avec vos amies non enceintes.*

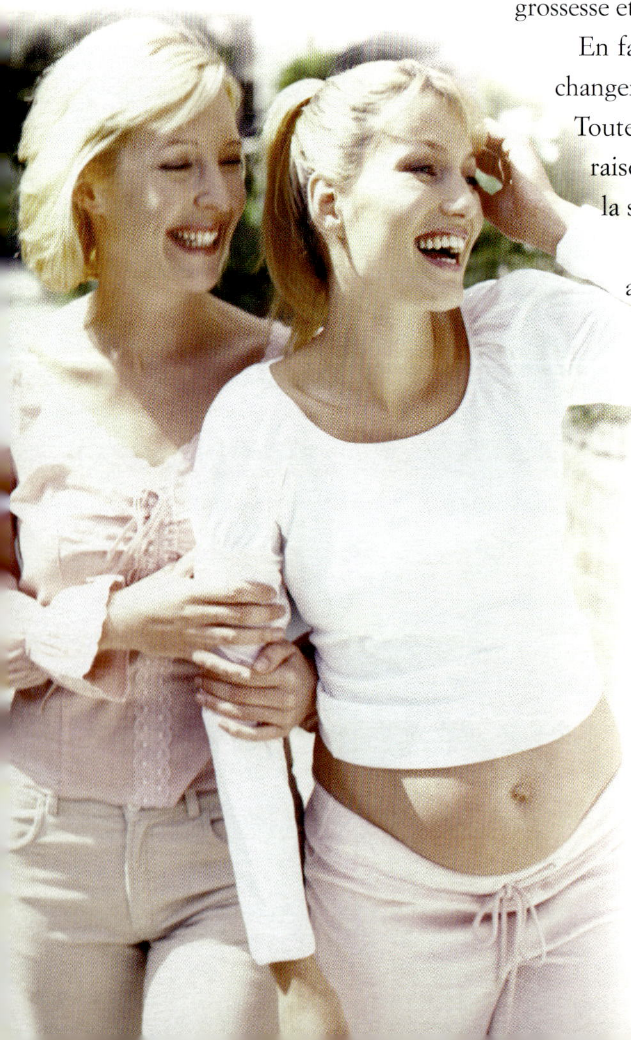

Au cours du deuxième trimestre, les relations avec vos amies qui n'ont pas d'enfants ou qui projettent d'en avoir prochainement risquent de devenir tendues. En effet, maintenant que votre principal centre d'intérêt tourne autour de vos consultations prénatales, du nombre de coups de pieds que vous donne votre bébé ou de votre préparation à l'accouchement, vos amies peuvent trouver vos sujets de conversation plutôt limités. Elles se demandent peut-être où est passée leur copine d'avant la grossesse et si elles la retrouveront jamais un jour.

En fait, vous passez à une nouvelle phase de votre vie, et ce changement sera encore plus net une fois que votre bébé sera né. Toutefois, si une amitié compte pour vous, il n'y a pas de raison pour que votre amie cesse d'être proche de vous pour la seule raison que votre vie prend une nouvelle direction.

Pour ce qui est des sorties, les soirées dans des ambiances enfumées et bruyantes risquent de ne plus vous dire grand-chose durant votre grossesse. Profitez-en pour aller dîner chez vos amis, tant que vous avez encore la liberté de le faire. Et rassurez-les, vous continuerez toujours à sortir avec eux après la naissance : les soirées seront juste plus courtes, parce que vous aurez besoin de dormir ou que vous devrez raccompagner la baby-sitter. Ce n'est pas parce que vous aurez un enfant que vous n'aurez plus envie de voir vos amis, ou que vous ne serez plus capable de vous intéresser à leur vie et à leurs problèmes, ou d'avoir une conversation normale avec eux.

LE CHOIX DU PRÉNOM

Avant la grossesse, vous pensiez peut-être que la question du choix du prénom se résumait à dresser de longues listes, pour ne retenir finalement que quelques choix. Maintenant que vous êtes enceinte, vous pourriez bien découvrir avec surprise que l'exercice est bien plus compliqué qu'il n'y paraît.

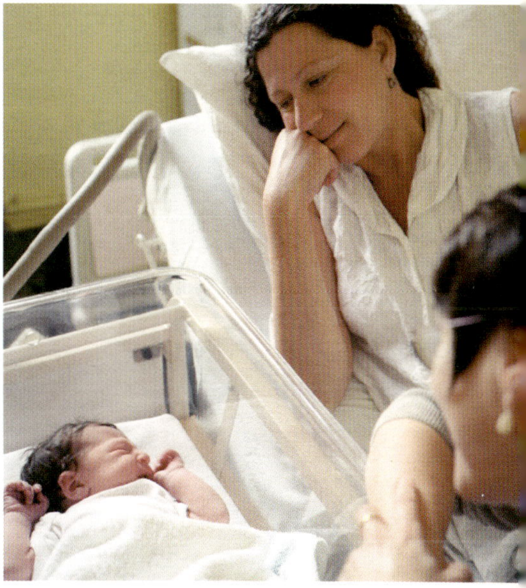

CHOISIR UN PRÉNOM
Parfois, il faut attendre d'avoir vu son bébé pour trouver le prénom parfait.

Cela peut être difficile parce que vous n'arrivez pas encore à entrer en relation avec votre bébé. Certaines futures mamans commencent à bavarder avec leur bébé alors qu'il ne mesure que quelques centimètres, mais ne vous inquiétez pas si vous avez besoin de plus de temps. Le fait de connaître le sexe de leur enfant permet aussi à certains parents de songer à leur bébé comme à une personne, et peut faciliter le choix du prénom. D'autres, en revanche, pensent que cela leur ôte une part du mystère et de l'excitation liés à la naissance. Pour ceux-là, le fait de pouvoir choisir entre deux séries de prénoms, l'une pour un garçon, l'autre pour une fille, constitue l'un des moments les plus magiques de la grossesse.

Autre problème, les suggestions de votre famille ou de vos amis peuvent commencer à vous peser. Certaines femmes trouvent la parade en choisissant un prénom complètement absurde, qui choque leur entourage et les réduit au silence, tandis que d'autres préféreront rester évasives. Cela dit, il arrive fréquemment que les parents attendent le tout dernier moment, c'est-à-dire la naissance, pour faire leur choix, quand ils n'attendent pas carrément quelques jours, jusqu'au moment où le délai légal les oblige à prendre une décision. Dans tous les cas, vous pouvez être sûre de deux choses. Tout d'abord, plus vous regarderez votre enfant grandir, plus vous vous direz que vous ne pouviez pas trouver de meilleur prénom. Puis, quand il ou elle sera grand, il ne ratera pas une occasion de vous dire combien il aurait préféré s'appeler autrement.

LE NOM DE FAMILLE

Si vous êtes mariée ou en concubinage, vous pouvez vous poser la question du nom de famille que portera votre enfant. Bien qu'en général l'enfant prenne le nom du père, il n'y a plus d'obligation légale dans ce sens : un enfant peut désormais aussi bien porter le nom de son père que celui de sa mère, et vous pouvez très bien avoir envie que votre enfant porte votre nom. Une autre solution qui remporte de plus en plus de succès consiste à associer les deux noms.

Pour moi, la vie est déjà bien assez compliquée pour les enfants aujourd'hui, pour ne pas y ajouter d'inutiles sujets d'interrogation sur l'identité des parents. Au risque de paraître vieux jeu, j'ai toujours trouvé que le fait d'être connue sous le nom de Mme Summerfield à l'école de mes filles et sous celui de Dr Regan à mon travail avait d'énormes avantages, et cela n'a jamais suscité la moindre incertitude chez elles.

SEMAINES 26–40

LE TROISIÈME TRIMESTRE

Si vous accouchez maintenant, votre bébé peut survivre avec une assistance médicale. Toutefois, les semaines à venir sont d'une importance capitale. Tout le développement de votre bébé se concentre désormais sur les poumons, l'appareil digestif et le cerveau, en préparation à la vie à l'extérieur. Tandis que votre ventre n'en finit plus de s'arrondir, vos pensées se tournent de plus en plus vers la naissance.

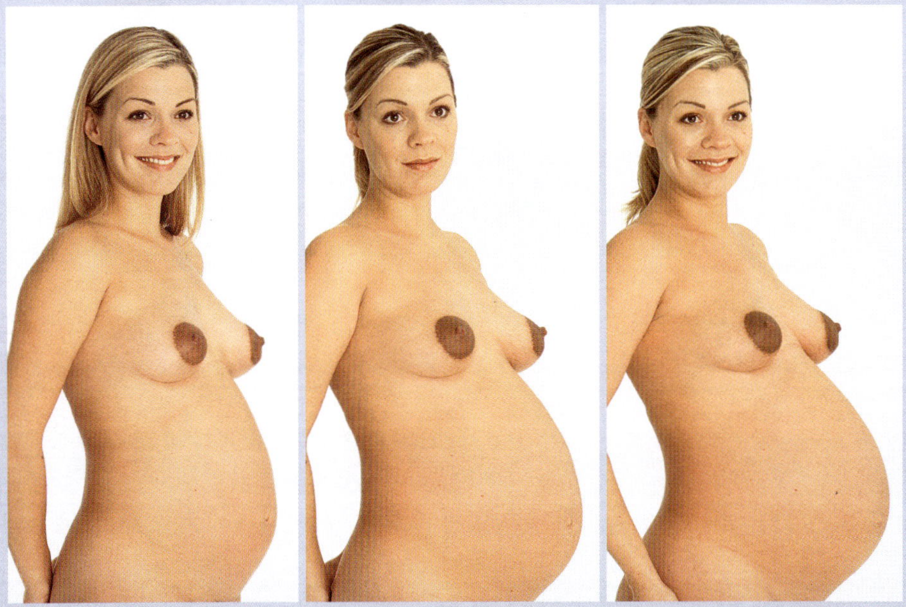

26 27 28 29 30 31 32 33 34 35 36 37 38 39 40 SEMAINES

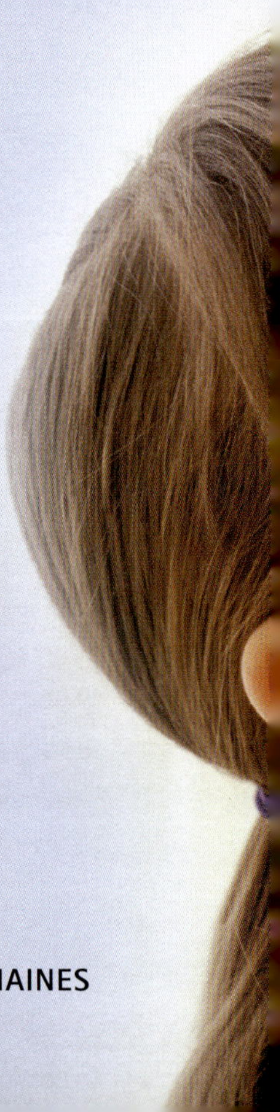

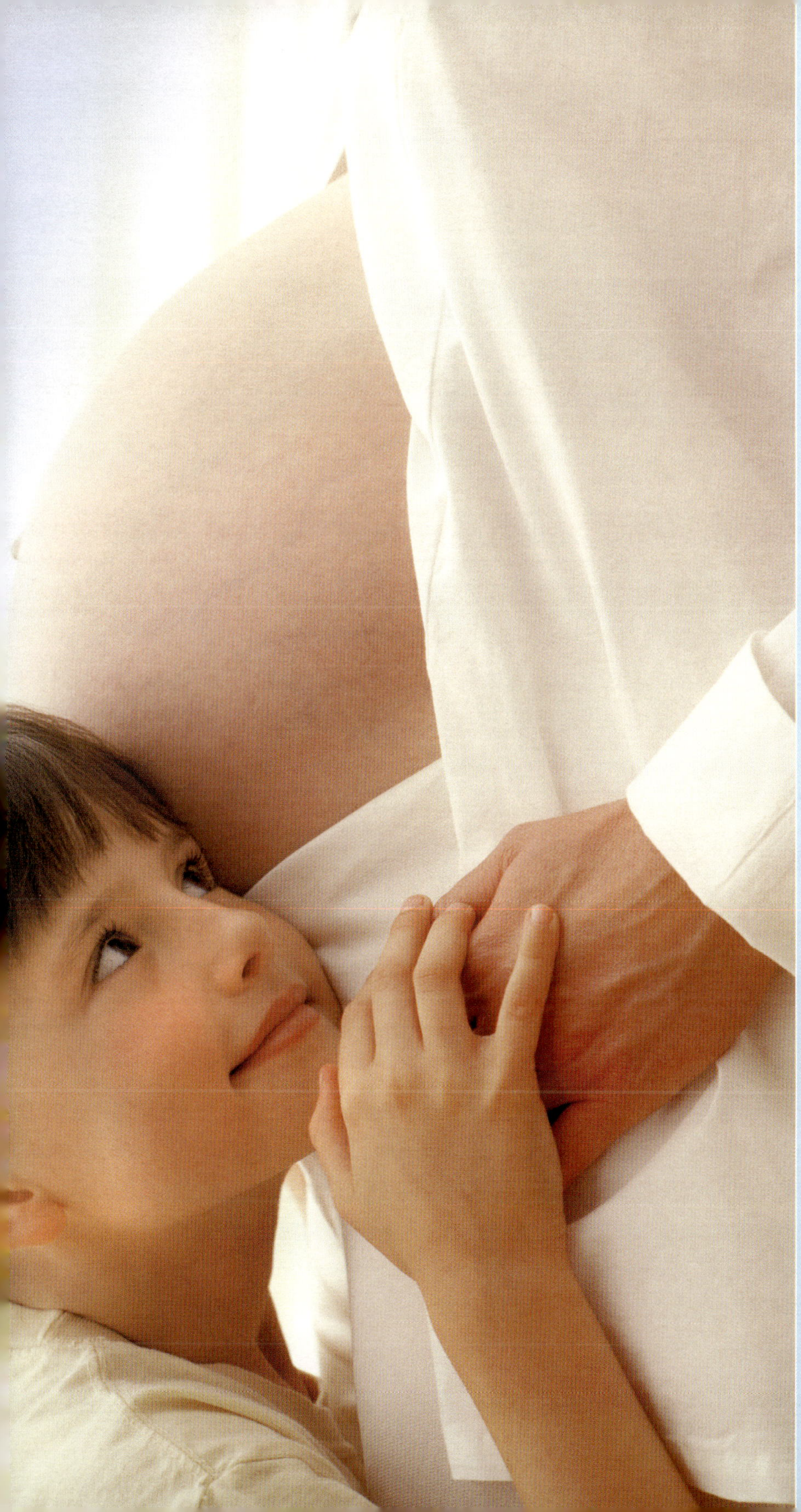

SOMMAIRE

SEMAINES 26–30

SEMAINES 30–35

SEMAINES 35–40

VOTRE BÉBÉ
AU TROISIÈME TRIMESTRE

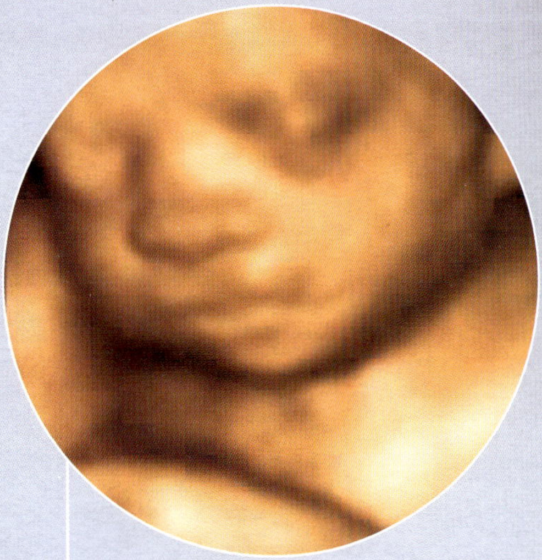

SEMAINE 27 LE BÉBÉ ALTERNE PÉRIODES DE REPOS ET DE SOMMEIL, AVEC DES PHASES PLUS ACTIVES.

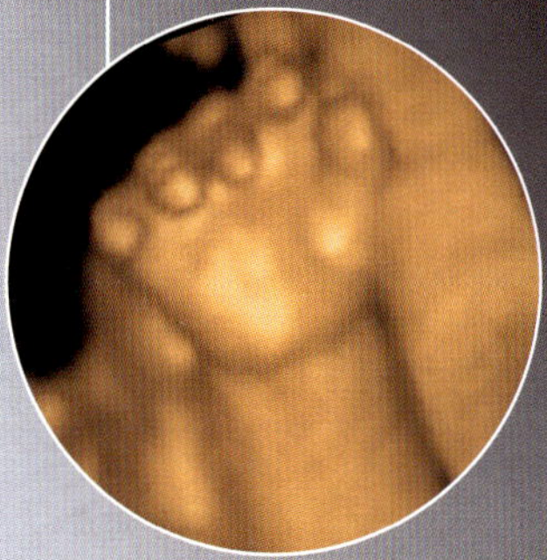

SEMAINE 28 LES LIGNES DE LA MAIN APPARAISSENT, LA MAIN EST POTELÉE ET LES ONGLES PARFAITEMENT FORMÉS.

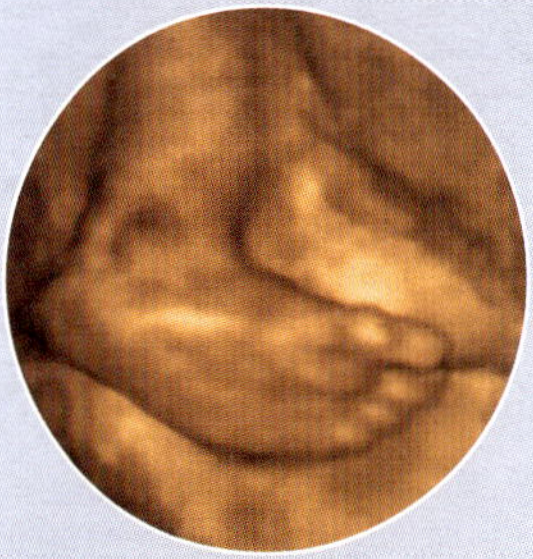

SEMAINE 29 LES MOUVEMENTS SONT RÉSOLUS, AVEC COUPS DE PIEDS, COUPS DE POING ET RAPIDES CHANGEMENTS DE POSITION.

« À partir de maintenant et jusqu'à l'accouchement, tous les et organes du bébé se préparent à la vie hors de l'utérus. »

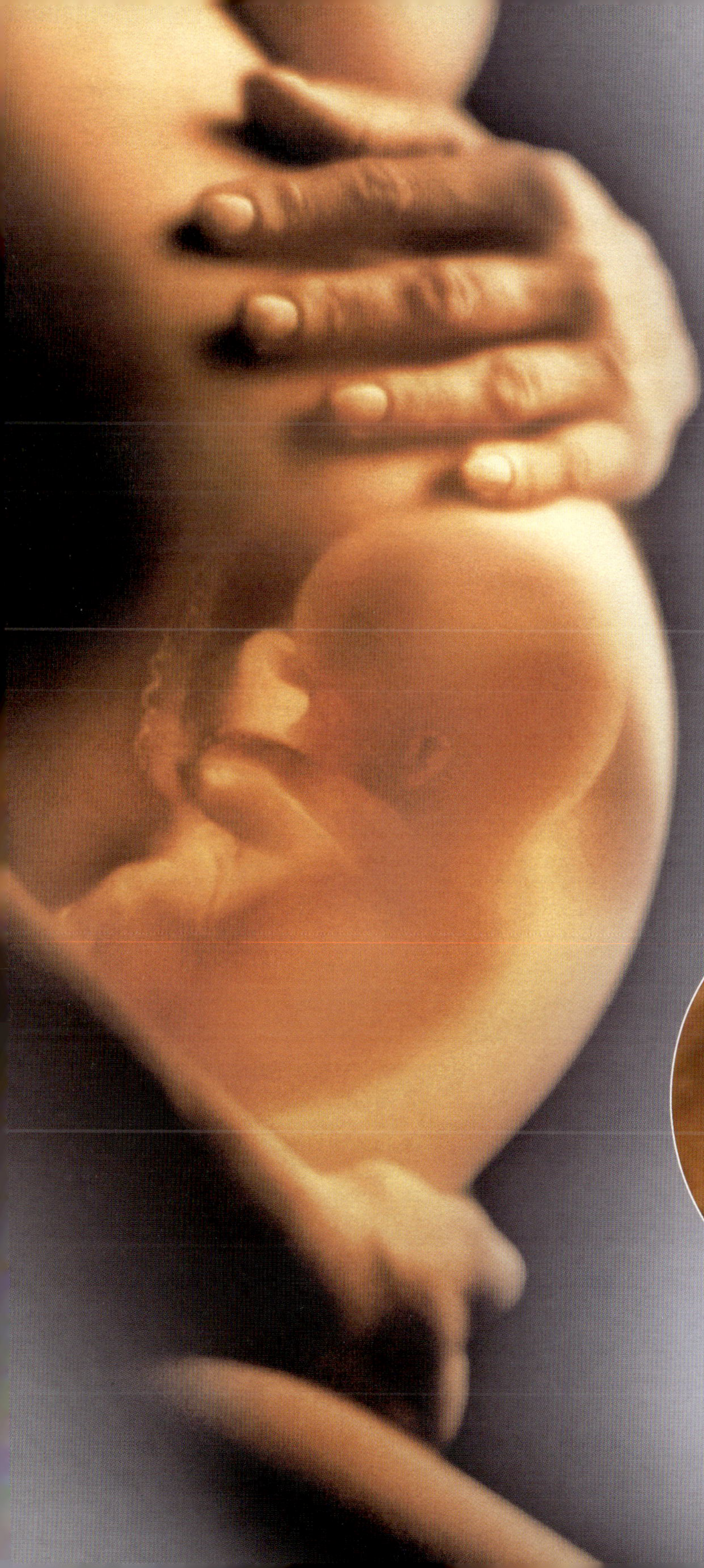

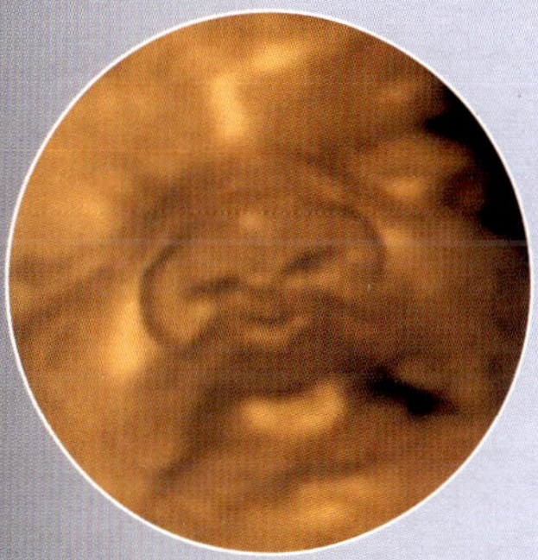

SEMAINE 32 LES NARINES SONT BIEN FORMÉES : BIENTÔT LES POUMONS SERONT PRÊTS, ET LE BÉBÉ POURRA RESPIRER SANS AIDE EXTÉRIEURE.

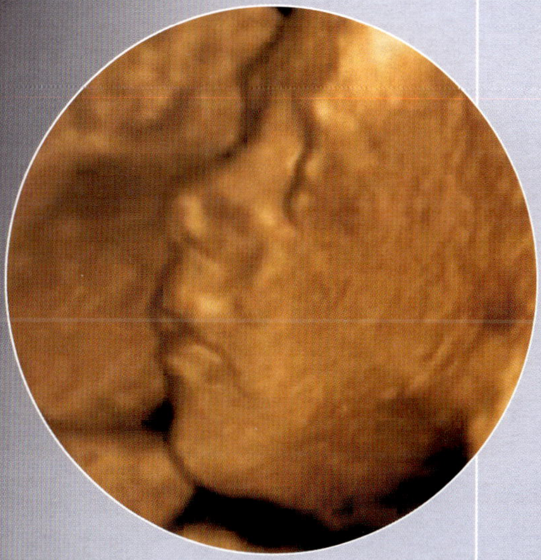

SEMAINE 33 LE VISAGE PARAÎT PLUS LISSE ET JOUFFLU, LE CERVEAU ET LE SYSTÈME NERVEUX SONT TOTALEMENT DÉVELOPPÉS.

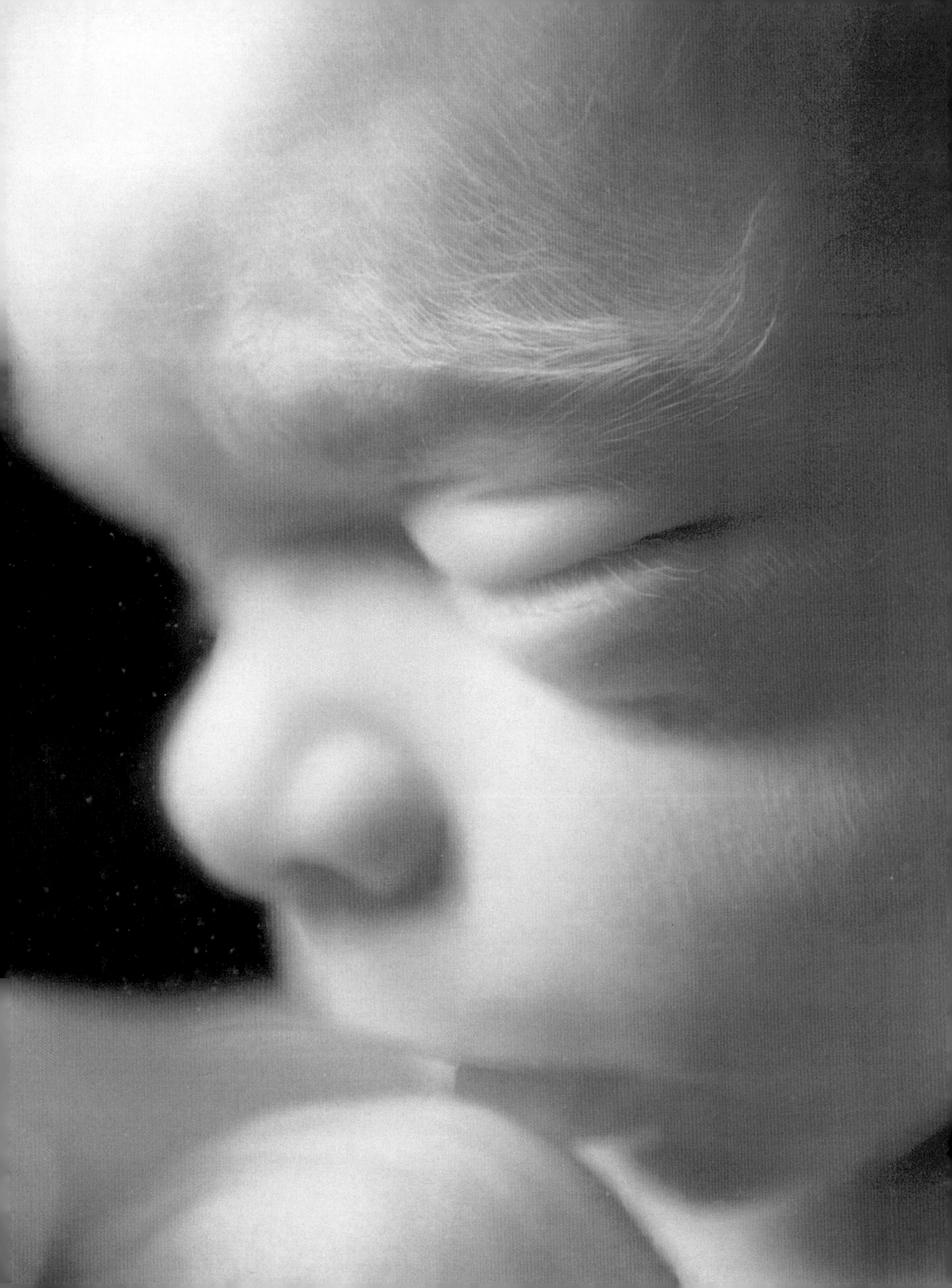

SEMAINES 26–30

VOTRE BÉBÉ SE DÉVELOPPE

AU COURS DES PROCHAINES SEMAINES, VOTRE BÉBÉ VA GRANDIR, TANDIS QUE SON POIDS VA CONSIDÉRABLEMENT AUGMENTER À MESURE QUE LA GRAISSE BLANCHE SE DÉPOSE SOUS LA PEAU. LE FŒTUS SEMBLE DÉSORMAIS GRASSOUILLET, SON VENTRE ET SES MEMBRES SE REMPLISSENT, ET SA PEAU COMMENCE À PERDRE SON ASPECT PLISSÉ.

La graisse sous-cutanée permet à votre bébé de réguler la température de son corps, une faculté essentielle pour sa vie après la naissance, même si elle n'est acquise qu'en partie dans l'utérus. Les nouveau-nés, en effet, perdent encore très vite de leur chaleur. À mesure que la graisse se dépose, le lanugo se raréfie, et bientôt il n'y en aura plus que sur le dos et les épaules, alors que le vernix, lui, restera jusqu'à la 36e semaine. Les cheveux vont s'allonger, les sourcils et les cils s'épaissir. Des lignes se creusent dans les mains et les pieds, et de petits ongles sont à présent clairement visibles. Chez les garçons, les testicules commencent à descendre dans le scrotum.

Maintenant que les paupières s'ouvrent, votre bébé va commencer à cligner des yeux et devenir beaucoup plus conscient des variations de lumière. Ce nouveau sens permet au bébé d'être plus sensible aux stimuli extérieurs. De plus, bon nombre de mères remarquent que leur bébé alterne des cycles de repos et d'activité. Il peut aussi fixer son regard, même s'il ne peut pas voir à plus de 15–20 cm à la naissance.

BIENTÔT PRÊT À RESPIRER

À partir de maintenant et jusqu'à la fin de la grossesse, le développement des poumons prend une importance capitale. À 29 semaines, la plupart des voies respiratoires (bronchioles) sont en place, et le nombre d'alvéoles (petits sacs d'air à l'extrémité des bronchioles) augmente. La formation des alvéoles se poursuit bien après la naissance, les poumons ne parvenant à maturité qu'à l'âge de 8 ans, ce qui explique pourquoi de nombreux troubles respiratoires infantiles s'estompent ou disparaissent passé cet âge.

Une étape importante pour la maturité des poumons est la production de surfactant, un lipide issu des cellules de la paroi des poumons qui recouvre les alvéoles d'une fine pellicule. Le surfactant réduit la tension de surface à l'intérieur des sacs alvéolaires, un peu comme le liquide vaisselle dissout les graisses sur les

◄ *À 27 semaines, les cils et les sourcils sont plus denses et le fœtus cligne des yeux.*

SEMAINES
PREMIER TRIMESTRE 1 2 3 4 5 6 7 8 9 10 11 12
DEUXIÈME TRIMESTRE 13 14 15 16 17 18 19 20 21 22 23 24 25
TROISIÈME TRIMESTRE 26 27 28 29 30 31 32 33 34 35 36 37 38 39 40

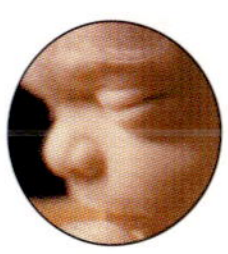

taille non réelle

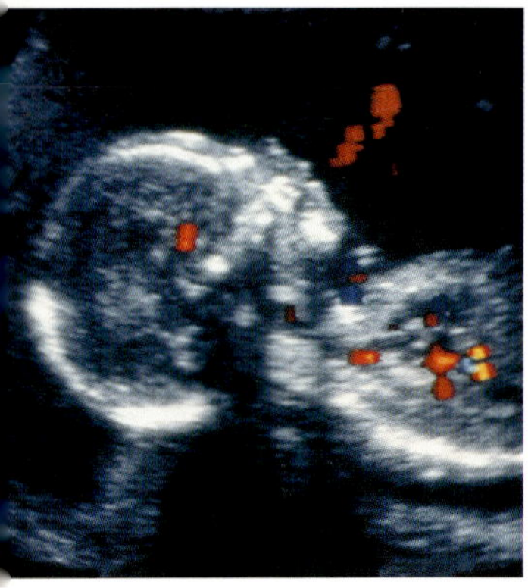

ENTRAÎNEMENT RESPIRATOIRE *Sur ce Doppler, on peut voir en rouge le flux de liquide amniotique à travers la bouche du fœtus tandis qu'il s'exerce à respirer.*

assiettes. Ce processus est important : lorsque le bébé respire pour la première fois, les alvéoles doivent être aussi élastiques que possible pour pouvoir se dilater avec succès. À la première expiration, les sacs d'air ne doivent pas s'affaisser, mais se tenir prêts pour la prochaine inspiration. Un bébé né avant 35 semaines ne fabrique pas assez de surfactant, et si l'on ajoute à cela le développement insuffisant des bronchioles et alvéoles, on comprend pourquoi les poumons du bébé sont trop rigides pour supporter le flot d'air qui entre et sort constamment. Lorsqu'une femme doit accoucher prématurément, on lui fait une injection de corticoïdes avant la naissance du bébé, afin de stimuler la production de surfactant chez celui-ci (*voir* p. 342). Les néonatologistes peuvent aussi décider de pulvériser du surfactant artificiel dans les poumons du bébé après sa naissance afin de les rendre plus élastiques.

Naturellement, votre bébé ne respire pas encore d'air pour le moment ; le placenta lui fournit encore tout son oxygène. Néanmoins, il commence à faire des mouvements respiratoires rythmés afin de développer ses poumons, en prévision de la naissance. Ces mouvements de la poitrine peuvent être aperçus à l'échographie et expliquent les « hoquets » que vous percevez parfois, de brefs mouvements saccadés qui ne ressemblent en rien à l'activité habituelle du fœtus dans votre ventre.

UN BÉBÉ ACTIF

Entre 26 et 30 semaines, vous ne pouvez pas ne pas noter l'intense activité de votre bébé. Bien qu'il commence à être un peu à l'étroit dans la cavité utérine, il a encore assez de place pour faire des galipettes et changer complètement de position. La production de liquide amniotique a ralenti, ses mouvements ne sont donc plus aussi bien amortis et vous les percevez davantage. Bien souvent, on peut voir des changements spectaculaires dans la forme du ventre de la mère quand le bébé se retourne dans une autre position. Certaines femmes craignent, à tort, que toute cette activité finisse par provoquer des lésions, en elles ou chez le fœtus. Pourtant, il y a encore assez de liquide amniotique pour protéger le bébé, et l'épaisse paroi musculaire de l'utérus est plus que suffisante pour éviter toute blessure des organes internes. Avant de clore la question des mouvements, je tiens à rappeler qu'il n'y a pas de nombre défini de coups de pieds par jour (*voir* p. 190–191), mais tout changement subit dans les habitudes de votre bébé doit être signalé sans attendre à votre médecin ou sage-femme, afin de vérifier que tout va bien.

Il n'y a pas non plus de position correcte à ce stade de la grossesse, mais de nombreux bébés ont encore la tête vers le haut. De ce fait, la mère sent souvent la tête de son bébé contre sa cage thoracique, ce qui peut être désagréable, voire provoquer une vive douleur. Comme pour les autres problèmes liés à la grossesse, dites vous que cela ne va pas durer. La plupart des bébés finissent par se retourner pour venir au monde la tête la première.

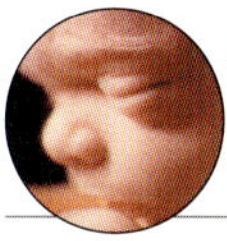

taille non réelle

Au début du troisième trimestre, le fœtus mesure en moyenne 25 cm depuis le sommet du crâne jusqu'au siège, et pèse un peu moins de 1 kg. À 30 semaines, sa longueur passe à 28 cm et son poids à 1–1,5 kg.

DES SYSTÈMES EN PLEINE MATURATION

Le système nerveux de votre bébé devient encore plus complexe et sophistiqué. Les mouvements constants des muscles favorisent une meilleure coordination. Votre bébé va s'entraîner à la succion en tétant son pouce ou ses doigts chaque fois que l'occasion s'en présentera, mais sa capacité à téter le sein de sa mère ne sera pas tout à fait développée avant 35 à 36 semaines.

La moelle des os fœtaux est à présent le principal producteur de globules rouges du bébé. Cela va lui permettre de devenir plus indépendant après l'accouchement, car ce sont ces cellules qui transportent l'oxygène dans le système sanguin. Une réaction immunitaire rudimentaire est maintenant en place.

À 30 semaines, la capacité de votre bébé à survivre dans le monde extérieur s'est considérablement améliorée. Par conséquent, la vaste majorité des bébés qui naissent à ce stade de gestation s'en sortent généralement très bien, avec l'aide des soins néonatals. Désormais, chaque jour passé *in utero* réduit le temps que votre bébé devrait passer en service de néonatalogie s'il naissait prématurément. Même si sa taille ne connaît pas de changement spectaculaire, sa maturité fonctionnelle accomplit un formidable bond en avant.

À 30 semaines, le placenta pèse environ 450 g, ce qui représente une augmentation majeure comparée aux 170 g qu'il pesait à 20 semaines. Chaque minute, il reçoit environ 500 ml de sang en provenance de la circulation sanguine maternelle.

LE CERVEAU DE VOTRE BÉBÉ

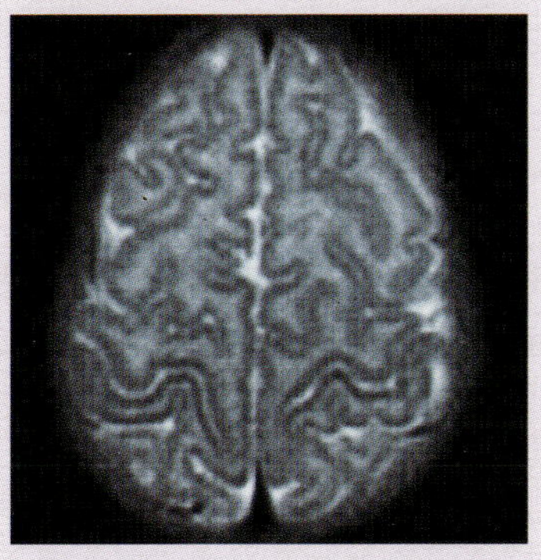

Le cerveau croît en volume et commence à se replier pour trouver sa place dans la boîte crânienne. La coupe anatomique de la partie supérieure (cortex) du cerveau fœtal ressemble désormais à une noix ou aux fjords scandinaves, avec tout un tas de replis et d'indentations. La myéline qui s'est formée autour des nerfs de la moelle épinière il y a quelques semaines s'étend à présent aux fibres nerveuses qui entrent et sortent du cerveau. Par conséquent, les impulsions nerveuses sont transmises beaucoup plus rapidement dans le reste du corps. Cela signifie, entre autres choses, que le fœtus peut maintenant acquérir de nouvelles facultés.

VOTRE CORPS CHANGE

L'UTÉRUS CONTINUE DE S'ACCROÎTRE À UN RYTHME RÉGULIER. À 26 SEMAINES, IL EST PASSÉ AU-DESSUS DU NOMBRIL, ET AU COURS DES PROCHAINES SEMAINES, VOUS ALLEZ REMARQUER QUE VOTRE VENTRE S'ÉTEND À LA FOIS EN HAUTEUR ET SUR LES CÔTÉS.

À la 30e semaine, la hauteur utérine est d'environ 30 cm à partir du mont de Vénus. Je dis bien environ, car les variations sont importantes d'une femme à une autre, et vous ne devez pas vous inquiéter si votre hauteur utérine est un peu supérieure ou inférieure à la moyenne recommandée. Votre médecin ou sage-femme mesurera votre utérus à chacune de vos visites, et si l'écart est trop important, ils se chargeront de vous prescrire une série d'échographies de croissance (*voir* p. 214) ainsi qu'un certain nombre d'examens, histoire de s'assurer que votre bébé se développe correctement (*voir* p. 256–259).

DANS VOTRE VENTRE
L'utérus se développe vers le haut et vers l'extérieur, ce qui réduit l'espace disponible pour l'estomac et les intestins.

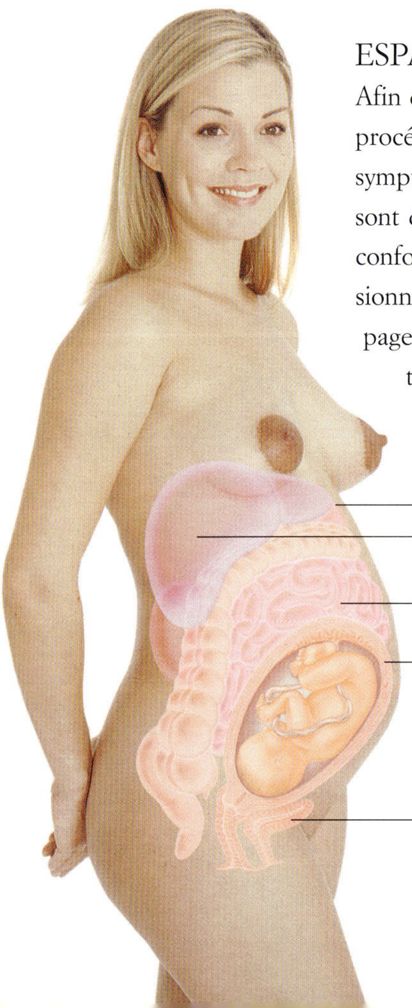

ESPACE RESTREINT

Afin d'accueillir une telle masse grandissante, les organes de votre corps doivent procéder à quelques ajustements. Ainsi, vous pourriez bien observer de nouveaux symptômes, ou une exagération des symptômes existants. Les intestins et l'estomac sont de plus en plus comprimés vers le haut : ils ne parviennent plus à se loger confortablement de chaque côté de l'utérus. Ce déplacement vers le haut occasionne souvent des brûlures d'estomac et/ou des indigestions. Reportez-vous à la page 187 pour apprendre à les soulager. De plus, même si vous avez eu bon appétit durant le deuxième trimestre, vous allez probablement découvrir que vous ne pouvez plus faire un repas copieux d'une seule traite.

Votre vessie n'a pas l'habitude d'une telle pression dans la cavité abdominale et ne peut plus contenir le même volume d'urine qu'avant, ce qui n'est pas sans entraîner un certain nombre d'irritations (*voir* p. 215).

Vous pouvez aussi éprouver une douleur ou une gêne dans les côtes, puisque votre cage thoracique est poussée vers l'extérieur pour faire plus de place au contenu grandissant de la cavité abdominale. Certaines femmes ont de la chance et traversent leur grossesse sans aucune douleur costale. Toutefois, si votre ossature est plus petite que la moyenne, ou si vous attendez des jumeaux ou des triplés, il est fort probable que vous ressentiez une gêne dans les côtes, voire de la

À BOUT DE SOUFFLE

Au cours du troisième trimestre, vous constaterez un net changement dans votre façon de respirer. Il y a plusieurs raisons à cela :

- tout d'abord, les taux élevés de progestérone élèvent votre température et votre rythme respiratoire ;
- de plus, en s'ouvrant, vos côtes incitent le diaphragme à s'étirer davantage ; ce dernier perd alors de sa souplesse. Le mouvement réduit du diaphragme vous oblige à respirer plus profondément ;
- enfin, l'utérus repousse le contenu abdominal contre le diaphragme, laissant moins de place aux poumons pour se dilater lorsque vous tentez de respirer profondément.

Avec toutes ces pressions contradictoires, il n'est guère surprenant que la femme enceinte souffre fréquemment de difficultés respiratoires, de vertiges et d'étourdissements en fin de grossesse. Reportez-vous à la page 190 ; vous y trouverez des conseils pratiques pour diminuer ces symptômes.

douleur si votre bébé est un futur footballeur ou passe le plus clair de son temps dans la position en siège (*voir* p. 269), sa tête venant alors buter contre votre diaphragme et votre cage thoracique. L'inconfort peut redoubler quand vous êtes assise, car la compression est encore plus forte. Si vous travaillez assise à un bureau, mieux vaut prévoir quelques ajustements. Veillez à vous lever et à marcher régulièrement. Quand la gêne devient trop importante, changez de position assise jusqu'à ce que vous trouviez celle où vous vous sentez le plus à l'aise. Et surtout, surveillez constamment votre posture.

UNE CIRCULATION QUI S'INTENSIFIE

À partir de 26 semaines, votre système circulatoire connaît une nouvelle montée. Le volume sanguin total est à présent de 5 l, soit une augmentation de 25 % par rapport à la normale, même si le volume maximal ne sera atteint qu'à la 35e semaine. Cette hausse du volume sanguin signifie que votre rendement cardiaque (la quantité de sang pompée par le cœur par minute) va augmenter lui aussi au cours de ces quelques semaines. Cependant, les vaisseaux sanguins ne vont pas se relâcher davantage, car ils ont désormais atteint leur capacité maximale. À partir de maintenant, votre résistance périphérique va devoir légèrement augmenter et votre tension artérielle va s'élever, même si un tel changement se fera très progressivement et très modérément.

Vos tissus s'épaississent car votre corps contient désormais tellement de fluides qu'il faut bien les loger quelque part. Il est donc tout à fait normal que vos doigts ou vos jambes enflent légèrement. Cela dit, si vous remarquez que votre visage, vos doigts ou vos jambes deviennent subitement bouffis ou gonflés, ce sont peut-être les premiers signes d'une prééclampsie (*voir* p. 425), et vous devez

CIRCULATION SANGUINE

Ce graphique montre la hausse importante du rendement cardiaque et du volume sanguin à partir du milieu de la grossesse, et la baisse de la résistance périphérique des vaisseaux sanguins.

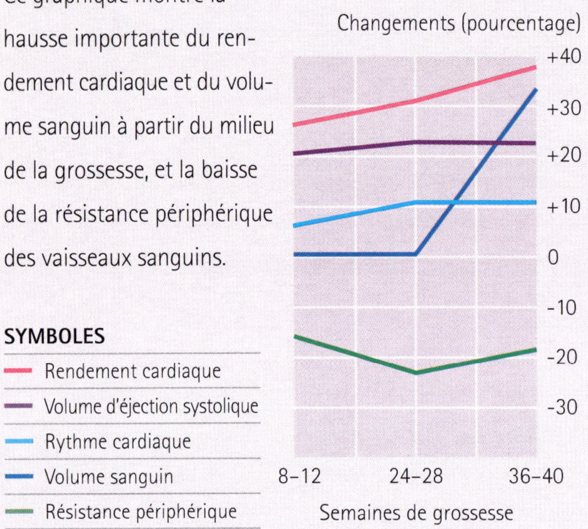

consulter en urgence. La prééclampsie, cependant, apparaît le plus souvent après 30 semaines et chez une minorité de femmes. Elle se développe rarement plus tôt, mais lorsque c'est le cas, elle prend alors une forme sévère.

Tous ces changements dans l'appareil circulatoire impliquent également une augmentation du flux sanguin dans la peau et les muqueuses. En réaction, les vaisseaux sanguins périphériques se dilatent, ce qui explique pourquoi les femmes enceintes souffrent de la chaleur et transpirent plus facilement au troisième trimestre. Bien des femmes constatent aussi que leurs paumes de mains et leurs plantes de pieds sont rouges et échauffées : c'est ce qu'on appelle un érythème palmaire. Ces altérations de la peau sont parfaitement normales et disparaîtront peu après l'accouchement. Elles ne font que traduire la nécessité d'évacuer le surplus de chaleur généré par votre métabolisme et celui de votre bébé. Si les vaisseaux sanguins de votre peau ne se dilataient pas, vous ne pourriez pas maintenir la température de votre corps et celle du bébé à un niveau constant, et vous risqueriez de surchauffer, comme une voiture dont le radiateur serait en panne.

SEINS ET COLOSTRUM

Vos seins sont maintenant beaucoup plus lourds, en raison de l'action conjuguée et continue des hormones responsables de la croissance mammaire durant la grossesse. Les veines à la surface de la poitrine deviennent plus marquées ce dernier trimestre, et les mamelons et les aréoles foncent davantage.

Sous l'influence des hormones de grossesse, la structure interne de vos seins se modifie et se prépare à la lactation et à l'allaitement (*voir* p. 396). Tant que le placenta se trouve dans l'utérus, des taux élevés d'œstrogènes et de progestérone bloquent l'action des hormones qui déclenchent la sécrétion du lait. Mais vous avez peut-être remarqué qu'un liquide clair s'échappe parfois de vos mamelons aux moments les plus inattendus, dans votre bain ou pendant un rapport sexuel par exemple. Ce liquide est appelé colostrum et c'est lui que votre bébé tétera les tout premiers jours de sa vie, avant la montée de lait. Le colostrum contient du sucre, des protéines et des anticorps, couvrant ainsi tous les besoins nutritionnels de votre bébé, et si le corps commence à le produire dès maintenant, c'est sans doute pour parer à l'éventualité d'un bébé qui aurait décidé de venir au monde plus tôt. Mais ne vous inquiétez pas si vous ne constatez pas la moindre trace de colostrum durant votre grossesse. Il est bel et bien là, vous faites tout simplement partie de celles qui ont la chance de ne pas avoir de « fuites ».

VOS SENSATIONS PHYSIQUES

À PRÉSENT VOUS ARBOREZ FIÈREMENT VOTRE GROS VENTRE, MÊME S'IL VOUS ARRIVE PARFOIS DE VOUS SENTIR PLUTÔT ENCOMBRÉE. SOUVENEZ-VOUS DE VOUS GRANDIR ET DE GARDER LE DOS DROIT : UNE MAUVAISE POSITION RISQUE DE FORCER LE BAS DE VOTRE DOS AU COURS DE CES TROIS DERNIERS MOIS.

Quelques suggestions me paraissent utiles pour pallier la fatigue et la perte d'énergie que vous ressentez probablement à ce stade de la grossesse. Bien des femmes enceintes me disent qu'elles ont beau se reposer, elles continuent à se sentir fatiguées et à manquer d'énergie. Je leur conseille alors de passer le plus de temps possible les pieds surélevés, même si je sais que ce n'est pas toujours facile quand on travaille ou quand on a d'autres enfants. Il faut donc être réaliste et ne pas placer la barre trop haut, mais essayez tout de même de réduire vos activités.

Apprenez à déléguer : croyez-moi, vous serez agréablement surprise de voir combien les gens de votre entourage seront heureux de vous aider, pourvu que vous leur en laissiez l'occasion. Plutôt que de vous croire toute-puissante, demandez à l'un de vos collègues de vous remplacer aux réunions de travail tardives, et dites à votre compagnon d'aller à la réunion des parents d'élèves, ou bien prévenez pour vous excuser. Quant aux tâches ménagères, ne peuvent-elles pas attendre que vous retrouviez un peu plus d'énergie ? En ce qui concerne les courses et le ménage de tous les jours, il faut peut-être envisager d'employer quelqu'un pour faire les choses à votre place. Si ce n'est pas possible, alors demandez de l'aide à votre compagnon, à un membre de votre famille ou à une amie proche.

Comme toute mère de plus d'un enfant vous le dira, vous aurez sans doute bien du mal à gérer vos aînés en fin de grossesse. Quand votre fils de deux ans pique une colère et refuse de prendre son bain, prenez un peu de recul et demandez-vous si ce bain est vraiment nécessaire. Si la réponse est non, laissez tomber le bain. Mais si c'est oui, trouvez un compromis, passez un gant sur son visage et sur les parties les plus sales de son corps. Dites-vous bien que si vous vous braquez sur les problèmes domestiques, vous risquez de compliquer les choses, alors que vous avez besoin de toute votre énergie, tant physique que mentale, pour les questions réellement importantes.

« Quand votre fils de deux ans pique une colère et refuse de prendre son bain, prenez un peu de recul et demandez-vous si ce bain est vraiment nécessaire. »

VOS ÉMOTIONS

VOUS VOILÀ ARRIVÉE DANS LA DERNIÈRE LIGNE DROITE, BIEN AU-DELÀ DE LA MOITIÉ DU CHEMIN. C'EST UNE VÉRITABLE PÉRIODE DE TRANSITION EN TERMES D'ÉMOTIONS : LA NAISSANCE DE VOTRE BÉBÉ, UNE NOTION PLUTÔT ABSTRAITE JUSQU'ICI, DEVIENT DE PLUS EN PLUS RÉELLE.

Votre bébé a de fortes chances de survie s'il naît maintenant, et vous devez commencer à vous impatienter. Cependant, vous risquez d'avoir des sentiments partagés, et de paniquer en pensant à l'imminence de l'arrivée du bébé dont il faudra vous occuper. Si c'est votre premier enfant, vous vous demandez sans doute si vous allez être capable de veiller sur un nouveau-né. Au fond, bon nombre de femmes de nos jours n'ont jamais changé de couches, et encore moins tenu un nourrisson dans leurs bras avant qu'on leur donne leur bébé dans la salle de travail. Si ce n'est pas votre premier enfant, vous vous inquiétez peut-être de la façon dont les autres vont accueillir le nouveau venu dans la famille, qui risque d'accaparer une bonne partie de votre temps et de votre attention. Vous vous interrogez peut-être aussi sur la façon dont votre bébé va s'intégrer dans votre vie déjà bien mouvementée.

« Certaines femmes, qui sont d'ordinaire très minces et surveillent leur ligne, se sentent soudain libérées et très fières de leur gros ventre. »

De plus, la possibilité d'accoucher maintenant est bien réelle, et vous vous demandez sans doute si vous allez être capable de gérer les contractions et l'accouchement. Si c'est votre premier bébé, vous réalisez que vous allez entrer en terres inconnues. Si vous lisez ce livre à ce stade, je vous suggère de vous rendre directement aux chapitres consacrés à la douleur, aux contractions, à la naissance et la vie après la naissance afin de vous faire une idée concrète de l'accouchement et de ses suites. Comme pour tant d'autres événements importants de la vie, plus on est informé, mieux on arrive à gérer la situation en restant positif et confiant. Commencez vos cours de préparation à l'accouchement maintenant, si ce n'est pas déjà fait.

SE SENTIR BIEN DANS SON CORPS

Si, avant d'être enceinte, vous étiez plutôt en bonne santé et que vous aviez la ligne, les inconvénients physiques de la grossesse peuvent parfois vous déstabiliser. Vous risquez de vous sentir frustrée par votre masse grandissante, qui vous empêche de vivre comme avant. Mais vous pouvez aussi adorer chaque minute de cette nouvelle sensualité qui vous envahit. Certaines femmes, qui sont d'ordinaire très minces et surveillent leur ligne, se sentent soudain libérées et très fières de leur gros ventre. Leur corps est pour elles comme une affirmation de leur sexualité, d'autant plus que c'est sans doute la première fois qu'elles ont un décolleté si généreux. Celles qui ont toujours été complexées par leur silhouette ont ainsi l'occasion de se réconcilier avec leur corps. En fait, la façon dont nous percevons notre corps de femme enceinte est liée à la façon dont nous vivons la grossesse au jour le jour, et à la façon dont notre compagnon réagit à notre ventre distendu et à notre poitrine plantureuse, ainsi qu'à nos kilos en trop. Certaines femmes deviennent très attachées à leur gros ventre, et sont un peu tristes à l'idée qu'elles vont bientôt le perdre, tandis que d'autres ont hâte d'en être débarrassées.

LE RÔLE DE VOTRE COMPAGNON

Certains hommes sont très impliqués dans la grossesse de leur compagne, mais beaucoup d'autres ne montrent guère d'intérêt pour les différents aspects de la grossesse, de l'accouchement et de la vie après la naissance. Si tel est le cas de votre compagnon, vous êtes peut-être déçue parce qu'il ne s'investit pas autant que vous le souhaiteriez. Certains hommes rechignent, en effet, à participer à quoi que ce soit. Ce n'est pas qu'ils sont indifférents, c'est juste que les hommes et les femmes ont tendance à ne pas être sur la même longueur d'onde en ce moment unique de leur existence.

Les femmes sont souvent totalement absorbées par leur grossesse, qui leur est consubstantielle, aussi bien physiquement que psychologiquement. Les hommes ne sont pas aussi directement concernés : il est normal qu'ils soient moins impliqués. Bon nombre d'entre eux continuent de vivre comme si rien n'avait changé. Même s'ils savent que l'arrivée du bébé va bientôt bouleverser leurs habitudes, ils ont parfois du mal à traduire cette notion encore abstraite dans leur vie de tous les jours.

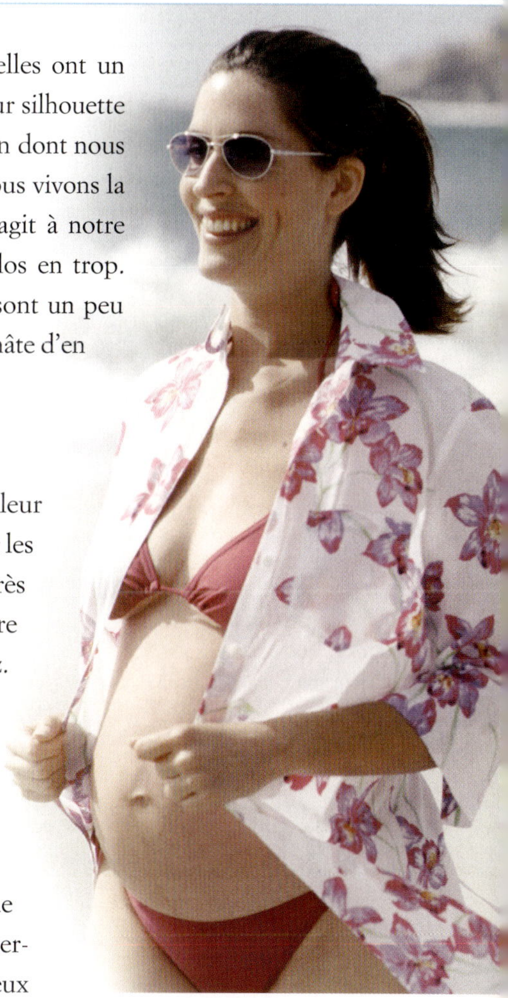

UNE BONNE IMAGE DE SON CORPS *La façon dont vous percevez votre corps de femme enceinte est le reflet de votre état de santé et de votre bien-être général.*

Si vous êtes parents pour la première fois, la grossesse est aussi l'occasion de passer d'une relation de couple à la fondation d'une véritable famille. Toutefois, vous risquez d'avoir bien des déconvenues si vous voulez que votre compagnon se conforme au modèle idéal que vous vous étiez imaginé pour votre grossesse. Il faudra bien qu'il s'adapte, à son rythme et à sa façon, même s'il a besoin de temps à autre de quelques rappels à l'ordre de votre part. Il est en tout cas, comme vous, désireux que tout aille pour le mieux pendant et après l'accouchement. Le plus important pour le moment est sans doute de vous assurer qu'il dispose de suffisamment d'informations pour pouvoir vous soutenir, tant sur le plan concret que sur le plan affectif. Ainsi, avec le recul, il pourra se dire qu'il a participé activement à la naissance de son enfant.

VOTRE SUIVI PRÉNATAL

TANT QUE VOUS N'AVEZ PAS DE COMPLICATIONS DURANT VOTRE GROSSESSE, VOUS CONTINUEZ À AVOIR DES VISITES DE CONTRÔLE UNE FOIS PAR MOIS JUSQU'À LA 32e SEMAINE. VOUS NE DEVRIEZ DONC VOIR L'ÉQUIPE CHARGÉE DE VOTRE SUIVI QU'UNE SEULE FOIS DURANT CES QUELQUES SEMAINES.

Le calendrier prénatal peut varier, mais la visite de 28 semaines reste d'usage. On procède à une numération du sang et à une analyse des anticorps (*voir* ci-après), et l'on contrôle votre urine et votre tension artérielle. Votre médecin ou sage-femme examine vos mains et vos jambes et, en cas de gonflement soudain, des analyses sont effectuées afin d'écarter le risque de prééclampsie.

Des contractions modérées, dites de Braxton-Hicks (*voir* p. 237–238), peuvent apparaître, même si elles sont plus fréquentes après 30 semaines. Elles se propagent dans l'utérus et le durcissent momentanément. Toutefois, vous devez signaler sans tarder à votre médecin ou sage-femme toute douleur prolongée dans l'utérus, surtout si elle s'étend dans le bas du dos.

TEST DE TOLÉRANCE AU GLUCOSE

Le diabète gestationnel (*voir* p. 426) est une complication courante, principalement due à la surcharge de travail qu'entraîne la grossesse pour les reins et le métabolisme basal. Dans les cas les plus graves, les symptômes ressemblent à ceux du diabète normal : forte soif, envie fréquente d'uriner et fatigue. Cependant, bon nombre de femmes enceintes qui développent un diabète gestationnel n'ont aucun symptôme : c'est pourquoi le dépistage systématique a été instauré dans toutes les maternités françaises. Un test de tolérance au glucose est effectué entre 26 et 30 semaines, mais si vous avez déjà eu un diabète gestationnel précédemment, ou si on a trouvé du sucre dans vos urines lors d'une visite prénatale, le test sera pratiqué plus tôt.
La procédure est très simple.

- On vous demande de prélever un échantillon de votre urine le matin à jeun.
- Puis le service de maternité procède à un prélèvement sanguin, toujours à jeun, et l'on vous demande de boire une solution de glucose (sucrée).
- Plusieurs échantillons de sang et d'urine sont ensuite prélevés toutes les demi-heures au cours des heures qui suivent. Ils permettent d'évaluer précisément la façon dont vous métabolisez le sucre. Les résultats de ce test sont généralement prêts au bout de cinq jours.

S'ils révèlent effectivement un diabète gestationnel, vous devrez suivre un régime pauvre en sucre et en hydrates de carbone jusqu'à la fin de votre grossesse. Si cela ne suffit pas, vous devrez sans doute prendre des comprimés afin de réduire le taux de sucre dans votre sang, voire faire régulièrement des injections d'insuline.

Bien qu'un faible pourcentage de femmes continue d'en souffrir après l'accouchement, un diabète gestationnel augmente de 50 % le risque de développer plus tard un diabète de type 2 ou un diabète tardif.

ANALYSES DE SANG À 28 SEMAINES

Une numération globulaire est effectuée entre 26 et 30 semaines afin de s'assurer que vous ne souffrez pas d'anémie (*voir* p. 423). Si votre hémoglobine est à moins de 11 g, on vous prescrira probablement du fer en comprimés. Il est important de renforcer vos globules rouges maintenant, car votre taux d'hémoglobine risque de chuter en fin de grossesse, en raison de la forte teneur en liquide de votre système sanguin. Cependant, ces comprimés ont souvent pour effets secondaires des troubles gastro-intestinaux, des crises de constipation, et parfois des diarrhées. Si tel est votre cas, n'hésitez pas à changer de marque. Les préparations liquides faites en pharmacie peuvent être moins agressives pour votre système digestif. Veillez surtout à consommer des aliments à la fois riches en fer et en fibres, comme les abricots et les raisins secs.

L'analyse des anticorps est effectuée à partir du même échantillon sanguin pour vérifier une fois de plus votre groupe sanguin, et pour s'assurer que vous n'avez pas développé d'anticorps aux globules rouges. Cela est particulièrement important si vous êtes de rhésus négatif (*voir* p. 128 et p. 424). En cas d'amniocentèse, de saignements ou de choc physique, on propose aux mères de rhésus négatif une injection d'anti–D, même s'il s'agit de leur première grossesse.

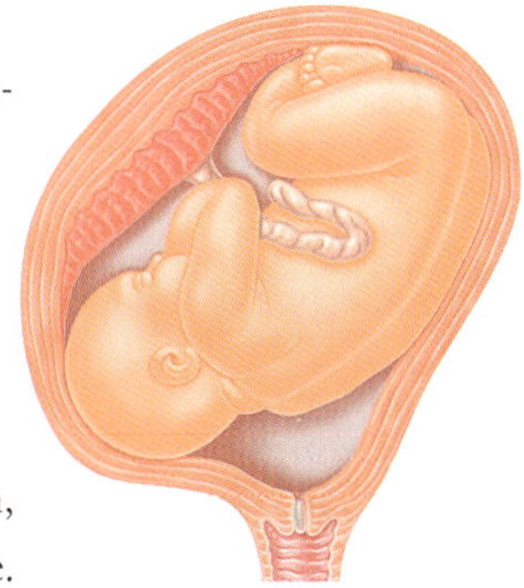

POSITION OBLIQUE *Le bébé est placé en biais dans l'utérus.*

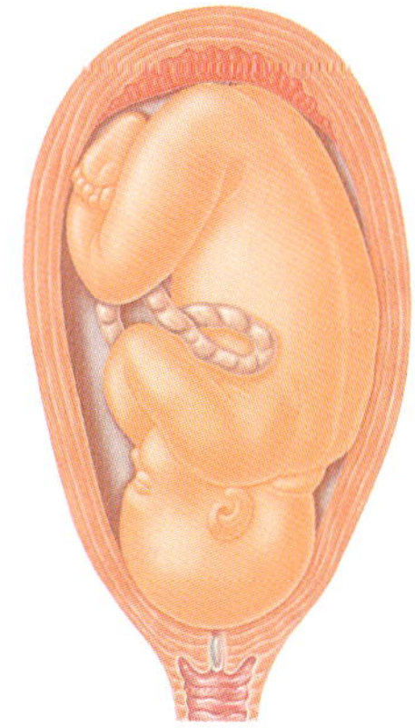

POSITION VERTICALE *Le bébé se présente verticalement, la tête ou le siège en bas.*

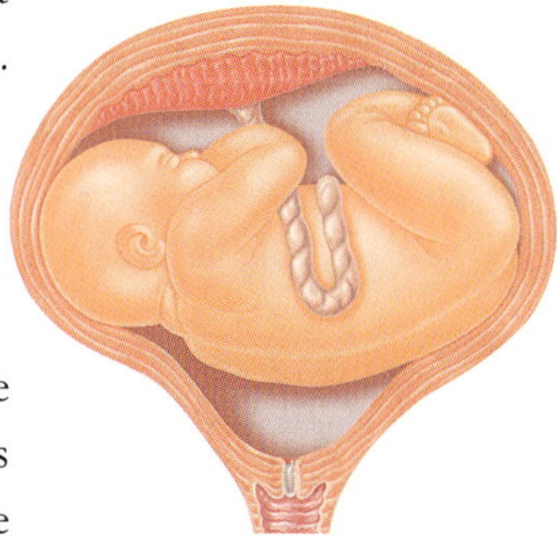

POSITION TRANSVERSE *Le bébé est placé horizontalement dans l'utérus.*

LA POSITION DE VOTRE BÉBÉ

Non seulement l'équipe de suivi prénatal mesure votre hauteur utérine et écoute le rythme cardiaque de votre bébé, mais on va également palper votre ventre pour tenter de déterminer la position du fœtus à ce stade de la grossesse. À partir de maintenant, on va noter dans votre dossier médical la position de votre bébé à chacune de vos visites. (Pour une description complète des différentes positions, *voir* p. 268–270.)

La position de votre bébé est très probablement verticale, mais elle peut aussi être transverse (bébé à l'horizontale dans l'utérus) ou oblique (en biais). La notion de présentation, elle, fait référence à la partie du bébé la plus proche du bassin. Ce peut être une présentation céphalique (tête en bas) ou une présentation en siège (tête en haut). Si votre bébé est en position transverse, il ne présente aucune partie pour le moment. Il n'y a aucune raison de vous inquiéter : la position et la présentation de votre bébé peuvent encore changer de nombreuses fois d'ici l'accouchement. De même, ne vous alarmez pas si votre médecin ou sage-femme n'arrive pas à déterminer la présentation de votre bébé entre 26 et 30 semaines. À ce stade, même les cliniciens les plus compétents peuvent avoir du mal à établir si le bébé se présente tête en bas ou tête en haut.

VÉRIFIER LA CROISSANCE DU BÉBÉ

À CHAQUE VISITE PRÉNATALE, ON SURVEILLE LA CROISSANCE DE VOTRE BÉBÉ EN PALPANT VOTRE ABDOMEN ET EN MESURANT VOTRE HAUTEUR UTÉRINE. SI UN CONTRÔLE PLUS APPROFONDI EST NÉCESSAIRE, ON PROCÈDE ALORS À UNE SÉRIE D'ÉCHOGRAPHIES.

ÉCHOGRAPHIES DE CROISSANCE

Les échographies de croissance fœtale sont très importantes : la plupart des problèmes à ce stade de la grossesse risquent fort de perturber le rythme de croissance du bébé. On mesure la taille de sa tête, de ses membres et sa circonférence abdominale. On examine ensuite attentivement le rapport entre ces mesures, car les complications en fin de grossesse n'affectent pas les différentes parties du corps de la même façon.

DIAGNOSTIQUER LE PROBLÈME

Le retard de croissance intra-utérin (RCIU) se manifeste différemment selon la cause (*voir* p. 256–257 et p. 428). Par exemple, si c'est le placenta qui ne fait pas son travail (lorsque la mère souffre d'hypertension ou de prééclampsie), la tête du bébé poursuivra sa croissance, mais généralement aux dépens de la croissance de l'abdomen. Cela est dû au fait que le sang qui transporte l'oxygène et les nutriments depuis le placenta est détourné vers le cerveau du bébé, au détriment des organes abdominaux. Pour compenser, le foie du bébé va puiser dans les réserves de graisses. De ce fait, le foie et le périmètre abdominal diminuent en volume. C'est ce qu'on appelle le « retard de croissance avec périmètre crânien conservé », terme plutôt effrayant, mais qui illustre bien le mécanisme de survie permettant de protéger le cerveau fœtal face à une situation potentiellement dangereuse.

COMPARAISON DES RÉSULTATS

Les dimensions de votre bébé seront ensuite comparées aux dimensions précédentes et à venir, l'ensemble permettant de déterminer si l'on peut en toute sécurité laisser le bébé poursuivre sa croissance *in utero*, ou s'il est préférable de provoquer l'accouchement.

Si votre bébé ne se développe pas correctement mais qu'il n'y a pas de souffrance fœtale, on procédera à une nouvelle échographie sept à dix jours plus tard. Cela peut sembler long, mais on peut difficilement interpréter un changement de dimensions plus tôt.

LES COURBES DE CROISSANCE

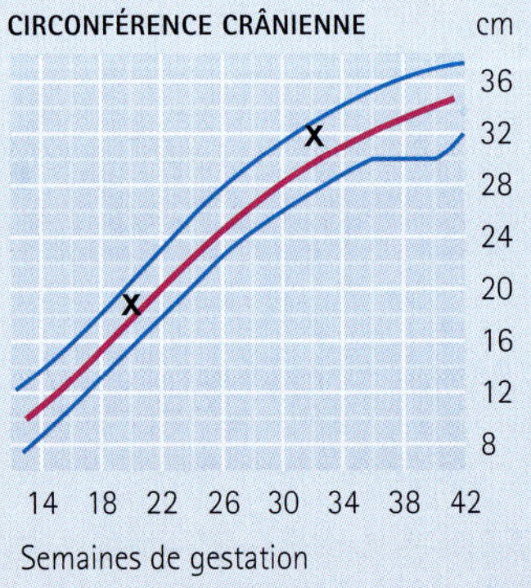

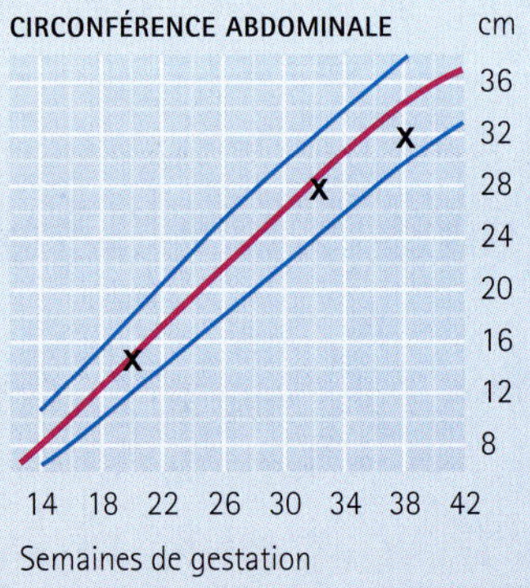

DANS CHAQUE TABLEAU *le 50e percentile (ligne rouge) représente la moyenne, tandis que les lignes du 90e percentile (au-dessus) et du 10e percentile (au-dessous) sont les écarts les plus grands et les plus faibles par rapport à une croissance normale. Dans le cas du périmètre crânien, la tête du bébé croît de façon régulière. Pour le périmètre abdominal, la croissance ralentit, peut-être parce que le sang et les nutriments sont dirigés vers le cœur et le cerveau au détriment des organes de l'abdomen.*

PETITS SOUCIS

CETTE SECTION EST UN PEU PLUS IMPORTANTE, PUISQUE LES PROBLÈMES ET IRRITATIONS DUS À LA GROSSESSE SONT PLUS NOMBREUX AU TROISIÈME TRIMESTRE. HEUREUSEMENT, IL EXISTE DES REMÈDES QUI PEUVENT VOUS AIDER À EN DIMINUER LES EFFETS LES PLUS GÊNANTS.

La fréquence urinaire tend à augmenter durant la journée. C'est là un réflexe normal puisque la vessie est pleine beaucoup plus tôt en raison du poids grandissant du bébé qui s'appuie sur elle. On ne peut pas faire grand-chose pour remédier à ce problème. Rappelez-vous cependant que si vous urinez souvent mais très peu à chaque fois, c'est peut-être que vous souffrez d'infection urinaire. Vous devez donc vous assurer que votre urine est régulièrement et correctement analysée (*voir* p. 192).

Vous pouvez aussi connaître quelques fuites lorsque vous éternuez, toussez ou riez. C'est ce qu'on appelle une incontinence d'effort, très fréquente en fin de grossesse. Veillez bien à faire vos exercices pour renforcer les muscles du plancher pelvien, et évitez le thé, le café et l'alcool qui ont des effets diurétiques.

Le sommeil est souvent perturbé au troisième trimestre, et votre vessie y est très certainement pour quelque chose : vous devez vous lever plusieurs fois dans la nuit pour aller aux toilettes. Certaines de mes patientes pensent que ces interruptions nocturnes ont pour but de nous entraîner au manque de sommeil, qui sera inévitable après la naissance. Elles ont peut-être raison, mais j'avoue que j'aurais préféré, pendant ma grossesse, profiter de mes nuits entre 26 et 40 semaines et découvrir les joies des nuits sans sommeil plus tard.

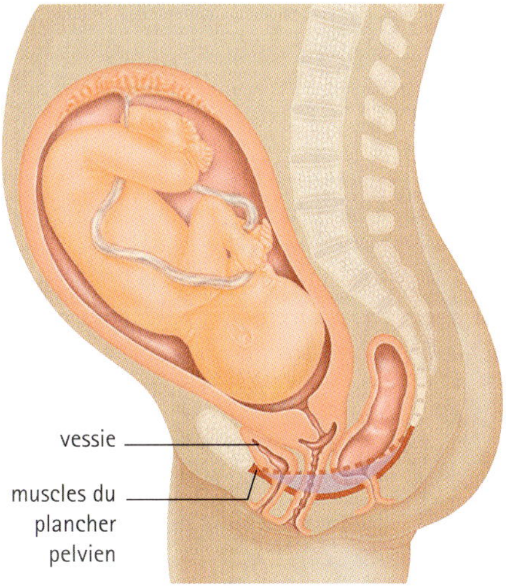

PROBLÈMES DE VESSIE
Un peu d'urine peut s'échapper lorsque vous toussez ou éternuez. Cela est dû au poids du bébé sur votre vessie et à une faiblesse des muscles du plancher pelvien, représentée par la ligne rouge continue (la ligne en pointillés marque sa position avant la grossesse).

INFECTIONS VAGINALES

Il est normal que les pertes vaginales augmentent dès le deuxième trimestre. Cependant, elles doivent toujours rester claires et sans odeur, ou du moins d'une odeur similaire à celle que vous pouvez avoir avant le début de vos règles. Au besoin, vous pouvez utiliser un protège-slip. Si les pertes prennent une teinte jaune-vert, si elles deviennent malodorantes ou si la vulve, le vagin et la région anale deviennent rouges et douloureux, notamment quand vous urinez, parlez-en à votre médecin ou sage-femme. Ils feront un prélèvement à la recherche d'une infection vaginale, qui pourrait augmenter les risques de contractions prématurées si elle n'était pas soignée.

SOIGNER LE MUGUET

Beaucoup de femmes enceintes sont atteintes de muguet (candidose) pendant leur grossesse. Des remèdes simples peuvent les soulager.

▶ **Des crèmes et des ovules** peuvent être achetés en pharmacie ou prescrits par votre praticien. Les ovules à insérer dans le vagin sont les plus efficaces : ils s'attaquent directement au foyer de l'infection en augmentant l'acidité des sécrétions vaginales. Ils sont sans danger pour la grossesse, et un seul ovule suffit parfois à vous débarrasser du problème. Les crèmes à appliquer sur la vulve réduisent les désagréments, mais ne guérissent pas.

▶ **Une bonne hygiène intime** est essentielle. Veillez toujours à essuyer la région anale d'avant en arrière (et non le contraire) après être allée à la selle. Lavez-vous régulièrement et gardez votre vulve propre et sèche. Évitez les savons et les bains moussants très parfumés, surtout si la peau de la vulve est rouge et irritée.

▶ **Ajoutez quelques gouttes de vinaigre** à votre bain, ou lavez la région vulvaire avec une solution de vinaigre de cidre pour soulager les symptômes. Vous pouvez aussi essayer les yaourts fermentés, pour équilibrer votre flore bactérienne et mieux lutter contre les mycoses, en étalant un peu de yaourt à l'entrée du vagin.

▶ **Portez des slips en coton** et évitez les collants ou les pantalons trop serrés, afin de permettre aux parties génitales de mieux respirer.

▶ **Diminuez votre consommation de sucre et de levure** si vous souffrez de candidoses répétées, car ces deux types d'aliments peuvent aggraver le problème.

La plupart des infections vaginales avec démangeaisons sont dues au muguet (candidose), inconfortable mais inoffensif. Les pertes sont irritantes et ont un aspect blanchâtre autour du vagin. Le muguet ne déclenche pas d'accouchement prématuré, mais touche la plupart des femmes au moins une fois durant leur grossesse. Il est dû essentiellement au fait que le milieu vaginal est devenu moins acide sous l'effet des hormones de grossesse, ce qui favorise la prolifération d'un champignon de la famille des levures (*Candida albicans*), présent en temps normal en petites quantités dans le vagin et les intestins. Le muguet apparaît également chez les femmes, enceintes ou non, placées sous traitement antibiotique : les antibiotiques tuent un certain nombre de bactéries qui vivent dans les intestins et le vagin, ce qui permet aux candida de proliférer.

MAUX DE TÊTE

Les maux de tête sont très fréquents durant la grossesse et ne doivent pas vous inquiéter. Toutefois, certaines femmes ont des migraines qui peuvent les affaiblir considérablement. Si vous avez subitement de forts maux de tête, signalez-les à votre médecin ou sage-femme sans tarder. N'attendez surtout pas la prochaine consultation prénatale : de graves maux de tête à ce stade de la grossesse peuvent être un signe d'hypertension artérielle (*voir* p. 425). Même si vos maux de tête s'avèrent sans gravité, votre particien pourra vous conseiller des médicaments que vous pourrez prendre en toute sécurité.

DÉMANGEAISONS

En fin de grossesse, votre peau se sera étirée de 77 à 155 cm^2. Elle peut donc devenir sèche et irritée à force de se tendre par-dessus votre ventre. Et les vergetures, qui font souvent leur apparition durant cette période, risquent fort d'empirer les choses. Certaines crèmes hors de prix, qui prétendent éviter ou diminuer les vergetures, soulageront tout au plus les peaux sèches et irritées pendant quelque temps. Je puis vous assurer que des remèdes moins onéreux, de simples crèmes émollientes sans parfum ou des huiles sont tout aussi efficaces pour vous aider à garder une peau souple et bien hydratée. Un autre moyen pour réduire les démangeaisons consiste à porter des vêtements de coton, qui permettent à la peau de mieux respirer.

HÉMORROÏDES

Bien des femmes ont des hémorroïdes à ce stade de la grossesse. Il s'agit d'une dilatation des veines autour de l'intérieur et de l'extérieur de l'anus ou du rectum, sous la pression exercée par le poids du bébé sur le bassin. Les hémorroïdes provoquent des douleurs lancinantes et des démangeaisons dans la région anale, et peuvent parfois saigner. Elles se présentent sous la forme de veines amollies et gonflées à la surface de l'anus, pouvant laisser du sang rouge clair sur le papier toilette quand on va à la selle. Si vous êtes constipée, vous risquez de forcer le passage pour vider vos intestins, et d'aggraver ainsi vos hémorroïdes. Veillez donc à boire chaque jour beaucoup d'eau, à augmenter votre consommation de fibres alimentaires, et à faire de l'exercice régulièrement. Évitez aussi de soulever des objets lourds. Des pommades que l'on trouve en pharmacie contenant un lubrifiant et un anesthésiant local peuvent vous soulager, des poches de glace aussi, surtout après une journée longue et difficile.

CRAMPES DANS LES JAMBES

Bon nombre de femmes enceintes ont des crampes dans les jambes, surtout la nuit. Vous risquez de vous réveiller subitement, secouée de spasmes douloureux et violents dans une jambe ou un pied. Certains pensent que c'est la pression de l'utérus sur certains nerfs du bassin qui les déclenchent ; d'autres estiment qu'elles sont dues à un manque de calcium ou de sel, ou bien à un excès de phosphore. Cependant, aucune de ces théories n'a été vérifiée. Inutile donc de vous précipiter sur des suppléments minéraux ou de modifier votre alimentation.

« Si vous avez subitement de forts maux de tête, signalez-les à votre médecin ou sage-femme sans tarder. »

SOULAGER LE MAL DE DOS

AUTREFOIS, ON CONSEILLAIT AUX FEMMES ENCEINTES DE PRENDRE LEUR MAL EN PATIENCE, CAR ON NE POUVAIT RIEN FAIRE POUR ELLES. IL EXISTE POURTANT PLUSIEURS MOYENS PRATIQUES DE SOULAGER LE MAL DE DOS : CE N'EST PAS LE MOMENT DE VOUS AFFAIBLIR AVEC DES SOUFFRANCES INUTILES.

Le mal de dos le plus courant à ce stade de la grossesse est une douleur généralisée. Plus tard dans le trimestre, vous pourrez avoir des problèmes plus spécifiques, telles une sciatique ou des douleurs dans la symphyse pubienne ou dans les articulations sacro-iliaques (*voir* p. 243-244)

Avant toute chose, votre praticien doit établir l'origine exacte du problème : le dos est une zone si complexe que la douleur peut être liée à de nombreux facteurs. Vous auriez tort de vous embarquer dans des soins qui sont au mieux inefficaces, au pire dangereux.

Consultez un ostéopathe si vous le souhaitez, mais assurez-vous qu'il soit qualifié (*voir* p. 436-438). Un ostéopathe compétent soulagera votre mal de dos (ou vos articulations) en vous manipulant doucement et en vous massant, mais ne l'autorisez jamais à réaligner vos vertèbres, notamment celles du bas de la colonne, en les faisant « claquer » ou en procédant à des manipulations brèves et saccadées.

Une fois que votre praticien a établi son diagnostic, des exercices pour le dos spécialement conçus pour les femmes enceintes pourront vous aider (*voir* ci-après).

PROTÉGER VOTRE DOS

Désormais, votre ventre pèse lourdement. Vous risquez de vous apercevoir que le simple fait de marcher sur de courtes distantes peut tirer sur les ligaments abdominaux ou vous faire mal au bas du dos. Les ligaments du bassin n'ont jamais été aussi sollicités, il est donc normal qu'ils rechignent un peu quand vous les faites travailler davantage. Reportez-vous à la page 193 pour apprendre comment soutenir votre dos quand vous soulevez des objets ou quand vous dormez.

RENFORCER VOS MUSCLES

Des exercices réguliers vous aideront à fortifier vos muscles du dos et à améliorer votre maintien. Ainsi, la colonne et la région lombaire seront mieux soutenues, ce qui devrait limiter ou éliminer les douleurs. De plus, l'activité physique assure un meilleur sommeil et un calme intérieur grâce aux endorphines, aux effets analgésiques et euphorisants, libérées pendant l'effort.

UNE CEINTURE ORTHOPÉDIQUE

Vous pouvez aussi acheter une ceinture orthopédique (on parle aussi de ceintures de maternité dans les magazines et sur Internet). Elle se place juste au-dessous de votre ventre et s'attache autour du bassin à l'aide de fermetures velcro. Portez-la le jour et ôtez-la la nuit. Je me souviens à quel point ma ceinture m'a été précieuse à ce stade de ma grossesse. Je portais des jumelles et je suis très petite (1,50 m environ), si bien qu'à 26 semaines, je n'étais vraiment pas solide sur mes jambes et je souffrais d'atroces maux de dos. La ceinture m'a immédiatement soulagée. Je ne comprends vraiment pas pourquoi on ne recommande pas plus souvent son usage aux femmes enceintes.

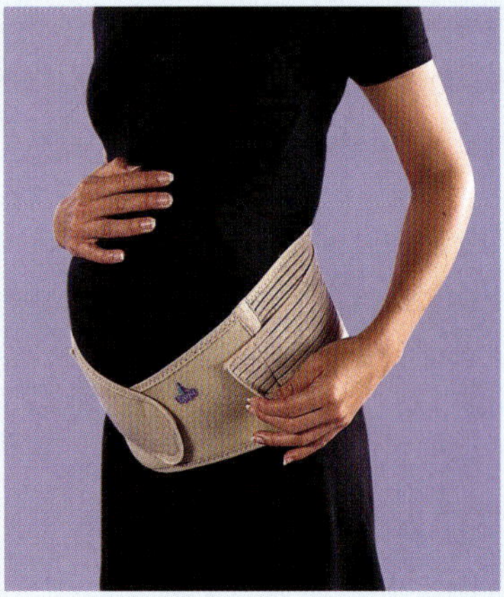

SOUTIEN *Une ceinture peut apporter un soulagement immédiat.*

EXERCICES POUR LE DOS

Si votre dos vous cause des soucis, essayez les exercices suivants. Ils vous aideront à renforcer les muscles qui soutiennent la colonne et le bassin et vous assoupliront, ce qui sera d'un grand secours pour l'accouchement. Bien entendu, arrêtez ces exercices si vous sentez une quelconque douleur, et si vous doutez d'un exercice en particulier, demandez conseil à votre praticien.

- **Enlacez vos genoux** Allongez-vous sur le dos, passez les bras autour de vos genoux (ménagez de l'espace pour votre ventre) et roulez doucement de chaque côté pour relâcher les tensions dans le bas du dos et le bassin. C'est un mouvement très apaisant pour le bas du dos.
- **Torsion dorsale** Allongez-vous sur le dos, les genoux pliés, les pieds joints, les bras à la hauteur des épaules. Ramenez lentement les genoux sur le côté, tout en tournant la tête dans la direction opposée. Sentez le léger mouvement de torsion de votre colonne. Ramenez les genoux au centre et faites-le de l'autre côté.
- **Relâchez la colonne** Allongez-vous sur le dos, les genoux pliés et écartés à la largeur des épaules, les bras de chaque côté du corps. Levez les jambes de sorte que les cuisses, le bassin et le dos décollent du sol jusqu'au niveau des omoplates. Ramenez lentement le dos au sol, tout en expirant. Faites ce mouvement cinq fois.
- **Basculez le bassin** Allongez-vous sur le dos, les genoux pliés, rentrez les abdominaux, contractez les fessiers et pressez la courbe du dos sur le sol. Restez ainsi dix secondes, puis relâchez lentement. Faites-le cinq fois, et passez peu à peu à dix.
- **Pression des genoux** Allongez-vous sur le dos, les genoux pliés, les pieds joints. Pressez un objet de la taille du poing entre vos genoux (comme une boîte de conserve). Gardez la contraction dix secondes et faites le mouvement dix fois, deux fois par jour. Passez peu à peu à un objet de la longueur de l'avant-bras (comme un rouleau de papier essuie-tout), mais seulement si l'exercice précédent ne provoque pas de douleur lors de la contraction. Cet exercice vous fera beaucoup de bien si vous souffrez de symphyse pubienne.

DEUX ÉTIREMENTS ESSENTIELS

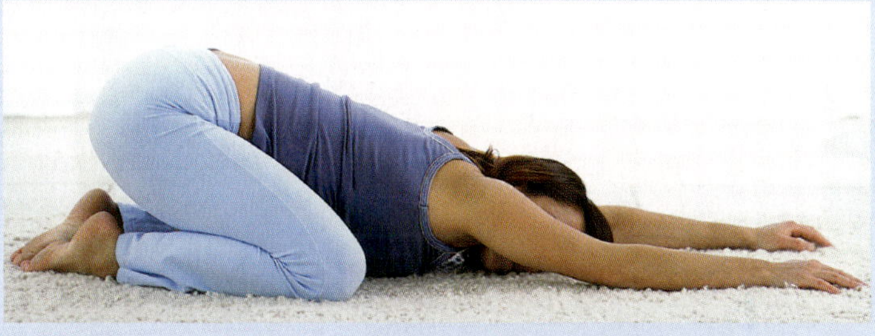

ÉTIREMENT DE LA COLONNE *Assise sur vos genoux pliés, les jambes légèrement écartées pour laisser de la place à votre ventre, étirez les bras devant vous sur le sol. Sentez l'étirement tout le long de la colonne.*

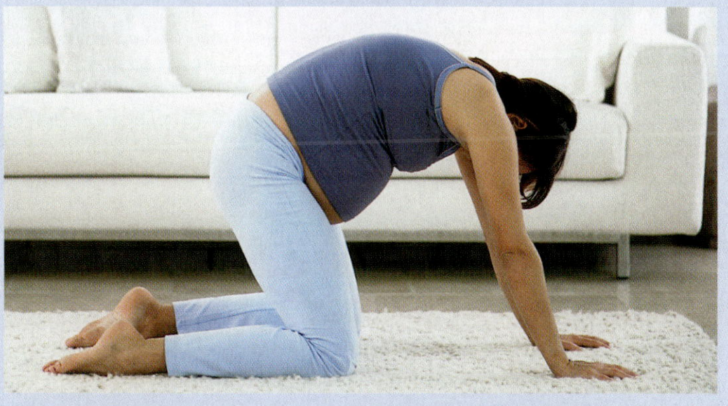

POSTURE DU CHAT *Les genoux et les bras écartés à la largeur des épaules, arrondissez le dos, en contractant les fessiers et en rentrant le bassin. Restez ainsi, puis revenez lentement jusqu'à ce que le dos soit de nouveau plat. Faites ce mouvement cinq fois.*

« Vous tenez sûrement à ce que l'on vous regarde comme une femme qui travaille et comme une collaboratrice compétente, et pas seulement comme une future maman. »

Lorsqu'une crampe survient, il vous suffit de fléchir le mollet ou le pied dans la direction opposée. Si par exemple vous avez une crampe dans le mollet, étirez-le en tendant la jambe et en pliant le pied vers vous tout en vous massant le mollet jusqu'à ce que la douleur s'estompe. Bien qu'elles soient très désagréables, les crampes sont sans gravité. Ce sont des maux temporaires qui disparaîtront après la naissance. Cependant, une douleur constante dans les jambes doit toujours être contrôlée en raison du risque important de thrombose veineuse profonde (TVP) durant la grossesse (*voir* p. 423).

SYNDROME DU CANAL CARPIEN

Certaines de mes patientes s'inquiètent beaucoup de sentir des picotements dans leurs doigts, comme si une multitude d'aiguilles les piquaient. Parfois, elles ressentent même des engourdissements ou une perte de sensation. Ce problème fréquent est causé par la rétention d'eau, qui enfle la bande de tissus (canal carpien) du poignet et comprime les nerfs et les ligaments qui s'y trouvent juste avant l'entrée de la main. Ces symptômes disparaîtront après la naissance de votre bébé, lorsque vous vous débarrasserez de l'eau en excès que vous avez accumulée. En attendant, si cela devient trop désagréable, votre médecin peut vous adresser à un kinésithérapeute qui vous prescrira une attelle pour soutenir votre poignet. Vous pouvez aussi essayer de dormir en surélevant le bras qui vous fait souffrir sur un coussin, afin de drainer l'excès d'eau. Rappelez-vous que les diurétiques destinés à combattre la rétention d'eau sont proscrits pendant la grossesse.

PENSEZ-Y

SI VOUS ÊTES ASSURÉE SOCIALE OU AYANT DROIT, VOUS BÉNÉFICIEZ DEPUIS LE 6e MOIS DE VOTRE GROSSESSE DE LA PRISE EN CHARGE À 100 % DE L'ENSEMBLE DES FRAIS MÉDICAUX, PHARMACEUTIQUES, D'ANALYSES ET D'EXAMENS DE LABORATOIRE ET D'HOSPITALISATION (*VOIR* P. 58–63).

Si vous travaillez dans un bureau où le code vestimentaire est très strict et où certains styles de vêtements ne sont pas tolérés, la question de l'habillement peut être un réel problème vers la fin de votre grossesse. Bien que tous ceux qui vous voient désormais ne puissent plus nourrir aucun doute sur votre état, vous tenez sûrement à ce que l'on vous regarde comme une femme qui travaille et comme une collaboratrice compétente, et pas seulement comme une future maman. Si la possibilité d'enfiler un caleçon confortable et un tee-shirt large n'est absolument pas envisageable, vous allez devoir continuer à supporter votre veste ou toute autre tenue conventionnelle jusqu'au bout. Veillez donc à emprunter ou à acheter tous les vêtements nécessaires qui conviennent à votre emploi.

Si vous êtes en fin de grossesse durant l'été, vous aurez peut-être beaucoup de difficultés à trouver des vêtements qui soient à la fois légers et convenables. La plupart du temps, vous vous sentirez comme dans un four, et si c'est le plein été ou si vous vivez sous un climat particulièrement chaud, vous aurez beaucoup de mal à supporter la chaleur. Vous vous sentirez bouffie et collante de sueur. Des irritations se développeront dans tous les replis de votre corps (sous les bras et les seins, et entre les jambes). De plus, si vos pieds et vos mains ont enflé, vous serez sûrement trop à l'étroit dans vos chaussures, et vos bagues risquent de devenir si serrées que vous ne pourrez plus les porter. Il n'y a pas grand-chose à faire pour améliorer la situation, hormis éviter les endroits où il fait spécialement chaud (restaurants et cinémas bondés par exemple), et porter des habits légers, faits de fibres naturelles, comme le coton.

DÉBUT DES COURS PRÉNATALS

Vous débutez probablement vos cours de préparation à l'accouchement : la plupart des hôpitaux organisent un nouveau cycle de cours toutes les quatre semaines, et conseillent aux femmes enceintes de commencer entre 26 et 30 semaines. Si vous avez la possibilité de choisir parmi plusieurs dates, optez toujours pour la date la plus précoce : vous ne savez jamais ce qui peut se passer. Vous devez vous assurer que vous assisterez bien à toutes les séances importantes sur les contractions et le soulagement de la douleur, afin d'éviter de tout découvrir par vous-même le jour J. Pour la même raison, ne manquez pas la visite de la salle de travail, si on ne vous l'a pas encore montrée. Cela est particulièrement important s'il s'agit de votre premier enfant, si vous attendez des jumeaux (50 % des jumeaux naissent avant 35 semaines), ou si avez déjà accouché prématurément.

Votre compagnon ne voudra peut-être pas assister à tous les cours, mais veillez au moins à ce qu'il vienne à la séance spécialement prévue pour les futurs papas. Il vaut nettement mieux qu'il ait une idée du rôle que vous aimeriez lui voir jouer, plutôt qu'il ne le découvre par lui-même le jour de l'accouchement.

SE PRÉPARER À LA NAISSANCE
Les cours de respiration et de relaxation vous aident à vous préparer à la prochaine étape : la naissance de votre bébé.

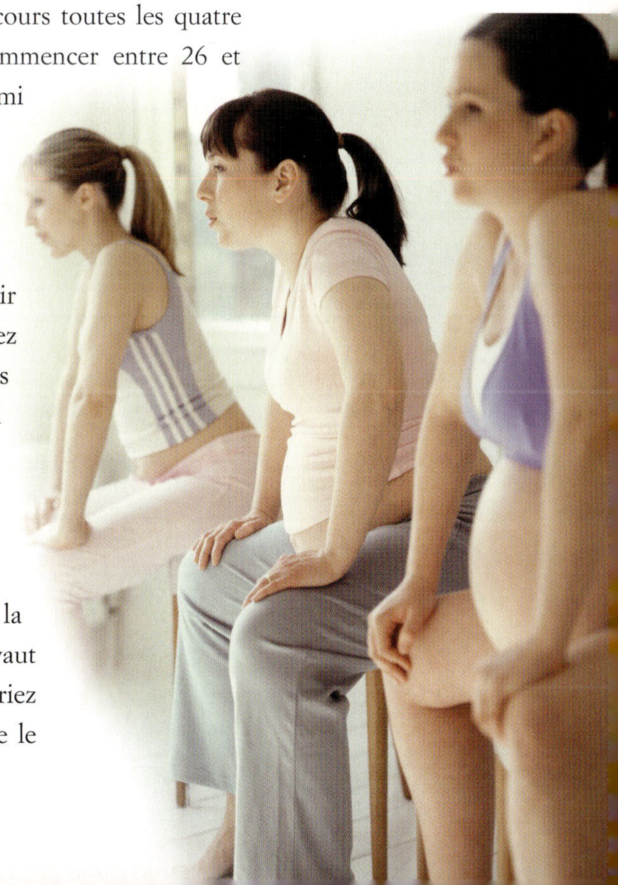

VOTRE VIE SEXUELLE

La sexualité d'un couple connaît souvent un nouvel élan durant cette période de la grossesse, car la plupart des femmes se sentent bien, physiquement et affectivement. Vous réalisez sans doute que la naissance de votre bébé se rapproche, avec tout le manque de sommeil qu'elle va occasionner. Et puis les nouveau-nés ont généralement très peu de considération pour le besoin d'intimité de leurs parents. Seuls quelques doutes risquent de gêner votre sexualité à ce stade, permettez-moi donc de vous rassurer.

- Bien que l'on en parle rarement, le fait de sentir votre bébé bouger dans votre ventre pendant un rapport sexuel peut vous faire perdre vos moyens, ou vous donner envie de rire. Même si la sensation peut vous troubler, elle ne signifie pas pour autant que votre bébé est mécontent ou importuné.
- Vous avez peut-être peur de faire mal au bébé lors d'un rapport sexuel avec pénétration, ou que celui-ci provoque des contractions puisque le sperme contient de la prostaglandine, une hormone que l'on donne aux parturientes pour déclencher le travail. De plus, l'orgasme fait se contracter l'utérus.

En réalité, aucun rapport sexuel ne peut blesser votre bébé ou déclencher des contractions au cours d'une grossesse normale. Vous pouvez donc continuer à mener une vie sexuelle active, sauf si on vous l'a déconseillé, notamment en cas de précédent accouchement prématuré ou de risques d'accouchement prématuré dus à un col de l'utérus court ou légèrement dilaté (*voir* p. 188), de signes avant-coureurs (*voir* p. 340), de saignements et/ou d'insertion basse du placenta (*voir placenta prævia*, p. 240 et p .427), et de rupture des membranes.

« ... les mauvais rêves sont une façon de passer au crible toutes vos émotions négatives sans avoir à en faire l'expérience dans la réalité. »

MAUVAIS RÊVES

Dans un tout autre registre, nombre de femmes font état de rêves étranges en fin de grossesse. Il s'agit de rêves sexuels ou de rêves inquiétants mettant en scène la mort ou la maladie de bébés et d'enfants. Très fréquents, ils peuvent néanmoins susciter une vive angoisse : on s'interroge forcément sur leur signification. Je veux donc vous rassurer ici en vous affirmant qu'ils ne sont en aucun cas un présage de sinistres événements à venir. À l'instar de tous nos autres rêves, qu'ils soient bons ou mauvais, ils ne sont qu'un moyen d'évacuer nos inquiétudes et nos peurs quotidiennes. Voyez-les comme une façon de passer au crible toutes vos émotions négatives sans avoir à en faire l'expérience dans la réalité. L'une des raisons pour lesquelles ces mauvais rêves sont plus fréquents au troisième trimestre est que l'on se réveille beaucoup plus souvent (parce qu'on doit se rendre aux toilettes, ou qu'on ne se sent pas à l'aise), et l'on a ainsi plus de chances de s'en souvenir.

RÉGIME ET EXERCICE

AU TROISIÈME TRIMESTRE, MANGER SAINEMENT ET SOIGNER VOTRE FORME DOIVENT ÊTRE VOS DEUX PRIORITÉS. VOUS RÉDUIREZ AINSI LA FATIGUE ET GAGNEREZ EN BIEN-ÊTRE, AVANT D'ENTRER DANS LA DERNIÈRE PÉRIODE DE LA GROSSESSE ET DE RASSEMBLER VOS FORCES POUR LA NAISSANCE.

BIEN MANGER

Votre alimentation est moins cruciale pour la santé du bébé qu'elle ne l'était au premier trimestre, et à moins que vous ne vous nourrissiez que de chips et de sodas, les besoins de votre bébé sont certainement couverts.

- **Votre prise de poids devrait se situer autour** de 0,5-1 kg par semaine les trois derniers mois (*voir* p. 42) et être presque nulle les toutes dernières semaines.
- **Votre ration calorique quotidienne** au troisième trimestre peut augmenter de 300-500 calories. Sachant qu'une barre de Mars contient 300 calories, optez plutôt pour un en-cas sain et naturel qui couvrira tous vos besoins.
- **Vous risquez de manger plus souvent** les dernières semaines car vous éprouverez le besoin de vous remplir l'estomac régulièrement. Votre corps cherche sans doute à accumuler des réserves supplémentaires en prévision de l'accouchement, choisissez donc des aliments nourrissants et énergétiques. Comme vous ne pouvez jamais savoir quand vous allez accoucher, plus votre alimentation sera saine, mieux votre corps sera préparé pour affronter le grand jour.
- **Buvez beaucoup d'eau** (au moins huit verres par jour) pour maintenir une bonne hydratation de votre organisme. Cela vous donnera aussi plus d'énergie.
- **Deux verres d'alcool par semaine** sont une limite raisonnable à ce stade la grossesse, alors qu'une consommation excessive reste nocive (*voir* Syndrome d'alcoolisme fœtal, p. 434). Le tabac prive d'oxygène le placenta, et nuit par conséquent à votre bébé.

EN FORME POUR ACCOUCHER

Il n'y a aucune raison de ne pas faire d'exercice physique jusqu'à l'accouchement, à moins que votre médecin vous l'ait expressément déconseillé.

- **Certaines activités deviennent trop difficiles ou inconfortables,** et il y a de fortes chances que vous ayez d'ores et déjà abandonné le rafting, l'équitation et la course.
- **Si vous pratiquez un sport,** vous pouvez continuer encore un peu, bien qu'à un rythme modéré, tant que vous vous sentez bien et que votre praticien est d'accord (même si je suis sûre que vous connaissez désormais vos limites).
- **Il est temps de vous mettre à la natation, au yoga ou à la gym pour femmes enceintes,** si ce n'est pas déjà fait. Vous serez surprise de tout le bien qu'ils procurent.
- **Quelle que soit la forme d'exercice que vous avez choisie,** veillez à faire les mouvements du plancher pelvien régulièrement (*voir* p. 165), et surveillez votre posture.

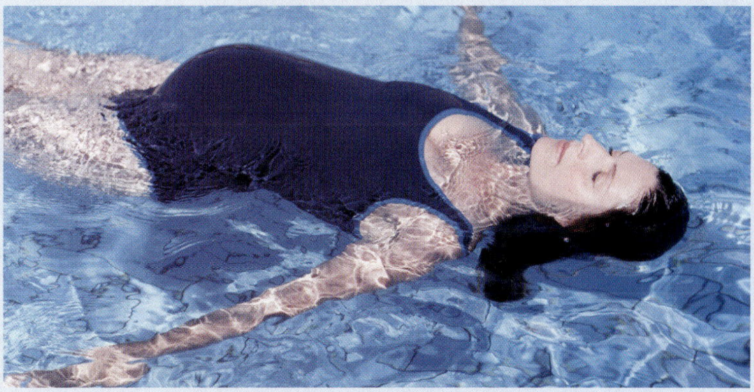

VOS ACHATS BÉBÉ

Il n'y a pas de règles strictes en matière d'achats pour votre bébé, mais d'après mon expérience et celle des nombreuses femmes enceintes que j'ai rencontrées au cours de ma carrière, certains articles sont plus essentiels que d'autres. En gros, il y a deux domaines importants auxquels vous devez songer quand vous faites des achats pour votre bébé : les vêtements et l'équipement.

LES VÊTEMENTS POUR BÉBÉ

Les nourrissons ne savent pas encore bien réguler leur température. Ils ont donc besoin d'être bien couverts les premières semaines, sans avoir non plus trop chaud. En règle générale, les deux premiers mois, ils ont besoin de porter une épaisseur de plus que vous (même si cela dépend aussi de la période de l'année et du bébé lui-même, certains étant plus frileux que d'autres). En outre, les nourrissons ont peu de cheveux, voire n'en ont pas. Par temps froid, veillez donc à mettre un bonnet ou un chapeau à votre bébé quand vous sortez (mais jamais à la maison). Quand il fait soleil, on doit lui protéger la tête, le cou et le visage avec un chapeau.

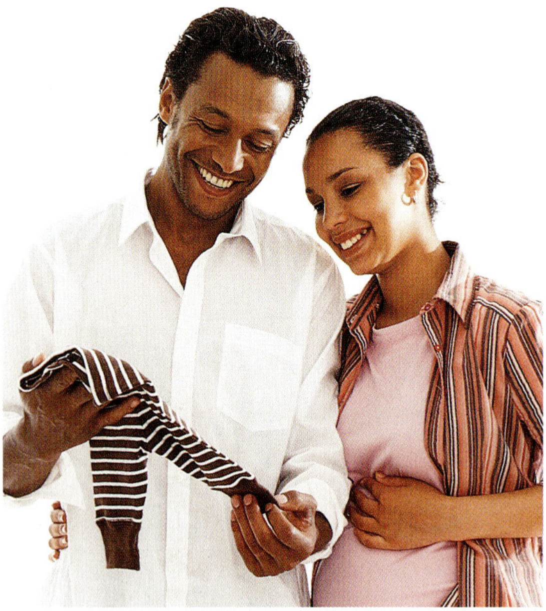

LA BONNE TAILLE *Les bébés grandissent si vite que leurs vêtements de naissance sont vite trop petits.*

Le confort, le côté pratique et la facilité de lavage sont les principaux critères devant déterminer votre choix. Recherchez des vêtements qui ne limitent pas les mouvements de votre bébé, qui peuvent s'enfiler et se défaire facilement sans trop le perturber, qui n'ont pas de nœud, de ruban et de dentelle dans lesquels il pourrait se coincer les doigts, et qui laissent sa peau respirer. Les bébés grandissent si vite que les vêtements de naissance ne durent qu'une ou deux semaines, et si vous et votre compagnon êtes plus grands que la moyenne, votre bébé risque même de passer directement à la taille supérieure. Hormis deux ou trois pyjamas de naissance, je vous conseillerais donc de choisir des vêtements de la taille au-dessus. N'hésitez pas à accepter les vêtements qu'on vous prête : vous vous en servirez très peu, et pourrez les rendre dans le mois qui suit la naissance.

Assurez-vous que les vêtements que vous achetez sont lavables en machine à une température raisonnable (minimum 40 °C), et supportent au besoin le sèche-linge. Le coton est la matière qui laisse la peau respirer au mieux, c'est la plus confortable et la plus facile à laver. Les tissus synthétiques sont moins adaptés, surtout les premières semaines. La laine est une bonne solution en hiver, mais elle peut irriter la peau fragile du bébé. Les pyjamas doivent être rapides et faciles à défaire : les premiers mois, vous allez devoir changer au moins dix couches par jour. Choisissez les modèles avec des boutons-pression aux fesses afin d'éviter de déshabiller complètement votre bébé et de le contorsionner dans tous les sens chaque fois que vous devrez changer sa couche. Les pyjamas sans pieds ont l'avantage de ne pas comprimer les orteils de votre bébé quand il grandit.

Si votre bébé doit naître en automne ou en hiver, il lui faudra aussi quelques manteaux. L'idéal reste la combinaison, avec capuche et chaussons. Examinez-en soigneusement l'extérieur comme l'intérieur : certaines sont plus chaudes que d'autres. Votre bébé aura aussi besoin d'un bonnet (les nouveau-nés perdent très vite de leur chaleur s'ils n'ont pas la tête couverte) et de plusieurs paires de moufles et de chaussons – qu'il perdra régulièrement en tirant dessus ou en donnant des coups de pieds. Vous trouverez toutes sortes de chaussures pour bébés dans les magasins : elles sont toutes inutiles et potentiellement dangereuses si elles compriment ses orteils. Votre bébé n'aura besoin de chaussures, achetées si possible dans des magasins spécialisés, que le jour où il saura marcher.

Mais n'oubliez pas qu'on va vous offrir de nombreux vêtements à la naissance. Évitez donc d'en acheter trop pour le moment. Votre bébé ne pourra en mettre que quelques-uns par jour, même s'il est de ceux qui vomissent après chaque tétée. Très vite, ils ne lui iront plus, et vous pourrez toujours acheter ce qui vous manque en temps voulu.

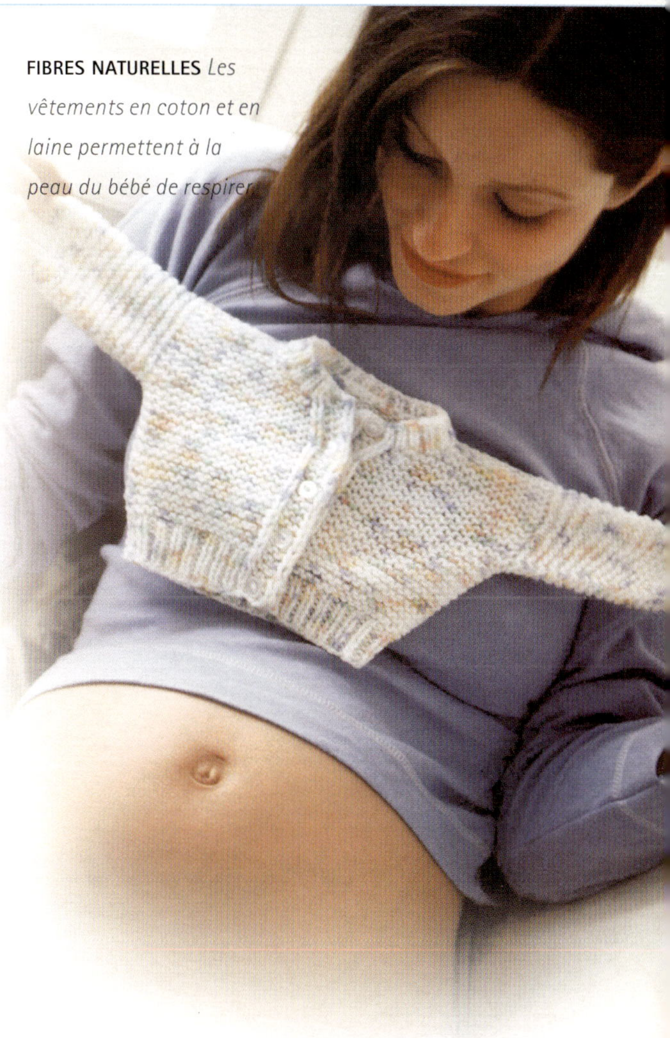

FIBRES NATURELLES *Les vêtements en coton et en laine permettent à la peau du bébé de respirer.*

LES INCONTOURNABLES

- Six maillots de corps en coton à encolure large
- Six pyjamas
- Deux gilets (en polaire ou en laine pour l'hiver, en coton léger par temps chaud)
- Deux paires de chaussettes ou de chaussons en coton
- Un châle ou une couverture en coton
- Un chapeau de soleil qui protège les yeux et le cou
- Un manteau, avec capuche et chaussons, ou une combinaison, selon la saison
- Une paire de moufles, selon la saison

LE CHOIX D'UN LANDAU

Je ne peux pas vous recommander un landau ou une poussette en particulier, mais je peux vous rappeler les points essentiels que vous devez garder à l'esprit lorsque vous choisissez un modèle.

- Les premiers mois, la colonne vertébrale de votre bébé doit être correctement soutenue, et il doit pouvoir être allongé parfaitement à plat. Tout landau ou poussette n'ayant pas de position allongée doit être exclu. Si vous achetez un maxi-cosy, vous pouvez utiliser la nacelle fixée à sa base, mais seulement pour de courts trajets.
- Songez au lieu où vous vivez. Les poussettes les plus rapides ont un châssis très long et de grosses roues, parfaites pour un jogging à la campagne mais difficiles à manier dans les magasins et les rues animées.
- Pour les bébés nés en hiver, optez pour un landau bien isolé qui protège contre le froid et le mauvais temps.
- Quelle que soit la saison où vous accouchez, vous aurez besoin d'une housse anti-pluie, et si vous n'accouchez pas au printemps ou en été, une ombrelle ne sera pas nécessaire dans l'immédiat.
- Assurez-vous que le landau ou la poussette, une fois plié, rentre bien dans le coffre de votre voiture et que le siège-auto est bien adapté. Certains magasins vous laissent les essayer avant de les acheter.

L'ÉQUIPEMENT POUR BÉBÉ

Quand vous êtes enceinte pour la première fois, vous découvrez tout un monde de produits nouveaux destinés aux mamans, parents et enfants. Si jusqu'ici vous n'avez pas été très souvent en contact avec des bébés, vous pourriez bien être étonnée par la diversité de l'offre. Si ce n'est pas votre premier enfant, vous pourriez aussi être surprise par les nouveautés qui surgissent en l'espace d'à peine 18 mois. Une bonne partie de ces produits soi-disant indispensables sortent tout droit de l'imagination fertile des fabricants du secteur, avec la complicité des professionnels du marketing.

Il suffit de parcourir le rayon bébés d'un grand magasin ou de feuilleter les catalogues spécialisés de vente par correspondance pour s'apercevoir qu'il existe une multitude de landaus et de poussettes, tous hors de prix, et une pléthore de gadgets plus ou moins utiles. On peut se demander par exemple si un chauffe-biberon pour voiture est vraiment nécessaire. Il existe bien sûr quantité de produits très utiles qui nous simplifient la vie, mais il est parfois très difficile, quand on est parents pour la première fois, de faire la part des choses entre les achats vraiment indispensables et les accessoires « sympas » mais dont on peut très bien se passer.

Landaus et poussettes

Le choix d'un landau ou d'une poussette est sans aucun doute l'achat le plus important et le plus onéreux. D'un point de vue technique, un landau est un porte-bébé sur un châssis qui peut s'enlever et servir de lit la nuit, car il est suffisamment profond pour loger un matelas. Une poussette permet aussi au bébé d'être parfaitement allongé, mais il ne pourra pas y dormir la nuit, d'une part parce que le châssis est fixe, et d'autre part parce qu'on ne peut pas y mettre de matelas.

Dans une boutique spécialisée ou dans un grand magasin, vous risquez de rester tout étourdie par la démonstration du vendeur ou de la vendeuse quand il ou elle vous montrera le fonctionnement des différents modèles. En un tour de main, landaus, poussettes et maxi-cosy se plient, se replient et se démontent pour se transformer en porte-bébé ou en sièges-autos. Les tout derniers modèles ont désormais quatre roues motrices pour vous permettre d'affronter avec votre bébé les terrains les plus accidentés.

Pour tous ces achats importants, discutez avec les personnes de votre entourage qui ont eu un bébé récemment. Elles vous donneront un avis impartial et vous exposeront les pour et les contre avant vos virées dans les magasins. Vous aurez ainsi une vision plus nette de ce que vous recherchez, et vous pourrez mieux définir vos critères de sélection.

Si les prix des landaus vous semblent effrayants (et ils le sont), les futurs grands-parents seront peut-être heureux de participer. Vous pouvez aussi en emprunter un à des amis ou en acheter un d'occasion. Tous ces produits étant très chers et se renouvelant très souvent, le marché de l'occasion est particulièrement florissant.

Un porte-bébé représente un achat plus utile et peu coûteux. Il vous permet de garder votre bébé tout contre vous (il continuera à dormir paisiblement durant vos déplacements) tout en vous laissant les mains libres. Il vous évite également de devoir traîner votre landau partout dans les magasins et chez les personnes à qui vous rendez visite. Il en existe différents modèles, depuis les plus traditionnels aux plus high-tech, avec bretelles ajustables et soutien pour le dos. Quel que soit celui que vous choisirez, veillez à ce qu'il maintienne bien la tête de votre bébé. Essayez-le sur vous avant de l'acheter, histoire d'être sûre que vous pouvez l'enfiler et y placer votre bébé toute seule.

Sièges-autos

Autre article indispensable : le siège-auto. D'ailleurs, si vous accouchez à l'hôpital, vous en aurez certainement besoin lorsque vous ramènerez votre bébé chez vous. Les maxi-cosy sont très pratiques, car la nacelle peut servir de poussette si on la fixe à un châssis, et s'utilise aussi comme un véritable siège pour bébé, facilement transportable. Nombre de sièges-autos pour bébés n'étant pas conçus pour dépasser l'âge de 6 mois, vous avez peut-être intérêt à en emprunter un. Si vous en achetez un d'occasion, vérifiez qu'il n'a pas subi de chocs trop importants, auquel cas la sécurité de votre enfant ne serait plus assurée.

PORTE-BÉBÉ *Le plus confortable a de larges bretelles pour soutenir votre dos et vos épaules, et un soutien placé à la bonne hauteur pour la tête de votre bébé.*

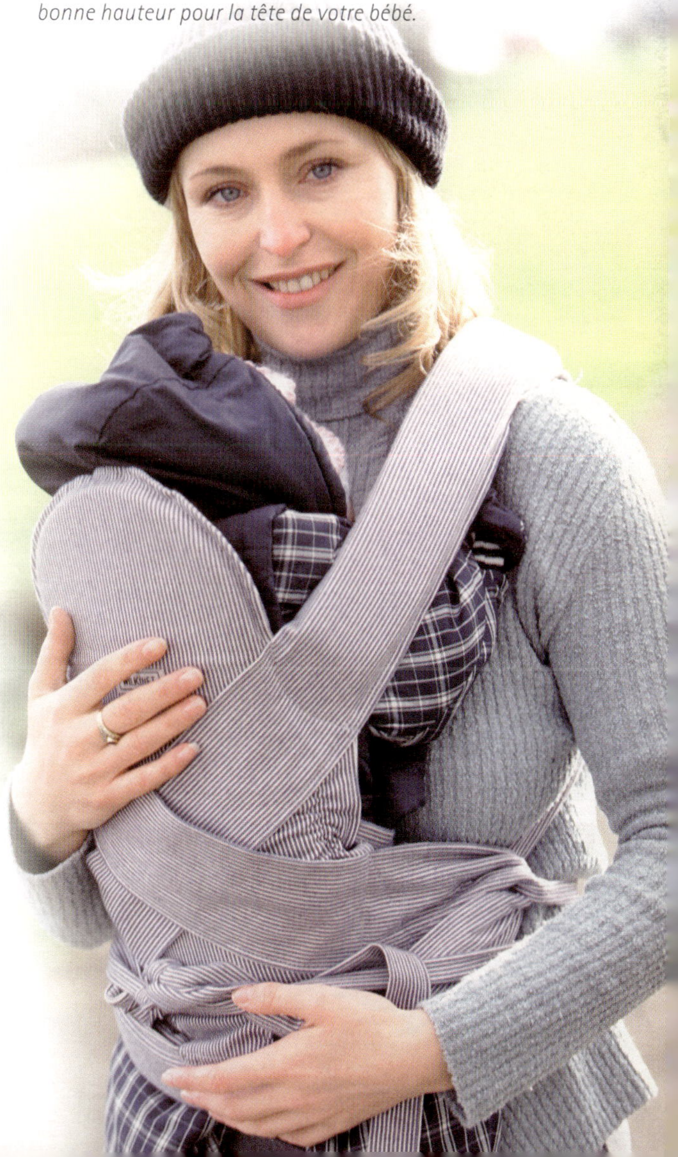

Berceaux et lits

Où votre bébé dormira-t-il à la maison ? Vous avez plusieurs possibilités : le couffin, le moïse, le berceau et le lit. Au début, toutes ces solutions se valent, et à vrai dire, de nombreux bébés passent leurs premières semaines dans des lits qui ne sont pas à leur mesure, et ne s'en portent pas plus mal. Le plus important, c'est d'acheter un nouveau matelas. Il y a quelques années, on a cru que le syndrome de la mort subite du nourrisson (MSN) était lié à l'état des matelas. Cette théorie est aujourd'hui abandonnée, mais il reste au moins une bonne raison d'acheter un matelas neuf : si vous l'achetez d'occasion, il risque d'avoir conservé l'empreinte du bébé à qui il a appartenu et n'assurera pas un bon maintien pour la colonne du vôtre. Certains parents mettent leur nouveau-né dans un couffin le jour et dans un lit la nuit, dans l'espoir qu'il associe ce dernier avec de longues nuits de sommeil. Cela vaut la peine d'essayer, même s'il y a peu de chances que cela fonctionne avant que le bébé ait atteint 3 mois, âge à partir duquel il sera trop grand pour tenir dans un couffin de toutes façons. Les nourrissons sont plus libres de leurs mouvements et dorment mieux dans un lit de bébé. Il n'est pas nécessaire de vous suréquiper, surtout si c'est pour vous débarrasser du superflu peu de temps après.

SÉCURITÉ *Votre bébé sera le plus en sécurité s'il a les pieds près de la base du lit, afin qu'il ne glisse pas en dessous des couvertures.*

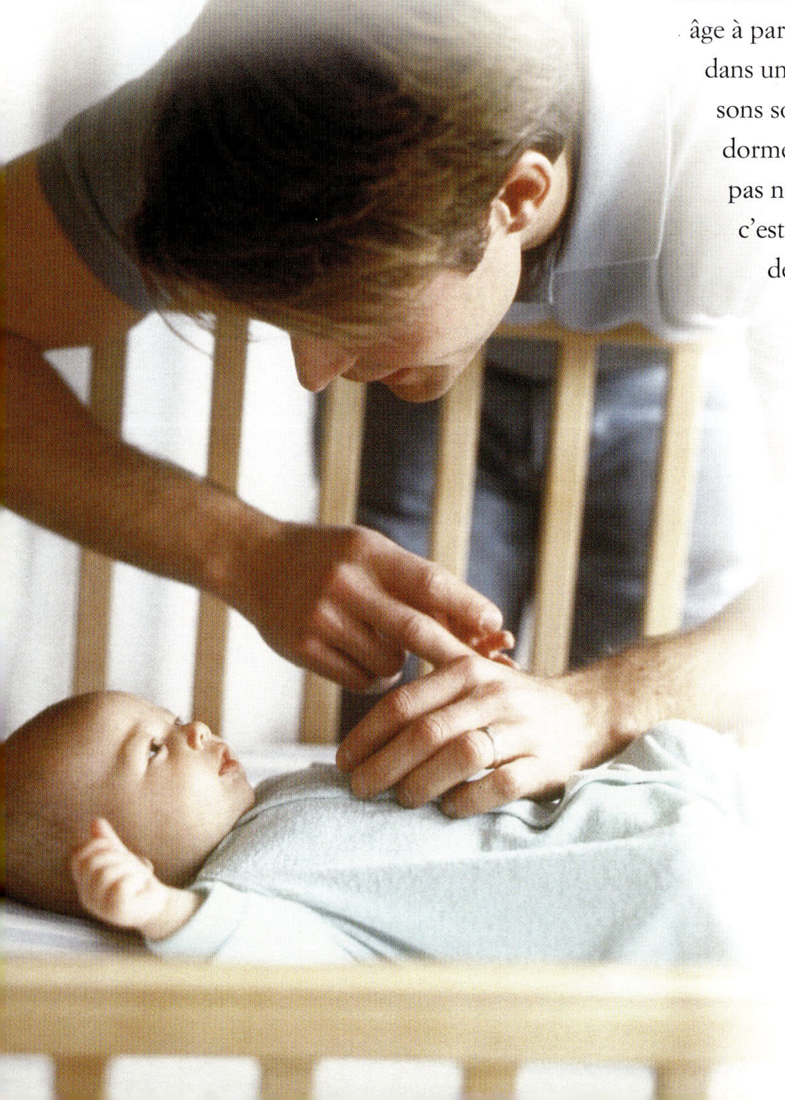

Quant aux parures de lit, le coton reste ce qu'il y a de mieux, d'autant plus que votre bébé ne doit pas prendre chaud sous des piles de couvertures en laine. Vous pouvez vérifier que votre bébé n'a pas froid en lui touchant la nuque : si elle est chaude, tout va bien. Pour chaque solution de couchage, il vous faudra au moins deux couvertures polaires, deux draps-housses et deux draps de dessus. N'utilisez pas d'oreillers : la tête de votre bébé doit reposer à plat sur le matelas. Bien qu'on en trouve dans tous les magasins, les couettes et les édredons sont déconseillés, car ils peuvent glisser durant son sommeil et l'empêcher de respirer.

COUCHES ET BIBERONS

Pour ce qui est du matériel plus léger, vous aurez besoin d'un matelas à langer en plastique ainsi que d'un seau ou d'une poubelle en plastique (avec un couvercle) pour jeter les couches sales. Il existe des récipients parfumés qui se ferment hermétiquement, dans lesquels on entrepose les couches usagées en attendant de les jeter à la poubelle. Ils ne sont pas franchement indispensables, mais ils réduisent tout de même le nombre de fois où vous devez vider votre poubelle tout en évitant les mauvaises odeurs. Enfin, une baignoire bébé, adaptée à sa petite taille, facilitera les bains tout en épargnant votre dos et vos nerfs.

Si vous envisagez d'utiliser des couches en tissu, qui sont beaucoup plus écologiques, vous devrez en acheter au moins trente en sachant qu'il vous en faudra dix par jour, ainsi que des culottes élastiques, des épingles et des protège-couches. Elles semblent coûter moins cher que les couches jetables, mais vous devez tenir compte des frais de nettoyage, que vous réaliserez vous-même (à condition d'avoir une machine à laver et un sèche-linge) ou que vous confierez à un service spécialisé (une solution qui revient en gros au même prix que les couches jetables). Les couches réutilisables sont entièrement lavables et enveloppent mieux que les couches en éponge, car elles existent en différentes tailles. Elles doivent cependant être utilisées avec des protège-couches et des culottes en plastique pour protéger les vêtements en cas de fuites.

Biberons

Si vous projetez de nourrir votre bébé au biberon dès sa naissance, il vous faudra au moins six biberons, car il faut compter jusqu'à sept à huit tétées par jour. Si vous prévoyez d'allaiter, vous devrez tout de même acheter deux ou trois biberons, histoire d'être prête quand vous passerez aux biberons. Rappelez-vous que votre bébé peut aussi boire votre lait préalablement tiré dans un biberon. Là aussi, il vaut mieux s'organiser à l'avance. Achetez des tétines à faible débit, pour éviter que votre bébé ne s'étouffe.

Il vous faudra stériliser les biberons jusqu'à l'âge de 6 mois à l'aide d'un des procédés suivants :

- un stérilisateur avec bac à eau et agent stérilisant sous forme de pastilles ou en liquide. Les biberons et les tétines doivent rester immergés plusieurs heures;
- les modèles électriques et pour micro-ondes utilisent la vapeur pour stériliser biberons et tétines en quelques minutes. La plupart sont vendus avec les biberons.

Voilà les articles indispensables dont vous devez disposer avant la naissance, mais n'hésitez pas non plus à acheter ceux qui vous semblent utiles. Les premiers mois, tout le secret consiste à vous simplifier la vie, et tout ce qui peut vous aider à aller dans ce sens est bon à prendre… dans les limites du raisonnable.

ÉQUIPEMENT DE BASE

- Landau ou poussette permettant au bébé d'être allongé
- Housse anti-pluie
- Siège porte-bébé ou couffin et lit pour bébé avec matelas neuf
- Parures de lit en coton comprenant :
  - Deux draps-housses
  - Deux draps de dessus
  - Deux couvertures polaires
- Siège-auto à installer face à l'arrière
- Matelas à langer et seau en plastique (avec couvercle)
- Biberons (six s'il est nourri au biberon, deux si vous l'allaitez) avec tétines à faible débit.
- Matériel de stérilisation
- Porte-bébé avec un bon maintien pour la tête

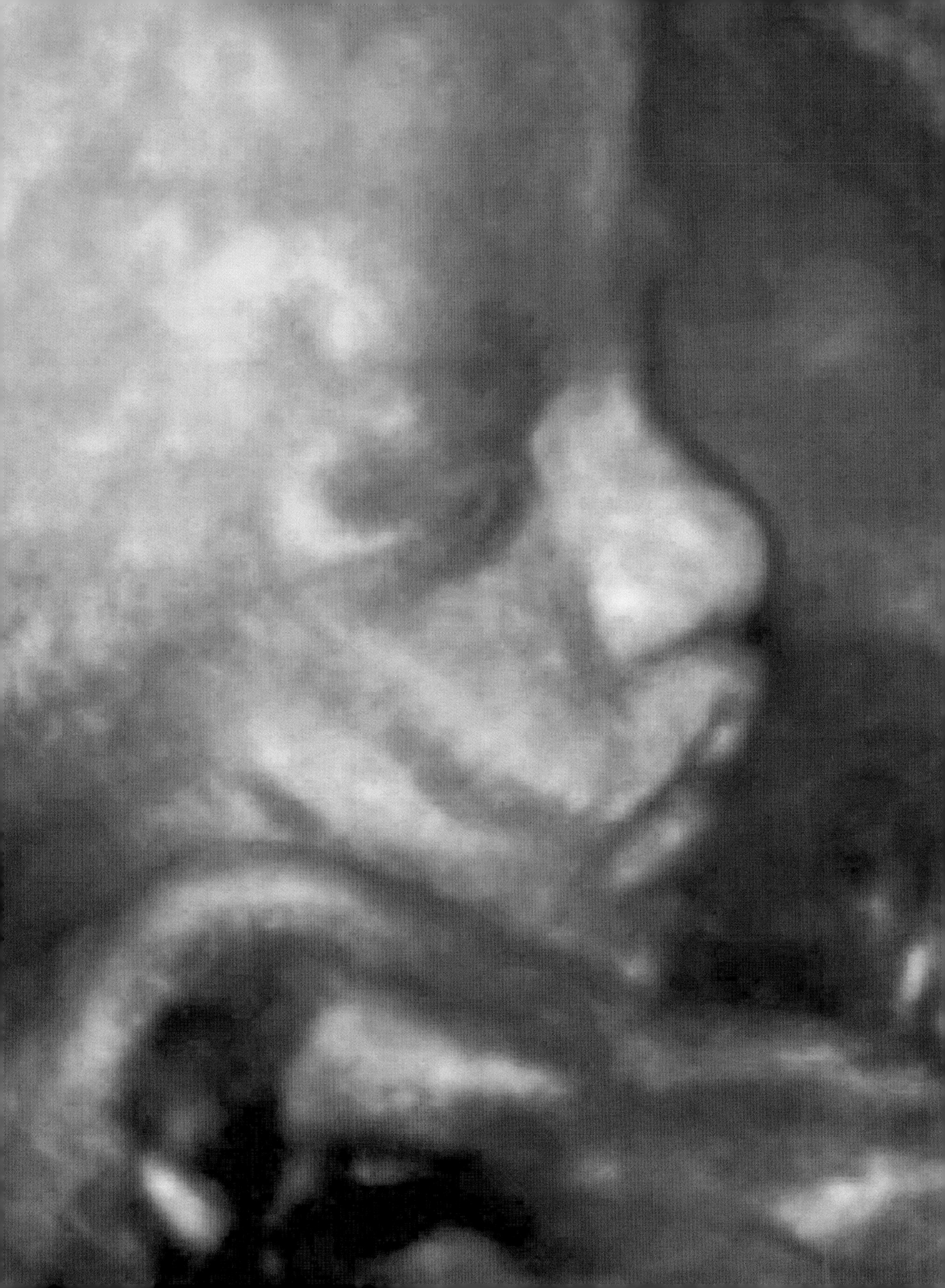

LE BÉBÉ SE DÉVELOPPE

VOTRE BÉBÉ CONTINUE À GRANDIR, MAIS L'ÉVOLUTION LA PLUS NOTABLE EST L'AUGMENTATION DE SON POIDS. LA COUCHE DE GRAISSE DERMIQUE SE DÉVELOPPE ET LA PEAU EST MAINTENANT ROSE ET MOINS RIDÉE, SURTOUT CELLE DU VISAGE, QUI EST LISSE ET POTELÉE.

Entre la 28e et la 32e semaine, votre bébé peut prendre jusqu'à 500 g par semaine, et encore 250 g par semaine entre la 32e et la 35e semaine. Par conséquent, un bébé pèse en moyenne 2,5 kg à 35 semaines. Un bébé qui naît à ce stade paraît un peu maigre, mais n'a plus l'air émacié, rouge et ridé qu'il aurait eu quelques semaines plus tôt. L'enduit de vernix blanc et cireux est très épais, mais le lanugo (duvet) disparaît rapidement et ne sera probablement présent que sous forme de petites touffes sur le dos et les épaules. S'il naît maintenant, votre bébé aura moins besoin d'être protégé contre le froid, car ses mécanismes de contrôle de température deviennent de plus en plus efficaces.

Les yeux de votre bébé s'ouvrent et se ferment, il cligne des paupières et apprend à se focaliser sur un point, grâce à ses pupilles qui peuvent maintenant se contracter et se dilater en réponse à des variations de l'intensité lumineuse filtrée par la paroi de l'utérus. Le cerveau et le système nerveux sont complètement développés, mais si le bébé naît maintenant, certains de ses réflexes et des mouvements de ses membres ne seront pas encore bien coordonnés. Les ongles s'étendent jusqu'au bout des doigts des mains, mais il faudra encore quelques semaines pour qu'ils atteignent l'extrémité des orteils.

À ce stade, le réflexe de succion est bien établi et le bébé passe beaucoup de temps à sucer ses pouces et ses autres doigts. Cela dit, la plupart des bébés qui naissent avant 35 ou 36 semaines ont encore besoin d'un peu de pratique, ce qui peut rendre la mise en place de l'allaitement un peu plus difficile. C'est pourquoi on dit qu'un prématuré au sens strict est un bébé qui naît avant 37 semaines. Même si la plupart des bébés qui naissent après 28 semaines ont d'excellentes chances de survie, grâce aux soins spécifiques qu'ils reçoivent après la naissance, il n'existe aucune avancée technique qui permette à un bébé prématuré de téter aussi efficacement qu'un bébé né à terme. Si votre bébé naît avant 35 semaines, vous aurez probablement besoin de l'aide de sages-femmes ou de conseillers en allaitement.

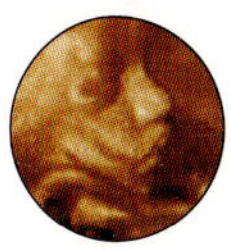

taille non réelle

Entre 30 et 35 semaines, les poumons se développent très vite : chaque jour qui passe réduit le temps pendant lequel votre bébé aura besoin d'assistance respiratoire après la naissance. En pratique, un bébé qui naît à 34 semaines peut avoir besoin d'aide pour respirer pendant quelques jours, voire quelques semaines,

◀ *À 30 semaines, les yeux s'ouvrent et répondent à des changements de lumière.*

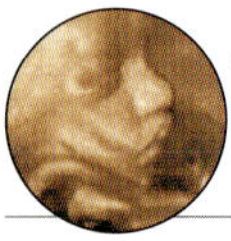

taille non réelle

À 30 semaines, le fœtus mesure environ 28 cm et pèse environ 1 à 1,5 kg. À 35 semaines son poids atteint environ 2,5 kg et sa longueur 32 cm du sommet de la tête au fesses, et jusqu'à 45 cm de la tête aux pieds.

tandis qu'un bébé qui naît à 36 semaines peut en général respirer tout seul. C'est pendant les quelques semaines qui suivent que tout se joue : les poumons finissent de se développer, et pourront bientôt fonctionner de manière autonome.

Les glandes surrénales du fœtus, situées au-dessus des reins, sécrètent du cortisol pour stimuler la production du surfactant dans les poumons du fœtus. Elles sont si productives qu'elles ont la même taille que celles d'un adolescent et émettent dix fois plus de cortisol que celles d'un adulte. Peu de temps après la naissance, elles rétrécissent pour devenir de nouveau actives à la puberté.

LES HORMONES SEXUELLES

Chez les garçons comme chez les filles, les glandes surrénales fœtales continuent à produire de grandes quantités d'une hormone proche de l'androgène, le SDHA, qui est transformée par les enzymes du foie fœtal avant de passer par le placenta pour une dernière transformation en œstrogènes. Chez les garçons, les testicules fœtaux produisent de la testostérone, en partie transformée par des cellules cibles spécifiques dans les organes génitaux en une autre hormone mâle nécessaire au développement des organes génitaux externes. Il est courant que ces taux élevés d'hormones entraînent un gonflement des organes génitaux à la naissance chez les deux sexes. Pour les garçons, la peau du scrotum qui entoure les testicules peut être pigmentée. Ces signes disparaissent en quelques semaines, quand la production d'hormones diminue.

ÉCHOGRAPHIE EN 3-D À 30-35 SEMAINES

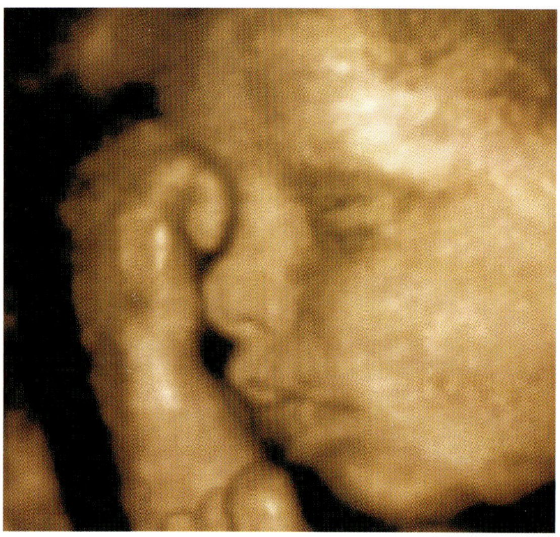

PENSIF *Les images d'un visage complètement formé commencent à donner une idée de la personnalité du bébé.*

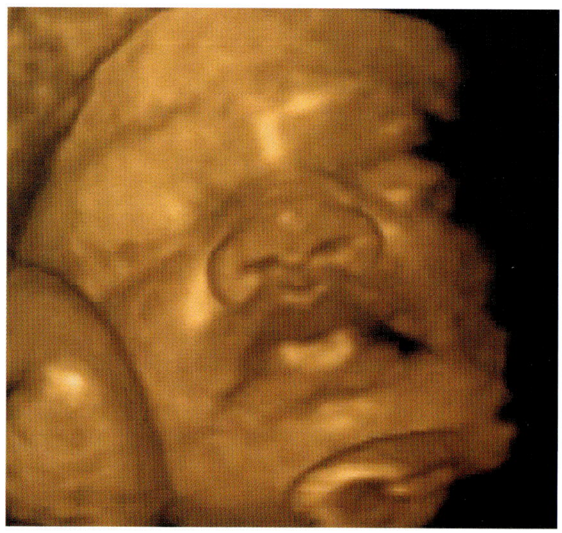

PÉRIODES DE SOMMEIL *Les mouvements sont limités et, durant les périodes calmes, le bébé dort.*

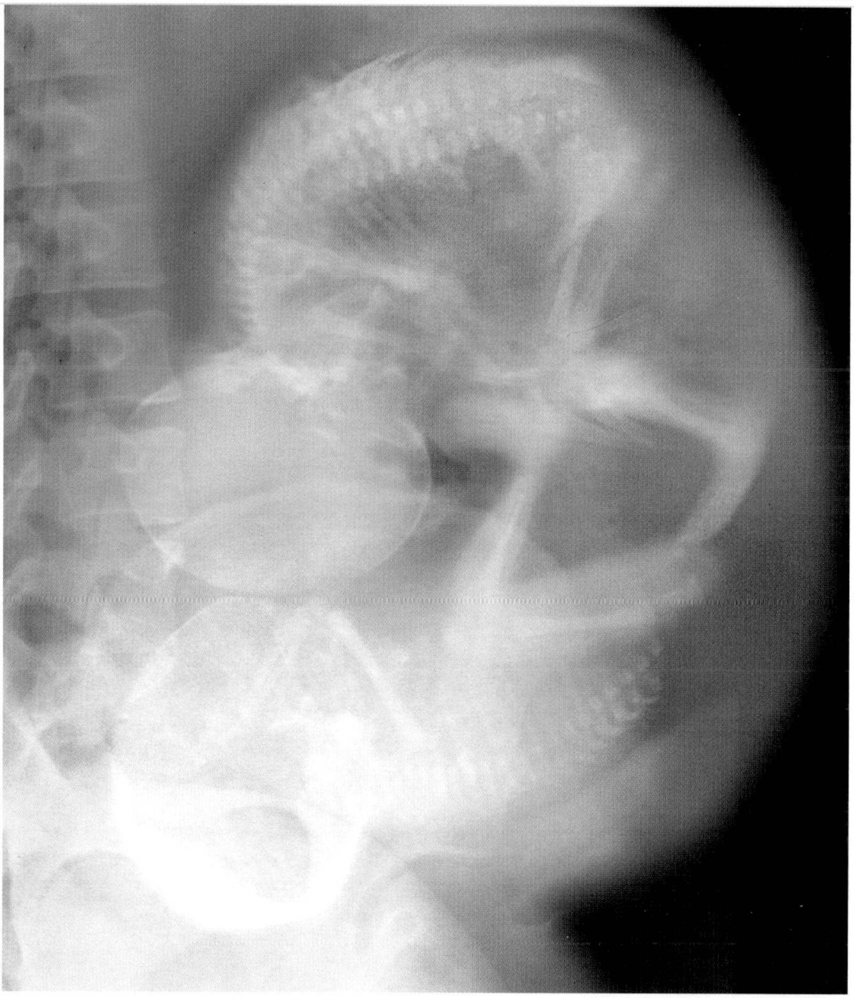

GROSSESSE GÉMELLAIRE
La radiographie d'une grossesse gémellaire montre les deux bébés en position transverse, les deux têtes proches de la colonne vertébrale de la mère. À moins d'un changement de position, un accouchement par voie basse sera problématique. La césarienne est le choix le plus sûr.

MOUVEMENTS ET ORIENTATION

Le bébé bouge avec vigueur mais probablement plus lentement qu'avant, tout simplement parce qu'il a moins de place dans l'utérus. Toutefois, si les mouvements de votre bébé changent, passant d'une forte activité à un grand calme ou inversement, demandez conseil sans attendre. Vous êtes le meilleur juge des problèmes qui peuvent survenir *in utero*. Ne culpabilisez donc pas en pensant que vous dérangez inutilement. Le nombre de fausses alertes n'a vraiment aucune importance.

La plupart des bébés sont dans une position longitudinale (verticale) à 35 semaines, mais parfois la position peut être transverse (horizontale) ou oblique (diagonale). Le risque d'une orientation anormale augmente quand le volume de liquide amniotique est élevé (*voir* Hydramnios, p. 426), quand le placenta prend place dans la partie inférieure de l'utérus (*voir* Placenta prævia, p. 240 et p. 427), ou quand il y a plus d'un bébé.

VOLUME DE LIQUIDE

Le volume de liquide amniotique augmente rapidement à partir du milieu de la grossesse, pour atteindre un pic à 40 semaines. Au-delà, on le surveille régulièrement pour vérifier que le bébé n'est pas mis en danger par un manque de liquide.

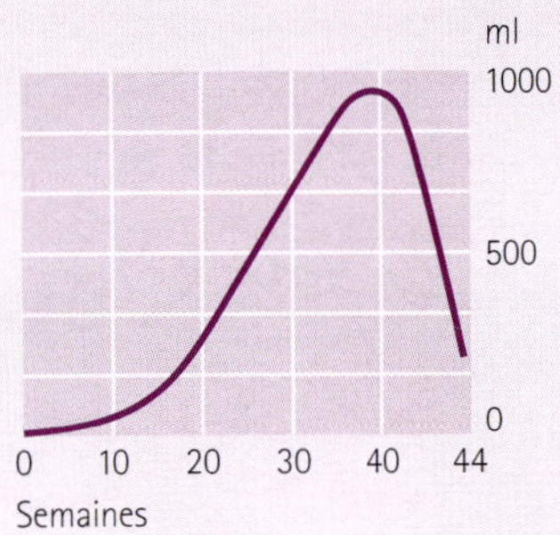

On détermine la présentation du bébé d'après la partie de son corps qui se trouve le plus près de votre bassin : la tête en bas est une présentation céphalique, tandis que la tête en haut correspond à une présentation par le siège (*voir* p. 269). La présentation céphalique est la plus fréquente, et à terme, 95 % des bébés se trouvent dans cette position. À 32 semaines, jusqu'à 25 % des bébés se présentent en siège, mais ce pourcentage tombe à 4 % à 38 semaines. Après 35-36 semaines, le bébé a moins de chances de changer de présentation, le manque d'espace empêchant les mouvements importants.

LE LIQUIDE AMNIOTIQUE

Votre bébé élimine environ un demi-litre d'urine par jour, et à 35 semaines, le liquide amniotique atteint son volume maximal de 1 l. Ensuite, son volume baisse et peut descendre jusqu'à 100 à 200 ml dans le cas d'une grossesse post-terme (en retard). Un volume faible de liquide amniotique (*voir* Oligoamnios, p. 426) peut signifier un retard de croissance ou un problème rénale chez le bébé, tandis qu'une quantité excessive, ou Hydramnios (*voir* p. 426), peut se produire lors d'une grossesse gémellaire, et est parfois associée à des anomalies physiques du bébé ou à un diabète chez la mère.

VOTRE CORPS CHANGE

À PARTIR DE MAINTENANT ET POUR QUELQUES SEMAINES, LA MESURE DU HAUT DE L'UTÉRUS EN CENTIMÈTRES SERA LA MÊME QUE LE NOMBRE DE SEMAINES D'AMÉNORRHÉE. CELA CHANGE LÉGÈREMENT QUAND LA TÊTE DU BÉBÉ DESCEND, FAISANT AINSI UN PEU DESCENDRE LE HAUT DE L'UTÉRUS.

Quelles que soient les mesures exactes à ce stade, votre utérus étire tellement votre abdomen qu'il peut aller jusqu'à faire ressortir votre nombril. Ne vous inquiétez pas, votre nombril reprendra sa forme normale après la naissance.

Votre volume sanguin atteint probablement son maximum de 5 l, même si chez certaines femmes, ce volume peut encore augmenter entre la 35e et la 40e semaine. L'augmentation est principalement due au plasma ou fluide véhiculé par le sang, mais le nombre de globules rouges responsables du transport d'oxygène n'augmente pas au même rythme. Cette dilution des globules rouges par l'augmentation du plasma est une des causes courantes d'anémie en fin de grossesse (anémie par dilution).

On vous prescrira certainement une numération sanguine à ce stade. Cela dit, les problèmes graves dus à un manque de globules rouges sont rares, car la quantité d'hémoglobine (le pigment porteur d'oxygène) est plus élevée qu'avant la grossesse. Rassurez-vous, votre bébé reçoit l'oxygène et les nutriments dont il a besoin.

LES VARICES

Si vous devez avoir des problèmes de varices, c'est probablement à ce stade de la grossesse que vous le remarquerez. Les varices sont des veines qui se dilatent sous la peau, la plupart du temps dans les jambes et la région anale (*voir* Hémorroïdes, p. 217). Quand elles surviennent pendant la grossesse, elles sont le résultat d'un problème mécanique inévitable : votre utérus élargi et alourdi pèse sur les veines majeures du bassin. Ces veines ramènent le sang vers le cœur et les poumons, mais elles sont maintenant très dilatées par le plus important volume sanguin. Quand un obstacle, tel votre utérus élargi, empêche l'écoulement normal du sang, une pression contraire force celui-ci à s'écouler dans des veines secondaires (plus petites) présentes dans les jambes, la vulve et l'anus. Comme le bébé va continuer à grandir pendant les semaines qui suivent, les varices risquent de devenir de plus en plus inconfortables. Cela s'améliore en général après l'accouchement, mais pour certaines femmes, les varices deviennent un problème persistant.

Les varices vulvaires sont moins fréquentes, mais sont souvent sources d'inquiétudes : elles sont disgracieuses et peuvent devenir sensibles et inconfortables. On les traite de la même façon que les hémorroïdes. Même si les varices vulvaires peuvent provoquer d'abondants saignements si elles sont endommagées pendant un accouchement par voie basse, cela pose rarement problème. De plus, elles disparaissent en général complètement après l'accouchement.

ASTUCES CONTRE LES VARICES

- **Achetez des bas de contention.** Pour être soulagée au maximum, enfilez-les dès le matin avant de vous lever.
- **Reposez-vous les jambes en l'air** aussi haut et aussi souvent que possible. Cela aidera à drainer le sang des veines des jambes.
- **Marchez à un bon rythme.** Vous ferez ainsi fonctionner les pompes musculaires des jambes, ce qui aidera le sang à remonter vers le cœur.
- **Si vous devez rester debout** de manière prolongée, passez régulièrement le poids du corps d'une jambe sur l'autre.
- **Limitez votre prise de poids.** Le poids supplémentaire entraîne encore plus de pression sur vos jambes.

DE NOUVELLES SENSATIONS

À CE STADE DE LA GROSSESSE, IL EST COURANT QUE LES FEMMES SE SENTENT MAL À L'AISE, GROSSES ET MALADROITES. CELA EST PARTICULIÈREMENT FRÉQUENT L'ÉTÉ, QUAND LA CHALEUR AUGMENTE LE RISQUE DE GONFLEMENT DES MAINS, DES PIEDS ET DES JAMBES.

Même si vous ne vous sentez pas « comme une baleine », il est possible que vos mouvements soient plus lents et laborieux que d'habitude. Les tâches du quotidien – sortir d'une voiture, mettre des chaussettes ou des bas – demandent un changement radical de technique. Personne n'aime se sentir physiquement diminué ou dépendant des autres, mais la meilleure manière de gérer ces situations est de garder votre sens de l'humour et de vous rappeler que c'est provisoire. Restez philosophe face aux contraintes que vous vivez actuellement : vous vous accoutumez au fait qu'un jeune enfant vous ralentit inévitablement. Après la naissance, vous ne pourrez plus quitter la maison en trois secondes, en attrapant votre sac et vos clés au passage. Tout demandera plus de temps. Essayez tout de même de rester aussi active que possible pendant le dernier stade de votre grossesse, cela vous prépare physiquement et mentalement aux défis qui vous attendent, et notamment au retour au travail.

DIFFICULTÉS DE SOMMEIL

Il est possible que vous dormiez moins bien, et que cela affecte votre confort physique pendant la journée. Il devient de plus en plus difficile de trouver une position confortable pour la nuit. Évitez de vous mettre sur le dos : le poids de l'utérus comprime les veines qui renvoient le sang vers le cœur. Cela peut entraîner une sensation de faiblesse et réduit la quantité de sang allant au bébé. Depuis plusieurs semaines déjà, vous ne pouvez également plus vous mettre sur le ventre. La seule solution qui vous reste est de vous allonger sur le côté, avec la jambe supérieure pliée, le genou en avant et, si nécessaire, soutenu par un oreiller. Cela dit, vous ne pouvez pas rester dans la même position toute la nuit, et plus vous approchez du terme, plus les change-

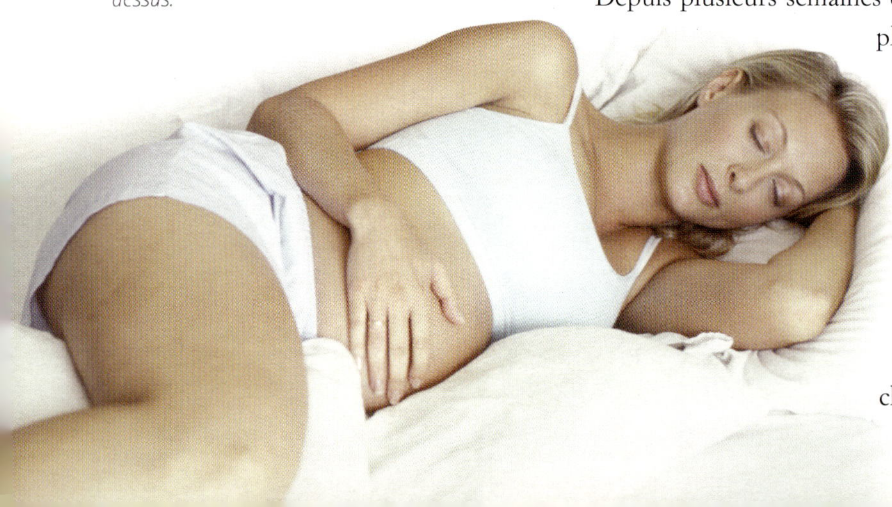

TROUVER UNE POSITION
Vous vous sentirez peut-être plus à l'aise allongée sur le côté, avec des coussins pour vous soutenir le ventre et la jambe du dessus.

BOUGER EN TOUTE SÉCURITÉ

Se lever d'une position allongée, que ce soit par terre ou dans son lit, après de la relaxation ou des exercices, peut beaucoup solliciter les muscles abdominaux, déjà étirés au maximum. La modification de votre centre de gravité rend aussi ces mouvements plus difficiles. La technique qui suit a été conçue par des professeurs de yoga pour vous aider à vous lever en toute sécurité. N'oubliez pas de bouger lentement et de respirer profondément.

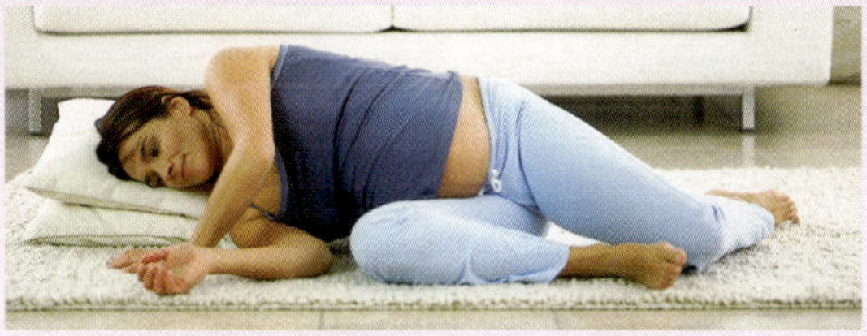

1 *Avec les genoux pliés, roulez sur le côté droit en amenant le genou droit au niveau de la taille. Ramenez la main gauche au niveau du genou plié.*

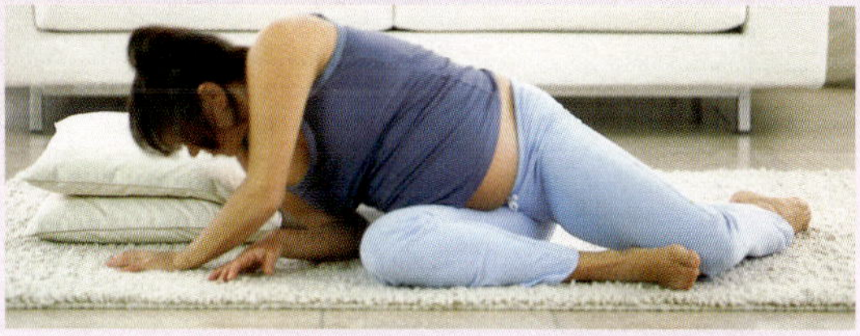

2 *Transférez votre poids sur la main et le genou gauches. Placez le genou droit sous la hanche droite et la main droite sous l'épaule droite pour vous mettre doucement à quatre pattes.*

ments de position dans le lit deviennent compliqués : il faut bouger non seulement votre masse corporelle étendue, mais aussi tous les oreillers qui la soutiennent. Sans compter que votre vessie vous réveille régulièrement, et que votre bébé peut bouger et donner des coups sans arrêt.

Ce mauvais sommeil peut vous fatiguer et vous rendre irritable. Vous devez donc impérativement trouver des moments pour vous reposer pendant la journée. Même si vous continuez à travailler à plein temps, bloquez une demi-heure par jour pour vous asseoir avec les pieds en l'air. Si vous êtes à la maison, une sieste d'une heure après le déjeuner vous aidera à rattraper le manque de sommeil de la nuit. Et puis, si vous prenez l'habitude de faire une pause pour vous reposer, ce sera plus facile de continuer après la naissance, quand la fatigue et le manque de sommeil seront inévitables. Vous vous préparez ainsi à profiter des moments pendant lesquels votre nouveau-né dormira pour vous reposer ou dormir, et retrouver votre énergie et votre équilibre.

CONTRACTIONS DE BRAXTON-HICKS

À partir de maintenant et jusqu'à la fin de votre grossesse, votre utérus va s'entraîner à se contracter doucement pour se préparer au travail. Ces serrements indolores, que l'on appelle les contractions de Braxton-Hicks, descendent du haut de l'utérus, en le durcissant pendant environ trente secondes. Ces contractions furent décrites pour la première fois au XIXe siècle par l'obstétricien londonien John Braxton Hicks. Il s'est

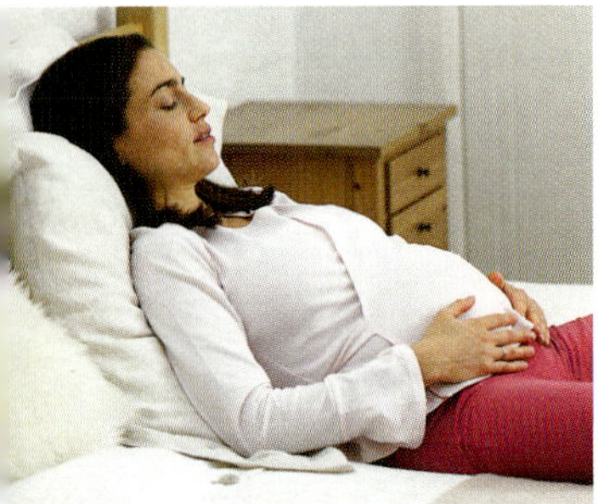

RESPIRER *Entraînez-vous à respirer lentement et profondément, pour vous détendre entre les contractions.*

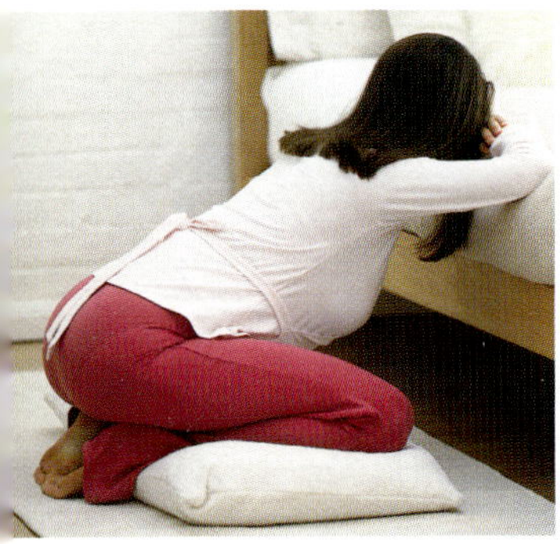

POUSSER *Expirez avec les genoux écartés, la tête et les coudes soutenus, afin de vous préparer pour les contractions du deuxième stade.*

rendu compte que cette activité indolore se produit vers la fin de la grossesse, au moment où l'utérus a besoin de s'entraîner pour pouvoir se contracter suffisamment fort afin de faire sortir le bébé par le passage pelvigénital. Les contractions aident aussi à diriger plus de sang vers le placenta pendant les dernières semaines.

Si certaines femmes ne sont pas du tout conscientes des contractions de Braxton-Hicks, chez d'autres, celles-ci peuvent devenir intenses et inconfortables vers la fin de la grossesse. Si c'est votre cas, essayez de changer de position, de vous lever et de marcher, ou de prendre un bain chaud : ces remèdes simples peuvent détendre les muscles utérins. Pratiquer des techniques de relaxation et de respiration apprises lors des cours d'accouchement peut aussi vous soulager, tout comme un massage du dos.

Si c'est votre première grossesse, vous aurez peut-être du mal à faire la distinction entre de fortes contractions de Braxton-Hicks et les premiers signes du travail. En cas de doute, la règle est d'aller voir votre praticien ou la maternité la plus proche pour demander de l'aide. De même, il est essentiel de les informer immédiatement de toute activité utérine prolongée ou douloureuse, surtout si elle est accompagnée de douleurs lombaires, car vous risquez un accouchement prématuré. En tant que mère de deux jumeaux prématurés qui ont passé un mois en soins intensifs après la naissance, je peux vous dire que c'est une expérience particulièrement angoissante. Faites donc tout ce que vous pouvez pour l'éviter. Une autre cause possible de douleur utérine ou lombaire est l'hématome rétroplacentaire (*voir* p. 427), qu'il faut soigner rapidement.

VOS ÉMOTIONS

LES PLUS FORTES ANGOISSES DE MES PATIENTES À CE STADE SONT LA PEUR QUE LE TRAVAIL SOIT DIFFICILE, QU'IL Y AIT UNE COMPLICATION DÉSASTREUSE, OU QU'ELLES SE RETROUVENT DANS UNE POSITION IMPUDIQUE PENDANT L'ACCOUCHEMENT (VOIR QUESTIONS & RÉPONSES CI-CONTRE)

La peur de l'inconnu est toujours plus difficile à gérer que la réalité. Essayez d'oublier les horreurs qu'on a pu vous raconter, et focalisez-vous sur le fait que la plupart des femmes enceintes sont en très bonne santé et que leurs bébés viennent au monde sans difficulté.

Il est également fréquent en fin de grossesse d'avoir du mal à se concentrer sur des tâches précises. Beaucoup de patientes me racontent qu'elles n'arrêtent pas de penser à des choses tournant autour du bébé, ce qui peut gêner les femmes qui continuent à travailler. Vous serez peut-être étonnée de vous voir passer vos journées la tête ailleurs, incapable de vous concentrer sur votre travail. Les dossiers naguère prioritaires ne vous semblent plus aussi importants ni urgents. La meilleure façon de gérer la situation est d'essayer d'identifier les tâches-clés et de les accomplir, de mettre de côté le travail non essentiel, et de ne rien accepter qui ne puisse être fait rapidement. Vous arriverez ainsi à quitter le travail sans mauvaise conscience, convaincue d'avoir laissé les choses à peu près en ordre.

Pendant le dernier trimestre, vous aurez également tendance à être plus durement touchée par les mauvaises nouvelles que d'habitude . Il n'y a pas de doute : la grossesse déclenche des réponses émotionnelles intenses, ce qui nous rend plus vulnérables à des situations tristes, surtout si elles concernent des enfants. Regarder une émission sur une forme ou une autre de privation ou de perte d'enfant peut vous faire pleurer toutes les larmes de votre corps, même si par le passé vous pouviez facilement regarder ce genre de sujets. Le seul conseil pratique que je puisse vous donner est de limiter votre exposition à ce genre de situation.

SITUATIONS EMBARRASSANTES

Q&R

▸ Je n'aime pas perdre le contrôle. Comment éviter d'avoir honte pendant le travail ?

Rien de ce qui se passe pendant le travail et l'accouchement ne peut être considéré comme honteux. Ce sera un des rares moments de votre vie pendant lequel vous ne pourrez pas contrôler votre corps totalement. Dès lors, plutôt que de vous sentir embarrassée et agitée, acceptez ce moment. Les gens présents dans la salle d'accouchement ne seront ni dégoûtés ni horrifiés par ce qui se passe. Ils ne vous en voudront pas non plus si vous gémissez, jurez ou vous plaignez : les sages-femmes et médecins ont déjà tout vu et tout entendu. Ils ont choisi ce métier en sachant parfaitement ce qui se passe quand un bébé de 3,5 kg traverse le passage pelvigénital d'une femme.

▸ Que dois-je faire si je perds les eaux en public ?

Il est peu probable que vous perdiez les eaux au supermarché ou dans un autre endroit public ; et si c'était le cas, quelle importance ? Je n'ai jamais entendu quelqu'un se plaindre d'avoir eu à aider une femme enceinte qui perd les eaux. Par contre, j'ai entendu bien des gens parler du plaisir qu'elles ont eu à apporter leur aide quand cet événement complètement naturel a eu lieu. En réalité, il est très rare que le liquide amniotique jaillisse véritablement : le plus souvent, il s'écoule goutte à goutte, car la plupart des bébés ont la tête qui appuie sur le col et empêche le liquide de s'échapper.

▸ J'ai peur d'avoir des pertes fécales pendant le travail. Dois-je faire un lavement ?

La défécation peut avoir lieu pendant le travail, car la tête du bébé appuie sur le rectum pendant sa descente. Cependant, il est peu probable qu'il y ait beaucoup de selles en face de la tête du bébé : si cela arrive, ce ne seront que de petites quantités. Naguère, on pratiquait systématiquement un lavement au début du travail, mais de nos jours, cette pratique est en voie de disparition dans les maternités.

VOTRE SUIVI PRÉNATAL

VOTRE MÉDECIN OU SAGE-FEMME VA VOULOIR VOUS SUIVRE DE PLUS PRÈS VERS LA FIN DE LA GROSSESSE. À PARTIR DE LA 30e SEMAINE, VOS RENDEZ-VOUS SERONT PEUT-ÊTRE PLUS RAPPROCHÉS.

On procède à tous les examens habituels, mais l'équipe soignante prête une attention particulière aux signes de complication de fin de grossesse, comme le diabète gestationnel (*voir* p. 426) ou une croissance lente (*voir* Retard de croissance intra-utérin, p. 428). La prééclampsie (*voir* p. 425) est plus fréquente après la 30e semaine. Si vous répondez à l'un des symptômes suivants, consultez votre médecin ou votre sage-femme pour vérifier la présence d'albumine dans vos urines :

- soudainement, vos bagues sont trop serrées, et vos pieds sont trop gonflés pour vos chaussures ;
- votre visage gonfle et devient boursouflé ;
- vous avez des maux de tête constants et insupportables et des flashs de lumière à la périphérie de votre vision.

On mesure la position du haut de l'utérus, et si elle est anormale, on vous conseillera une échographie pour vérifier la taille et la santé du bébé. Si celle-ci révèle que le bébé est trop petit ou trop grand à ce stade de votre grossesse, ou qu'il y a une augmentation ou une diminution du volume de liquide amniotique, on procédera à d'autres examens (*voir* p. 256–259). Il faudra peut-être même déclencher l'accouchement artificiellement.

PLACENTA PRÆVIA

Un placenta qui reste bas dans l'utérus peut être cause de complications s'il se place en totalité ou en partie devant la tête du bébé, et qu'il chevauche ou recouvre l'ouverture interne du col (l'orifice cervical). Des saignements indolores, parfois dès 30 semaines, en sont souvent le premier signe. Un examen médical est absolument nécessaire. Si seul le bord inférieur du placenta couvre le col (*placenta prævia* marginal), la tête du bébé pourra peut-être passer par le col dilaté, permettant un accouchement vaginal. Si le placenta couvre le centre de l'orifice (*placenta prævia* recouvrant), le risque d'hémorragie avant et pendant le travail est élevé. Il faut alors pratiquer une césarienne (*voir* p. 427).

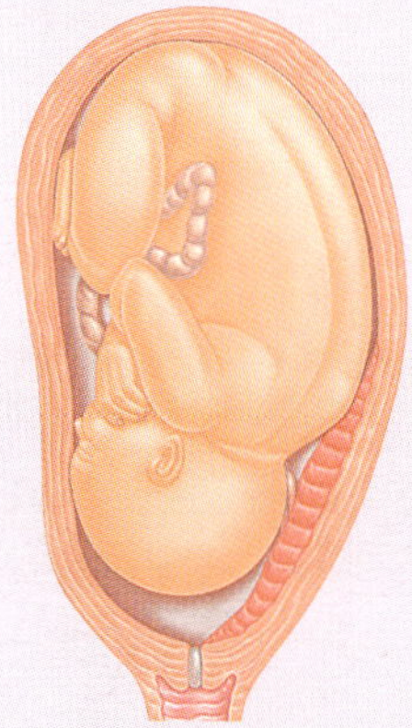
MARGINAL

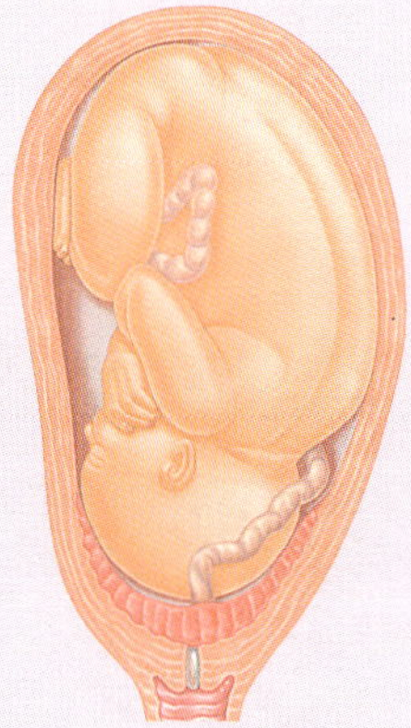
RECOUVRANT

Vos soignants vous palpent le ventre pour déterminer la position du bébé. S'il se présente en siège (tête vers le haut), il lui reste encore du temps pour se retourner et trouver une position céphalique (tête vers le bas), la meilleure position pour un accouchement par voie basse normal. En cas de présentation par le siège, on vous proposera peut-être une version par manœuvre externe (VME), procédure manuelle destinée à tourner le bébé dans l'utérus, que l'on effectue en général après 35 semaines (*voir* p. 271). Rappelez-vous que même les médecins et les sages-femmes les plus expérimentés peuvent se tromper sur la position du bébé.

« Rappelez-vous que même les médecins et les sages-femmes les plus expérimentés peuvent se tromper sur la position du bébé. »

On effectue une numération sanguine complète vers la 32e semaine, à la recherche d'une anémie (*voir* p. 423). Par la même occasion, on vérifie que vous n'avez développé aucun anticorps anormal dans les globules rouges, ce qui pourrait provoquer des problèmes plus tard – par exemple, si vous avez besoin d'une transfusion sanguine pendant l'accouchement en raison de saignements abondants (*voir* p. 424). Si vous êtes de rhésus négatif (*voir* p. 128 et p. 424), on vérifiera le sang pour s'assurer qu'il n'y a pas d'anticorps rhésus.

L'ÉCHOGRAPHIE DE LA 32e SEMAINE

Une autre échographie est réalisée à 32 semaines d'aménorrhée. Elle sert à déterminer la position du bébé, son poids, sa taille ainsi que la position du placenta. Même si l'échographie montre un placenta bas, il reste encore plusieurs semaines pendant lesquelles la partie inférieure de l'utérus peut se développer. La probabilité de *placenta prævia* (voir ci-contre) est seulement de 1 sur 200 à terme, mais à 32 semaines, elle peut atteindre 20 %.

GROSSESSES DIABÉTIQUES

Les grossesses diabétiques sont surveillées de près à partir de 35 semaines pour les éventuelles complications de fin de grossesse (*voir* p. 408 et p. 426). Un taux de glucose mal contrôlé peut provoquer une surcharge pondérale chez le bébé (macrosomie), ce qui augmente le risque de dystocie des épaules (*voir* p. 429), de traumatismes à la naissance et de mort fœtale tardive. Si vous contrôlez sérieusement votre diabète et que la croissance du bébé est normale, vous devriez pouvoir attendre que le travail commence, et accoucher normalement par voie basse. Dans les grossesses diabétiques sans complications, la césarienne n'améliore pas le résultat.

Cependant, beaucoup de maternités ont une politique de déclenchement (*voir* p. 294–297) pour les mères diabétiques à 38–39 semaines, et recourent pendant l'accouchement à un monitoring fœtal permanent et à des vérifications régulières du sucre dans le sang. Ces précautions s'expliquent par le fait qu'à partir de 38 semaines, les grossesses diabétiques ont plus de risques d'aboutir à un traumatisme de naissance, à une mort fœtale tardive ou à des complications néonatales. En cas de souffrance fœtale ou d'un mauvais avancement du travail, on peut procéder à une césarienne. Après la naissance, on examine très soigneusement les bébés nés de mère diabétique, parce qu'ils peuvent développer une hypoglycémie (bas niveau de glucose sanguin) pendant leurs premières heures de vie. Ils ont également un plus grand risque de syndrome de détresse respiratoire (*voir* p. 373), surtout s'ils sont prématurés.

PETITS SOUCIS

LA PLUPART DES AFFECTIONS PHYSIQUES QUE VOUS POUVEZ RENCONTRER EN FIN DE GROSSESSE SONT LIÉES À L'AUGMENTATION DE VOS MENSURATIONS, ET VONT PROBABLEMENT PERDURER JUSQU'À L'ACCOUCHEMENT. VOUS SEREZ PEUT-ÊTRE SOULAGÉE PAR LA DESCENTE DE LA TÊTE DU BÉBÉ DANS LE BASSIN PENDANT LES DERNIÈRES SEMAINES.

« Si vous avez mal au dos, cela peut encore empirer dans les semaines à venir. »

Si vous êtes très essoufflée, essayez de réduire les efforts qui ne sont pas nécessaires tout en restant raisonnablement active. Le fait de rester allongée à plat peu augmenter l'essoufflement : vous préférerez peut-être vous reposer et dormir dans une position semi-allongée pendant le dernier trimestre.

PALPITATIONS

Des battements de cœur manquants, de courtes séries de battements rapides ou simplement une conscience aiguë du cœur qui bat sont des symptômes fréquents en fin de grossesse. Il n'y a pas de quoi s'inquiéter, ils sont le résultat de modifications de la circulation sanguine, combinées à l'inconvénient mécanique d'avoir une grande masse dans votre cavité abdominale. En revanche, si vous avez des douleurs au thorax, ou si vous vous sentez sérieusement essoufflée par les palpitations, ou si elles sont de plus en plus fréquentes, consultez votre praticien.

DÉMANGEAISONS SÉVÈRES

Les plaques de peau sèche et écaillée sont fréquentes en fin de grossesse, mais certaines femmes souffrent de démangeaisons sévères sur l'abdomen, et surtout sur les paumes des mains et les plantes des pieds, qu'aucune crème émolliente n'arrive à calmer. Il s'agit parfois d'un signe annonciateur de cholestase gravidique (*voir* p. 423), une affection rare provoquée par l'accumulation de sels biliaires sous la peau. Dans des cas sévères, cela peut aller jusqu'à la jaunisse maternelle, l'insuffisance hépatique, l'accouchement prématuré, voire la mort fœtale tardive. Il est donc important d'en parler rapidement à l'équipe de soins prénatals.

PERTES DE LIQUIDE

Si vous sentez de petites pertes vaginales quand vous bougez brutalement, c'est probablement un signe d'incontinence d'effort. Cependant, à ce stade de la grossesse, il faut aussi penser à la perte des eaux : ce peut être le liquide amniotique qui s'écoule. Si vous n'êtes pas sûre de vous, placez un échantillon dans un récipient propre, et demandez conseil à votre sage-femme ou à votre médecin. Si vous avez perdu les eaux, vous et votre bébé risquez de développer une infection. C'est pourquoi, si vous n'avez pas de contractions dans les 24 heures et que vous êtes au moins à votre 34e semaine de grossesse, la plupart des équipes soignantes conseillent un déclenchement (*voir* p. 294–297).

MAUX DE DOS LOCALISÉS

Si vous avez mal au dos, cela peut empirer dans les semaines à venir. En plus de l'inconfort général que vous avez ressenti jusque-là, il est possible qu'aux maux de dos faibles et diffus se substituent des douleurs précisément localisées : des affections spécifiques, comme la sciatique, sont fréquentes en fin de grossesse (*voir* ci-dessous). Si les maux de dos sont courants pendant la grossesse, vous devez prendre au sérieux toute douleur sévère des lombaires et demander conseil à vos soignants.

La sciatique se caractérise par une douleur vive, intermittente ou constante, dans les lombaires ou les fesses, qui peut lancer dans une ou deux jambes. Le nerf sciatique est le plus grand nerf du corps. Il court de la colonne vertébrale jusque derrière la jambe, en passant par la fesse. Quand la tête du bébé le comprime, à n'importe quelle hauteur, la douleur brusque s'accompagne souvent d'engourdissement, de fourmillement, de faiblesse et parfois d'une sensation de brûlure. Si cela s'aggrave, il faut voir un médecin pour s'assurer qu'il ne s'agit pas d'une hernie discale.

On peut tenter d'encourager le bébé à changer la position de sa tête, et ainsi soulager la pression sur le nerf sciatique par des manœuvres légères, mais c'est parfois plus facile à dire qu'à faire. Une meilleure posture et des exercices du bassin vous soulageront (*voir* p. 219), de même que le yoga et les techniques de stretching. Allongez-vous par exemple à plat sur un matelas ferme, et essayez d'étirer votre colonne en posant la tête sur des oreillers ou des livres.

Les douleurs au coccyx sont des douleurs qui se manifestent dans la partie la plus basse de la colonne, et s'accompagnent d'une sensibilité au toucher à la naissance des fesses. Le coccyx est une sorte d'appendice suspendu au bout du sacrum (le grand os triangulaire à la base de la colonne vertébrale) ; il est constitué de quatre petits os. Des ligaments distendus peuvent provoquer un déplacement du

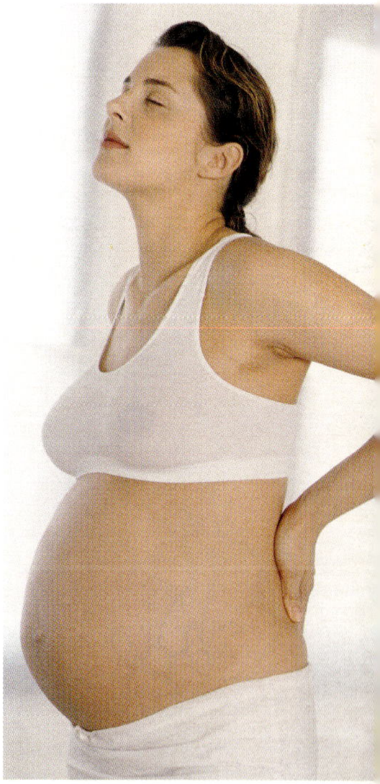

LOCALISER LA DOULEUR *Une forte douleur dans le bas du dos a probablement une cause précise qui nécessite un traitement approrié.*

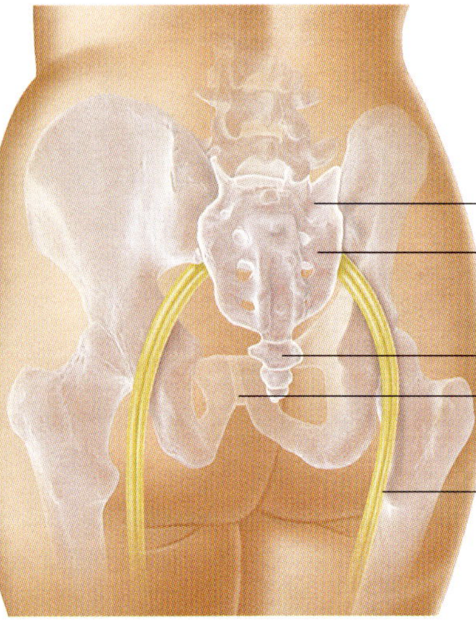

POINTS SENSIBLES *Les problèmes localisés dans le dos résultent le plus souvent de la détente des ligaments qui soutiennent l'articulation sacro-iliaque, la symphyse entre les os pubiens ou le coccyx. Une douleur qui irradie dans une jambe peut être causée par la tête du bébé, qui appuie sur le nerf sciatique.*

coccyx en fin de grossesse ou pendant l'accouchement. Souvent, une ancienne blessure due à un impact antérieur, comme une chute, aggrave le problème. La douleur peut être insupportable, surtout en position assise. Dans ce cas, essayez d'appliquer des compresses chaudes ou une bouillotte, ou encore de prendre un bain chaud. Vous pouvez également prendre du paracétamol, mais tâchez de le faire seulement quand les autres méthodes n'apportent aucun soulagement.

La douleur sacro-iliaque se caractérise par un point douloureux persistant au milieu ou en bas du dos. Dans la partie inférieure de la colonne vertébrale, le sacrum se connecte aux os iliaques droit et gauche par les articulations sacro-iliaques (*voir* image), ce qui contribue à stabiliser votre ceinture pelvienne pour marcher et rester debout. Vers la fin de la grossesse, des hormones relâchent les ligaments pour préparer le passage du bébé. Combiné au poids de l'utérus, cela peut déstabiliser les articulations sacro-iliaques et entraîner une douleur extrême, surtout quand vous marchez, quand vous restez debout ou quand vous vous penchez. Vous aurez peut-être besoin de consulter un kinésithérapeute ou un ostéopathe. En attendant, portez des chaussures basses confortables et essayez de conserver une bonne posture : tenez les épaules vers l'arrière, marchez le dos droit, et ne vous penchez pas vers l'arrière.

Le dysfonctionnement de la symphyse pubienne provoque une douleur dans la partie la plus étroite de la ceinture pubienne, juste devant la vessie. Avec la détente des ligaments autour de l'articulation en fin de grossesse, les deux os pubiens (rameaux pubiens) peuvent se frotter l'un contre l'autre de manière inconfortable quand vous marchez, et surtout quand vos jambes se tournent vers l'extérieur ou que vos genoux s'écartent. Si vous ressentez ce genre de douleur, évitez d'écarter les jambes et de les faire quitter l'axe des hanches au moment de sortir d'une voiture, du lit ou de la baignoire. Appliquer de la glace sur la partie douloureuse pendant dix minutes toutes les trois heures peut réduire le gonflement et la douleur. Des exercices qui consistent à serrer les genoux et à basculer le bassin, pratiqués régulièrement, peuvent aussi aider (*voir* p. 219).

En cas de séparation franche des deux os (diastase de la symphyse pubienne), la douleur peut être extrême. L'alitement et l'application locale de chaleur peuvent vous aider, mais la plupart de femmes qui ont cette complication rare sont obligées de porter aussi peu de charges que possible et d'utiliser des béquilles.

PENSEZ-Y

À CE STADE, VOUS AVEZ PROBABLEMENT COMMENCÉ À PENSER À LA FAÇON DONT VOUS SOUHAITEZ QUE VOTRE ACCOUCHEMENT SE DÉROULE. INDIQUEZ VOS PRÉFÉRENCES À VOTRE SAGE-FEMME, OU DRESSEZ-EN ÉVENTUELLEMENT UNE LISTE (NOUS PROCÉDONS TRADITIONNELLEMENT AINSI EN GRANDE-BRETAGNE).

Afin de vous faciliter la tâche, je décris brièvement ici les grandes philosophies d'accouchement, et je vous donne quelques conseils pour dresser votre liste de préférences. Cela dit, avant de prendre quelque décision que ce soit concernant vos choix de travail et d'accouchement, je vous conseille de lire la rubrique concernant la gestion de la douleur, le monitoring, le travail et l'accouchement pour avoir une idée claire de ce qui vous attend et de ce qui se produit en général.

Ne concevez pas cette liste comme un ensemble de règles rigides que devra suivre à la lettre le personnel médical qui vous accompagne pour la naissance. Tout le monde sait que même les plans les plus détaillés ne peuvent pas tout

THÈMES POUR UN PROJET D'ACCOUCHEMENT

Aujourd'hui, les maternités font en général beaucoup d'efforts pour aider les femmes à accoucher comme elles en ont envie. Une bonne communication avec votre équipe soignante aidera le personnel à respecter autant que possible vos demandes, et à éviter des déceptions en prévenant les attentes irréalistes.

PENSEZ-Y

- Voulez-vous que quelqu'un vous accompagne pendant l'accouchement, le père du bébé, votre mère, une amie ?
- Que pensez-vous du fait d'être prise en charge par des sages-femmes ou médecins en cours de formation ?
- Acceptez-vous que l'on rompe artificiellement votre poche des eaux et que l'on accélère chimiquement vos contractions (*voir* p. 294-297) ?
- Que pensez-vous du monitoring fœtal (*voir* p. 291-292) ?
- Voulez-vous être active et mobile pendant le travail ?
- Avez-vous envie que votre compagnon soit présent en cas de césarienne (*voir* p. 360-369) ?
- Que pensez-vous des épisiotomies et des déchirures (*voir* p. 330-331) ?
- Voulez-vous prendre le bébé dans vos bras dès la naissance ou attendre les premiers examens ?
- À qui allez-vous demander de couper le cordon ?
- Voulez-vous recevoir de l'ocytocine pour accélérer la délivrance (*voir* p. 333) ?

QUESTIONS À POSER

- Puis-je manger et boire normalement au début du travail ?
- Puis-je porter mes propres vêtements ?
- Aurai-je accès à un bain, à une douche ou à une baignoire d'accouchement ?
- Quels antidouleur sont disponibles, et y a-t-il un service de péridurale 24 heures sur 24 (*voir* p. 311-315) ?
- Pourrai-je librement choisir ma position d'accouchement ?
- Y a-t-il une limite de temps pour le deuxième stade du travail, même si la progression est effective ?

prendre en compte et que des événements imprévisibles peuvent se produire pendant le travail. La meilleure manière d'éviter une angoisse ou une déception est de rester le plus souple possible.

Dans mon hôpital, nous donnons aux femmes une feuille A4 recto-verso avec une sélection de questions qui méritent d'être portées à leur attention. Chaque point est inscrit dans un encadré, avec un espace pour prendre des notes une fois qu'elles ont étudié les questions. Nous les encourageons à en discuter avec leur sage-femme avant d'établir une liste de préférences. Cette méthode a quelques avantages :

- votre liste indique à l'équipe qui vous accouche que vous avez réfléchi sur l'accouchement et que vous voulez participer à la prise de décision ;
- établir une liste de préférences vous permet de vous sentir plus calme, du simple fait d'avoir passé du temps à réfléchir à votre manière d'aborder le travail et l'accouchement. Si vous pensez avoir besoin de plus d'information sur ce qui peut se passer, il vous reste du temps pour rechercher les éléments qui vous manquent ;
- établir un projet d'accouchement permet à votre compagnon de comprendre vos préférences et de savoir ce que vous attendez de lui pendant le travail.

COLLECTE DE CELLULES SOUCHES OMBILICALES

Les cellules souches qui se trouvent dans les tissus embryonnaires et dans le sang du cordon ombilical ne sont pas différenciées, c'est-à-dire qu'elles sont à la base de toutes les cellules différentes du corps humain. Bien que les traitements thérapeutiques à base de cellules souches soient encore peu développés, ces cellules représentent un espoir pour le traitement du diabète, des pathologies dégénératives telle la maladie d'Alzheimer, et comme substitut de moelle osseuse, pour le traitement de maladies comme la leucémie.

C'est pourquoi il existe dans certains pays des services payants de collecte de sang de cordons ombilicaux, pratique que je décris ici pour simple information, plutôt que pour en faire la promotion. En fait, près de 100 000 échantillons sont actuellement conservés à travers le monde, dans des banques cryogéniques. Ils sont congelés et stockés dans l'attente d'une éventuelle utilisation future, pour soigner des pathologies pouvant affecter leurs propriétaires. En Angleterre, le coût de ce service est d'environ 1 000 £ (1 500 €).

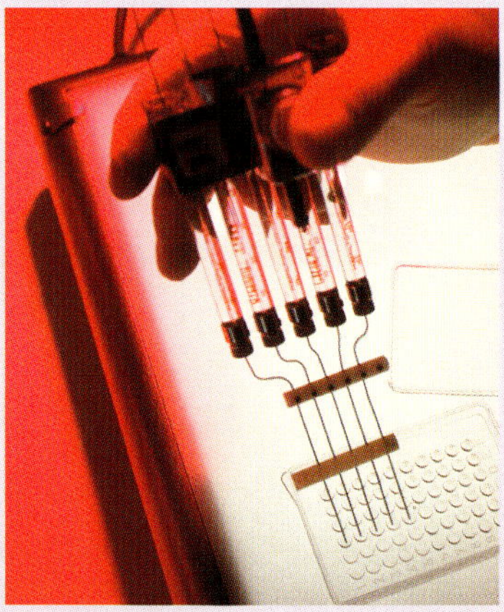

L'ANALYSE DE CELLULES *Les cellules souches du sang du cordon ombilical peuvent se développer en globules rouges ou blancs, ou en plaquettes. Ici, on analyse un échantillon de globules blancs.*

Les inconvénients des projets d'accouchement

Un document long peut se révéler peu utile. Gardez à l'esprit que trois pages de texte écrit petit et serré sont plus difficiles à lire dans le feu de l'action qu'une simple page établissant succinctement quelques points fondamentaux. Quand vous faites votre liste de choix, prenez un ton positif en vous focalisant sur ce que vous voulez plutôt que sur ce que vous souhaitez éviter. Les sages-femmes peuvent ne pas apprécier une longue liste de « Ne faites pas ceci ou cela ». D'autres raisons peuvent aussi rendre un projet d'accouchement contre-productif :

- il y a tant de façons de vivre le travail qu'aucun ne peut les prévoir toutes. En fait, je pense que plus on détaille ses desiderata, plus il y a un risque que l'on soit déçue ;
- certaines femmes qui ont consacré beaucoup de temps et d'efforts à construire un projet d'accouchement « naturel » se sentent terriblement attristées et déçues si l'accouchement prend un tournant inattendu, nécessitant une intervention médicale d'urgence. Je comprends leur déception, mais quand elles me disent qu'elles ont l'impression d'avoir échoué en tant que femme parce qu'elles n'ont pas réussi leur accouchement naturel, c'est moi qui suis triste. Lorsqu'on porte en soi un bébé pendant près d'une année, et qu'on arrive à le mettre au monde en bonne santé, par quelque moyen que ce soit, il s'agit sans aucun doute d'une réussite extraordinaire. De même, quand j'entends des commentaires comme, « les médecins ont pris le contrôle comme si je n'existais pas », je ne reste pas sur la défensive, je ne me mets pas en colère. Mon souci immédiat, c'est que cette femme a plus de risques de faire une dépression postnatale, à cause du sentiment très négatif qu'elle a éprouvé lors de son accouchement, et parce qu'elle pense avoir été trahie par ses soignants, voire par elle-même ;
- toutes les personnes impliquées dans la naissance de votre bébé (y compris vous-même) partagent un but commun : la mise au monde d'un bébé en bonne santé par une mère en bonne santé. L'équipe prénatale souhaite vous aider à vivre l'accouchement dont vous rêvez, mais il peut y avoir des moments où vos désirs ne sont pas compatibles avec votre sécurité, ni avec celle de votre bébé. Dans ce cas, il est très important que vous écoutiez les conseils donnés par les experts, et que vous compreniez pourquoi ils ne peuvent pas toujours respecter vos choix.

Pour moi, ce qui compte bien plus qu'un document où vous auriez noté vos doléances sur le travail et l'accouchement, c'est de faire comprendre à l'équipe prénatale que vous avez envie de participer de près à la prise de décisions. Des femmes accouchent toutes les minutes tous les jours sans aucun projet d'accouchement : elles utilisent tout simplement leur voix pour exprimer leur préférences, pour poser des questions, et pour s'assurer que l'équipe médicale communique avec elles.

« Des femmes accouchent toutes les minutes sans aucun projet d'accouchement : elles utilisent simplement leur voix pour exprimer leur préférences... »

DIFFÉRENTES APPROCHES

UN CERTAIN NOMBRE DE THÉORICIENS DE L'ACCOUCHEMENT ONT INFLUENCÉ LA PENSÉE DES FEMMES ENCEINTES ET DE LEURS SOIGNANTS EN CE QUI CONCERNE LA NAISSANCE. VOICI LEURS IDÉES ET LA FAÇON DONT ELLES SONT MISES EN PRATIQUE.

Dans les années 1950 et 1960, la naissance s'est largement médicalisée dans le monde occidental : l'obstétricien distribuait la bonne parole. Dans les décennies suivantes, les partisans d'une approche plus naturelle ont évidemment formulé des objections contre cette manière de mettre les bébés au monde. Dans leur ensemble, leurs enseignements et leurs idées ont changé bien des aspects des soins prénatals et postnatals, et certains d'entre eux semblent avoir toujours existé, tant ils font aujourd'hui partie intégrante des soins obstétricaux.

▸ **Le docteur Grantley Dick-Read,** obstétricien américain, a constaté dans les années 1950 que la peur de l'accouchement contribuait largement à la douleur pendant le travail. Il eut l'idée d'apprendre aux femmes enceintes des techniques de respiration et de relaxation pour réduire leur peur et leur tension. Il fut aussi le premier à faire participer les pères aux classes prénatales, et à les encourager à assister à l'accouchement. Aujourd'hui, la préparation prénatale est considérée comme essentielle pour aider les femmes à gérer les besoins physiques et émotionnels de l'accouchement.

▸ **Le docteur Ferdinand Lamaze** a conçu une approche similaire en France, à l'aide d'un enseignement sur l'accouchement et de techniques de relaxation pour lutter contre la douleur du travail. Lamaze soutenait que les femmes pouvaient être conditionnées de façon à gérer positivement les douleurs du travail, de la même façon que Pavlov avait appris à ses chiens à répondre à un stimulus. Les deux méthodes de Dick-Read et de Lamaze ont eu une énorme influence sur la préparation et la gestion de l'accouchement. Il nous paraît bien étrange aujourd'hui de penser qu'il y a 50 ans, les femmes étaient souvent terrorisées par l'accouchement, tant elles manquaient d'informations fiables.

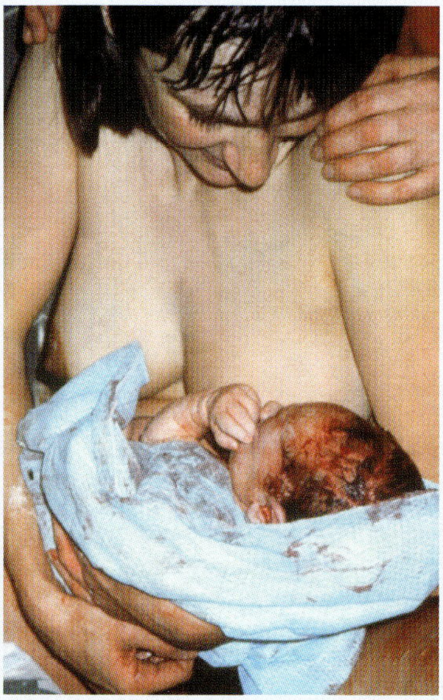

NAISSANCE LEBOYER *Dès la naissance, on met le bébé dans les bras de sa mère.*

▸ **Frédérick Leboyer** a conçu une méthode d'accouchement fondée sur la théorie selon laquelle beaucoup des problèmes de la vie ont pour origine un traumatisme vécu à la naissance. Dans son livre *Pour une naissance sans violence*, Frédérick Leboyer soutient qu'au moment de la naissance, les bébés ont besoin d'un environnement calme et doux, avec peu de bruit et sans mouvements brusques. Dans une naissance Leboyer, on place le bébé immédiatement contre la mère, et l'on ne coupe pas le cordon avant qu'il ne s'arrête de battre. Il conseille également de mettre le bébé dans un bain tiède immédiatement après la naissance, pour le replonger dans le monde d'eau apaisant qu'il vient juste de quitter.

Les lumières douces des salles d'accouchement et le matériel pour accoucher dans l'eau, que l'on trouve fréquemment dans les maternités, sont inspirés par Leboyer. Même s'il n'est pas toujours approprié d'accoucher dans une salle sombre, uniquement assistée d'une sage-femme, c'est grâce à Leboyer que les nouveau-nés ne sont plus tenus par les pieds, la tête en bas, pour recevoir une claque sur les fesses à leur arrivée dans le monde.

▸ **Sheila Kitzinger** fut dans les années 1960 un des personnages clés du mouvement pour l'accouchement naturel. Membre fondateur du National Childbirth Trust britannique (bien qu'elle n'en soit plus membre), Kitzinger défend le droit des femmes à reprendre un peu de contrôle sur leur manière d'accoucher et à participer activement au processus. Elle ne soutient pas les techniques d'accouchement naturel quand elles mettent en danger la mère ou le bébé, mais fait campagne pour éviter les interventions obstétricales qui ne sont pas nécessaires. Elle est persuadée que la naissance peut être vécue comme une expérience personnelle positive, même en cas de complications, d'utilisation d'antidouleur ou de recours à la césarienne. Grâce à son action et à son influence, les femmes ne sont plus rasées systématiquement, ni soumises à des lavements au début du travail, et les épisiotomies (*voir* p. 330-331) ne sont plus réalisées à chaque naissance.

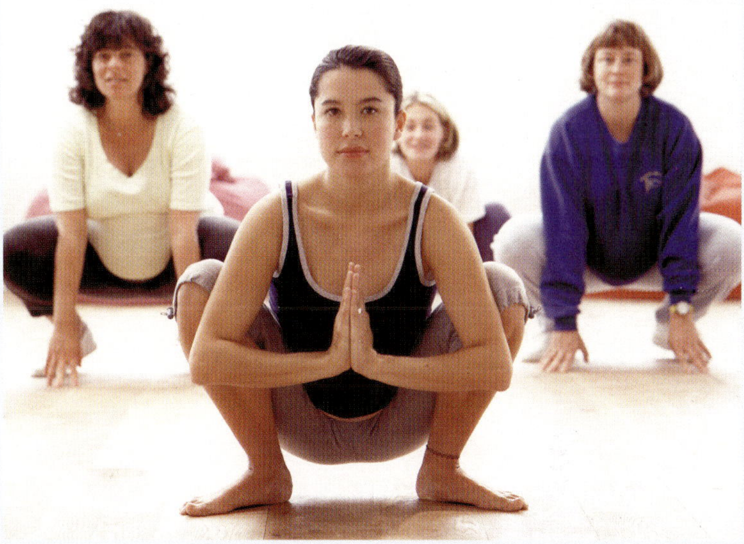

COURS DE PRÉPARATION *Exercices pour renforcer les hanches, le bassin et les cuisses.*

▸ **Michel Odent,** chirurgien français, utilise à la maternité de Pithiviers des méthodes actives d'accouchement, qui réclament le moins d'épisiotomies, de forceps et de césariennes de toute la France. D'après lui, si la femme est confinée au lit avec les jambes dans les étriers, le travail est lent et douloureux parce qu'il faut pousser contre la pente pour faire sortir le bébé. Pour lui, la parturiente doit pouvoir retrouver un état primitif (debout ou à quatre pattes) pendant le travail. L'instinct et la perte des inhibitions aident à produire des substances naturelles qui soulagent la douleur, les endorphines, ce qui permet souvent de ne pas recourir aux antidouleur.

▸ **Janet Balaskas** a fondé l'Active Birth Movement (Mouvement d'accouchement actif) en 1981. À partir de son Active Birth Centre à Londres, elle organise des cours qui enseignent aux femmes le yoga, les massages, la respiration et la relaxation pour les préparer à l'accouchement. Le mouvement défend l'importance d'un soutien postnatal, qui est centré surtout sur une aide pratique à l'allaitement.

Dans la réalité bien sûr, beaucoup de femmes picorent dans toutes ces approches de la naissance pour en extraire les parties qu'elles trouvent utiles, sans les suivre à la lettre. Rien ne vous empêche d'apprendre le yoga et les massages ou des techniques de respiration et de relaxation, puis de choisir d'avoir une péridurale s'il se trouve finalement que vous n'arrivez pas à supporter la douleur.

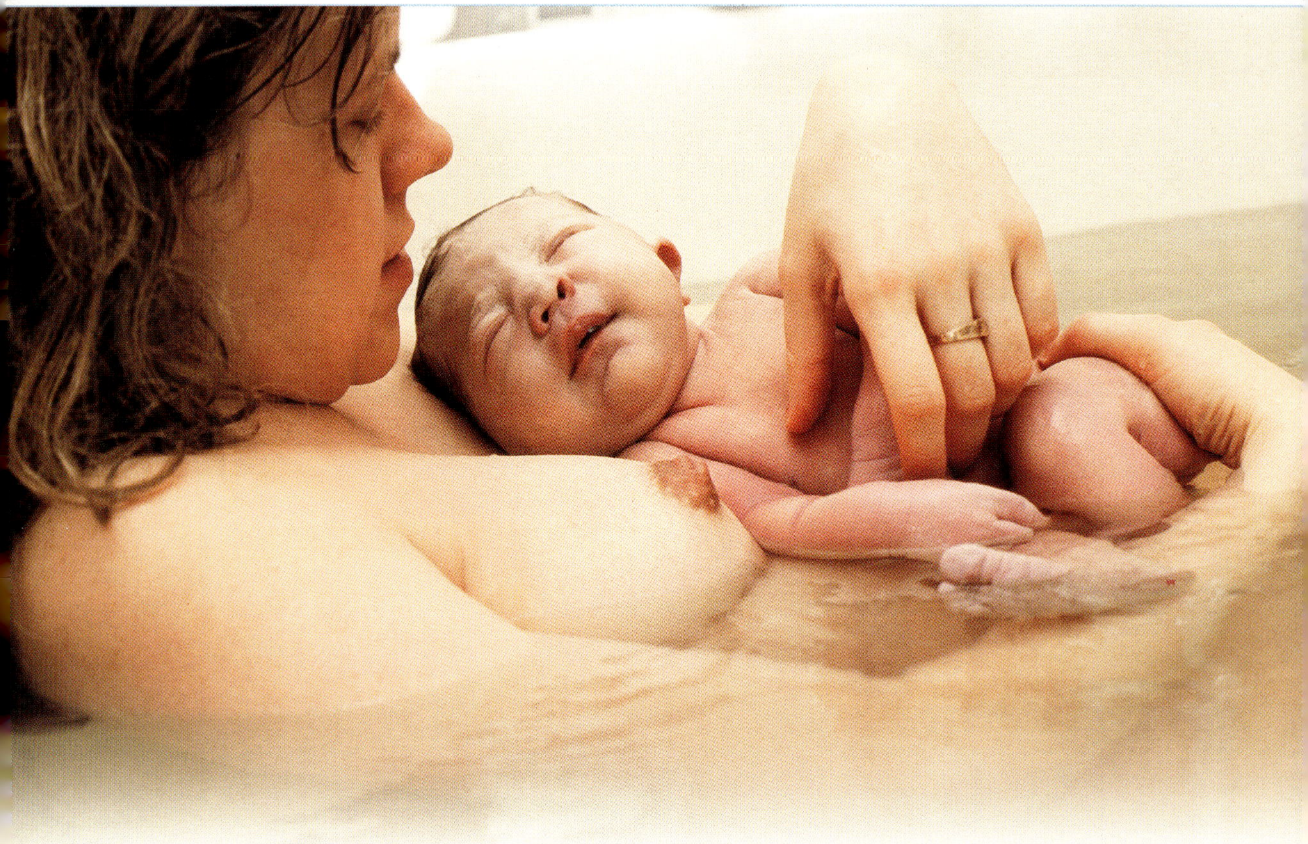

BAIGNOIRES DE NAISSANCE

Effectuer le travail dans l'eau est maintenant possible dans certaines maternités, même s'il n'y a souvent qu'une seule baignoire de naissance disponible.

NAISSANCES DANS L'EAU

Les baignoires d'accouchement et les naissances dans l'eau connaissent un certain succès depuis cinq à dix ans, surtout du fait de l'engouement pour l'approche douce de la naissance proposée par un obstétricien français, le docteur Leboyer, mais aussi parce qu'il s'agit d'un moyen efficace pour soulager la douleur (*voir* p. 319–320). Le succès est tel que beaucoup de maternités ont installé des baignoires d'accouchement où vous pouvez passer tout ou partie du temps du travail. Mon hôpital a récemment réussi à régler les problèmes de plomberie d'une vieille bâtisse victorienne pour en installer une dans la maternité, et elle connaît un grand succès.

Si vous pensez que cette approche peut vous intéresser, vérifiez à l'avance que votre maternité dispose de cet équipement et que vous pourrez l'utiliser. Il est probable que si une seule baignoire est disponible, elle sera allouée en fonction de l'ordre d'arrivée des femmes enceintes, et il est très difficile de prédire exactement quand vous allez commencer le travail. S'il n'y a pas de baignoire d'accouchement, vous pouvez peut-être en louer une pour l'apporter à la maternité.

Si vous envisagez de louer une baignoire pour un accouchement à la maison, assurez-vous d'abord que le sol de la pièce où vous allez l'utiliser peut soutenir le poids de la baignoire remplie. Il faut l'installer près de l'endroit où vous voulez accoucher, et vous assurer que vous disposez de l'équipement nécessaire pour la remplir et, plus important encore, pour la vider après l'accouchement. Lors du calcul du prix de la location, incluez plusieurs jours avant et après la date prévue d'accouchement, car vous ne pouvez pas savoir exactement quand vous allez commencer le travail.

PRÉPARER LE NID

Le jour J approchant, vous avez peut-être tout à coup envie de trier et de ranger tout dans la maison, en préparation de la naissance de votre nouveau bébé. Bien que votre but premier devrait être d'essayer de conserver votre énergie au maximum pour préparer la naissance, vous êtes nombreuses à courir dans tous les sens pour vous assurer que tout soit prêt à la maison. Cet étrange désir compulsif de préparer le nid touche beaucoup de femmes à la fin de leur grossesse. Ne soyez pas étonnée si vous vous retrouvez à nettoyer en profondeur les moquettes, à vider les placards, à dépoussiérer la plus haute des étagères, ou si tout à coup vous avez envie de repeindre le salon.

Je soupçonne que cet instinct de préparation du nid est une façon que nous avons de nous préparer psychologiquement à la naissance. Beaucoup de femmes me disent qu'elles n'ont réussi à se reposer qu'une fois la maison entièrement prête pour l'arrivée du bébé. L'énorme soulagement émotionnel de savoir que tout est fin prêt pour l'arrivée du bébé et le relâchement de pression qui s'ensuit sont tels que certaines femmes commencent le travail dès que la maison est prête. Il est intéressant de constater que, parfois, les femmes qui accouchent prématurément ont plus de mal à s'adapter aux aspects pratiques de la maternité : c'est peut-être parce qu'elles n'ont pas eu assez de temps pour se préparer à la venue du bébé.

« Cet étrange besoin compulsif de préparer le nid touche beaucoup de femmes à la fin de leur grossesse. »

PRENDRE L'AVION EN FIN DE GROSSESSE

Si vous programmez un voyage à l'étranger à ce stade de votre grossesse, vous vous inquiétez peut-être des risques que peuvent comporter les voyages en avion, mais vous vous demandez également si les compagnies aériennes vont vous accepter sur leurs vols. Généralement, les compagnies n'acceptent plus les femmes enceintes à partir de la 34e semaine de grossesse, cette limite pouvant varier selon les opérateurs. Bien que beaucoup de gens imaginent que c'est parce que la pression réduite dans l'avion peut déclencher le travail ou faire du mal au bébé, aucune preuve scientifique ne permet de valider cette hypothèse. Je crois plutôt que le refus est fondé sur le fait qu'environ 10 % des femmes accouchent prématurément, et que les compagnies veulent réduire les risques d'avoir à s'occuper d'une femme en travail en plein vol. De fait, vous n'en avez certainement pas envie non plus. Si jamais le travail commence, vous prenez le risque d'accoucher dans l'avion (sur les vols long-courriers), et plus encore celui d'avoir à demander l'aide de médecins et de sages-femmes bien loin de chez vous.

Si vous décidez de prendre l'avion pendant le dernier trimestre, pensez à vous renseigner sur les maternités situées à proximité de votre destination. Vérifiez également que la compagnie vous prendra en charge non seulement à l'aller, mais également au retour.

ORGANISER LA GARDE DU BÉBÉ

« ... la garde d'enfant est l'un des postes de dépenses les plus importants pour les parents qui travaillent. »

Sans aucun doute, la garde d'enfant est l'un des postes de dépenses les plus importants pour les parents qui travaillent. Malheureusement, il y a souvent de longues listes d'attente avant d'obtenir une place dans une crèche municipale, et il vous faudra peut-être trouver une assistante maternelle ou une employée de maison pour garder les enfants, surtout si vos horaires de travail sont loin de respecter les habituels 9 h/18 h. Sans surprise, vu le coût que représente la garde d'enfant, certaines femmes préfèrent arrêter de travailler. Pour éviter cette situation, la Caisse des allocations familiales (CAF) propose des aides pour faciliter la garde d'enfants, et vous pouvez également bénéficier d'une réduction d'impôts.

Il n'est jamais trop tôt pour penser à la question essentielle de la garde des enfants. Si vous pensez retravailler, il est particulièrement important de réfléchir à un mode de garde aussi tôt que possible, pour pouvoir vous renseigner tranquillement, pendant votre congé maternité. Si vous choisissez la formule de la crèche, il faut même penser à y inscrire votre enfant bien avant la naissance.

Au retour de la maternité, vous pouvez vous faire aider pour mieux répondre aux besoins de votre bébé, et pour vous assurer des périodes de repos réguliers. Vous pouvez solliciter une puéricultrice ou une sage-femme qui viendra chez vous pour vous aider à vous occuper de votre bébé. Une aide ménagère peut aussi venir pour assurer les tâches domestiques. Renseignez-vous auprès du service social de votre mairie ou du centre de PMI (Protection maternelle et infantile).

Les crèches sont gérées par la ville, le département ou des associations privées. Les crèches collectives sont dirigées par une directrice, infirmière-puéricultrice diplômée d'État, et elles accueillent les enfants âgés de 2 mois et demi à 3 ans, suivant des horaires précis. Les places sont limitées : pensez à vous inscrire le plus tôt possible. Il existe également des crèches familiales qui regroupent un réseau d'assistantes maternelles encadrées par une directrice. Elles assurent la garde de un à trois enfants à leur domicile. Les horaires sont généralement plus souples qu'en crèche collective. Dans les deux cas, les tarifs sont fonction des revenus et du nombre d'enfants de la famille. Les crèches parentales sont des mini-crèches organisées et gérées par les parents qui participent à la garde des enfants, encadrés par des spécialistes de la petite enfance. Renseignez-vous auprès du service social de votre mairie.

Les assistantes maternelles agréées accueillent deux ou trois enfants, en général à leur domicile. Elles sont agréées par le Conseil général du département, qui garantit les conditions de garde et assure le suivi. Le salaire est librement déterminé entre elle et les parents, qui sont ses employeurs, avec des rémunérations minimales fixées par l'État. C'est une formule plutôt souple, mais les assistantes maternelles ont souvent d'autres enfants à garder que le vôtre, et parfois les leurs aussi, ce qui peut se révéler contraignant au niveau des horaires. De plus, si votre enfant est malade, il est probable qu'elles ne pourront pas le garder, règle qui s'applique également aux crèches. Si vos horaires de travail sont irréguliers et que vous devez parfois travailler tard, l'assistante maternelle ne pourra pas forcément répondre à vos besoins, et cela engendrera des frais de garde supplémentaires. Pour trouver une assistante maternelle près de chez vous, renseignez-vous auprès de votre mairie, du centre de PMI ou du relais assistantes maternelles de votre CAF.

Une nourrice peut garder votre enfant chez vous. Elle peut éventuellement vivre chez vous, et peut travailler exclusivement pour vous ou selon une formule de garde partagée. Il est important de bien préciser ses horaires de travail et les tâches qui lui sont confiées, lesquelles peuvent inclure par exemple la garde un ou deux soirs par semaine. Mon expérience personnelle en la matière m'a appris que le plus important est d'être très claire sur vos attentes. Comme dans toute relation entre un salarié et son employeur, la confiance et la bonne communication sont essentielles pour l'entente.

Généralement une nourrice qui vit à domicile a un salaire moins élevé, parce que vous couvrez également ses frais de nourriture et d'hébergement. Néanmoins, une fois que vous faites le calcul des coûts engendrés par

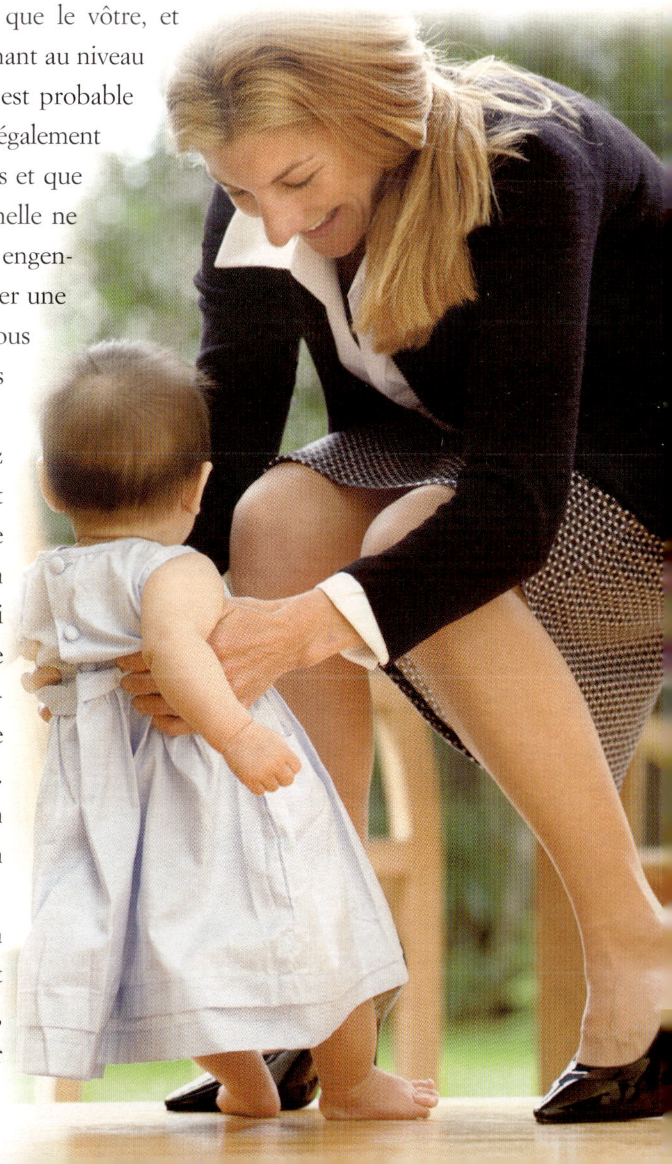

RETOUR AU TRAVAIL *Laisser votre enfant pour la première fois sera plus facile si vous avez une confiance totale en ce qui concerne la garde.*

la présence d'un adulte supplémentaire sous votre toit, sans parler des factures de téléphone, vous vous rendrez sans doute compte que le coût est plus élevé que prévu. Pour certains parents, l'avantage est d'avoir quelqu'un chez eux en permanence en cas d'urgence, tandis que d'autres le vivent comme une intrusion. Cela dit, rappelez-vous que si vous rentrez régulièrement tard du travail, si vous vous attendez à ce qu'elle vous aide régulièrement le week-end, ou si vous ne lui payez pas ses heures supplémentaires, votre nourrice cherchera vite une autre place.

Quand la nourrice ne vit pas chez vous, le coût est souvent plus élevé, mais vous récupérez votre maison à la fin de la journée. Quand vous pensez aux obligations financières de l'embauche d'une nounou, n'oubliez pas que vous êtes responsable des charges patronales en plus du salaire. Mettre en place une garde partagée est une façon de réduire les coûts, mais cette formule demande beaucoup de souplesse.

Commencez par acheter un guide pratique sur le sujet, puis demandez des conseils à vos amis et connaissances, même s'ils ne font pas actuellement appel à une nounou. Surtout, cherchez à avoir les idées claires sur ce que vous voulez avant d'embaucher qui que ce soit. Si vous passez par une agence pour trouver une nourrice, assurez-vous que vous pourrez la rencontrer et contacter ses précédents employeurs avant de l'engager. Passer des annonces et des entretiens prend du temps. Il faut donc s'y prendre bien à l'avance si vous voulez qu'elle commence à la date qui vous convient.

Des allocations de la CAF existent pour faciliter la garde des enfants. En plus de l'allocation de base, un complément dit de libre choix de mode de garde facilite l'emploi d'une assistante maternelle agréée ou d'une garde à domicile. Le montant de cette prime varie selon l'âge des enfants et les ressources des parents, et permet de ramener le coût d'une nourrice à peu près à celui de la crèche. Dans le cas de l'emploi d'une assistante maternelle agréée, les cotisations sociales sont prises en charge entièrement, et pour une garde à domicile, à la hauteur de 50 %. Vous pouvez également déduire 25 % des salaires versés de vos impôts, dans la limite de 2 300 euros, lorsque la garde est assurée hors de votre domicile, et 50 %, dans la limite de 7 400 euros, pour une garde à domicile.

Une jeune fille (ou un jeune homme) au pair est une solution de garde qui coûte beaucoup moins cher. En échange d'une chambre individuelle, du

« Mon expérience en la matière m'a appris que le plus important quand vous engagez une nourrice est d'être très claire sur vos attentes. »

couvert, d'un peu d'argent de poche et d'un titre de transport, elle vous aide à vous occuper du bébé ou des enfants et peut faire quelques travaux domestiques. En général ce sont des jeunes filles venues de l'étranger, qui ont une connaissance minimale de la langue française et probablement aucune expérience de garde d'enfants. À mon sens, cette option est plus adaptée aux enfants scolarisés, car les filles au pair prennent souvent des cours de français pendant la journée. Il est très important d'avoir entièrement confiance dans la personne à laquelle vous confiez votre enfant, ce qui ne sera probablement pas le cas avec une jeune fille au pair.

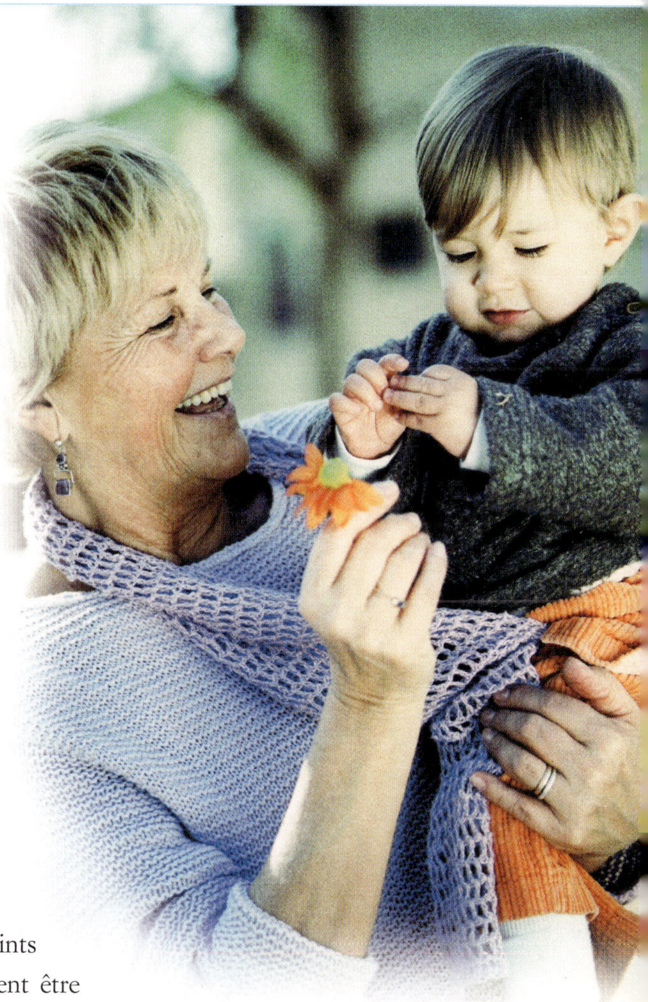

LES GRANDS-PARENTS
Faire garder l'enfant par ses grands-parents peut être une expérience enrichissante pour tout le monde.

Les jeunes grands-parents qui ont du temps devant eux sont parfois très désireux de s'occuper du bébé un ou deux jours par semaine, ce qui peut être très pratique, surtout si vous comptez travailler à temps partiel. L'expérience peut également aider à créer des liens forts entre l'enfant et ses grands-parents. Prenez garde toutefois à ne pas leur demander plus que ce qu'ils peuvent donner. Rappelez-vous aussi qu'ils ne sont pas les mêmes parents que vous : leurs points de vue sur la nourriture, le sommeil, les pleurs peuvent être différents des vôtres, et il est souvent plus difficile d'aborder ce problème avec sa famille qu'avec un professionnel. Beaucoup de choses ont changé depuis que vos parents ou beaux-parents ont élevé un petit bébé, et ils peuvent avoir besoin d'un rappel sur la technique des poussettes et des sièges-autos et sur les questions importantes de sécurité, surtout s'ils comptent s'occuper du bébé chez vous.

Si vous avez seulement besoin de quelques heures pour vous un ou deux jours par semaine, vous pouvez aussi faire un échange avec une amie qui a des enfants. Cela dit, n'oubliez pas que vous aurez alors à vous occuper de deux enfants ou plus lorsque ce sera votre tour, et pas uniquement de votre bébé.

Quel que soit votre choix de garde d'enfant, vous allez investir beaucoup de temps et d'efforts pour trouver la meilleure solution. Commencez dès que possible à évaluer les choix que vous avez. Il faut en général deux ou trois mois avant de pouvoir retourner au travail si vous cherchez une nounou, et cela peut être bien plus long si vous attendez une place en crèche.

SURVEILLANCE PRÉNATALE SPÉCIALISÉE

La grande majorité des femmes en fin de grossesse, ainsi que leur bébé, sont en bonne santé et n'auront aucun besoin de surveillance spécialisée. Toutefois, si votre grossesse dépasse le terme prévu, ou si vous souffrez ou risquez de souffrir de complications de fin de grossesse, vos soignants vous feront passer des tests spécialisés.

Les problèmes pouvant nécessiter une surveillance spécialisée sont, par exemple, une trop forte tension artérielle, un bébé qui ne grandit pas correctement, des mouvements fœtaux insuffisants, un diabète de grossesse mal contrôlé ou une grossesse qui dépasse le terme prévu (la liste n'est pas exhaustive). Évidemment, le type exact de tests qu'on vous fera passer dépend du problème, mais dans la plupart des cas, vous passerez une échographie déterminant la croissance de votre bébé et son bien-être général, que l'on appelle évaluation du bien-être fœtal. Cet examen inclut également un cardiotocographe et un tracé du rythme cardiaque de votre bébé. Beaucoup de services vous feront également passer un Doppler de la circulation sanguine de l'utérus, du placenta et des vaisseaux principaux du bébé.

La plupart des maternités ont des services d'accueil de jour qui sont équipés pour vous faire passer ces tests de surveillance spécialisés. On essaie aujourd'hui de sécuriser la future mère sans l'hospitaliser, tout en la suivant de près.

SURVEILLER LA CROISSANCE FŒTALE

En cas de doute concernant la croissance de votre bébé, il est possible que l'on vous prescrive des échographies tous les sept à dix jours pour établir la cause et la nature exactes du problème. On mesurera la circonférence de la tête et de l'abdomen de votre bébé, ainsi que la taille de son fémur (l'os de la cuisse), autre bon indicateur de sa croissance. Il existe plusieurs types de retard de croissance intra-utérin (RIUC, *voir* p. 428), chacun ayant des causes et des effets bien différents sur la croissance fœtale.

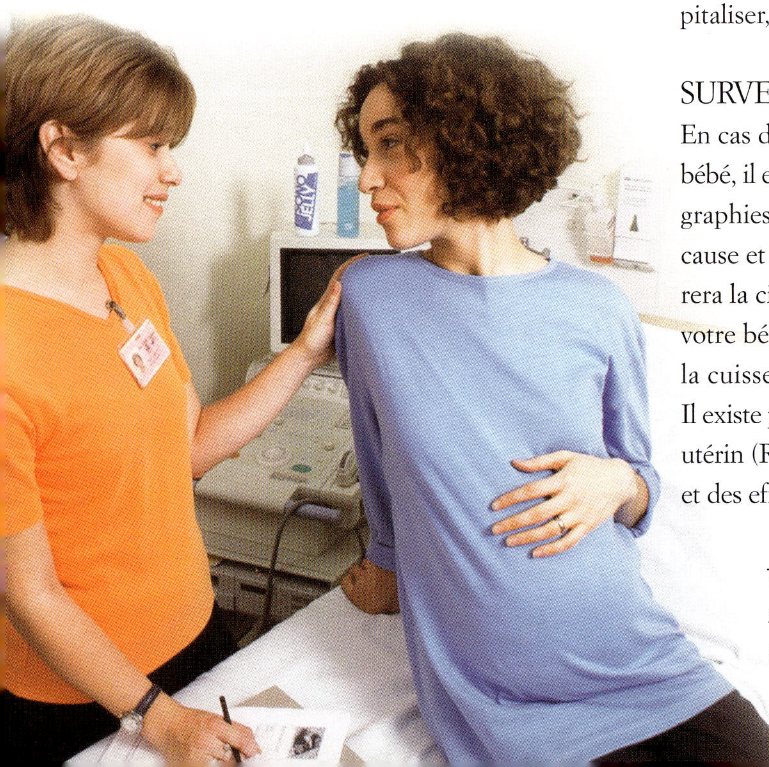

TESTS SPÉCIALISÉS *En général, ils sont effectués en service de jour pour éviter les séjours prolongés à l'hôpital avant votre date d'accouchement.*

LES ÉCHO-DOPPLERS

Cette forme de scanner ultra-sensible est utilisée pour évaluer le volume de sang qui court dans les vaisseaux sanguins de l'utérus, du placenta, du cordon ombilical et de la tête du bébé.

▶ **Lorsque le flux sanguin est détourné vers le cœur et le cerveau** plutôt que vers des organes moins vitaux du corps, les principaux vaisseaux sanguins du cerveau, et plus particulièrement l'artère cérébrale moyenne, se dilatent (deviennent plus fragiles) pour accueillir le volume supplémentaire. Ce changement est détectable par un scanner, et indique clairement que le bébé souffre d'un problème comme une baisse de l'oxygénation (hypoxie), et qu'il faut prévoir rapidement une intervention.

▶ **Un flux sanguin réduit dans l'artère ombilicale** est un indicateur utile pour prévoir un risque de croissance ralentie. Sur un Doppler normal, la pression sanguine baisse après chaque pulsation mais le flux reste constant.

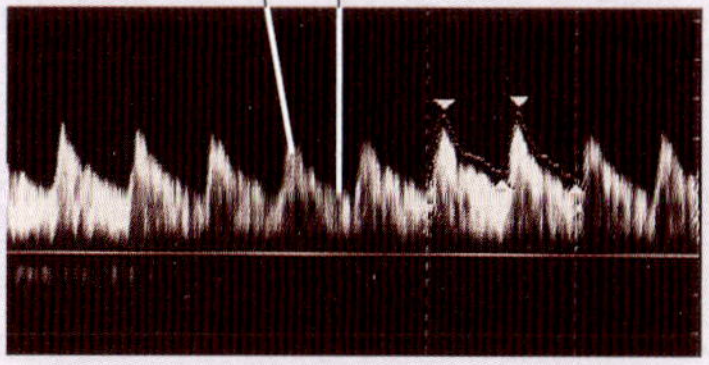

NORMAL *Bien que le flux sanguin diminue à la fin de chaque cycle cardiaque, il ne s'arrête jamais. L'apport est continu.*

Si le flux s'arrête après chaque cycle cardiaque, cela indique que le bébé souffre d'un manque d'oxygène.
Si jamais l'examen montre un reflux sanguin, il faut intervenir immédiatement.

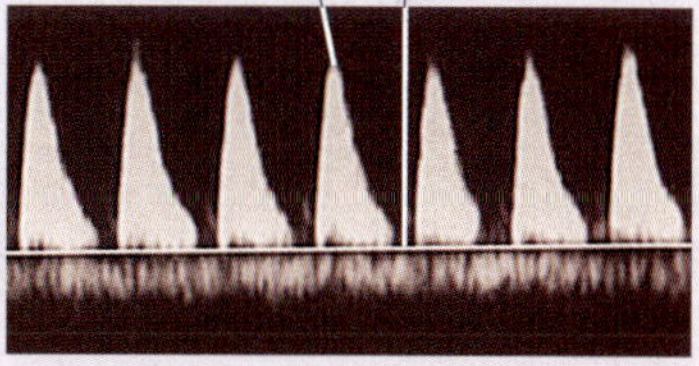

ANORMAL *Les vides entre les oscillations montrent une interruption du flux sanguin en direction du bébé à la fin de chaque cycle cardiaque.*

Dans les cas de RCIU harmonieux, la croissance est ralentie au début de la grossesse, touchant de manière équivalente la tête et le corps. Les causes possibles sont nombreuses : la plupart des malformations congénitales, des infections (rubéole, cytomégalovirus et syphilis, *voir* p. 411–413), et les toxines comme l'alcool, la fumée de cigarettes et l'héroïne.

Le RCIU dysharmonieux se produit après la 20ᵉ semaine et est souvent appelé insuffisance placentaire. Le flux sanguin passant au travers du placenta ne répond plus aux besoins de croissance du bébé. Cela se produit notamment dans des cas de prééclampsie (*voir* p. 425), de grossesse gémellaire et de certaines malformations foetales (*voir* p. 415–421). La réponse du bébé consiste à détourner le flux sanguin vers le cœur et le cerveau pour protéger la croissance de ses organes vitaux. La tête grossit alors plus que l'abdomen, le corps utilisant les stocks de graisse du foie et du ventre. La graisse sous-cutanée est également absorbée, ce qui peut grandement amaigrir les membres du fœtus.

Si l'on considère que votre bébé grossit trop lentement avec une disproportion céphalique, on vous prescrira un Doppler (*voir* ci-dessus) pour évaluer la gravité de la situation. S'il n'y a pas de danger immédiat, on vous demandera de revenir tous les sept à dix jours pour procéder à de nouveaux examens de croissance. Si l'un de ces examens confirme que votre bébé n'a pas grandi ou trop peu, on vous conseillera probablement de déclencher artificiellement le travail (*voir* p. 294–297). Dans certains cas, une césarienne est nécessaire.

ENREGISTRER LE CŒUR DU FŒTUS

Les cardiotocographes (CTG) sont des sorties informatiques produites par des appareils qui surveillent le rythme cardiaque de votre bébé en plus de l'activité musculaire de votre utérus. Ce type de monitoring est le plus souvent utilisé pendant le travail, afin d'évaluer comment le bébé réagit aux contractions, mais il est aussi utilisé pendant la grossesse lorsqu'on suspecte un problème chez le bébé (*voir* encadré ci-dessous).

On fixe deux ceintures autour de votre abdomen : l'une est chargée de surveiller l'activité musculaire de l'utérus, l'autre enregistre le rythme cardiaque du bébé. Le double tracé de la machine permet de s'assurer que le rythme cardiaque est normal, et de voir si l'utérus est actif (en contraction) ou calme (hors contraction).

CTG informatisé Oxford

Ce genre de monitoring est utilisé pour évaluer l'état de santé général du bébé et est le plus souvent réservé au monitoring spécialisé en fin de grossesse. Le système Oxford Sonicaid, par exemple, dresse une liste de conditions que doit remplir le cœur du fœtus pendant un temps

INTERPRÉTER UNE COURBE DE CTG

Le rythme cardiaque des bébés *in utero* tourne en général autour de 120 à 160 battements par minute. Ce rythme varie en permanence de cinq à quinze battements, sauf pendant les périodes de sommeil qui durent environ trente minutes. Cette variabilité est un signe essentiel du bien-être du bébé : s'il n'y a aucune variation pendant plus de trente minutes, cela peut indiquer une souffrance fœtale.

Les bébés en bonne santé ont aussi de fréquentes accélérations de leur rythme cardiaque (plus de quinze pulsations supplémentaires par minute pendant plus de quinze secondes), qui sont souvent associées à des mouvements fœtaux, et parfois provoquées par des stimulations externes et aussi par des contractions utérines.

Les baisses de rythme sont également très fréquentes après des mouvements fœtaux ou des contractions. Toutefois, des décélérations répétées de plus de quinze battements par minute pendant plus de quinze secondes sont une autre indication d'une possible souffrance fœtale, surtout si elles n'ont pas été provoquées par des contractions. Cela dit, les interprétations des CTG divergent souvent : c'est une des raisons du développement de l'analyse assistée par ordinateur.

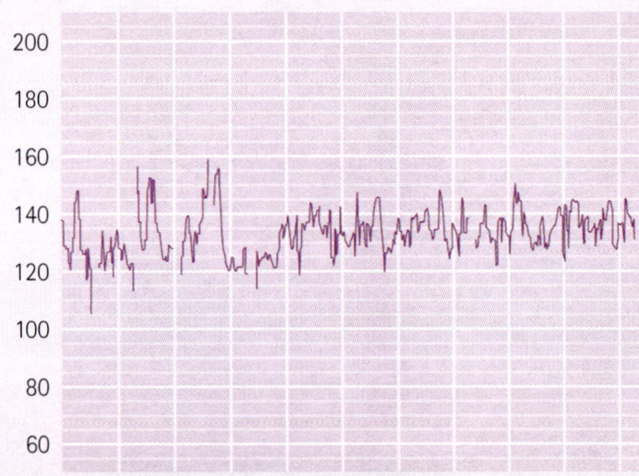

BONNE VARIABILITÉ *Les pics et les creux de cette courbe montrent une suite saine d'accélérations et de décélérations du rythme cardiaque fœtal, sur une courte période de temps.*

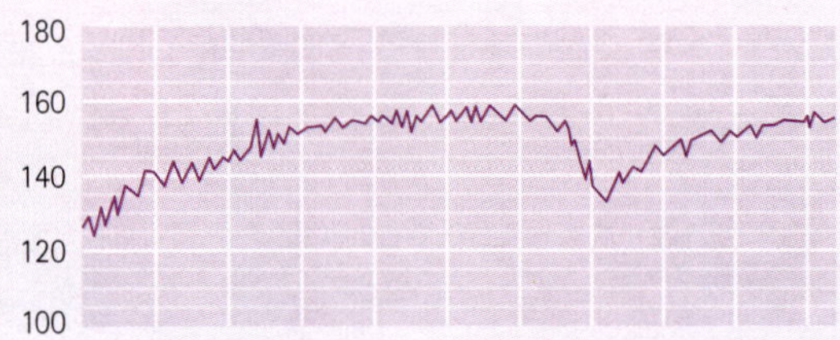

MAUVAISE VARIABILITÉ *Une courbe montrant peu de variation du rythme cardiaque fœtal sur une période de plus de trente minutes peut indiquer une souffrance fœtale.*

donné. Le rythme ne doit ainsi pas descendre en deçà d'un seuil minimum, avec des épisodes de fortes et de faibles variations, quelques accélérations mais pas de brutales décélérations, le tout accompagné de mouvements du fœtus. Si toutes ces conditions sont remplies rapidement, ce sont de bonnes nouvelles pour tout le monde. On enregistre pendant un maximum de soixante minutes, mais l'ordinateur commence son analyse au bout de dix minutes. Si toutes les conditions sont remplies, l'analyse s'arrête, et on ne fera probablement pas d'autre monitoring Oxford.

Si les conditions ne sont pas remplies après dix minutes, l'ordinateur continue l'analyse des signaux toutes les deux minutes, jusqu'à ce que les conditions soient remplies. Si elles ne le sont pas dans les soixante minutes, cela peut être inquié-tant. En fonction des raisons pour lesquelles on vous a conseillé ce type de monitoring, l'équipe soignante décidera s'il faut répéter le test, et à quel moment.

Très rarement, une alerte se déclenche si le rythme cardiaque est trop bas (moins de 115 pulsations par minute). La machine continue alors l'enregistrement tout en imprimant des messages demandant à l'équipe médicale de vérifier qu'il n'y a pas d'autres chutes du rythme cardiaque, que l'on sent toujours les mouvements fœtaux et que le rythme cardiaque ne suit pas une courbe sinusoïdale à forte amplitude, ce qui est toujours le signe qu'un danger sérieux et imminent guette le bébé, tel un hématome rétroplacentaire (*voir* p. 427).

Comme pour tout type de test, l'analyse assistée par ordinateur peut produire des faux positifs, indiquant un problème quand il n'y en a pas. Bien que cela cause immanquablement beaucoup d'inquiétude et d'angoisse, je considère qu'il est prudent d'effectuer ce test afin de venir immédiatement en aide à un bébé qui en a besoin.

LE VOLUME DE LIQUIDE AMNIOTIQUE

On évalue le volume de votre liquide amniotique en mesurant par échographie la profondeur des différentes poches qui entourent le bébé. Si la profondeur maximale est inférieure à 2–3 cm, ou si la somme des profondeurs de quatre poches différentes n'excède pas 7,3 cm, il faut intervenir d'urgence.

Il a été très difficile d'établir scientifiquement pourquoi le volume de liquide qui entoure le bébé proche du terme est si important pour le dénouement de la grossesse. L'explication logique est qu'un volume de liquide qui augmente ou se réduit est une indication que le métabolisme et les reins du bébé ne fonctionnent pas de manière optimale. Or tester ces fonctions vitales *in utero* est quasiment impossible. En tout état de cause, mon expérience personnelle m'a appris qu'il faut toujours prendre au sérieux des signes de réduction du volume de liquide. Quand une grossesse touche à sa fin ou qu'elle a dépassé le terme prévu, je prends presque toujours la décision de déclencher l'accouchement si le niveau du liquide amniotique est très bas.

ÉVALUATION DU BIEN-ÊTRE FŒTAL

Ce test s'appuie sur une combinaison de facteurs pour évaluer le bien-être du fœtus. Il utilise un système de score pour évaluer les mouvements respiratoires du fœtus, les mouvements du corps, le tonus musculaire et la posture, ainsi que le volume de liquide amniotique et les résultats du monitoring. On considère aujourd'hui qu'un faible volume de liquide ainsi qu'une analyse CTG en dessous de la moyenne sont les indicateurs les plus importants pour déterminer qu'un bébé a besoin d'une intervention rapide. Cela dit, si par exemple le volume du liquide amniotique est bas mais que le monitoring est bon, vos soignants chercheront automatiquement d'autres signes qui les aideront à décider s'il faut intervenir ou non.

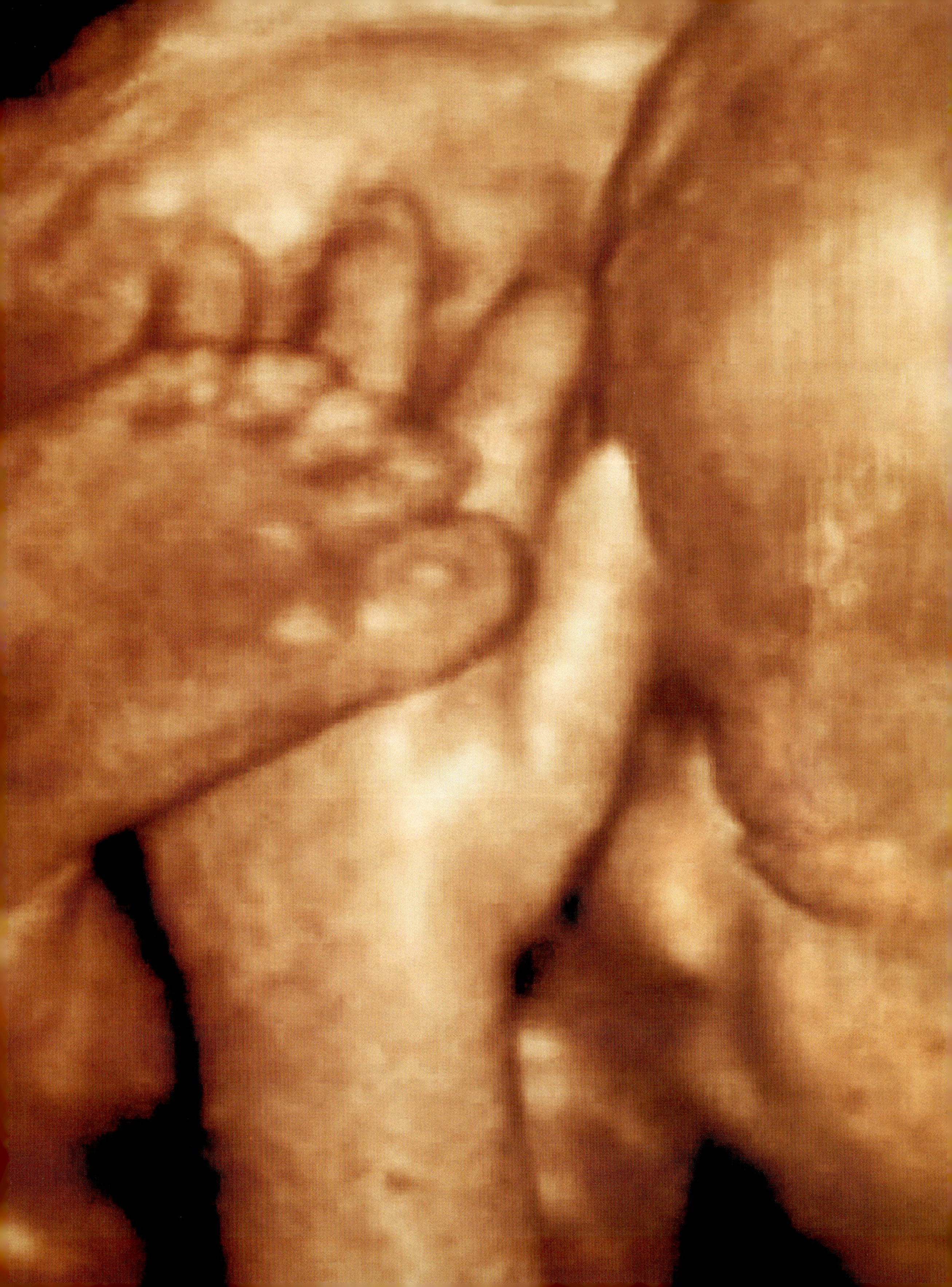

SEMAINES 35–40

LE BÉBÉ SE DÉVELOPPE

À CE STADE, L'UTÉRUS EST BIEN AJUSTÉ AUTOUR DU BÉBÉ. LE BÉBÉ EST GÉNÉRALEMENT ENROULÉ SUR LUI-MÊME, LA TÊTE EN BAS, ATTENDANT LE TRAVAIL. SES MOUVEMENTS SONT PLUS LIMITÉS, MAIS VOUS REMARQUEREZ SANS DOUTE QUE LA FORME DE VOTRE VENTRE CHANGE AVEC LA POSITION DU BÉBÉ.

Lors de cette dernière phase de la grossesse, votre bébé continue à prendre régulièrement du poids, essentiellement du fait de la graisse qui s'installe sous la peau, autour des muscles et de certains organes abdominaux. Un bébé à terme est en général bien potelé, et pèse en moyenne 3 à 4 kg ; les garçons sont souvent un peu plus lourds que les filles. Bien que votre bébé soit désormais trop à l'étroit pour bouger librement, vous devriez encore percevoir ses mouvements, et même ressentir de temps à autre le tiraillement d'un coup de poing donné dans la paroi de l'utérus. Consultez votre médecin en urgence si la façon de bouger de votre bébé change brusquement.

La quasi-totalité du lanugo a disparu, mais il reste du vernix, substance grasse qui va aider l'enfant à passer par les voies génitales. Parfois, les bébés nés après terme ont la peau qui s'écaille et pèle : ils ont passé plus de temps sans la couche protectrice de vernix ; certains se font même des égratignures au visage avec leurs ongles. La quantité de cheveux à la naissance est très variable, allant du crâne chauve à la chevelure complète, en passant par quelques touffes éparses. Cette première chevelure tombe presque entièrement dans les premières semaines, mais on le remarque rarement, car des cheveux plus résistants les remplacent aussitôt.

PRÊT À NAÎTRE

Les poumons sont maintenant arrivés à maturité, et le bébé continue à produire de grandes quantités de cortisol afin d'assurer une forte production de surfactant dans les poumons et une transition douce vers la respiration. Le rythme cardiaque oscille entre 110 et 150 battements par minute. Lors de l'accouchement, quand le bébé prendra sa première bouffée d'air, d'énormes changements se produiront au niveau du cœur et du système circulatoire (*voir* p. 378–379).

Le système digestif est maintenant prêt à recevoir de la nourriture liquide. Les intestins se remplissent d'une matière visqueuse et verdâtre, le méconium, constituée de débris cellulaires, de restes de lanugo et de sécrétions des intestins, du foie et de la vésicule biliaire. Normalement, le bébé élimine pendant ses

◄ *Près du terme, le bébé se trouve très à l'étroit.*

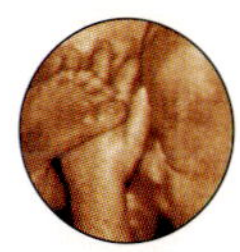

taille non réelle

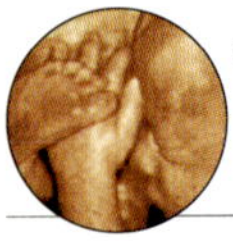

taille non réelle

Entre 38 et 40 semaines, votre bébé pèse de 3 à 4 kg et mesure jusqu'à 50 cm du sommet de la tête jusqu'au bout des pieds.

premiers jours le méconium accumulé. Mais s'il subit un stress pendant l'accouchement, on peut en voir des traces dans le liquide amniotique. La présence de méconium dans le liquide amniotique après la perte des eaux est un signe de souffrance fœtale à surveiller attentivement pendant le travail (*voir* p. 291–292). Chez les garçons, les testicules descendent dans le scrotum à ce moment-là, ce qui explique que les prématurés naissent souvent avec des testicules non descendus.

Le système immunitaire de votre bébé est maintenant à même de le protéger contre de nombreuses infections, mais cela tient surtout au transfert d'anticorps de votre propre sang. Après la naissance, le lait maternel continue de transmettre des anticorps aux bébés. Cette protection apportée par le lait maternel est l'une des principales raisons pour essayer d'allaiter votre bébé pendant ses premiers mois, avant qu'il soit capable de produire ses propres anticorps.

LA TÊTE S'ADAPTE

La tête du bébé est proportionnellement plus petite qu'elle ne l'était plus tôt dans la grossesse, mais son périmètre est toujours comparable à celui de l'abdomen. À terme, la tête reste une des parties les plus grandes du corps du bébé ; pendant l'accouchement, il est donc important de lui assurer un passage sûr par les voies génitales. C'est l'une des raisons pour lesquelles les os fœtaux du crâne ne fusionnent que bien après la naissance. Même si le cerveau du bébé a besoin d'être protégé par des os, ces derniers sont assez mous en comparaison des os crâniens adultes, et peuvent glisser et se chevaucher. La tête peut ainsi prendre la forme du bassin de la mère, ce qui facilite grandement le passage pelvigénital et vaginal. Pendant une grossesse normale, la tête du fœtus descend et s'engage dans le bassin en préparation du travail. Lors d'une première grossesse, la tête peut s'engager dès 36 semaines, alors qu'au cours des grossesses suivantes, il arrive que la tête ne s'engage qu'immédiatement avant le début du travail.

LE PLACENTA À TERME

À ce stade, votre placenta ressemble à un disque dont le diamètre varie de 20 à 25 cm pour une épaisseur de 2 à 3 cm. Cette surface très étendue permet le transfert d'oxygène et de nutriments vers l'enfant, ainsi que le passage des déchets du bébé vers la mère. À terme, le placenta pèsera environ 700 g, à peine moins d'un sixième du poids du fœtus. Bien qu'environ 45 % des grossesses continuent au-delà de 40 semaines, médecins et sages-femmes laissent rarement une grossesse dépasser 42 semaines. Au-delà, le placenta ne peut plus remplir son rôle de manière aussi efficace, et ils suggéreront probablement de déclencher l'accouchement (*voir* p. 294–297). Ses réserves sont à ce stade quasiment épuisées, ce qui explique l'augmentation du risque d'avoir un enfant mort-né dans les accouchements ayant lieu après le terme. Au-delà de 42 semaines, on pourra mieux s'occuper de votre bébé dans le monde extérieur.

VOTRE CORPS CHANGE

SI LA TÊTE DE VOTRE BÉBÉ A COMMENCÉ À S'ENGAGER DANS LE BASSIN, L'ARRONDI DE VOTRE VENTRE APPARAÎT PLUS BAS DANS L'ABDOMEN. PARFOIS, LE CHANGEMENT DE FORME DE VOTRE CORPS EST SI VISIBLE QU'ON VOUS FERA PEUT-ÊTRE REMARQUER QUE LA « DESCENTE » DU BÉBÉ A COMMENCÉ.

Cela ne veut pas dire que le travail va commencer tout de suite, et que votre bébé a littéralement entamé une « descente » ; vous avez peut-être encore plusieurs semaines devant vous. Il s'agit juste d'un signe indiquant que votre utérus et votre bébé se préparent à l'accouchement. Je vous le disais, l'engagement est plutôt précoce pour un premier bébé. Cela tient au fait que les muscles de l'utérus n'ont pas encore été étirés par un accouchement : ils sont plus toniques et peuvent exercer une pression plus grande sur la tête du bébé. En outre, la modification de la position des os pelviens par un précédent accouchement peut retarder la descente.

Si la tête a commencé à s'engager, votre respiration devient plus facile, et la réduction de la pression sur le diaphragme et les côtes vous permet de prendre un repas complet. C'est pourquoi on appelle parfois cette descente un allègement (de la pression abdominale). En revanche, la tête du bébé exerce désormais une pression directe sur votre vessie. Vous aurez besoin d'uriner fréquemment par petites quantités, et pendant la nuit, les allers-retours aux toilettes vont devenir une véritable expédition.

Les ligaments et les articulations du bassin continuent à se détendre en préparation de la naissance, ce qui peut provoquer toutes sortes de douleurs dans la région pelvienne et des élancements dans le bas-ventre. Le phénomène va en s'aggravant : votre posture change à mesure que votre

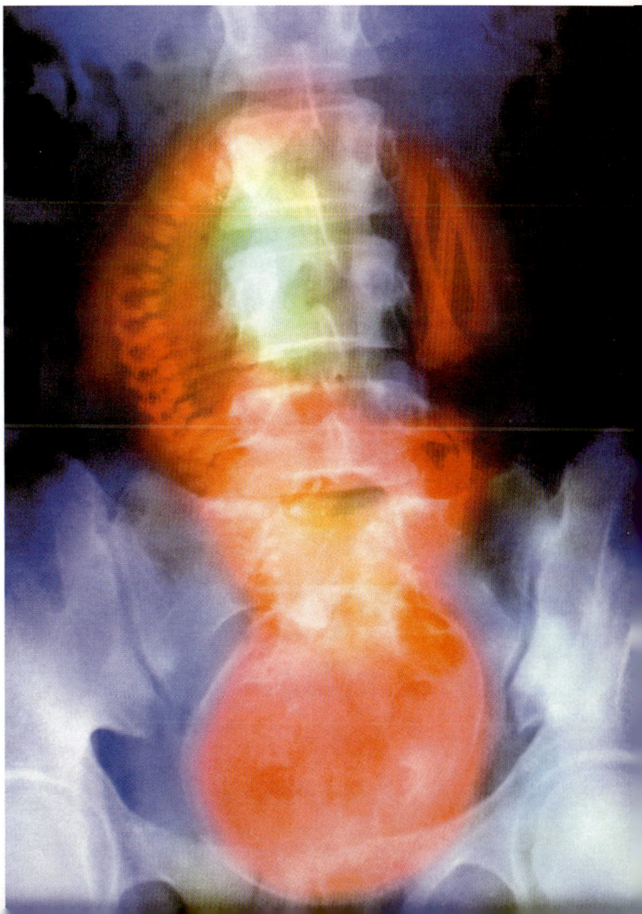

PRÊT À NAÎTRE *Une radio colorée montre un bébé à terme avec la tête en bas, descendue dans le bassin de la mère.*

bébé descend dans le bassin. Pendant les dernières semaines, vous prenez en général moins de poids, voire plus du tout, mais le bébé peut prendre quant à lui jusqu'à 1 kg. Si vous vous sentez soudainement gonflée, consultez d'urgence votre médecin ou votre sage-femme pour contrôler que vous n'êtes pas en train de développer une prééclampsie (*voir* p. 425).

L'EFFET DES HORMONES

Les hormones de grossesse produites par le placenta induisent d'autres changements dans votre corps. Vos seins gonflent encore un peu et peuvent se remplir de lait, laissant parfois filtrer quelques gouttes. Ce n'est pas le cas de toutes les femmes, et vous ne verrez peut-être jamais de lait ou de colostrum s'échapper de vos seins avant la naissance et l'allaitement. Beaucoup de femmes remarquent des pertes vaginales plus importantes, qui peuvent être légèrement brunes ou rosées, surtout peu de temps après des relations sexuelles. En général, ces pertes n'ont rien d'inquiétant. Elles sont seulement le signe que le col, amolli par un plus grand afflux de sang, devient sujet aux ecchymoses, et peut saigner au plus léger contact. Consultez toutefois un médecin en urgence si vous constatez un saignement vaginal très rouge, surtout s'il est accompagné de douleurs.

DE NOUVELLES SENSATIONS

VOUS AVEZ ATTEINT VOTRE POIDS MAXIMAL. VOUS AVEZ TENDANCE À VOUS COGNER PARTOUT, ET VOUS VOUS SENTEZ MALADROITE. PRENEZ LES ESCALIERS AVEC PRUDENCE, CAR VOTRE CENTRE DE GRAVITÉ A CHANGÉ DE MANIÈRE SIGNIFICATIVE, ET VOUS NE POUVEZ PLUS VOIR VOS PIEDS.

Pendant ces dernières semaines de la grossesse, les contractions de Braxton-Hicks (*voir* p. 237–238) vous rappellent constamment que le travail peut commencer à tout moment. Les vraies contractions du travail sont plus intenses et plus douloureuses, mais si vous avez le moindre doute, demandez conseil. Votre médecin ou sage-femme préféreront vous envoyer à la maternité pour effectuer un examen plutôt que vous laisser vous angoisser à la maison. Ce n'est pas le moment d'ignorer vos douleurs abdominales en espérant qu'elles vont disparaître. Ce n'est pas non plus le moment d'avoir peur d'ennuyer votre sage-femme parce que vous l'avez déjà appelée trois fois cette semaine pour le même symptôme. Peu importe le nombre de fausses alertes, il est essentiel que toute douleur utérine soit examinée attentivement et sans tarder.

« ... ce n'est pas le moment d'avoir peur d'ennuyer votre sage-femme parce que vous l'avez déjà appelée trois fois cette semaine... »

À ce stade, vous risquez de vous sentir fatiguée même si vous vous reposez souvent, car il est peu probable que vous arriviez à profiter d'un sommeil continu et ininterrompu, indispensable au renouvellement de votre énergie physique et mentale. Un sommeil de bonne qualité passe par des cycles de quatre étapes différentes, allant du sommeil léger au sommeil profond, suivi du sommeil paradoxal, pendant lequel vous rêvez. Si vous êtes réveillée pendant une de ces phases, le cycle reprend au début quand vous vous rendormez. Du coup, il vous manque les phases primordiales de sommeil profond et paradoxal, et vous vous réveillez en petite forme. Même si vous arrivez à vous assoupir, voire à dormir, pendant de longs moments, le manque répété de bon sommeil vous fatiguera de plus en plus.

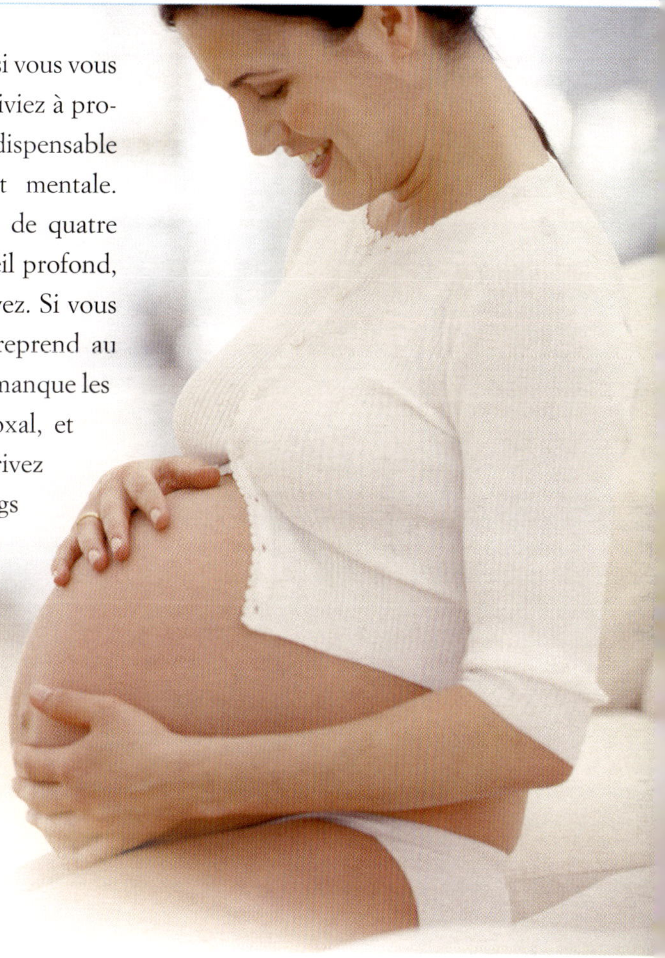

MAGNIFIQUE *À la fin de votre grossesse, votre ventre peut devenir une source d'amusement autant que de réelle émotion.*

IMPATIENCE ET FRUSTRATION

Les émotions les plus souvent ressenties à ce stade de la grossesse sont l'impatience dans l'attente du jour J, et la frustration de ne pas savoir quand il va arriver. À ce stade, beaucoup de femmes attendent désespérément la fin de leur grossesse, quel que soit le bonheur qu'elle a pu leur procurer.

Si vous ressentez ces émotions, rappelez-vous que la naissance est proche. Même si vous dépassez le terme, il ne reste qu'un nombre limité de jours (*voir* ci-dessous). Vous aurez toutefois d'autres pressions à gérer : plus vous serez proche du terme, plus vous serez confrontée à des questions sur la date exacte de votre accouchement et à des coups de téléphone de proches pour savoir si le bébé est déjà arrivé. Famille et amis ne pensent évidemment pas à mal, mais beaucoup de femmes sont irritées par ce rappel constant du fait que leur bébé si attendu n'est pas encore arrivé.

L'accouchement est un véritable défi émotionnel et physique, et il est probable que vous l'envisagiez avec un sentiment de surexcitation mêlé d'appréhension, car il est presque impossible de savoir exactement comment il va se dérouler ni comment votre corps va réagir. Comme plusieurs patientes me l'ont fait remarquer récemment, il est plus facile de s'entraîner pour un marathon que pour un accouchement. Si vous ressentez toujours beaucoup d'appréhension, parlez-en à votre accoucheur, afin qu'il comprenne vos inquiétudes et puisse y répondre.

VOTRE SUIVI PRÉNATAL

PENDANT LES DERNIÈRES SEMAINES DE LA GROSSESSE, VOUS SEREZ SUIVIE DE PRÈS. N'HÉSITEZ PAS À TENIR VOTRE MÉDECIN OU VOTRE SAGE-FEMME AU COURANT DE TOUT NOUVEAU SYMPTÔME, DE TOUTE QUESTION QUI VOUS INQUIÈTE, OU DE TOUT CE QUI PEUT VOUS PARAÎTRE BIZARRE CONCERNANT LE BÉBÉ, MÊME SI VOUS N'ARRIVEZ PAS À CERNER EXACTEMENT LE PROBLÈME.

« … une tête bien engagée dans le bassin est souvent signe que le travail sera rapide et sans complications… »

Tous les examens prénatals habituels vous seront prescrits, ainsi qu'une nouvelle numération sanguine si vous vous sentez fatiguée ou si vous prenez des suppléments de fer pour une anémie déjà décelée. Les personnes qui vous suivent chercheront des signes de rétention importante de liquide (œdème). Si vous remarquez que votre visage, vos doigts ou vos chevilles ont soudainement gonflé, on vous prescrira d'autres tests sanguins, et l'on contrôlera plus souvent votre tension en cas de soupçon de prééclampsie. En général, on conseille aux femmes ayant des complications en fin de grossesse de se prêter à une surveillance plus poussée (*voir* p. 256–259).

À chacune de vos visites prénatales, votre médecin ou votre sage-femme palpe attentivement votre ventre. À ce stade de la grossesse, il est important de déterminer la présentation de votre bébé, et de savoir si la partie qui se présente s'est déjà engagée dans le bassin. Ces informations influencent la préparation de votre accouchement, et peuvent permettre de choisir la meilleure approche ; elles aident également les personnes qui vous suivent à évaluer la progression du travail une fois qu'il a commencé.

LA TÊTE EST-ELLE ENGAGÉE ?

Il arrive souvent que les femmes enceintes ne comprennent pas bien le terme d'engagement. Une brève explication des étapes et des termes utilisés me semble donc utile et nécessaire. Si l'on veut être précis, la tête de votre bébé n'est vraiment engagée que lorsque plus de la moitié de la tête (trois cinquièmes) a dépassé la ceinture pelvienne. La palpation abdominale est la meilleure manière d'évaluer le stade de l'engagement.

- Si votre médecin ou sage-femme peut sentir toute la tête en palpant votre ventre, on dit que la tête est haute ou mobile.
- S'il sent plus de la moitié (trois cinquièmes ou quatre cinquièmes) de la tête au-dessus de l'os pubien, on dit que le bébé n'est pas encore engagé dans le bassin, et le dossier médical peut indiquer précisément quelle proportion de la tête est encore palpable, par exemple 3/5 ou 4/5.

• Quand il peut sentir moins de la moitié de la tête (seulement deux cinquièmes) au-dessus de l'os pubien, la tête du bébé est engagée. S'il ne reste plus qu'un cinquième ou moins de la tête dans le ventre, on dit que la tête est profondément engagée.

L'autre manière d'évaluer le stade d'engagement est de procéder à un examen vaginal. On fait rarement cet examen avant l'accouchement, mais on le pratique régulièrement pendant le travail pour évaluer la progression de la descente de votre bébé dans le bassin. Néanmoins, l'examen vaginal prénatal peut parfois être utile. Par exemple, une surcharge pondérale de la mère rend difficile l'évaluation du degré d'engagement de la tête quand le terme approche. Par ailleurs, quand la tête est profondément engagée et que les épaules se trouvent juste au-dessus de la ceinture pelvienne, il est parfois difficile de savoir quelle partie du bébé on palpe. La précision à ce stade est importante, car si le travail commence alors que la tête du bébé est haute et mobile, de nombreuses complications risquent de se produire, telle la procidence du cordon (*voir* p. 429). En revanche, une tête bien engagée dans le bassin avant le travail est souvent signe que le travail sera rapide et sans complications.

Si c'est votre premier bébé et que sa tête n'est pas engagée dans le bassin, on vous fera probablement passer une échographie pour vérifier que rien n'empêche l'engagement, tels une insertion basse du placenta, un fibrome utérin ou un kyste ovarien. Si la tête du bébé ne peut passer l'obstacle seule, l'accouchement se fait généralement par césarienne. Il arrive parfois que les dimensions du bassin ne suffisent pas pour que la tête puisse s'y engager : on désigne ce problème par le terme médical de disproportion fœtopelvienne. Ce problème est relatif : une femme de taille moyenne peut souffrir de cette disproportion si son bébé a une grosse tête, mais peut très bien ne pas avoir de souci lors d'une autre grossesse si

L'ENGAGEMENT

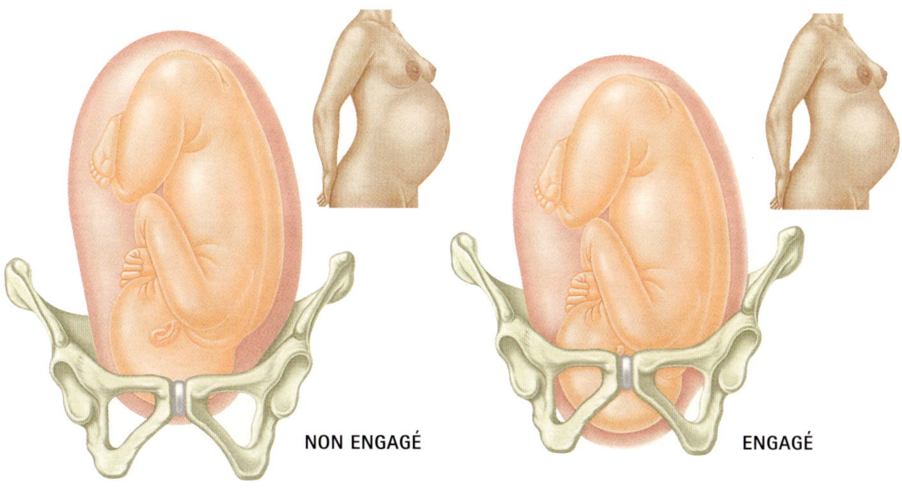

NON ENGAGÉ *La tête du bébé n'est pas encore descendue dans le bassin, et l'utérus est au plus haut.*

ENGAGÉ *Le bébé est descendu dans le bassin, produisant un brusque changement de la forme de votre ventre.*

son bébé est plus petit. L'authentique disproportion fœtopelvienne, dans laquelle le bassin de la mère est trop étroit même pour le plus petit des bébés, est rare. En cas de doute, on conseille un toucher vaginal et un radiopelvimétrie par scanner pour mesurer précisément la taille de votre bassin.

Cela étant, les têtes hautes peuvent descendre et s'engager dans le bassin jusqu'à la toute fin de la grossesse. Rester calme et attendre est en général ce qu'il y a de mieux à faire en ce qui concerne l'engagement.

PRÉSENTATION ET ORIENTATION

« Pendant ma formation, j'ai appris qu'accoucher une présentation postérieure était comme enfiler une chaussure gauche à un pied droit... »

Une fois arrivée au terme de votre grossesse, vous aurez peut-être entendu bien des expressions différentes pour qualifier la position et la présentation de votre bébé, et il se peut que vous soyez dans la plus complète confusion. Les points suivants devraient vous aider à bien comprendre la façon dont votre bébé se présente effectivement.

- Comme je l'ai déjà indiqué, l'orientation de votre bébé peut être longitudinale, c'est-à-dire à la verticale dans votre utérus, transverse, le bébé couché à l'horizontale, ou encore oblique, suivant une diagonale.
- La partie du bébé qui « se présente » est celle qui se trouve le plus près du col, et donc celle qui va venir au monde en premier. Pour un bébé orienté longitudinalement, cette présentation peut être céphalique, ce qui veut dire la tête est en bas, ou par le siège. Quand un bébé est orienté transversalement ou en oblique, aucune partie ne se présente. À 35 semaines, la plupart des bébés sont en présentation céphalique et, à terme, la proportion atteint 95 %. 4 % d'entre eux sont en présentation par le siège, et 1 % en présentation transverse ou oblique.
- Le terme de « position du bébé » fait référence à la relation entre la colonne vertébrale du bébé, l'arrière de sa tête (l'occiput) et la paroi interne de l'utérus. La position du bébé peut être antérieure (devant), latérale (sur le côté), postérieure (derrière) ou faisant face à gauche ou à droite (*voir* p. 213). On considère comme normale une position antérieure ou latérale au début du travail.
- L'« attitude » du bébé correspond à la position de sa tête par rapport au reste de son corps. L'attitude normale est celle dans laquelle il est complètement plié en deux, les membres et la tête recroquevillés sur le corps. Si la tête et la nuque sont défléchies et rejetées en arrière, on se trouve en présence d'une présentation anormale par le front (*voir* p. 429).

La présentation postérieure

Si le bébé prend une position postérieure dans le bassin, ce qui signifie que l'occiput se tourne vers la colonne vertébrale de la mère et que le bébé se trouve face vers l'avant, le travail risque d'être plus long et plus pénible. Dans une telle position, la tête du bébé n'entre pas facilement dans le bassin, ce qui nuit au bon déroulement du travail. Pendant ma formation, j'ai appris qu'accoucher une présentation postérieure était comme enfiler une chaussure gauche à un pied droit : c'est possible, mais ce n'est pas conçu à cet effet. Heureusement, seuls 13 % des bébés (en général des premiers bébés) sont orientés vers l'arrière au début du travail, et environ 65 % d'entre eux se retournent pendant l'accouchement et peuvent sortir par les voies naturelles.

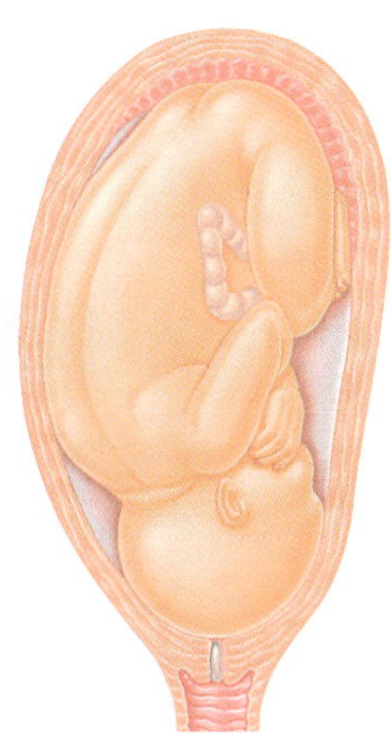

PRÉSENTATION ANTÉRIEURE

La présentation par le siège

Si votre bébé se présente par le siège à 35 semaines, il est encore possible qu'il se retourne naturellement. Si c'est encore le cas à terme, ce qui se produit pour environ 4 % des grossesses, un accouchement par voie naturelle est encore possible (*voir* p. 357). Cela dit, un accouchement par le siège étant souvent plus compliqué, votre médecin ou sage-femme peut vous demander de ne pas accoucher à domicile ou dans une maternité non spécialisée.

Pendant la première phase du travail, un bébé en siège ne dilatera pas aussi bien le col que lors d'une présentation céphalique. Le travail risque d'être plus long et le bébé est plus susceptible de souffrir de détresse fœtale, exigeant une intervention en urgence. Si le bébé est toujours en siège au moment de la perte des eaux, vous risquez une procidence du cordon, et vous devez vous rendre immédiatement à la maternité. Le siège ne peut pas se positionner aussi bien dans le bassin que la tête ; le cordon peut alors glisser en dessous du siège ou des jambes et tomber dans le col, ce qui peut s'avérer dangereux pour la vie du bébé. Un autre problème se pose au deuxième stade du travail : on ne peut pas savoir à l'avance si votre bassin est assez grand pour laisser passer la tête du bébé. Il existe trois types de présentation par le siège :

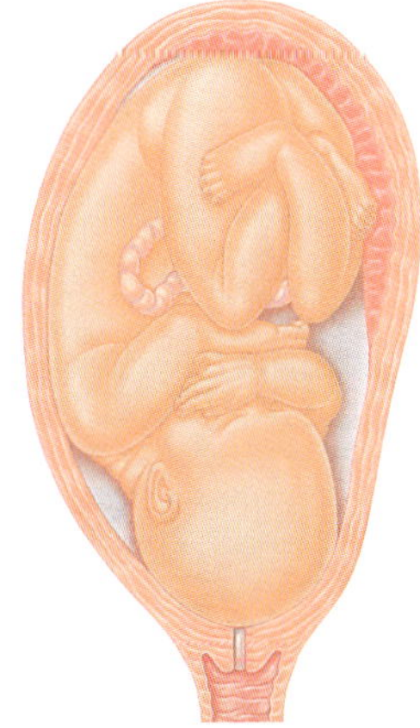

PRÉSENTATION POSTÉRIEURE

- **dans le siège décomplété**, les jambes sont pliées au niveau des hanches et les genoux sont en extension devant le bébé. C'est la meilleure des positions en siège pour un accouchement par voie naturelle ;
- **dans le siège complet**, les jambes sont pliées en tailleur devant le bébé. Un accouchement par voie naturelle est parfois possible ;
- **dans un siège décomplété mode des pieds**, les jambes sont étendues et un pied, ou les deux, se présente en premier. L'accouchement par voie basse est déconseillé.

Par le passé, les femmes portant un bébé en siège passaient des radios, ou plus récemment des échographies et des radiopelvimétries du bassin, pour s'assurer que l'ouverture du bassin était assez large pour un accouchement naturel. Aujourd'hui, ces examens sont rares, sauf si vous insistez pour accoucher par voie naturelle. Des études récentes ont montré sans équivoque que la césarienne est la méthode la plus sûre en cas de présentation par le siège, tant en termes de

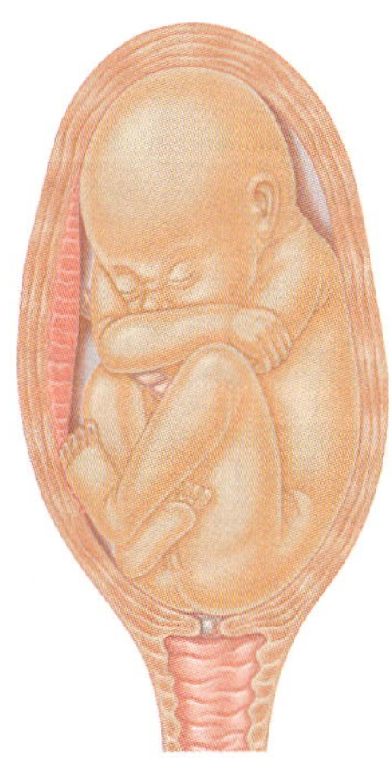

PRÉSENTATION PAR LE SIÈGE

LA POSITION DE VOTRE BÉBÉ

On détermine la position de votre bébé en fonction de la situation de son occiput et de sa colonne vertébrale dans l'utérus au moment de la descente dans le bassin. Voici les six positions les plus communes, avec leur sigle et leur pourcentage d'apparition. Les positions occipitales antérieure et postérieure, dans lesquelles le bébé se positionne directement face à votre colonne vertébrale ou dos à celle-ci, sont rares. Les présentations par le siège sont définies par la position du sacrum du bébé, la plus commune étant la sacro-iliaque droite, avec le dos tourné vers l'avant de l'utérus.

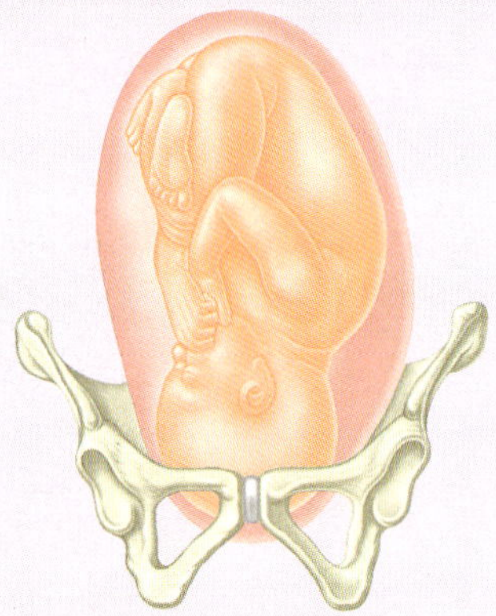

OIGT : OCCIPITO-ILIAQUE GAUCHE TRANSVERSE (40 %) *Le dos et l'occiput sont sur la gauche de l'utérus, à angle droit avec votre colonne.*

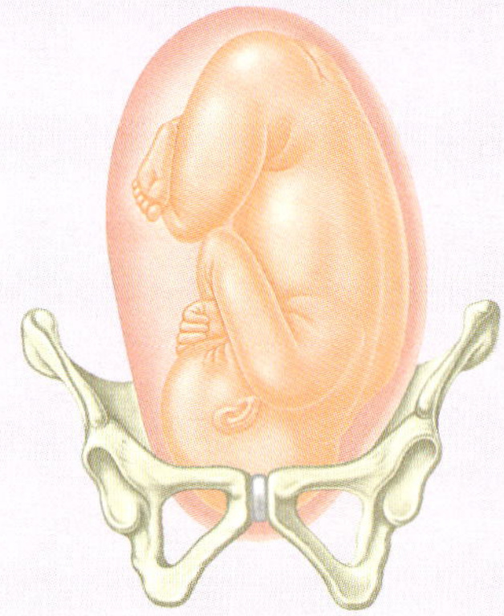

OIGA : OCCIPITO-ILIAQUE GAUCHE ANTÉRIEURE (12 %) *Le dos et l'occiput sont plutôt en avant de l'utérus, à gauche.*

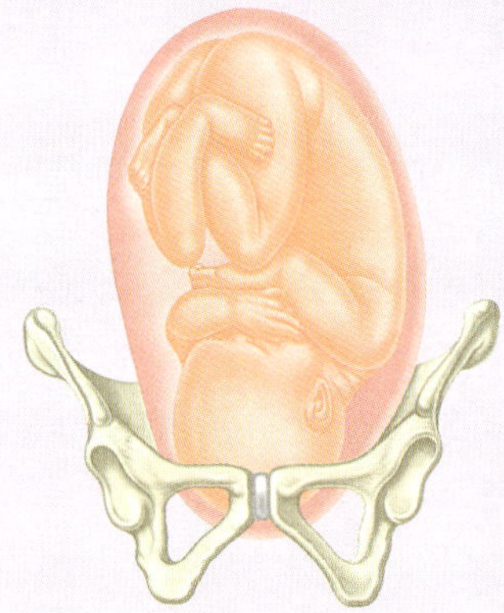

OIGP : OCCIPITO-ILIAQUE GAUCHE POSTÉRIEURE (3 %) *Le dos et l'occiput sont tournés vers votre colonne, sur la gauche de l'utérus.*

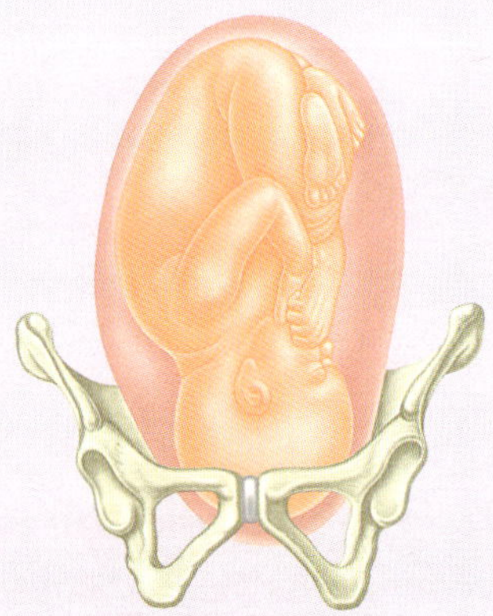

OIDT : OCCIPITO-ILIAQUE DROIT TRANSVERSE (25 %) *Le dos et l'occiput sont à angle droit avec votre colonne, sur la droite de l'utérus.*

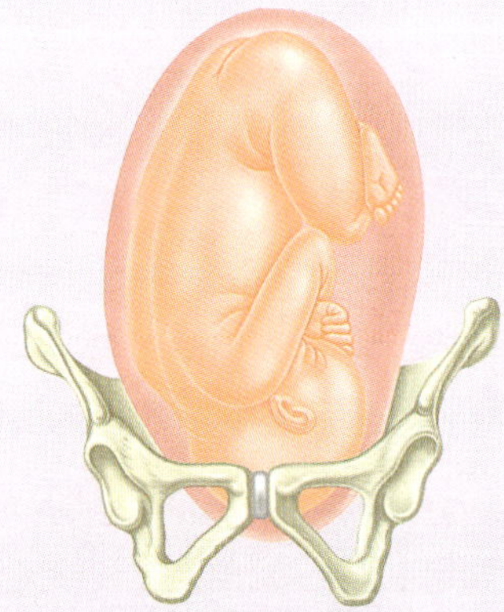

OIDA : OCCIPITO-ILIAQUE DROIT ANTÉRIEURE (10 %) *Le dos et l'occiput sont tournés vers l'avant de l'utérus, à droite.*

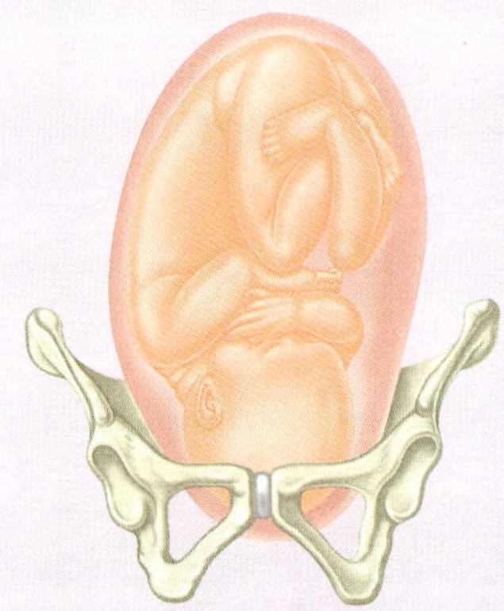

OIDP : OCCIPITO-ILIAQUE DROIT POSTÉRIEURE (10 %) *Le dos et l'occiput sont tournés vers l'arrière de l'utérus, à droite.*

complications pendant l'accouchement qu'en termes d'évolution neurologique du bébé à long terme. Si vous tenez à l'accouchement par voie basse, laissez donc votre sage-femme ou votre obstétricien procéder à une version par manœuvre externe (VME), qui consiste à essayer de retourner le bébé par palpation du ventre. Cette procédure peut être contre-indiquée en cas de complications pendant cette grossesse ou une grossesse précédente.

La VME est réalisée à la maternité à environ 37 semaines, par un praticien expérimenté. En cas de complications, il faut prévoir l'accès à une salle d'accouchement en urgence. La VME est réalisée sous échographie, avec un monitoring constant du rythme cardiaque du bébé, et l'on vous demandera de vider votre vessie avant que le praticien ne tente de retourner le bébé par une douce et constante pression, en gardant la tête du bébé bien pliée. La surélevation du pied du lit peut aider à désengager le siège du bassin, et vous recevrez peut-être un traitement léger pour aider l'utérus à se relâcher. L'échographie et le monitoring sont souvent effectués de nouveau après la VME, et si vous êtes de rhésus négatif, vous recevrez une injection d'anticorps anti-D. Dans 60 % des cas, la VME réussit, et le bébé reste la tête en bas.

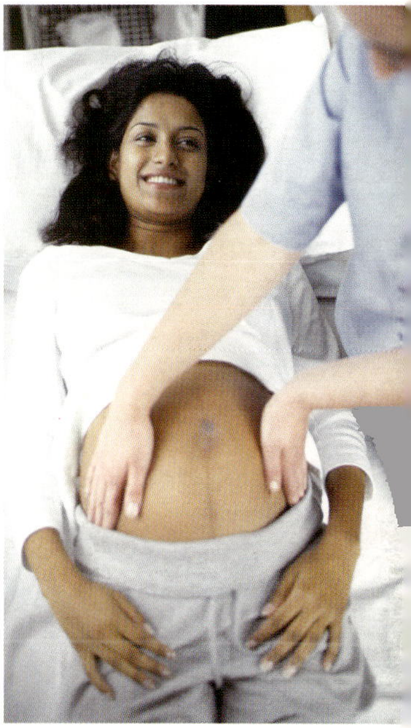

POST-TERME *L'équipe soignante va déterminer la position d'engagement de la tête de votre bébé.*

EN CAS DE DÉPASSEMENT DU TERME

SI LE TRAVAIL N'A PAS ENCORE DÉBUTÉ À LA DATE PRÉVUE, VOTRE GROSSESSE SERA DITE POST-TERME. ENVIRON 45 % DES FEMMES SONT ENCORE ENCEINTES À 40 SEMAINES D'AMÉNORRHÉE, MAIS LA MAJORITÉ ACCOUCHE DANS LA SEMAINE QUI SUIT ; SEULEMENT 15 % D'ENTRE ELLES DÉPASSENT 41 SEMAINES.

Ce qui se passe en cas de dépassement de terme dépend du type d'accouchement que vous souhaitez et de la politique de déclenchement (*voir* p. 294–297) de votre maternité. Ce qui est décrit ici se passe dans mon hôpital. Les échéances peuvent changer, mais les procédures sont similaires dans toutes les maternités.

- La première chose que votre sage-femme ou médecin fait est de vérifier la précision de la date prévue pour l'accouchement, en utilisant la date des dernières règles ainsi que les mesures prises lors des premières échographies, si elles sont disponibles. Les maternités vous laissent en général porter le bébé jusqu'à 41 semaines d'aménorrhée, date à laquelle la position et l'engagement de la tête du fœtus sont évalués. Un examen du col peut avoir lieu pour déterminer son degré de maturation.
- Si la tête est bien descendue et le col suffisamment souple et dilaté, vos soignants voudront sûrement « balayer » les membranes autour du bébé, en haut du col, pour que les substances chimiques appelées prostaglandines puissent

être produites, ce qui peut aider à provoquer des contractions utérines. Si cette action n'est pas envisageable, ils vous expliqueront les avantages et inconvénients des deux options : déclencher l'accouchement artificiellement ou attendre encore un peu.

• Si vous décidez d'attendre, on vous demandera de venir à la maternité pour une évaluation post-terme (*voir* ci-dessous) à 41 semaines et 3 jours. Si le résultat est satisfaisant et qu'aucun problème n'est détecté, vous aurez peut-être envie de prolonger l'attente ; dans ce cas, un examen aura lieu tous les deux jours jusqu'à 42 semaines. À ce stade, on vous conseillera de déclencher l'accouchement. J'ai rarement vu des femmes choisir de dépasser 42 semaines, mais dans ce cas, un monitoring régulier ainsi qu'une évaluation du bien-être fœtal sont nécessaires.

• Si, à n'importe quel stade, votre évaluation post-terme se révèle anormale, vos soignants vous informeront de la nécessité de déclencher le travail et l'accouchement. Les études indiquent que le déclenchement artificiel augmente la durée du travail et la probabilité de devoir utiliser des instruments, mais elles démontrent aussi qu'il n'y a aucune augmentation du taux de césariennes. En revanche, laisser une grossesse se poursuivre jusqu'à la fin des 42 semaines peut augmenter le risque de souffrance fœtale, voire de mort fœtale inexpliquée, si le placenta cesse de fonctionner correctement. Même quand le placenta fonctionne bien et que le bébé continue à grandir après 41 semaines, le travail risque aussi d'être plus difficile, car le bébé devient de plus en plus gros.

Il est rare que l'évaluation post-terme entraîne un déclenchement immédiat de l'accouchement. Si tel est pourtant votre cas, sachez que la césarienne est la méthode la plus sûre. Cela dit, l'équipe soignante fera de son mieux pour déclencher un accouchement par voie naturelle, si c'est votre préférence.

• Si vous avez besoin d'une évaluation post-terme, on vérifiera d'abord la taille exacte de votre bébé (*voir* p. 256–257) et la quantité de liquide amniotique intra-utérin (*voir* p. 259). Selon les résultats, on vous prescrira peut-être un Doppler pour étudier votre circulation sanguine (*voir* p. 257). On effectuera aussi une évaluation du bien-être fœtal du bébé (*voir* p. 259) pour mesurer précisément les mouvements de ses membres, son tonus musculaire, les mouvements de respiration et son rythme cardiaque. La plupart des maternités utilisent un monitoring informatisé (*voir* p. 258–259), qui fournit, sur une feuille imprimée, un graphique montrant le rythme cardiaque du bébé, et permet ainsi de vérifier qu'il répond à tous les critères de bonne santé. On évaluera aussi l'apparence et la texture du placenta, qui donnent une indication globale sur son fonctionnement. Les résultats de ces examens ne sont pas totalement sûrs, et doivent être pris comme des indicateurs plutôt que comme un diagnostic définitif.

« Les relations sexuelles sont en théorie un autre moyen de déclencher le travail... »

QUESTIONS EN FIN DE GROSSESSE

Q&R

▸ Comment puis-je me préparer à la douleur de l'accouchement ?

Si le travail et l'accouchement imminents vous angoissent, parlez-en à votre sage-femme et à votre médecin, afin qu'ils puissent comprendre vos peurs et y répondre. J'espère que vous aurez déjà largement eu l'occasion de parler avec votre sage-femme des possibilités de traitement de la douleur pendant le début du travail (*voir* p. 308-323). Quand le travail commence, beaucoup de femmes trouvent dans l'électrostimulation, les exercices respiratoires, les massages et un bon bain chaud un surcroît de confort et de détente.

▸ Le bébé bouge moins ces derniers temps. Comment puis-je être sûre que tout va bien ?

Beaucoup de bébés se font moins actifs pendant les dernières semaines de la grossesse, notamment parce qu'il n'y a plus assez d'espace dans votre utérus pour bouger aussi librement qu'auparavant. Si vous n'avez pas senti votre bébé bouger depuis quelques heures, essayez de provoquer un coup de pied ou un sursaut en pressant doucement votre ventre, en toussant, ou en changeant de position. S'il n'y a pas de réponse, demandez conseil sans tarder. On vous demandera probablement de venir à la maternité pour un monitoring cardiaque du bébé (*voir* p. 258-259), afin de s'assurer que tout va bien. On vous demandera peut-être aussi de noter les mouvements du fœtus pendant quelques jours, mais comme je l'ai déjà dit, je ne suis pas convaincue de l'efficacité de cette méthode. Je suis persuadée que les bébés développent leur propre rythme en fin de grossesse, et que c'est un changement dans ce rythme qu'il faut signaler, plutôt que le nombre précis de coups de pied donnés dans la journée.

▸ J'en ai assez d'être enceinte. Qu'est-ce que je peux faire pour provoquer le travail ?

Bien que les idées qui suivent n'aient jamais vraiment prouvé leur efficacité, elles méritent d'être essayées. On dit que manger un curry bien épicé peut aider au démarrage, probablement parce que cela pousse à aller à la selle. Prendre de l'huile de ricin est une version bien moins plaisante de la même idée.

Si, depuis quelques semaines, vous n'avez pas eu trop envie de bouger, un peu d'exercice peut aider à la descente du bébé dans le bassin. Plus la pression sur le col est forte, plus il y a de chances que le travail commence. Allez donc vous promener pour voir si cela déclenche le travail.

Les relations sexuelles sont en théorie un autre moyen de déclencher le travail, car le sperme contient des prostaglandines qui ressemblent aux produits chimiques utilisés pour déclencher l'accouchement. Alors, si vous n'êtes pas trop fatiguée, allez-y ! On dit également que la stimulation des tétons peut provoquer l'accouchement parce qu'elle libère l'ocytocine, une hormone qui stimule l'utérus. Cela dit, une stimulation d'une heure, trois fois par jour est nécessaire pour obtenir un effet significatif. Il y a peu de chances que ce soit l'idée la plus efficace !

▸ Comment distinguer un saignement vaginal de la perte du bouchon muqueux ?

La réponse la plus simple consiste à dire que vous ne pouvez pas savoir sans un examen. Consultez donc votre sage-femme sans attendre. En général, la perte du bouchon muqueux s'accompagne de pertes de sang rouge, mélangé à du sang plus ancien d'aspect brunâtre, mais mieux vaut toujours vérifier qu'il n'y a pas une autre cause de saignement, surtout si vous souffrez aussi de douleurs abdominales. (*Voir* Placenta prævia, Hématome rétroplacentaire et Hémorragie antepartum, p. 427).

SE PRÉPARER À ACCOUCHER CHEZ SOI

SI VOUS ENVISAGEZ UN ACCOUCHEMENT À DOMICILE, N'ATTENDEZ PAS LA DERNIÈRE MINUTE POUR VOUS OCCUPEZ DES DÉTAILS PRATIQUES. MIEUX VAUT ÉVITER D'AVOIR À CHERCHER DES SERVIETTES AU FOND DU PANIER À LINGE SALE, AU BEAU MILIEU D'UNE CONTRACTION.

La sage-femme libérale qui vous assistera pendant l'accouchement viendra avec tout l'équipement médical nécessaire (*voir* liste). Discutez-en avec elle plusieurs semaines à l'avance pour savoir exactement ce que vous devez préparer vous-même. Elle vous conseillera aussi d'autres objets qui ne sont pas essentiels, mais pourraient tout de même vous aider pendant l'accouchement.

FAITES VOTRE SAC POUR LA MATERNITÉ

Cela peut vous paraître étrange puisque justement vous n'irez pas à l'hôpital, mais faire son sac pour la maternité (*voir* p. 277) est une bonne manière de rassembler ses affaires personnelles pour le jour J. Cela se révèlera également utile si jamais les choses ne se passent pas comme prévu, et que vous vous retrouvez finalement à l'hôpital.

ORGANISEZ LES AFFAIRES DE BÉBÉ

C'est une bonne idée de préparer un sac ou de réserver un tiroir ou un placard aux objets de base dont vous aurez besoin pour le nouveau-né. Certes vous accouchez à la maison, mais vous allez bientôt sortir avec votre nouveau bébé, alors n'oubliez pas la nacelle ou le berceau, et un siège-auto.

PENSEZ À L'ENDROIT OÙ VOUS ALLEZ ACCOUCHER

Il faut un endroit confortable, chaud et propre. Assurez-vous d'avoir assez d'alèses en plastique pour protéger les draps, le lit, les chaises et le sol, sans oublier de grands sacs poubelle pour l'après-accouchement. Vous aurez aussi besoin de beaucoup de serviettes, d'eau chaude en quantité, de savon, de bols et d'éponges. Si vous accouchez sur votre lit, assurez-vous que la sage-femme pourra accéder facilement aux deux côtés. Plusieurs changes de draps seront utiles, ainsi que des coussins et des oreillers supplémentaires.

PLUS DE CONFORT

Vous aurez peut-être envie d'un pouf ou de grands coussins de sol pendant le travail. Il n'y a pas d'obstacle à utiliser une baignoire d'accouchement chez vous, mais vous devrez vous en procurer une bien à l'avance. Vous pouvez avoir envie d'une lumière douce pour vous détendre pendant le travail, mais la sage-femme aura besoin d'une bonne source de lumière pour voir ce qu'elle fait, surtout après l'accouchement si vous avez besoin de sutures : ayez une lampe directionnelle à portée de main.

LE NÉCESSAIRE DE LA SAGE-FEMME

LA BASE

- tensiomètre
- thermomètre
- stéthoscope de Pinard
- Doppler portatif
- gants

POUR LA DOULEUR

- antalgiques
- anesthésique local

EN CAS DE BESOIN

- oxygène
- matériel de réanimation du bébé
- produits antiseptiques
- nécessaire à perfusion
- bandes de tests d'urine
- ciseaux
- matériel à sutures

PENSEZ-Y

LA PLUPART DES CHOSES À PRÉVOIR À CE STADE DE LA GROSSESSE SONT PLUTÔT D'ORDRE PRATIQUE, ET TOUCHENT À LA PRÉPARATION DE L'ACCOUCHEMENT ET DE LA PÉRIODE QUI SUIT. CELA DIT, VOTRE PREMIER SOUCI SERA PROBABLEMENT DE SAVOIR À QUEL MOMENT LE TRAVAIL COMMENCE VRAIMENT.

Bien qu'il y ait beaucoup d'indicateurs du début du travail, il n'y a pas de règles fixes pour interpréter ce qui vous arrive de manière simple, surtout s'il s'agit d'une première grossesse. J'ai fait la liste des principaux signes et symptômes au début du chapitre « Travail et Accouchement » (*voir* p. 283–286). Je vous conseille d'y jeter un œil dès maintenant. Comme toujours, demandez conseil et soutien dès que vous vous sentez mal assurée : personne ne vous accusera de lui faire perdre son temps, même s'il s'agit d'une fausse alerte.

« ... les culottes de maternité ne remporteront jamais aucun prix de haute couture, mais elles peuvent vous apporter un confort sans égal. »

DES VÊTEMENTS CONFORTABLES

Pour les dernières semaines, pensez à acheter quelques culottes de maternité adaptées à votre ventre. Elles ne remporteront jamais aucun prix de haute couture, mais elles peuvent vous apporter un confort sans égal, surtout si vous en avez assez des sous-vêtements qui glissent ou remontent, et deviennent inconfortables. Certaines femmes trouvent le port d'une ceinture de maternité, juste en dessous du ventre (sans le serrer), utile pour soutenir l'abdomen, et pour réduire le mal de dos et la fatigue. Vous trouverez ces deux accessoires dans les magasins pour futures mamans ou dans les catalogues de vente par correspondance.

Si vous prévoyez d'allaiter, il vous faut quelques soutiens-gorges d'allaitement, pour être à l'aise à la maternité et en revenant à la maison. Mieux vaut demander conseil auprès de vendeuses spécialisées qui sauront vous indiquer le volume à prévoir pour vos seins, qui vont se gonfler de lait. Vous aurez également besoin de chemises de nuit qui s'ouvrent sur le devant. Ces conseils vous paraissent peut-être superflus, mais l'allaitement est vraiment plus facile quand on se sent complètement à l'aise. Si vous devez vous défaire de vêtements compliqués à chaque tétée, vous allez rapidement devenir irritable, surtout pour la troisième tétée de la nuit, à cinq heures du matin.

C'est le bon moment pour choisir les vêtements que vous allez porter à la maternité : quelque chose de confortable que vous pouvez salir, comme une robe large ou un grand tee-shirt avec un pantalon de survêtement. Vous aurez également besoin d'une chemise de nuit de rechange pour après l'accouchement, ainsi que d'une robe de chambre et de pantoufles.

SE PRÉPARER À ACCUEILLIR BÉBÉ

Si vous rentrez de l'hôpital en voiture, la loi exige que vous ayez un siège-auto pour ramener votre bébé à la maison. Votre compagnon peut l'apporter quand vous vous apprêtez à quitter la maternité, avec un bonnet, des vêtements de sortie et une couverture légère pour envelopper votre nouveau-né. Vous n'aurez pas besoin de nacelle, de landau, de berceau ou de poussette avant d'être bien installée chez vous.

Vous avez peut-être déjà préparé la chambre du bébé, ou prévu de garder votre bébé dans votre chambre pendant les premières semaines, quand il faudra le nourrir plusieurs fois par nuit. Vous aurez besoin d'un couffin ou d'un lit à barreaux avec un matelas imperméable, de draps et de couvertures en coton qui tiennent bien chaud. N'utilisez pas d'oreiller pour le bébé, et si vous installez un tour de lit pour qu'il ne se cogne pas contre les bords, celui-ci doit être sans rubans ni pompons, pour prévenir tout risque que le bébé les porte à la bouche ou s'y emmêle.

Si vous prévoyez d'allaiter, vous allez probablement le faire dans le lit pendant la nuit. Ayez donc à portée de main des serviettes en coton pour faire face aux inévitables régurgitations de lait. Si vous projetez d'installer le bébé dans une chambre séparée au bout de quelques semaines, placez-y une chaise confortable pour les tétées nocturnes. Si vous donnez le biberon, vous aurez besoin d'un stérilisateur et d'un nombre conséquent de biberons et de tétines quand vous rentrerez à la maison (*voir* p. 229).

Quelles que soient les couches que vous avez choisi d'acheter (*voir* p. 229), il vous en faut une bonne quantité, ainsi que du coton hydrophile et des lingettes pour nettoyer votre bébé. Votre nouveau-né a une peau très sensible, et la meilleure manière d'éviter les irritations est de commencer par le laver avec du coton hydrophile imbibé d'eau stérilisée par ébullition puis refroidie. Les lingettes sont utiles quand vous voyagez ou que vous êtes de sortie, mais prenez soin de choisir les plus douces (hypoallergéniques). Certains produits pour bébés sont si encombrants qu'il est bien pratique de se les faire livrer chez soi. Cherchez donc les magasins *ad hoc* dans les pages jaunes ou sur Internet.

Pensez à remplir vos placards et votre congélateur avec de la nourriture facile à préparer ou des repas tout faits pour les premiers jours suivant votre retour à la maison. Ne vous sentez pas coupable de ne pas faire de cuisine « maison ». Vérifiez aussi que vous avez suffisamment de café, de thé, de lait et de petits gâteaux pour les invités.

« N'oubliez pas que les grands-parents peuvent apporter une aide très importante au cours des premiers jours... »

Si vous avez d'autres enfants, prévoyez des divertissements pour votre retour à la maison avec le nouveau-né, afin qu'ils ne se sentent pas trop exclus. Vous verrez vite que les autres mères de jeunes enfants seront heureuses d'inviter les vôtres pour un après-midi, ou pour la nuit selon leur âge, pour peu que vous leur ayez signalé que vous accepteriez volontiers leur aide. N'oubliez pas que les grands-parents peuvent apporter une aide très importante au cours des premiers jours suivant la naissance. Ils auront certainement très envie de passer de longs moments avec votre bambin.

VOTRE SAC POUR LA MATERNITÉ

Essayez de ne pas faire une valise trop lourde, comme pour des vacances de deux semaines. Votre compagnon, votre famille et vos amis peuvent toujours vous apporter ce qui vous manque. À moins que vous n'accouchiez en urgence sans avoir eu le temps de faire votre sac, la plupart des maternités s'attendent à ce que vous apportiez tout ce dont vous aurez besoin pour l'accouchement et le séjour qui suivra.

LES BASES POUR LA SALLE DE TRAVAIL

- chemise de nuit ou grand tee-shirt
- nécessaire de toilette
- serviettes hygiéniques
- changes de sous-vêtements
- appareil photo
- monnaie ou carte téléphonique
- liste des numéros des gens que vous appellerez de la maternité. N'utilisez pas votre téléphone mobile sans demander l'autorisation au préalable, pour éviter de brouiller le matériel de monitoring.

EN OPTION

- caméscope
- brumisateur, éponge, baume à lèvres, huile de massage
- radio portable, musique, magazines, livres
- vêtements de rechange pour votre compagnon
- nourriture et boissons pour votre compagnon

POUR LE BÉBÉ

- paquet de couches pour nouveau-nés
- bépanthène onguent ou équivalent pour érythème
- coton hydrophile
- deux pyjamas ou grenouillères
- deux gilets

POUR APRÈS L'ACCOUCHEMENT

- chemise de nuit (s'ouvrant sur le devant pour allaiter)
- slips jetables
- serviettes hygiéniques ultra-absorbantes (encombrant mais indispensable)
- coussinets d'allaitement

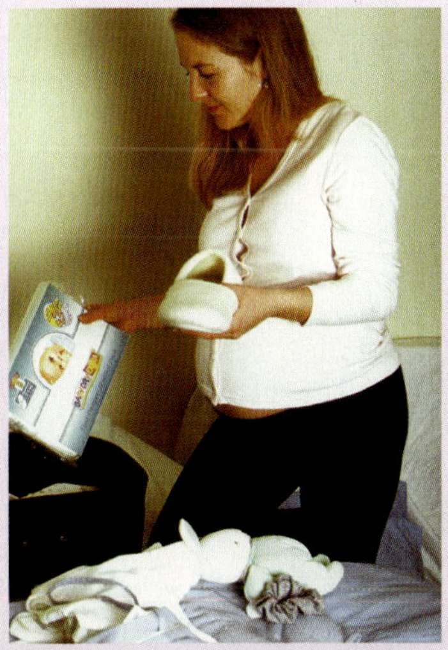

- nécessaire de toilette
- serviette
- pantoufles
- robe de chambre
- pack de glace et/ou bouillotte

EN OPTION

- bouchons d'oreilles et masque (pour bloquer le bruit et la lumière)
- de quoi lire, notamment un bon livre sur les soins des nouveau-nés
- oreiller (la plupart des maternités ne peuvent vous en procurer qu'un)

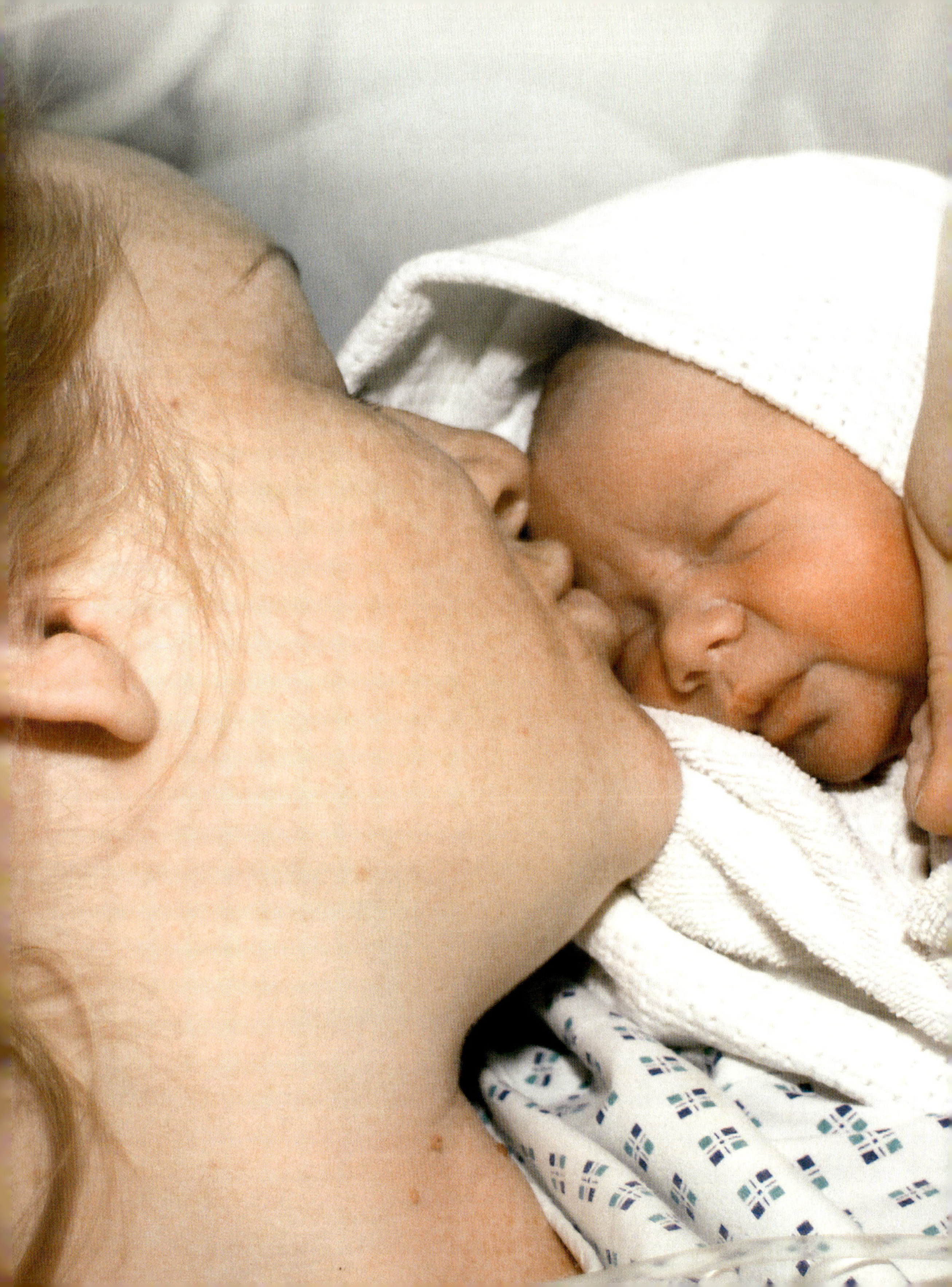

TRAVAIL ET ACCOUCHEMENT

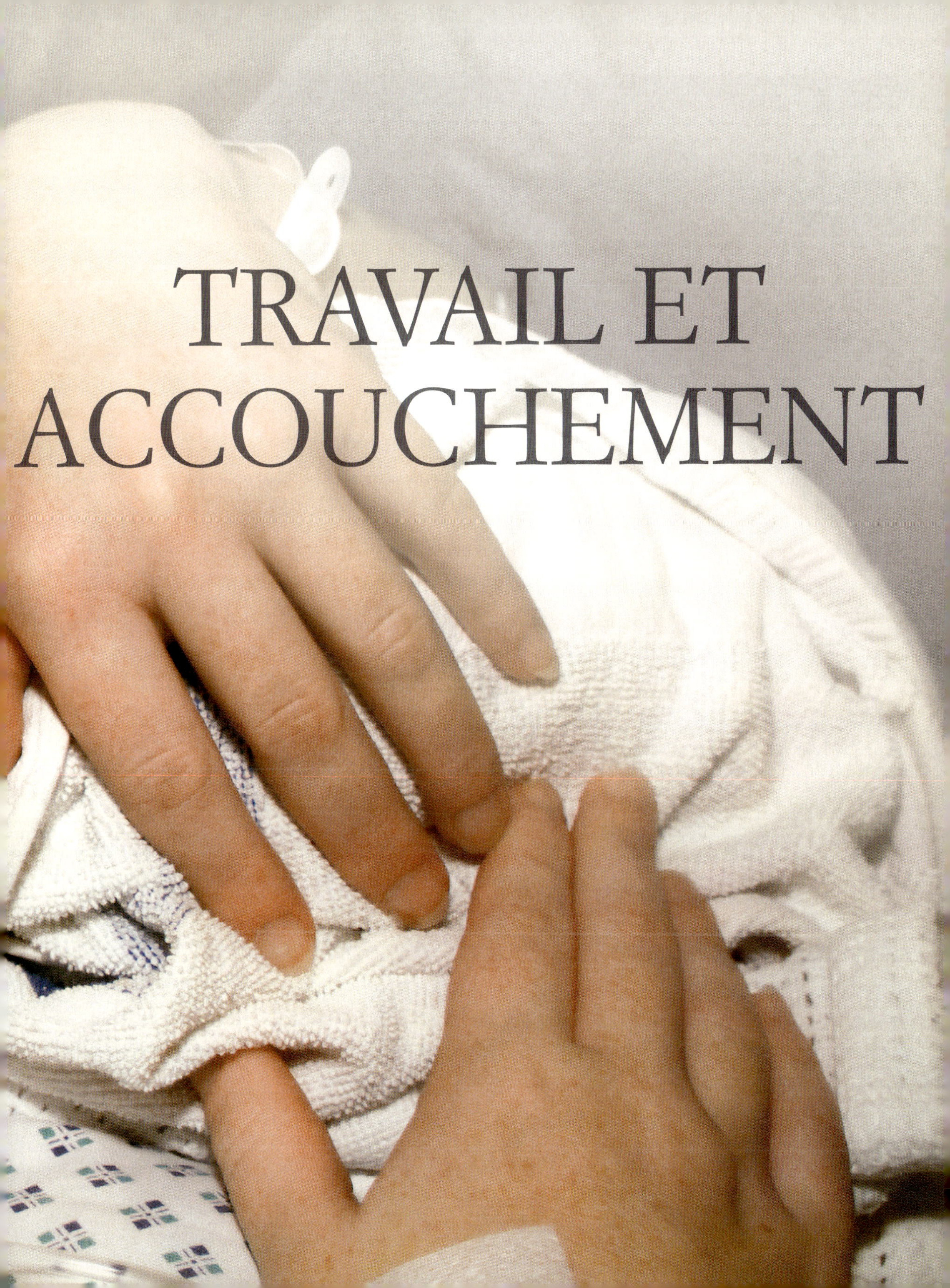

LES ÉTAPES DU TRAVAIL

La seule chose certaine au sujet de la grossesse, c'est qu'elle se termine toujours, et se solde dans la très grande majorité des cas par l'accouchement d'un bébé bien portant par une mère en bonne santé, après un travail normal et un accouchement par voie basse. Il m'arrive souvent de penser combien il est étonnant que des décennies de recherche n'aient toujours pas réussi à déterminer ce qui déclenchait le travail. Pourtant, en comprenant mieux le processus, nous pourrions l'anticiper et éviter un travail prématuré.

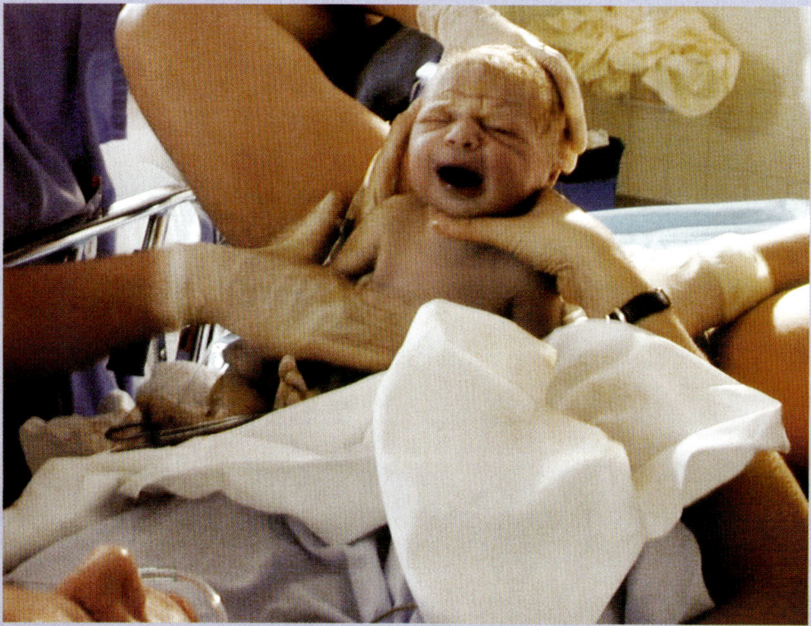

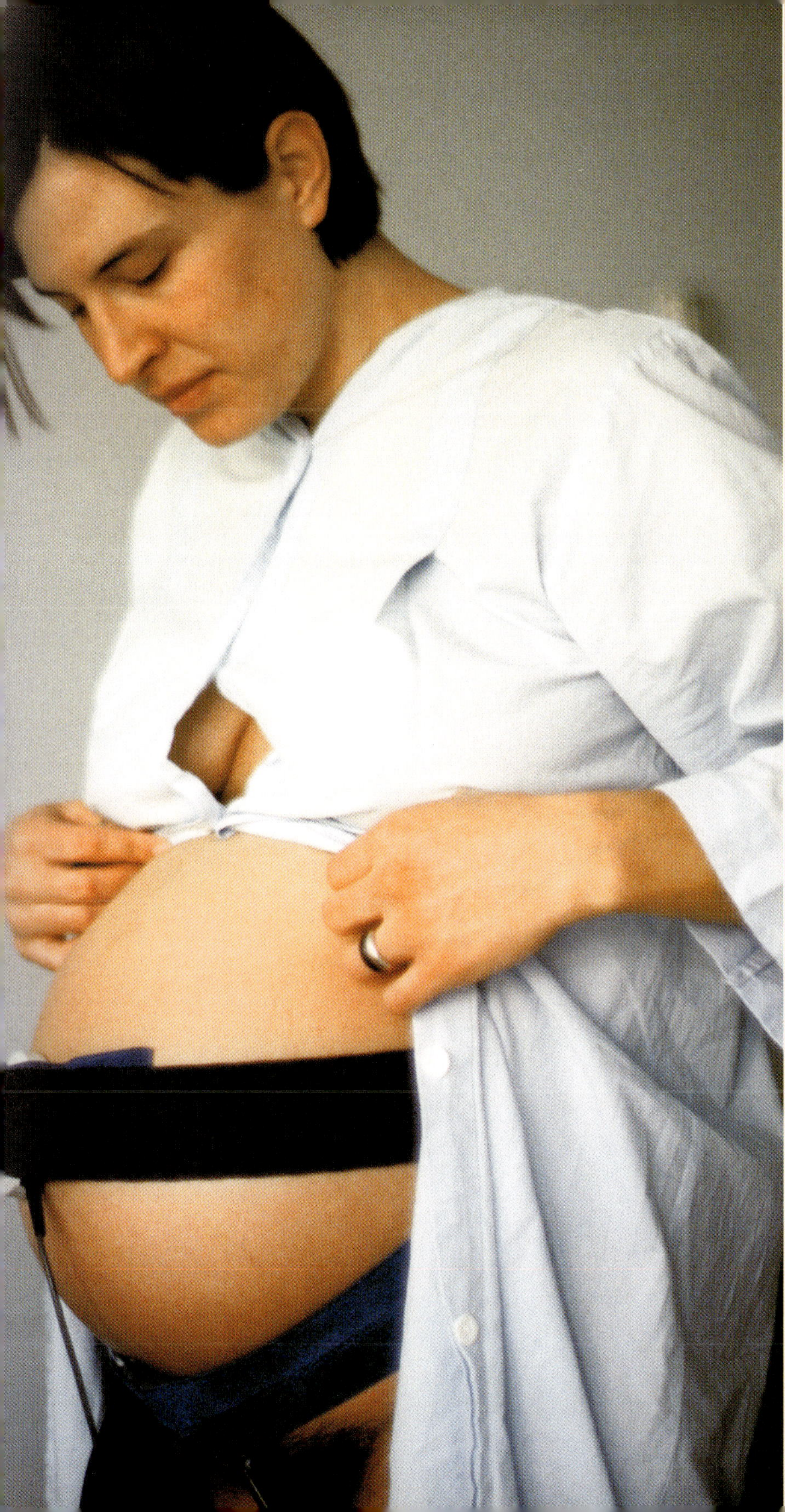

SOMMAIRE

LA PREMIÈRE ÉTAPE

DEUXIÈME ET TROISIÈME ÉTAPES

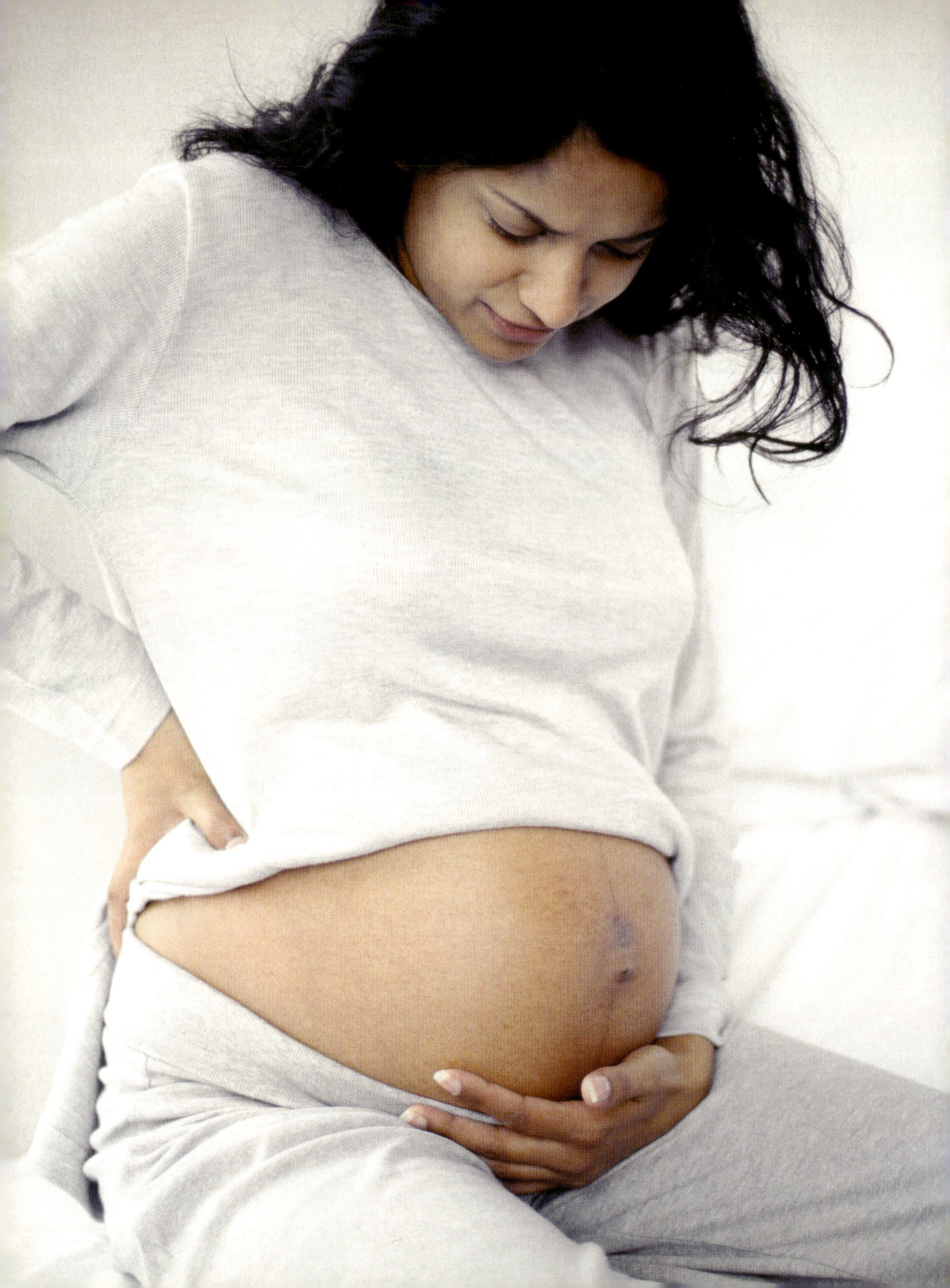

LA PREMIÈRE ÉTAPE

Le début du travail est toujours un moment excitant. Votre grossesse touche à sa fin, mais l'aventure de la maternité continue. Pendant la première phase, votre utérus se contracte régulièrement afin que le col s'efface, se raccourcisse et se dilate. La tête du bébé ne peut passer dans le vagin pour l'expulsion qu'au moment où le col est complètement dilaté.

Il n'y a pas de bonne ou mauvaise façon de débuter le travail. Chaque femme l'aborde à sa manière. Il est intéressant de noter que vers la fin de la grossesse, les femmes sont souvent plus préoccupées par les symptômes et signes qui précèdent le travail que par les trois stades du travail proprement dit. Il est cependant difficile de répondre à leurs questions : l'étape du pré-travail peut durer plusieurs jours, ou aussi bien n'avoir pas lieu du tout. Le col peut se retrouver à 5 cm de dilatation sans même que vous vous en rendiez compte.

SYMPTÔMES ET SIGNES AVANT-COUREURS

Différents signes et symptômes vous signalent que votre grossesse touche à sa fin et que l'accouchement n'est pas loin.

L'engagement de la tête du bébé est un des signes qui indiquent, pour un premier bébé, que le travail va bientôt commencer. Au cours des dernières semaines de votre grossesse, votre accoucheur va évaluer la position et la descente de la tête de votre bébé dans le bassin. Quand elle sera engagée (*voir* p. 267 et p. 302), vous pourrez probablement respirer plus facilement et vous aurez moins de brûlures d'estomac, du fait de la diminution de la pression dans l'abdomen. À l'inverse, vous sentirez une plus forte pression dans le bassin et vous aurez probablement besoin d'uriner plus souvent. Néanmoins, si ce n'est pas votre premier bébé, l'engagement peut avoir lieu juste avant le début du travail, voire après.

Les contractions de Braxton-Hicks (*voir* p. 237) se font souvent plus fortes et plus fréquentes juste avant le travail. En général, elles ne sont pas douloureuses, mais elles sont parfois inconfortables. On peut aisément les confondre avec les vraies contractions, surtout si elles sont fortes et qu'il s'agit d'un premier bébé. Cela dit, les contractions de Braxton-Hicks sont irrégulières, se produisent rarement plus

« ... chaque femme débute le travail différemment et il n'y en a pas deux semblables. »

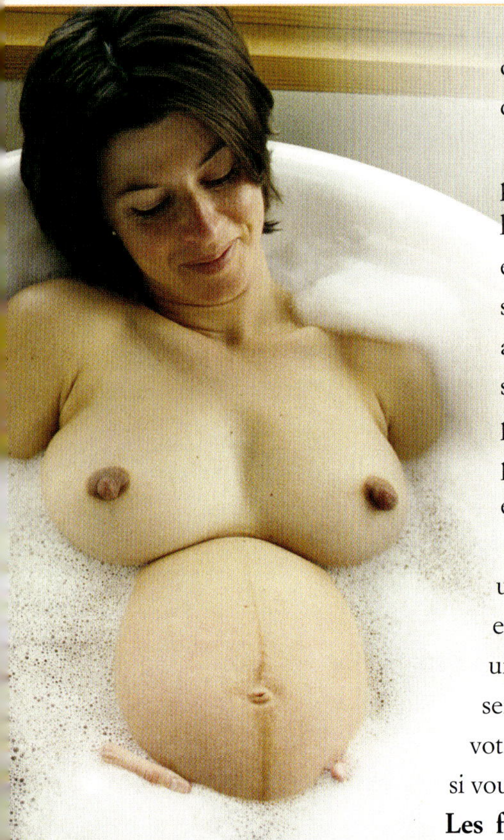

LE DÉBUT DU TRAVAIL
En début de travail, votre sage-femme vous conseillera probablement de rester à la maison jusqu'à ce que vous ayez des contractions régulières. Détendez-vous en prenant un bain chaud, sauf si vous avez perdu les eaux.

de deux fois par heure et disparaissent, alors que les vraies contractions commencent doucement, puis s'intensifient et gagnent en fréquence.

Un bouchon muqueux obstrue le col pendant toute la grossesse pour éviter qu'une infection remonte du vagin jusqu'à l'utérus. Lorsque le col se ramollit, se raccourcit et se dilate, le bouchon muqueux est expulsé sous forme de glaire épaisse. Il est souvent recouvert d'un peu de sang venant des petits vaisseaux sanguins, ou capillaires, qui l'attachent au col. La perte du bouchon muqueux est souvent considérée comme le signe de l'imminence de l'accouchement. En réalité, vous pouvez perdre le bouchon muqueux, et être toujours enceinte plusieurs jours plus tard. Toutefois, la perte du bouchon muqueux révèle que votre col est en train de changer et que la fin de la grossesse approche.

Si vos pertes vaginales deviennent liquides, ou si vous perdez une grande quantité de liquide clair, il est possible que la poche des eaux soit rompue, à moins qu'il s'agisse seulement d'une fuite urinaire. Comme il est important de savoir ce qui se passe, utilisez une serviette hygiénique pour récupérer les pertes liquides et contactez votre sage-femme sans tarder. En vous examinant, elle saura déterminer si vous perdez les eaux ou s'il s'agit d'urine (*voir* p. 286).

Les femmes manifestent des émotions diverses pendant la phase qui précède le travail. Certaines consacrent une énergie débordante à « préparer le nid » et essaient de terminer le plus grand nombre de choses possible. D'autres préfèrent ne pas s'aventurer trop loin de la maison au cas où quelque chose se produirait. Il s'agit sans aucun doute d'une période étrange, pendant laquelle vous pourrez ressentir une grande incertitude et éprouver des sentiments mêlés d'espoir, d'excitation, d'impatience, d'anxiété et de peur. Chez la plupart des femmes, l'angoisse se focalise sur le travail, et surtout sur la douleur qui pourrait l'accompagner. Mieux connaître les possibilités de gestion de la douleur (*voir* p. 308–323) peut vous aider à rester calme et confiante pour la suite de cette aventure.

RECONNAÎTRE LE VRAI TRAVAIL

C'est l'une des principales inquiétudes des femmes enceintes. Se faire renvoyer à la maison par l'hôpital alors que l'on pense sincèrement que le travail a commencé a de quoi décevoir. Rappelez-vous toutefois que vos accoucheurs ont l'habitude de ce genre d'incertitude, et que le nombre de fausses alertes n'a pas d'importance tant que vous et votre bébé êtes en sécurité. Différents symptômes annoncent le travail (*voir* encadré). Lorsqu'ils se produisent, les femmes enceintes doivent demander conseil. Ces signes n'apparaissent toutefois pas dans un ordre déterminé, et vous ne les ressentirez peut-être pas tous.

Il est également important de se rappeler que le début du travail n'est pas régulier. Vous pouvez ressentir un ou plusieurs des symptômes, puis plus rien pendant plusieurs heures. Et tout à coup, l'activité reprend de plus belle. Globalement, vos contractions utérines auront tendance à s'intensifier et à devenir plus douloureuses, mais pas forcément de manière régulière. Il arrive souvent que l'on passe par une phase de contractions douloureuses suivie par d'autres moins intenses.

Pour un premier bébé, la plupart des femmes enceintes sont bien conscientes du commencement du travail, car les contractions mettent plus de temps à se produire, l'utérus n'ayant encore jamais tenté d'expulser un bébé. Pour les naissances suivantes, le travail peut se faire plus rapidement. Il arrive même que la mère, si les contractions ne sont pas trop inconfortables, ne se rende pas compte qu'elle a atteint une dilatation complète avant de ressentir un désir irrépressible de pousser pour expulser le bébé. Il est toutefois rare qu'une femme n'arrive pas à la maternité à temps, ou qu'elle se retrouve à accoucher seule à la maison avant que la sage-femme n'arrive (*voir* p. 289).

LES SIGNES DU TRAVAIL

- Vous avez des contractions régulières toutes les quinze minutes environ (chronométrez-les).
- Vos contractions se prolongent, s'intensifient et se rapprochent.
- Ni marcher, ni changer de position ne font disparaître vos contractions.
- Vous sentez des douleurs dans le bas du dos plutôt que dans le bas de l'abdomen.
- Vous ressentez le besoin d'aller à la selle.
- Vous perdez un liquide qui ne vous semble pas être de l'urine (rupture de la poche des eaux, *voir* p.286).

APPELER LA SAGE-FEMME OU LA MATERNITÉ

Dès que vous êtes inquiète ou que vous avez un doute sur ce qui se passe, contactez votre sage-femme ou votre maternité. Vos accoucheurs sont là pour vous conseiller et sont disponibles 24 h / 24. Pour vous envoyer à la maternité, ils se fondent sur plusieurs critères :

- S'agit-il de votre première naissance ?
- Quelle est l'intensité des contractions ?
- Comment y faites-vous face chez vous ?
- Avez-vous des saignements vaginaux (plus importants que la simple perte du bouchon muqueux) ?
- Habitez-vous loin de la maternité ?
- Avez-vous perdu les eaux ?
- Les mouvements du bébé ont-ils beaucoup changé ?

De manière générale, s'il s'agit de votre premier bébé et que votre grossesse s'est déroulée sans complications, on vous conseillera probablement de rester à la maison jusqu'à ce que les contractions deviennent régulières. Il n'y a pas de règles précises, mais si vous avez des contractions toutes les quinze minutes, qu'elles durent environ une minute (chronométrez-les) et si en outre elles sont inconfortables au point de vous obliger à suspendre toute activité, il est temps de penser à vous rendre à la maternité. Prévoyez une bonne marge si vous habitez loin de la maternité ou si vous risquez de rencontrer des difficultés en chemin.

Il est également important d'évaluer votre gestion des contractions et de la douleur. Beaucoup de femmes se sentent physiquement et émotionnellement plus à l'aise quand elles arrivent à la maternité, sachant qu'elles ont à leur disposition toute une gamme d'antalgiques (*voir* p. 308–323).

LA PERTE DES EAUX

> « ... si vous perdez les eaux avant d'avoir des contractions, cela provoque immanquablement le travail. »

Si vous perdez les eaux (suite à une rupture des membranes de la poche des eaux) avant le début de contractions utérines régulières ou irrégulières, demandez conseil à votre médecin ou à votre sage-femme. Si vous êtes proche du terme et savez que la tête du bébé est bien engagée dans le bassin, vous pouvez a priori rester à la maison quelques heures de plus sans qu'on vous examine tout de suite. Néanmoins, maintenant que la poche amniotique protectrice est rompue, évitez de prendre un bain (préférez la douche) et pensez à bien vous nettoyer après être allée à la selle, afin d'éviter tout risque d'infection dans l'utérus.

En revanche, si vous perdez les eaux avant 37 semaines d'aménorrhée, ou si le liquide amniotique n'est pas de couleur jaune pâle, mais plutôt verdâtre ou noirâtre, contactez la maternité sans tarder. Votre bébé excrète du méconium dans le liquide amniotique, ce qui signifie sans aucun doute qu'il a subi un stress et que l'accouchement risque d'arriver plus tôt que prévu. Le méconium est la substance épaisse et visqueuse présente dans le système digestif du bébé pendant la grossesse. En cas de souffrance fœtale, la réponse du système nerveux influe sur le système digestif qui expulse un peu de méconium dans le liquide amniotique.

En fait, la perte des eaux avant le début des contractions ne se produit que dans 15 % des grossesses. Et quand cela arrive, cela provoque immanquablement le travail. Gardez toutefois à l'esprit qu'une fois la poche des eaux rompue, le risque que des infections affectent le bébé dans l'utérus augmente. En règle générale, les maternités conseillent aux femmes ayant atteint 35 semaines d'aménorrhée de déclencher l'accouchement si les contractions n'ont pas commencé dans les 24 heures suivant la perte des eaux (*voir* p. 294–297).

Enfin, si une grande quantité de sang est mélangée avec le liquide que vous perdez, ou si du sang bien rouge continue à couler après la perte des eaux, il y a urgence. Appelez votre sage-femme et rendez-vous à la maternité au plus vite.

LE DÉPART POUR LA MATERNITÉ

DÈS QUE VOTRE SAGE-FEMME OU VOTRE MATERNITÉ VOUS CONSEILLE DE QUITTER VOTRE DOMICILE, MUNISSEZ-VOUS DE VOTRE SAC, DE VOTRE CARTE DE GROUPE SANGUIN ET DE VOS DERNIERS EXAMENS. JE SUIS TOUJOURS ÉTONNÉE DE VOIR SI PEU DE FEMMES EN PLEIN TRAVAIL OUBLIER CES DERNIERS, MALGRÉ TOUT CE QUI PEUT LES PRÉOCCUPER.

Si vous comptez vous rendre à la maternité en voiture, assurez-vous que vous et votre compagnon connaissez bien l'itinéraire et le temps nécessaire pour le parcourir, quelle que soit l'heure. Il va sans dire que vous ne devriez pas vous conduire vous-même à la maternité, sauf en cas de nécessité absolue. De fortes contractions utérines peuvent vous déconcentrer et sont tout à fait incompatibles avec une conduite en toute sécurité.

C'est aussi une bonne idée de vérifier les possibilités de parking près de la maternité et de prévoir des pièces pour les parcmètres. Si vous arrivez à la maternité en situation d'urgence, vous ne pourrez peut-être pas vous garer comme prévu. Dans ce cas, mieux vaut que le conducteur laisse un mot derrière le pare-brise et prévienne l'accueil de la maternité que vous êtes partie en urgence en salle d'accouchement et qu'il reviendra dès que possible pour s'occuper de la voiture.

« Il va sans dire que ne devriez pas vous conduire vous-même à la maternité... »

Si vous n'avez pas de voiture à votre disposition, vous aurez besoin d'appeler un taxi ou une ambulance pour vous emmener à la maternité. Indiquez clairement votre adresse et la route pour venir ainsi qu'un numéro de téléphone afin d'éviter tout retard. Les ambulanciers sont parfaitement formés pour gérer le travail et pour assurer que vous et votre bébé arriverez en sécurité à l'hôpital : ils sont même en mesure de vous aider à accoucher si besoin est.

Vérifiez à l'avance l'entrée de l'hôpital et le chemin qui vous mène à la maternité : beaucoup d'hôpitaux utilisent une entrée de nuit différente pour des raisons de sécurité.

L'ADMISSION À LA MATERNITÉ

Essayez toujours de prévenir la maternité que vous êtes en route, afin qu'on puisse préparer votre arrivée. La sage-femme de garde va vous accueillir et peut vous faire visiter la maternité. Si vous avez choisi d'être suivie par une sage-femme libérale (*voir* p. 85), celle-ci est probablement venue chez vous avant de vous conseiller d'aller à la maternité. Elle va également contacter la maternité et vous y accompagner

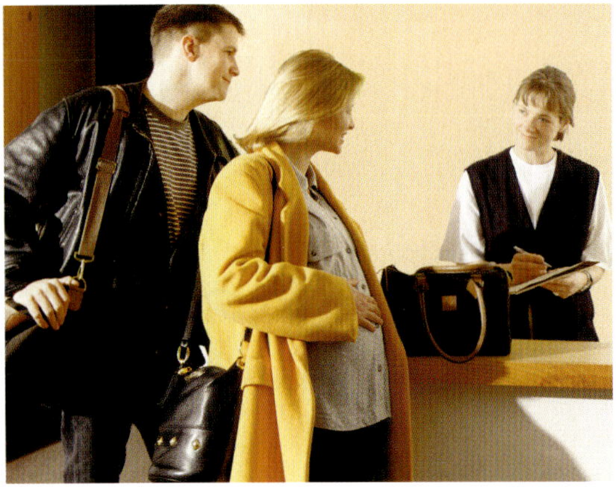

L'ARRIVÉE À LA MATERNITÉ
Prévenez la maternité si vous pensez que le travail a commencé et si vous êtes en route, afin qu'on puisse préparer votre arrivée.

pour continuer à s'occuper de vous, au moins jusqu'aux urgences.

Une fois qu'elle a regardé votre dossier médical, la sage-femme contrôle votre température, votre pouls, votre tension et vos urines (recherche de sucre et d'albumine), palpe votre abdomen pour déterminer la présentation de votre bébé, et enfin écoute le cœur de l'enfant. Elle évalue vos contractions et vous pose des questions concernant l'activité intra-utérine que vous avez pu remarquer jusque-là, la perte des eaux et l'intensité de vos douleurs. La réponse à ces questions, ainsi que les résultats de l'auscultation abdominale, peuvent donner lieu à un toucher vaginal pour évaluer l'état de votre col. Si vous avez des souhaits spécifiques concernant l'accouchement, c'est le moment d'en discuter avec la sage-femme de garde.

Tous les résultats seront notés dans votre dossier, et si le col a commencé à se dilater (plus de 2–3 cm) avec des contractions régulières, on va constater que le travail a effectivement commencé. La plupart des dossiers d'accouchement comprennent des partogrammes, suivis graphiques de l'avancement du travail (*voir* p. 303).

La suite dépendra des choix de votre sage-femme et de l'équipe de votre maternité. Certaines unités ont des salles de travail où vous restez jusqu'au moment du transfert vers la salle d'accouchement, juste avant la naissance. D'autres services préfèrent vous installer directement dans une salle où vous pouvez rester tout le temps du travail et de l'accouchement. Dans tous les cas, votre compagnon peut vous accompagner si vous le souhaitez.

En cas de fausse alerte

Si vos contractions sont de faible intensité et irrégulières, et si vous n'avez pas encore perdu les eaux, un toucher vaginal n'est pas forcément nécessaire. Toutefois, vous tomberez probablement d'accord avec votre sage-femme sur le fait qu'un examen de votre col peut aider à décider de la marche à suivre. Si le travail n'a pas encore commencé et que la sage-femme vous considère, vous et le bébé, dans un état satisfaisant, deux options se présentent : rester à l'hôpital en observation ou rentrer à la maison pour attendre que le travail commence réellement. Cette décision dépend du déroulement de votre grossesse, de vos antécédents obstétricaux, de votre anxiété et de la distance qui sépare votre domicile de la maternité.

Ne soyez pas gênée par une fausse alerte à la maternité : cela arrive souvent, surtout quand il s'agit d'une première grossesse. On ne peut pas vous demander d'être sûre que le travail a commencé.

GÉRER UN ACCOUCHEMENT INOPINÉ

MÊME SI CELA EST RARE, IL ARRIVE QUE LE TRAVAIL SE FASSE DE MANIÈRE IMPRÉVUE ET RAPIDE, AU POINT QUE LA FEMME ENCEINTE SE TROUVE CONTRAINTE D'ACCOUCHER TOUTE SEULE. VOICI QUELQUES CONSEILS SI JAMAIS CELA VOUS ARRIVE.

Gardez votre calme. C'est toujours plus facile à dire qu'à faire, mais la panique ne rendra pas la situation plus facile. Avec un peu de chance, votre compagnon sera avec vous, mais si ce n'est pas le cas, essayez d'appeler un voisin ou un ami qui ne se trouve pas trop loin et qui pourrait venir vous aider et vous soutenir.

Appelez le SAMU et demandez une ambulance. Expliquez la situation et demandez aux ambulanciers de contacter votre sage-femme. Ils sont formés pour vous aider par téléphone pendant le travail. Gardez toujours votre téléphone avec vous.

Lavez-vous les mains et l'entrejambe avec de l'eau et du savon si possible. Mettez de l'eau à bouillir et préparez beaucoup de serviettes. Si vous avez le temps, couvrez un lit ou le sol avec des alèzes en plastique, des couvertures, des draps, des journaux ou des serviettes propres et cherchez une bassine qui pourra recueillir le liquide amniotique et le sang. Installez-vous ensuite sur le lit ou par terre.

Si vous sentez un besoin irrépressible de pousser, allongez-vous et commencez à haleter ou à respirer par petites bouffées contrôlées. Vous vous y êtes peut-être déjà entraînée pendant vos cours de préparation à l'accouchement et cela évitera une sortie brutale de la tête du bébé.

Si, malgré le halètement, la tête du bébé se présente avant que l'aide n'arrive, placez vos mains sur la tête du bébé qui sort de votre vulve et exercez une légère contre-pression pour assurer que la tête ne sorte pas trop vite. Une fois la tête sortie, vérifiez avec vos doigts que le cordon ombilical n'est pas enroulé autour du cou ; si c'est le cas, dégagez-le doucement en le passant au-dessus de la tête.

Caressez doucement les côtés du nez du bébé vers le bas, ainsi que le cou et le menton vers le haut, afin d'aider à l'élimination des sécrétions et du liquide amniotique par le nez et la bouche.

Normalement, l'aide est maintenant arrivée, et les ambulanciers ou la sage-femme peuvent aider à faire sortir le corps du bébé. Si vous avez à le faire vous-même, prenez la tête du bébé dans vos mains et exercez une pression ferme vers le bas (ne tirez jamais brusquement) pour faciliter la sortie de la première épaule. Puis, doucement, remontez la tête et l'épaule vers l'os pubien pour permettre à la deuxième épaule de sortir. Le reste du corps glissera facilement et vous pourrez amener votre bébé sur votre ventre. Enveloppez-le immédiatement dans des serviettes ou des couvertures pour le garder au chaud.

Ne tirez pas sur le cordon ombilical, mais si le placenta sort spontanément, soulevez-le afin que le sang s'écoule dans l'organisme du bébé. Il n'est pas nécessaire de couper le cordon.

Le plus important maintenant est de rester au chaud, vous et votre bébé, en attendant l'arrivée des professionnels.

« Gardez votre calme. La panique ne rendra pas la situation plus facile à gérer. »

LA SALLE D'ACCOUCHEMENT

C'est une bonne idée de profiter des visites proposées par la maternité pendant votre grossesse ; elles vous permettent de voir les salles d'accouchements et de poser des questions concernant les procédures et l'équipement que vous trouverez pendant le travail et l'accouchement.

Le lit d'accouchement est plus haut qu'un lit normal pour des raisons pratiques. Sa hauteur peut être réglée électriquement. Le bas du lit est amovible et il est muni d'emplacements pour attacher des étriers (*voir* ci-dessous).

Le tensiomètre est un appareil de mesure de la pression sanguine, principalement constitué d'une large bande de tissu gonflable que l'on place au niveau du biceps. Certains tensiomètres sont portatifs, d'autres sont attachés au mur, et les plus modernes sont automatiques et placés sur de petits chariots.

Des prises d'oxygène et de protoxyde d'azote au-dessus du lit équipent les salles d'accouchement des hôpitaux et délivrent de l'oxygène ou des mélanges antalgiques *via* des masques ou des embouts.

Le berceau de réanimation est un chariot surélevé recouvert d'un matelas pour poser le bébé. Il est aussi équipé d'un chauffage pour garder le bébé au chaud, d'un système d'apport d'oxygène et de tiroirs contenant le matériel nécessaire au pédiatre. Il y a aussi un petit lit confortable dans la salle d'accouchement pour y allonger le bébé après la naissance.

Les étriers s'attachent à des emplacements spéciaux de chaque côté du lit d'accouchement. Ils permettent de maintenir vos jambes en hauteur pour qu'on puisse vous examiner de près au cas où vous auriez besoin d'un accouchement

LE MATÉRIEL D'ACCOUCHEMENT

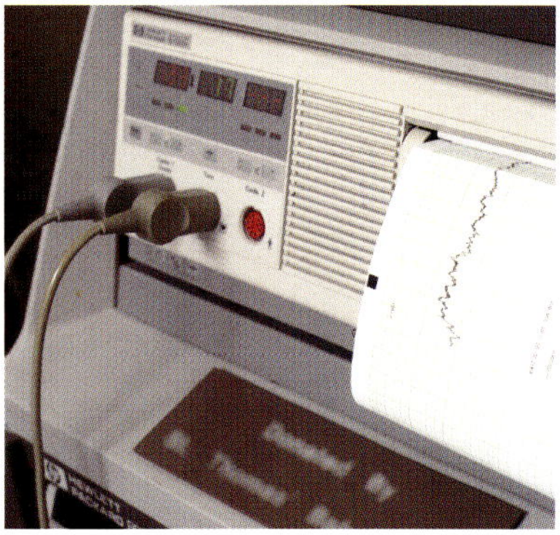

L'appareil de monitoring va surveiller le fœtus électroniquement si nécessaire.

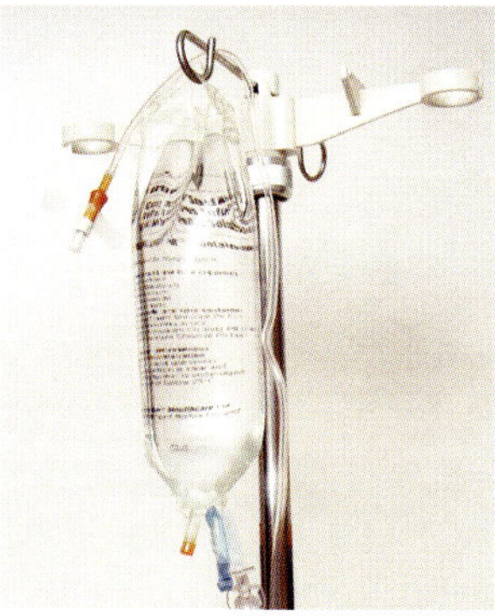

Un pied à perfusion est attaché au lit ou tenu à disposition sur roulettes.

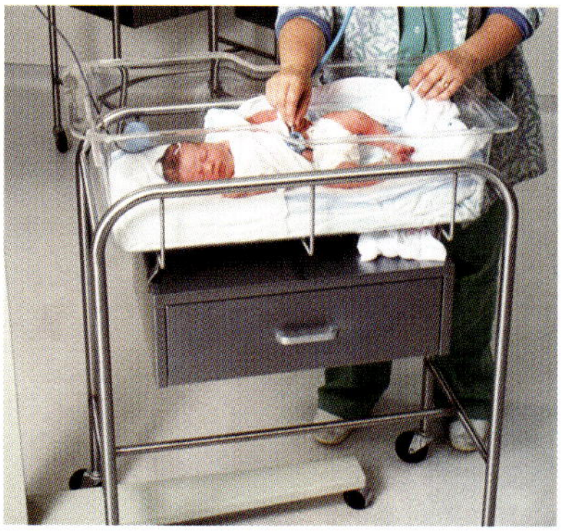

Toute salle d'accouchement dispose d'un petit lit confortable prêt à accueillir le bébé.

au forceps ou à la ventouse, ou si vous avez besoin de points de suture après l'accouchement. Ils ne sont plus systématiquement utilisés pour les touchers vaginaux réalisés pendant l'accouchement et sont souvent remisés sous le lit.

Un pied à perfusion est attaché au lit, ou tenu à disposition sur des roulettes. Plusieurs cas, au cours d'un accouchement, exigent une intraveineuse :
- lorsque vous décidez d'avoir une péridurale (*voir* p. 311–315) ;
- en cas d'accouchement déclenché (*voir* p. 294–297) ;
- si vous avez besoin d'aides médicamenteuses pour intensifier vos contractions (*voir* p. 304) ;
- si vous saignez et que les médecins ont besoin d'accéder immédiatement à vos veines pour régulariser votre tension dans le cas où elle baisse.

Des cathéters et des bassins hygiéniques sont nécessaires dans certains cas, quand vous ne pouvez pas vous rendre aux toilettes pendant le travail.

« N'hésitez pas à profiter des visites des lieux proposées par la maternité pendant votre grossesse. »

MATÉRIEL DE SURVEILLANCE FŒTALE

Je me souviens d'un cours de médecine où un éminent obstétricien nous avait dit que « passer les voies de naissance est le plus dangereux voyage qu'un être humain puisse entreprendre ». Il n'est donc pas étonnant que l'on consacre beaucoup de temps à surveiller l'avancement du travail et la capacité du bébé à y faire face.

La méthode la plus simple pour surveiller le fœtus pendant le travail et l'accouchement consiste à l'écouter avec un stéthoscope de Pinard, que l'on place sur le ventre de la mère. Autrefois, ce petit instrument en métal, en forme de trompette, était le seul moyen disponible pour écouter le rythme cardiaque du bébé. On peut aussi utiliser, à intervalles réguliers, un Doppler portatif à piles.

Le monitoring fœtal permet de mesurer en continu le rythme cardiaque du bébé, ainsi que la fréquence et l'intensité des contractions utérines. Ces informations sont imprimées pour donner un cardiotocographe (*voir* p. 258). Un bébé en bonne santé a un rythme cardiaque moyen de 120 à 160 battements par minute, qui change constamment de 5 à 15 battements (ce qu'on décrit comme étant une bonne variabilité). Un manque de variabilité entre les contractions peut indiquer que votre bébé a du mal à gérer le stress du travail. De la même manière, un rythme cardiaque moyen de 100 battements par minute ou moins, ou 180 ou plus, est également un signe de souffrance fœtale. Cela dit, les informations les plus utiles du monitoring sont celles qui indiquent comment le rythme cardiaque s'adapte au stress d'une contraction utérine.

Il existe deux types de monitoring : externe et interne, le premier étant le moins intrusif. Deux petits appareils sont placés sur votre ventre à l'aide de ceintures souples : l'un mesure le rythme cardiaque fœtal, et l'autre l'intensité et la

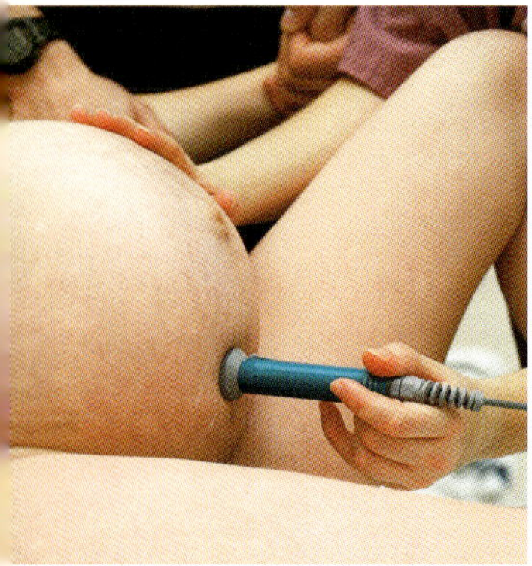

LE DOPPLER PORTATIF
Cet appareil autonome permet aux sages-femmes d'écouter le cœur du bébé pendant le travail, à l'hôpital ou à domicile.

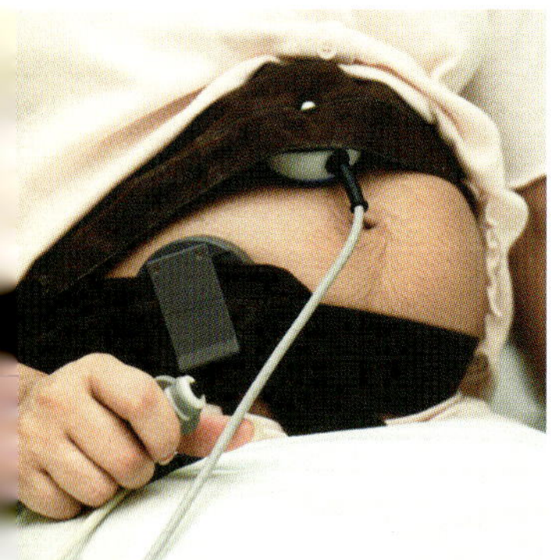

LE MONITORING ÉLECTRONIQUE FŒTAL EXTERNE
Cet appareil non intrusif mesure le rythme cardiaque du bébé et l'intensité des contractions utérines.

durée de chaque contraction. Ils sont reliés au cardiotocographe par des câbles qui affichent les mesures sur ses écrans. Pendant le travail, le monitoring externe n'est en général nécessaire que par intermittence, voire pas du tout, et la parturiente n'a en rien besoin de rester coincée au lit. Certains hôpitaux ont des appareils portatifs qui s'attachent à vos vêtements.

Le monitoring interne est utilisé quand il est difficile de détecter le rythme cardiaque du bébé ou quand il est clair que le bébé est en détresse et que l'équipe médicale a besoin de surveiller son état en permanence. On place une petite électrode sur la tête du bébé (ou sur son bassin s'il se présente en siège), que l'on relie ensuite à l'appareil de monitoring. L'électrode ne peut être placée que si le col est dilaté d'au moins 2 cm, et après la perte des eaux ou une rupture artificielle de la poche des eaux. Une ceinture abdominale renferme le capteur de pression qui mesure les contractions utérines. On peut également insérer dans l'utérus un cathéter rempli de liquide pour mesurer la pression des contractions.

Depuis son introduction dans les années 1970, le monitoring électronique a été largement adopté : certains hôpitaux l'utilisent de manière intermittente ou permanente pour surveiller le travail de presque toutes les femmes. De récentes études ont toutefois montré qu'une utilisation systématique augmente de manière significative le nombre d'interventions inutiles pour cause de « souffrance fœtale » supposée, et qu'elle n'apporte rien à un bébé qui se présente pendant un travail sans complications.

PRISE DE SANG FŒTAL

Si le monitoring révèle des signes de souffrance fœtale, votre accoucheur proposera sûrement de prélever du sang fœtal. Le prélèvement se fait sur le cuir chevelu du bébé, et l'on en mesure le pH (acidité ou alcalinité) avec une machine spéciale. Plus le sang est acide, plus le risque est élevé que le bébé manque d'oxygène, et qu'il ait besoin d'une intervention. Pour réaliser le prélèvement, on placera vos jambes dans les étriers, en position gynécologique.

Si les résultats confirment que le bébé souffre de détresse fœtale, l'étape suivante dépendra non seulement de l'avancée du travail, mais aussi d'autres paramètres. Si votre col n'est dilaté que de quelques centimètres, une césarienne d'urgence sera évidemment nécessaire. Néanmoins, si vous en êtes presque à 10 cm ou que vous ayez atteint la deuxième phase du travail, il est souvent plus rapide de terminer un accouchement vaginal que d'accoucher par l'abdomen, avec toutefois l'aide des forceps ou de la ventouse dans certains cas. Si le bébé ne montre pas de signes de stress, vous pourrez vraisemblablement continuer le travail en toute sécurité.

LE RÔLE DU PÈRE

Cela ne sert à rien de porter un jugement sur le père selon qu'il désire être présent ou non à l'accouchement. Il est difficile de voir une personne si proche souffrir et traverser cette épreuve traumatisante du travail et de la naissance, et certains hommes préfèrent ne pas y assister, quel que soit l'amour qu'ils portent à leur compagne. Cela dit, il n'y aucun doute qu'un homme qui assiste à la naissance de son enfant sera le témoin d'un événement extraordinaire et inoubliable. Sans oublier que le partage de cette expérience avec la future mère a toutes les chances de renforcer le lien qui les unit. Aidez votre compagnon en l'encourageant à choisir la solution qui lui semble la meilleure pour lui.

Le plus important pour le père est de s'occuper de deux choses : prendre connaissance des désirs de la mère, et savoir comment se déroulent le travail et l'accouchement. Pour la première, il faut que vous en ayez discuté sérieusement. Quant à la seconde, le mieux est sans doute que votre compagnon assiste aux séances de préparation à la naissance (il y en a en général au moins une), et lise le chapitre de ce livre sur le travail.

Les femmes qui accouchent n'ont pas toutes les mêmes besoins : certaines ont envie qu'on les masse, qu'on leur tienne la main, qu'on leur essuie le front. D'autres ont besoin d'un soutien émotionnel et de paroles d'encouragement. Le compagnon doit se préparer à toutes les éventualités, et accepter que vous puissiez avoir besoin qu'il soit là à un moment donné puis vouloir qu'il s'éloigne l'instant d'après. Il importe également qu'il essaie de ne pas montrer sa peur et son angoisse.

S'informer

Un des rôles importants du père est de faire le lien entre vous et l'équipe médicale. Il se peut que vous ne compreniez pas certaines des choses qui vous arrivent. Votre compagnon peut alors vraiment vous aider en demandant des explications sur les raisons médicales qui motivent telle ou telle intervention. Il doit être prêt à s'informer et à poser calmement des questions, afin que vous puissiez tous les deux savoir ce qui se passe, et participer aux décisions à prendre.

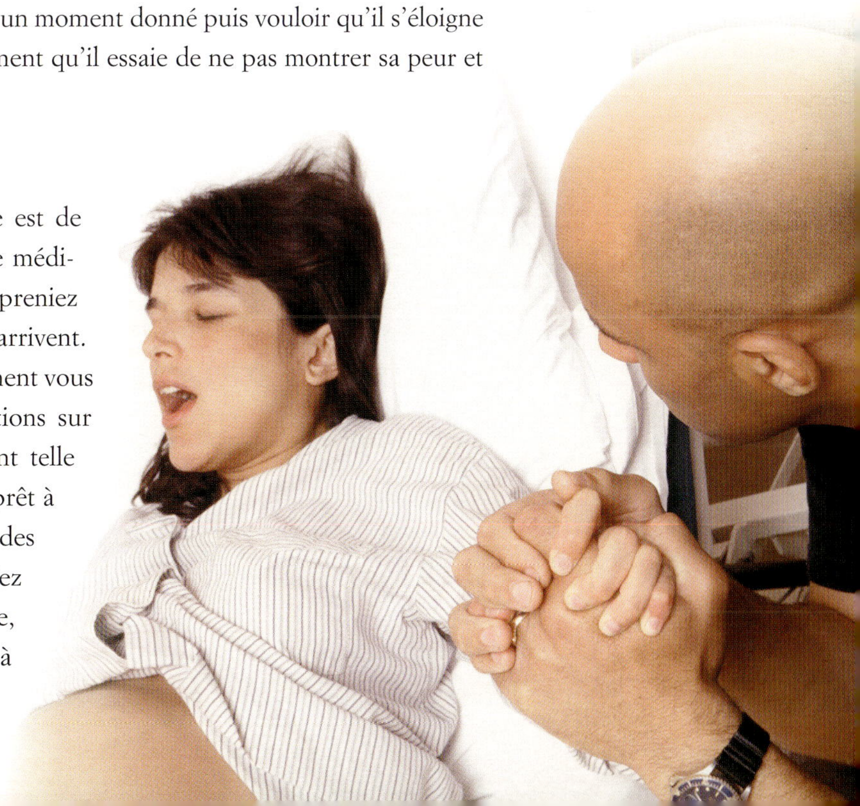

LE PÈRE *Le plus important pour le père est d'être suffisamment informé avant l'accouchement pour pouvoir vous soutenir tout au long du travail.*

DÉCLENCHER L'ACCOUCHEMENT

DÉCLENCHER LE TRAVAIL SIGNIFIE QU'ON LE PROVOQUE ARTIFICIELLEMENT AVANT QU'IL NE COMMENCE PAR LUI-MÊME. CETTE PROCÉDURE PEUT ÊTRE NÉCESSAIRE SI L'ON DÉCIDE QU'IL EST DANS L'INTÉRÊT DE LA MÈRE OU DE L'ENFANT QUE L'ACCOUCHEMENT AIT LIEU RAPIDEMENT.

« … le déclenchement ne se passe jamais comme dans les livres, son déroulement est imprévisible. »

L'accouchement peut être déclenché chez des femmes qui n'ont montré aucun signe de commencement du travail, et aussi chez celles qui ont perdu les eaux sans avoir de contractions dans les 24 heures qui ont suivi. Il est important de comprendre que, la plupart du temps, le déclenchement n'est pas l'affaire d'une seule opération réalisée à un moment précis. Il s'agit plutôt d'un processus nécessitant un grand nombre d'interventions et des interactions complexes, dont la nature dépend du déroulement du travail. Par conséquent, le déclenchement du travail ne se passe jamais comme dans les livres, et son déroulement est imprévisible. C'est pourquoi sages-femmes et médecins ne suggèrent le déclenchement qu'en cas de réelle nécessité.

Les taux de déclenchement varient considérablement selon les pays, les maternités, voire les obstétriciens d'une même maternité. De nombreux facteurs entrent en ligne de compte, le plus important étant la complexité de la grossesse et l'évaluation par l'obstétricien des risques encourus par la mère et le fœtus. Globalement, 70 à 80 % des accouchements déclenchés entraînent des naissances par voie naturelle, mais la procédure augmente le risque d'utilisation du forceps ou de la ventouse (*voir* p. 352–355). Un accouchement déclenché a plus de chances de bien se dérouler si la mère a déjà accouché par voie basse, que son col est prêt, que le bébé est de taille moyenne, et que sa tête est engagée dans un bassin de taille normale.

QUAND CHOISIR UN DÉCLENCHEMENT

Dans deux cas précis, le déclenchement est absolument indiqué : s'il y a nécessité de sortir le bébé de l'utérus, ou si la bonne santé de la mère dépend d'un arrêt rapide de la grossesse. Toutes les autres indications sont relatives et associent des considérations concernant le fœtus et la mère.

Un déclenchement peut être envisagé pour plusieurs raisons :

• **indications fœtales** : quand le monitoring prénatal indique que le développement du bébé s'est ralenti ou arrêté ou bien que le bébé montre des signes de souffrance *in utero*. Ces signes peuvent être une réduction des mouvements du fœtus ou du volume de liquide amniotique, ce qui indique en général que le placenta ne fonctionne plus correctement. Le déclenchement peut aussi être décidé si le bébé est touché par une allo-immunisation fœto-maternelle (*voir* p. 128 et p. 424), ou si la mère souffre de diabète, ce qui fait courir de plus grands risques au bébé pendant les dernières semaines de la grossesse (*voir* p. 408). De même, si le bébé souffre d'une malformation qui exige une opération immédiate après la naissance, il est souvent plus sûr de déclencher l'accouchement quand toutes les personnes compétentes sont réunies et disponibles. La décision de déclencher ou non l'accouchement exige qu'on pondère deux risques : celui de faire naître un prématuré, et celui de laisser le bébé *in utero*. Cependant, grâce à l'expertise néonatale moderne, les bébés nés après 28 semaines peuvent survivre sans courir de risques trop importants ;

• **indications maternelles** : prééclampsie grave, diabète mal contrôlé, maladie des reins, du foie ou du cœur, et troubles auto-immunes ;

• **indications combinées** : différentes combinaisons des raisons énumérées peuvent mener au déclenchement, pour le bien de la mère et du bébé. La prééclampsie et le diabète maternel sont les indications les plus souvent associées, également avec la rupture prématurée de la poche des eaux ;

• **post-terme** : la plupart des maternités proposent un déclenchement quand la grossesse dépasse 41 semaines pour réduire les risques de décès à la naissance et d'autres complications post-terme, sans augmenter le taux de césarienne.

LE SCORE DE BISHOP

Si un déclenchement est envisagé, les maternités insèrent généralement dans le dossier médical un tableau de score de Bishop, système de cotation qui permet d'évaluer si le col est favorable au déclenchement. Après un toucher vaginal, votre sage-femme ou votre médecin note de 0 à 3 la dilatation du col, sa longueur, sa consistance et sa position, ainsi que le positionnement de la tête du fœtus dans le bassin (*voir* p. 302). Un total de 5 ou plus indique que le col est favorable au déclenchement, car il a atteint un niveau suffisant de maturation.

COTATION	ÉTAT CERVICAL				
	Dilatation (cm)	**Longueur (cm)**	**Consistance**	**Position**	**Positionnement de la tête**
0	Fermé	3	Ferme	Postérieure	-3
1	1 - 2	2	Moyen	Centrale	-2
2	3 - 4	1	Mou	Antérieure	-1
3	5+	0			0

MÉTHODES DE DÉCLENCHEMENT

LORSQUE LA DÉCISION DE DÉCLENCHER L'ACCOUCHEMENT EST PRISE, LE CHOIX DE LA MÉTHODE DÉPEND DE PLUSIEURS FACTEURS : S'AGIT-IL D'UNE PREMIÈRE GROSSESSE, Y A-T-IL UNE CICATRICE UTÉRINE, LES MEMBRANES SONT-ELLES INTACTES, DANS QUEL ÉTAT LE COL SE TROUVE-T-IL ? IL EST RARE QUE L'ON DÉCLENCHE UN ACCOUCHEMENT SI LE BÉBÉ N'EST PAS EN PRÉSENTATION CÉPHALIQUE (*VOIR* P. 268) OU SI LA TÊTE N'EST PAS BIEN ENGAGÉE OU SUR LE POINT DE L'ÊTRE.

Une fois que vous êtes admise à la maternité, votre sage-femme vous examine et surveille le rythme cardiaque du bébé par monitoring pour s'assurer qu'il n'y a pas de signes de souffrance fœtale (*voir* p. 291). L'examen démarre par une palpation du ventre, pour confirmer l'orientation longitudinale du bébé et sa présentation céphalique, et pour évaluer l'engagement de la tête (*voir* p. 302). Votre sage-femme effectue ensuite un toucher vaginal et évalue l'état du col selon le système de Bishop (*voir* p. 295). Le col doit absolument se présenter favorablement pour que le déclenchement réussisse.

PROSTAGLANDINES EN GEL OU EN COMPRIMÉS

L'hormone prostaglandine existe naturellement dans la paroi de l'utérus et stimule les contractions de l'utérus. Si l'état de votre col n'est pas favorable au déclenchement, l'accoucheur peut proposer de placer dans le vagin de la prostaglandine de synthèse, en comprimés ou en gel, pour maturer le col. Une deuxième dose peut être administrée après environ six heures, et certaines femmes ont besoin de doses supplémentaires pour arriver à une maturation suffisante. Pour des raisons pratiques, il vaut mieux administrer les doses la nuit, en espérant que le matin la femme se réveille en forme, soit pour commencer le travail, soit pour entreprendre la prochaine étape du déclenchement. Pour une grossesse normale, on peut réaliser cette intervention dans la chambre, mais s'il y a des risques de complications, la femme peut être transférée vers une salle d'accouchement.

Après chaque dose, le bébé est placé sous monitoring pendant trente minutes. Tant que les résultats sont normaux, on le surveille de temps en temps à l'aide d'un stéthoscope de Pinard (*voir* p. 291). Dès que les contractions commencent, on propose une autre phase de monitoring électronique.

AMNIOTOMIE

Quand le col atteint une dilatation de 2 à 3 cm, on peut en général facilement rompre la poche des eaux artificiellement en insérant un long

STIMULATION DES MEMBRANES

Avant de décider d'une date pour le déclenchement formel de l'accouchement, il est probable que votre accoucheur essaiera de stimuler les membranes. *Via* un toucher vaginal, il va doucement insérer un ou deux doigts au travers du col pour en effleurer les bords. Cette intervention peut parfois suffire à déclencher des contractions parce qu'elle stimule la sécrétion de prostaglandines par le col. Elle peut être quelque peu inconfortable et provoquer un léger saignement. Cependant, elle ne comporte aucun risque, et peut être efficace pour provoquer les premières contractions.

crochet mince dans le vagin, à travers le col, pour piquer la fine membrane et permettre au liquide amniotique de s'écouler. Cela provoque la sécrétion de prostaglandines qui aident à obtenir des contractions utérines régulières. Au cours de certains déclenchements, il arrive qu'aucune autre intervention ne soit nécessaire, les contractions utérines se mettant en place peu de temps après. Si ce n'est pas le cas, il faut passer à l'étape suivant : l'ocytocine par voie intraveineuse.

OCYTOCINE OU SYNTOCINON

L'ocytocine est une hormone produite par l'hypophyse, glande située dans le cerveau, qui provoque des contractions du muscle utérin. Le Syntocinon, ocytocine de synthèse, est administré par perfusion intraveineuse dans l'avant-bras. On injecte le Syntocinon dans une poche stérile remplie de liquide (en général un mélange de solutions saline et sucrée), qu'on suspend à un pied à perfusion. On commence toujours avec un très petit dosage que l'on augmente jusqu'à obtenir de véritables contractions utérines, c'est-à-dire trois contractions de moyenne ou forte intensité toutes les dix minutes. On mesure attentivement la quantité de Syntocinon administrée par un appareil spécial attaché au goutte-à-goutte, ce qui permet d'ajuster le dosage en fonction de l'évolution du travail et de la réaction du bébé aux contractions.

Comme les contractions induites par le Syntocinon peuvent être fortes et démarrer soudainement, sans que le bébé passe par une phase d'activité utérine plus douce, le risque de souffrance fœtale est plus élevé. Bien entendu, ce risque potentiel est souvent aggravé par les raisons mêmes qui ont nécessité le déclenchement. Par exemple, si l'on provoque l'accouchement à cause d'un développement ralenti du bébé, ses réserves peuvent être déjà plus faibles que celles d'un bébé qui a grandi normalement et qui profite d'un travail spontané. Pour cette raison, dès que la perfusion de Syntocinon commence, vous êtes suivie par un monitoring électronique continu (*voir* p. 291-292).

À ce stade, vous trouverez peut-être utile de lire la partie consacrée à la phase latente du travail (*voir* p. 298), où j'explique la période prolongée d'activité utérine, qui est généralement nécessaire avant que les contractions normales deviennent suffisamment fortes et régulières pour dilater efficacement le col.

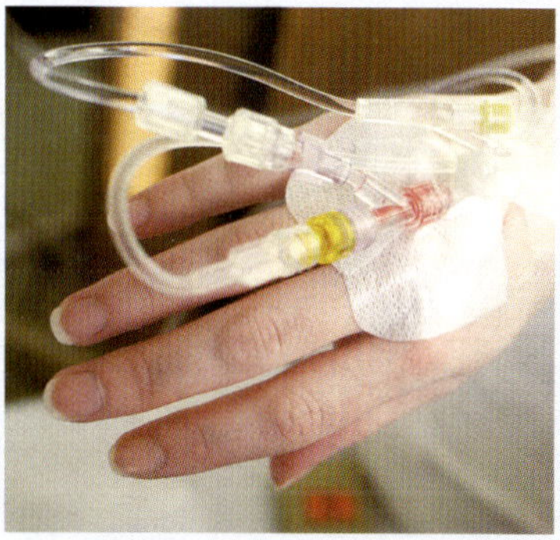

SYNTOCINON *On administre le produit* via *une perfusion insérée dans une veine de la main ou de l'avant-bras.*

Je pense que l'éclaircissement de ces points permet de mieux comprendre pourquoi un déclenchement par Syntocinon provoque souvent un travail plus long et plus douloureux. En fait, le travail en lui-même n'est pas forcément plus long, mais il y a beaucoup de retard à rattraper pour en arriver au point où le col commence à se dilater. De plus, les contractions provoquées peuvent vous sembler plus douloureuses que les contractions naturelles, car vous n'avez pas pu éprouver l'augmentation progressive de l'activité utérine qui a lieu pendant la période de latence d'un accouchement spontané. C'est une des raisons qui poussent la plupart des maternités à suggérer la mise sous péridurale un peu avant le déclenchement par Syntocinon.

« Le col doit absolument être dans un état favorable pour réussir un déclenchement. »

PREMIER STADE DU TRAVAIL

EN THÉORIE, LE PREMIER STADE COMMENCE QUAND LES CONTRACTIONS UTÉRINES DEVIENNENT RÉGULIÈRES, ET SE TERMINE QUAND LE COL ATTEINT 10 CM DE DILATATION. ON PEUT SUBDIVISER CE STADE EN TROIS PHASES : UNE PÉRIODE DE LATENCE, UNE PÉRIODE ACTIVE ET UNE PÉRIODE DE TRANSITION.

LA PÉRIODE DE LATENCE

Pendant la période de latence du premier stade du travail, l'utérus commence son activité, mais les contractions restent en général douces et irrégulières. Beaucoup de femmes les ressentent comme des douleurs de règles ou un mal de dos, sans trop d'angoisse. C'est pendant cette importante période que la forme du col se modifie, passant d'une structure épaisse en forme de tonneau de 2 cm de long à une autre plus fine, plus souple et plus courte.

Les contractions légères qui descendent le long de votre utérus, dont vous pouvez ne pas avoir conscience, rétrécissent le col et la partie inférieure de l'utérus, en les tirant autour de la tête du bébé (si c'est la partie qui se présente), un peu comme un gant. Ce processus d'effacement doit avoir lieu avant que le col puisse s'étirer et s'ouvrir ou se dilater. La période de latence peut durer jusqu'à huit heures (voire plus pour un premier accouchement), mais si vous avez eu plusieurs enfants, elle est en général plus courte : il se peut que vous ne réalisiez même pas que quelque chose se passe.

Les hormones sécrétées pendant les dernières semaines de la grossesse aident à ramollir le col pour préparer au travail, mais la dilatation qui se produit pendant le premier stade du travail ne peut avoir lieu que si les contractions

PHASES DU PREMIER STADE

Au cours du premier stade du travail, le col s'efface et se dilate. Jusque-là complètement fermé, il s'ouvre pour atteindre jusqu'à 10 cm de largeur, et permettre le passage de la tête du bébé, ou de toute autre partie du corps qui se présente.

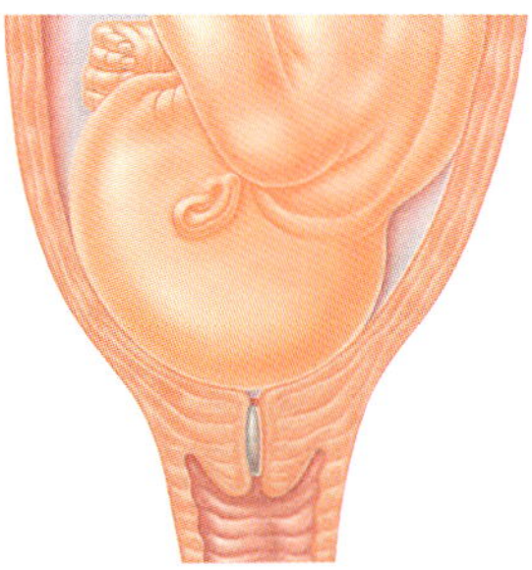

LA PÉRIODE DE LATENCE *Le col s'efface et commence à s'étirer et à s'ouvrir.*

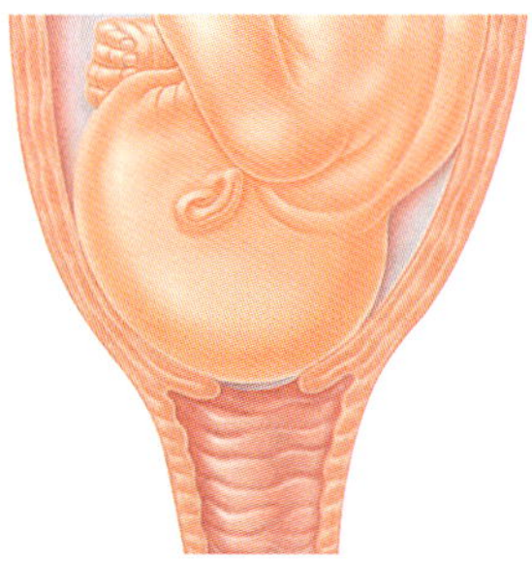

LA PHASE ACTIVE *Les contractions s'intensifient en même temps que le col se dilate.*

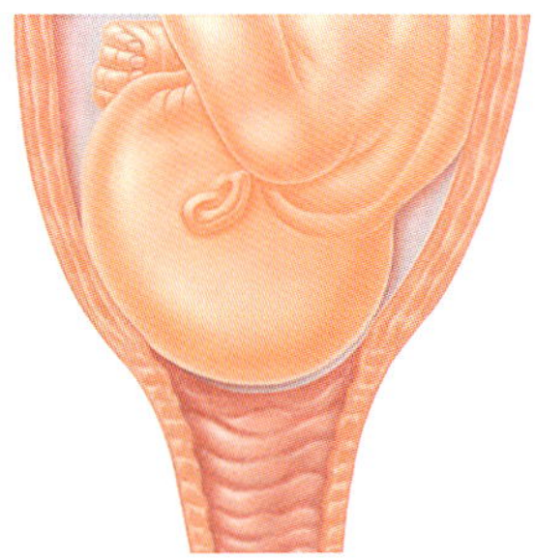

LA PÉRIODE DE TRANSITION *Le col atteint sa dilatation maximale, prêt pour la descente du bébé.*

utérines s'intensifient progressivement. De ce fait, pendant la période de latence, les contractions légères se produisent toutes les quinze à vingt minutes, et ne durent pas plus de trente à soixante secondes.

Rassurez-vous, si la douleur est trop forte pendant la période de latence, on vous proposera des solutions antidouleur. Cela dit, jusqu'à la phase active, votre sage-femme ou votre médecin préférera probablement les antalgiques gazeux ou intraveineux à une péridurale (*voir* p. 308–323), pour vous garder debout et active le plus longtemps possible et éviter de vous confiner au lit, afin que la pesanteur joue son rôle pour vous aider à atteindre la phase active.

LA PHASE ACTIVE

Techniquement parlant, on dit que la phase active a commencé quand la dilatation du col atteint 3 cm et que les contractions tendent à prendre un rythme plus régulier. Votre sage-femme pourra juger du début de la phase active en se fondant sur vos seules contractions, sans avoir besoin de vérifier le col.

Quand le premier stade du travail passe à la phase active, les contractions se font plus fortes vers le centre de votre ventre, et vous pouvez sentir au simple toucher que les muscles utérins se durcissent et se serrent. Les contractions sont douloureuses : l'utérus est un muscle de grande taille qui demande énormément d'énergie pour travailler efficacement. Lors d'une contraction, les vaisseaux sanguins de l'utérus se compriment, et le muscle sécrète des substances chimiques douloureuses car il vient à manquer d'oxygène. Ces substances se dissipent dans les périodes de récupération entre les contractions.

« ... l'utérus est un muscle de grande taille qui demande énormément d'énergie pour travailler efficacement. »

Notez également que les contractions réduisent légèrement la quantité d'oxygène que reçoit votre bébé, du fait de la contraction des vaisseaux sanguins qui nourrissent le placenta. Par conséquent, son rythme cardiaque peut ralentir au pic de la contraction. Ce phénomène sera attentivement surveillé pendant le travail (*voir* p. 291–292), afin de s'assurer que le bébé ne se fatigue ou ne se stresse pas trop.

Des contractions variables

Au commencement de la phase active du travail, les contractions changent de nature. D'abord, elles s'intensifient et deviennent plus douloureuses. Ensuite, au lieu de se concentrer dans la partie inférieure de l'utérus, elles démarrent dans sa partie supérieure, et descendent en le traversant tout entier. C'est ce qui permet d'assurer que la tête du bébé (ou toute autre partie qui se présente) est poussée contre le col, la priorité étant maintenant de provoquer l'ouverture du col sur un

« ... la tête et les épaules du bébé doivent descendre profondément dans le bassin avant le début du deuxième stade du travail. »

diamètre de 10 cm. Les contractions se produisent d'abord toutes les dix à quinze minutes, puis toutes les cinq minutes, puis enfin toutes les deux minutes, le calcul s'effectuant du début d'une contraction jusqu'au début de la suivante.

Vers la fin de la phase active, chaque contraction dure environ soixante à quatre-vingt-dix secondes, avec peu de temps de récupération entre les contractions. Plus elles s'intensifient, plus les muscles utérins qui se durcissent et se serrent vous donneront l'impression que l'on vous comprime le ventre. À chaque contraction, la douleur commence en général doucement, atteint un pic qui dure environ trente secondes, puis décroît.

Entre 4 et 9 cm, le col connaît la phase la plus rapide de dilatation, suivie parfois d'une décélération, c'est-à-dire d'un ralentissement de la dilatation. En fait, la dilatation n'est pas le seul indicateur du travail. Il faut aussi que la tête et les épaules du bébé descendent profondément dans le bassin avant le début du deuxième stade du travail.

La durée totale de la phase active du premier stade varie selon qu'il s'agit ou non de votre première grossesse. Lors d'un premier accouchement, la dilatation avance d'environ 1 cm par heure, tandis que pour les accouchements suivants, le rythme de dilatation peut se révéler beaucoup plus rapide.

Rupture de la poche des eaux

Pour 15 % des grossesses arrivées à terme, la rupture de la poche se fait spontanément avant le début du travail, et dans la majorité de ces cas, les contractions et la dilatation progressive du col commencent dans les 24 heures. Dans 85 % des grossesses, la poche des eaux est donc toujours intacte quand le travail commence. En général, la rupture se fait spontanément à mesure que le travail avance, mais il peut arriver, surtout lors d'accouchements très rapides ou soudains, que le bébé naisse encore entouré de la poche amniotique.

Certaines maternités préfèrent rompre artificiellement les membranes lorsque de fortes contractions se produisent et que la dilatation du col a atteint 4 à 5 cm, car cette amniotomie provoque la sécrétion de prostaglandines, qui aident à accélérer les contractions. Cela permet aussi d'éliminer le coussin qui entoure la tête du bébé, permettant à cette dernière d'exercer une pression plus efficace sur le col, ce qui fait également progresser le travail. Cela dit, si votre travail progresse normalement, il n'y a aucune raison de procéder à une amniotomie si vous préférez éviter toute intervention.

Si votre accouchement a été déclenché (*voir* p. 294–297) ou si le travail progresse lentement (voir p. 304), il est possible qu'on vous propose cette amniotomie : d'une part, elle aide la progression du travail, et d'autre part, un travail qui n'avance pas tout à fait comme prévu demande une surveillance attentive pour prévenir toute souffrance fœtale. Si le monitoring montre des signes inquiétants, votre sage-femme proposera probablement de rompre la membrane pour poser une électrode de monitoring sur la tête du bébé (*voir* p. 292). Cela lui permettra également d'inspecter le liquide amniotique pour s'assurer qu'il ne contient pas de méconium, signe que le bébé a déjà subi un stress.

L'amniotomie n'est en général pas douloureuse (*voir* p. 296–297) si vous êtes déjà partiellement dilatée. En revanche, elle peut être contre-indiquée, par exemple en cas de travail prématuré. Il vaut alors mieux conserver la poche intacte le plus longtemps possible, pour protéger le bébé prématuré, plus fragile, pendant le travail et l'accouchement (*voir* p. 341).

LA PÉRIODE DE TRANSITION

C'est ainsi que l'on nomme la pause que l'on remarque parfois pendant la phase finale du premier stade du travail : le col est complètement dilaté, mais vous ne sentez pas encore le désir irrépressible de pousser, si caractéristique du deuxième stade du travail. La période de transition peut durer quelques minutes, mais aussi continuer pendant une heure ou plus. Pour certaines femmes, il s'agit de l'étape de l'accouchement la plus difficile à gérer, parce qu'elles se sentent déjà exténuées après plusieurs heures de contractions. Celles-ci sont intenses, se produisent toutes les trente à quatre-vingt-dix secondes et durent de soixante à quatre-vingt-dix secondes. L'intervalle est donc très court entre deux contractions, et certaines femmes ont peur d'avoir totalement perdu le contrôle de ce qui se passe. C'est en partie vrai : le travail suit alors sa propre dynamique, et il n'y a aucun moyen de l'arrêter avant la sortie du bébé. La bonne nouvelle est justement que la naissance n'est pas loin. Considérez donc la période de transition comme un signe très positif, annonçant la fin du travail.

> « Considérez la période de transition comme un signe très positif annonçant la fin du travail. »

Le désir de pousser

Certaines femmes ressentent un désir intense de pousser pendant la période de transition, avant la complète dilatation du col. Si vous commencez à pousser quand le col est à 8 ou 9 cm, il va se gonfler autour de la tête du bébé, au lieu de s'effacer pour la laisser glisser vers le bas. Si vous ressentez pourtant ce désir de pousser avant la dilatation complète, votre sage-femme vous montrera comment respirer par à-coups pendant les contractions, pour essayer d'éviter une respiration trop profonde qui favorise la poussée. Elle vous suggérera peut-être aussi d'adopter une posture propre à soulager la pression que la tête du bébé exerce sur le col (vous mettre à quatre pattes, par exemple, avec les fesses en haut) : la station debout vous encourage plutôt à pousser. Et si vous êtes sous péridurale, une petite injection supplémentaire à ce moment-là peut permettre d'attendre une dilatation complète et la descente de la tête avant de commencer à pousser.

LES EXAMENS AU COURS DU TRAVAIL

Le col doit commencer à se dilater pour que le travail débute ; mais celui-ci ne peut continuer que si la tête du bébé descend dans le bassin en même temps que le col continue à se dilater. Ni le bébé ni le bassin de la mère n'ont une taille idéale qui garantisse une bonne progression du travail ; il n'y a pas non plus de nombre magique de contractions intenses qui permettrait de prédire un accouchement rapide et sans problème. C'est pourquoi des touchers vaginaux réguliers, suivis d'examens abdominaux, sont essentiels pour évaluer votre progression.

La fréquence des examens au cours du travail dépend de différents facteurs, et notamment de sa durée. À chaque examen, la sage-femme palpe le ventre pour confirmer l'orientation et la présentation du bébé (*voir* p. 268). Dans la

ENGAGEMENT ET DESCENTE

Maintenant que le travail a commencé, il est important d'évaluer la profondeur de descente de la tête du bébé dans le bassin. On dit que la tête est engagée lorsque plus de la moitié de son diamètre a franchi l'entrée du bassin, ce qui signifie que l'on ne pourra plus sentir que 0/5, 1/5 ou 2/5 de la tête en palpant l'abdomen. Moins on sent la tête pendant l'examen, plus le travail a des chances de bien se dérouler. Le toucher vaginal permet de mesurer la dilatation du col et de déterminer jusqu'à quel niveau la tête est descendue. Les niveaux de descente correspondent à des lignes imaginaires tracées au travers du bassin, tous les centimètres. Quand la tête s'engage dans le passage supérieur du bassin, on dit qu'elle est au niveau –5. Quand elle atteint le milieu de la cavité pelvienne, on dit qu'elle est au niveau zéro. Quand elle atteint l'ouverture vaginale, elle est au niveau +5.

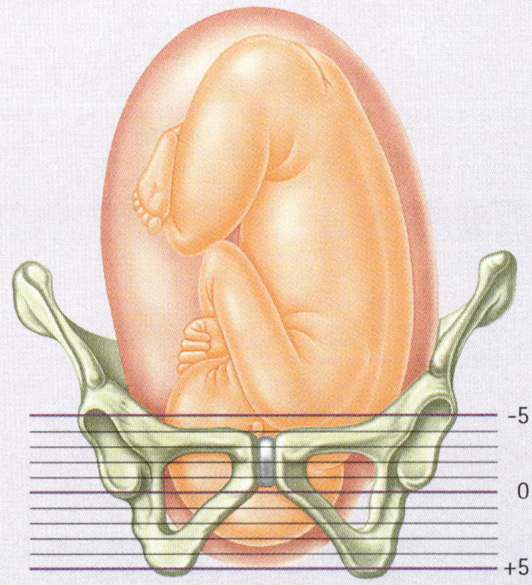

LA DESCENTE *On indique la position de la tête par rapport aux tubérosités ischiatiques (la partie la plus étroite de l'os pelvien).*

LES PARTOGRAMMES

LA MEILLEURE FAÇON DE SURVEILLER LE DÉROULEMENT DU TRAVAIL CONSISTE À UTILISER UN PARTOGRAMME. CETTE REPRÉSENTATION GRAPHIQUE RASSEMBLE DIFFÉRENTES GRILLES QUI REÇOIVENT LES OBSERVATIONS CONCERNANT LE TRAVAIL.

En haut du partogramme sont notées vos informations personnelles et des instructions destinées aux sages-femmes et aux médecins. En dessous, plusieurs tableaux et grilles permettent d'enregistrer le rythme cardiaque fœtal, le nombre de contractions par période de dix minutes, vos température, tension et pouls, et les résultats des examens d'urine. On y reporte également les éventuels antalgiques ou perfusions de Syntocinon administrés, leur dosage et leur fréquence.

La partie la plus utile d'un partogramme est la représentation de la dilatation du col et la station qu'atteint la tête du bébé, que la sage-femme reporte à chaque évaluation. Ainsi, d'un seul coup d'œil, on suit la progression du travail, et l'on peut constater rapidement tout ralentissement. La plupart des partogrammes indiquent même, par des lignes en gras, la courbe attendue de dilatation du col, de 0 à 10 cm. Pour un premier accouchement, la courbe idéale remonte progressivement la grille pour atteindre 10 cm, tandis que pour les accouchements suivants, la courbe est plus courte et remonte plus rapidement. La courbe idéale représentant la descente de la tête descend le long de la grille. Bien sûr, tous les accouchements ne suivent pas exactement ces indications, mais si la progression est lente (la courbe se situant très à droite de la progression idéale), il est vraisemblablement nécessaire d'intervenir. Plus cela est détecté tôt, mieux c'est.

No. EP8247	Nom MARTIN	Prénom CAMILLE
Parité 0+0	Âge 25	Date 02-09-04
DDR 22.11.03	DPA 29-8-04	
Durée du travail 12 HRS.	*Durée rupture des membranes* 2 HRS.	

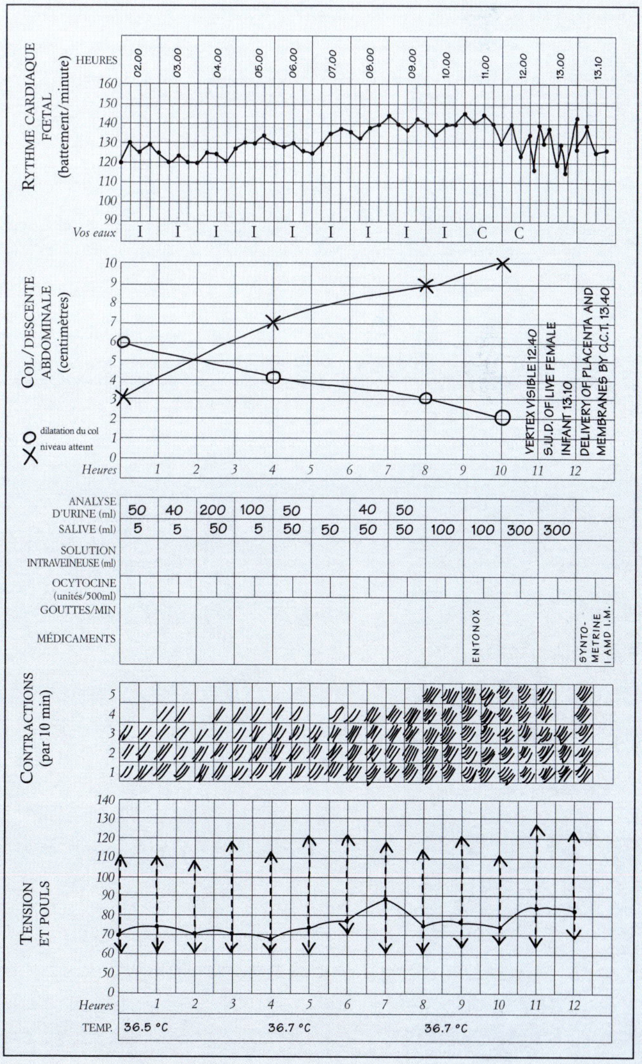

PROGRESSION DU PREMIER STADE

Une bonne progression dépend d'une combinaison de trois facteurs P :

- **les puissances** – contractions utérines fortes qui dilatent le col efficacement ;
- **le passager** – un bébé qui peut passer par le bassin de la mère et se trouve en bonne position pour une sortie aisée ;
- **les passages** – un bassin suffisamment large pour permettre le passage du bébé.

Chacun de ces trois facteurs P dépend des autres, et la conduite du travail dépendra de la façon dont ils interagissent.

« Dans la grande majorité des cas, le bébé se présentera sur le mode longitudinal céphalique. »

grande majorité des cas, le bébé se présente sur le mode longitudinal céphalique, et c'est donc ce que suppose la suite de cette partie sur la progression du travail. Si votre bébé se présente en siège ou s'oriente de manière transverse ou oblique au début du travail, vous trouverez des détails sur la gestion d'un travail de ce type p. 356–359 et p. 429.

ACCÉLÉRER LE TRAVAIL

Si le travail se ralentit spontanément, il est parfois nécessaire de l'accélérer ou de l'intensifier. Le partogramme indique le meilleur moment pour démarrer l'accélération. Si les contractions sont satisfaisantes, mais que la poche des eaux soit toujours intacte, il suffit parfois de la rompre (*voir* p. 300) pour accélérer le processus. Si les contractions sont faibles, peu fréquentes ou irrégulières, et que vous avez déjà perdu les eaux, on amorcera une perfusion de Syntocinon pour intensifier et régulariser les contractions. Comme pour un déclenchement (*voir* p. 294–297), on commencera par un faible dosage que l'on augmentera progressivement, jusqu'à obtenir trois ou quatre contractions modérément intenses toutes les dix minutes.

Il est nécessaire de procéder à un monitoring permanent pour s'assurer que le bébé n'est jamais en détresse, et un nouvel examen a lieu deux heures après l'accélération. Généralement, on constate à ce moment-là une progression de la dilatation du col ou de la descente du bébé, auquel cas la perfusion de Syntocinon est maintenue jusqu'à l'examen suivant, deux heures plus tard. On ajoute toutes ces observations au partogramme (*voir* p. 303), suite à quoi la courbe de suivi de la dilatation du col doit se rapprocher d'une courbe normale. Toutefois, il arrive parfois qu'aucun progrès ne soit visible au bout des quatre heures. Dans ce cas, les médecins réévaluent votre situation et peuvent proposer une césarienne.

QUAND LE TRAVAIL SE PROLONGE

ON DIT EN GÉNÉRAL QU'UN ACCOUCHEMENT SE PROLONGE LORSQU'IL DURE PLUS DE DOUZE HEURES APRÈS LE COMMENCEMENT EFFECTIF DU TRAVAIL. CELA CONCERNE ENTRE 5 % ET 8 % DES ACCOUCHEMENTS, ET SE PRODUIT PLUTÔT LORS D'UNE PREMIÈRE GROSSESSE.

On dit que le travail se prolonge quand le col n'arrive pas à se dilater, ou quand le bébé ne descend pas dans le passage pelvigénital ou ne parvient pas à se tourner pour atteindre la position optimale permettant un accouchement sans problème. Dans les faits, il s'agit souvent d'une combinaison de ces facteurs : dilatation, descente et rotation sont interdépendantes. Souvent liées, les causes habituelles d'un travail prolongé sont la disproportion fœtopelvienne, une obstruction fœtale ou maternelle, une activité utérine insuffisante et une présentation occipito-iliaque postérieure.

DISPROPORTION FŒTOPELVIENNE

On parle de disproportion fœtopelvienne lorsque la tête du bébé est trop grande pour passer par le bassin de la mère. C'est un terme relatif : un bébé d'une taille différente pourrait passer par le même bassin. Pour un premier-né, on soupçonne une disproportion quand la tête n'est pas engagée à la fin du terme. D'autres indices sont donnés par la stature de la mère et la pointure de ses chaussures : si elle mesure moins de 1,50 m et porte du 35 ou moins, il est possible que son bassin soit également de petite taille, et rende difficile, voire impossible, un accouchement par voie basse.

Si les médecins soupçonnent une disproportion fœtopelvienne avant l'accouchement, ils proposent souvent une césarienne pour éviter de faire subir au bébé un travail trop long et difficile. En revanche, si la tête est engagée et que la mère souhaite accoucher par voie basse, elle peut choisir de tenter le travail. Dans ce cas, on surveille attentivement sa progression à l'aide d'un partogramme (*voir* p. 303). Si la progression est lente, on prépare un accouchement abdominal.

Dans le cas des secondes grossesses, et dans toute grossesse suivante, la tête ne descend pas forcément dans le bassin avant le début effectif du travail, ce qui rend plus difficile la prédiction de disproportion. On cherchera des indices dans les accouchements précédents et dans les poids de naissance des bébés. Les médecins suggèrent parfois une radio ou un scanner pour évaluer les dimensions exactes du bassin de la mère, mais c'est un cas plutôt rare aujourd'hui. En fait, quelles que soient les mesures osseuses, surveiller le travail est la seule façon de savoir si la tête du bébé passe par le bassin.

« Pour savoir si la tête du bébé passe par le bassin, il n'y a qu'un seul moyen : le monitoring de la progression du travail. »

OBSTACLES À L'ACCOUCHEMENT

Ils résultent souvent d'une mauvaise surveillance du travail : par exemple, on est passé à côté d'un diagnostic de disproportion fœtopelvienne ou de présentation difficile, par l'épaule ou transverse (*voir* p. 429). Les autres causes d'obstruction sont notamment les masses pelviennes, comme un fibrome utérin (*voir* p. 422), un kyste ovarien ou un rein transplanté, ou encore une malformation congénitale du bébé, telle l'hydrocéphalie (*voir* p. 419). Heureusement, de tels obstacles empêchent rarement un accouchement de nos jours : on arrive à les identifier au cours de la grossesse.

Lors d'un premier accouchement, l'utérus se contracte très vivement pour tenter de passer outre l'obstacle, puis devient inactif. En revanche, si l'obstruction se produit pendant un deuxième accouchement, l'utérus n'arrête pas de se contracter, ce qui mène à la formation d'un rebord utérin, ou anneau de Bandl. La partie supérieure de l'utérus s'épaissit et se raccourcit, tandis que la partie inférieure s'étire et s'amincit. Dans ce cas, il est urgent de pratiquer une césarienne pour éviter une rupture de l'utérus (*voir* p. 427).

CONTRACTIONS INEFFICACES

Le travail ne progresse normalement qu'à la condition que vos contractions soient efficaces et descendent dans tout l'utérus. À défaut, le travail se prolonge. Une activité utérine inefficace peut être soit hypo-active, soit hyperactive, et se produit dans 5 % environ des premières grossesses, et dans 1 % environ des accouchements en général. On parvient souvent à compenser une sous-activité, que l'on appelle inertie utérine, à l'aide d'une stimulation par Syntocinon (*voir* p. 297), sauf en cas de disproportion ou d'un autre type d'obstruction. On parle de suractivité, aussi appelée activité utérine désordonnée, quand les différentes parties de l'utérus se contractent indépendamment. Ces contractions ne dilatent pas efficacement le col, et sont souvent très douloureuses. Ce type d'activité peut résulter d'une utilisation inappropriée de Syntocinon. La péridurale est maintenant si répandue que l'intensité et la localisation exacte de la douleur peuvent être difficiles à évaluer. Dès lors, un partogramme est utile pour identifier l'activité utérine inefficace. Si la dilatation reste lente et que le col ne se dilate pas de plus de 2 cm en quatre heures, avec une faible descente de la tête, il faudra envisager une césarienne.

« Le travail ne progresse normalement qu'à la condition que vos contractions soient efficaces et descendent dans tout l'utérus. »

PRÉSENTATION OCCIPITO-ILIAQUE POSTÉRIEURE

Le travail et l'accouchement ont toutes les chances d'être rapides et sans complication si le bébé se présente en position occipito-iliaque antérieure

(OIA, *voir* p. 270), c'est-à-dire lorsque l'arrière de la tête du bébé (l'occiput) est situé face à l'abdomen de la mère (en bas). Quand le bébé est en position occipito-iliaque postérieure (OIP), son visage se situe face vers l'avant, et l'arrière de sa tête longe la colonne vertébrale de la mère. L'occiput se trouve pressé contre le sacrum maternel et le bébé a plus de mal à plier sa nuque et son menton. Cela signifie qu'une plus grande proportion de la tête se présente, ce qui peut prolonger le travail et être plus inconfortable et douloureux, surtout dans le bas du dos.

Pour réduire la pression sur le bas du dos, mettez-vous à quatre pattes ou asseyez-vous avec les jambes croisées devant vous en vous penchant vers l'avant, ou en vous balançant sur le bassin. Vous apprécierez peut-être aussi de vous faire masser la région douloureuse. Une des meilleures façons d'encourager la rotation de la tête du bébé est de rester debout et mobile aussi longtemps que possible. Si vous avez besoin de vous allonger, adoptez une position pouvant encourager une rotation interne (demandez conseil à votre sage-femme). Évitez de vous allonger sur le dos, car cela fait reposer tout le poids du bébé sur la colonne et le bas du dos.

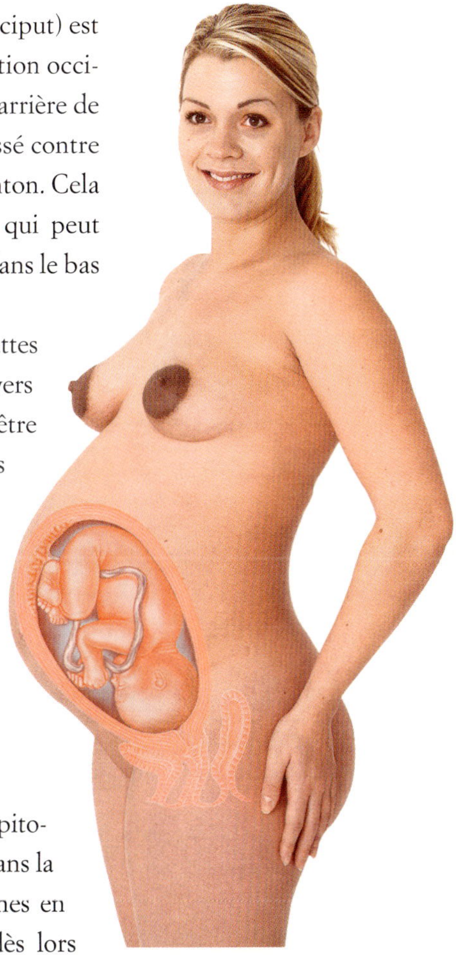

POSITION OCCIPITO-ILIAQUE POSTÉRIEURE

Le visage du bébé se situe vers l'avant, sa colonne vertébrale est orientée vers l'arrière et longe la vôtre.

La rotation du bébé

Un peu plus de 10 % des bébés démarrent le travail en position occipito-iliaque postérieure (*voir* p. 270), ce problème n'est donc pas si rare. Dans la majorité de ces cas, les bébés ont tendance à se tourner d'eux-mêmes en position antérieure avant la fin du premier stade. Le travail est dès lors souvent plus lent à démarrer et à progresser, et aussi plus douloureux, ce qui peut être très fatigant pour la mère.

Quand le bébé se trouve en position OIP, on a souvent recours à une péridurale accompagnée d'une accélération. Il est alors fréquent, ce qui n'est guère surprenant, que l'on rencontre des complications liées à un épuisement maternel et à une souffrance fœtale. Si le bébé ne se retourne pas en position antérieure au début du deuxième stade, la sage-femme proposera sûrement d'augmenter la dose de la péridurale (pour prévenir toute envie de pousser), de changer votre position pour encourager une meilleure rotation, et vous indiquera de vous reposer pendant environ une heure. Si le bébé reste en position OIP ou transverse (*voir* p. 270), il sera peut-être nécessaire de le tourner en position occipito-iliaque antérieure à l'aide du forceps ou de la ventouse pour faciliter l'accouchement. Si tout cela ne fonctionne pas, il ne reste plus qu'à effectuer une césarienne en urgence.

GÉRER LA DOULEUR

La gestion de la douleur est un enjeu important : personne n'a envie d'avoir mal, quelles que soient les circonstances. Bien que les contractions utérines qui permettent de pousser un bébé à travers le passage génital soient douloureuses, il existe des moyens de réduire la douleur efficacement.

Depuis des années, la question de la lutte contre la douleur fait l'objet d'un débat acharné, tant parmi les femmes enceintes que parmi les professionnels de la santé. Comme dans toute polémique enflammée, les points de vue ont tendance à se radicaliser. Certaines femmes considèrent que l'accouchement est un processus naturel, dont la douleur est partie intégrante, et refusent toute forme de solution antidouleur médicalisée. À l'autre extrême, certaines femmes désirent une péridurale dès le premier signe d'inconfort, et demandent même expressément une césarienne pour éviter complètement le processus du travail et de l'accouchement.

Je n'ai rien contre ces deux attitudes, tant que la femme concernée a reçu tous les conseils nécessaires avant de décider de l'approche choisie. Il n'y a aucun moyen pour une femme vivant sa première grossesse de prévoir sa réaction à la douleur de l'accouchement : c'est probablement la première fois qu'elle va avoir à faire face à une très forte souffrance physique. Les femmes qui ont déjà accouché ont sûrement une meilleure idée de leur seuil de tolérance. Cela dit, chaque accouchement étant différent, on ne peut leur demander de prévoir précisément leur façon de gérer la douleur. Je n'accepte pas l'idée qu'une femme capable de mettre au monde un bébé en bonne santé puisse se sentir en échec sous prétexte qu'elle a eu besoin de médicaments antidouleur.

En ce qui me concerne, je trouve que la meilleure approche consiste à rester ouverte, et à attendre de voir ce qui vous semble la bonne chose à faire le moment venu. Informez-vous le plus possible, car il n'y a aucun doute sur le fait que si vous connaissez bien les différentes méthodes pour gérer la douleur, vous serez capable de faire le bon choix pour vous et votre bébé le jour de l'accouchement.

LES ANTIDOULEUR

IL EXISTE TROIS GROUPES GÉNÉRAUX :

Les analgésiques soulagent la douleur ou atténuent sa perception. Ils comprennent :

- les analgésiques à inhaler, comme le MEOPA ;
- les analgésiques systémiques, comme la péthidine.

Les anesthésies locorégionales, qui créent une sensation localisée d'insensibilité, comprennent :

- la péridurale ;
- la rachianesthésie ;
- l'anesthésie du nerf pudendal ;
- le bloc paracervical.

Les anesthésies générales produisent une perte de conscience, empêchant toute sensation de douleur.

LES ANALGÉSIQUES

Les analgésiques agissent sur certains récepteurs du cerveau pour atténuer les messages de douleur envoyés par le système nerveux. Le MEOPA et la péthidine sont couramment utilisés pendant le travail.

L'ANALGÉSIQUE PAR INHALATION

Le MEOPA, ou mélange équimoléculaire oxygène protoxyde d'azote, insensibilise les centres de douleur situés dans le cerveau et atténue les messages de douleur envoyés au cerveau sans causer de perte de conscience ou de sédation importante. Il est toutefois habituel, sous son emprise, de se sentir grisée et un peu hors du monde, ce que bien des femmes tendent à apprécier pendant l'accouchement.

En France, depuis une vingtaine d'années, le MEOPA est utilisé occasionnellement dans les transports médicalisés et dans les salles d'accouchement ; dans d'autres pays européens, comme la Grande-Bretagne, des bouteilles de MEOPA sont prêtes à l'emploi dans 99 % des maternités, car c'est l'analgésique choisi par 55 % des femmes qui accouchent. Son succès repose en partie sur la possibilité de se l'auto-administrer, ce qui permet à la femme de contrôler son dosage. Elle est rassurée sur le fait qu'elle ne peut pas en inhaler trop et qu'aucun effet secondaire n'est à craindre, ni pour elle ni pour le bébé.

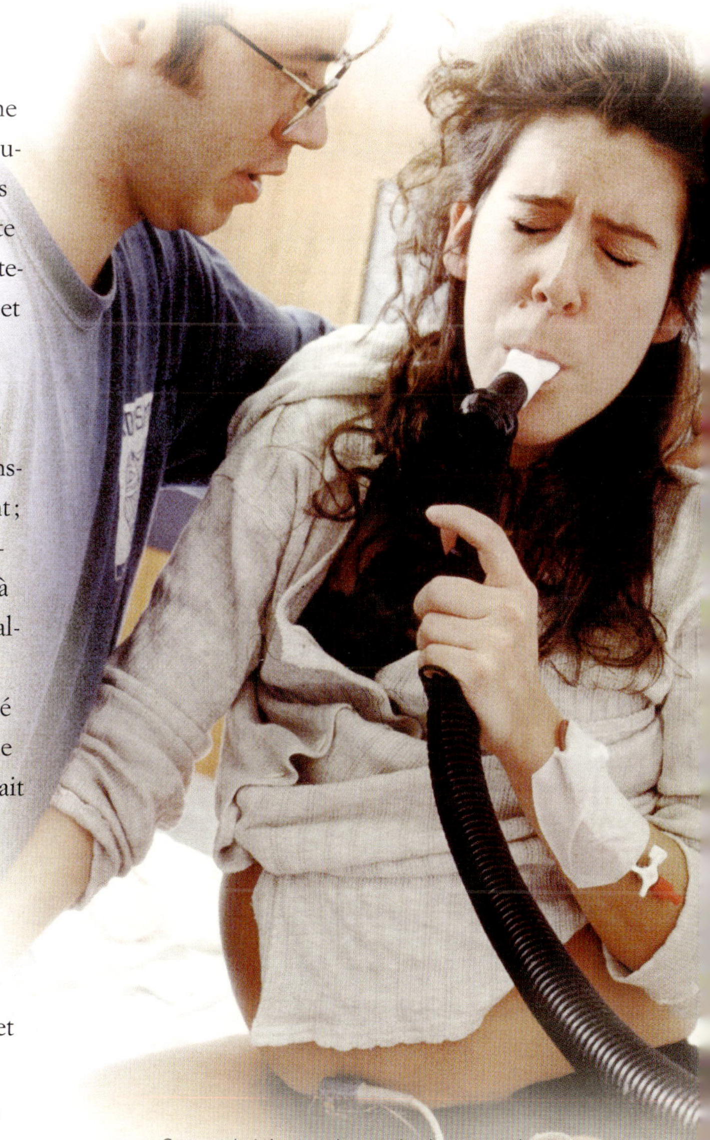

LE MEOPA *Cet analgésique a du succès dans certains pays, surtout pendant les premières phases. Le père peut encourager une lente inhalation du gaz, suivie par plusieurs expirations lentes au cours d'une contraction.*

Comment l'utiliser

La meilleure façon d'utiliser ce mélange d'azote et d'oxygène est d'attendre le début d'une contraction, puis d'inhaler doucement et profondément, par le nez si vous utilisez un masque ou par la bouche si vous utilisez un embout. Soufflez ensuite doucement. Après cinq ou six inhalations, le gaz produira son effet analgésique sur le cerveau, et vous remarquerez une atténuation de la douleur ainsi qu'une sensation de flottement et de bien-être. Continuez à inhaler et à souffler jusqu'à ce que la contraction se termine.

Il est important d'arrêter l'utilisation du gaz entre les contractions, car son utilisation continue n'aurait pas d'effet sur la douleur de la contraction suivante, et augmenterait les risques de malaise et de désorientation. Certaines femmes sont incommodées par l'odeur du masque et/ou du gaz, c'est pourquoi je préfère les embouts. De plus, avoir quelque chose à mordre peut s'avérer très utile pendant une contraction intense.

Pour beaucoup de femmes, le MEOPA est d'une aide précieuse dans les premières phases du travail. Certaines femmes se contentent de ce gaz pendant toute la durée de l'accouchement, tandis que d'autres ont besoin d'une autre forme d'analgésique pour gérer les contractions les plus fortes ou la deuxième phase du travail. Je suis convaincue qu'un des apports de ce mélange gazeux est de forcer à se concentrer sur sa respiration, ce qui aide à mieux contrôler la situation et procure même une certaine atténuation de la douleur.

Bien que le mélange traverse facilement le placenta, votre corps et le corps du bébé l'éliminent très rapidement, sans effets secondaires. Pas d'inquiétude donc, votre bébé ne naîtra pas en riant bêtement.

ANALGÉSIQUES SYSTÉMIQUES

L'antidouleur systémique a un effet sur le corps entier. Les opiacés, comme la péthidine (une morphine de synthèse), sont employés pendant le travail. Ils font partie de la famille des narcotiques, ce qui signifie qu'ils endorment en même temps qu'ils réduisent la douleur. La péthidine atténue la douleur en stimulant des récepteurs spécifiques du cerveau et de la moelle épinière afin d'affaiblir les messages de douleur. Les mêmes récepteurs sont utilisés par les endorphines, les antidouleur naturels du corps.

La péthidine est facile et rapide à injecter, généralement par voie intramusculaire dans la cuisse ou la fesse. En quinze à vingt minutes, elle produit un effet qui dure trois à quatre heures, après lesquelles vous ressentirez le besoin d'une deuxième injection.

Dans certains pays européens, les sages-femmes peuvent administrer la péthidine sans ordonnance, ce qui explique sans doute son succès : c'est la méthode principale d'antidouleur pour environ 40 % des accouchements par sage-femme au Royaume-Uni. En France, par contre, la péridurale prime sur toutes les autres formes d'analgésiques.

Problèmes liés à la péthidine

La péthidine obtient des résultats médiocres en tant qu'analgésique obstétrical, car les dosages nécessaires pour réellement atténuer la douleur peuvent aussi endormir la mère, et entraîner des difficultés de respiration et une baisse d'oxygénation entre les contractions. La péthidine peut aussi produire certains effets secondaires – nausées, vomissements, indigestion et constipation. Beaucoup de mères m'ont également dit que la péthidine les coupait du monde extérieur et de ce qui se passait pendant l'accouchement.

L'autre inconvénient de la péthidine est qu'elle atteint le bébé en passant à travers le placenta et peut l'endormir. Dans ce cas, on observe souvent une réduction dans la variabilité sur la cardiotographie (*voir* p. 291), ce qui rend difficile l'interprétation du monitoring du cœur. Du fait de cette dépression respiratoire, le bébé a tendance à obtenir des scores d'Apgar plus faibles (*voir* p. 375), et aura peut-être besoin d'une injection de naloxone, un antidote aux effets de la péthidine.

LES ANESTHÉSIES LOCORÉGIONALES

On peut utiliser différentes anesthésies locorégionales pour bloquer la douleur du travail, de l'accouchement et de la délivrance. Toutes agissent en bloquant les nerfs par des injections d'anesthésiants locaux.

Le type d'anesthésie locorégionale employé dépend de la procédure. Par exemple, on peut utiliser les péridurales tout au long du travail et pour tous types d'accouchements, alors que le recours à la rachianesthésie est en général réservé aux césariennes ou à l'extraction manuelle du placenta. De même, l'anesthésie du nerf honteux ou le bloc paracervical ne sont suffisants que pour des accouchements au forceps ou par ventouse s'il n'y a pas d'autre anesthésie disponible.

LA PÉRIDURALE

Une bonne péridurale bloque toutes les sensations dans votre abdomen et vous empêche de sentir la douleur des contractions utérines. Cette méthode demande des ressources médicales importantes, et seules les maternités disposant d'un anesthésiste de garde 24 heures sur 24 peuvent l'offrir. Informez la sage-femme à votre arrivée que vous souhaiterez peut-être recourir à la péridurale.

Comment ça marche

La moelle épinière est recouverte d'une épaisse membrane, la dure-mère, et les os de la colonne vertébrale qui l'entourent lui fournissent une protection supplémentaire (*voir* schéma, p. 313). L'espace péridural se situe entre les os de la colonne vertébrale et la moelle épinière.

Les nerfs qui contrôlent les douleurs des contractions sortent de la moelle épinière, parcourent l'espace péridural avant de passer entre les vertèbres pour atteindre l'abdomen. L'anesthésiant est injecté dans l'espace péridural et pénètre ensuite dans les nerfs : c'est ainsi qu'il bloque le chemin de la douleur.

Si le dosage d'anesthésiant est élevé, certains nerfs moteurs qui contrôlent vos jambes et votre vessie peuvent également se trouver bloqués ; dans ce cas, vos jambes vous sembleront lourdes et difficiles à bouger, et il se peut que vous ayez du mal à savoir si votre vessie est pleine.

QUAND LA PÉRIDURALE EST-ELLE UTILE ?

- À la demande : pour gérer les douleurs des premier et deuxième stades du travail
- Grossesse multiple
- Accouchement prématuré
- Travail prolongé : positions postérieures ; contractions inefficaces/irrégulières ; suspicion de disproportion fœtopelvienne après déclenchement (*voir* p. 304)
- Accouchement par ventouse ou au forceps
- Présentation en siège
- Césarienne choisie, sauf en cas de contre-indications particulières (*voir* p. 362)
- Césarienne d'urgence, sauf en cas de contre-indications ou de manque de temps
- Sutures nombreuses en cas de réparation du périnée/épisiotomie

LA PÉRIDURALE

Q&R

Est-ce que la péridurale fait mal ?
En général, la péridurale en elle-même est indolore ou à peine inconfortable, car on utilise un anesthésiant local sur la peau du dos avant d'insérer l'aiguille péridurale.

Qu'est-ce qui se passe si cela ne marche pas ?
Si l'anesthésie locorégionale s'étend de manière inégale dans l'espace péridural, une partie de l'abdomen ou des cuisses peut encore être sensible. Parfois, l'anesthésie fait effet sur un seul côté du corps. Cependant, l'anesthésiste peut résoudre rapidement le problème en modifiant la position du cathéter ou en vous demandant de changer de position pour assurer une distribution égale de l'anesthésiant à tous les nerfs. Il est rare que la péridurale « ne prenne pas ». Si c'est le cas malgré tout, l'anesthésiste décidera probablement de recommencer en réinsérant le cathéter.

J'ai eu une blessure au dos. Pourrai-je bénéficier d'une péridurale ?
La réponse à cette question dépend de la nature et de la gravité de la blessure. En général, il est rare qu'une blessure du dos interdise la péridurale. Le mieux reste encore de prendre rendez-vous avec un des anesthésistes obstétricaux pendant votre grossesse pour discuter des meilleures solutions analgésiques adaptées à votre cas.

Le cathéter peut-il abîmer ma colonne vertébrale ?
Il est extrêmement rare que le cathéter bouge à l'intérieur de la colonne vertébrale. Si cela vient quand même à se produire, les soignants le remarquent rapidement : la zone anesthésiée de votre corps se déplacera, ce qui est un signe sans équivoque. Il est quasiment impossible qu'une péridurale abîme votre moelle épinière ou entraîne une paralysie.

Pendant le deuxième stade du travail, est-ce que je vais pouvoir pousser ?
La réponse à cette question est oui, mais ce sera plus difficile car vous ne sentirez plus vos contractions et ne ressentirez pas ce désir impérieux de pousser qui accompagne les contractions du deuxième stade. Vous êtes donc moins capable de cibler vos efforts. Cependant, la sage-femme peut vous aider en vous annonçant quand vos contractions ont lieu pour pouvoir les utiliser à bon escient. L'autre manière de gérer le deuxième stade est de laisser la péridurale se dissiper légèrement pour pouvoir être consciente de vos contractions et, plus important encore, pour avoir une meilleure idée de la zone du périnée vers laquelle cibler votre effort.

La péridurale augmente-t-elle le risque d'une intervention ?
On pense communément que la péridurale augmente les probabilités d'accouchement au forceps, à la ventouse ou par césarienne du fait que la mère a plus de mal à pousser pendant le deuxième stade. Mon avis est qu'une sage-femme expérimentée qui accompagne une mère motivée par un accouchement vaginal parvient en général à gérer tout retard pendant un travail s'il n'y a pas de complications, et la mère peut alors accoucher par voie naturelle.

Est-ce qu'elle affecte mon bébé ?
Aucun des anesthésiants utilisés lors d'une péridurale ne traverse le placenta ; par conséquent, votre bébé n'est pas touché. Toutefois, une péridurale peut faire baisser la tension artérielle, ce qui peut entraîner une souffrance fœtale en cas de chute soudaine ou prolongée. C'est pourquoi on effectue un monitoring du bébé en continu pour les femmes sous péridurale.

Préparation de la péridurale

Si vous choisissez d'être aidée par une péridurale, votre sage-femme vous expliquera la procédure et l'anesthésiste répondra à toutes vos questions. On vous demandera votre consentement, oral ou écrit, avant de procéder à l'anesthésie.

On vous demandera de vous allonger sur un lit, sur le côté gauche avec vos jambes repliées vers l'avant, ou bien de vous asseoir sur le lit en vous penchant vers l'avant, les bras posés sur une table pour vous stabiliser. Il est généralement plus confortable de rester allongée si vous avez déjà des contractions intenses, mais la position assise est a priori la meilleure avant une césarienne. Lorsque vous êtes allongée sur le côté gauche, le poids de votre utérus ne comprime pas les veines importantes du bassin, ce qui pourrait provoquer un léger étourdissement et réduire le flot de sang allant au bébé pendant les vingt à quarante minutes nécessaires à la mise en place de la péridurale.

Vous devez rester immobile pendant tout ce temps, mais l'anesthésiste interrompt la procédure chaque fois que vous avez une contraction. Si vous n'en avez pas eu besoin avant, on vous place une perfusion, en général de la dextrose en solution saline, avant de commencer la péridurale. Cela permet d'éviter que la pression artérielle ne baisse soudainement quand la péridurale commence à faire effet (*voir* p. 315).

Pour réduire les risques d'infections, on nettoie le bas du dos (la région lombaire) avec un antiseptique avant de couvrir le reste de votre dos et vos jambes de draps stériles. Pour endormir votre peau et minimiser votre inconfort, on administre une anesthésie locorégionale à l'endroit où est insérée la péridurale. Bien qu'elle soit impressionnante, la procédure de la péridurale est pratiquement toujours indolore.

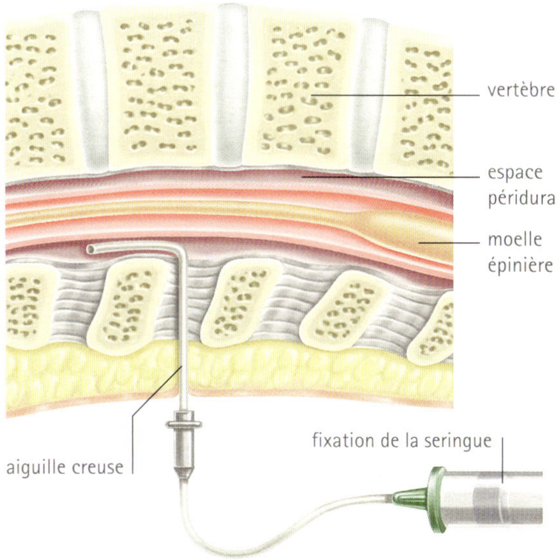

INSERTION DE LA PÉRIDURALE *On insère une aiguille creuse dans l'espace péridural sans toucher ni la moelle épinière ni la dure-mère.*

La procédure

L'anesthésiste insère avec précaution une fine aiguille creuse entre deux vertèbres lombaires dans le bas du dos pour atteindre l'espace péridural (*voir* ci-dessus). Pour vérifier le bon emplacement de l'aiguille, on injecte une petite quantité d'anesthésiant. Si vous manifestez le sentiment que votre abdomen est convenablement endormi, on introduit alors à travers l'aiguille un mince cathéter creux en plastique pour le mettre en place dans l'espace péridural. L'aiguille est ensuite retirée, et l'on attache au bout du cathéter un filtre anti-bactérien.

Une grande longueur de cathéter reste à l'extérieur. On le fixe le long de votre dos et sur votre épaule. Ainsi, le cathéter reste en place et permet l'administration de doses d'appoint pendant le travail. On vous injecte alors la première dose d'anesthésie, qui crée une sensation de froid glacial descendant dans le bas du dos le temps que le produit arrive à destination.

L'anesthésiste et la sage-femme vérifient votre tension immédiatement, puis toutes les dix minutes dans la demi-heure qui suit, et à intervalles réguliers ensuite. Pendant ce temps, on surveille aussi le rythme cardiaque du bébé. Dans la plupart des maternités, on effectue un monitoring continu du fœtus une fois la péridurale en place, même si au cours d'un accouchement normal, un monitoring intermittent est suffisant. Vous sentirez rapidement votre abdomen s'engourdir, mais une péridurale suffisamment forte pour permettre une césarienne ou un accouchement au forceps mettra plus longtemps à faire tout son effet, en général vingt à trente minutes.

La péridurale classique bloque également les nerfs qui contrôlent la vessie. Par conséquent, vous ne sentirez pas votre vessie se remplir et vous aurez du mal à uriner seule. Pour remédier à ce problème, une sonde urinaire est placée dans votre urètre afin de vider la vessie en permanence. Si, en revanche, votre maternité permet une péridurale ambulatoire (voir ci-dessous), vous n'aurez certainement pas besoin de la sonde urinaire pour vider votre vessie. Une fois que la péridurale est en place et agit, on peut administrer des doses régulièrement pour maintenir l'effet, en général toutes les trois ou quatre heures, le rythme exact dépendant des besoins de chacune et de la progression du travail.

La péridurale ambulatoire

Certaines maternités proposent une péridurale ambulatoire, ainsi appelée parce qu'elle utilise un dosage plus faible pour bloquer la douleur sans trop interférer avec les nerfs moteurs qui contrôlent les mouvements des jambes. Ainsi, la femme est moins engourdie des genoux jusqu'aux pieds, ce qui lui permet d'être plus mobile et de bénéficier de la pesanteur pour aider à la progression du travail. Autre avantage, elle n'aura probablement pas besoin d'une sonde urinaire pour vider sa vessie. Enfin, les doses d'appoint étant administrées toutes les heures, l'anesthésie est plus en phase avec les différents stades du travail. Cela dit, la péridurale ambulatoire n'est pas proposée par toutes les maternités.

Quand la péridurale est-elle contre-indiquée ?

Il existe très peu de véritables contre-indications à la péridurale. On peut citer les cas où l'insertion de l'aiguille peut entraîner la formation d'un caillot sanguin (hématome) ou d'un abcès (un amas de pus) qui compresse la colonne vertébrale. Ces situations peuvent entraîner des complications

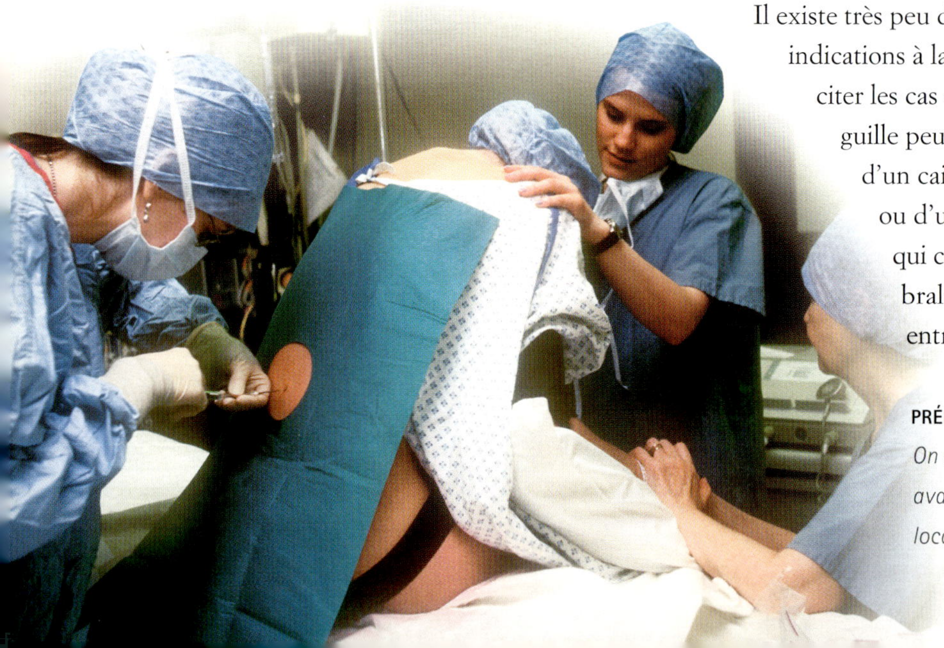

PRÉPARATION POUR LA PÉRIDURALE

On couvre le dos de draps stériles avant d'injecter un anesthésiant local.

graves, y compris une paralysie. En réalité, ils sont rares, mais certains problèmes sanguins héréditaires ou acquis peuvent augmenter les risques. De même, si l'on vous a prescrit des doses élevées d'anti-coagulants (par exemple, pour traiter une thrombose pendant la grossesse, *voir* p. 423), la péridurale peut vous être déconseillée.

Il est rare qu'une femme enceinte contracte une infection au bas du dos, mais cela peut parfois arriver en cas de tuberculose chronique ou d'ostéomyélite (inflammation grave de la moelle osseuse). Dans tous ces cas, le risque d'infection, qui peut entraîner un abcès dans l'espace dural ou épidural, élimine les possibilités d'avoir recours à une anesthésie péridurale ou à une rachianesthésie.

COMPLICATIONS LORS D'UNE PÉRIDURALE

HYPOTENSION

(faible tension artérielle)

La baisse de tension est un effet secondaire habituel de la péridurale, notamment après la première dose. En fait, en bloquant les nerfs qui gèrent la douleur, l'anesthésie bloque également quelques-uns des nerfs qui régulent le calibre des vaisseaux sanguins dans le bassin et les jambes. Du coup, ces vaisseaux se dilatent, le sang y stagne, et le volume qui retourne vers le cœur et la tête est réduit.

- Ce phénomène peut réduire le flux de sang traversant le placenta et entraîner une baisse d'oxygénation du bébé.
- Pour cette raison, l'anesthésiste met toujours en place une perfusion intraveineuse avant d'insérer la péridurale et vérifie régulièrement votre tension après les injections d'anesthésiant. En même temps, la sage-femme s'occupe du monitoring du bébé.

MAUX DE TÊTE

Même s'ils font l'objet de nombreuses études, les maux de tête ne touchent qu'un infime pourcentage des femmes qui bénéficient d'une péridurale.

- Les maux de tête chroniques post-péridurale résultent généralement d'une perforation accidentelle, pendant l'insertion dans l'espace épidural, de la membrane qui recouvre la moelle épinière.
- La fuite de petites quantités de liquide céphalo-rachidien, tirant sur les membranes qui entourent le cerveau, explique la douleur. La position allongée suffit en général à la soulager.
- De même, certaines mères parlent de sensations de décharges électriques ou de somnolence dans les membres, et d'autres mentionnent des maux de dos.
- Je voudrais insister sur le fait que ces symptômes, même s'ils font un peu peur, sont provisoires et qu'il ne faut pas s'inquiéter.
- Tous ces effets secondaires disparaissent en général quelques heures après la naissance, et tout au plus quelques semaines plus tard.

MAL DE DOS

Des débats acharnés ont lieu en médecine obstétricale pour établir si la péridurale est cause de maux de dos à long terme. Certaines études l'affirment, mais d'autres expliquent les douleurs postnatales de certaines femmes par des maux de dos préexistants.

- Une mauvaise posture et une tension sur vos articulations sacro-iliaques sont quasi inévitables pendant la fin de la grossesse et l'accouchement. Beaucoup de mères oublient leur inconfort prénatal et rejettent la faute du mal de dos postnatal sur la péridurale.
- Certaines études récentes suggèrent que la péridurale ambulatoire à faible dosage, qui permet à la mère de rester debout pendant le travail, pourrait réduire les maux de dos après l'accouchement.

LA RACHIANESTHÉSIE

Une bonne partie des informations générales que nous avons vues concernent la péridurale s'applique également à l'anesthésie locorégionale rachidienne. Les principes de suppression de la douleur sont les mêmes : les nerfs qui transmettent la douleur venant des organes du bassin sont bloqués. À la différence de la péridurale, la rachianesthésie ne cherche pas à éviter de percer la dure-mère. L'anesthésiste insère l'aiguille dans l'espace péridural et traverse la dure-mère afin d'injecter l'anesthésiant dans le liquide céphalo-rachidien.

Récemment, la rachianesthésie a connu un succès grandissant dans les cas de césariennes ou d'interventions obstétricales d'urgence parce qu'elle fait effet rapidement : elle supprime la douleur presque instantanément, tandis que la péridurale ne joue son rôle qu'après vingt à trente minutes. Cependant, la rachianesthésie ne permet qu'une seule injection et ne dure qu'une heure, éventuellement deux. Ce n'est donc pas une méthode antidouleur très utile pour accompagner le travail. Beaucoup d'anesthésistes préfèrent combiner rachianesthésie et péridurale pour des césariennes. La première bloque la douleur instantanément, et la deuxième permet des dosages anesthésiants d'appoint pour la période post-opératoire.

L'ANESTHÉSIE DU NERF HONTEUX

Cette anesthésie locorégionale se fait par injection dans les tissus vaginaux qui entourent les nerfs honteux gauche et droit (responsable des sensations dans la partie inférieure du vagin). Correctement réalisé, ce type d'anesthésie réduit efficacement la douleur dans le vagin et le périnée pendant le deuxième stade du travail, mais n'a aucun effet sur la douleur des contractions. Cette anesthésie est donc en général réservée aux cas d'utilisation du forceps ou de la ventouse, quand la mère n'a reçu aucune autre forme d'anesthésie. L'effet est suffisamment long pour englober l'accouchement du bébé et l'épisiotomie ou la réparation des déchirures vaginales ou périnéales.

L'aiguille que l'on utilise est longue et épaisse, de façon à atteindre la partie haute du vagin dans laquelle il faut faire l'injection. Le médecin vaporise de l'anesthésiant sur la zone de l'injection. Une anesthésie du nerf honteux n'a aucun effet sur le bébé, et peut se combiner avec la péthidine ou le MEOPA. L'injection est généralement effectuée par un médecin, mais la présence d'un anesthésiste n'est pas nécessaire. Ce type d'anesthésie est souvent utilisé dans les maternités qui gèrent les accouchements sans risques et qui ne disposent pas d'une permanence en anesthésie.

LE BLOC PARACERVICAL

Cette anesthésie locorégionale, qui s'injecte dans le col vers la fin du premier stade du travail, empêche les nerfs de transmettre l'inconfort de la dilatation du col. On l'utilise rarement de nos jours, mais en cas d'utilisation en urgence du forceps, son effet quasi instantané est apprécié.

« Récemment, la rachianesthésie a connu un succès grandissant dans les cas de césariennes ou d'interventions obstétricales d'urgence parce qu'elle fait effet rapidement. »

L'ANESTHÉSIE GÉNÉRALE

Au cours des vingt dernières années, la péridurale a progressivement remplacé l'anesthésie générale dans les cas d'accouchements par césarienne, bien que l'on emploie parfois encore l'anesthésie générale pour les accouchements abdominaux.

AVOIR UNE ANESTHÉSIE GÉNÉRALE

L'équipe soignante procède à tous les préparatifs techniques pour l'intervention pendant que vous êtes encore éveillée dans le bloc opératoire. Le personnel prie ensuite votre compagnon de sortir juste avant que vous vous endormiez. Vous devez alors respirer profondément dans un masque à oxygène pendant plusieurs minutes, pour augmenter votre taux d'oxygénation, puis vous coucher sur le côté gauche, pour favoriser encore l'afflux d'oxygène dans le placenta.

C'est seulement quand tout est prêt pour l'intervention que le médecin vous fait inhaler l'anesthésiant. Immédiatement après, on vous insère un tube trachéal dans la bouche et la gorge afin que l'oxygène puisse parvenir jusqu'aux poumons, et pour éviter la régurgitation de nourriture ou de liquide venant de l'estomac. D'autres médicaments, administrés par voie intraveineuse, ont pour fonction de relâcher les muscles abdominaux. Le chirurgien peut alors intervenir rapidement ; il doit sortir le bébé en quelques minutes, avant qu'une grande quantité d'anesthésiant ne traverse le placenta.

Vous êtes endormie pendant environ quarante-cinq à soixante minutes au total : il est beaucoup plus long de recoudre toutes les couches de tissus et de contrôler le saignement que d'ouvrir l'utérus pour sortir le bébé.

POURQUOI RECOURIR À L'ANESTHÉSIE GÉNÉRALE ?

REQUÊTE DE LA MÈRE

La peur des aiguilles, la perspective d'une césarienne, un mal de dos ou un accouchement précédent traumatisant sont autant de bonnes raisons pour demander une anesthésie générale.

INDICATIONS OBSTÉTRICALES

Dans des cas d'urgence extrême comme un hématome rétroplacentaire ou une procidence du cordon, la vie du bébé est en danger et il faut provoquer l'accouchement immédiatement. En cas de saignements sérieux, un anesthésiste peut décider une anesthésie générale pour stabiliser votre système cardiovasculaire. Bien des médecins préfèrent recourir à une anesthésie générale en cas de *placenta prœvia* (*voir* p. 427).

INDICATIONS MATERNELLES

Les femmes souffrant de maladies cardiaques peuvent plus facilement accoucher sous anesthésie générale. De même pour certaines femmes enceintes, qui souffrent de malformations graves de la colonne vertébrale (comme une courbure de la colonne ou un *spina bifida*) rendant techniquement trop compliquée l'insertion d'un anesthésiant loco-régional.

Une hémorragie, une prééclampsie ou des problèmes de coagulation suite à une infection peuvent augmenter les risques de saignement au moment d'insérer un bloc locorégional dans l'espace péridural ou sous-arachnoïdien (*voir* diagramme p. 313).

GÉRER LA DOULEUR SANS MÉDICAMENT

Plusieurs méthodes permettent de diminuer la douleur sans avoir recours aux médicaments. Leur efficacité varie d'une femme à l'autre : ce qui aide l'une peut être totalement inefficace pour l'autre.

On peut classer ces méthodes antidouleur en deux grandes catégories :

- les méthodes qui utilisent des appareils spécifiques ou mobilisent des praticiens ayant reçu une formation particulière, comme la neurostimulation transcutanée, l'acupuncture, l'hypnothérapie, la réflexologie, les accouchements dans l'eau ;
- des méthodes naturelles que vous pouvez utiliser seule ou avec votre compagnon, comme la respiration et la relaxation, les massages, l'aromathérapie et l'homéopathie.

LA NEUROSTIMULATION TRANSCUTANÉE

Le neurostimulateur transcutané est un appareil à piles relié par des fils à quatre électrodes fixées sur le bas du dos (voir à droite). Par l'envoi d'impulsions électriques à travers la peau, il stimule la production d'endorphines (les antidouleur naturels produits par votre corps), qui aident à bloquer la douleur transmise par les nerfs au cerveau. Beaucoup de femmes choisissent cette méthode, surtout pendant les premières étapes du travail, parce qu'elles peuvent continuer à déambuler, le boîtier de contrôle à la main. L'autre avantage est que vous maîtrisez tout à fait la fréquence et l'intensité des impulsions électriques. Par simple pression sur un bouton, vous augmentez ou diminuez la stimulation en fonction de l'intensité de la contraction. Vous ressentez un picotement dans la peau, suivi d'une immédiate suppression de la douleur. Le neurostimulateur n'a aucun effet sur votre bébé.

Vous ne pouvez pas vous servir du neurostimulateur dans l'eau, il faut donc l'enlever pour prendre un bain relaxant ou si vous décidez d'accoucher dans l'eau.

Renseignez-vous auprès des sages-femmes de votre maternité pour savoir si un neurostimulateur transcutané est disponible, ou s'il est possible d'en louer un. Si c'est le cas, prenez-en un à la maison à 37 ou 38 semaines, pour avoir tout le temps de vous y habituer.

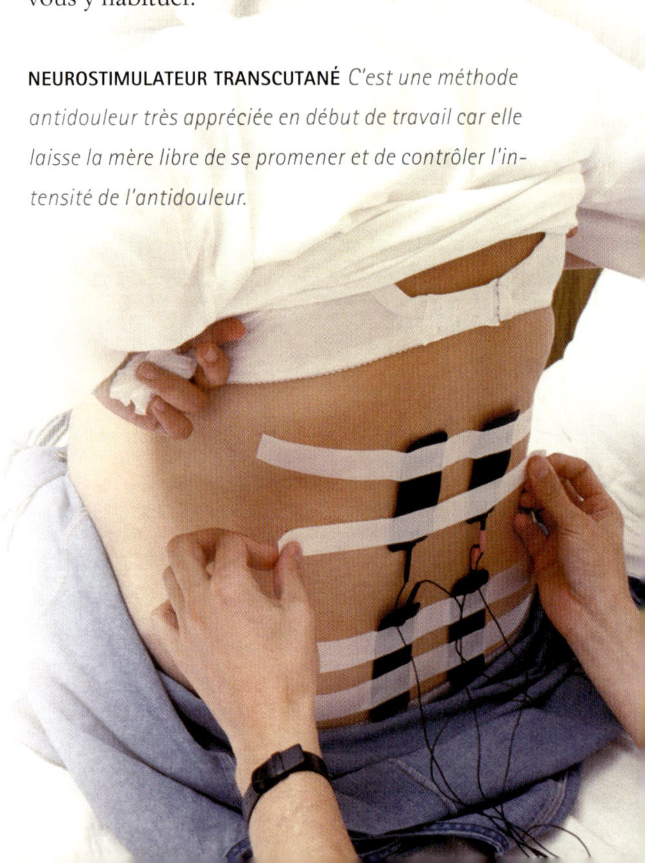

NEUROSTIMULATEUR TRANSCUTANÉ *C'est une méthode antidouleur très appréciée en début de travail car elle laisse la mère libre de se promener et de contrôler l'intensité de l'antidouleur.*

L'ACUPUNCTURE

L'acupuncture est une autre méthode de stimulation de la production des endorphines par votre corps. Plutôt que de passer par des impulsions électriques, l'acupuncteur professionnel procède par pressions fermes des doigts ou applique de fines aiguilles sur des points spécifiques du corps.

L'acupuncture se fonde sur une théorie chinoise ancienne, appelée le *qi*, qui décrit une force de vie qui se diffuse dans tout le corps. Tout déséquilibre de cette force de vie entraîne des problèmes médicaux. L'équilibre peut être rétabli en débloquant le *qi* par l'insertion de fines aiguilles dans certaines parties du corps très spécifiques. Pendant la grossesse, bien des femmes se font aider par l'acupuncture pour traiter des symptômes comme les nausées matinales, les maux de tête, certaines allergies, l'indigestion, le mal de dos et les déséquilibres émotionnels, telle la dépression. Cette méthode peut aussi être très efficace pour alléger la douleur avant et pendant le travail.

Si vous souhaitez y recourir, vous devez faire appel à un acupuncteur expérimenté dans le traitement des parturientes, qui accepte de vous accompagner pendant le travail à la maison ou à la maternité.

L'HYPNOTHÉRAPIE

L'hypnothérapie se base sur la suggestion. Pour atténuer la douleur du travail, vous devez être hypnotisée de façon à croire que vous pouvez contrôler la douleur de vos contractions ; ainsi, vous serez moins troublée par la douleur. On peut procéder de diverses façons pour atteindre ce résultat, mais toutes demandent une préparation suivie et beaucoup d'entraînement.

Vous pouvez demander à un hypnothérapeute de vous accompagner pendant le travail, ou préférer que votre compagnon apprenne à vous hypnotiser. Vous pouvez choisir l'autosuggestion, mais il me semble qu'au vu de toutes les difficultés qui émaillent un accouchement, la plupart des femmes ont bien plus de mal que prévu à utiliser cette technique. Cela dit, l'efficacité de l'hypnose face à la douleur du travail a été démontrée : elle peut réduire sa durée et améliorer votre état émotionnel pendant et après l'accouchement.

LA RÉFLEXOLOGIE

La réflexologie est une technique fondée sur la pression ou le massage de certains points situés sur les pieds. Cette stimulation des terminaisons nerveuses peut soulager les douleurs d'autres parties du corps. Pendant la grossesse, la réflexologie peut soulager le mal de dos, d'autres douleurs bénignes, et peut traiter, en complément de remèdes plus classiques, des problèmes de tensions ou de diabète liés à la grossesse. Certains thérapeutes estiment que des séances régulières de réflexologie pendant la grossesse peuvent vous permettre d'appliquer cette méthode pour réduire la douleur pendant l'accouchement. On dit également que la réflexologie peut faire progresser le travail en rendant les contractions plus efficaces, et en accélérant la dilatation du col. Si cette option vous intéresse, vous et votre compagnon devrez, pendant la grossesse, prendre le temps d'apprendre auprès d'un thérapeute comment masser vos points de pression pendant le travail.

ACCOUCHER DANS L'EAU

L'immersion dans l'eau peut assurément soulager la douleur, surtout pendant les premières phases du travail. La chaleur de l'eau détend les muscles, et le corps est également soutenu par la flottaison, qui soulage ainsi quelque peu la pression exercée par la tête du bébé sur votre bassin. Tant que la poche des eaux ne s'est pas rompue, vous pouvez profiter du bain chaud, à la maison ou à la maternité, aussi longtemps que vous le désirez pendant les premières phases du travail.

Je dois dire que dans la plupart des accouchements en baignoire, la naissance n'a pas vraiment lieu sous l'eau. Même si vous passez une bonne partie de la première et deuxième phase du travail dans l'eau, la plupart des sages-femmes préfèrent que vous soyez en « territoire sec » quand le bébé naît. Elles peuvent ainsi s'occuper de vous et du bébé pendant les dernières étapes critiques de l'accouchement. D'autre part, toutes les sages-femmes ne sont pas formées pour surveiller des naissances dans l'eau. Par le passé, on craignait qu'un bébé naissant sous l'eau ne se remplisse les poumons d'eau en prenant sa première respiration. Il y a peu de risque qu'un tel problème se produise si le bébé est rapidement ramené à la surface, car le cordon ombilical continue à apporter une bonne quantité d'oxygène au bébé plusieurs minutes après la naissance, à condition qu'il ne soit pas coupé.

On s'inquiète également du fait que la température de la mère augmente si elle reste immergée dans l'eau chaude trop longtemps. Cela entraînerait une augmentation de la température du bébé et de son rythme cardiaque, menant à une hypoxie (baisse de l'oxygénation). Votre sage-femme vérifiera régulièrement votre température et vous proposera de sortir de l'eau si elle augmente de plus de 1 °C.

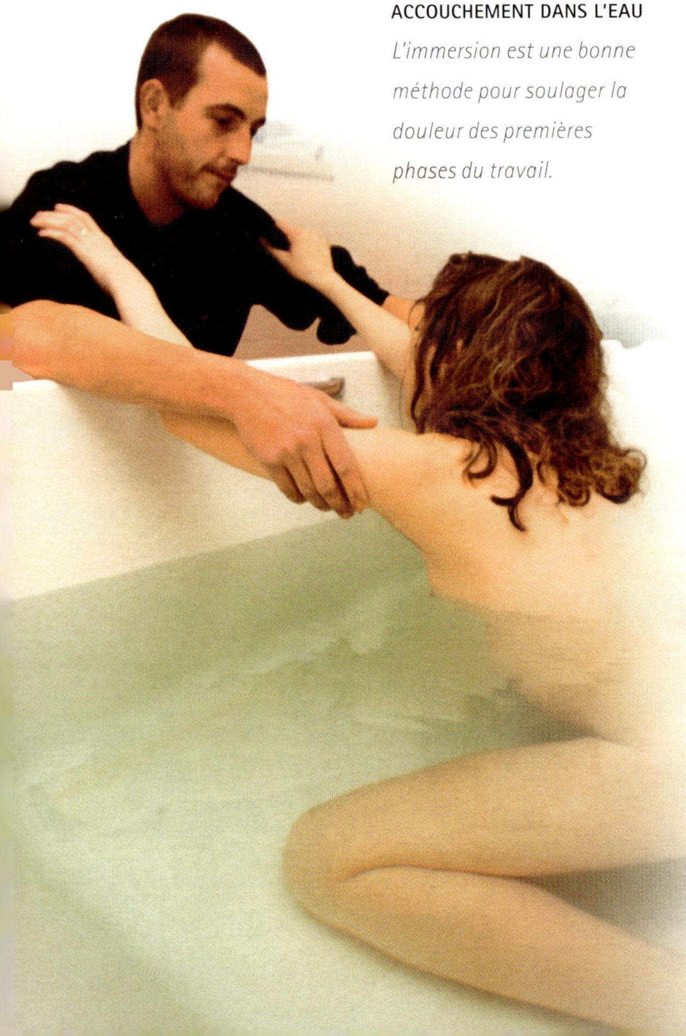

ACCOUCHEMENT DANS L'EAU
L'immersion est une bonne méthode pour soulager la douleur des premières phases du travail.

RESPIRATION ET RELAXATION

Il est naturel de ressentir la douleur plus intensément quand on est tendu et effrayé. En apprenant à se détendre et à respirer correctement, on peut être plus calme, et donc être mieux armée face à l'accouchement. Les techniques de respiration et de relaxation apprises pendant les cours de préparation prénatale sont très utiles pendant les dernières semaines de la grossesse, et tout particulièrement pendant l'accouchement. Essayez de vous entraîner chaque jour à respirer profondément en expirant doucement. Faites-le avec votre compagnon, afin qu'il puisse vous rappeler ces principes simples mais essentiels au moment où vous en aurez le plus besoin.

Pendant les premières phases du travail, concentrez-vous pour respirer lentement au début de chaque contraction. Le secret consiste à fermer

HISTOIRE D'UNE NAISSANCE

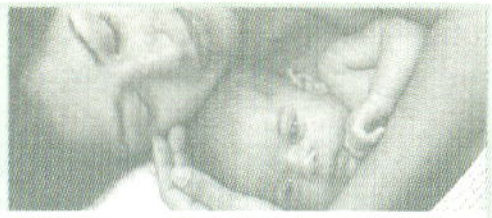

MURIEL, 31 ANS, A UNE FILLE DE 2 ANS ET 8 MOIS

SON DEUXIÈME BÉBÉ, JÉRÉMY, NÉ À 39 SEMAINES + 5 JOURS, PÈSE 3,1 KG

DURÉE DU TRAVAIL À PARTIR DE LA PREMIÈRE CONTRACTION : ENVIRON DOUZE HEURES

Lucie, mon premier bébé, *est née à la maison, hors de l'eau. Pour notre deuxième, nous souhaitions toujours rester à la maison, et utiliser en outre une baignoire d'accouchement. Trois jours avant la date prévue, j'ai ressenti quelques contractions dans la soirée. Elles étaient intenses mais n'ont pas duré longtemps. Le lendemain, quand j'ai amené Lucie à la crèche, j'ai dit à l'équipe que j'allais accoucher le soir même. Je sentais que le travail allait se mettre en route ce soir-là, et c'est ce qui s'est passé.*

« J'ai attrapé le petit corps de notre fils, l'amenant à la surface, et j'ai sorti sa tête de l'eau. »

Dès le départ, *les contractions étaient intenses mais gérables. Comme j'allaitais encore Lucie le soir, je lui ai donné la tétée en espérant qu'elle fasse sa nuit, ce qui a augmenté l'intensité des contractions. Elles se produisaient toutes les quatre minutes et j'avais besoin de me concentrer sur la respiration et la relaxation. Mon mari Stéphane a préparé la baignoire d'accouchement, attendant pour la remplir le signal de Margot, la sage-femme.*

Vers 23 h, *je l'ai appelée pour lui dire que le travail avait commencé, et elle est venue voir comment cela se déroulait. J'étais contente de la voir, parce que je voulais me mettre dans la baignoire. Je lui ai donc demandé de me faire un toucher vaginal : le col n'était pas du tout dilaté, mais était complètement effacé. Margot est restée un moment, puis elle est rentrée chez elle. Elle m'a conseillé de prendre un bain, ce qui m'a un peu aidée. Nous avons essayé de prendre les contractions une par une, et même de les accueillir comme des signes de bon augure (sans grand succès). Vers 3 h 30, je me suis examinée moi-même, étant enseignante homologuée de cours de préparation. Il me semblait avoir atteint environ 4 cm de dilatation. Stéphane a donc appelé Margot, qui est arrivée à 4 h. À ce moment-là, elle m'a permis d'entrer dans la baignoire. Je me sentais enfin là où je devais être pour accoucher.*

Les contractions *se rapprochaient rapidement, et à 7 h j'avais envie de pousser. Tandis que j'étais à moitié accroupie dans la baignoire, les contractions ont changé, et j'ai senti la tête du bébé descendre. Margot m'a demandé de la regarder dans les yeux et de haleter. Le bébé arrivait.*

J'ai attrapé le petit corps *de notre fils, l'amenant à la surface, et j'ai sorti sa tête de l'eau. Nous sommes sortis de la baignoire, et j'ai senti l'expulsion du placenta. Comme je ne voulais pas qu'on ligature le cordon, Margot m'a demandé de le couper moi-même, ce que j'ai fait. J'étais si heureuse de tenir enfin mon enfant dans les bras !*

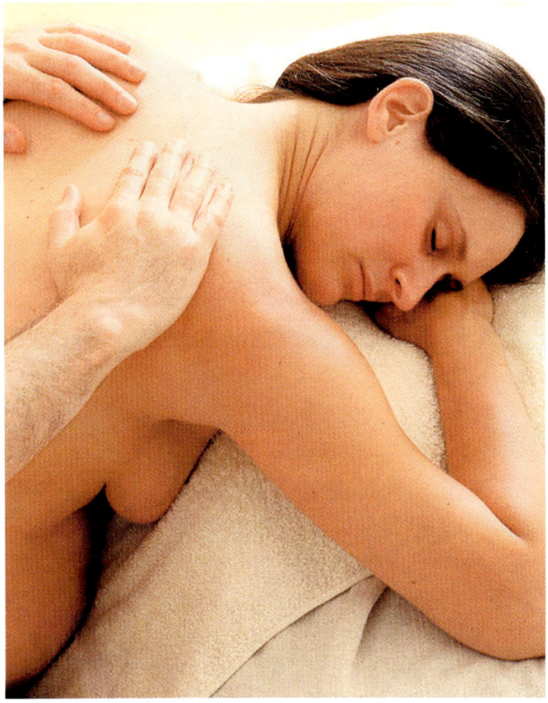

MASSAGE *C'est l'occasion rêvée pour votre compagnon de s'impliquer physiquement en vous aidant à faire face au travail en cours. Au cours de la grossesse, encouragez-le à apprendre l'art du massage.*

les yeux et à inspirer calmement par le nez en imaginant que l'air remplit chaque partie de votre corps. En même temps, relâchez tous vos muscles. Puis expirez doucement par la bouche, en imaginant que vous expulsez la douleur de votre contraction. Vous avez peut-être appris des techniques de visualisation en cours de préparation. L'idée est de vous concentrer sur une image ou sur un endroit de votre esprit qui vous calme et vous apaise, afin de ne pas penser à la douleur. C'est une forme d'auto-hypnose plus ou moins efficace selon les individus.

Quand les contractions s'intensifient, vous aurez généralement besoin de respirer plus vite, par deux ou trois inspirations à la fois, car il est difficile de conserver un rythme de respiration lent du fait de l'intensité des contractions. À ce stade, gardez à l'esprit que l'expiration est l'étape la plus importante : l'inspiration se fait toute seule tant que vous expirez correctement. Mon conseil : imaginez que vous soufflez comme le vent dans les arbres, et que chaque respiration doit atteindre un point éloigné de 30 cm. Je constate souvent, aux côtés d'une femme en plein travail, que si je lui demande de faire en sorte que chaque expiration atteigne mon nez, elle adopte rapidement un nouveau rythme. Une fois le rythme établi, son compagnon peut s'asseoir à ma place et prendre le relais sans difficulté.

LE MASSAGE

Pendant le travail, le massage est un bon moyen pour se détendre. Si votre bébé est en position occipito-iliaque postérieure, avec sa colonne vertébrale contre la vôtre et contre votre sacrum, un massage du bas du dos sera bienvenu, de préférence par mouvements lents, fermes et circulaires, juste au-dessus des fesses.

Le massage apporte un confort physique, mais aussi un certain réconfort émotionnel. En compagnie d'une autre personne qui vous aide à faire face à la douleur, vous ressentirez moins vivement l'isolement et la peur qui peuvent naître d'une situation inconnue.

Demandez à votre compagnon de vous masser également les épaules, la nuque, le visage, le front et les tempes pour réduire encore la tension et l'angoisse, et vous permettre d'être plus détendue pendant le travail. Vérifiez que la personne qui vous masse se réchauffe les mains avant et ne porte aucun bijou. L'utilisation d'huiles ou de crèmes de massage aideront les mains à glisser facilement sur la peau.

L'AROMATHÉRAPIE

L'aromathérapie utilise des huiles essentielles pour détendre et apaiser le corps. On pense que ces huiles déclenchent la production naturelle d'endorphines par le système nerveux, ce qui aide à réduire la tension et à soulager un peu la douleur.

Pendant les premières phases du travail, vous pouvez faire pénétrer dans la peau des huiles diluées, par des massages, ou en les ajoutant dans votre bain ou dans la baignoire d'accouchement. Vous pouvez aussi les respirer en les mettant dans un vaporisateur qui les chauffe doucement pour les diffuser et produire une ambiance apaisante. Si vous souhaitez utiliser l'aromathérapie pendant le travail, il faut apporter les huiles et le vaporisateur avec vous à la maternité. Vérifiez à l'avance que toutes les huiles que vous choisissez conviennent à une utilisation pendant la grossesse.

L'HOMÉOPATHIE

Il existe beaucoup de remèdes homéopathiques ou à base d'herbes qui peuvent soulager le stress et l'inconfort pendant le travail. Cependant, il faut suivre les conseils d'un professionnel pour connaître les types d'herbes à utiliser et leur dosage. Rappelez-vous également que vous devez informer votre sage-femme et vos médecins de toute médication, si douce soit-elle, que vous prenez pendant le travail.

MES ASTUCES POUR FAIRE FACE À LA DOULEUR DU TRAVAIL

Voici quelques astuces qui peuvent vous aider le jour de l'accouchement. Elles me viennent d'une amie proche, et depuis lors, je les partage avec mes patientes.

- Être en travail, c'est marcher sur un fil. L'idée est de garder son équilibre et de ne pas tomber du fil.
- Prenez les choses par étapes, une contraction à la fois.
- Ne pensez pas à la distance que vous avez encore à parcourir. Personne ne peut vous indiquer combien de temps il reste avant la naissance.
- Utilisez les techniques de respiration que vous avez apprises pour vous préparer à la contraction suivante.
- Ne pensez pas à la douleur que vous pourrez ressentir trois contractions plus tard, mais simplement à votre prochain « pas » sur le fil.
- Les niveaux de douleur varient tout au long du fil, et l'on ne peut pas les prédire. Votre expérience peut s'améliorer ou empirer en moins d'une demi-heure. Il n'y a donc aucune raison de vous en inquiéter.
- Avec chaque contraction, vous avancez vers le bout du fil, la naissance de votre bébé, vous avez donc une très bonne raison de continuer.
- Essayez de manger et de boire quand c'est possible, pour garder votre niveau d'énergie.
- Cherchez des moyens de vous distraire de la douleur, pour penser à autre chose.
- Cherchez des positions différentes pour soulager la douleur.
- Avant toute chose, détendez-vous le plus possible. La tension augmente la douleur.
- Si vous voulez une anesthésie, pensez à la demander tôt dans le processus et n'hésitez pas à solliciter une dose plus forte de péthidine ou d'anesthésiant par péridurale si vous en avez besoin.

Cela peut vous aider d'écrire une liste de rappels ou d'astuces pratiques, que vous pouvez mettre dans votre valise pour être sûre de les avoir sous la main quand vous en aurez besoin. Certaines femmes craignent de ne plus se souvenir de rien au moment de l'accouchement, et sont rassurées par cette solution.

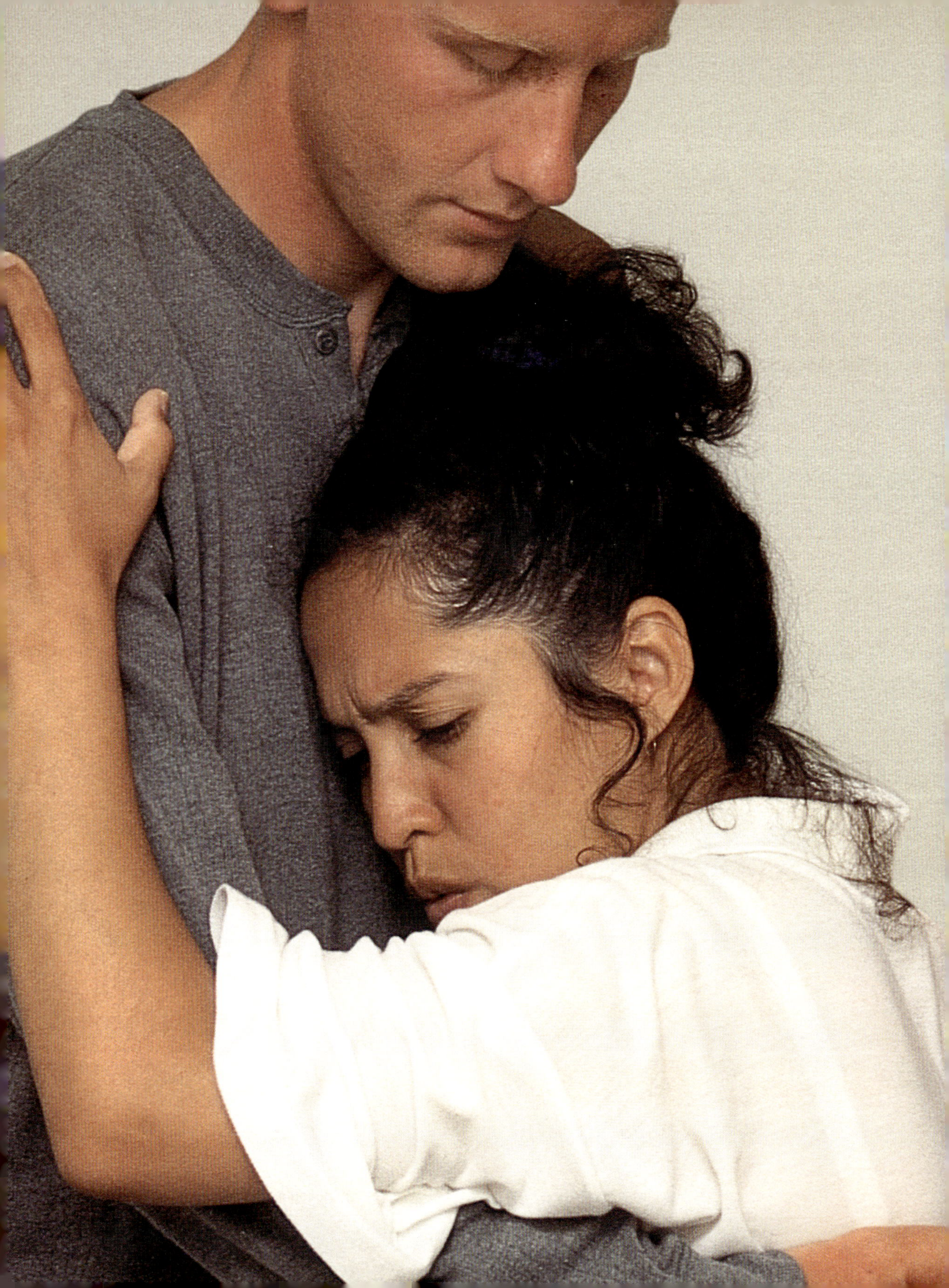

DEUXIÈME ET TROISIÈME ÉTAPES

Le deuxième stade du travail démarre quand votre col est complètement dilaté et se termine avec la naissance de votre bébé. Ensuite vient le troisième stade, ou délivrance, avec l'expulsion du placenta et des membranes. Vous serez sûrement fatiguée à l'approche de ces deux étapes, mais souvenez-vous que la fin est proche, ce qui pourra, je l'espère, vous aider.

Au cours du deuxième stade de travail, les contractions utérines poussent votre bébé vers votre bassin. Elles sont plus intenses et plus rapprochées, ont lieu toutes les deux à quatre minutes et durent environ soixante à quatre-vingt-dix secondes. À ce stade, vous aurez sans doute l'impression que les contractions sont permanentes et que le travail suit son propre cours : c'est le cas. Il n'y a aucun moyen d'arrêter un travail normal tant que le bébé n'a pas été expulsé. Lorsqu'il s'agit d'un premier bébé, cette étape peut durer deux ou trois heures, bien que la durée moyenne soit d'une heure. Pour les naissances suivantes, le deuxième stade dure en général quinze à vingt minutes, mais peut être plus rapide encore, le bébé pouvant montrer sa tête avant même que la mère et la sage-femme ne se rendent compte que le deuxième stade a commencé.

Le troisième stade du travail, à savoir l'expulsion du placenta, dure en général dix à vingt minutes, mais peut être plus court ou plus long selon ce qu'on décide : attendre que le placenta sorte de lui-même ou l'aider à sortir (*voir* p. 333).

ÊTRE BIEN ACCOMPAGNÉE

Votre compagnon joue un rôle important lors des deuxième et troisième stades du travail. Il peut vous soutenir physiquement pendant que vous poussez pour faire sortir le bébé, et il peut vous dire ce qu'il voit quand la tête sort. Ses mots d'encouragement sont inestimables pendant l'intense expérience de la naissance de votre bébé.

« ... pendant le deuxième stade, vous aurez sans doute l'impression que les contractions sont permanentes et que le travail suit son propre cours : c'est le cas. »

LE DEUXIÈME STADE DU TRAVAIL

POUR BIEN DES MÈRES, LA PREMIÈRE INDICATION QUE LA PHASE DE TRANSITION EST TERMINÉE ET QUE LE DEUXIÈME STADE A COMMENCÉ, EST UN DÉSIR IMPÉRIEUX DE POUSSER. IL EST IMPORTANT DE VOUS RETENIR DE POUSSER JUSQU'À CE QUE LA SAGE-FEMME VOUS CONFIRME QUE VOTRE COL EST COMPLÈTEMENT DILATÉ.

« Quand il est temps de pousser, vous devez absolument travailler en équipe avec la sage-femme. »

Une fois que la sage-femme vous confirme la dilatation complète du col et vous dit que vous pouvez commencer à pousser, vous devez absolument travailler en équipe avec elle. Rappelez-vous que les contractions continuent malgré vous et que vous devez y ajouter la force de vos poussées pour expulser le bébé. Écoutez attentivement les conseils de votre sage-femme.

L'idée est de pousser autant que possible au plus fort de la contraction et de vous reposer entre deux. Au début de chaque contraction, inspirez profondément, retenez votre respiration, bloquez votre gorge, calez vos pieds et poussez vers le bas pour forcer le bébé à descendre dans le bassin. Il est important de contracter le diaphragme et les muscles abdominaux et de pousser vers le bassin, et non vers le ventre, ce qui n'aiderait pas la tête du bébé à descendre. Essayez de visualiser ce qui se passe et vers où vous poussez. Vous devez diriger vos efforts précisément vers le bassin et le rectum, et non « quelque part par là ». Dans l'idéal, essayez de ne pas tout faire avec une seule respiration, vous risquez de manquer d'air et de ressentir un léger étourdissement. Pendant une forte contraction, vous devez pouvoir prendre trois respirations pour pousser trois fois.

Savoir quand pousser

Si vous êtes sous péridurale, les doses de complément vous auront peut-être été données de façon à ce que leur effet commence à diminuer au début du deuxième stade, ce qui vous permet d'être consciente des contractions sans en subir la douleur. Si vous ne ressentez plus rien du fait de la péridurale, votre sage-femme vous alertera à chaque début de contraction, mais vous apprendrez probablement assez vite à les percevoir en plaçant la main sur votre abdomen pour le sentir se contracter. Vous et votre compagnon pourrez aussi surveiller le monitoring pour observer quand les contractions démarrent et s'arrêtent. Cela dit, je pense qu'il vaut mieux que vous restiez concentrée sur votre respiration et sur la poussée, en laissant votre compagnon et la sage-femme vous donner le top pour pousser et pour vous arrêter. À la fin de chaque contraction, ne vous détendez pas trop rapidement : le bébé ne progresse dans sa descente que si vous vous détendez en douceur.

FAIRE FACE AU DEUXIÈME STADE

CHERCHEZ UNE POSITION CONFORTABLE, PLUTÔT À LA VERTICALE. À CE STADE DU TRAVAIL, BIEN DES FEMMES ONT BESOIN DU SOUTIEN D'UN LIT, TANDIS QUE D'AUTRES PRÉFÈRENT RESTER ACCROUPIES OU UTILISER UNE BAIGNOIRE D'ACCOUCHEMENT. PLUS VOUS ÊTES À LA VERTICALE, PLUS LA PESANTEUR VOUS AIDERA ET PLUS VITE LE BÉBÉ NAÎTRA.

Bien des femmes s'inquiètent d'avoir l'air ridicule pendant le deuxième stade du travail. Ce n'est pas le moment de vous soucier des convenances ; c'est en revanche le moment de faire ce qui vous semble le plus naturel et confortable. Ce qui signifie que vous pouvez grogner et faire autant de bruit que vous voulez pendant que vous poussez. De même, ne soyez pas embarrassée par la sortie de matières fécales ou d'urine vers la fin du deuxième stade. Cela arrive fréquemment et vous devez vous rappeler que votre sage-femme ou votre médecin en a vu d'autres. D'ailleurs, on remarque que la plupart des femmes perdent leurs inhibitions et arrêtent d'être gênées lorsqu'elles atteignent le deuxième stade du travail. La concentration se mêle à l'instinct et il n'est plus temps de penser à autre chose qu'à faire le nécessaire pour pousser le bébé vers la sortie.

La plupart des femmes sont surprises de s'apercevoir que les contractions du deuxième stade sont plus supportables que celles qui ont lieu à la fin du premier. Je pense que cela s'explique par le fait que vous participez maintenant activement au travail, ce qui vous aide à soulager un peu la tension provoquée par les contractions douloureuses. Bien que pousser demande beaucoup d'efforts, vous sentirez une certaine satisfaction, puisqu'à chaque poussée, la naissance approche. Savoir que la ligne d'arrivée est en vue accroît vos réserves d'énergie.

POSITIONS POUR LE DEUXIÈME STADE

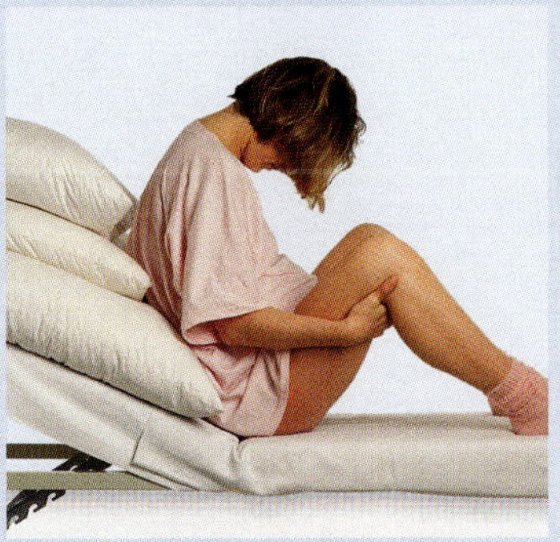

ASSISE À LA VERTICALE *Soutenue par des coussins, essayez de vous détendre le dos entre les contractions.*

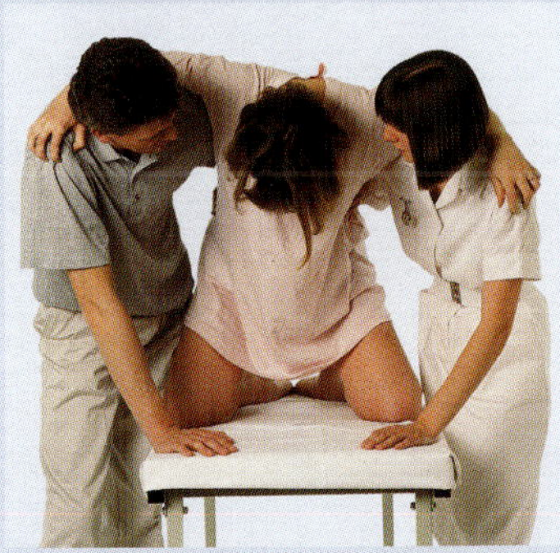

À GENOUX *Avec quelqu'un de chaque côté pour vous aider, vous serez peut-être plus à l'aise à genoux.*

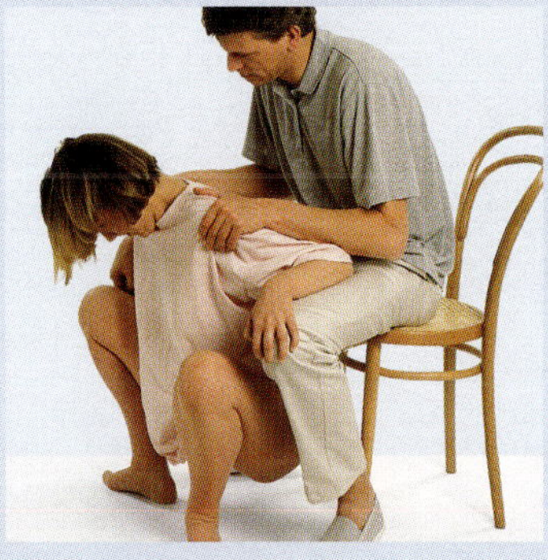

ACCROUPIE *Cette position ouvre bien le bassin et aide la poussée par la pesanteur.*

LA DESCENTE ET L'EXPULSION

À mesure que la tête de votre bébé descend plus profondément dans le bassin, vous sentez une pression de plus en plus forte dans le rectum. Il est possible que vous ressentiez aussi des douleurs irradiant dans les jambes, causées par une pression sur des nerfs situés dans la région du sacrum. Cette phase peut se révéler très douloureuse : l'anus commence à enfler, tandis que le vagin et le périnée sont étirés par la tête qui sort. Le haut de la tête du bébé apparaît pendant un pic de contraction, mais disparaît dès que vous ne poussez plus. Puis, petit à petit, la tête reste en place et commence à sortir. En général, on a alors une sensation de piqûre ou de brûlure : le vagin est étiré à son maximum par la tête qui est sur le point de sortir. Il est alors très important de bien suivre les instructions de votre sage-femme, surtout quand elle vous dit d'arrêter de pousser et d'haleter à la place. Une sortie trop rapide de la tête peut être dangereuse pour le bébé, et peut déchirer votre vagin et votre périnée.

Lorsque la tête commence à apparaître, deux ou trois contractions suffisent en général pour la faire sortir entièrement. Votre sage-femme ou votre médecin détermine s'il est nécessaire de pratiquer une épisiotomie ou non pour sortir la tête de l'enfant en sécurité. Pendant les contractions, la sage-femme exerce une pression sur votre périnée pour l'aider à s'effacer encore un peu plus, et pour éviter que la tête du bébé ne sorte trop vite et ne le déchire. Une fois la tête sortie, le médecin ou la sage-femme la soutient de sa main, et vérifie que le

L'EXPULSION DU BÉBÉ

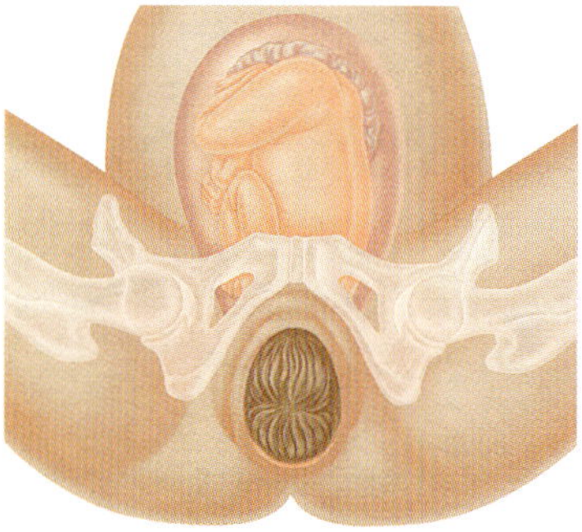

QUAND LA TÊTE APPARAÎT, *deux ou trois contractions suffisent en général pour qu'elle sorte entièrement. La plupart des bébés sont en position antérieure, le nez pointé vers le sol.*

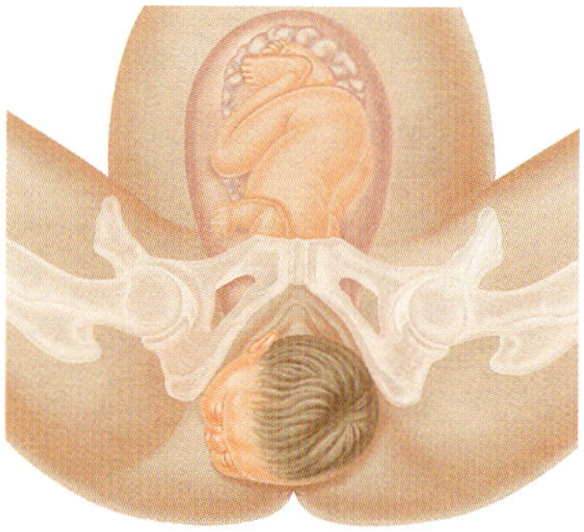

DÈS QUE LA TÊTE SE DÉGAGE *du périnée, la nuque s'étend et le bébé tourne automatiquement vers la gauche ou la droite, afin que les épaules se trouvent en bonne position pour sortir sans encombre.*

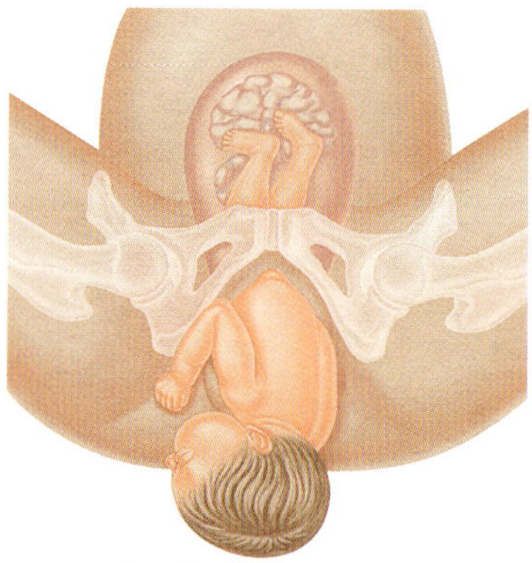

LA PREMIÈRE ÉPAULE *glisse sous l'os pubien, rapidement suivie par la deuxième épaule. Le reste du corps sort facilement et le bébé est en général posé sur le ventre de la mère dès sa sortie.*

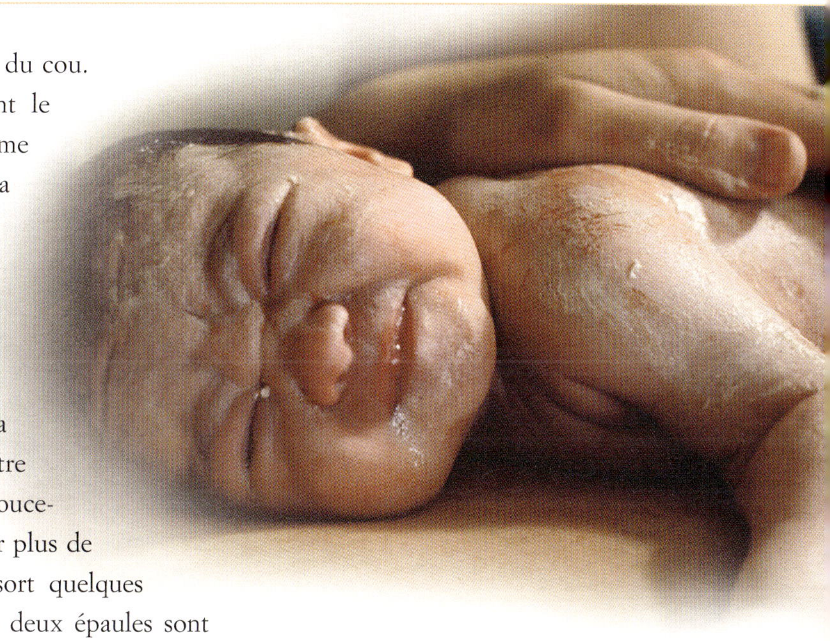

cordon ne s'est pas enroulé autour du cou. Si c'est le cas, on tire doucement le cordon au-dessus de la tête en même temps que l'on vide le nez et la bouche du sang et du mucus.

Au cours de la contraction suivante, la première épaule sort, en général grâce à l'aide de la sage-femme qui tire doucement la tête du bébé vers le bas. Une fois que la première épaule s'est libérée de votre os pubien, la sage-femme soulève doucement la tête et l'épaule pour donner plus de place à la deuxième épaule, qui sort quelques contractions plus tard. Lorsque les deux épaules sont sorties, le reste du corps du bébé glisse, littéralement, vers l'extérieur, suivi par une coulée de liquide amniotique stocké derrière les épaules. Le médecin, ou la sage-femme, est là pour attraper la petite chose glissante, couverte de sang, de liquide amniotique et de vernix. Le bébé est ensuite déposé sur votre ventre, couvert ou enveloppé par des serviettes pour le tenir au chaud. Si vous voulez allaiter, n'hésitez pas à mettre bébé au sein sans attendre.

À LA NAISSANCE *Votre bébé est une petite chose glissante, couverte de sang, de liquide amniotique et de vernix.*

GÉRER LE DEUXIÈME STADE

Quand il n'y a ni retard ni complication, le deuxième stade du travail dure environ deux à trois heures pour une première naissance, et en général quinze à vingt minutes pour les naissances suivantes. Au cours de ce stade, la sage-femme surveille attentivement le rythme cardiaque du bébé après chaque contraction et poussée de la mère, soit à l'aide d'un stéthoscope de Pinard, soit *via* le monitoring électronique externe ou interne, selon le déroulement du premier stade du travail. Elle observe également l'intensité et la régularité des contractions utérines. Celles-ci commencent parfois à se dissiper pendant le deuxième stade. Si c'est le cas, on vous donnera probablement une faible dose de Syntocinon pour renforcer les contractions et vous permettre d'expulser le bébé sans trop tarder.

La plupart des maternités ne vous laissent pas pousser plus d'une heure, une heure trente avant de proposer un accouchement aidé soit par la ventouse, soit par le forceps. L'objectif est d'éviter les risques de souffrance fœtale et de trop grande fatigue de la mère.

ÉPISIOTOMIE ET DÉCHIRURES

IDÉALEMENT, VOUS ACCOUCHEREZ SANS AVOIR BESOIN D'ÉPISIOTOMIE ET SANS DÉCHIRURE DU PÉRINÉE. CEPENDANT, SI LE BESOIN S'EN FAIT SENTIR PENDANT L'ACCOUCHEMENT, IL FAUDRA CHOISIR LA SOLUTION LA PLUS ADAPTÉE À VOTRE CAS. CHAQUE OPTION A SES AVANTAGES ET SES INCONVÉNIENTS. PENDANT VOTRE GROSSESSE, INFORMEZ-VOUS AUTANT QUE POSSIBLE SUR LA POLITIQUE QUE VOTRE MATERNITÉ ADOPTE EN MATIÈRE D'ÉPISIOTOMIE ET DE DÉCHIRURES.

L'ÉPISIOTOMIE

L'épisiotomie consiste en une incision du périnée étiré et du vagin afin d'éviter une déchirure incontrôlée des tissus au moment de la sortie de la tête. Autrefois, on pensait que l'épisiotomie permettait d'éviter non seulement les déchirures du périnée, mais également un prolapsus vaginal pouvant survenir à un âge plus mûr. Cela n'ayant jamais été formellement prouvé, on ne pratique plus d'épisiotomies de routine.

Néanmoins, il y a plusieurs situations pour lesquelles l'épisiotomie est conseillée :

- un périnée étroit ;
- un gros bébé ;
- une souffrance fœtale qui exige un accouchement immédiat ;
- l'utilisation du forceps ou de la ventouse ;
- pour protéger la tête d'un bébé prématuré ;
- pour protéger la tête lors d'un accouchement par voie basse par le siège (même si la plupart des bébés en siège sont sortis par césarienne).

Si vous avez un avis tranché sur l'épisiotomie, que vous vouliez l'éviter à tout prix ou qu'au contraire vous en souhaitiez une absolument, faites-le savoir à la sage-femme au début du travail.

L'INTERVENTION

Si votre sage-femme ou votre médecin jugent qu'il est nécessaire de procéder à une épisiotomie, ils vous en avertissent. Dans un premier temps, ils enduisent la zone d'antiseptique et procèdent à une anesthésie locorégionale du périnée, sauf si vous êtes sous péridurale.

Il existe deux types d'incision : l'une en forme de J, dite incision médio-latérale, part en biais du vagin en s'éloignant du rectum, et l'autre est une coupe droite du bas du vagin vers le rectum. Les deux sont réalisées à l'aide de ciseaux, car à ce moment-là, le périnée très étiré est presque aussi fin que du papier. Il y a en général peu de saignements. L'épisiotomie médio-latérale permet d'inciser loin de la zone rectale. Cette méthode est particulièrement appropriée en cas d'utilisation du forceps, qui peut agrandir l'incision. La coupe médiane permet d'éviter plusieurs vaisseaux sanguins et se répare en général plus facilement. Cependant, si l'incision s'agrandit durant l'expulsion du bébé, le risque d'une déchirure vers le rectum est plus grand.

Une fois le bébé et le placenta sortis, la sage-femme ou le médecin suture l'incision, le plus souvent en vous mettant les pieds dans les étriers pour faciliter l'intervention. Une injection complémentaire d'anesthésiant vous évite toute douleur.

L'épisiotomie est recousue par couches, afin d'assurer que tous les tissus se rassemblent correctement pour réparer le vagin et le périnée. Les points peuvent être faits de façon continue ou en plusieurs sections, être externes ou sous-cutanés. Quel que soit le type de fils utilisés, ceux-ci se résorberont et il ne sera pas nécessaire de les retirer.

QUESTIONS FRÉQUENTES

Deux questions reviennent souvent à propos de l'épisiotomie : est-ce douloureux par la suite, et combien de temps faut-il pour cicatriser ? Il est vrai que c'est douloureux, surtout le deuxième ou le troisième jour après l'accouchement, quand les points de suture exercent une tension inconfortable. C'est le résultat du processus naturel de guérison du corps : les tissus traumatisés gonflent inévitablement.

Vous pouvez soulager l'inconfort en appliquant de la glace sur la zone de l'épisiotomie et en utilisant une bouée pour vous asseoir. Cependant, le vagin est une région très irriguée : la plupart des incisions guérissent en une à deux semaines, si la zone reste propre et aussi sèche que possible. Vous pouvez aussi apaiser les douleurs en prenant régulièrement des bains chauds.

« Dès le début du travail, dites à votre sage-femme ce que vous pensez de l'épisiotomie. »

Il n'est pas nécessaire d'ajouter de désinfectant à l'eau du bain, et il faut éviter les savons trop parfumés et les huiles qui peuvent irriter la plaie.

Sur le long terme, la plupart des femmes n'ont pas de problème avec leur cicatrice d'épisiotomie, mais certaines peuvent ressentir une douleur périnéale persistante, source d'angoisse, surtout quand elle gêne les rapports sexuels. Faire des exercices avec le bassin, et masser la cicatrice avec des crèmes émollientes ou à base d'œstrogènes peut aider à l'assouplir. Si la douleur persiste, consultez un médecin pour savoir s'il faut une intervention supplémentaire.

LES TYPES D'INCISIONS

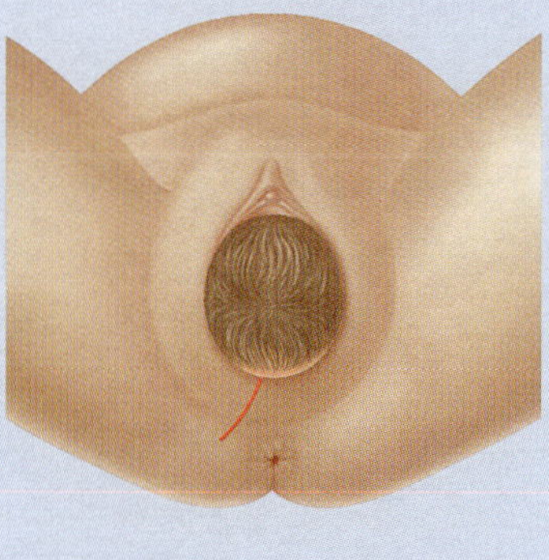

MÉDIO-LATÉRALE *L'incision part en angle pour s'éloigner du vagin et du périnée et entrer dans le muscle.*

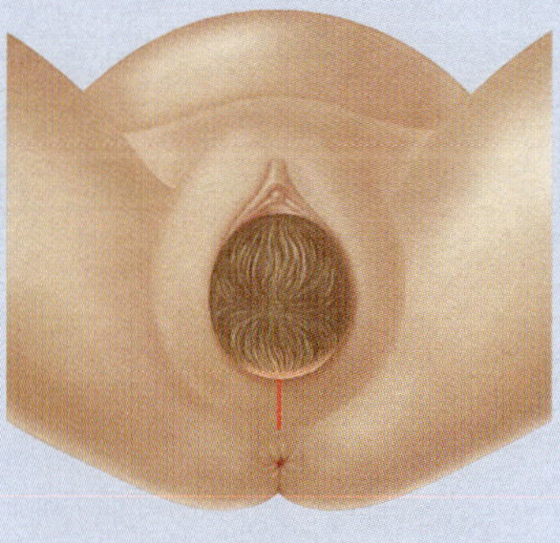

MÉDIANE *L'incision descend dans le périnée, entre le vagin et l'anus.*

DÉCHIRURES DU PÉRINÉE

Il y a quatre degrés de déchirures.

- **Premier degré** Ce sont des déchirures mineures de la peau autour de l'entrée vaginale. La plupart guérissent sans points de suture.
- **Deuxième degré** La déchirure touche la paroi vaginale postérieure ainsi que les muscles du périnée, sans atteindre le muscle du sphincter anal. La plupart exigent plusieurs points de suture pour réparer l'anatomie des muscles et les tissus plus superficiels.
- **Troisième degré** Le sphincter anal se déchire, mais la muqueuse du rectum n'est pas touchée. Il faut une réparation attentive pour assurer le bon alignement des différents muscles.
- **Quatrième degré** Les muscles du sphincter anal se déchirent au point d'ouvrir la muqueuse rectale. Il faut beaucoup d'expertise pour réparer ce type de déchirure : il est essentiel que l'apex de la déchirure soit bien maintenu pour éviter une fistule rectovaginale (une ouverture persistante entre le vagin et le rectum). Ces déchirures sont rares, et ne se produisent que dans 1 % des accouchements, en général lors de l'utilisation du forceps ou de la ventouse au cours d'un premier accouchement, quand le bébé est en position occipito-iliaque postérieure ou pèse plus de 4 kg.

LE TROISIÈME STADE DU TRAVAIL

LE TROISIÈME STADE DU TRAVAIL EST LA SORTIE DU PLACENTA ET DES MEMBRANES, OU DÉLIVRANCE. LES MOMENTS QUI SUIVENT LA NAISSANCE SONT TOUJOURS FORTS EN ÉMOTION. VOUS ET VOTRE COMPAGNON NE SEREZ SÛREMENT CONSCIENTS QUE D'UNE CHOSE : VOUS TENEZ ENFIN VOTRE BÉBÉ DANS VOS BRAS.

COUPER LE CORDON OMBILICAL

De nombreuses femmes demandent que l'on place le nouveau-né sur leur ventre juste après sa sortie pour commencer à créer un lien. Le cordon l'attache toujours au placenta et continue d'avoir des pulsations pendant une à trois minutes. À moins que le bébé n'ait subi un stress pendant l'accouchement et qu'il ait besoin d'une surveillance médicale immédiate, il n'y a pas de raison de se dépêcher de couper le cordon. En fait, mieux vaut même attendre quelques minutes car une grande quantité de sang va s'écouler du placenta vers le bébé (les bébés ayant un volume sanguin plutôt faible) : la plus grande partie dans les trente secondes qui suivent la naissance, et le reste deux ou trois minutes après.

La sage-femme pose deux pinces au milieu du cordon ombilical, espacées de 3 à 5 cm, pour éviter une hémorragie du bébé et le saignement du placenta. Ensuite, elle coupe le cordon entre les deux pinces, ou laisse votre compagnon le faire. Plus tard, on recoupe le cordon et l'on place une pince en plastique près du nombril. Dans les jours qui suivent, ce qui reste du cordon va rétrécir et la pince va tomber ou sera retirée, laissant au niveau du nombril un petit nœud de peau qui disparaîtra rapidement.

COUPER LE CORDON *C'est une intervention simple. Si votre compagnon a envie de le faire, faites-le savoir à l'avance à la sage-femme.*

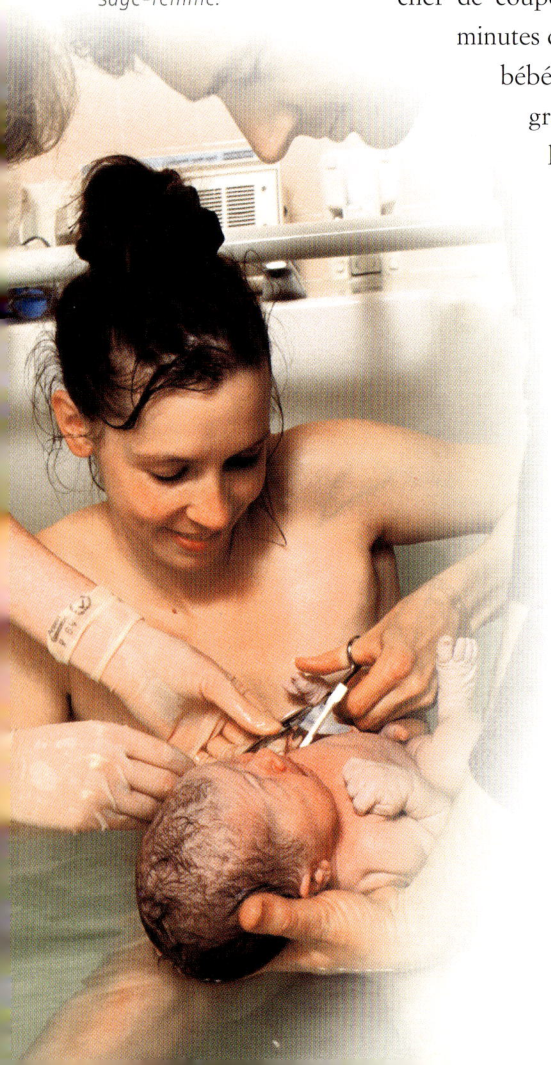

LA DÉLIVRANCE

Une fois le cordon coupé, la sage-femme s'assure que votre bébé se porte bien. Elle veille aussi à ce que le placenta soit expulsé entièrement et rapidement. Lorsque le bébé est né, des contractions persistantes et le rétrécissement – ou rétraction – de l'utérus réduisent considérablement la place laissée au placenta. Celui-ci s'affaisse, en décollant les vaisseaux sanguins et les liaisons qui l'attache à la paroi utérine. Cela provoque de petites hémorragies derrière le placenta qui aident aussi à son décollement. Le processus démarre dès que le bébé sort et s'achève, en général, dans les cinq minutes qui suivent. Lorsque les membranes se décollent lentement de la paroi utérine, il arrive souvent que le placenta reste plus longtemps dans l'utérus. Une fois le placenta décollé, les muscles utérins se contractent pour étrangler les vaisseaux sanguins dans le placenta, encourageant la coagulation du sang au niveau des déchirures, ce qui réduit davantage la perte de sang.

La prise en charge traditionnelle

Quand on parle de prise en charge traditionnelle du troisième stade du travail, cela signifie qu'on laisse le placenta et les membranes se décoller sans intervention extérieure avant l'apparition des signes patents de la séparation : un flux de sang (l'hémorragie rétroplacentaire), suivi par des contractions qui font remonter dans l'abdomen le fundus, ou bord supérieur, de l'utérus. Le cordon ombilical, visible en dehors du vagin, s'allonge également, et vous ressentez une envie de pousser. C'est le meilleur signe indiquant que le placenta s'est décollé et que l'utérus essaie de l'expulser vers le vagin. Lorsque ces événements se sont produits (cela prend en général vingt minutes environ), la sage-femme place sa main au-dessus de l'os pubien pour tenir en place l'utérus, puis elle vous demande de pousser brièvement pendant qu'elle tire doucement sur le cordon pour encourager le placenta à sortir du vagin, suivi par les membranes et le caillot rétroplacentaire. Ensuite, elle masse fermement l'utérus pour provoquer une autre contraction et éviter une perte de sang supplémentaire. Pendant l'heure qui suit la naissance, l'utérus aura peut-être besoin d'être massé à intervalles réguliers afin de rester bien contracté.

> « … vous pouvez accélérer le processus naturel en mettant votre bébé au sein… »

Si vous souhaitez éviter toute intervention médicale pendant le troisième stade, vous pouvez accélérer le processus naturel, et essayer d'éviter un saignement excessif, en mettant l'enfant au sein le plus tôt possible après sa naissance. La succion stimule la sécrétion d'une hormone appelée ocytocine, qui entraîne la contraction de l'utérus et aide le placenta à se décoller de la paroi utérine. Le fait d'uriner peut également aider le placenta à sortir rapidement.

La prise en charge active

Beaucoup de maternités pratiquent une prise en charge active du troisième stade à cause du flux de sang, parfois torrentiel, qui peut suivre l'expulsion du bébé et du placenta. L'hémorragie post-partum (*voir* p. 335) reste aujourd'hui la cause la plus importante de mortalité maternelle dans le monde. Pendant la grossesse, les sages-femmes vous parleront du troisième stade pour vous expliquer que la prise en charge active implique une injection d'ocytocine par voie intramusculaire dans la cuisse, dès que la tête et la première épaule du bébé sont sorties : l'ocytocine provoque des contractions rapides de l'utérus. Cette injection assure que la contraction se prolonge et aide l'utérus à se contracter fermement pour stimuler le décollement et commencer à expulser le placenta et les membranes, puis à maintenir la contraction utérine sans aucune période de repos pendant environ quarante-cinq minutes. La sage-femme attend une forte contraction de l'utérus, puis elle place une main protectrice au-dessus de votre os pubien pour éviter que l'utérus ne descende pendant qu'elle tire doucement sur le cordon ombilical. C'est ce qu'on appelle une traction contrôlée du cordon et, en général, cela permet une expulsion rapide du placenta et des membranes. Si l'on exerce trop de force, cela peut entraîner une inversion de l'utérus qui se retourne alors comme une chaussette.

RÉACTIONS PHYSIQUES POSSIBLES

Immédiatement avant l'expulsion du placenta et juste après, les mères ont souvent d'étranges réactions face à l'effort immense de l'accouchement. Il est possible que vous vous mettiez à frissonner, voire à trembler sans pouvoir vous contrôler, et que vos dents claquent violemment. Cela s'accompagne souvent d'importantes nausées, effet secondaire fréquent de l'ocytocine, pouvant provoquer des vomissements. Comme vous aurez probablement l'estomac vide, vous ne vomirez que de la bile et des substances liquides. Rassurez-vous, ces réactions sont normales et fréquentes. Votre sage-femme ne sera pas prise au dépourvu et vous aidera à les surmonter, vous et votre compagnon.

VÉRIFICATION DU PLACENTA ET DES MEMBRANES

Dès la délivrance du placenta et des membranes, on vérifie qu'ils sont bien entiers. Un placenta sain pèse environ 500 g pour un diamètre de 20 à 25 cm, et ressemble à un disque spongieux. En cas d'anomalie, la sage-femme ou le médecin l'envoie au laboratoire pour analyse. Dans la grande majorité des cas, le placenta n'a rien de particulier. On le pèse et on note les observations dans le dossier médical, puis la maternité se charge de s'en débarrasser. Vous aurez peut-être envie de voir cette passerelle de vie si extraordinaire avant qu'elle ne soit jetée, voire, pourquoi pas, de la ramener chez vous.

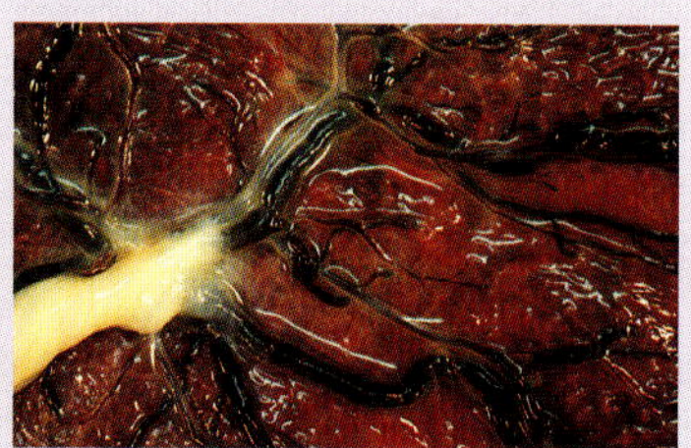

SURFACE FŒTALE *Ce côté lisse du placenta a beaucoup de vaisseaux sanguins qui irradient du cordon ombilical.*

FAIRE FACE AUX COMPLICATIONS

Parfois, des complications peuvent survenir pendant le troisième stade du travail.

La rétention placentaire se produit quand le placenta reste dans l'utérus plus d'une heure après l'expulsion du bébé. Cela concerne environ 1 % des accouchements et se produit plus fréquemment au cours des naissances prématurées : le cordon est plus mince et se casse plus facilement lors de sa traction. Cette rétention placentaire s'accompagne presque toujours d'une hémorragie post-délivrance, et une intervention rapide est nécessaire pour l'extraire. Cette opération est généralement réalisée manuellement, dans la salle d'accouchement.

L'hémorragie du post-partum immédiat (HPP) est définie comme une perte de 500 ml de sang de l'utérus ou du vagin dans les 24 heures qui suivent la naissance du bébé. Cette complication concerne environ 6 % des accouchements. Elle est plus fréquente après un travail prolongé, l'utilisation de forceps, de la ventouse, ou après une césarienne. Depuis cinquante ans, on constate une baisse de la HPP. Cela s'explique par une plus grande connaissance de ses causes, une meilleure prévention, et une intervention plus rapide quand elle se produit. La prise en charge active du troisième stade du travail et le diagnostic prénatal de *placenta prævia* (*voir* p. 427) sont probablement les plus importantes actions de prévention expliquant la diminution des HPP. L'amélioration des techniques d'anesthésie et le fait de savoir qu'un travail prolongé et difficile augmente la probabilité de HPP expliquent également que ce problème soit moins fréquent.

> « … la prise en charge active du troisième stade a contribué à la baisse des HPP. »

En cas d'HPP grave, plusieurs facteurs contribuent à faire baisser la mortalité maternelle : protocoles stricts dans les maternités, implication d'obstétriciens et d'anesthésistes expérimentés, amélioration des soins intensifs, meilleur accès aux transfusions sanguines, meilleurs antibiotiques, et réduction du nombre de femmes souffrant d'anémie pendant la grossesse.

L'hémorragie du post-partum tardif ou secondaire est définie comme une perte soudaine de sang de l'utérus ou du vagin, quel que soit le volume perdu, entre 24 heures et six semaines après la naissance. La HPP tardive concerne 1 naissance sur 50 à 200, le plus souvent à cause d'une rétention dans l'utérus de débris du placenta ou des membranes. Ces débris s'infectent souvent, et l'inflammation qui accompagne cette infection contribue au saignement. En général, la mère se plaint de nausées, de douleurs et d'hypersensibilité dans le bas-ventre, a de la fièvre et des pertes vaginales malodorantes. Il faut identifier le problème rapidement et le traiter avec des antibiotiques. Pour traiter la plupart des HPP secondaires, il faut retirer les débris placentaires sous anesthésie générale.

ASSISTANCE MÉDICALE

Même si toutes les femmes et leurs soignants espèrent que la grossesse arrive à terme et que l'accouchement se déroule sans complications, un accompagnement médical additionnel est parfois nécessaire pour assurer la santé de la mère et du bébé. Si cela devait vous arriver, la connaissance de ce qui peut advenir pendant le travail, l'accouchement et leurs suites possibles peut vous aider à prendre les décisions adéquates.

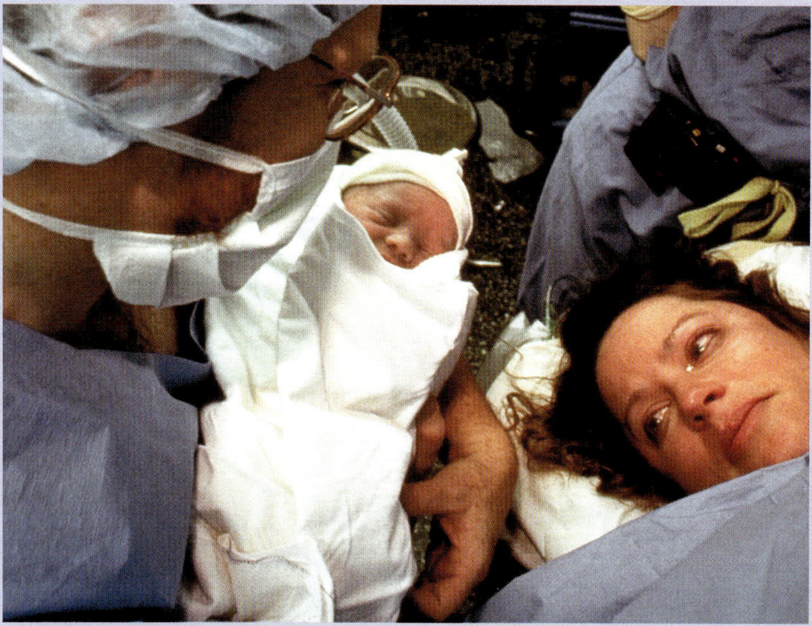

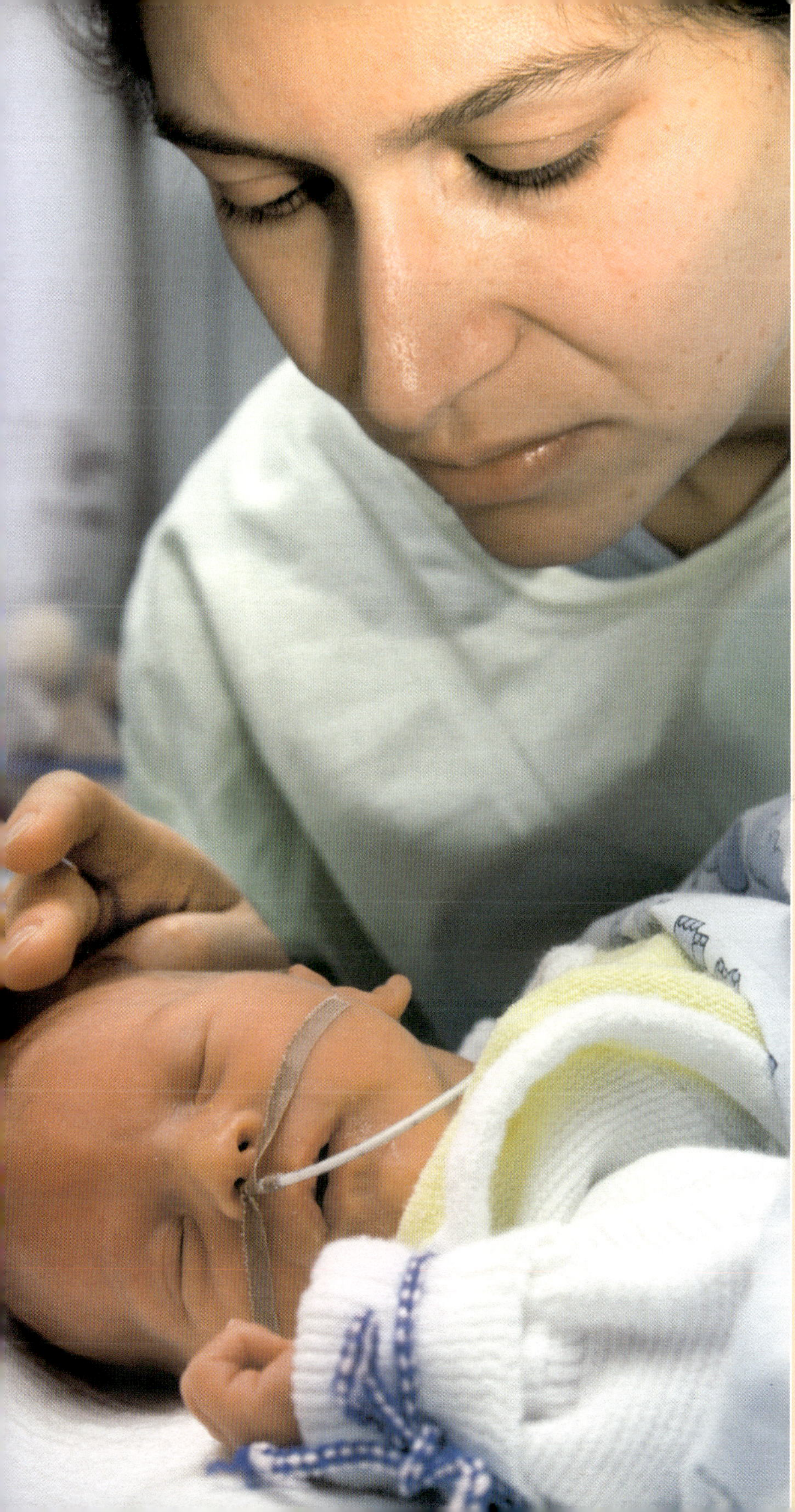

SOMMAIRE

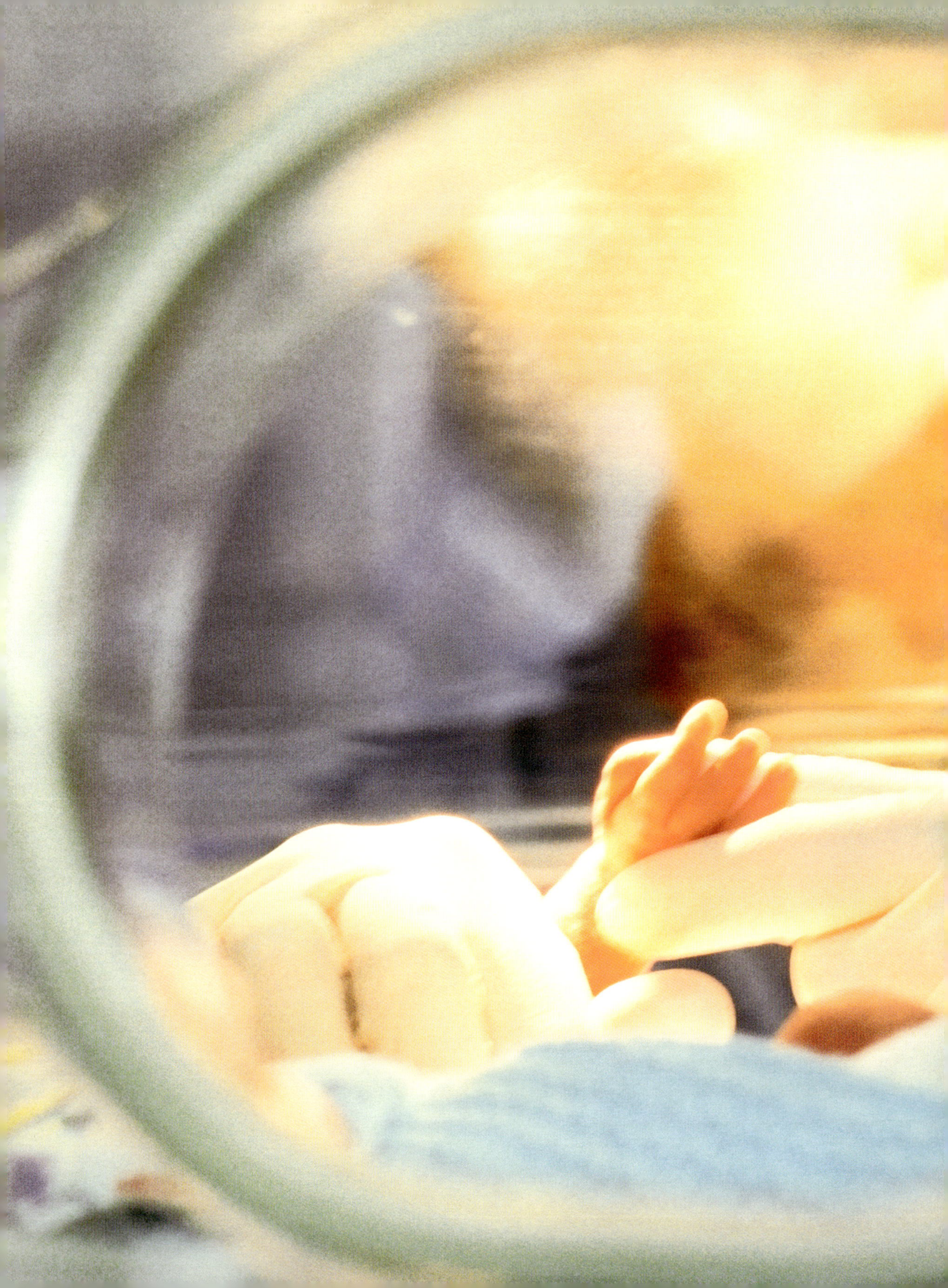

ACCOUCHEMENTS PRÉMATURÉS

Environ 7 % des naissances en France sont classées prématurées, c'est-à-dire ont lieu avant 37 semaines. Cependant, grâce aux énormes avancées réalisées en matière de soins néonatals depuis une dizaine d'années, les bébés nés après 30 semaines sans complications sérieuses *in utero* ont peu de chances de développer des problèmes sur le long terme.

Dans les cas d'une naissance prématurée, il est important de se rappeler ceci : plus un bébé normal et bien portant reste longtemps *in utero*, et d'autre part plus son poids est élevé à la naissance, moins il y aura de risques que l'enfant ait des problèmes après sa naissance ou ait besoin de soins intensifs. Les chances de survie sans handicap pour un bébé né à 23 semaines sont seulement de 1 %, mais chaque semaine qui passe augmente les chances de survie de manière significative, si bien qu'à 26 semaines, près d'un quart des bébés survivent sans handicap, et à 30 semaines, le risque de handicap est très faible. C'est pourquoi tout sera tenté pour garder le bébé *in utero* le plus longtemps possible, tant qu'aucun problème n'oblige à provoquer l'accouchement. Il est également important de comprendre que seulement 1,6 % des naissances prématurées ont lieu avant 34 semaines. Les services de soins prénatals passent beaucoup de temps à essayer d'identifier les femmes enceintes qui sont le plus susceptibles d'accoucher prématurément. Dans la partie du livre qui présente la grossesse semaine après semaine, j'aborde en détail les symptômes qui peuvent vous aider, ou aider votre sage-femme et votre médecin, à diagnostiquer un risque d'acouchement prématuré.

LES CAUSES

Il existe de nombreuses causes d'accouchement prématuré. Pourtant, malgré toutes les recherches qui ont tenté d'expliquer pourquoi une femme enceinte accouche prématurément, ou pourquoi elle perd les eaux plusieurs semaines avant terme, la vaste majorité des naissances prématurées reste inévitable. En fait, nous ne connaissons pas exactement le facteur déclenchant de l'accouchement, et moins encore les mécanismes spécifiques qui peuvent le faire démarrer trop tôt. L'une des théories existantes met l'accent sur le rôle des hormones secrétées par le bébé, la mère et le placenta, tandis qu'une autre indique que le niveau atteint

« ...tout sera tenté pour garder le bébé *in utero* le plus longtemps possible... »

par une certaine protéine dans le vagin et le col augmente de manière significative au démarrage du travail. Il semble que la présence d'une infection joue un rôle dans 20 à 40 % des naissances prématurées. De plus, si vous avez déjà vécu un accouchement prématuré, sans raison médicale clairement identifiée, vous avez statistiquement plus de risques d'en faire un autre.

Il arrive parfois qu'une naissance précoce soit médicalement nécessaire. Par exemple une prééclampsie, une tension élevée, un diabète, une insuffisance placentaire, un hématome rétroplacentaire et des saignements dus au *placenta prævia* (*voir* p. 425–427). Si vous avez déjà eu un bébé prématuré pour une de ces raisons, vous serez attentivement suivie afin d'éviter que cela ne se répète.

LES SIGNES

Si vous perdez les eaux avant 37 semaines ou que vous souffrez de douleurs abdominales, de saignements vaginaux ou de contractions utérines, contactez votre maternité et faites-vous examiner par une sage-femme ou un médecin sans attendre. Ils vérifieront que votre utérus se contracte et établiront la position du bébé, puis ils procéderont à un toucher vaginal pour évaluer l'état du col, déterminer la présentation du bébé et s'assurer qu'il n'y a pas de procidence du cordon (*voir* p. 429). Ils chercheront également des signes d'infection due à la disparition des membranes protectrices. En cas de risque important d'infection, ils induiront ou augmenteront les contractions avec une perfusion de Syntocinon (*voir* p. 297) pour faire sortir le bébé aussi vite que possible. Une césarienne est parfois nécessaire, surtout si vous ou votre bébé montrez des signes de stress, si la présentation n'est pas optimale, ou si le col n'est pas prêt.

> «Si la poche des eaux est entière et les contractions faibles, le repos peut suffire à arrêter le début du travail...»

Vous devez également appeler la maternité tout de suite si, sans avoir perdu les eaux, vous avez des contractions, ou si vous pensez avoir perdu le bouchon muqueux. Il y a de fortes chances que l'on vous demande de vous présenter immédiatement pour être surveillée de près, et pour observer un repos complet au lit. On vous fera peut-être aussi une intraveineuse pour calmer l'utérus et aider à arrêter les contractions. Si la poche des eaux est entière et les contractions faibles, le repos, avec ou sans médicaments, peut suffire à arrêter le début du travail, même si votre col a commencé à se dilater. Vous pouvez rentrer chez vous dès que les contractions s'arrêtent, mais vous devrez vous reposer jusqu'à la fin de la grossesse et éviter d'avoir des relations sexuelles.

Toutefois, si les contractions sont bien installées, il peut être difficile, même avec des médicaments, de repousser l'accouchement de plus de 48 heures. Ces heures peuvent être d'une importance capitale pour votre bébé. Elles permettent votre tranfert vers une maternité disposant d'une unité de soins intensifs néonatals, et laissent le temps de vous faire une injection de corticoïdes prénatals, qui aideront à la maturation des poumons du bébé (*voir* p. 342). À moins de 34 semaines, il est préférable que le bébé reste *in utero*. Dans cette situation, on vous administrera probablement des médicaments pour tenter d'arrêter ou de réduire les contractions utérines. Toutefois, aucun des médicaments tocolytiques actuellement disponibles ne peut être considéré comme fiable pour interrompre l'activité utérine si elle s'est déclenchée trop tôt pendant la grossesse.

DONNER NAISSANCE À UN BÉBÉ PRÉMATURÉ

Si les médecins ne parviennent pas à stopper le travail, vous devriez accoucher normalement – à moins que votre bébé ne montre des signes de souffrance fœtale, auquel cas on procédera à une césarienne immédiatement. Le travail devrait alors être un peu plus court que pour un bébé bien dodu arrivé à terme. La tête sera un peu plus petite, ce qui peut faire toute la différence entre le choix de recourir à une épisiotomie et celui d'effectuer une déchirure mineure, voire de ne rien faire. Néanmoins, les médecins peuvent décider d'utiliser un forceps (ce qui implique une épisiotomie) pour protéger la tête du bébé dans sa descente au travers du passage pelvigénital, car la tête d'un prématuré est plus molle que celle d'un bébé à terme. On vous déconseillera probablement l'utilisation de la péthidine contre la douleur, car elle peut ralentir la descente du bébé déjà fragile à travers le passage pelvigénital, et provoquer des complications postnatales du système respiratoire.

« ... le travail précoce a des chances d'être plus court que pour un bébé dodu arrivé à terme. »

Si le bébé se présente par le siège, il est peu probable que l'on vous autorise à accoucher par voie basse, même si vous êtes déjà en travail, car les risques sont trop élevés (*voir* p. 356). On vous fera une césarienne. De même, en cas de complications médicales (hématome rétroplacentaire, saignements du placenta ou prééclampsie), un accouchement par voie basse sera considéré comme trop dangereux pour votre bébé prématuré, et on vous conseillera une césarienne.

En cas d'accouchement prématuré par voie basse, un pédiatre accompagne la sage-femme et l'obstétricien lors de l'accouchement. Dès la naissance, on vérifie la bonne santé du bébé, et on lui apporte une assistance respiratoire si nécessaire. Si son degré de prématurité le permet, vous pourrez prendre brièvement votre bébé dans les bras avant son transfert vers l'unité de soins intensifs. Si votre maternité ne dispose pas d'un centre de réanimation néonatale et que vous n'avez pas été transférée dans une autre maternité avant l'accouchement, on y emmènera le bébé dans une ambulance spécialisée immédiatement après sa naissance.

LES RISQUES POUR LE BÉBÉ

La plupart des bébés en bonne santé nés à 35 semaines ou plus tôt ont besoin des soins d'un centre de réanimation néonatale, parce qu'ils ont en général du mal à respirer et ont besoin d'aide pour se nourrir. Les problèmes respiratoires sont le résultat de poumons qui ne sont pas encore suffisamment développés et élastiques pour respirer sans assistance.

Comme je l'ai déjà indiqué (*voir* p. 231), les poumons du fœtus continuent à développer des bronches et des alvéoles au cours du troisième trimestre de la grossesse, et ne commencent à produire du surfactant qu'à partir de 26 semaines. Cette substance, comparable à un détergent, enrobe les alvéoles en cours de développement, leur permettant de rester ouvertes et disponibles pour l'échange d'oxygène qui a lieu au moment de la naissance. Si jamais la quantité de surfactant est faible, les poumons ont une plastique rigide et sont sujets à l'affaissement alvéolaire, ce qui rend chaque inspiration d'un prématuré plus difficile. C'est pourquoi on a souvent recours à un ventilateur mécanique pour faire circuler l'air dans les poumons immatures. Il arrive que les médecins néonatals décident, dans certains cas, de vaporiser du surfactant de synthèse dans les poumons du bébé. Après 35 semaines, les poumons renferment en général suffisamment de surfactant pour éviter une ventilation complète. Cependant, votre bébé pourra avoir besoin pendant quelque temps de petits tubes placés dans le nez, qui assureront qu'il dispose d'une quantité suffisante d'oxygène.

Si vous accouchez à 35 semaines ou plus tôt, on vous fera une injection de corticoïdes (bêtaméthasone ou dexaméthasone) pour accélérer la production de

EN DE BONNES MAINS *Ne soyez pas inquiète à la vue de l'équipement du centre de réanimation. Les machines et les sondes sont là pour surveiller votre bébé prématuré, et l'aider à respirer et à se nourrir jusqu'à ce qu'il puisse le faire seul.*

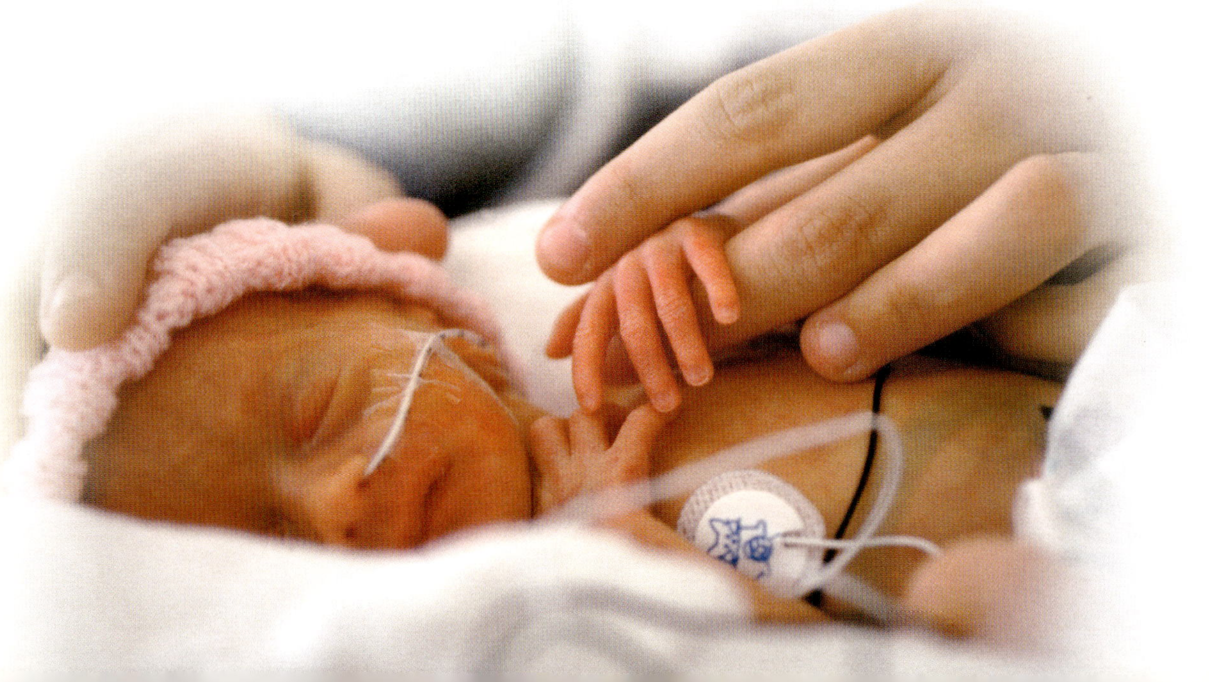

surfactant dans les poumons du bébé. Les corticoïdes ne font tout leur effet qu'au bout de 24 à 48 heures ; par conséquent, dans les cas d'accouchement prématuré prévisible, les médecins essaient toujours de retarder l'accouchement, le temps que les corticoïdes agissent. Par ailleurs, le réflexe de succion du bébé n'est pas bien développé avant 35 semaines (*voir* p. 231), et son système digestif est souvent trop immature pour parvenir à ingérer de grandes quantités de liquide. C'est pourquoi beaucoup de prématurés sont nourris par sonde avec de petites quantités de lait (de préférence maternel). Ils s'habituent rapidement à des quantités plus grandes, et je dis souvent à des mères anxieuses qu'une fois que le bébé peut ingérer 60 ml de lait par sonde toutes les trois ou quatre heures, il pourra bientôt sortir du centre de réanimation. Cela indique en effet de façon fiable qu'il pourra bientôt se nourrir au sein ou au biberon.

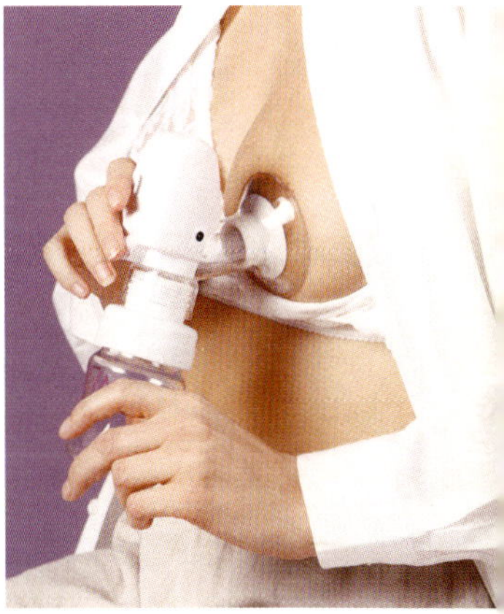

EXPRIMER SON LAIT *Une bonne façon de vous impliquer dans les soins donnés à votre prématuré est d'exprimer votre lait, afin de lui donner la meilleure nourriture disponible.*

APRÈS LA NAISSANCE

Soyez-en sûre, même si la naissance d'un prématuré reste très médicalisée, il est essentiel de rassembler machines, équipement et personnel nécessaires pour assurer au bébé les meilleurs soins possibles à ce moment fragile de sa vie. Le personnel médical sait combien cette situation est difficile pour les parents, surtout pour une première naissance, et ils feront de leur mieux pour vous faciliter les choses. Ils prendront une photo de votre bébé quelques minutes après la naissance, afin que vous puissiez la mettre près de votre lit et vous familiariser avec le visage de votre enfant. Ils vous accorderont aussi tout le temps nécessaire pour répondre à vos questions et vous expliquer clairement la situation.

Aux pages 404 à 405, je donne plus de détails sur les soins à donner aux bébés prématurés, surtout pendant leur séjour au centre de réanimation néonatale. Rappelez-vous que malgré le stress des premiers jours, la plupart des prématurés deviennent des enfants aussi pétillants de santé que les enfants nés à terme.

Mes filles sont nées par césarienne d'urgence à 33 semaines. Les deux avaient une taille correcte pour des jumelles de leur âge et n'avaient pas eu de complications pendant la grossesse. Elles ont pourtant eu toutes les deux besoin d'assistance respiratoire et nutritive, et sont restées en réanimation pendant quatre semaines. Les pédiatres les ont suivies attentivement avant de m'autoriser à les ramener chez moi. Elles n'ont eu besoin que d'un mois ou deux pour rattraper leur niveau de croissance, et si vous pouviez les voir maintenant (plus grandes et plus robustes que leurs camarades de classe), vous seriez rassurée sur le fait que les jumeaux prématurés peuvent devenir de vraies terreurs.

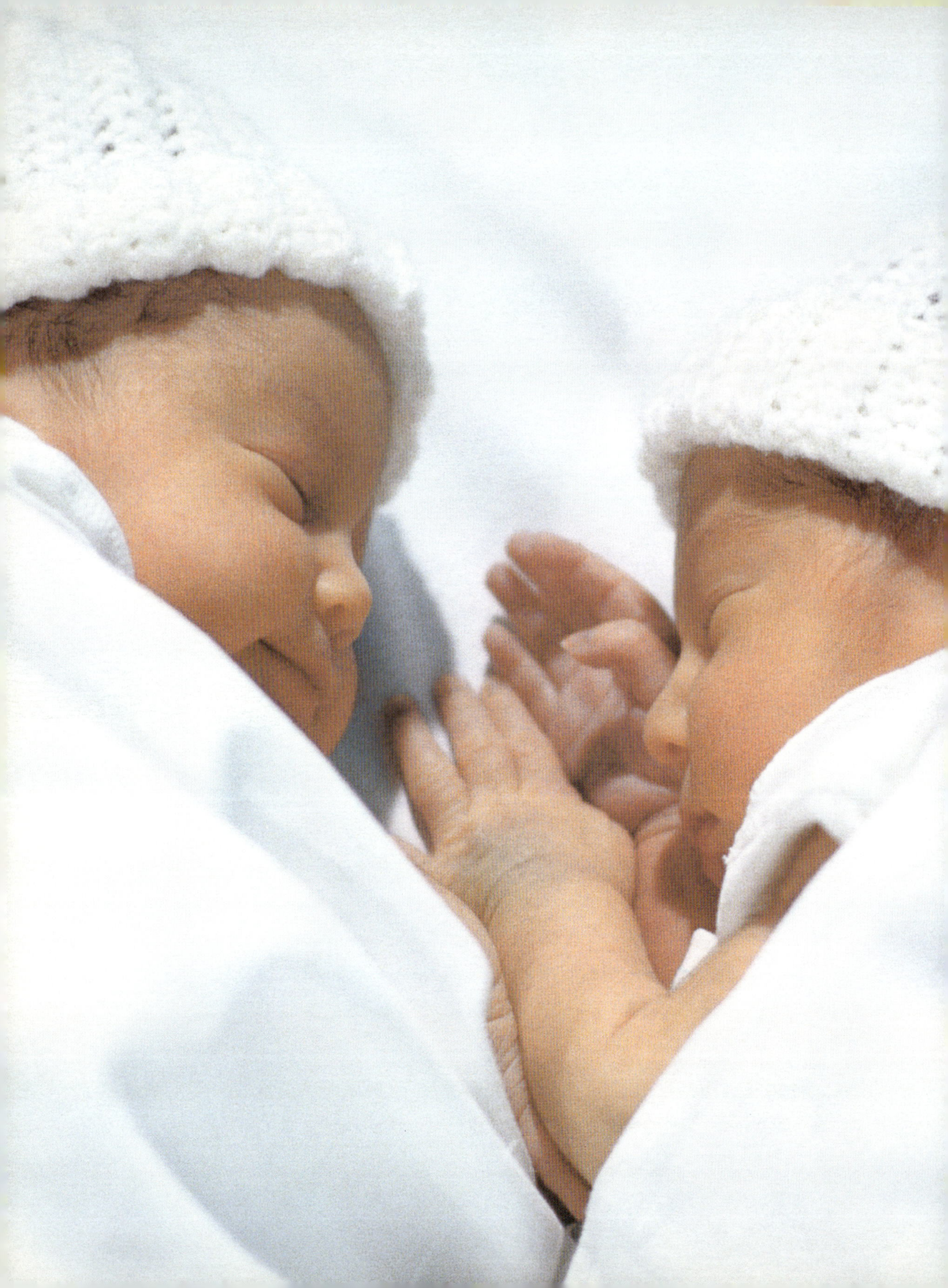

NAISSANCES MULTIPLES

Le nombre de grossesses de jumeaux et de triplés n'a cessé d'augmenter depuis dix à vingt ans. Actuellement, en France, 3,5 % des naissances sont des naissances multiples. Cette augmentation résulte d'une plus grande accessibilité aux traitements de procréation assistée, qui augmentent les chances de la fécondation de plus d'un œuf au moment de la conception. Elle s'explique également par le fait que de plus en plus de femmes ont une grossesse tardive : la probabilité d'apparition de faux jumeaux (dizygotes) augmente avec l'âge de la mère.

Les grossesses multiples présentent un plus grand risque de complications, parmi lesquelles l'accouchement prématuré, le retard de croissance intra-utérin, la prééclampsie, l'anémie, le *placenta prævia* (voir p. 423–428) et le syndrome de transfusion interfœtale (*voir* p. 346). De plus, la probabilité d'infirmité cérébrale augmente très largement après des naissances multiples. C'est pourquoi les grossesses multiples sont plus surveillées, et l'accouchement est en général prévu dans un hôpital disposant d'une unité de soins d'urgence.

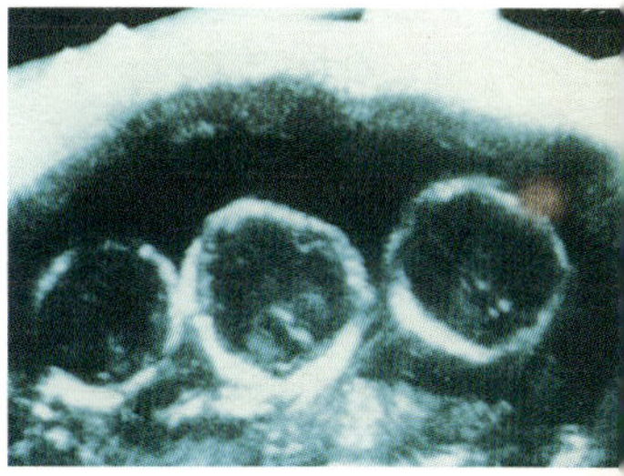

TRIPLÉS *Les trois bébés visibles sur cette image seront pris en charge dans un hôpital disposant d'une unité de soins d'urgence.*

Même en cas de grossesse sans complications, 44 % des jumeaux naissent prématurément, avant 37 semaines, et ces bébés ont souvent besoin de passer quelque temps en centre de réanimation néonatale. En général, ils sont plus petits que les bébés uniques, et quel que soit leur poids à la naissance, leur comportement est moins mature. Ils ont souvent besoin d'aide pour respirer et pour se nourrir pendant les premiers jours ou semaines de leur vie.

ACCOUCHER DE JUMEAUX

La principale difficulté d'un accouchement de jumeaux par voie naturelle est la naissance du second. Même lorsque le premier bébé a la tête en bas et que le travail se déclenche spontanément et progresse bien, il est impossible de savoir comment le deuxième jumeau va gérer sa descente avant que le premier ne soit né. Aucune femme ne souhaite mener à bien un accouchement par voie basse pour un premier jumeau, et avoir besoin d'une césarienne d'urgence pour le second. C'est pourquoi de plus en plus de jumeaux, et tous les triplés (et plus), sont aujourd'hui accouchés par césarienne. Il peut s'agir d'une intervention d'urgence en cas d'accouchement très prématuré ou de complications pendant le travail. Cela peut aussi être un choix délibéré, lorsque l'on considère que les risques d'un accouchement par voie basse sont trop grands. En l'absence de raison de santé maternelle ou fœtale nécessitant une césarienne avancée, mieux vaut attendre 37 à 38 semaines pour éviter les problèmes respiratoires à la naissance. On programme une césarienne dans les cas suivants :

- à la demande de la mère qui la préfère à un accouchement par voie basse ;
- le premier jumeau ne se présente pas par la tête ;
- un diagnostic de *placenta prævia* est établi ;
- il existe un retard de croissance intra-utérin (*voir* p. 428) ;
- on estime que le second enfant pèse plus de 500 g de plus que le premier ;
- un jumeau, ou les deux, a une anomalie physique ;
- un syndrome de transfusion interfœtale est détecté. Ce problème d'approvisionnement sanguin touche les vrais jumeaux et ne s'observe que dans les grossesses monochoriales. Ses conséquences sont graves, car les vaisseaux sanguins du placenta commun favorise un des jumeaux ;
- les bébés sont joints ou siamois. Une intervention chirurgicale de séparation peut être tentée, selon les organes qui sont partagés.

Lorsque le premier jumeau est en présentation céphalique, le déclenchement du travail peut avoir lieu à 37 ou 38 semaines, notamment parce que les femmes trouvent souvent la fin d'une grossesse gémellaire très inconfortable. Après cette date, il y a également plus de risques de complications. De récentes études ont montré qu'il n'y a pas d'augmentation significative du nombre de césariennes d'urgence, ni de réduction de la probabilité de donner naissance à des bébés en bonne santé, si l'on déclenche l'accouchement à 37 semaines.

ACCOUCHEMENT PAR VOIE BASSE

En cas d'accouchement de jumeaux par voie basse, le début du travail est surveillé très attentivement, pour s'assurer qu'il n'y a pas eu, depuis votre dernière consultation, un changement qui exigerait une révision du programme. Le personnel met les deux bébés sous monitoring, et vérifie leur taille et leur position par échographie. Si la présentation du premier jumeau est céphalique, un accouchement par voie basse est possible.

L'accouchement de jumeaux a lieu dans une salle plus grande, équipée pour les interventions d'urgence. Le nombre de personnes est plus important (un obstétricien ou plus, un anesthésiste, deux sages-femmes et deux pédiatres). On vous proposera probablement de vous mettre sous péridurale, afin de pouvoir procéder rapidement à une césarienne en cas de besoin. Une péridurale efficace est particulièrement importante pendant le deuxième stade du travail, au cas où une manipulation externe ou interne serait nécessaire pour tourner le deuxième jumeau en présentation céphalique, ou si ce dernier se présente par le siège.

Pendant le travail, un monitoring continu des deux fœtus s'avère utile (*voir* p. 292), et la pose d'une électrode céphalique sur le premier jumeau permet de suivre le second sans risque de confusion entre les deux tracés. Souvent, le premier stade du travail est plus court que pour une naissance unique. Une progression lente est en général le signe qu'il faut recourir à une césarienne. On considère rarement que l'utilisation du Syntocinon pour augmenter le travail soit la meilleure option. Le deuxième stade du travail, avant la naissance du premier jumeau, est pratiquement identique à celui d'un bébé unique, mais un anesthésiste et un obstétricien chef de service sont toujours présents, en plus des sages-femmes et des pédiatres. Immédiatement après la naissance du premier jumeau, on pince le cordon à deux endroits (près du bébé et au bout du cordon, près du placenta) pour éviter de priver le deuxième jumeau du sang placentaire, puisqu'il peut rester *in utero* pendant un certain temps.

« Le premier stade du travail est souvent plus court pour des jumeaux que pour une naissance unique. »

La naissance du deuxième jumeau

Arrivé à ce stade, l'obstétricien palpe votre ventre pour évaluer la présentation du deuxième jumeau. Si elle est transverse, on exerce une douce pression externe pour l'amener vers une position longitudinale (c'est-à-dire parallèle à votre colonne vertébrale), et la sage-femme maintient cette position par une pression manuelle.

Au moindre doute entre présentation céphalique et présentation par le siège, on peut procéder à une rapide échographie. Une version par manœuvre externe (retournement du bébé vers une présentation céphalique, *voir* p. 271) est rarement effectuée en cas de présentation par le siège, car elle entraîne souvent des complications qui obligent à procéder à une césarienne d'urgence. On préfère effectuer un accouchement dirigé par le siège (*voir* p. 356–359).

Il n'y a pas de règles strictes quant à la durée du deuxième stade pour le deuxième jumeau, mais s'il n'est toujours pas né au bout de trente minutes, il y a de fortes probabilités que l'on recoure à une césarienne d'urgence. Les contractions ont tendance à diminuer après l'accouchement du premier jumeau ; de ce fait, la plupart des obstétriciens préparent à l'avance une perfusion de Syntocinon, qui sera utilisée pour aider à pousser le deuxième jumeau vers votre bassin si la position longitudinale est confirmée.

Idéalement, on laisse intactes les membranes autour de votre deuxième jumeau jusqu'à ce que le bébé soit descendu au-delà du col et dans le vagin, ce qui contribue à prévenir la fermeture du col. Si les membranes se rompent mais que l'accouchement tarde, l'obstétricien passe sa main par le vagin et dans l'utérus pour guider la tête vers le bas, vers un forceps ou une ventouse, ou pour attraper le siège ou les jambes et aider la naissance. Il arrive parfois que l'on choisisse d'effectuer une version interne (manipulation intra-utérine) pour faire pivoter à 180° une présentation par le siège, mais on préfère le plus souvent procéder à un accouchement dirigé par le siège (*voir* p. 357–359). Du fait d'un manque d'expérience des obstétriciens, le nombre de césariennes effectuées pour aider à la sortie des jumeaux a augmenté.

Le troisième stade

Une prise en charge active du troisième stade du travail (*voir* p. 333) est particulièrement importante en cas de naissance gémellaire, car le risque d'hémorragie du post-partum est plus grand, l'utérus étant plus distendu. Dès la naissance du deuxième jumeau, les médecins augmentent la perfusion d'ocytocine, et vous font une injection de Syntocinon par voie intramusculaire. La perfusion peut durer un certain temps après l'accouchement, afin que l'utérus reste bien contracté.

La naissance de jumeaux est un événement à part. Je parle en tant qu'obstétricienne mais aussi en tant que mère de jumelles. La naissance n'est pas toujours simple, et les bébés sont souvent prématurés et petits. Les pédiatres les surveillent donc attentivement et n'hésitent pas à les mettre en réanimation néonatale si besoin est. C'est une source de stress pour les parents, mais rappelez-vous que leur séjour est en général court, presque routinier, et se termine sans problème. Rassurez-vous, le personnel pédiatrique fera en sorte de vous informer sur les progrès de vos bébés, et fera tout pour vous réunir le plus tôt possible.

Le soutien aux parents ayant des grossesses multiples est primordial. Ils ont besoin d'informations détaillées. Les séances de préparation à l'accouchement pourront fournir un soutien pratique et expliquer comment s'occuper de ses jumeaux. Après l'accouchement, aller voir un groupe de soutien aux parents de jumeaux peut vous permettre de partager des expériences, et vous fournir une excellente source de conseils (*voir* p. 438).

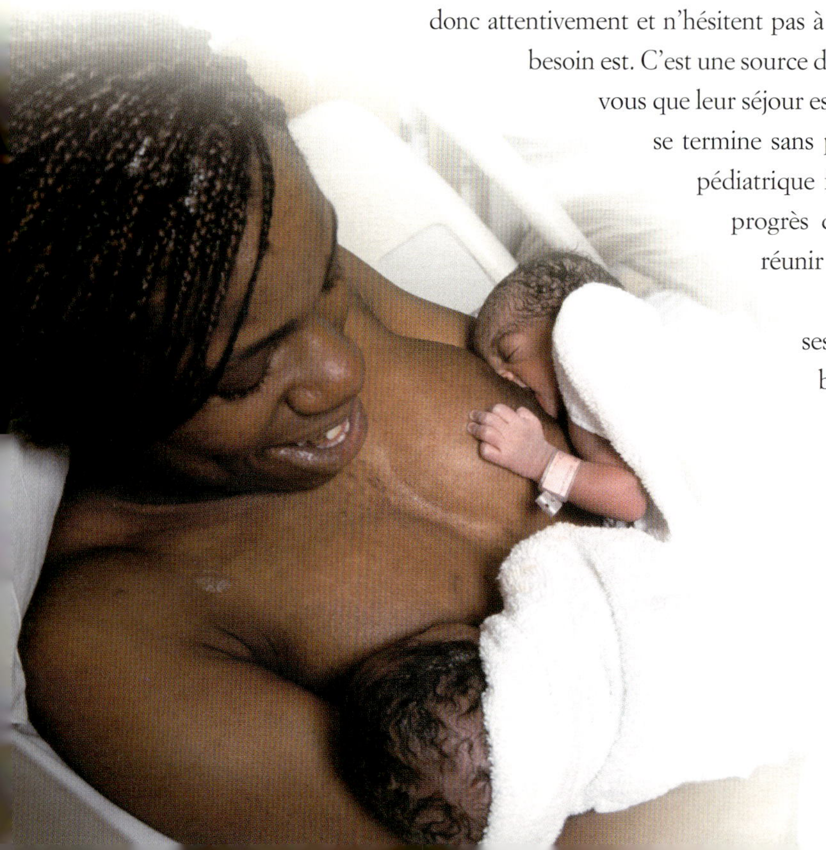

UNE NAISSANCE GÉMELLAIRE *est plus compliquée qu'une naissance unique, mais se termine toujours par la naissance de deux bébés en parfaite santé.*

HISTOIRE D'UNE NAISSANCE

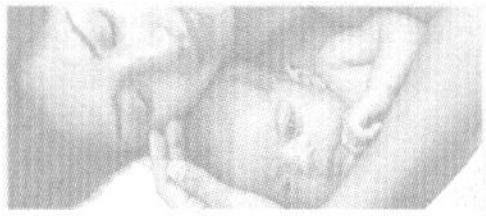

DEBORAH, 32 ANS, PREMIÈRE GROSSESSE
LÉO ET LOUIS, NÉS À 37 SEMAINES + 5 JOURS,
LÉO PESAIT 2,25 KG, LOUIS PESAIT 3,15 KG

J'ai appris que je portais de vrais jumeaux à ma première échographie, et une fois remise du choc, ma grossesse s'est bien passée. Dès 28 semaines, j'ai vu mon médecin régulièrement. Tout le monde me disait qu'il n'y avait aucune raison que je ne puisse pas tenter un accouchement par voie basse.

Une échographie à 36 semaines a montré que les bébés grandissaient bien. Mais à 37 semaines et 4 jours, on a vu qu'un des jumeaux avait cessé de grandir. Comme pour tous les vrais jumeaux, ils avaient un même placenta, mais des poches des eaux séparées : ils étaient monochoriaux mais diamniotiques. L'échographie a eu lieu à 16 heures ; on a programmé une césarienne dès le lendemain matin. Il n'était plus question de déclencher un accouchement par voie basse, d'autant moins que l'échographie avait montré qu'un des bébés était en position transverse. Personne ne pouvait prédire le déroulement du travail. Ce qui m'angoissait le plus, c'était de donner naissance au premier bébé par voie basse, et d'être obligée de recourir à la césarienne pour le second. Ce que je voulais avant tout, c'était que les deux sortent en sécurité, quelle que soit la manière. J'avais assisté à l'accouchement par voie basse de ma cousine, et je ne comprenais pas l'attrait pour toute cette douleur. De ce fait, l'idée d'une césarienne me plaisait.

La naissance elle-même a été simple et calme. Mon mari m'a accompagnée dans la salle d'intervention, et les deux bébés sont sortis sans difficulté. Le petit Léo est né le premier. Il était en position céphalique et tout prêt à sortir. Louis était en position transverse, avec une main nonchalamment placée derrière l'oreille, et il est né cinq minutes plus tard. Je crois qu'il n'avait pas envie de quitter un endroit où il était bien au chaud. J'ai demandé à voir le placenta : le côté de Léo était tout désséché, tandis que celui de Louis était sain et bien rouge. Ce qui s'était passé était très clair, et j'étais très reconnaissante envers les médecins qui avaient décelé le problème et réagi sans tarder.

Tout le personnel a été formidable, même si j'ai été plus ou moins poussée dehors au bout de quatre jours, car l'hôpital manquait de lits. Cela s'est passé il y a maintenant deux mois et j'ai appris à m'organiser. J'ai allaité pendant un mois, mais c'était très compliqué. Maintenant je leur donne le biberon, et les jumeaux font presque leur nuit. Pour ce qui est du poids, Léo commence à rattraper son jeune frère plus dodu, et je me dis que j'ai de la chance d'avoir deux jumeaux en si bonne santé.

« Ce que je voulais avant tout, c'était que les deux bébés sortent en sécurité, quelle que soit la manière. »

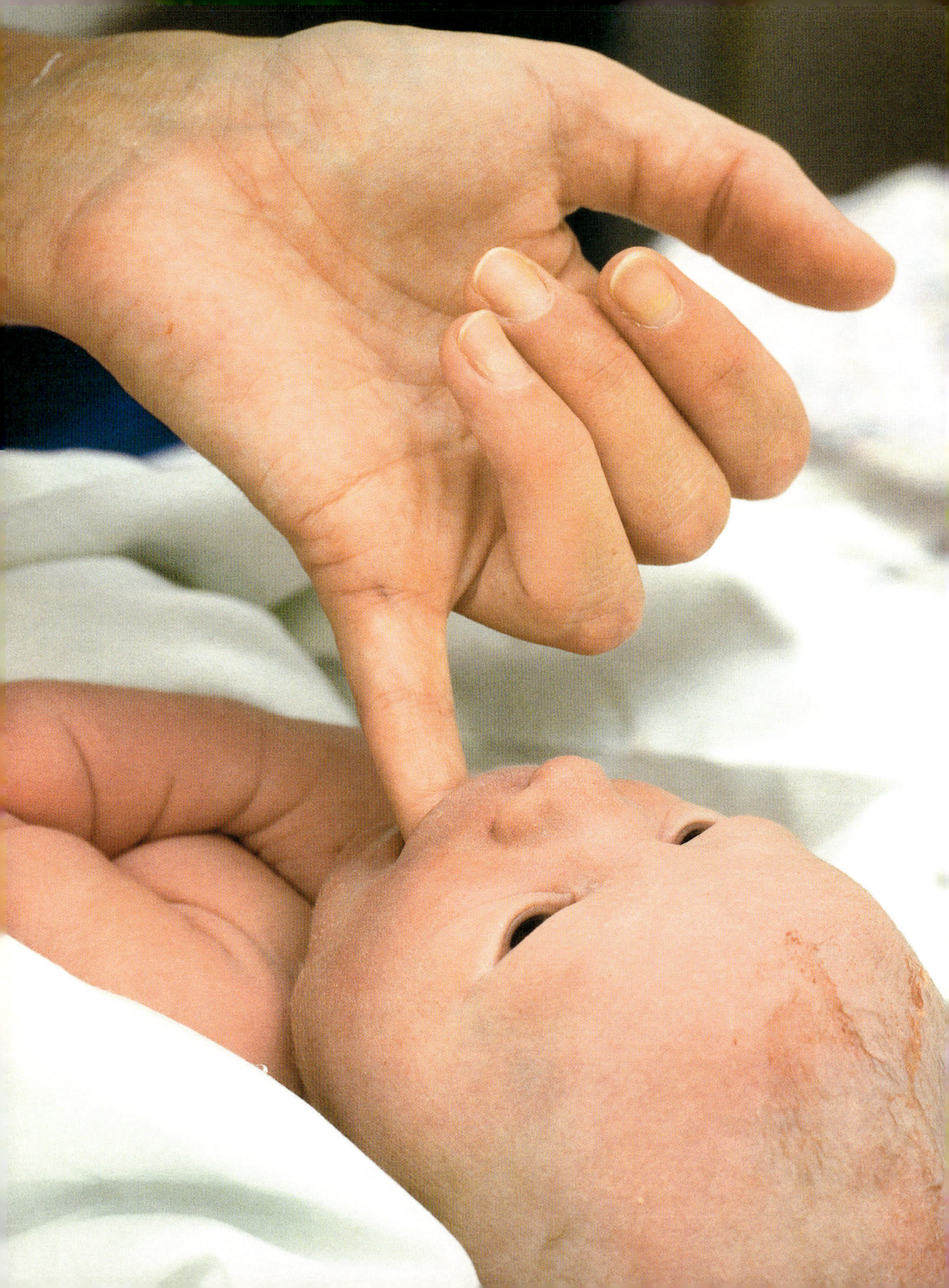

ACCOUCHEMENTS DIRIGÉS

Le terme d'accouchement dirigé peut inquiéter, mais je vous rappelle que la grande majorité des bébés naissent par voie basse, sans nécessiter ni aide ni intervention médicale. Cependant, si le travail se prolonge, ou si le deuxième stade ne progresse pas correctement, il peut devenir nécessaire d'aider au déroulement de l'accouchement par voie basse, par l'utilisation d'instruments tels le forceps ou la ventouse.

Il est important de comprendre que l'objectif d'un accouchement dirigé est de guider le bébé au travers du passage génital, avec l'aide de vos contractions. Le forceps ou la ventouse ne sont pas conçus pour extraire seuls le bébé. La plupart des accouchements dirigés sont pratiqués par des obstétriciens aguerris, mais en cas d'urgence, des sages-femmes peuvent être amenées à intervenir. Pour ces deux types d'accouchements, par ventouse et au forceps, votre médecin ou votre sage-femme vous demandera de positionner vos jambes dans les étriers pour améliorer la visibilité et l'accès au bébé pendant la naissance. Plusieurs facteurs spécifiques déterminent le besoin ou non d'une épisiotomie (*voir* p. 330–331). Généralement, des accouchements dirigés au forceps requièrent une épisiotomie, tandis que ceux par ventouse n'en ont pas besoin.

LE CONTRECOUP DES INSTRUMENTS

Souvent, les bébés nés par voie basse avec l'aide d'instruments en conservent des traces après la naissance, mais rassurez-vous, ces traces disparaissent en général au bout de quelques jours. Après l'utilisation de la ventouse, le cuir chevelu gonfle toujours à l'endroit où l'on a posé la ventouse, ce qui donne parfois des ecchymoses et peut même entraîner une jaunisse. Avec le forceps, le cuir chevelu ou le visage peut porter des ecchymoses ou paraître malformé là où a été placé le forceps. Néanmoins, rappelez-vous que le crâne du bébé est conçu pour supporter la pression ou être comprimé pendant l'accouchement ; il est donc très rare que l'utilisation de ces instruments mette en danger le bien-être du bébé à long terme.

« ... le crâne du bébé est conçu pour supporter la pression pendant l'accouchement... »

LA VENTOUSE

LA VENTOUSE EST DE PLUS EN PLUS UTILISÉE DEPUIS QUELQUES ANNÉES. DANS BEAUCOUP DE MATERNITÉS, LA VENTOUSE EST DEVENUE L'INSTRUMENT DE CHOIX DANS LES CAS D'ACCOUCHEMENTS PAR VOIE BASSE DIRIGÉS, REMPLAÇANT QUASIMENT L'UTILISATION DU FORCEPS.

COMMENT ÇA MARCHE

La ventouse se compose d'une cupule en métal ou en plastique avec une chaîne ou un manche. La cupule est attachée à un tube qui la relie à l'appareil d'aspiration. On positionne la cupule sur le sommet de la tête du bébé, ou occiput, et on la garde fermement posée contre le cuir chevelu pendant qu'on y fait doucement le vide à l'aide d'une pompe électrique ou manuelle. Cette action attire une partie des tissus du crâne dans la ventouse et le gonflement qui se produit sur la tête du bébé l'y attache solidement.

« … la ventouse est devenue l'instrument de choix pour les accouchements par voie basse dirigés. »

Quand le vide est suffisant, on vérifie les bords de la cupule de la ventouse pour s'assurer que l'on n'a pas attrapé de tissus maternels en même temps. Pendant que la mère pousse au moment d'une contraction, on exerce une traction en tirant doucement sur la chaîne ou le manche en plastique. Une fois que la tête du bébé apparaît, on relâche le vide et on enlève la ventouse. Lorsque la tête du bébé a effectué sa rotation externe, l'accouchement des épaules et le corps continue normalement. Le principe d'utilisation de la ventouse est d'appliquer une traction qui suit la courbe pelvienne de la mère, puisqu'il s'agit du chemin le plus facile pour que la tête du bébé descende par le passage pelvigénital.

AVANTAGES ET INCONVÉNIENTS

Le plus gros avantage de la ventouse est qu'elle permet à la tête du bébé d'effectuer une rotation automatique pendant sa descente dans le bassin de la mère, dans le cas où elle ne se présente pas en position occipito-iliaque antérieure ; il peut ainsi mieux passer au travers des différents diamètres du bassin (*voir* p. 328). Autre avantage majeur de la ventouse, elle n'augmente pas le périmètre de la tête fœtale. Par conséquent, le risque d'abîmer le vagin et le périnée est faible comparé à celui encouru lors de l'utilisation du forceps, et certaines femmes n'auront pas besoin d'épisiotomie. De plus, la mère aura en général moins besoin d'antidouleur, même si dans l'idéal, une anesthésie locorégionale efficace devrait toujours être administrée avant de tenter un accouchement dirigé.

L'inconvénient de l'utilisation de la ventouse est qu'elle a tendance à ralentir l'accouchement, parce qu'il faut du temps pour mettre en place le matériel et faire le vide, et parce que la ventouse peut se détacher. Cependant, une personne expérimentée n'aura besoin que de deux minutes pour bien mettre en place la ventouse, ce qui correspond à peu près au délai entre deux contractions au cours du deuxième stade du travail. On réduit les risques de séparation de la ventouse lorsqu'on la positionne avec soin, et dès lors, on limite les risques de complications pour ce type d'accouchements.

Si la tête du bébé ne sort pas après trois ou quatre bonnes contractions, ou après quinze minutes d'utilisation de la ventouse, il faut envisager une autre procédure d'accouchement.

COMPLICATIONS POSSIBLES

Si les complications pour la mère sont rares après utilisation de la ventouse, il y a souvent des complications fœtales, par exemple des blessures superficielles du cuir chevelu, des ecchymoses et des saignements dans la tête. Ces complications se produisent le plus souvent dans les cas où la ventouse se détache, ou lorsque le travail se prolonge. Le crâne gonfle toujours après l'utilisation de la ventouse, avec un plus fort renflement si l'on emploie une ventouse en métal. Ce gonflement disparaît après quelques jours, sans séquelles pour l'enfant.

Des blessures superficielles du cuir chevelu se produisent dans 12 % des cas d'accouchements dirigés par ventouse et, comme je l'ai déjà indiqué, il est rare qu'elles induisent des complications à long terme. Cependant, des céphalhématomes surviennent dans environ 6 % des extractions par ventouse. Ils se résorbent tous seuls dans les quinze jours, mais s'ils sont étendus, ils peuvent provoquer une jaunisse, et sans doute un sérieux mal de tête !

Les saignements dans la tête (hémorragie intracrânienne) sont rares (environ 1 cas sur 300 à 400), mais peuvent être très graves. Par ailleurs, des études récentes ont montré que ce taux n'est pas plus élevé chez les bébés accouchés au forceps ou par césarienne d'urgence, ce qui laisse penser que c'est le travail anormal qui est à la cause du problème, plutôt que l'utilisation même de la ventouse.

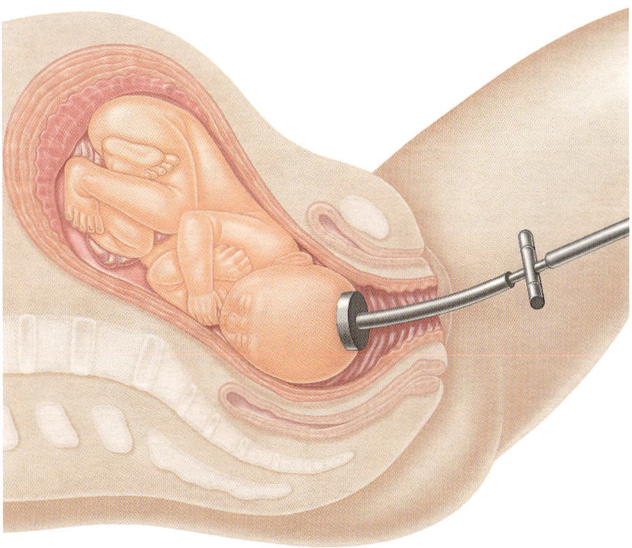

LA VENTOUSE *On place la cupule sur la tête du bébé et l'on y crée le vide. Puis, en même temps que les contractions de la mère, on aide le bébé à descendre par le passage pelvigénital.*

LE FORCEPS

CELA FAIT PRÈS DE 400 ANS QUE LES OBSTÉTRICIENS UTILISENT LES FORCEPS. AVANT LA DEUXIÈME MOITIÉ DU XXe SIÈCLE, LA CÉSARIENNE ÉTAIT UNE INTERVENTION DANGEREUSE, ET LES FORCEPS ONT PERMIS À BEAUCOUP DE MÈRES DE SURVIVRE À DES ACCOUCHEMENTS QUI METTAIENT LEUR VIE EN DANGER.

Aujourd'hui, grâce aux énormes progrès médicaux réalisés dans les domaines de l'anesthésie, de l'accès aux antibiotiques, des transfusions sanguines et des centres de réanimation maternelle et néonatale, la césarienne est devenue une intervention assez sûre. On considère aujourd'hui que les complications pouvant résulter de l'utilisation du forceps peuvent être plus sérieuses pour la mère et son bébé.

Il existe différents types de forceps pour différentes utilisations : pour la sortie, pour exercer une traction directe et pour opérer une rotation. On décrit les accouchements à l'aide de forceps selon la position de la tête du bébé dans le bassin au moment du positionnement du forceps : haute, au milieu, basse et à la sortie. On n'utilise plus le forceps quand la tête est haute, car les risques de dégâts à la mère et au bébé sont trop grands.

On utilise un forceps spécifique pour sortir la tête du bébé quand le crâne est visible au niveau de la vulve de la mère, ce qui signifie que la tête entière du bébé a atteint le plancher pelvien, dilatant le vagin, mais que les muscles du périnée la retiennent. On ne s'en sert que si la tête du bébé se trouve directement en position occipito-iliaque antérieure (*voir* p. 270) ou légèrement tournée à gauche ou à droite. Une anesthésie locorégionale dans le périnée ou dans le nerf honteux (*voir* p. 316) peut suffire. Une épisiotomie n'est pas toujours nécessaire.

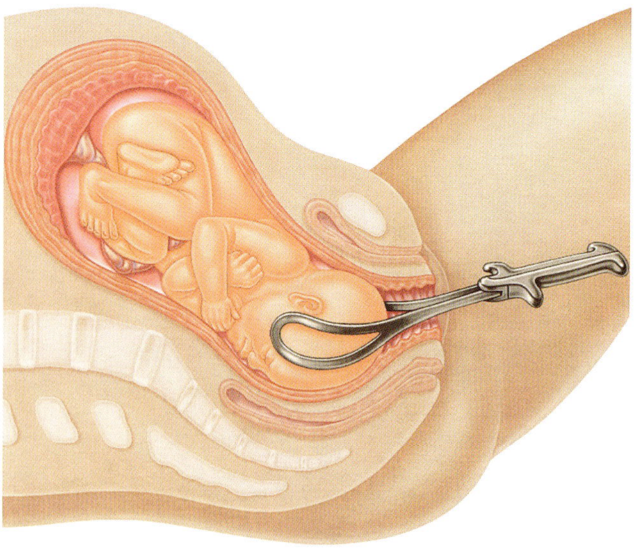

ACCOUCHEMENT AU FORCEPS *On insère les cuillères du forceps une par une pour entourer la tête du bébé. On s'en sert ensuite, en même temps que les contractions, pour l'aider à descendre dans le passage pelvigénital et à sortir.*

Les forceps conçus pour une traction directe sont plus longs. On les utilise lorsque la tête du bébé est engagée à plus de 2 cm en dessous des tubérosités ischiatiques ou juste au-dessus. (*Voir* p. 302 pour les diagrammes de la descente de la tête.) Le forceps s'ajuste facilement pour former un berceau protecteur autour de la tête du bébé. Au pic d'une contraction, le soignant applique une traction douce. La tête descend à chaque fois que l'on tire, même si elle glisse vers l'arrière entre les contractions. En général, on arrive à sortir le bébé en trois bonnes contractions avec une traction modérée. Mais si on ne note aucune descente évidente de la tête à ce moment-là, c'est peut-être un signe de disproportion, et il faut reconsidérer la décision d'accouchement par voie basse. Comme les cuillères du forceps prennent de la place dans le vagin, cela implique souvent le recours à une épisiotomie pour éviter des déchirures incontrôlées du périnée quand la tête du bébé l'étire. Une péridurale ou une rachianesthésie permet d'éviter à la mère d'avoir mal lors de l'insertion du forceps ou pendant la traction, l'accouchement ou la réparation du périnée.

« ... les forceps ont permis à beaucoup de mères de survivre à des accouchements qui mettaient leur vie en danger. »

Les forceps conçus pour tourner la tête du bébé sont utilisés quand la tête est au milieu du bassin et se trouve en position transverse ou occipito-iliaque postérieure, pour la remettre en position antérieure. Ensuite, une traction vers le bas permet une descente sans problèmes de la tête, puis on finit l'accouchement comme lors d'une traction directe. L'utilisation de ce type de forceps demande une grande expérience. On les utilise en général lorsque l'accouchement a lieu en salle d'intervention, afin de pouvoir faire une césarienne immédiatement en cas de problème. Il est essentiel que la mère bénéficie d'une péridurale ou d'une rachianesthésie efficace, tant pour l'accouchement que pour la suite, lorsqu'on examine attentivement le vagin et le col à la recherche de déchirures causées par le forceps.

FORCEPS OU VENTOUSE ?

Malgré la tendance actuelle favorisant l'utilisation de la ventouse plutôt que le forceps, le débat continue pour tenter de déterminer la meilleure méthode d'accouchement dirigé par les instruments. D'une manière générale, on estime que l'utilisation de la ventouse abîme moins le vagin et le périnée. En revanche, le traumatisme peut se révéler plus important pour beaucoup de bébés, car la ventouse peut faire gonfler la tête à l'endroit où elle a été placée.

Chaque instrument a ses avantages et ses inconvénients, et je trouve plus juste de considérer les deux méthodes comme étant complémentaires, conçues pour des situations différentes, plutôt que de les mettre en compétition. À mon avis, le choix final doit se faire en fonction de la situation qui a entraîné le besoin d'un accouchement dirigé par les instruments, et aussi selon l'expérience et les compétences de la personne qui les utilise pour procéder à l'accouchement.

PRÉSENTATION PAR LE SIÈGE

LE NOMBRE DE BÉBÉS QUI SE PRÉSENTENT PAR LE SIÈGE EST LIÉ À L'ÂGE GESTATIONNEL. À 28 SEMAINES, ENVIRON 25 % DES BÉBÉS SE PRÉSENTENT PAR LE SIÈGE, MAIS LA PLUPART D'ENTRE EUX SE RETOURNENT D'EUX-MÊMES PENDANT LE TROISIÈME TRIMESTRE, PRENANT ALORS UNE PRÉSENTATION CÉPHALIQUE (TÊTE EN BAS).

Moins de 4 % de tous les bébés se présentent par le siège à terme. Si c'est le cas de votre bébé, il se présentera selon une des trois positions suivantes : le siège décomplété dans lequel les fesses se présentent au niveau du col avec les jambes en extension devant le bébé ; le siège complet, dans lequel les fesses sont toujours la partie du corps la plus basse, mais avec les jambes pliées en tailleur devant le bébé ; ou encore le siège décomplété mode des pieds, dans lequel les jambes se présentent avant les fesses.

Les accouchements par voie basse des bébés en siège sont plus sujets à complications, notamment parce que la partie du bébé de plus large diamètre (la tête) passe en dernier. De plus, le siège du bébé ne rentre pas aussi bien dans le bassin de la mère que la tête, ce qui augmente le risque de procidence du cordon ombilical. Ce dernier sort alors par le col en longeant le siège ou les jambes (*voir* p. 429). Une procidence du cordon entraîne invariablement une souffrance fœtale : au contact de l'air, le cordon se contracte, coupant l'arrivée d'oxygène au bébé.

PRÉSENTATIONS PAR LE SIÈGE

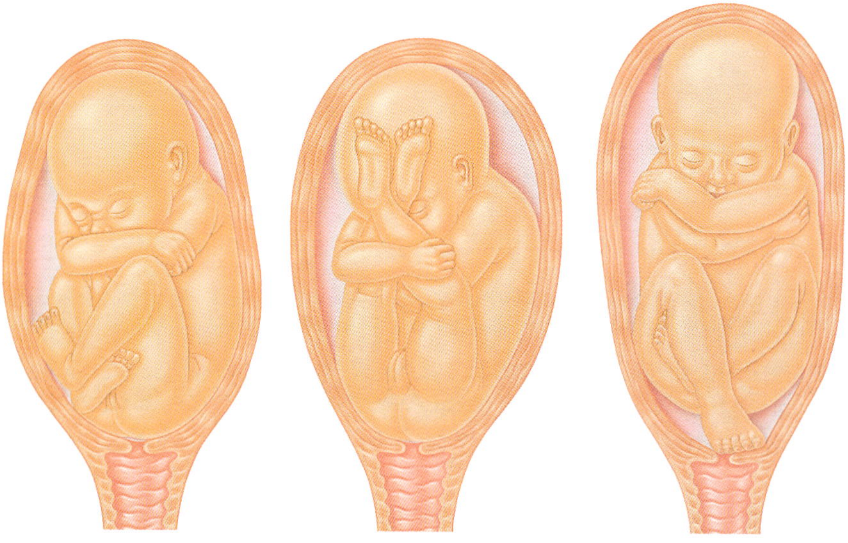

COMPLET — DÉCOMPLÉTÉ — DÉCOMPLÉTÉ MODE DES PIEDS

SIÈGE COMPLET *Les fesses se présentent et les jambes sont pliées en tailleur devant le bébé.*

SIÈGE DÉCOMPLÉTÉ *Les fesses du bébé se présentent et les jambes sont en extension devant le bébé.*

SIÈGE DÉCOMPLÉTÉ MODE DES PIEDS *Les jambes se présentent en dessous des fesses. Elles tombent vers le bas une fois la poche des eaux rompue.*

L'ÉPREUVE DU TRAVAIL

On tentera plus facilement un accouchement par voie basse si le bébé se trouve en position de siège décomplété, c'est-à-dire lorsque la partie arrière de son sacrum est positionnée en avant du passage pelvigénital. Dans ce cas, on considère toujours qu'il s'agit d'une tentative de travail, et on le laisse continuer seulement si aucune complication ne se présente. Le médecin et la sage-femme vont vous surveiller en permanence, par monitoring externe ou en attachant une électrode interne directement au siège du bébé (*voir* p. 292). Ils vous conseilleront une péridurale dès le début du travail, pour pouvoir intervenir rapidement si jamais une intervention quelconque s'avère nécessaire. L'autre avantage de la péridurale est qu'elle vous empêche de ressentir le désir de pousser avant que le col ne soit complètement dilaté.

« Le premier stade du travail peut être plus long et plus fatigant pour la mère... »

Le travail pour un bébé qui se présente par le siège est souvent plus lent que lorsqu'il se présente en position céphalique : la partie qui se présente est plus souple et n'exerce pas sur le col la même pression vers le bas. Le premier stade du travail peut être plus long et plus fatigant. Par ailleurs, du fait que la plupart des obstétriciens hésitent à utiliser le Syntocinon pour accélérer le travail lorsque sa progression est lente, il est possible que l'on vous conseille une césarienne dès le premier stade.

LE DEUXIÈME STADE

Si tout se passe bien et que vous avez atteint une dilatation complète, on peut se représenter la mécanique du deuxième stade du travail de la manière la plus efficace en considérant qu'il s'agit d'une mécanique totalement contraire à celle d'une présentation céphalique. Le siège et les jambes traversent le bassin en premier, suivi par le torse et les épaules. Un obstétricien expérimenté et une sage-femme sont toujours présents pendant le deuxième stade du travail pour un accouchement par le siège. Il vous demanderont de mettre vos jambes dans le étriers pour s'assurer un accès facile au bébé qui sort. Ils vont également surveiller le niveau de votre péridurale pour pouvoir tourner le bébé, utiliser le forceps pour cette tête qui arrive en dernier, ou avoir recours à une césarienne si l'accouchement présente des complications.

Les fesses sortent en premier avec l'aide de vos contractions et de vos efforts de poussée. Ensuite, le praticien va guider doucement la sortie des deux jambes. Il lui faudra souvent tourner les fesses du bébé à gauche ou à droite pour pouvoir insérer un doigt dans le vagin et attraper la première, puis la deuxième jambe, et les accompagner vers le monde.

Quand les fesses et les jambes sont sorties, le dos et le torse du bébé peuvent ensuite prendre leur temps pour émerger jusqu'aux épaules. Il faut en général

HISTOIRE D'UNE NAISSANCE

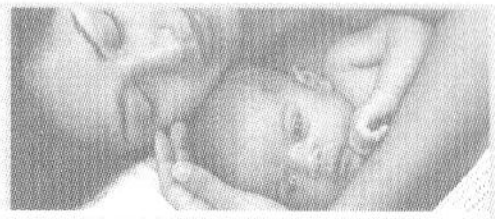

NATHALIE, 34 ANS, A UNE FILLE DE 4 ANS

LE DEUXIÈME BÉBÉ, ENZO, NÉ À 40 SEMAINES + 4 JOURS, PÈSE 3,8KG

DURÉE DU TRAVAIL À PARTIR DU DÉBUT DES CONTRACTIONS : 21 HEURES

À ma troisième échographie, *le bébé était en position transverse, mais à l'examen suivant, on m'a dit qu'il s'était tourné en présentation céphalique, bien que sa tête ne se soit jamais engagée, même à terme. Un jour avant le début du travail, je me souviens qu'on m'a fait sentir les fesses du bébé vers le haut du ventre.*

Le travail a commencé *vers 1 h du matin, avec des crampes comparables à celles des règles, tout à fait supportables, si bien que j'ai même pu dormir un peu. À midi, les contractions se sont complètement arrêtées, pour recommencer vers 15 h. Je suis allée faire des courses de dernière minute avec mon mari, malgré mes contractions régulières toutes les dix minutes. À 17 h, j'ai perdu le bouchon muqueux. La maternité m'a demandé d'attendre d'avoir des contractions plus longues et plus rapprochées pour venir. À 17 h 30, j'ai perdu les eaux. Les contractions étaient douloureuses et se produisaient toutes les cinq minutes. Nous sommes partis pour l'hôpital.*

À notre arrivée, une sage-femme m'a examinée *et, en palpant mon ventre, a remarqué la fermeté de l'endroit où devaient se trouver les fesses du bébé. On m'a amenée directement à la salle d'accouchement où j'ai attendu. Vers 19 h, un médecin est venu faire une échographie sur laquelle on a vu que le bébé se présentait en siège. Ce que nous pensions être un petit derrière bien ferme était en fait sa tête. Nous étions sous le choc. Il nous a expliqué le déroulement d'un accouchement par voie basse par le siège, nous a détaillé les risques et nous a laissé le temps de réfléchir. Les contractions étaient très fortes et j'utilisais seulement un mélange de gaz et d'air contre la douleur.*

À 20 h, un autre médecin m'a fait un toucher vaginal *et nous a dit qu'il fallait prendre une décision rapidement : j'étais déjà à 3 cm. Il m'a fortement conseillé une césarienne, car le bébé était grand. Nous étions déçus et n'avions pas encore intégré la nouvelle situation. Puis nous nous sommes décidés pour la césarienne, parce que je ne voulais pas jouer avec la santé de mon bébé.*

Enzo est finalement né à 22 h, *et bien que la naissance se soit bien déroulée, j'ai régulièrement eu besoin de morphine pendant quelques jours. J'étais frustrée, car la douleur de l'incision m'empêchait de m'occuper de mon fils. J'étais fatiguée, entre autres à cause du bruit à la maternité. Après trois jours, je suis rentrée chez moi, où je savais que je pourrais mieux me reposer.*

> «... le médecin nous a expliqué le déroulement d'un accouchement par voie basse par le siège en détaillant les risques... »

tourner les épaules d'un côté, puis de l'autre, pour que le praticien puisse de nouveau insérer un doigt dans le vagin et attraper les membres supérieurs et les aider à sortir. La clé pour réussir un accouchement par le siège est de prendre son temps et de ne jamais tirer le bébé, mais simplement de le guider et de le tourner doucement pendant qu'il sort.

Faire sortir la tête

Si tout se passe bien, le poids du corps du bébé va aider la fin de l'accouchement, encourageant une flexion de la nuque, permettant à la tête de se positionner au mieux pour sortir facilement et sans souci. Si la nuque du bébé reste en extension, avec le visage qui regarde vers le haut, il est hautement probable qu'il y ait des complications au moment de l'expulsion de la tête. La tête est la plus grande partie du corps du bébé, et lorsque la nuque est en extension, le diamètre à faire passer par le col est encore plus grand. Et ce dernier ne s'est peut-être pas encore entièrement dilaté pour faire passer les fesses, le torse et les épaules. Faire une césarienne dans cette situation est traumatisant pour la mère comme pour l'enfant. C'est pourquoi toute l'équipe soignante surveille de près les signes pouvant annoncer que l'accouchement par le siège n'avance pas bien, pour pouvoir intervenir et effectuer un accouchement par césarienne si la tête risque de rester coincée au dernier moment.

Pour terminer sur une note plus positive, si tout se passe bien, votre obstétricien va amener doucement le corps du bébé vers le haut, au-dessus de votre os pubien, et éventuellement insérer son doigt dans la bouche du bébé pour l'aider à sortir en douceur. À ce moment, l'utilisation du forceps est souvent appropriée pour guider de manière contrôlée la tête du bébé vers la sortie pendant qu'elle échappe aux constrictions de la partie inférieure du passage pelvigénital. Comme vous pouvez constater, il faut plusieurs mains pour donner naissance par voie vaginale à un bébé qui se présente par le siège, et la plupart du temps, une épisiotomie est nécessaire.

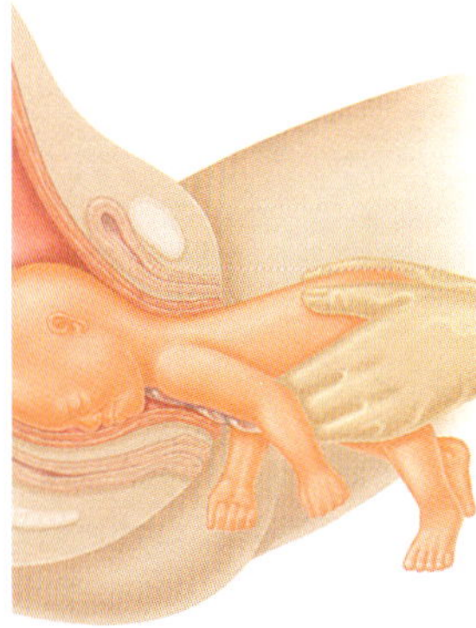

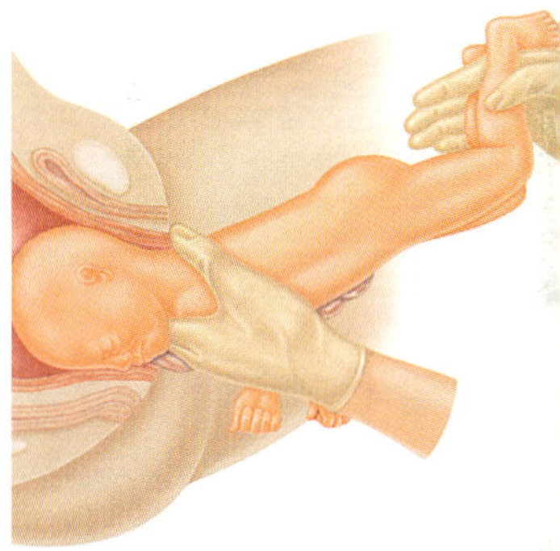

PENDANT UN ACCOUCHEMENT PAR LE SIÈGE *Les fesses du bébé sortent en premier, suivies par les jambes. Le bébé tourne pour faire sortir les épaules. Le poids du bébé fait descendre la tête, et on soulève les jambes pour faire sortir la tête en toute sécurité.*

VOIE BASSE OU CÉSARIENNE ?

Au cours des dernières années, plusieurs études ont changé les vues des obstétriciens sur la meilleure manière d'accoucher un bébé qui se présente par le siège. Ces études concluent que la césarienne est le meilleur choix pour un bébé en siège à terme dans les cas de première grossesse, si les tentatives pour le retourner ont échoué. Cependant, environ 10 % des femmes qui attendent un bébé se présentant par le siège, et qui ont une césarienne programmée, accouchent par voie basse parce que le travail se déclenche plus tôt que prévu, et est déjà bien avancé lorsqu'elles arrivent à l'hôpital. Par ailleurs, le travail peut être avancé lorsqu'on se rend compte que le bébé est en siège : c'est le siège non diagnostiqué.

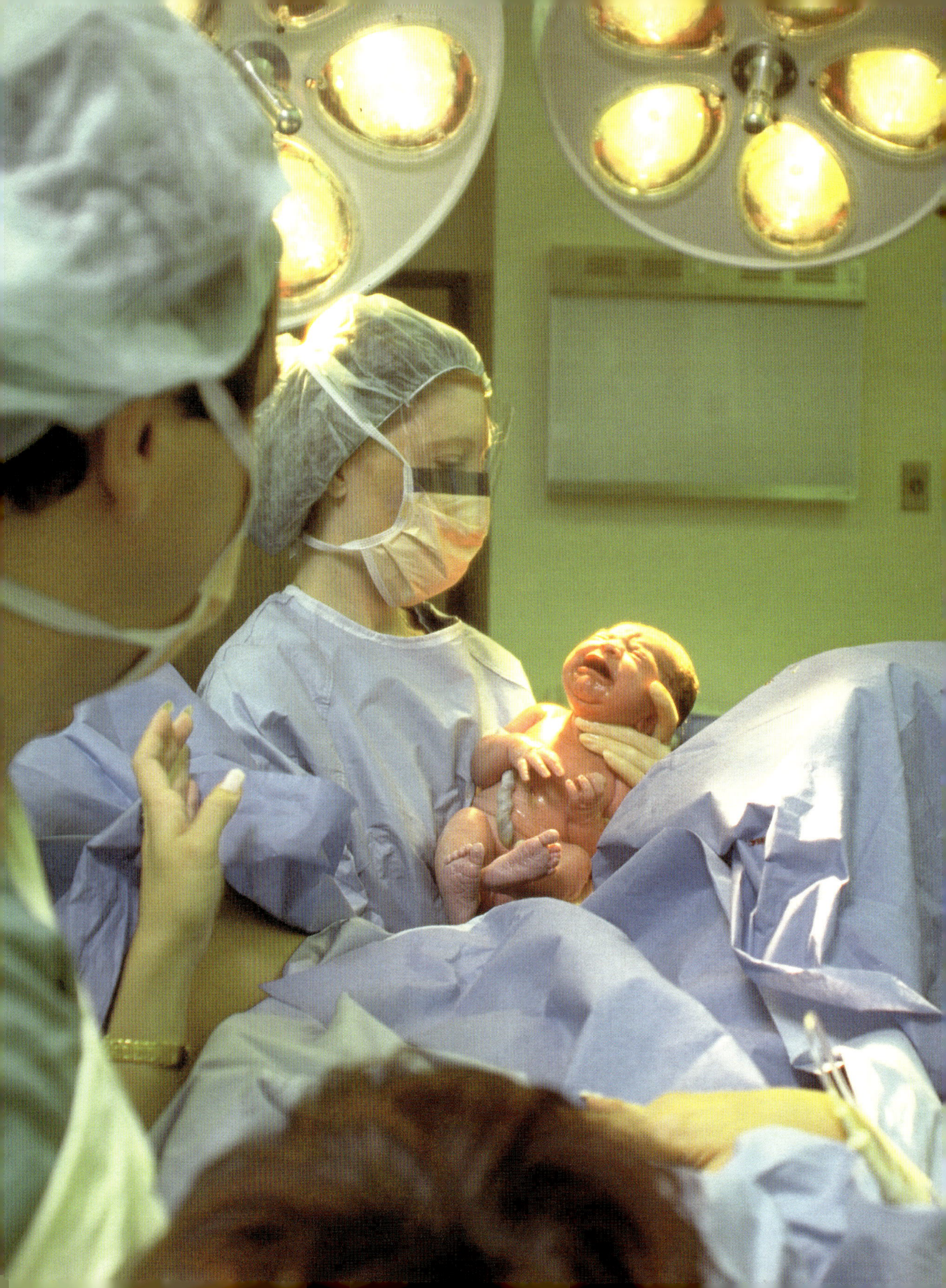

ACCOUCHEMENTS PAR CÉSARIENNE

J'en suis bien consciente : les cours de préparation à l'accouchement, les livres et les journaux portent pour la plupart toute leur attention sur le déroulement du travail lors d'un accouchement par voie basse. Cependant, en réalité, un pourcentage non négligeable de femmes (environ 1 sur 5 en France) accouche par césarienne. C'est pourquoi j'ai voulu faire un compte-rendu précis au cas où vous seriez l'une d'entre elles.

Malgré le nombre croissant de bébés qui naissent par césarienne, bien des gens dans notre société persistent à considérer ce mode d'accouchement comme le parent pauvre de l'accouchement. Apparemment, pour un certain nombre de personnes, la césarienne reste une intervention de dernier recours. Certes, chacun est libre de ses opinions ; mais ce qui me gêne, c'est que cette vision de la césarienne provoque trop souvent un sentiment d'échec chez les femmes qui y ont recours.

Je pense vraiment qu'on ne devrait pas exercer de pression ou porter de jugement sur la manière dont les femmes accouchent. Même le médecin ou la sage-femme les plus expérimentés ne peuvent prédire avec précision comment se déroulera une naissance. C'est pourquoi, d'après moi, les formules du type « si tout le reste échoue, on fera une césarienne » trahissent un manque d'attention et de délicatesse. Chaque accouchement est différent, et il est inconcevable de parler d'échec quand on a réussi à faire grandir en soi un bébé pendant neuf mois et qu'on le met au monde en bonne santé. Si la césarienne donne la possibilité à un plus grand nombre de mamans de rentrer à la maison avec un bébé en bonne santé, alors c'est une bonne chose et tout le contraire d'un « échec ». Je crois vraiment que la route empruntée par votre bébé est secondaire, tant que lui et sa mère sont en sécurité.

« ... on ne devrait pas juger les femmes sur la manière dont elles accouchent. »

On peut faire le choix de recourir à la césarienne, auquel cas la décision est prise avant le début du travail. Mais il faut parfois la pratiquer en urgence, alors que le travail a déjà commencé. Bien entendu, l'intervention est exactement la même dans les deux cas, qu'on l'ait choisi ou qu'on la fasse d'urgence, même si les raisons qui la motivent sont différentes.

CÉSARIENNE CHOISIE OU D'URGENCE

DE NOMBREUSES RAISONS PEUVENT POUSSER À PROPOSER OU À CHOISIR UNE CÉSARIENNE. SOUVENEZ-VOUS QUE SEULEMENT QUELQUES-UNES D'ENTRE ELLES SONT DES INDICATIONS ABSOLUES. POUR LA PLUPART, ELLES DÉPENDENT DES CIRCONSTANCES PARTICULIÈRES DE L'ACCOUCHEMENT.

« ... on choisit de faire une césarienne quand un accouchement par voie basse comporte trop de risques... »

En général, les césariennes sont programmées quand certaines données médicales indiquent qu'un accouchement par voie basse peut s'avérer trop risqué pour la mère et/ou pour le bébé. Cela ne signifie pas que l'accouchement par voie basse ne peut pas être tenté, mais simplement que la mère et l'équipe soignante estiment que la césarienne présente moins de risques. Cela peut être le cas lorsque le bébé se présente en siège ou dans une autre position qui rend le passage vaginal difficile. De même si vous présentez un *placenta prævia*, s'il s'agit d'une naissance multiple, si vous souffrez d'une maladie des reins, des poumons, du cœur ou de diabète, ou si vous êtes atteinte de prééclampsie ou d'hypertension pendant la grossesse.

Le terme de césarienne d'urgence laisse penser que l'on doit sortir le bébé en quelques minutes, voire en quelques secondes, pour éviter la catastrophe. C'est rarement le cas. Le plus souvent, cela signifie qu'il est devenu évident qu'une césarienne s'impose dans l'heure qui suit.

Les indications de césarienne d'urgence dépendent de nombreux facteurs complexes, y compris des événements imprévisibles se produisant pendant le travail, telle une procidence du cordon ou des signes de souffrance fœtale, ainsi que des considérations d'ordre pratique comme le personnel disponible et l'expertise nécessaire pour sortir le bébé en bonne santé.

LA SÉCURITÉ DE LA CÉSARIENNE

La césarienne est une intervention considérée comme relativement sûre de nos jours. En général, les complications, quand elles se présentent, résultent du fait que l'intervention est réalisée en urgence, ou de problèmes liés à la mère ou au fœtus. Grâce aux progrès médicaux en matière d'anesthésie, d'antibiotiques, de transfusion sanguine et de réanimation adulte et néonatale, les risques pour la mère sont minimes dans la grande majorité des cas, et le risque de dommages physiques au bébé pendant la sortie est réduit.

Cependant, toute intervention chirurgicale comporte un nombre de risques, et il y a des facteurs qui les augmentent de manière significative. Pour la mère, les risques de complications suite à l'intervention sont nettement plus élevés quand la femme enceinte a une surcharge pondérale importante, quand elle est

L'AUGMENTATION DU NOMBRE DE CÉSARIENNES

DEPUIS UNE VINGTAINE D'ANNÉES, LE NOMBRE DE CÉSARIENNES NE CESSE D'AUGMENTER. POUR COMPRENDRE CE PHÉNOMÈNE, IL EST UTILE DE REGARDER DE PRÈS TOUS LES FACTEURS QUI Y CONTRIBUENT.

PROGRÈS DES SOINS MÉDICAUX

Certaines femmes souffrant de problèmes médicaux qui les empêchaient auparavant d'avoir des enfants tombent aujourd'hui enceintes, et avec l'aide des spécialistes, elles restent en bonne santé pendant leur grossesse. Cependant, du fait de leur pathologie sous-jacente, la césarienne peut se révéler être la solution d'accouchement la plus sécurisante, pour la mère comme pour son bébé. De même, les femmes enceintes qui souffrent de diabète ou d'une prééclampsie peuvent avoir besoin d'une césarienne pour protéger leur santé.

PROGRÈS DES SOINS OBSTÉTRICAUX

Les soins prénatals et pernatals (pendant le travail) sont de plus en plus sophistiqués. L'accès facile à l'échographie permet d'identifier la plupart des mères et des enfants susceptibles d'avoir des problèmes pendant l'accouchement, avant l'apparition des complications les plus graves. L'utilisation généralisée de l'anesthésie locorégionale (*voir* p. 311–316) en cas de césarienne doit être mentionnée ici : elle permet aux femmes de rester conscientes pendant l'intervention, soutenues par leurs compagnons, et évite les risques liés à l'anesthésie générale. Il y a trois raisons obstétricales supplémentaires qui ont contribué à l'augmentation du nombre de césariennes. La première d'entre elles est le nombre de prématurés, qui a augmenté depuis une décennie. Deuxièmement, le nombre de parturientes plus âgées augmente, et ces femmes ont plus de complications pendant le travail. Troisièmement, l'utilisation du forceps quand le bébé est encore haut dans le bassin a quasiment disparu depuis cinq ou dix ans, la césarienne d'urgence étant préférée dans ce cas de figure.

CHANGEMENTS DE SOCIÉTÉ ET D'ATTITUDE

Aujourd'hui, les choix personnels des femmes enceintes concernant la manière dont elles ont envie de donner naissance à leurs enfants ont également contribué à l'augmentation du taux de césariennes. Beaucoup de femmes que je rencontre au cours de visites prénatales se sont déjà forgé une opinion claire sur la méthode d'accouchement qu'elles désirent. Certaines souhaitent ardemment un accouchement par voie basse, tandis que d'autres désirent tout aussi clairement une césarienne. Récemment, la tendance chez les femmes célèbres est de choisir la césarienne (toujours dans des cliniques privées), pour pouvoir intégrer la naissance du bébé dans un planning chargé. De ce fait, l'intervention est devenue un choix à la mode, une sorte de *must* de l'accouchement.

CONSIDÉRATIONS MÉDICO-LÉGALES

Lorsque des accouchements par voie basse complexes ont causé des dommages cérébraux ou physiques chez les bébés, des poursuites légales longues et coûteuses ont parfois été entamées. Inévitablement, les médecins ont dès lors tendance à appliquer le principe de précaution en cas de choix entre une césarienne et un accouchement par voie basse compliqué.

fumeuse, qu'elle a des antécédents familiaux ou personnels de thrombose, qu'elle a une complication de grossesse telle une prééclampsie, ou qu'elle ne peut pas avoir de péridurale (quelle qu'en soit la raison).

ACCOUCHEMENT PAR VOIE BASSE OU CÉSARIENNE ?

Il est difficile de comparer les probabilités de complications après un accouchement par voie basse et celles engendrées par un accouchement par voie abdominale. Cependant, des chiffres récents montrent que les césariennes programmées présentent peu de risques. Le risque d'une hémorragie du post-partum augmente peu, tout comme le risque d'infection urinaire ou endométriale. Souvent, l'allaitement se met en place plus rapidement après un accouchement par voie basse, mais il n'y a pas de différence sur le plan des dépressions postnatales ni des douleurs lors des rapports sexuels après trois mois. Après une césarienne, vous devez rester à l'hôpital plus longtemps : du fait de l'intervention chirurgicale, le temps de récupération est plus long que pour un accouchement par voie basse. De plus, il y a un risque légèrement plus important d'être admise en service de réanimation et d'avoir besoin d'une intervention majeure supplémentaire, comme une hystérectomie, après une césarienne. En revanche, l'incontinence urinaire est plus fréquente après un accouchement par voie basse, de même pour le prolapsus utérovaginal, plus tard dans la vie.

CÉSARIENNE UN JOUR, CÉSARIENNE TOUJOURS ?

Par le passé, la césarienne consistait en une incision verticale dans l'utérus, qui affaiblissait le muscle sur toute sa longueur. Les médecins hésitaient par conséquent à tenter un accouchement par voie basse lors des grossesses suivantes. De nos jours, la plupart des césariennes se font par incision transversale ou horizontale dans la partie inférieure de l'utérus, qui est plus mince, se cicatrise plus efficacement et comporte moins de risques de rupture lors d'un accouchement suivant. Néanmoins, le risque de rupture utérine est plus élevé lors d'un accouchement par voie basse après césarienne, voire nettement plus élevé si l'on déclenche le travail. Globalement, si une femme choisit l'épreuve du travail après une césarienne décidée pour un problème non chronique, elle a plus de 70 % de chances de réussir un accouchement par voie basse.

« De nos jours, la plupart les césariennes se font pour la plupart par incision horizontale... »

De même, on considère comme dépassé l'adage affirmant qu'une femme ne peut pas subir plus de deux césariennes, parce que son utérus deviendrait trop fragile pour prendre le risque d'une autre grossesse. Même s'il est vrai que le processus de cicatrisation affaiblit inévitablement l'utérus, il n'y a en théorie aucune limite au nombre de naissances qu'une femme peut donner par césarienne, à partir du moment où les risques sont évalués au cas par cas.

LES ÉTAPES DE L'INTERVENTION

UNE FOIS LA DÉCISION PRISE DE PROCÉDER À UNE CÉSARIENNE, VOTRE SAGE-FEMME VOUS AIDE À VOUS PRÉPARER POUR L'INTERVENTION. SI VOUS NE PORTEZ PAS DÉJÀ DES VÊTEMENTS STÉRILES, ON VOUS DEMANDE D'EN METTRE.

On vous demande aussi d'ôter tous vos bijoux, mis à part les bagues qui sont trop difficiles à enlever. Celles-ci sont couvertes de bande adhésive afin qu'elles ne se transforment pas en conducteurs de chaleur : le chirurgien peut utiliser la diathermie pendant l'intervention. Il s'agit d'un instrument électrique qui sert à cautériser les vaisseaux sanguins. La présence de morceaux de métal sur votre peau peut alors provoquer une brûlure superficielle ou une cloque. On vous demandera sûrement d'enlever votre maquillage et votre vernis à ongles afin que l'anesthésiste puisse rapidement évaluer la couleur de votre peau, au cas peu probable où vous auriez un malaise pendant l'intervention. Si votre compagnon peut vous accompagner, il devra porter une blouse, une charlotte jetable et des chaussons stériles.

QUI SERA LÀ PENDANT L'ACCOUCHEMENT ?

Beaucoup de femmes sont surprises et un peu choquées par le nombre de personnes présentes en salle d'intervention pendant une césarienne. Cependant, tout le monde est là dans un unique but, celui d'assurer un accouchement en toute sécurité pour vous et votre bébé. La distribution habituelle est la suivante (elle peut s'agrandir si vous attendez des jumeaux ou des triplés) :

- l'anesthésiste ;
- l'assistant anesthésiste d'intervention qui aide l'anesthésiste ;
- l'obstétricien qui réalise l'intervention ;
- le chirurgien assistant ;
- l'infirmière ou la sage-femme en milieu stérile, qui passe les instruments, les sutures et autres aux chirurgiens ;
- la sage-femme/assistante en milieu non stérile, qui récupère le matériel usagé ;
- la sage-femme qui accueille le bébé à sa sortie ;
- le pédiatre porteur qui vous transfère dans l'hôpital ;
- des étudiants en médecine ou des infirmiers. Vous pouvez demander à ce qu'ils n'assistent pas à l'intervention, mais rappelez-vous que c'est leur seul moyen d'acquérir une expérience pratique.

Votre compagnon pourra peut-être rester près de vous et vous tenir la main pour vous réconforter et vous soutenir pendant l'intervention. On lui demandera de quitter la salle si vous avez une anesthésie générale. Dans ce cas, vous êtes inconsciente et votre compagnon ne peut pas communiquer avec vous. Il devient alors une personne en trop dans une salle déjà bien remplie. Le fait de ne pas pouvoir contribuer à l'intervention pourrait en outre le stresser. Il est important que vous compreniez qu'on ne lui demande pas de quitter la salle pour lui cacher quelque chose, et que vous l'acceptiez tous les deux.

Si c'est une césarienne programmée, vous vous rendrez probablement jusqu'à la salle d'intervention en marchant, pour vous allonger ou vous asseoir ensuite sur la table en attendant l'injection de la péridurale (*voir* p. 313). Si le travail a déjà débuté, on vous conduira jusqu'à la salle d'intervention sur un lit roulant pour vous transférer ensuite sur la table d'opération. Vous pourrez voir tout autour de vous un grand nombre d'équipements, dont une bonne partie installée sur des chariots roulants en inox. Il y aura notamment un chariot d'anesthésie à la tête de la table d'intervention, couvert d'instruments, de moniteurs, de cadrans, de cylindres contenant différentes sortes de gaz, et muni de tiroirs remplis d'appareillages divers et variés.

« … l'anesthésiste fait de son mieux pour vous mettre à l'aise et vous expliquer ce qui se passe, afin que vous puissiez vous détendre le plus possible. »

Vous verrez également un chariot de réanimation pour bébé, muni d'un chauffage indépendant pour le garder au chaud, d'une arrivée d'oxygène et de nombreux tiroirs contenant du matériel pour le pédiatre. Une fois que vous êtes allongée, l'infirmier ou la sage-femme ouvre des paquets d'instruments stériles et les dépose sur plusieurs chariots que l'on met en position près de la table. Les murs de la salle d'intervention sont couverts d'étagères contenant des boîtes d'instruments stériles, des gants, des blouses, des seringues, des aiguilles, du coton et un nécessaire à suture.

L'ANESTHÉSIE DE LA CÉSARIENNE

Une fois au bloc, l'anesthésiste vous pose une perfusion au bras pour que l'on puisse vous injecter les produits nécessaires pendant l'opération. Il met ensuite en place la péridurale ou la rachianesthésie. Souvent, les femmes commencent alors à s'inquiéter. Certaines s'hyperventilent, et se sentent étourdies ou nauséeuses. D'autres sont prises de tremblements, moins par anticipation de l'intervention qu'à l'idée de l'aiguille qui doit entrer dans leur colonne vertébrale. D'autres encore doutent de l'efficacité de l'anesthésie, et craignent d'avoir mal pendant l'intervention. Je veux vous rassurer sur tous ces points. L'anesthésiste a l'habitude des signes physiques d'anxiété, et si vous lui dites que vous vous sentez mal, il vous tendra un masque à oxygène. Tout anesthésiste en obstétrique sait parfaitement insérer l'aiguille, même si vous êtes parcourue de tremblements. Il fera tout son possible pour vous mettre à l'aise et vous expliquer ce qui se passe, afin que vous puissiez vous détendre le plus possible pendant l'intervention.

S'il s'agit d'une césarienne programmée, l'anesthésie fait effet en quelques minutes, mais le positionnement d'un cathéter de péridurale supplémentaire (pour vous soulager après l'intervention) prend plus de temps, environ vingt minutes. En cas de césarienne d'urgence, vous aurez peut-être une péridurale déjà en place, auquel cas vous n'aurez besoin que d'une dose d'appoint, qui fait habituellement effet en quelques minutes. En ce qui concerne l'efficacité de la péridurale ou de la rachianesthésie, l'anesthésiste vérifie qu'elle fonctionne à 100 % par quelques tests : il vaporise un produit sur la zone où l'anesthésiant a été introduit, et juge l'anesthésie opérante quand vous déclarez ne plus sentir le froid de la vaporisation.

LES DERNIERS PRÉPARATIFS

Lorsque l'anesthésiste est satisfait de votre insensibilité, une sonde urinaire est installée dans votre vessie. Celle-ci sert deux objectifs. D'abord, elle assure que votre vessie reste vide pendant toute la durée de l'intervention et ne gêne donc pas la sortie du bébé. Ensuite, dans la mesure où elle reste en place pendant environ 24 heures après l'intervention, elle vous évite d'avoir à sortir du lit pour aller aux toilettes pendant les premières heures inconfortables suivant l'intervention.

L'étape suivante consiste à vous raser les poils pubiens, là où l'on a l'intention de faire l'incision. On nettoie la totalité de l'abdomen avec une solution antiseptique, et on place des draps stériles sur la partie supérieure de votre abdomen ainsi que sur vos jambes, laissant seulement à découvert la zone sur laquelle l'incision sera effectuée. Le haut du drap est attaché au chariot de perfusion de l'anesthésiste afin de former un écran pour vous empêcher de voir l'intervention.

LA SORTIE PAR CÉSARIENNE

Lorsque tout est en place, le médecin fait une incision dans la peau de la partie inférieure de votre abdomen, là où se trouvait le haut de vos poils pubiens, pour que la cicatrice soit en grande partie cachée une fois que les poils repoussent. Les incisions peuvent varier légèrement en forme et en longueur, mais de manière générale, elles mesurent environ 20 cm de long, et sont en ligne droite ou légèrement courbées, à la façon d'un sourire. Ensuite, le chirurgien coupe au travers de plusieurs niveaux de tissus adipeux, fibreux et musculaires, avant de faire une incision dans la partie inférieure de l'utérus.

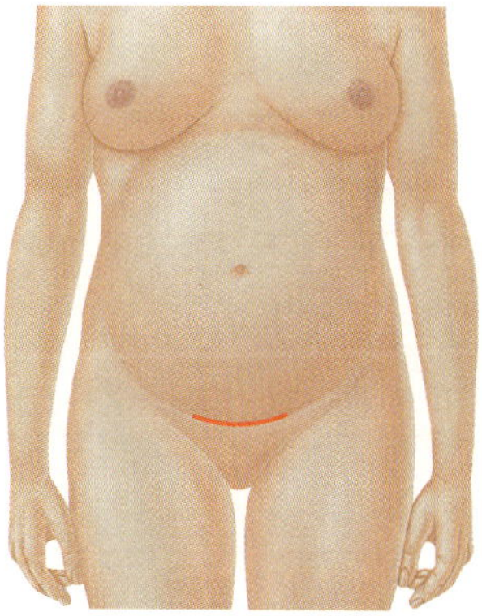

L'INCISION CÉSARIENNE
L'incision est faite juste au-dessus de vos poils pubiens (ligne du bikini). La cicatrice sera très discrète.

Lorsque l'utérus est ouvert, on rompt la poche des eaux (si elle ne s'est pas déjà rompue d'elle-même) et le liquide amniotique s'échappe. Pour des raisons pratiques, on va aspirer la plupart du liquide avant de faire sortir le bébé, afin qu'il ne détrempe pas les draps stériles ni les vêtements et les chaussures du chirurgien. Ce dernier vérifie l'emplacement exact de la tête du bébé, et insère une main dans l'utérus, autour du sommet de la tête, pour la dégager doucement du bassin afin de la faire sortir par l'incision utérine. Souvent, le passage est étroit, et l'assistant en chirurgie peut avoir à exercer une pression sur le haut de l'utérus, afin d'aider à la sortie. Parfois, on utilise un petit forceps, surtout si la tête du bébé se trouve dans une position défavorable.

En cas de césarienne d'urgence intervenant pendant le deuxième stade du travail, il y aura peut-être besoin d'un autre assistant, pour examiner la voie basse d'une part, et d'autre part pour aider à repousser le bébé par le passage génital, afin de le faire sortir sans encombre par l'incision. Voilà qui peut alarmer les parents, mais je vous assure qu'il n'y a aucun risque pour le bébé. Tandis que l'on sort la tête doucement de l'utérus, le contenu de la bouche et du nez du bébé est aspiré sans tarder pour en éliminer le mucus et le liquide amniotique. Ensuite, on sort rapidement les épaules, puis le tronc. À ce moment, si vous le souhaitez, on abaisse le drap qui vous cachait l'intervention.

APRÈS LA NAISSANCE

La plupart des bébés se mettent à pleurer et à protester avant même que leurs jambes soient sorties de la cavité utérine. En fait, avec la césarienne, le bébé surgit véritablement dans le monde. On pince le cordon, on le coupe pour libérer le bébé, et on le montre aux parents impatients de lui donner son premier baiser. Puis on l'enveloppe rapidement dans des serviettes pour sécher le liquide et éviter qu'il attrape froid. Il est probable que la sage-femme ou le pédiatre choisisse de placer le bébé dans le réanimateur chauffé, le temps de vérifier sa respiration et son rythme cardiaque, de lui nettoyer le visage et le corps du vernix, et d'évaluer les scores Apgar (*voir* p. 375–376). On va ensuite vous apporter le bébé enveloppé pour que vous puissiez le prendre dans vos bras, sauf bien sûr en cas de problème nécessitant qu'on le transfère immédiatement vers l'unité de réanimation néonatale. Dans ce cas, on vous montre votre bébé avant le transfert.

Beaucoup de papas passent de l'autre côté de l'écran pour regarder le bébé sortir et pour prendre des photos de la naissance. D'autres préfèrent éviter de voir l'intervention et la naissance.

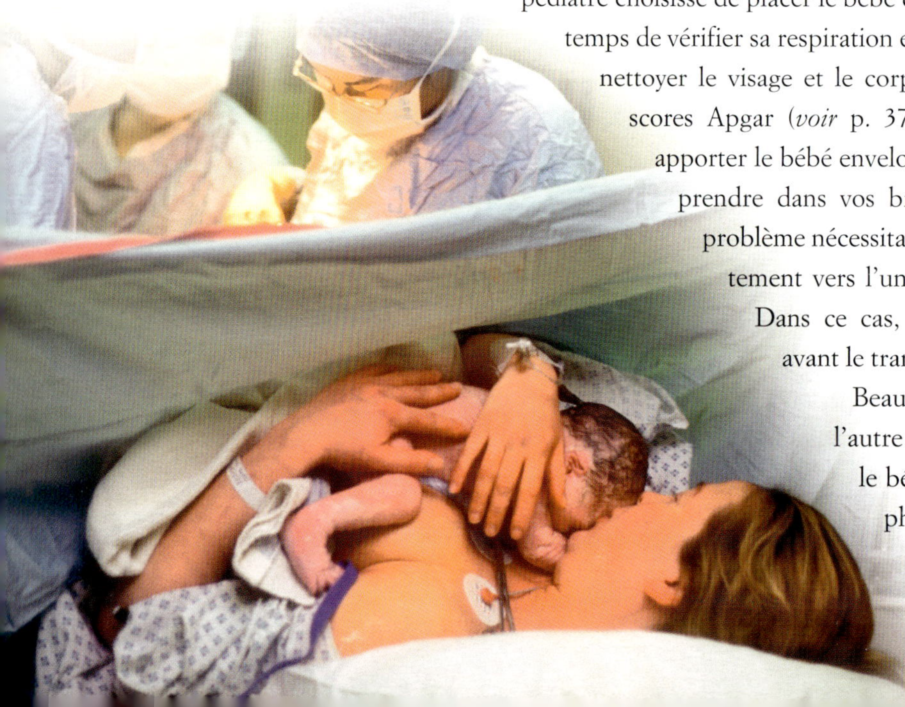

PREMIER CÂLIN *Vous pouvez prendre votre nouveau-né dans vos bras pour un câlin pendant que le chirurgien suture toutes les couches de tissus qu'il a fallu couper pour atteindre l'utérus.*

Pour la mère, une césarienne est une expérience étrange. Il y aura peu de moments dans votre vie où, sans ressentir aucune douleur, vous serez consciente que quelqu'un est en train de fouiller dans votre ventre.

Une fois le bébé sorti, l'anesthésiste fait à la mère une injection de Syntocinon pour contracter l'utérus et aider à faire sortir le placenta. Tout comme lors d'un accouchement par voie basse, une prise en charge active du troisième stade du travail permet de réduire les saignements de l'utérus ou de la région placentaire (*voir* p. 333). On examine attentivement le placenta pour s'assurer qu'il est complètement sorti. Entre-temps, le chirurgien nettoie l'utérus avant de procéder à la réparation de l'incision utérine avec un ou deux niveaux de points de suture. Il commence par suturer toutes les couches de tissus qu'il a coupées pour atteindre l'utérus, en utilisant des fils solubles, et termine par les points de suture sur la peau. Ces derniers seront retirés trois à cinq jours plus tard.

« ... il faut compter environ une heure pour l'intervention, dont seulement cinq minutes pour sortir le bébé. »

Du début de l'anesthésie jusqu'à la fin de la suture, une césarienne dure environ une heure, dont seulement cinq minutes pour sortir le bébé.

LES CÉSARIENNES CLASSIQUES

Aujourd'hui, on recourt rarement à une césarienne classique, réalisée par incision verticale des muscles de la partie supérieure de l'utérus. Pour la plupart des césariennes, on préfère une incision horizontale dans la partie inférieure : le muscle utérin et la peau incisés cicatrisent plus vite et de manière plus esthétique. Néanmoins, il faut parfois procéder à une incision classique, surtout pour les bébés prématurés de moins de trente semaines. La partie inférieure de l'utérus est alors très étroite et peu développée : le simple fait d'essayer de sortir le bébé, déjà fragilisé, par une si petite ouverture peut être physiquement traumatisant.

Quand le bébé se trouve en position transverse et que la poche des eaux est déjà rompue, le chirurgien peut se trouver dans l'impossibilité de manœuvrer le bébé pour le faire sortir par une incision inférieure sans risque de traumatisme grave pour l'utérus ou pour le bébé. De même, quand la partie inférieure est inaccessible du fait de fibromes utérins de grande taille ou d'une cicatrisation compacte résultant d'une intervention précédente, on peut être amené à pratiquer une incision classique. En raison de l'augmentation des risques de rupture utérine lors d'un accouchement ultérieur, on déconseille dès lors un accouchement par voie basse aux femmes qui ont déjà subi une incision classique auparavant.

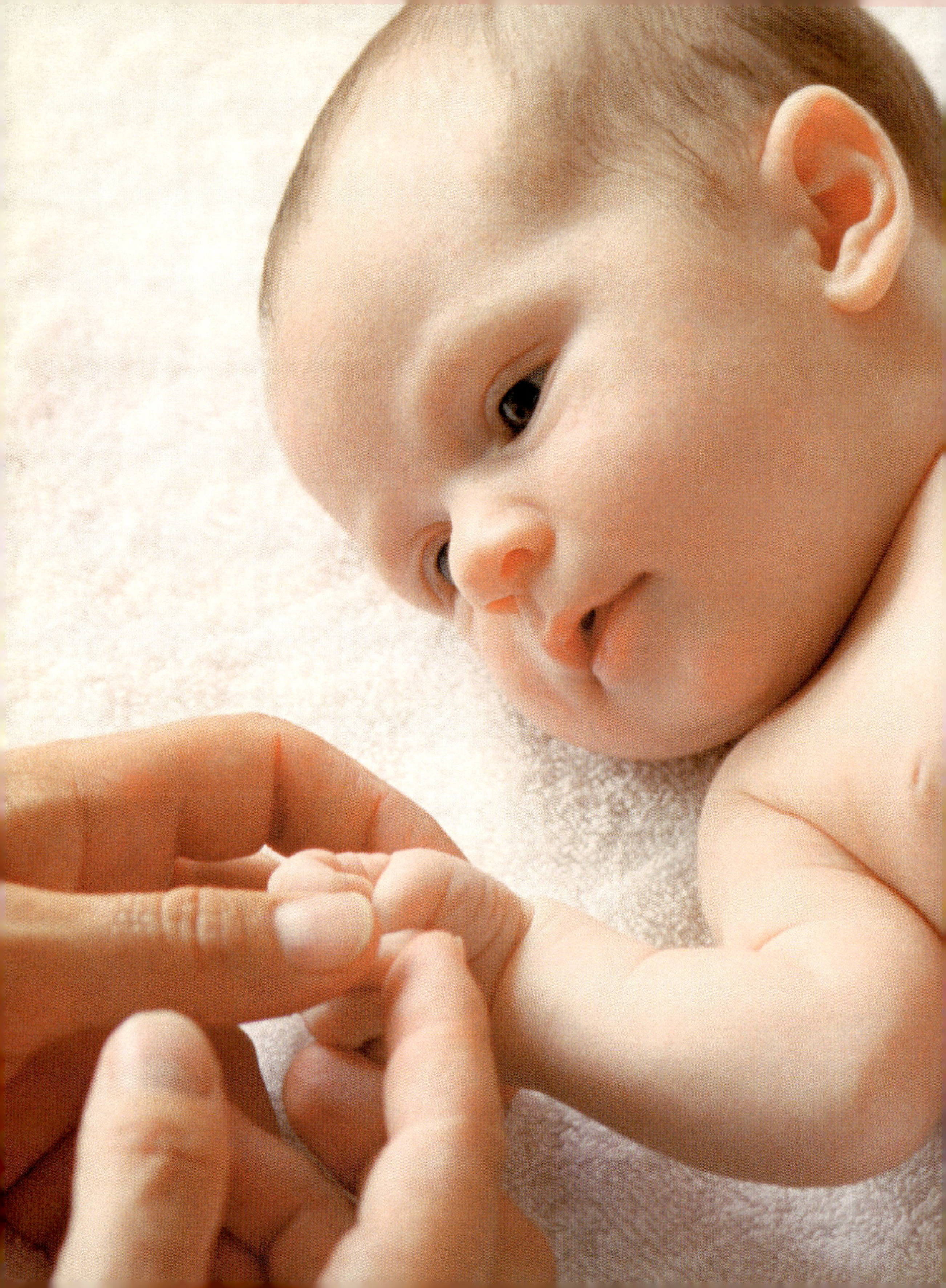

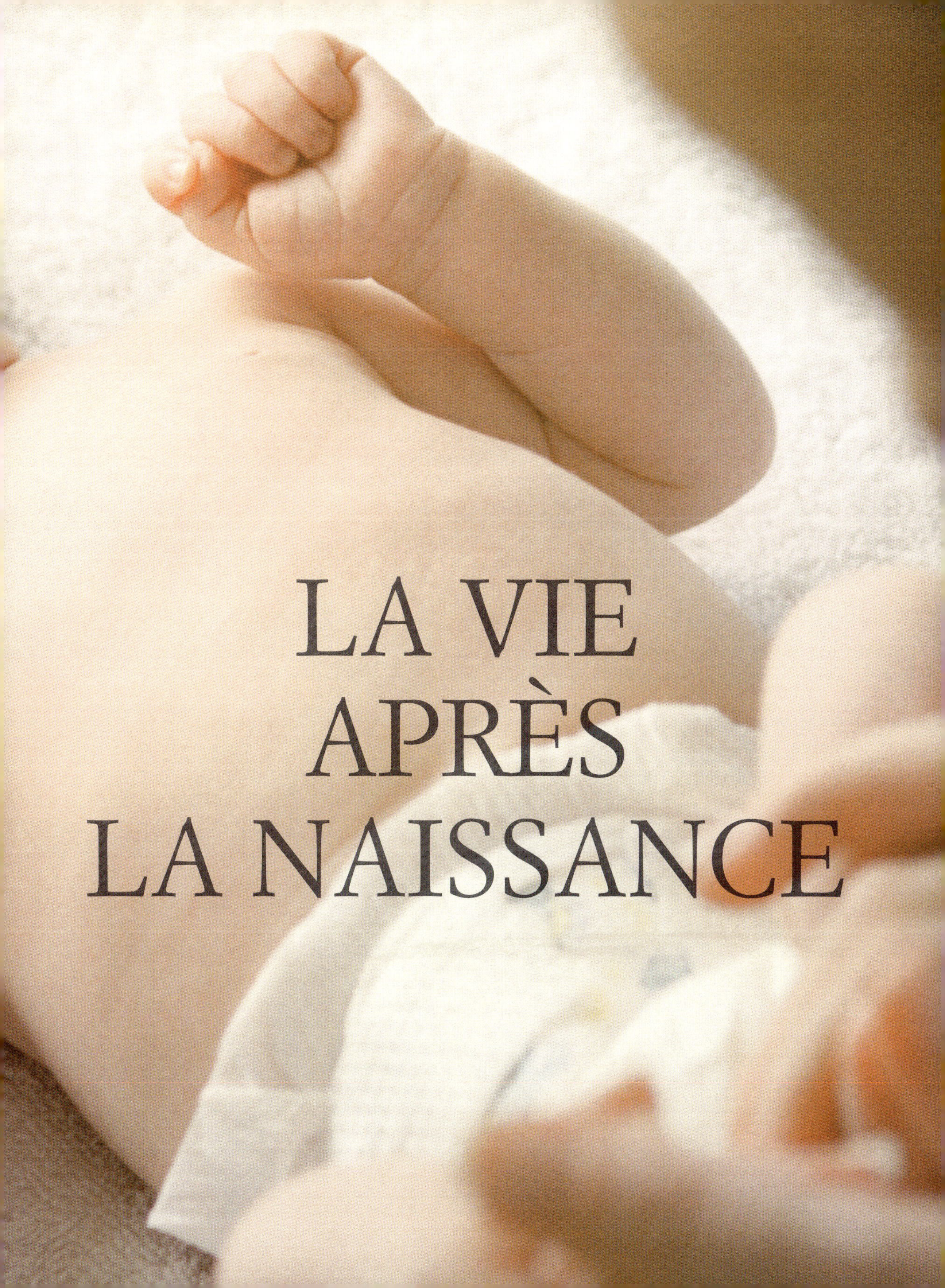

LA VIE APRÈS LA NAISSANCE

VOTRE NOUVEAU-NÉ

Les heures agitées que vous avez passées à accoucher sont souvent suivies par une brève période de calme et de réflexion. Le personnel présent pendant l'accouchement se retire. Votre compagnon et vous êtes enfin seuls pour savourer le moment merveilleux de l'arrivée de votre nouveau-né. C'est un moment émouvant : après neuf mois d'attente, vous rencontrez enfin le petit être que vous avez créé ensemble.

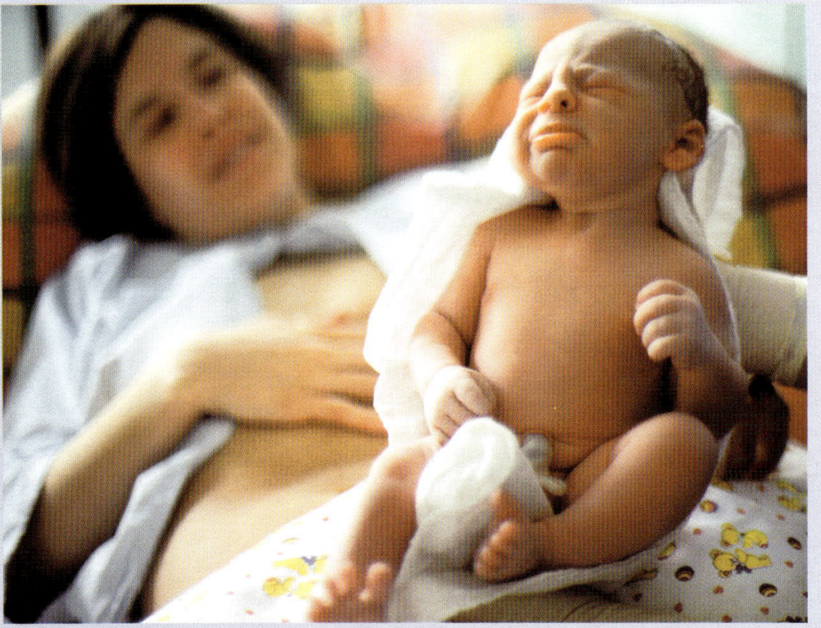

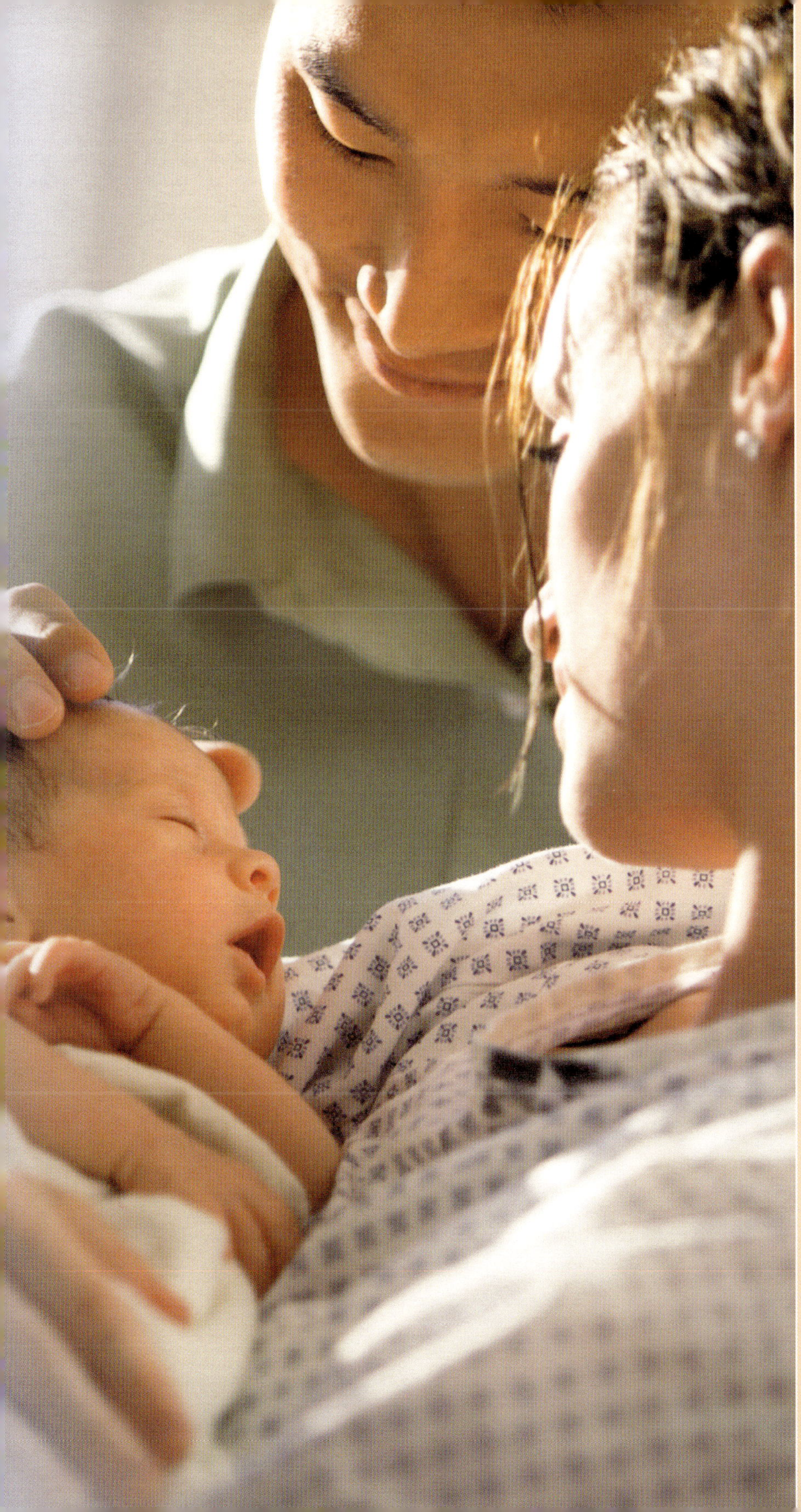

SOMMAIRE

LES PREMIÈRES HEURES

LES SIX PREMIÈRES SEMAINES

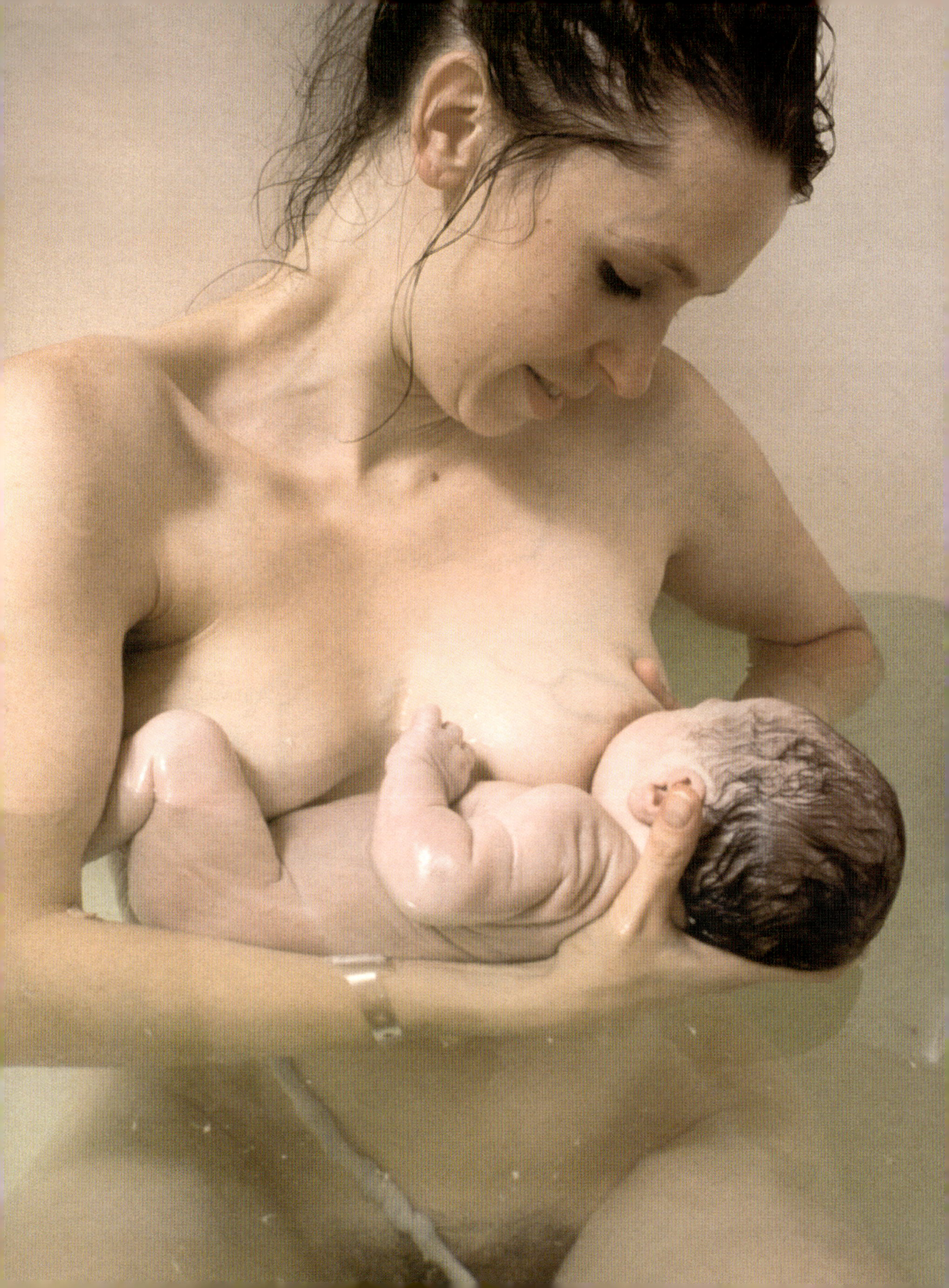

LES PREMIÈRES HEURES

La plupart des bébés à terme prennent leur première respiration, ou commencent à haleter, dans les trente à soixante secondes qui suivent la sortie de la tête du passage génital, avant que le cordon soit coupé. Ce halètement est stimulé par la lumière et la température de la salle d'accouchement, plus fraîche que celle de l'utérus. C'est un acte extraordinaire, car le thorax du bébé est souvent encore coincé dans le bassin.

Lorsque votre bébé prend sa première respiration, la sage-femme s'assure que ses voies respiratoires supérieures ne sont pas obstruées en aspirant le mucus et le liquide amniotique qui pourraient encombrer la bouche et le nez. Une fois le cordon coupé, l'arrêt d'apport d'oxygène venant de la mère est un stimulus supplémentaire pour établir le processus respiratoire.

C'est grâce à la présence de surfactant dans les alvéoles que les poumons du bébé arrivent à se gonfler correctement. Il participe à la stabilité des poumons après la naissance en abaissant la tension superficielle dans les alvéoles, permettant ainsi un échange gazeux efficace. S'il n'y a pas assez de surfactant, les alvéoles se vident complètement de leur air à la fin de chaque expiration, et le bébé doit lutter contre une forte tension superficielle permanente pour prendre la respiration suivante. Peu de temps après la naissance, son rythme de respiration augmente ; les narines s'ouvrent, et on peut remarquer comme un grognement expiratoire. La peau rentre dans les côtes à chaque respiration. Ce sont les symptômes du syndrome de détresse respiratoire qui touche 1 naissance sur 100 à 200, la plupart du temps sans gravité. Les prématurés ont souvent besoin d'assistance respiratoire, car il est fréquent qu'ils manquent de surfactant dans les alvéoles : ils peuvent avoir besoin qu'on leur en injecte pour réduire la tension superficielle (*voir* p. 342).

« … on évalue l'état général de votre bébé en utilisant le score d'Apgar. »

LE SCORE D'APGAR

Le médecin ou la sage-femme évalue l'état général de votre bébé une minute après sa naissance, puis une nouvelle fois après une période d'observation de cinq minutes. Le médecin américain Virginia Apgar, qui l'a mise au point, a donné son nom à cette technique simple et très efficace. Le score maximum est de dix, avec

LE SCORE D'APGAR

Le score d'Apgar	2	1	0
Coloration	Rose partout	Corps rose, extrémités bleues	Pâle/bleu partout
Respiration	Régulière, cri fort	Irrégulière, cri faible	Absent
Pouls/rythme cardiaque	Plus de 100 bpm	Moins de 100 bpm	Absent
Mouvements/tonus	Actif	Activité modérée	Mou
Réflexes à certains stimuli	Pleurs ou vives grimaces	Réaction modérée ou grimace	Pas de réponse

deux points accordés à chacun des signes que l'on évalue : coloration de la peau, respiration, rythme cardiaque, tonus et réactivité (*voir* tableau, p. 376). Pour les bébés noirs et asiatiques, on regarde la couleur de la bouche, les paumes des mains et les plantes des pieds. Un score de 7 ou plus à une minute indique que le bébé est en forme ; un score entre 4 et 6 signifie généralement que le bébé a besoin d'aide pour respirer ; et un premier score de moins de 4 signifie que le bébé a besoin de réanimation pour rester en vie. À l'évaluation de cinq minutes, un score de 7 ou plus indique un bon pronostic, tandis qu'un score plus bas indique un besoin de surveillance attentive.

Les scores d'Apgar donnent un excellent diagnostic à court terme du bien-être du bébé immédiatement après la naissance. Mais ils ne sont pas très utiles pour évaluer son évolution à long terme. Il ne faut donc pas s'inquiéter si le premier score est bas : il est invariablement plus élevé à la deuxième évaluation. Même dans le cas contraire, il est rare que le bébé présente de graves problèmes plus tard.

MENSURATIONS ET IDENTIFICATION

Pendant l'évaluation du score d'Apgar, votre sage-femme nettoie la peau du bébé du sang et du liquide amniotique. Immédiatement après la naissance, la température corporelle des nouveau-nés baisse de 1 à 1,5 °C, principalement parce qu'ils ont la peau mouillée, mais aussi parce qu'ils présentent une surface de contact avec l'air relativement grande par rapport à leur poids. C'est pourquoi il est très important de sécher les bébés dès que possible après la naissance et de les envelopper pour les garder au chaud.

Ensuite la sage-femme pèse votre bébé, mesure son périmètre crânien et sa taille, et lui attache un bracelet d'identité avec votre nom, un numéro d'identification et la date de naissance. Il est essentiel de bien identifier votre bébé avant de quitter la salle d'accouchement, pour éviter toute confusion plus tard.

On identifie aussi clairement le berceau, et certaines maternités prennent des empreintes des pieds et les joignent au dossier.

EXAMENS PHYSIQUES

Par quelques examens préliminaires, la sage-femme s'assure que votre bébé ne présente pas d'anomalie physique patente. Elle regarde son visage et son ventre, écoute son cœur et ses poumons au stéthoscope (son rythme cardiaque doit être d'environ 120 battements par minute), le retourne pour regarder son dos, passe ses doigts le long de sa colonne vertébrale, vérifie que son anus est ouvert, note s'il a uriné et compte le nombre de doigts des mains et des pieds. Plus tard, avant que vous ne rentriez chez vous, un pédiatre examine votre bébé à nouveau et procède à un examen plus approfondi (*voir* p. 387). On met souvent quelques gouttes d'antibiotiques dans les yeux des nouveau-nés pour prévenir toute inflammation ou infection (conjonctivite) provoquée par le passage au travers de la voie génitale. Une fois l'examen terminé, on vous donne votre bébé, enveloppé chaudement, pour que vous puissiez faire connaissance.

« La sage-femme vérifie que votre bébé ne présente pas d'anomalie physique patente. »

SUPPLÉMENT DE VITAMINE K

Peu de temps après la naissance, la sage-femme vous conseille de donner au bébé un supplément de vitamine K, par injection ou par voie orale. La vitamine K, qui est présente dans la nourriture, surtout dans le foie et certains légumes, est indispensable à la coagulation sanguine et prévient les saignements internes. Les nouveau-nés en reçoivent très peu car ils ne sont nourris que de lait. De plus, leur foie, qui est chargé de la production des substances indispensables à la coagulation, est relativement immature. Par conséquent, les nouveau-nés encourent un petit risque d'hémorragie qu'on appelle la maladie hémorragique du nouveau-né. Le ministère de la Santé conseille d'administrer de la vitamine K à tous les nouveau-nés juste après la naissance. On la donne au nourrisson de deux manières :

- par injection : une dose de vitamine K administrée par voie intramusculaire prévient la maladie hémorragique chez quasiment tous les bébés. La sage-femme en injecte une dose peu de temps après la naissance ;
- par voie orale : la voie orale est aussi efficace que l'injection, mais seulement en prises répétées. On donne deux doses à la naissance, puis on en administre une troisième entre le 2e et le 7e jour. On conseille aux bébés nourris exclusivement au lait maternel une prise hebdomadaire pendant toute la durée d'allaitement.

Le lait maternisé est fortifié en vitamine K. De ce fait, les bébés nourris au biberon encourent moins de risques d'hémorragie. Cependant, les avantages du lait maternel contrebalancent largement ce risque marginal.

ADAPTATIONS À LA NAISSANCE

PENDANT LA GROSSESSE, VOTRE BÉBÉ EST EN PERMANENCE ALIMENTÉ EN OXYGÈNE ET EN NUTRIMENTS PAR LE PLACENTA, QUI SERT ÉGALEMENT À ÉLIMINER LES DÉCHETS DU BÉBÉ. DANS LES MINUTES QUI SUIVENT SA NAISSANCE, VOTRE NOUVEAU-NÉ SUBIT UNE TRANSFORMATION DRASTIQUE, POUR PASSER D'UNE DÉPENDANCE COMPLÈTE AU PLACENTA À UN MÉTABOLISME AUTONOME.

Première étape : les poumons du bébé doivent recevoir du sang à oxygéner et à renvoyer vers le côté gauche du cœur, qui le pompe ensuite vers tous les autres organes du corps. Dans l'utérus, 90 % du sang du bébé contournait ses poumons, parce qu'il n'avait pas besoin d'être oxygéné. Par conséquent, le côté droit du cœur et les vaisseaux pulmonaires subissaient une pression plus élevée que le côté gauche. Ce processus assurait que le sang entrant dans le cœur était ou bien aiguillé directement du côté droit vers le côté gauche par un trou (le trou de Botal) qui relie les deux cavités supérieures ou oreillettes, ou bien envoyé dans l'artère pulmonaire *via* la cavité inférieure droite du cœur (ventricule). La pression élevée des poumons forçait le passage de la plus grande partie de ce sang vers un conduit, le canal artériel, dirigeant le sang vers l'aorte du bébé, afin qu'il circule dans le reste de son corps.

Alors que votre bébé prend sa première respiration et qu'il remplit ses poumons d'air, la pression des vaisseaux sanguins pulmonaires chute et le canal

CIRCULATION AVANT ET APRÈS LA NAISSANCE

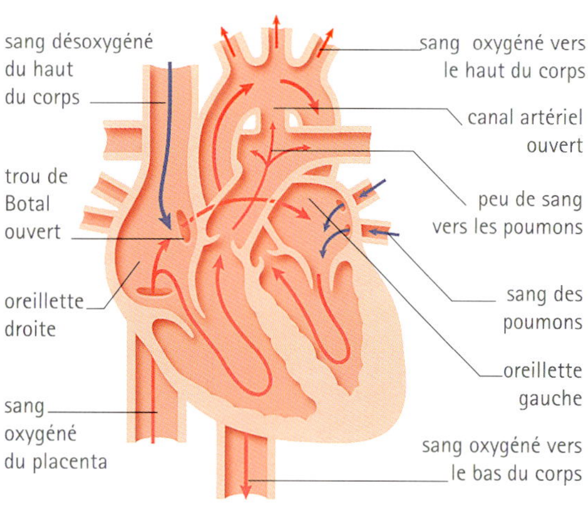

AVANT LA NAISSANCE *Le sang du bébé est aiguillé de la partie droite vers la partie gauche du cœur* via *le trou de Botal.*

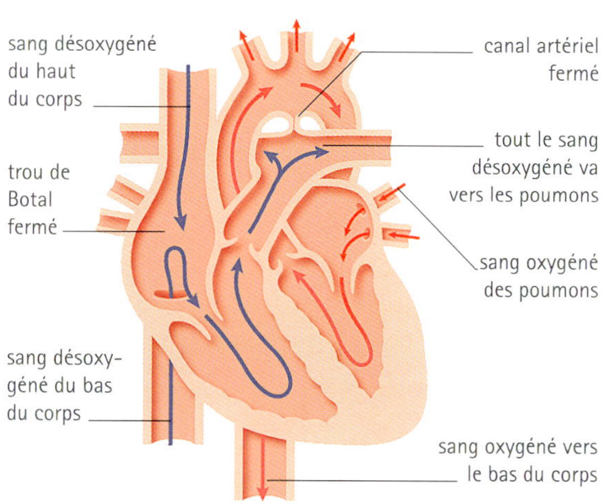

APRÈS LA NAISSANCE *Le sang passe par les poumons pour s'oxygéner et commence à circuler dans le corps.*

artériel se ferme, entraînant tout le sang présent dans le ventricule droit vers les poumons pour s'oxygéner. À partir des poumons, ce flux énorme de sang passe dans le côté gauche du cœur, prêt à circuler dans le corps. La quantité de sang allant vers le côté droit du cœur se réduit en même temps que les vaisseaux du cordon ombilical se resserrent. Avec l'augmentation de la pression dans le côté gauche, et la baisse côté droit, il n'est plus possible d'aiguiller le sang par le trou de Botal, qui se ferme comme un volet. Ça y est, le bébé a une circulation sanguine « adulte » (voir diagramme).

Une fois que tous ces changements cardiovasculaires se sont produits, le foie de votre nouveau-né reçoit des quantités de sang beaucoup plus importantes. Il peut alors commencer à métaboliser les réserves de nourriture ou de glycogène formées pendant les huit dernières semaines de vie intra-utérine afin de faire face aux besoins énergétiques des premiers jours de vie, avant la mise en place de la tétée.

En général, la température corporelle d'un nouveau-né baisse de 1 à 1,5 °C après la naissance. Les bébés à terme ont des réserves de tissu adipeux brun produisant de la chaleur sans recours au tremblement.

À QUOI RESSEMBLE UN NOUVEAU-NÉ

BEAUCOUP DE COUPLES S'ÉTONNENT DE L'ASPECT DE LEUR NOUVEAU-NÉ. À SA NAISSANCE, LE BÉBÉ EST SOUVENT LOIN DE L'IMAGE DE CHÉRUBIN QUE L'ON VOIT DANS LES MAGAZINES. MAIS IL NE FAUT QUE QUELQUES JOURS POUR QUE LES MARQUES ET LES SIGNES VISIBLES DU TRAUMATISME DE LA NAISSANCE DISPARAISSENT.

La première fois que vous verrez votre bébé, vous ressentirez de nombreuses émotions, qui ne seront pas nécessairement toutes positives.

Tous les bébés naissent avec les yeux bleus, et la couleur définitive des yeux peut mettre six mois ou plus avant de se fixer. Les paupières seront probablement enflées, autre conséquence de la pression subie pendant le travail. Votre bébé peut loucher pendant plusieurs mois après la naissance, mais cela ne doit pas vous inquiéter. Un bébé a du mal à fixer son regard à la naissance, mais si vous le tenez à 20 cm de votre visage, il peut vous voir et commencer à connaître les détails de votre visage.

La tête est souvent allongée ou en forme de cône après un accouchement par voie basse, surtout si le travail s'est prolongé. Afin de pouvoir descendre sans encombre dans le passage pelvigénital, les os du crâne bougent (au point de se chevaucher) pour supporter la pression. Au bout d'une semaine, le crâne du bébé retrouve son aspect normal. Il arrive aussi que la pression fasse gonfler les côtés du visage, et en cas d'utilisation du forceps ou de la ventouse, quelques ecchymoses

« Tous les bébés naissent avec les yeux bleus et la couleur définitive peut mettre six mois ou plus avant de se fixer. »

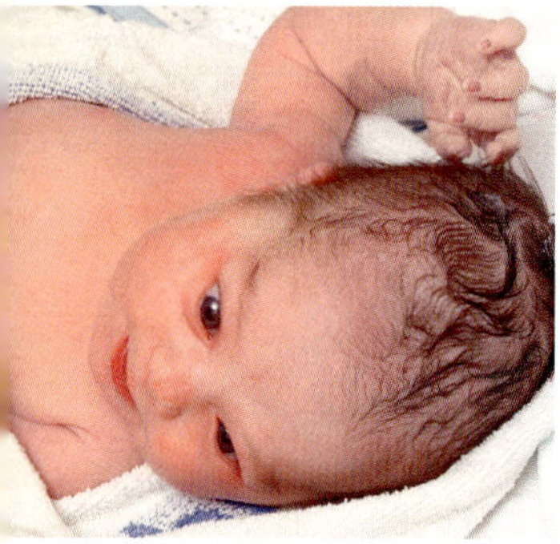

LA TÊTE DU BÉBÉ *est souvent allongée ou en forme de cône après un accouchement par voie basse.*

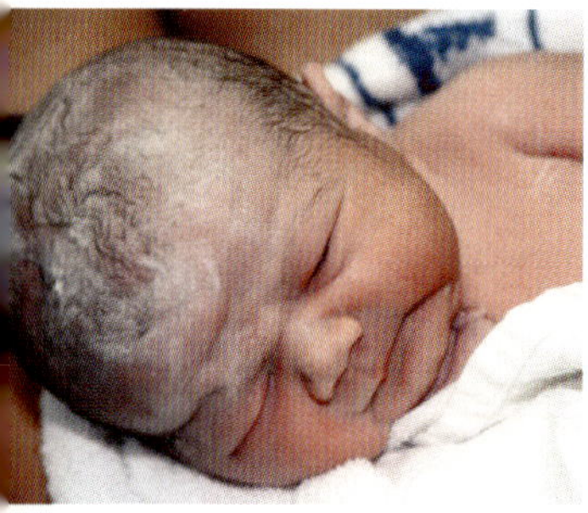

CERTAINS BÉBÉS NAISSENT *couverts d'une couche épaisse de vernix caseosa blanc, qui a protégé leur peau de l'environnement liquide de l'utérus.*

peuvent apparaître sur le visage ou sur le crâne. Vous remarquerez une zone rectangulaire molle sur le sommet de la tête (la fontanelle antérieure) où les os du crâne sont disjoints. Cet espace ne se referme pas complètement avant l'âge de 18 mois.

Certains bébés naissent couverts d'une couche épaisse de *vernix caseosa* blanc, qui a protégé leur peau de l'environnement liquide de l'utérus. D'autres n'en ont pas du tout, ou ont seulement quelques plaques résiduelles. Certaines sages-femmes nettoient la peau du bébé peu de temps après l'accouchement, tandis que d'autres laissent le vernix, qui disparaît tout seul au bout de quelques jours. La plupart des nouveau-nés présentent une peau marbrée, du fait de la difficulté du travail d'une part, mais aussi parce qu'il faut un certain temps avant que la circulation ne s'établisse dans les bras et les jambes. Une peau sèche, qui pèle sur les bras et les jambes, est habituelle chez les nouveau-nés. Dans l'utérus, un fin duvet de lanugo couvrait le bébé. À la naissance, certains bébés en ont encore sur le crâne et les épaules, tandis que d'autre n'en ont plus du tout. Ce qui reste tombe naturellement en une semaine ou deux. On voit souvent sur le visage de petits points nacrés, appelés grains de milium. Ils résultent d'une obstruction des glandes sébacées, qui lubrifient la peau, et disparaissent rapidement. La couleur des cheveux à la naissance peut changer au bout de quelques mois.

Certains bébés naissent avec des ongles longs, ce qui peut poser problème : ils ont alors tendance à se griffer le visage ou d'autres parties du corps lorsqu'ils commencent à en explorer la surface. Mieux vaut éviter de les couper avec des ciseaux pour ne pas les endommager. Vous pouvez les lui enlever doucement avec les dents, ou bien entourer les mains de votre bébé de petites moufles en coton.

Les taches de naissances sont des marques qui apparaissent sur la peau et qui correspondent à des zones capillaires sub-cutanées. En général, elles n'ont pas besoin de traitement. Les bébés à peau blanche naissent souvent avec des taches rosâtres (angiomes pâles) sur le nez, les paupières, le front, la base du crâne et la nuque. Elles disparaissent en général au cours de la première année. Les angiomes tubéreux (« fraises ») partent de petits points rouges et augmentent en taille pendant l'année qui suit la naissance. La majorité des fraises disparaissent avant l'âge de 5 ans. La plupart des bébés à peau mate ont des taches dites mongoloïdes. Ce sont des marques gris-bleu sur le dos et les fesses. Elles sont inoffensives et disparaissent en quelques années. De leur côté, les taches de vin sont des plaques rouge violacé sur le visage et la nuque du bébé. Comme elles sont permanentes, vous aurez peut-être envie de consulter un dermatologue.

Les bébés des deux sexes ont souvent les seins enflés à la naissance, qui laissent parfois couler un peu de lait. C'est un phénomène tout à fait normal, dû aux hormones de la mère qui circulent encore dans le corps du bébé. Le gonflement et les secrétions disparaissent en quelques jours. Les filles et les garçons ont souvent des organes génitaux enflés à la naissance. Là encore, il s'agit d'un phénomène lié aux hormones maternelles, dont les tissus sont gorgés, et qui va s'atténuer rapidement. Chez les filles, le niveau élevé d'œstrogènes, produits par le placenta alors qu'elles sont encore *in utero*, peut épaissir sa paroi utérine. Si c'est le cas, votre fille peut avoir des saignements vaginaux (comme de petites règles) au moment de la naissance. Cela ne dure qu'une journée ou deux et n'a rien d'inquiétant. Dans le cas des garçons, les testicules peuvent encore être logés dans l'aine à la naissance, mais descendent généralement sans complications plus tard.

METTRE VOTRE BÉBÉ AU SEIN

Tandis que vous tenez votre bébé dans vos bras, essayez de le mettre au sein : la stimulation des tétons entraîne la production de sécrétions d'ocytocine et de prolactine. Comme l'ocytocine contribue à la contraction de l'utérus, il est utile de mettre le bébé au sein juste après l'accouchement, même si vous comptez ensuite le nourrir au biberon. La prolactine stimule quant à elle l'arrivée du lait. Bien que vous ne produisiez que du colostrum pendant les premiers jours, vous avez tout intérêt à stimuler la montée de lait (le « réflexe d'éjection ») dès que possible. Juste après la naissance, l'idée est d'habituer le bébé au sein, il ne faut donc pas s'inquiéter s'il ne semble pas avoir envie de téter tout de suite. La plupart de bébés à terme ont un réflexe de succion (*voir* p. 387) : si vous leur touchez le coin de la bouche avec un doigt ou un téton, ils tournent la tête vers le stimulus et tentent de le sucer.

PREMIÈRES TÉTÉES *Elles aident votre bébé à s'habituer à l'idée du sein, et stimulent la sécrétion d'hormones qui font contracter l'utérus.*

Les bébés arrivés à terme naissent avec des réserves d'énergie. Beaucoup de mères s'inquiètent si leur bébé ne commence pas à s'alimenter dès les premières heures, et craignent qu'il ne manque de ressources. En réalité, après le travail et l'accouchement, les bébés ont souvent tendance à vouloir dormir plutôt que de prendre leur premier repas. Les prématurés, en revanche, ont besoin de recevoir de petits biberons ou pipettes de lait maternel pendant 24 à 48 heures parce qu'ils ont moins de réserves. De plus, le réflexe de succion se développe rarement avant 35 semaines.

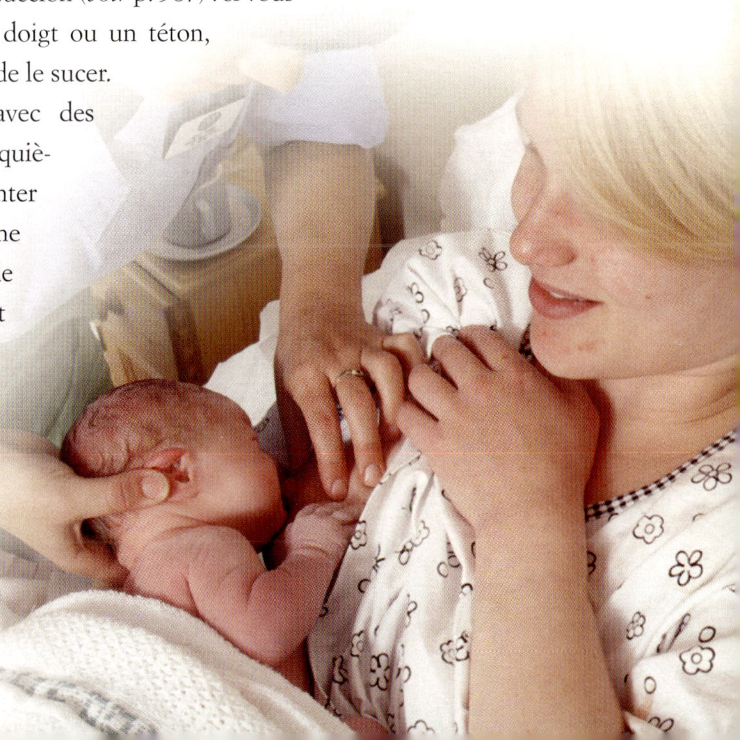

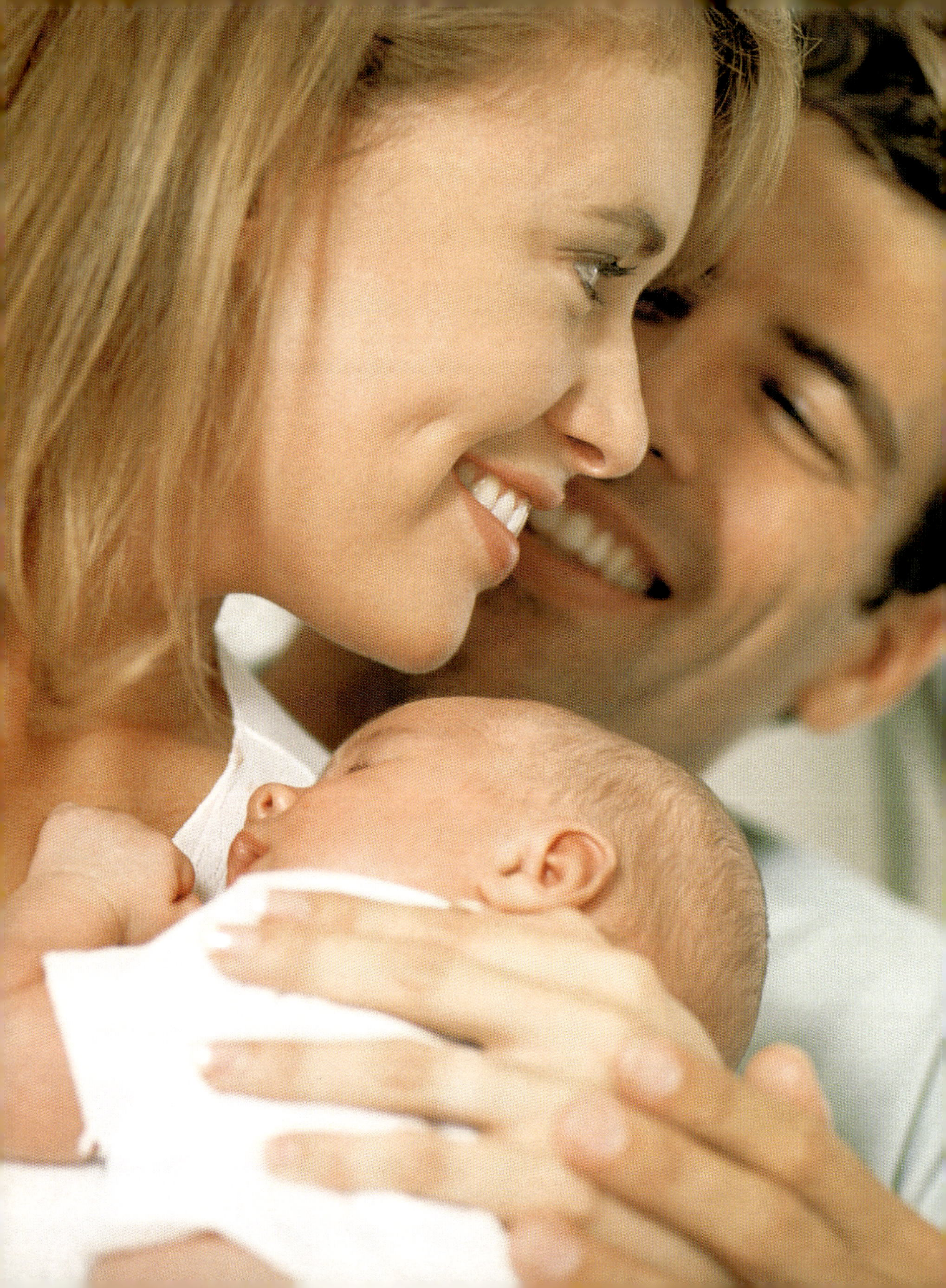

LES SIX PREMIÈRES SEMAINES

Après neuf mois d'attente, beaucoup d'agitation et aussi probablement un peu d'appréhension, votre compagnon et vous pouvez passer à l'étape suivante de l'aventure, qui consistera à découvrir et explorer votre rôle de parents. Cette partie du livre vous guide dans les premières semaines qui suivent la naissance de votre bébé.

Pendant cette période de mutations profondes, vous passerez par bien des émotions : d'abord l'émerveillement et le respect face à ce petit être que vous avez créé, puis la fascination, à mesure que vous découvrirez les traits de sa personnalité. Vous vous sentirez peut-être aussi dépassée par sa vulnérabilité et sa totale dépendance.

Vous devez de surcroît vous remettre des efforts physiques de l'accouchement, et ajuster votre relation avec votre compagnon, maintenant qu'un nouveau membre est arrivé dans la famille. Les soins à donner à votre bébé peuvent ne pas être de tout repos, surtout si vous devez toujours vous charger des tâches ménagères.

FAIRE FACE AUX CHANGEMENTS

Par moments, vous aurez l'impression d'avoir un grand nombre de fers au feu sans pouvoir en lâcher aucun. Et la pression qui s'exerce aujourd'hui sur les femmes est plus forte que jamais. Je trouve que les médias n'ont fait qu'aggraver les choses en montrant des stars du cinéma devenues mamans, capables de remettre leur jean taille 36, dix minutes après avoir eu leur bébé, pour tenir le premier rôle dans un film à gros budget, tout en donnant l'image de mères parfaites. Face à ces modèles, bien des femmes n'osent pas admettre qu'elles ont du mal à assumer leur rôle parental pendant les premières semaines.

Devenir mère est un moment de grande joie pour votre compagnon et vous, mais c'est également un moment difficile d'apprentissage des fonctions parentales. J'espère que la description honnête de ce que peut être la vie après la naissance vous aidera à vous rendre compte que tous les changements physiques et émotionnels que vous ressentez sont normaux, et que quoi que vous fassiez, vous serez sans nul doute une bonne mère.

« ... bien des femmes n'osent pas admettre qu'elles ont du mal à assumer leur rôle parental pendant les premières semaines. »

LA REMISE EN FORME PHYSIQUE

PENDANT LES SIX SEMAINES QUI SUIVENT LA NAISSANCE, VOUS ÊTES DANS LA PÉRIODE DU POST-PARTUM. VOTRE RÉCUPÉRATION PHYSIQUE DÉPEND DE PLUSIEURS FACTEURS, ET NOTAMMENT DE LA FAÇON DONT S'EST DÉROULÉ VOTRE ACCOUCHEMENT, DE VOTRE ÉTAT DE SANTÉ, DU SOUTIEN QUE VOUS RECEVEZ À LA MAISON ET DE VOTRE SITUATION SOCIALE.

« Les douleurs post-accouchement viennent de contractions dues à l'hormone ocytocine... »

Je présente ici les effets physiques habituels de la période post-accouchement et certains problèmes qui peuvent survenir.

Lorsque votre utérus commence à se rétracter pendant les jours qui suivent la naissance pour retrouver son état d'avant la grossesse, vous avez des saignements vaginaux importants, les lochies. Elles se composent du sang, du mucus et des débris de tissus que vous devez expulser de l'utérus. Des serviettes hygiéniques très absorbantes et des slips jetables sont nécessaires. En général, le flux diminue après une semaine et le sang passe petit à petit de la couleur rouge vif au brun.

Les douleurs post-accouchement que ressentent bon nombre de femmes, surtout en cas d'allaitement, ressemblent aux douleurs des règles. Ce sont les contractions utérines provoquées par l'hormone ocytocine, qui pousse l'utérus à se rétracter dans le bassin plus rapidement. Quand le bébé tète, il stimule la sécrétion d'ocytocine ; il est donc courant de ressentir des douleurs et d'avoir de petits saignements pendant que l'on donne le sein. Ces douleurs ne durent normalement que quelques jours après l'accouchement, mais si elles vous gênent trop, demandez un antidouleur approprié. Selon votre type d'accouchement et l'intensité de la douleur, vous pouvez choisir entre des injections, des comprimés et des suppositoires.

Un certain engorgement des seins est presque inévitable pendant la montée de lait. Les seins gonflent, deviennent tendus et font mal. Cette inflammation normale fait souvent monter votre température. Heureusement, le problème se résout de lui-même en un jour ou deux, avec le début de l'allaitement (*voir* p. 389).

Si vous avez eu des points de suture, ils se resserrent ; la peau autour des points enfle avec le début de la cicatrisation. Cela peut rendre la station assise inconfortable. S'asseoir sur une bouée peut aider pendant les premiers jours : cela évite d'exercer une pression directe sur le périnée. L'application de pains de glace, de crèmes ou sprays anesthésiants peut aussi vous soulager. Le passage de l'urine directement sur la blessure peut également entraîner une sensation de brûlure. Si possible, essayez de vous mettre debout ou accroupie au-dessus des toilettes, vos jambes écartées au maximum, pour que le jet puisse s'écouler le plus possible en ligne droite. Lorsque vous avez fini, lavez délicatement la zone avec un gant ou un linge doux mouillé d'eau fraîche, et tamponnez pour sécher. Bien des femmes me disent que le souffle d'un sèche-cheveux en position air froid sur leur périnée les soulage. L'utilisation du bidet est aussi très appréciable : vous pouvez uriner tout en trempant votre périnée dans l'eau tiède, qui a un effet apaisant.

La vessie supporte beaucoup de pression pendant le travail et l'accouchement. Il est parfois difficile d'uriner juste après la naissance. Dans ce cas, une sonde urinaire peut être nécessaire pour permettre aux muscles de se reposer et de retrouver leur tonus. Le traumatisme de l'accouchement peut aussi être la cause d'une infection urinaire, que l'on soigne rapidement en prenant des antibiotiques et en buvant beaucoup d'eau.

Beaucoup de femmes ont peur d'avoir mal en allant à la selle pour la première fois après l'accouchement. Rassurez-vous, vos points de suture ont très peu de risques de lâcher, même si vous avez l'impression de pousser très fort. Pour éviter la constipation, buvez beaucoup (de préférence de l'eau), et mangez des aliments riches en fibres comme les céréales, les fruits, les légumes frais et les fruits secs. Des exercices physiques modérés peuvent aussi vous aider.

EXERCICES APRÈS L'ACCOUCHEMENT

Après un accouchement par voie basse, il est important de renforcer les muscles du plancher pelvien (*voir* p. 165), surtout dans le cas d'un travail prolongé qui étire considérablement les muscles. Faites ces exercices régulièrement, par sessions courtes. Essayez de les faire quotidiennement, par exemple à l'heure du déjeuner : ce sera plus efficace qu'une seule séance hebdomadaire. Vous pouvez commencer le jour de l'accouchement par quelques contractions des muscles pelviens, puis augmenter progressivement votre programme d'exercices.

Après la naissance, la respiration en profondeur vous aidera à tonifier vos muscles abdominaux et dorsaux.

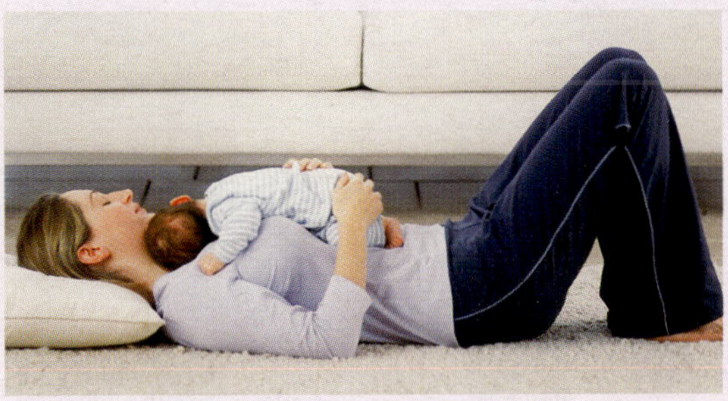

LE PLANCHER PELVIEN *Serrez les muscles du plancher pelvien comme si vous vouliez vous retenir d'uriner, maintenez quelques secondes, puis relâchez doucement. Répétez dix fois.*

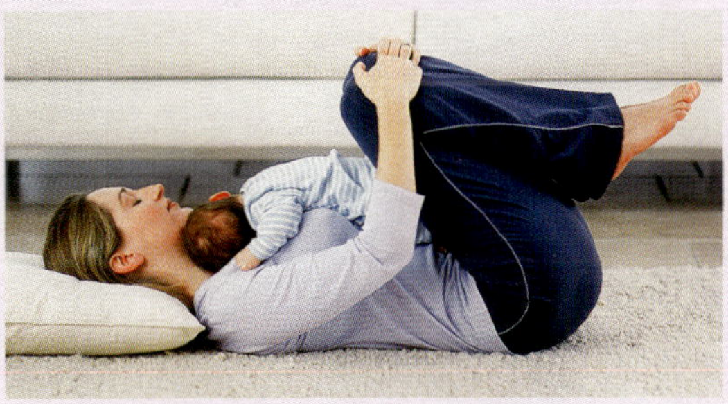

L'ÉTIREMENT ABDOMINAL *Allongez-vous sur le dos et tenez vos genoux pliés entre vos mains. Respirez profondément en tirant vos abdominaux vers l'intérieur, puis vers le haut à l'expiration.*

Retrouver rapidement un ventre plat est sans doute une de vos préoccupations. Après un accouchement par voie basse, vous pouvez faire quelques exercices abdominaux en douceur dès les premières semaines. Si vous avez eu une césarienne, il est probable que l'on vous demande d'attendre l'examen postnatal des six semaines avant de reprendre l'exercice. À mon sens, vous pouvez faire quelques petits mouvements très peu de temps après une césarienne, tant que vous ne sentez pas de gêne.

APRÈS UNE CÉSARIENNE

« Les femmes ont en général besoin d'un antalgique fort dans les 48 heures qui suivent l'intervention. »

Les lochies sont souvent moins importantes après une césarienne : le chirurgien nettoie en général l'utérus avant de suturer les parois, retirant du même coup les caillots, les morceaux de membranes, le placenta et d'autres restes. Vous aurez quand même des lochies pendant plusieurs semaines ; vous perdrez peut-être quelques caillots de sang, et vous ressentirez sans doute quelques douleurs pendant l'allaitement.

Les femmes ont pour la plupart besoin d'un antalgique fort et efficace pendant les 48 heures qui suivent l'intervention. Certaines maternités proposent des antalgiques que la patiente contrôle par une pompe manuelle. Cela vous permet de vous auto-injecter des doses de morphine dès que vous en avez besoin. On peut également gérer la douleur par des injections intramusculaires de morphine (ce qui peut légèrement altérer votre état de conscience), par des suppositoires (qui passent rapidement dans le sang et sont très efficaces, sans effet secondaire), ou par des comprimés. Ces derniers agissent plus lentement et sont plutôt indiqués au bout de quelques jours.

Toute personne qui a subi une intervention abdominale, et qui a par conséquent besoin de repos au lit, risque une thrombose (*voir* p. 423). Les risques sont plus élevés pour les femmes enceintes du fait de leur état hormonal et du poids supplémentaire qui a pesé pendant des mois sur leur bassin et sur les veines de leurs jambes. C'est pourquoi on vous encouragera à vous lever et à bouger dès que possible après l'intervention. Si vous avez la tête qui tourne la première fois, souvenez-vous que dans quelques heures, vous vous sentirez plus forte. Plus vous êtes active les premiers jours, plus vous récupérez rapidement.

L'incision abdominale est couverte d'un pansement stérile qui reste habituellement en place pendant 48 heures. Il est possible que vous ne sachiez pas quelle sorte de suture a été utilisée avant que la sage-femme n'enlève le pansement pour examiner la plaie. En général, on enlève les agrafes au bout de trois jours, tandis que les points de suture, continus ou discontinus, restent en place environ cinq jours. Vous ne sentirez pratiquement rien lorsqu'on vous les enlèvera. Mais une anesthésie est toujours possible si l'on craint le moindre problème.

PREMIER EXAMEN POSTNATAL

VOUS ET VOTRE BÉBÉ PASSEZ UN EXAMEN POSTNATAL AVANT DE QUITTER LA MATERNITÉ. LA PLUPART DES MATERNITÉS PRÉFÈRENT QU'UN PÉDIATRE EXAMINE VOTRE BÉBÉ AU MOINS UNE FOIS AVANT DE VOUS LAISSER RENTRER À LA MAISON.

Votre sage-femme vous interroge sur vos pertes de sang (lochies), vous demande si vous avez des problèmes pour uriner ou pour aller à la selle, et comment vous vous sentez émotionnellement. Elle prend votre température, votre pouls et votre tension. Elle examine vos seins, vérifie que votre utérus se rétracte bien, regarde de près votre périnée et s'assure que vos mollets ne sont pas sensibles ou gonflés. On mesure votre niveau d'hémoglobine et on vous donne des suppléments de fer si besoin. On vous propose une vaccination contre la rubéole si vous n'êtes pas déjà immunisée. La sage-femme s'assure que vous avez suffisamment d'antalgiques à rapporter chez vous. Elle vous parle également de contraception, car la plupart des femmes ovulent entre six et huit semaines après l'accouchement, même si elles allaitent.

On vérifie la condition physique de votre bébé en examinant sa tête, ses yeux, sa peau, ses membres, ses mamelons et ses organes génitaux. On écoute attentivement le cœur et les poumons. On recherche le moindre signe de dislocation des hanches en pliant doucement les jambes vers le haut et en les tournant vers l'extérieur. On lui palpe aussi l'abdomen pour vérifier qu'il n'y a pas d'hypertrophie d'organes comme le foie ou la rate, et on vérifie le nombre de vertèbres de la colonne vertébrale. La sage-femme cherche des problèmes plus généraux, comme des signes d'infection, de jaunisse (*voir* p. 388) ou un faible taux de glycémie. Elle vérifie sa température, sa coloration et son tonus, et cherche des signes de léthargie ou d'irritabilité.

LES RÉFLEXES DU BÉBÉ

On teste plusieurs réflexes importants chez les nouveau-nés au cours de leur premier examen postnatal :

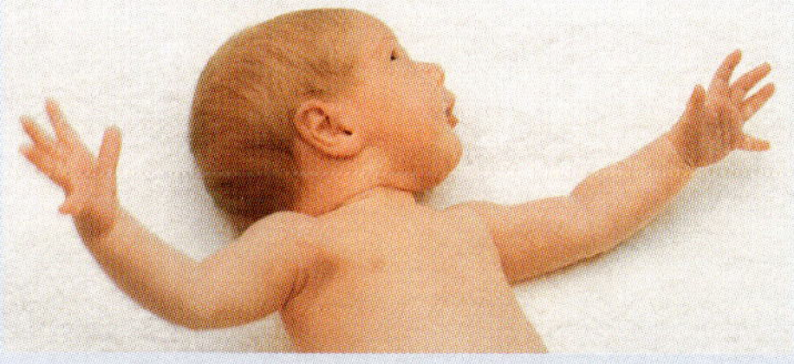

LE TRESSAILLEMENT *Votre bébé écarte les bras et les jambes si on laisse sa tête se renverser en arrière.*

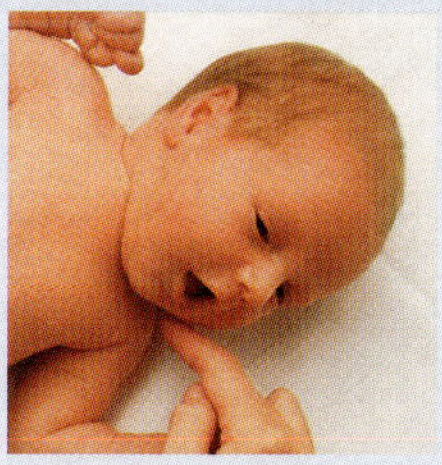

LES POINTS CARDINAUX *Sa tête tourne vers le doigt qui touche sa joue, la bouche ouverte et prête à sucer.*

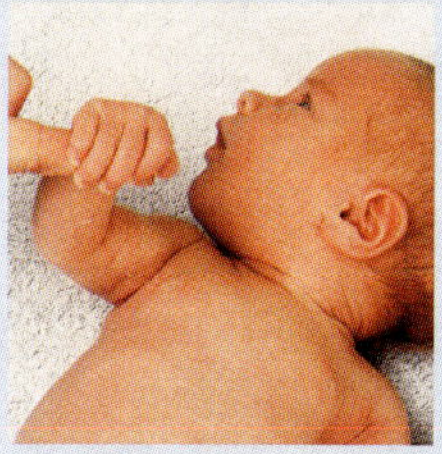

LA PRÉHENSION *Les doigts des mains et des pieds peuvent agripper votre doigt avec force.*

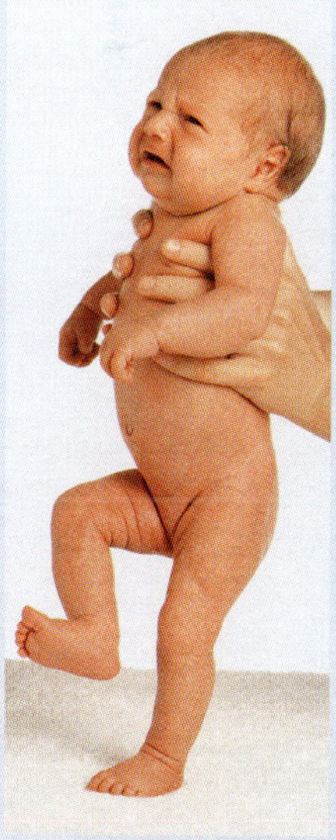

LA MARCHE AUTOMATIQUE *Quand on le soutient sous les bras, votre bébé fait des mouvements de marche.*

À ce moment, votre cicatrice est rouge, enflée et sensible au toucher. La recouvrir d'une compresse peut vous soulager pendant que vous vous habillez. Cela dit, vous n'avez pas besoin de la couvrir en permanence, d'autant plus que le contact de l'air aide à la cicatrisation. Par ailleurs, vous pouvez prendre sans risque des bains aussi longs que vous voulez ; l'eau chaude peut grandement vous soulager. Pensez juste à sécher délicatement la cicatrice avec une serviette propre.

Au bout d'environ une semaine, il est possible que la peau autour de la cicatrice se dessèche et vous démange. Vous pouvez vous apaiser en passant une crème émolliente sur la lésion. La zone qui entoure la plaie peut être engourdie, car les nerfs de la peau ont été coupés. Cette perte de sensation superficielle est normale et peut durer plusieurs mois. Une autre inquiétude concerne la partie supérieure de la cicatrice, qui est souvent bosselée et chevauche la partie inférieure quand vous vous mettez debout. Encore une fois, c'est tout à fait normal, et cela témoigne seulement du fait que le chirurgien a incisé plusieurs couches de muscles. Elles ont besoin de temps pour se renouer et reconstituer une paroi musculaire plate.

LA JAUNISSE NÉONATALE

La jaunisse, ou ictère, est fréquente chez les nouveau-nés et provient de l'élimination de l'excès de globules rouges nécessaire au bébé *in utero*. Cette procédure entraîne la production d'un pigment jaune, la bilirubine, qui doit être transformée par le foie avant d'être évacuée. Quand le taux de bilirubine est élevé, le pigment s'accumule sous la peau et dans le blanc des yeux, qui deviennent donc jaunes.

L'ictère physiologique est fréquent, touchant environ 60 % des nouveau-nés, et particulièrement les prématurés, en raison de leur foie immature. La coloration jaune affecte toute la peau et apparaît 24 h après la naissance. La jaunisse atteint son pic vers le quatrième jour et disparaît sans traitement au bout de dix jours. Toutefois, si le taux de bilirubine est très élevé, il y a un risque que le pigment se fixe dans le cerveau, causant des dommages permanents. Pour l'éviter, on prend des échantillons en piquant le talon pour surveiller le taux de bilirubine dans le sang du bébé. S'il atteint un certain seuil, on utilise les rayons ultraviolets ou la photothérapie, quelques heures par jour. Les rayons ultraviolets ont pour effet de dégrader la bilirubine dans la peau, permettant son élimination dans les urines sans passer par le foie. On vous demande de continuer à nourrir le bébé régulièrement, car les calories et le liquide qu'il ingère aident à résoudre le problème. On arrête la photothérapie quand le taux de bilirubine passe en dessous du seuil.

La jaunisse liée au lait maternel touche environ 5 % des bébés nourris au sein ; ils restent légèrement jaunes jusqu'à dix semaines, probablement parce que les hormones contenues dans le lait maternel gênent la transformation de la bilirubine par le foie. Elle est sans gravité et disparaît dès qu'on donne le biberon, mais il n'y a pas de raison d'arrêter de donner le sein si le bébé ne montre aucun autre symptôme. Après deux ou trois semaines, votre généraliste vous prescrira des analyses sanguines pour confirmer le bon fonctionnement du foie et de la thyroïde.

QUITTER LA MATERNITÉ

La durée de votre séjour à la maternité dépend du type d'accouchement que vous avez eu. Il peut aller de quelques heures (sachant qu'on ne laisse en général pas partir une femme moins de six heures après l'accouchement) jusqu'à une semaine ou plus si vous avez eu des complications. Le séjour moyen est de un ou deux jours pour un accouchement par voie basse, et de cinq jours pour une césarienne.

C'est vous qui décidez de la durée de votre séjour à la maternité. Rappelez-vous que l'objectif de votre séjour à la maternité est de recevoir de l'aide et des conseils pour vous occuper de votre nouveau-né, et aussi de vous assurer une récupération rapide. Si vous choisissez de rentrer à la maison aussi vite que possible, assurez-vous d'être à l'aise pour changer les couches et donner le bain, et que vous avez recueilli auprès des sages-femmes des conseils pratiques sur la façon de nourrir votre bébé.

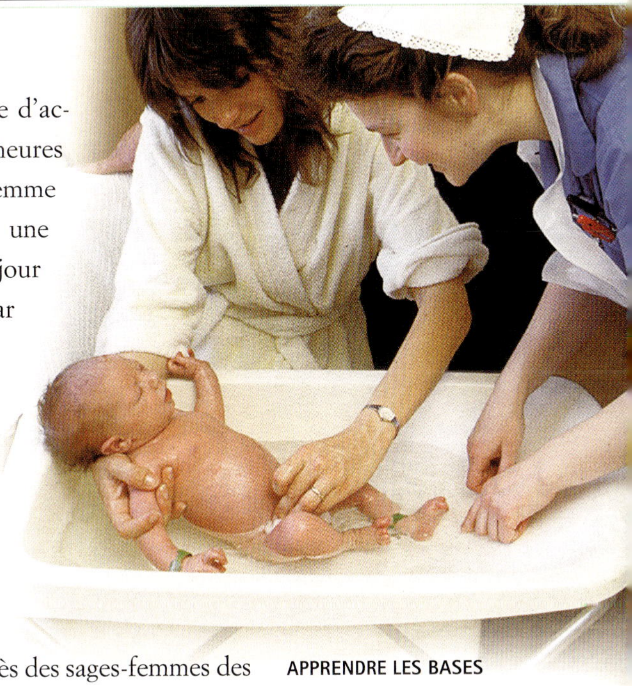

APPRENDRE LES BASES
Apprenez à donner le bain à votre bébé pendant votre séjour à la maternité : vous serez plus à l'aise une fois de retour à la maison.

La maternité vous donne le carnet de santé de votre bébé. Il contient les détails de ses progrès postnatals, et de tous les problèmes qui sont survenus et peuvent nécessiter une attention particulière dans les semaines qui suivent. On fera passer à votre bébé un test de Guthrie entre le troisième et le dixième jour qui suivent la naissance, afin détecter une éventuelle phénylcétonurie (un problème rare du métabolisme) et hypothyroïdie, ainsi que des hémoglobinopathies et la mucoviscidose. On prélève quelques gouttes de sang par une scarification au talon du bébé.

Le chemin du retour

Si vous rentrez chez vous en voiture, la loi exige que votre bébé soit installé dans un siège-auto, de préférence dos à la route. Si les places avant sont équipées d'airbags, vous devrez les désactiver si possible, ou bien installer le siège-auto à l'arrière. Enveloppez votre bébé bien chaudement : les nouveau-nés ne sont pas encore capables de bien réguler leur température. Une règle de base consiste à leur faire porter une couche de vêtements de plus que vous, plus un bonnet et des moufles en hiver, et un chapeau en été. Si vous avez eu une césarienne, vous n'êtes pas censée conduire pendant quelques semaines, les assurances estimant que votre plaie abdominale vous gêne si vous avez besoin de freiner en urgence. Vous encourez alors plus de risques d'être la cause d'un accident ou de dommages impliquant un tiers. Faites-vous accompagner.

LA RÉCUPÉRATION ÉMOTIONNELLE

LES CHANGEMENTS HORMONAUX RADICAUX QUI SUIVENT L'ACCOUCHEMENT VOUS ENTRAÎNENT SOUVENT SUR DES MONTAGNES RUSSES ÉMOTIONNELLES. NE SOYEZ PAS ÉTONNÉE SI DANS LES PREMIERS TEMPS, VOUS VOUS METTEZ À PLEURER SANS RAISON APPARENTE.

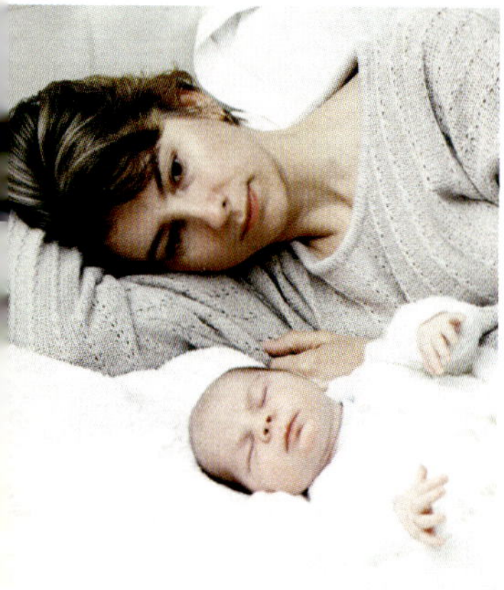

LE TEMPS D'ADAPTATION

Les jours et les semaines qui suivent la naissance sont un temps d'adaptation important. Donnez-vous le temps de connaître votre bébé et de vous adapter à vos nouvelles responsabilités.

Donner naissance est une extraordinaire performance. La plupart des femmes en sortent physiquement et émotionnellement épuisées. Or, au lieu de pouvoir vous remettre en forme et récupérer votre manque de sommeil au calme, vous voilà au service de votre bébé nuit et jour. Vous pouvez être traumatisée en prenant conscience que vous êtes entièrement responsable de ce nouvel être humain sans défense. Ce sont des émotions fortes et difficiles à gérer, surtout pour le premier enfant, et il n'y a rien d'étonnant à ce que vous vous sentiez vulnérable et toujours prête à pleurer. Rassurez-vous, ces réactions sont entièrement normales, et elles sont passagères. Elles commencent à disparaître en quelques jours ou quelques semaines, en même temps que votre retour à un équilibre hormonal, tandis que vous vous adaptez aux nouvelles exigences de la parentalité.

CRÉER DES LIENS

Beaucoup de jeunes mères me parlent de leur peur de ne pas arriver à nouer des liens avec leur bébé. Je crois qu'il n'y a pas de bonne ou mauvaise façon pour connaître et apprendre à aimer votre enfant. Certaines femmes tombent immédiatement et irrévocablement amoureuses de leur nourrisson, tandis que d'autres sont sous le choc émotionnel de l'accouchement et peuvent avoir besoin de temps pour s'adapter à leur statut de mère. Ce n'est pas parce que les liens se nouent lentement qu'elles seront de mauvaises mères ou que le bébé va souffrir plus tard. Je vous en prie, ne tombez pas dans le piège de vous sentir coupable ou de juger que vous n'êtes pas à la hauteur. Vous allez créer des liens avec votre bébé à votre propre rythme, et vous pouvez vous éviter beaucoup d'angoisse et de détresse inutiles si vous vous vous le rappelez régulièrement.

Autre problème fréquent du début de la période postnatale, beaucoup de femmes tentent d'atteindre une « perfection imaginaire » dès qu'elles rentrent chez elles, et se sentent ensuite angoissées et frustrées en se rendant compte qu'il est impossible de l'atteindre. La réalité de votre nouvelle vie, c'est que rien n'est prévisible. Les jeunes bébés comprennent rarement comment se conformer à votre représentation d'une journée idéale. Cela demandera du temps et beaucoup de patience pour arriver à un compromis acceptable pour chacun de vous.

LE BABY BLUES

les demandes du nourrisson sont sans fin et souvent ennuyeuses. Bien des femmes, surtout pour leur premier bébé (moins pour ceux qui suivent), se trouvent soudainement littéralement abandonnées avec le bébé dans les bras. Par le passé, les nouvelles mères étaient entourées d'un réseau important de femmes de la famille pour les aider au moment de l'arrivée du nouveau-né (et pendant les années qui suivaient). Aujourd'hui, les femmes sont beaucoup plus isolées, et si elles ne se sont pas fait d'amies proches, elles doivent se débrouiller toutes seules.

Une grande majorité de femmes souffre de « baby blues » sous une forme ou une autre pendant la semaine qui suit la naissance de leur bébé. Le baby blues se déclare en général entre le quatrième et le cinquième jour, au moment de la montée de lait, et quand vous vous sentez particulièrement mal physiquement. Le baby blues vous prend par surprise, malgré toute la préparation que vous avez pu effectuer, et en dépit du nombre de personnes qui vous ont prévenue. Vous espérez continuer à ressentir l'euphorie de la mise au monde d'un beau bébé en bonne santé, mais d'un seul coup, sans raison, vous vous mettez à pleurer sans retenue. À mon avis, ce qui est le plus difficile pour beaucoup de femmes, c'est qu'elles n'ont aucune prise sur ces extraordinaires flots d'émotions.

Habituellement, le baby blues se termine de lui-même au bout d'une quinzaine de jours. Vous retrouvez une meilleure forme physique ; les hormones s'équilibrent, vous apprenez à vous occuper de votre bébé, et vous trouvez des moyens pour ne pas avoir à tout gérer seule. Cela dit, pour certaines mères, ces symptômes de dépression ne disparaissent pas et se transforment en dépression postnatale.

LA DÉPRESSION POSTNATALE

Il est difficile de savoir exactement combien de femmes subissent une dépression postnatale. Les chiffres varient selon les sources, et fonction des personnes interrogées on vous dira que 5 à 20 % de mères en souffrent durant la première année de leur bébé. Je suis sûre que l'imprécision des statistiques s'explique du fait que beaucoup de femmes n'assument pas leur détresse, hésitent à admettre le problème et à demander de l'aide. C'est aussi parce que leurs familles, leurs amis, les médecins et les

LES SYMPTÔMES

Si vous montrez certains des symptômes suivants, il est possible que vous souffriez d'une dépression postnatale :

- une très grande fatigue, un sommeil difficile avec réveil tôt le matin ;
- une anxiété persistante et une mauvaise image de vous ;
- un manque de concentration ;
- une envie de pleurer ;
- la bouche sèche, une perte d'appétit ou de la constipation ;
- une perte de libido ;
- un rejet de votre compagnon.

« … les symptômes de la dépression postnatale peuvent apparaître à n'importe quel moment durant la première année qui suit la naissance. »

sages-femmes n'ont pas décelé assez tôt que le baby blues s'était transformé en un problème plus sérieux. La dépression postnatale est une maladie. Quand vous ne vous sentez pas bien, il est difficile d'être objective sur les problèmes que vous vivez : vous-même pouvez ignorer que vous en souffrez.

Les symptômes de la dépression postnatale (*voir* p. 391) ne sont pas toujours identifiables avant l'examen postnatal. Ils peuvent apparaître à n'importe quel moment pendant la première année qui suit la naissance de votre bébé. La dépression postnatale peut ne durer que quelques semaines, mais elle peut aussi être plus longue et devenir handicapante si elle passe inaperçue et reste sans traitement. Les mères qui ont eu des accouchements difficiles ou des naissances multiples sont plus sujettes à la dépression postnatale. On tarde parfois à la diagnostiquer chez les mères de jumeaux ou de triplés : on pense que les symptômes viennent du fait qu'elles sont plus fatiguées et qu'elles ont plus de difficultés à gérer leur nouvelle vie.

Dans les cas de dépression postnatale légère, le traitement peut simplement consister à s'assurer que la jeune mère dispose dans son entourage d'un soutien émotionnel et matériel. Les cas plus graves peuvent nécessiter un traitement à base d'antidépresseurs (qui ne sont pas contre-indiqués en cas d'allaitement). La psychothérapie, avec ou sans médicaments, joue aussi un rôle important.

On ne connaît pas les causes exactes de la dépression postnatale. Le changement hormonal soudain après la naissance y joue sûrement un rôle. Mais le fait que les effets sont plus importants chez certaines femmes laisse à penser que d'autres facteurs, par exemple génétiques ou environnementaux, peuvent être déclencheurs. Les femmes qui ont déjà souffert d'une dépression y sont plus sensibles. Une femme sur 4 ayant déjà subi une dépression postnatale risque d'en souffrir de nouveau après chaque grossesse. Il n'y a pas de lien direct, mais il est important de se souvenir que des problèmes de la thyroïde sont très fréquents après un accouchement, ce qui peut entraîner des symptômes similaires. Il est utile d'examiner le fonctionnement thyroïdaire des femmes qui deviennent léthargiques ou hyperactives.

LA PSYCHOSE PUERPÉRALE

Cette maladie psychotique grave diffère de la dépression postnatale parce qu'elle apparaît dans les deux semaines qui suivent l'accouchement, et est liée à des symptômes schizophréniques et maniacodépressifs. On pense qu'elle touche 1 femme sur 500, avec une probabilité de répétition de 25 à 50 %. Dans certains cas, la mère présente des risques de suicide ou de maltraitance du bébé, et doit être soignée dans un service mère-enfant spécialisé.

DES STRATÉGIES POUR FAIRE FRONT

AVANT TOUT, CHAQUE MÈRE DOIT SE RAPPELER QU'ELLE FAIT DE SON MIEUX, ET QU'IL N'EXISTE HEUREUSEMENT PAS DE MÈRE PARFAITE. OUBLIEZ LA BONNE PAROLE DES EXPERTS EN PUÉRICULTURE ET DES PERSONNES DE VOTRE ENTOURAGE.

Si vous faites une dépression, il y a plusieurs choses que vous pouvez faire pour faire face et réduire la durée de la maladie. Commencez par vous rappeler qu'il n'existe pas de mère parfaite. À partir du moment où vous faites de votre mieux, personne ne peut vous en demander plus pendant cette période difficile.

On place souvent sur les jeunes mères des attentes irréalistes. Or, quand une femme n'arrive pas à se conformer à cette idée de la mère parfaite, que ce soit dans ses réactions émotionnelles ou dans sa manière de s'occuper du bébé, elle se sent souvent coupable, inutile, déconcertée. On voit bien comment cette situation peut facilement pousser des femmes à développer des symptômes de dépression postnatale.

Ensuite, rappelez-vous que vous avez besoin de prendre du temps pour vous pendant la période postnatale. Tout le monde se focalise tellement sur le nouveau-né que l'on néglige souvent la santé émotionnelle et physique de la mère.

Voici quelques astuces pour faire face à la maternité au niveau matériel et émotionnel.

- **Évitez l'isolement** et essayez de sortir de la maison au moins une fois par jour.

- **Recherchez activement d'autres nouvelles mères.** Plusieurs d'entre elles vivent les mêmes émotions, et peuvent consituer un important réseau de soutien.

- **Mettez en place autant d'aide domestique que possible.** Payez pour l'avoir, si nécessaire.

- **Ne souffrez pas en silence.** Parlez-en à votre compagnon, à vos amis et à votre famille, pour qu'ils comprennent vos sentiments et vous donnent un soutien pratique et émotionnel.

- **Cherchez de l'aide médicale sans tarder.** N'hésitez pas à en parler à votre médecin si vous vous sentez mal. Une courte période sous antidépresseurs (sans interaction avec l'allaitement) ou en thérapie peut vous aider.

- **Un peu d'exercice régulier** et des journées au grand air font des merveilles pour votre sentiment de bien-être.

- **Mangez de manière régulière et saine.** C'est très important pour faciliter l'allaitement.

- **Les femmes, et les mères en particulier, culpabilisent très facilement.** Épargnez-vous ce type de sentiments. Vous avez le droit de vous plaindre et de vous sentir malheureuse.

- **Mettez en place de petits plaisirs** ou des choses que vous aimez faire. Acceptez les offres de garde du bébé venant de la famille et des amis : elles vous laissent enfin un peu de temps libre.

- **Prenez contact avec des associations ou des groupes de soutien** pour rencontrer d'autres mères (*voir* les adresses utiles, p. 436–438).

« ... pensez à prendre du temps pour vous pendant la période postnatale. »

LA PÉRIODE DU RETOUR À LA MAISON

MAINTENANT QUE VOUS ÊTES À LA MAISON AVEC VOTRE TOUT PETIT BÉBÉ, TOUTES SORTES D'ANGOISSES PEUVENT SURGIR. RAPPELEZ-VOUS QU'UN BÉBÉ EST PLUS RÉSISTANT QU'IL N'EN A L'AIR. À MOINS DE LE FAIRE TOMBER PAR TERRE, IL Y A PEU DE CHANCES DE LE BLESSER.

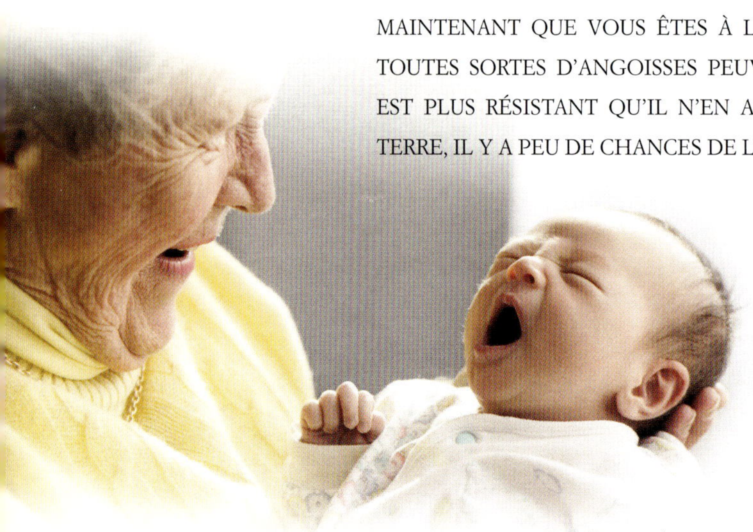

LE RÔLE DES GRANDS-PARENTS *Acceptez toutes les offres d'aide que l'on vous propose. Souvent, les grands-parents ne demandent qu'à vous aider pendant que vous vous adaptez à votre nouvelle vie.*

Pendant les premières semaines, essayez de trouver quelqu'un pour faire les tâches ménagères, notamment toutes celles qui demandent de se pencher, ou de soulever et de porter des charges. Vous avez besoin de toute votre énergie pour vous occuper du bébé. Plus vous serez aidée, plus vite vous pourrez récupérer. Assurez-vous également que votre retour à la maison ne transforme pas la demeure en hôtel. La famille et les amis veulent bien sûr voir le nouveau bébé, mais ils doivent aussi partager les tâches quand ils vous rendent visite.

Vous pouvez prendre rendez-vous avec une sage-femme dans les jours qui suivent l'accouchement pour voir les progrès que vous faites avec votre bébé. Elle peut également répondre à vos questions sur l'allaitement en cas de besoin. Votre généraliste ou votre pédiatre prendra ensuite le relais. À la consultation, on pèse et on mesure votre bébé, et vous pouvez poser toutes les questions que vous pouvez avoir. Vous pouvez également aller consulter à un centre de PMI.

Trouvez votre rythme

Beaucoup de femmes découvrent, une fois rentrées à la maison, qu'elles n'ont pas envie de sortir pendant plusieurs jours. En fait, pour beaucoup de femmes, s'occuper du nouveau-né est une activité à temps complet qui remplit leur temps de veille, et la dernière chose qu'elles ont envie de faire est de s'exposer au rythme effréné du monde extérieur. C'est une réaction tout à fait normale, et je vous conseille de ne faire que ce que vous voulez faire, afin de récupérer de l'accouchement et de faire connaissance avec votre bébé à votre propre rythme. Pendant les mois qui viennent, votre sommeil va souvent être interrompu, et vous allez accumuler beaucoup de fatigue à vous occuper de votre bébé 24 heures sur 24. Trouvez donc votre rythme dès le départ et, au lieu de faire le ménage pendant que le bébé dort (il va dormir environ seize heures par jour), profitez-en pour vous reposer et pour rattraper le sommeil en retard.

LES PETITS SOUCIS DU NOUVEAU-NÉ

CORDON OMBILICAL

Généralement, le bout du cordon ombilical reste en place pendant environ dix jours après la naissance. Pendant ce temps, il faut le laver et le sécher attentivement tous les jours pour éviter l'infection. Il existe en pharmacie des poudres et des lingettes spécialement conçues pour accélérer le processus : elles font tomber le bout du cordon en laissant le nombril à sa place.

VOMISSEMENTS

Les jeunes bébés régurgitent souvent une partie de leur nourriture, surtout quand ils essaient de roter. Il n'y a pas de raison de s'inquiéter, sauf si les renvois se font avec force et s'ils surviennent après chaque tétée (*voir* Sténose du pylore, p. 434). Dans ce cas, parlez-en à votre généraliste.

GAZ

Les gaz créent des crampes abdominales et des douleurs, et sans grande surprise, le bébé crie et a du mal à se calmer après la tétée. Si vous n'arrivez pas à apaiser le bébé en le plaçant contre votre poitrine et en massant son dos pour encourager le rot, demandez conseil à votre sage-femme ou à votre médecin afin de trouver un remède capable de soulager la douleur.

SELLES MOLLES

Pendant les premiers jours, votre bébé élimine le méconium (un mélange verdâtre de bile et de mucus). Ses selles deviennent ensuite jaune-brun. Les bébés nourris au sein ont fréquemment des selles plus molles que ceux nourris au biberon, mais si votre bébé a des selles vertes et liquides, il est possible qu'il souffre de diarrhée. Les nourrissons peuvent se déshydrater rapidement, et il faut agir sans attendre. Donnez à votre bébé un peu d'eau bouillie refroidie. Si la diarrhée persiste, qu'il a la bouche sèche et que sa fontanelle s'enfonce, contactez votre praticien sans tarder.

ÉRYTHÈME

L'ammoniaque contenue dans l'urine irrite la peau sensible des nourrissons. Il n'est donc pas étonnant que la plupart des bébés aient de l'érythème, même si l'on change régulièrement leurs couches. Cependant, on peut aggraver l'érythème en utilisant des savons parfumés, ou des crèmes et des lingettes non hypoallergéniques. Il vaut mieux laver ses fesses à l'eau et au savon non parfumé, en le tamponnant pour le sécher. Une crème à base de zinc et de soufre, appliquée sur les zones irritées, aide la peau à se réparer et protège contre d'autres irritations.

YEUX COLLANTS

Ce symptôme est souvent dû à une infection mineure des yeux, appelée conjonctivite. Elle survient fréquemment juste après l'accouchement, quand le sang et les autres fluides sont en contact avec les yeux. On résout en général le problème en lavant doucement les yeux avec un peu de coton trempé dans de l'eau bouillie et rafraîchie. Si le problème persiste, votre praticien prescrira un médicament.

TACHES SUR LE VISAGE

Les petites taches blanches (milium) que bien des bébés ont sur le visage à la naissance disparaissent en général après quelques semaines sans traitement. Si elles s'infectent et rougissent, rincez-les avec de l'eau bouillie et rafraîchie avant d'appliquer une crème antiseptique.

Contactez votre médecin sans tarder si votre bébé :

- vomit sans arrêt ;
- a des selles vertes et liquides ;
- est très léthargique ;
- est irritable et mange mal ;
- respire bruyamment et commence à tousser ;
- respire très rapidement, très lentement ou irrégulièrement ;
- a de la fièvre ;
- présente des signes d'infection ou d'urticaire.

NOURRIR VOTRE BÉBÉ

LES FEMMES SAVENT EN GÉNÉRAL AVANT LA NAISSANCE SI ELLES ONT ENVIE D'ALLAITER OU NON. IL S'AGIT D'UNE DÉCISION PERSONNELLE, ET J'ESTIME QU'AUCUNE FEMME NE DOIT SE SENTIR COUPABLE SI ELLE CHOISIT, POUR QUELQUE RAISON QUE CE SOIT, DE DONNER LE BIBERON DÈS LA NAISSANCE.

Cependant, il est important de savoir que l'allaitement est bénéfique pour la santé de votre bébé à long terme, même si vous n'allaitez que quelques semaines. Les bébés nourris au sein ont tendance à avoir moins d'infections et d'allergies que les bébés nourris au biberon. De plus, on estime qu'allaiter pendant deux mois au minimum réduit le risque de cancer du sein. D'un point de vue pratique, l'allaitement ne demande ni biberons, ni matériel de stérilisation, et peut avoir lieu n'importe où et n'importe quand.

L'ALLAITEMENT

Deux choses se passent quand le bébé tète le mamelon et l'aréole (la partie foncée qui entoure le téton). D'abord, cela stimule l'hypophyse de la mère (située à la base du cerveau), qui émet l'hormone de production du lait, la prolactine. Ensuite, l'hypophyse sécrète également l'ocytocine, qui stimule la contraction des alvéoles, forçant le lait à entrer dans les canaux lactifères, ou canaux galactophores, vers le mamelon. Ce processus s'appelle le réflexe d'éjection.

LA PRODUCTION DU LAIT

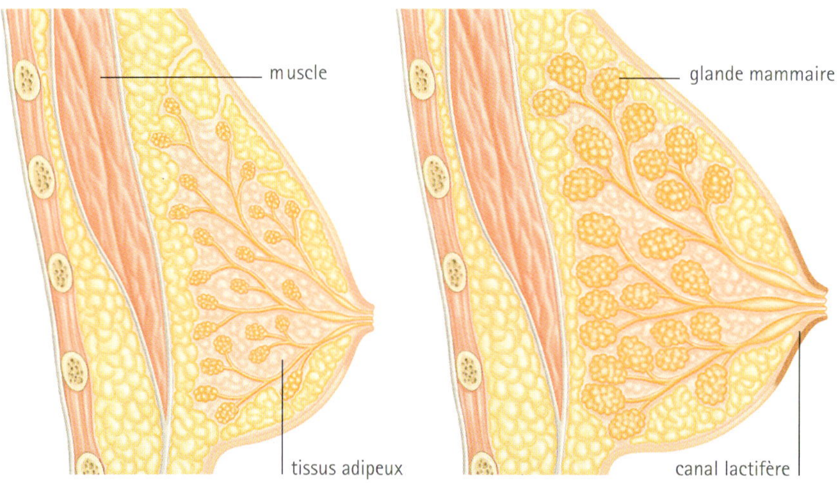

AVANT LA GROSSESSE — **PENDANT L'ALLAITEMENT**

STRUCTURE DU SEIN *Votre sein est constitué d'un mélange de tissus adipeux et de tissus sécrétoires. Chaque sein contient environ quinze à vingt-cinq lobes, et chacun des lobes est parcouru d'un conduit lactifère qui va jusqu'au mamelon. Les lobes sont constitués d'alvéoles qui se gonflent de lait.*

Au cours des premiers jours après la naissance, les seins produisent de petites quantités de colostrum (équivalant à trois à quatre cuillerées à café par jour). Ce liquide concentré jaune clair apporte au bébé toute l'eau et tous les minéraux et protéines dont il a besoin jusqu'à ce que vous commenciez à produire du lait. Le colostrum est également fortement chargé en anticorps maternels et contient une substance, la lactoferrine, qui agit comme un antibiotique naturel pour aider à combattre l'infection. Si jamais, pour une raison ou une autre, votre bébé n'est pas avec vous pendant les quelques jours qui suivent la naissance, essayez d'exprimer votre colostrum pour qu'il soit donné au bébé.

Vos seins commencent à produire du lait blanc à partir du troisième jour, en des quantités qui augmentent petit à petit. Le lait maternel contient des matières grasses, des glucides, des protéines et d'autres nutriments dans les exactes proportions requises par le développement de votre enfant. Après la montée de lait, vous pouvez vous trouver à donner la tétée une douzaine de fois en 24 heures. Rapidement, le rythme se règle à environ vingt minutes toutes les deux à quatre heures.

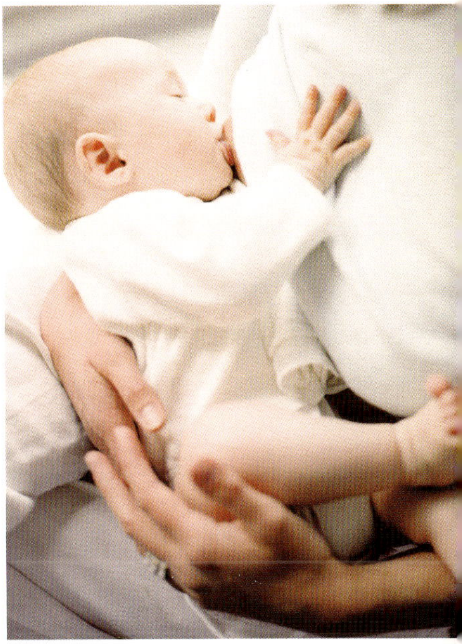

LA BONNE PRISE *Votre bébé doit prendre le mamelon et la plus grande surface possible de l'aréole dans la bouche. C'est l'action de serrer le mamelon contre son palais qui tire le lait.*

COMMENT ALLAITER

Pour bien se nourrir, le bébé doit prendre toute l'aréole dans la bouche. Il a une «bonne prise» quand il a la bouche grande ouverte, et vous devez sentir une succion sur toute la zone. Sa lèvre supérieure se tourne vers le haut, et vous voyez ses oreilles et sa mâchoire bouger en rythme. S'il n'est pas bien placé, recommencez. Ne le laissez pas téter seulement le mamelon : celui-ci deviendrait douloureux et crevassé. Votre bébé doit vider un sein à chaque tétée, afin de recevoir à la fois le premier lait, très liquide, pour étancher sa soif, et le lait plus épais et nourrissant qui suit.

Il est essentiel d'avoir une position confortable quand vous donnez le sein. Le dos doit être correctement soutenu, et le bébé maintenu avec un coussin pour que vous n'ayez pas à vous pencher. Votre bébé doit être entièrement face à vous, ce ne doit pas être sa tête seule qui est tournée vers votre sein. Vous pouvez aussi essayer de vous allonger avec le bébé à côté de vous.

TIRER VOTRE LAIT

Vous pouvez tirer votre lait manuellement ou avec un tire-lait, ce qui est souvent plus rapide. Le tire-lait est formé d'un entonnoir à effet ventouse que l'on place sur l'aréole; il fonctionne à la main ou sur piles. Pensez à stériliser le biberon avant de collecter le lait. Vous pouvez le garder au réfrigérateur pendant 24 heures, ou le congeler pendant six mois maximum.

L'ALLAITEMENT

Q&R

▸ Mes seins sont engorgés et douloureux. Que dois-je faire ?
Lors de la montée de lait, trois à cinq jours après l'accouchement, il est fréquent que les seins gonflent et s'engorgent par surproduction. Il est normal que vous ayez un peu de fièvre et que vous sentiez vos seins gonflés, durs et douloureux. En général, cela ne dure guère plus de 24 heures. Quand votre bébé se met à téter régulièrement, votre corps s'adapte et produit la quantité de lait nécessaire pour le nourrir.

En cas d'engorgement, il est essentiel que vous tiriez votre lait régulièrement pour éviter qu'il ne s'infiltre dans les tissus environnants, ce qui peut causer des mastites (*voir* Mastite, p. 432–433). Il y a plusieurs manières de drainer les seins pour éviter un engorgement grave :

- nourrissez votre bébé souvent par petites quantités pour drainer les seins régulièrement ;
- exprimez un peu de lait avant de commencer la tétée, pour ramollir un peu le téton et aider le bébé à trouver la bonne prise ;
- même si vous avez des crevasses, tâchez de drainer le sein : vous pouvez essayer d'utiliser un protège-mamelon ou exprimer régulièrement votre lait ;
- si votre bébé ne mange pas bien, tirez du lait, que vous pouvez garder ou jeter. La production du lait se fait sur demande : si vous ne videz pas un sein plein de manière régulière, la production future sera plus faible.

▸ Comment soigner des canaux bouchés ?
Si une zone rouge et sensible se développe sur le sein, vous avez un canal bouché. C'est très commun, mais pour éviter une mastite :

- commencez chaque tétée sur le sein atteint : la succion est plus forte au début de la tétée ;
- placez un tissu chaud ou une feuille de chou froide dans votre soutien-gorge sur la zone rouge ;
- donnez la tétée à quatre pattes, afin que le sein pende directement au-dessus du bébé, ce qui lui permet de se vider plus rapidement ;
- tirez le lait de ce sein pour faciliter l'évacuation du bouchon.

▸ Mon téton est crevassé et très douloureux. Que dois-je faire ?
Efforcez-vous de continuer à donner la tétée avec le sein en question pour éviter l'engorgement. Si nécessaire, tirez le lait du côté atteint le temps que le mamelon récupère en donnant la tétée de l'autre côté. Après une tétée, badigeonnez le mamelon de lait ou de salive et laissez-le sécher naturellement. Exposez vos seins à l'air autant que possible, et changez les coussinets après chaque tétée.

▸ J'ai l'impression que mon bébé ne prend pas assez de poids. Que puis-je faire ?
Souvent, les bébés nourris au sein prennent du poids plus lentement que les bébés au biberon, et la courbe de prise de poids « normale » est très variable. Si votre médecin s'inquiète de la prise du poids de votre bébé, posez-vous les questions suivantes :

- mangez-vous suffisamment ? Afin de produire assez de lait pour allaiter sans problème, vous avez besoin de 500 calories de plus par jour, 1 000 pour des jumeaux ;
- buvez-vous suffisamment ? Il faut boire beaucoup de liquide pour aider la production de lait. Essayez d'ajouter 1 l par jour à votre consommation habituelle ;
- est-ce que vous vous reposez suffisamment ? Si vous êtes fatiguée, vous produisez moins de lait.

Si vous avez des problèmes avec l'allaitement, demandez conseil à votre sage-femme, ou contactez un organisme comme l'Association Solidarilait ou La Leche League (voir p. 436–438).

DONNER LE BIBERON

Nourrir votre bébé au biberon a des avantages, notamment celui de permette à votre compagnon de vous aider à nourrir votre nouveau-né. Les laits maternisés sont fabriqués à base de lait de vache (en cas d'allergie de votre bébé au lait de vache, il en existe aussi à base de soja). Ils sont fortifiés en vitamines et en minéraux essentiels, et sont très proches du lait humain.

Si, comme beaucoup de femmes, vous commencez par allaiter pour passer ensuite au biberon, le changement doit être progressif : au départ, un biberon par jour pour accoutumer le bébé à la tétine et au goût du lait maternisé. Cela permet aussi d'éviter l'engorgement des seins. Si vous avez tiré du lait pendant l'allaitement, le passage au lait maternisé peut être relativement facile. Si votre bébé se plaint, vous pouvez demander à quelqu'un d'autre de lui donner le biberon.

Si vous donnez le biberon dès la naissance, vous n'aurez probablement qu'une faible montée de lait, qui se tarira rapidement. Invariablement, les bébés nourris au biberon mangent moins souvent pendant la journée, et se réveillent moins la nuit : le lait de vache est plus long à digérer.

Il est important de faire attention à l'hygiène et à l'organisation quand on donne le biberon. Lavez bien les biberons avant de les stériliser. Utilisez de l'eau bouillie et refroidie pour faire le biberon. Vous pouvez préparer les biberons jusqu'à 24 heures à l'avance, en les gardant au réfrigérateur. Les bébés nourris au biberon ont besoin de boire un supplément d'eau : le lait maternisé n'étanche pas autant la soif que le lait maternel. L'eau préalablement bouillie est préférable.

La température des biberons est une question d'habitude : certains bébés les aiment froids, sortant du réfrigérateur. Si vous les chauffez, il faut toujours tester la température en en faisant tomber une goutte sur l'intérieur de votre poignet. Si vous utilisez un four à micro-ondes, agitez le biberon pour disperser la chaleur avant de tester la température du lait.

LE ROT *Asseyez votre bébé sur vos genoux, en soutenant sa nuque d'une main pour éviter que sa tête ne tombe, pendant que vous masser fermement son dos avec l'autre main.*

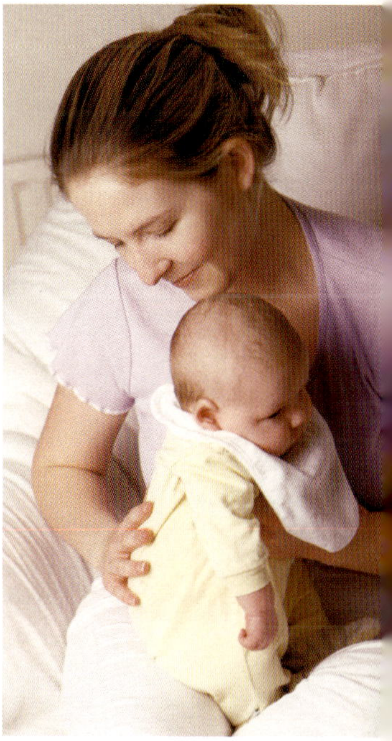

LE ROT

Les bébés nourris au sein avalent peu d'air pendant la tétée, surtout une fois qu'ils ont appris la bonne prise. En revanche, les bébés nourris au biberon ont tendance à en avaler plus : leur bouche fait moins bien office de ventouse autour de la tétine. Ils peuvent donc avoir besoin de faire un rot plus important. Pour faire roter un bébé, vous pouvez le placer sur votre épaule et sur vos genoux. Quand le bébé est sur vos genoux, assurez-vous que sa tête est bien maintenue. L'œsophage doit rester relativement droit pour que l'air puisse s'échapper facilement. Il convient de masser le dos plutôt que de lui donner des tapes. Placez un linge sous le menton du bébé pour parer aux renvois de lait qui peuvent accompagner le rot.

CHANGEMENTS FAMILIAUX

MÊME SI, COMME TANT DE NOUVEAUX PARENTS, VOUS VOUS ÊTES PROMIS QUE VOTRE BÉBÉ NE CHANGERAIT PAS VOTRE VIE, LA RÉALITÉ SERA TRÈS DIFFÉRENTE. LE PREMIER BÉBÉ EST LA CAUSE D'ÉNORMES CHANGEMENTS ÉMOTIONNELS, PRATIQUES ET FINANCIERS DANS VOTRE VIE.

VOTRE PARTENAIRE

ÊTRE PÈRE *Laissez votre compagnon s'occuper le plus possible du bébé, même s'il ne fait pas les choses exactement comme vous.*

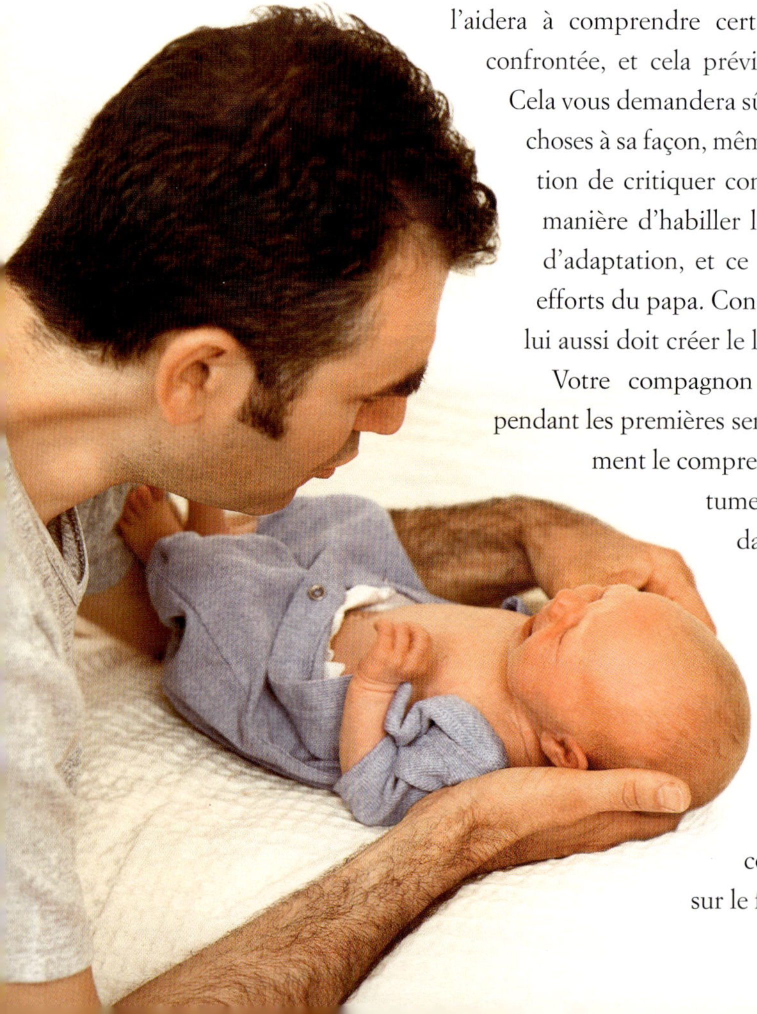

On oublie souvent les pères dans la période d'ajustements qui suit la naissance, parce que le bébé et la mère sont au cœur de toutes les attentions. Pourtant, votre compagnon est lui aussi fatigué, et l'on attend de lui qu'il vous soutienne, vous comprenne, et ait l'air ravi des nouvelles exigences que le bébé crée dans sa vie. Je suis convaincue que la clé de la réussite consiste à parler clairement des besoins de chacun.

Essayez vraiment de faire participer le papa aux soins du nouveau-né : cela l'aidera à comprendre certaines des difficultés auxquelles vous êtes confrontée, et cela préviendra tout sentiment possible d'exclusion. Cela vous demandera sûrement quelques efforts de le laisser faire les choses à sa façon, même si elle diffère de la vôtre. Résistez à la tentation de critiquer continuellement sa technique de change ou sa manière d'habiller le bébé. Les bébés ont une grande capacité d'adaptation, et ce serait la meilleure façon de décourager les efforts du papa. Considérez qu'il est là pour vous soutenir, et que lui aussi doit créer le lien avec son enfant.

Votre compagnon peut vous sentir physiquement distante pendant les premières semaines, surtout si vous allaitez. On peut aisément le comprendre, cela peut être une autre source d'amertume. Vous semblez complètement enfermée dans une relation exclusive avec votre nouveau-né, lui réservant une quantité illimitée de caresses et de baisers, sans aucun reste d'énergie pour qui que ce soit d'autre. Votre compagnon a de quoi se sentir négligé. Cette situation évolue avec le temps, mais vous devez absolument faire l'effort de reconnaître que votre compagnon a peut-être besoin d'être rassuré sur le fait qu'il ne sera pas délaissé en permanence.

REPRENDRE VOTRE VIE SEXUELLE

IL EST RARE QUE LES NOUVEAUX PARENTS OU LEURS MÉDECINS PARLENT DE LEUR SEXUALITÉ OUVERTEMENT. CEPENDANT, ON ESTIME QUE PLUS DE 50 % DES COUPLES N'ONT PAS RETROUVÉ LEUR ACTIVITÉ SEXUELLE D'AVANT LA GROSSESSE UN AN APRÈS LA NAISSANCE DU PREMIER ENFANT.

Cette statistique laisse supposer que les couples vivent souvent un changement significatif de désir, de fréquence et de qualité de leurs relations sexuelles après une naissance. Il y a plusieurs facteurs qui contribuent à ce changement. Si vous êtes consciente des raisons les plus probables, vous pourrez en parler avec votre compagnon pour améliorer la situation.

▶ **Beaucoup de mères sont épuisées** par l'accouchement et les demandes permanentes du bébé : la seule chose qu'elles veuillent faire au lit, c'est de dormir jusqu'au réveil du bébé pour la tétée.

▶ **Une cicatrice d'épisiotomie** (ou une déchirure) peut rendre la pénétration douloureuse pendant plusieurs semaines.

▶ **La sécheresse vaginale** est une conséquence de l'allaitement (à cause du taux important de prolactine et de la baisse des œstrogènes) ; elle peut rendre les relations douloureuses.

▶ **Certaines femmes ne se sentent plus attirantes** aux yeux de leur compagnon parce qu'elles ont pris du poids pendant la grossesse, parce que le lait coule de leurs seins dès qu'on les touche, ou parce qu'elles ont une cicatrice abdominale après une césarienne.

▶ **Souvent, après une naissance, les femmes ont le sentiment de ne pas être assez soutenues**, se sentent seules, anxieuses ou traitées sans égard, ce qui contribue à une baisse de libido. La dépression postnatale est plus fréquente qu'on ne le croit (*voir* p. 391), et les mères peuvent en subir les symptômes un an après l'accouchement, ce qui a forcément un effet négatif sur leur sexualité.

▶ **Les hommes aussi peuvent ressentir une perte de désir provisoire.** Cela peut résulter de la fatigue ou du fait qu'ils sont en train de s'adapter à leur nouveau rôle de père, mais il peut y avoir aussi une cause plus profonde. Par exemple, certains hommes considèrent maintenant leur compagne plus comme une mère que comme une amante, ou ont été traumatisés par la vision d'un accouchement par voie basse difficile et douloureux.

Comprenez bien qu'il n'y a rien d'étrange à ne pas ressentir de désir sexuel pendant les semaines ou les mois qui suivent l'accouchement. Dès que possible, discutez de vos problèmes physiques et émotionnels avec votre compagnon. Il faut que vous soyez tous les deux ouverts à la discussion, pour éviter de nourrir de la rancune ou de la colère, ce qui achèverait de compliquer une situation déjà potentiellement explosive.

La plupart des couples trouvent qu'ils gèrent plus facilement la situation si l'un et l'autre reçoivent régulièrement des preuves d'amour et d'estime mutuelle. Tentez de rester en contact physique pendant les premiers mois après la naissance, ne serait-ce que par des câlins et des baisers pour vous rassurer l'un l'autre et passer ce cap difficile.

Au bout de quelque temps, vous retrouverez votre sexualité, même si la fréquence est différente. Beaucoup de couples s'aperçoivent finalement que ce changement de vie leur permet une plus grande intimité sur le long terme.

LES AUTRES ENFANTS

L'arrivée du nouveau-né à la maison peut être difficile pour d'autres jeunes enfants. Vous pouvez aider l'enfant en le préparant psychologiquement et en l'impliquant dans les préparations pratiques de l'arrivée du bébé. Les amis et la famille peuvent faciliter la transition en apportant un petit cadeau pour les frères et sœurs en même temps que pour le nouveau-né, en jouant avec eux ou en les emmenant faire une activité à l'extérieur.

Dans les semaines qui suivent la naissance, essayez de maintenir toute la continuité possible dans le quotidien des autres enfants, pour qu'ils n'aient pas l'impression que la vie familiale est désormais uniquement centrée sur le nouveau-né. Continuez à aller au parc et à les emmener à leurs activités, invitez leurs copains pour jouer, et maintenez surtout leur rituel du coucher, y compris la lecture d'une histoire, quand c'est possible.

LE NOUVEAU VENU *Au cours des semaines qui suivent l'arrivée du nouveau venu, essayez d'impliquer le plus possible les enfants plus âgés.*

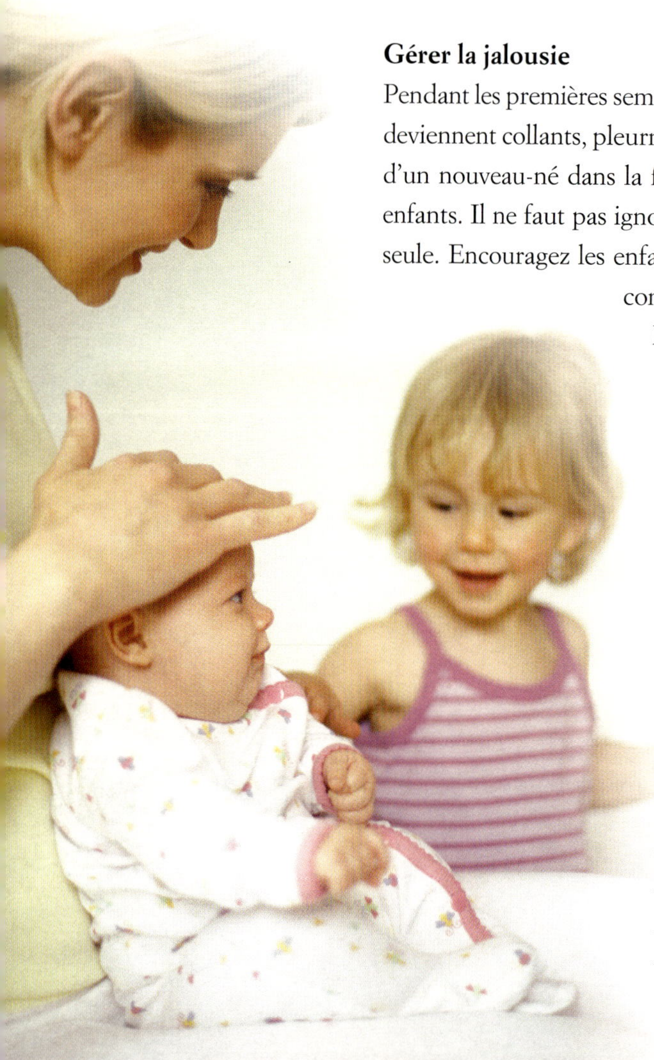

Gérer la jalousie

Pendant les premières semaines, beaucoup d'enfants cherchent à attirer l'attention, deviennent collants, pleurnichent, sont indisciplinés. Il n'y a pas de doute, l'arrivée d'un nouveau-né dans la famille provoque souvent de la jalousie chez les autres enfants. Il ne faut pas ignorer cette situation en pensant qu'elle va se régler toute seule. Encouragez les enfants plus âgés à exprimer leurs sentiments et dites-leur combien vous les aimez. Quant aux plus jeunes, réservez-leur des câlins et du temps rien que pour eux, un peu tous les jours. Votre compagnon, la famille et les amis proches peuvent vous aider en s'occupant du nouveau-né pendant que vous donnez aux autres enfants le temps et l'attention dont ils ont besoin.

Ne soyez pas surprise d'entendre les jeunes enfants proposer de jeter le bébé à la poubelle, de le ramener à l'hôpital ou de le remettre dans le ventre de maman. Il est également fréquent que les jeunes enfants tentent « accidentellement » de faire du mal au nouveau venu, en le pinçant ou en le frappant quand ils pensent que vous ne les regardez pas. Ces réactions sont normales et prévisibles, et je peux vous assurer que les enfants plus âgés apprendront vite à aimer le nouveau membre de la famille. Prenez tout de même la précaution de ne jamais laisser le bébé seul dans une pièce avec un jeune enfant.

LES PREMIERS EXAMENS POSTNATALS

VOUS DEVEZ FAIRE EXAMINER VOTRE BÉBÉ DANS LES HUIT JOURS QUI SUIVENT LA NAISSANCE, PUIS AVANT LA FIN DU PREMIER ET DU DEUXIÈME MOIS. QUANT À VOUS, VOUS DEVEZ VOIR UN PRATICIEN DANS LES HUIT SEMAINES.

L'examen physique de votre bébé inclut une évaluation de son développement depuis la naissance, qui prend en compte :

- sa taille et son poids : ils seront notés sur une courbe dans son carnet de santé;
- le périmètre de sa tête, et une mesure des fontanelles antérieure et postérieure;
- les yeux, les oreilles et la bouche (on mesurera précisément la vision et l'audition plus tard);
- le cœur, le thorax et la respiration;
- les organes abdominaux et génitaux;
- l'alignement des hanches et la stabilité;
- les réflexes : contrôle de la tête, réflexe d'agrippement et tonus.

Le médecin vous pose des questions concernant le bien-être général du bébé, ses habitudes alimentaires et la fréquence de ses changes. Il vous parle également des vaccinations. Si vous avez des questions à ce sujet, discutez-en avec lui, ou bien consultez les informations tenues à jour par le ministère de la Santé (*voir* p. 438). Bien que la plupart des peurs concernant les vaccinations aient été réfutées et que les nouvelles approches de vaccination, telles les injections cinq en un, assurent une sécurité encore plus grande, il y a encore des bébés qui courent des risques du fait du refus de certaines vaccinations par leur mère.

Votre examen postnatal sert à vérifier que vous vous êtes complètement remise de l'accouchement :

- on prend votre tension;
- on analyse votre urine pour s'assurer qu'elles ne contiennent ni protéines ni traces de sang;
- on vous pèse et on vous conseille un régime si nécessaire;
- on examine vos seins et vos mamelons;
- on examine votre abdomen pour vérifier que l'utérus s'est bien contracté, et l'on observe la cicatrice si vous avez eu une césarienne;
- on examine le bassin si vous avez eu une épisiotomie ou une déchirure, pour vérifier que le vagin se remet bien et que vous n'allez pas ressentir de douleur ou d'inconfort. Après une césarienne ou un accouchement par voie basse compliqué, on fait un toucher vaginal pour vérifier que l'utérus se contracte bien, qu'il n'est pas sensible et qu'il n'y a pas de saignements ou de pertes.

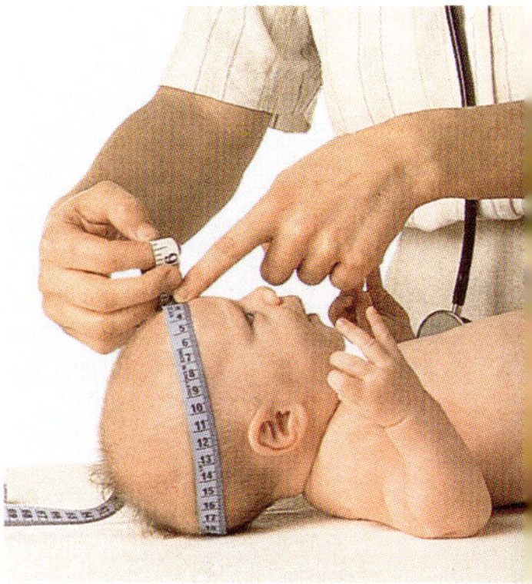

LE PÉRIMÈTRE DE LA TÊTE *de votre bébé sera noté.*

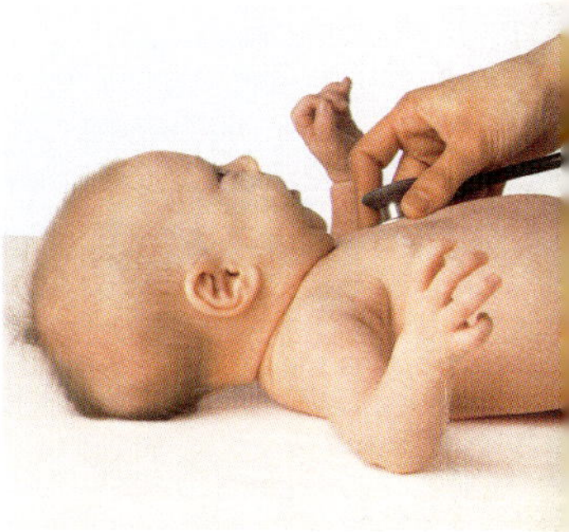

LE RYTHME CARDIAQUE *et la respiration du bébé seront surveillés.*

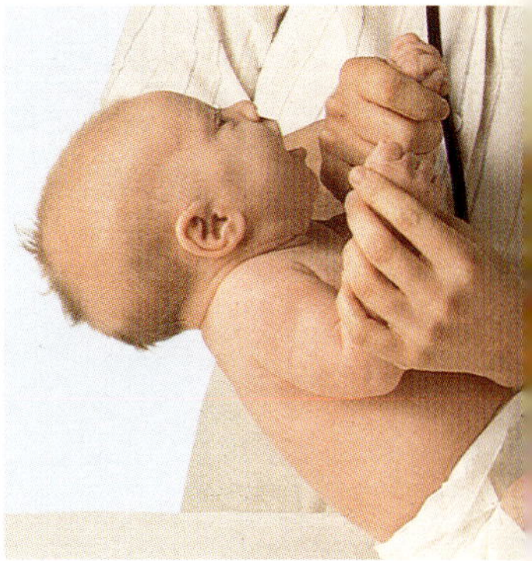

SON DEGRÉ DE CONTRÔLE DE LA TÊTE *est vérifié.*

S'OCCUPER D'UN PRÉMATURÉ

UN PEU PLUS DE 6 % DES BÉBÉS NAISSENT AVANT 37 SEMAINES ET SONT CONSIDÉRÉS COMME PRÉMATURÉS. BEAUCOUP DE CES BÉBÉS, BIEN QUE PLUS PETITS QU'UN BÉBÉ NÉ À TERME, N'ONT PAS BESOIN DE SOINS PARTICULIERS, ET ON PEUT S'EN OCCUPER COMME D'UN NOUVEAU-NÉ NORMAL. ON Y AJOUTE LES MOINS DE 1 % DE BÉBÉS NÉS À TERME AVEC UN POIDS DE NAISSANCE UN PEU FAIBLE, ET QUI ONT BESOIN DE SOINS SPÉCIFIQUES.

En général, tout bébé qui pèse moins de 2 kg à la naissance, qu'il soit prématuré ou petit, a besoin de soins de réanimation néonatale. D'autres prématurés plus lourds à la naissance peuvent avoir d'autres problèmes. Le plus souvent, ils ont tout simplement besoin de plus de temps pour leur croissance et la maturation de leurs poumons, afin de pouvoir respirer sans assistance.

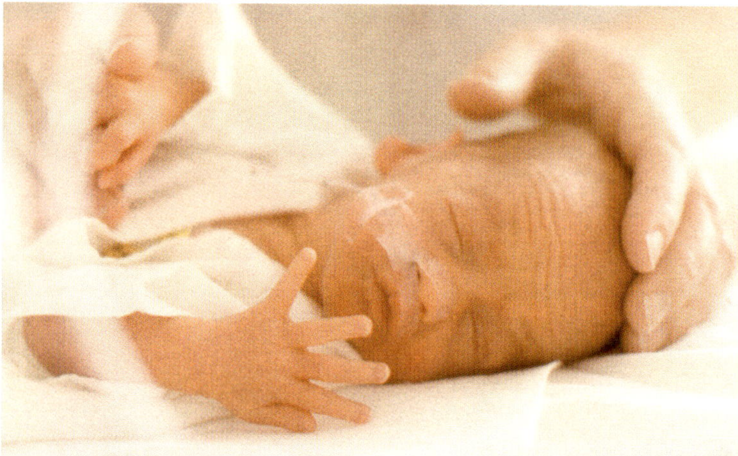

LE TOUCHER EST TRÈS IMPORTANT *Des études ont montré que les câlins peuvent aider les prématurés à prendre du poids et à grandir.*

CENTRE DE RÉANIMATION NÉONATALE

C'est dans ce genre de centre de soins que l'on trouve les meilleures conditions pour s'occuper des bébés les plus vulnérables. Ils doivent être protégés des infections, et seuls les proches et le personnel soignant sont autorisés à entrer. Le centre de réanimation dispose également d'un nombre important de soignants par bébé. Pendant leur séjour, les bébés bénéficient d'une surveillance permanente pour pouvoir sans attendre dispenser les soins nécessaires. Le personnel encourage les parents à participer aux soins du bébé, en expliquant ce qui se passe, afin que les parents comprennent et soient impliqués. De plus, les centres de réanimation proposent un soutien psychologique aux parents, et peuvent donner des conseils en cas d'allaitement.

Si votre bébé est placé dans un centre de réanimation néonatale, il peut se trouver dans un incubateur, relié à des machines de surveillance et à toutes sortes de câbles. Il peut aussi être relié à une assistance respiratoire. Autant de choses susceptibles de choquer les parents lors de leur première visite. Il est difficile de voir son tout petit bébé, complètement impuissant, dans un incubateur entouré de machines high-tech et de câblages divers. Des membres du personnel médical sont là pour vous rassurer et répondre à vos questions. Ils vous montrent comment tirer votre lait pour nourrir votre bébé, comment faire des câlins à travers l'incubateur, et ils vous encouragent à lui parler. Même le plus petit des bébés a besoin du toucher : on vous aidera donc à le sortir de l'incubateur.

Progressivement, vous apprenez à vous en occuper, à changer ses couches, à lui donner le bain, à l'aider à se nourrir. Dès qu'il sera plus fort et n'aura plus besoin d'assistance pour respirer, vous pourrez le tenir dans vos bras autant que vous voulez. Il n'y a pas d'heures de visite dans un centre de réanimation néonatale, et dès le placement du bébé, les parents peuvent passer autant de temps qu'ils le souhaitent avec lui.

FAIRE FACE AUX ÉMOTIONS

Une des difficultés majeures à dépasser quand votre bébé passe quelques jours en centre de réanimation est de vous rendre compte que vous allez rentrer à la maison sans lui. C'est très difficile, surtout si vous laissez à l'hôpital un bébé très prématuré ou malade. Pourtant, il est important de ne pas vous sentir coupable, même si je sais que c'est plus facile à dire qu'à faire. *A priori*, vous n'avez rien fait qui ait pu provoquer cette naissance prématurée. Rassurez-vous, votre bébé reçoit les meilleurs soins possibles pour qu'il puisse rentrer en bonne santé à la maison.

Une fois à la maison, profitez-en pour reprendre des forces et préparer l'arrivée de votre bébé, ce que vous n'avez peut-être pas pu faire du fait de la naissance prématurée imprévue.

De plus, vous n'avez pas à rester à l'hôpital tout le temps, surtout si vous avez d'autres enfants. Cela pourrait créer un sentiment de rancune chez eux une fois le bébé rentré à la maison. Le temps que le bébé passe à l'hôpital peut servir de période d'adaptation aux autres enfants. Même si vous ne passez que quelques heures par jour avec votre bébé au centre de réanimation, cela ne signifie pas que vous aimerez moins votre enfant.

LE RETOUR À LA MAISON

Généralement, le bébé rentre à la maison quand il est capable de se nourrir suffisamment au sein ou au biberon, quand il pèse au moins 2 kg, quand il en est à plus de 34 semaines de gestation, qu'il prend du poids ou qu'il peut maintenir sa température corporelle.

Quand le moment de le ramener chez vous approche, le centre peut vous conseiller de venir y passer une nuit : ils ont des chambres prévues à cet effet. Cela met les mères en confiance, en leur montrant qu'elles seront capables de s'occuper complètement de leur bébé une fois rentrées à la maison.

Les prématurés rentrent à la maison en général deux à trois semaines avant le terme prévu. À ce moment, sauf problème de santé, on peut traiter le bébé comme un bébé né à terme. Il a besoin de beaucoup de câlins pour se sentir en sécurité, et il est peu probable qu'il montre des différences de comportement par rapport à un enfant né à terme.

On calcule les stades de développement et de prise de poids à partir de la date prévue du terme. À 2 ans, il aura rattrapé les enfants nés à terme, sur le plan physique et au niveau de son développement.

LES SOINS D'UN PRÉMATURÉ

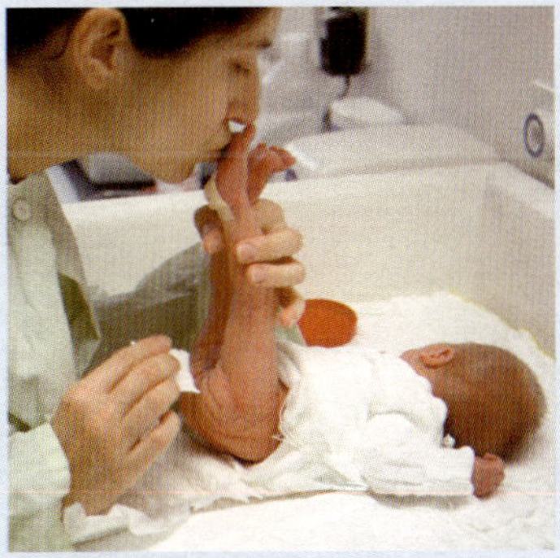

LES SOINS *On vous encourage à vous occuper de votre bébé prématuré, y compris en le changeant.*

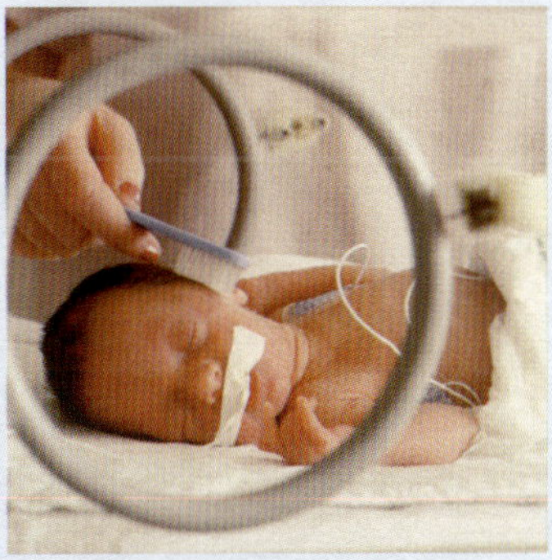

LE CONTACT *Il y a plusieurs façons d'entrer en contact avec un bébé en incubateur.*

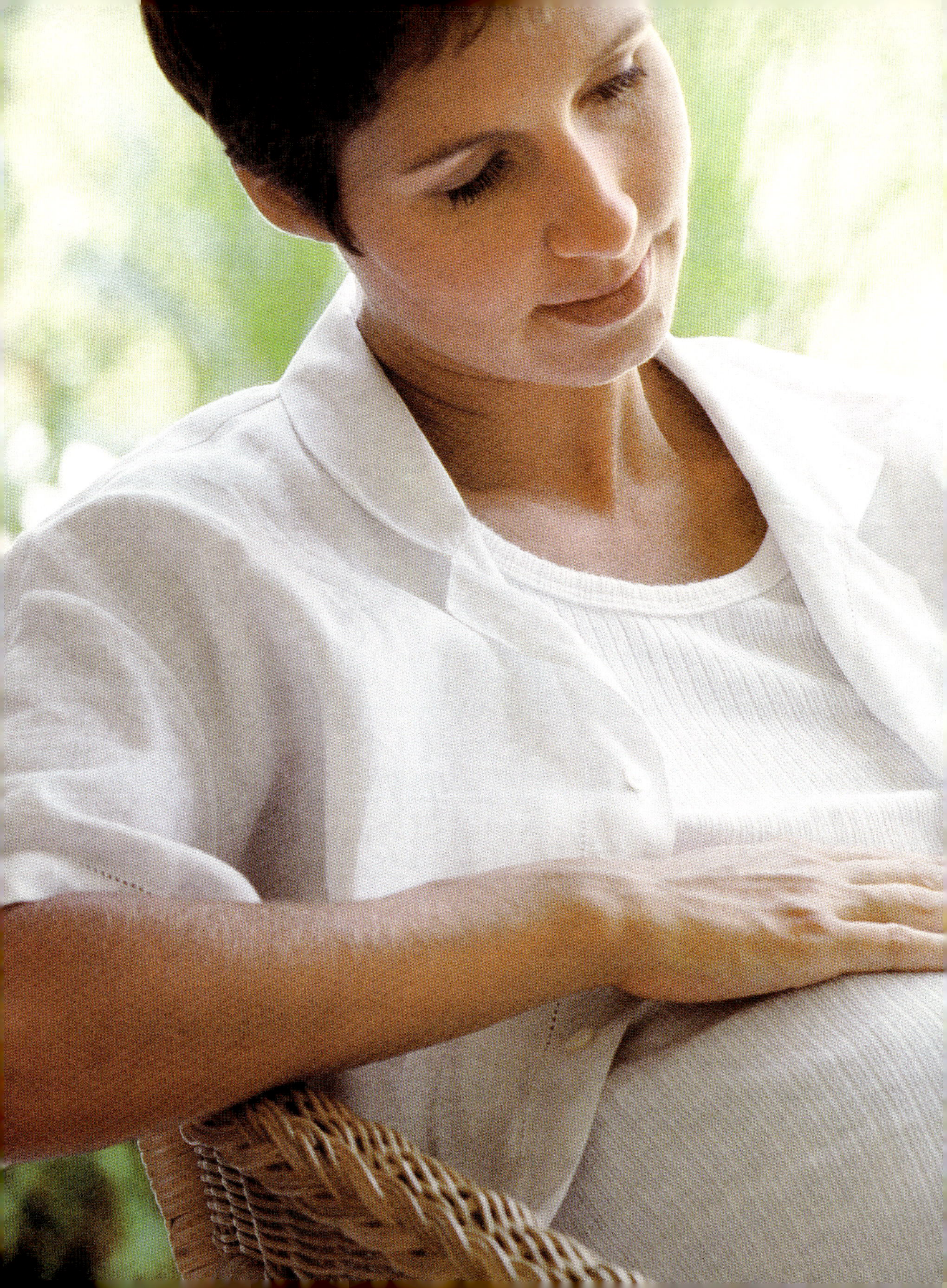

SOUCIS ET COMPLICATIONS

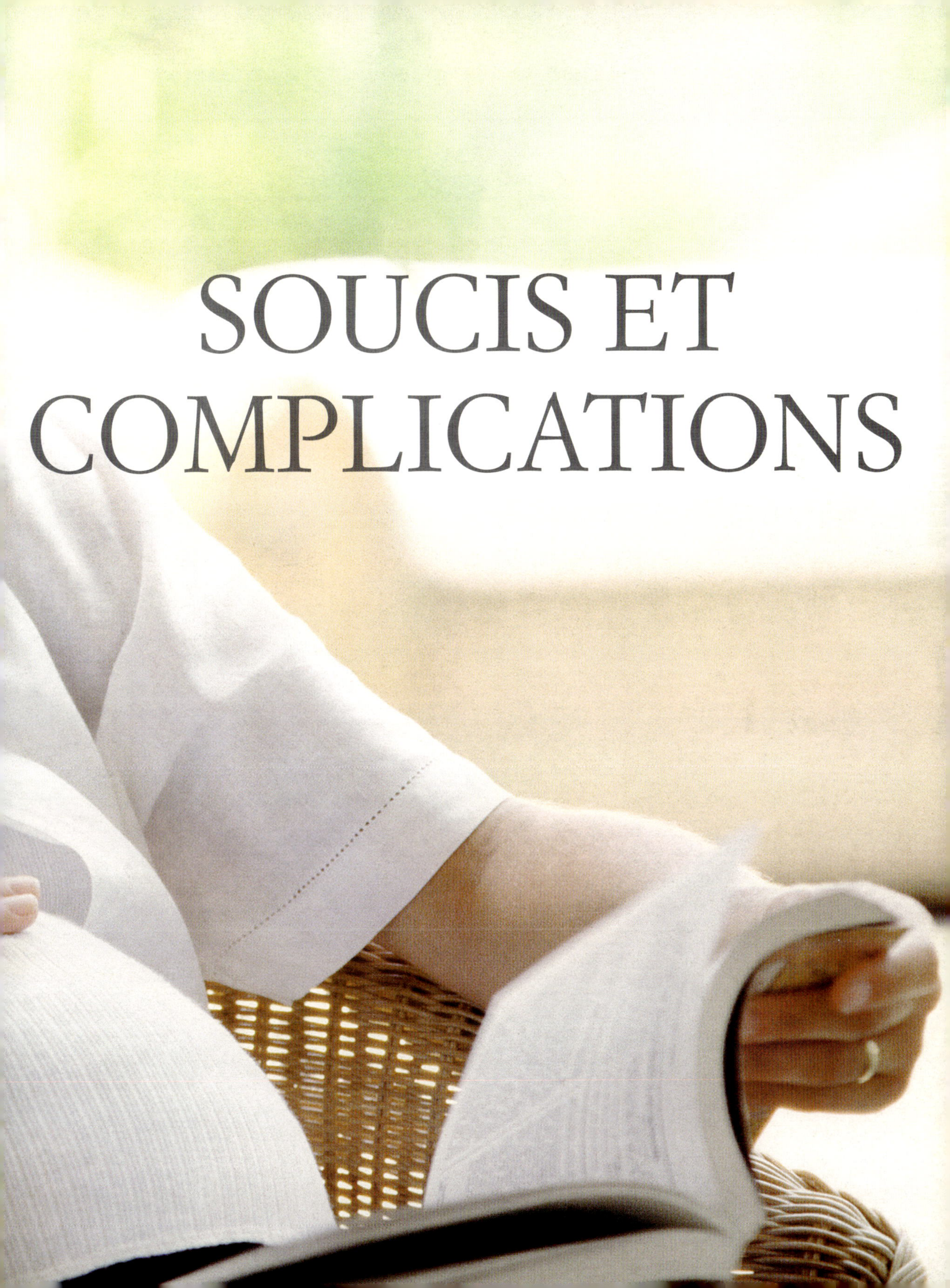

PATHOLOGIES PRÉEXISTANTES

Cette partie inclut la plupart des pathologies que je rencontre quotidiennement, et celles sur lesquelles on m'interroge le plus souvent. Si vous savez que vous souffrez d'une pathologie, ou si elle est diagnostiquée pendant la grossesse, il est important de consulter un spécialiste.

Épilepsie

Si vous souffrez d'épilepsie, vous devez être surveillée de près pendant que vous essayez de concevoir ainsi que pendant la grossesse. Certains médicaments contre l'épilepsie (notamment le valproate de sodium et la carbamazépine) peuvent provoquer des problèmes chez le bébé, tels que des malformations du cœur ou des membres, une arriération mentale ou encore une FENTE LABIALE OU PALATINE. Votre médecin vous proposera probablement de changer de médicaments. Une fois enceinte, il vous prescrira une échographie pour détecter toute anomalie fœtale. La grossesse peut modifier la métabolisation des médicaments contre l'épilepsie, et vous aurez peut-être besoin d'un dosage plus élevé pour éviter une crise épileptique. Certains médicaments contre l'épilepsie peuvent réduire votre taux d'acide folique ; vous devez donc prendre des doses plus élevées de ce supplément nutritif avant et pendant les douze premières semaines de la grossesse afin de minimiser le risque de SPINA BIFIDA.

Toute crise pendant ou après la grossesse doit être évaluée avec soin pour savoir si elle est engendrée par l'épilepsie ou par une éclampsie. L'allaitement est possible, mais certains médicaments (le phénobarbital et la primidone) peuvent avoir un effet sédatif sur le bébé.

Diabète

Il y a deux types de diabètes de la grossesse : le diabète sucré préexistant et le DIABÈTE GESTATIONNEL (induit par la grossesse). Le diabète sucré touche 3 % de la population, et comme la grossesse tend à l'aggraver, un suivi prénatal spécialisé est capital pour en minimiser les complications. Les femmes souffrant d'un diabète sucré préexistant doivent bien contrôler leur glycémie avant la grossesse, car une hyperglycémie au moment de la conception et de l'embryogenèse augmente le risque de fausse couche et peut provoquer des malformations du cœur, du squelette ou du tube neural fœtal. Toute femme diabétique souhaitant être enceinte doit prendre des dosages élevés d'acide folique jusqu'au deuxième trimestre. On sera très attentif aux anomalies fœtales lors de la deuxième échographie.

Il faut continuer à contrôler attentivement la glycémie de la mère pendant la grossesse : le glucose maternel traverse le placenta, mais pas l'insuline. Si vous contrôlez votre diabète par des hypoglycémiants per os, on vous conseillera probablement des injections d'insuline à la place. Les besoins supplémentaires pendant la grossesse rendent plus difficile le contrôle de la glycémie par des médicaments, car leurs effets sont plus lents et moins prévisibles que ceux de l'insuline, et ils traversent le placenta. Une hyperglycémie de la mère provoque la sécrétion d'une plus grande quantité d'insuline par le pancréas fœtal, ce qui peut provoquer une macrosomie (bébé de très grande taille), une polyglobulie (trop de globules rouges), une mauvaise maturation des poumons et des problèmes chez le nouveau-né, comme une hypoglycémie, une détresse fœtale, une jaunisse ou une mauvaise régulation de la température. Les bébés exposés à une hyperglycémie ou à une hypoglycémie *in utero* risquent la mort fœtale. La taille et le bien-être du bébé seront évalués régulièrement. Les bébés de certaines mères diabétiques ont une croissance faible.

Les femmes diabétiques ont une plus grande tendance à souffrir d'hypertension gravidique, de prééclampsie, d'hydramnios et d'infections urinaires et vaginales. Elles ont en général besoin de combiner un régime attentif avec des ajustements du dosage d'insuline pour stabiliser leur

glycémie en fin de grossesse.
On vous apprendra à vérifier vous-même votre glycémie, et vos urines seront testées régulièrement à la recherche de corps cétoniques.
Le moment choisi pour l'accouchement dépend de la présence de complications, et doit avoir lieu dans une maternité disposant d'une unité de réanimation néonatale. La plupart de femmes ont besoin de perfusions d'insuline pendant l'accouchement.

Asthme

Environ 3 % de femmes enceintes présentent des symptômes d'asthme, qui passent parfois inaperçus car la plupart des femmes enceintes sont essoufflées. L'asthme est souvent déclenché par des allergies aux aliments, aux produits chimiques, à la poussière, au pollen, à la fumée, ou fait suite à une infection virale de la poitrine. Autant de situations à éviter par la femme enceinte, si possible. L'asthme tend à s'améliorer pendant la grossesse, car la mère produit plus de cortisone. Prendre des médicaments broncho-dilatateurs ou inhaler des corticoïdes n'a pas d'effet sur le fœtus, mais les femmes qui ont besoin de corticoïdes per os pendant la grossesse courent un risque plus grand de PRÉÉCLAMPSIE et de retard de croissance intra-utérin. Si l'accouchement nécessite une perfusion de corticoïdes, les meilleures options antidouleur sont la péridurale et le MEOPA. L'allaitement est conseillé car il réduit le risque que le bébé développe des allergies plus tard.

Affections abdominales inflammatoires

L'inflammation de l'intestin grêle (la maladie de Crohn) et du gros intestin (recto-colite hémorragique) provoque en général une diarrhée abondante, avec présence de sang et de mucus dans les selles, et des douleurs abdominales intenses.
Ces symptômes peuvent s'estomper pendant la grossesse grâce au taux plus élevé de corticoïdes hormonaux. On vous conseillera de ne pas tomber enceinte avant que les symptômes ne soient maîtrisés, pour pouvoir donner un traitement à base de corticoïdes minimal pendant la grossesse. On privilégie l'accouchement par voie basse, car cette maladie augmente le risque de complications post-opératoires.

Cardiopathie

La cardiopathie maternelle pendant la grossesse est rare mais potentiellement grave, et demande toujours l'expertise d'un spécialiste. Le rhumatisme articulaire aigu, rare de nos jours, était autrefois la cause la plus fréquente de la cardiopathie chez la femme enceinte. Cependant, il y a maintenant un nombre important de femmes en âge de faire des enfants qui ont subi une intervention dans leur enfance pour corriger une cardiopathie congénitale. Du fait de l'amélioration importante de leur espérance de vie, beaucoup d'entre elles cherchent à avoir un bébé. La gestion d'une telle grossesse n'entre pas dans le cadre de ce livre, mais on peut en citer les principales problématiques : éviter une perte de sang soudaine, contrôler la tension, assurer que le deuxième stade du travail est court, et administrer des antibiotiques pendant

Hypertension artérielle essentielle

L'hypertension artérielle préexistante (dite essentielle) doit être bien contrôlée si vous voulez être enceinte. Le risque d'une PRÉÉCLAMPSIE (hypertension gravidique) et d'autres problèmes graves, comme des lésions aux reins, est plus important si vous avez une tension élevée au début de la grossesse. Certains médicaments contre l'hypertension ne sont pas adaptés à la grossesse. Parlez à votre médecin de vos projets de grossesse bien en amont, ou du moins dès que le test est positif.

Maladies rénales

Il arrive qu'une maladie rénale se présente pour la première fois pendant la grossesse, déclenchée par le plus grand besoin de filtrage imposé aux reins et les problèmes supplémentaires d'HYPERTENSION ARTÉRIELLE et de PRÉÉCLAMPSIE. Les femmes souffrant d'une maladie des reins doivent comprendre que la grossesse peut détériorer la fonction rénale, entraînant le besoin de dialyses plus rapprochées. Si la maladie est progressive, mieux vaut tomber enceinte aussi précocement que possible. Dans une maladie à récidive, mieux vaut attendre une rémission avant de tomber enceinte. La consultation pré-grossesse doit vous informer sur les risques des traitements pour le fœtus et pour la fertilité de la mère, le besoin de prendre les médicaments à l'avance et peut-être de changer de traitement, ainsi que sur les détails des problèmes obstétricaux que vous pouvez rencontrer (accouchement prématuré, prééclampsie, retard de croissance intra-utérin). Les femmes qui ont une greffe rénale qui fonctionne bien ont de bonnes chances de réussir leur grossesse avec l'aide d'un spécialiste. Les médicaments immunosuppressifs n'augmentent pas de manière significative le risque d'anomalies fœtales, mais un accouchement précoce par césarienne est fréquent. La grossesse augmente le risque de rejet de greffe.

Il faut faire suivre ces grossesses attentivement par une équipe des spécialistes rénaux et d'obstétriciens.

Maladies auto-immunes

L'amélioration des soins donnés aux femmes souffrant de maladies auto-immunes ou d'affections du tissu conjonctif a augmenté le nombre de tentatives de grossesses. La forme systémique de lupus érythémateux est une maladie multisystème qui peut toucher reins, peau, articulations, système nerveux, sang, cœur et poumons. Les symptômes maternels peuvent s'aggraver pendant et après la grossesse. Si la mère a des anticorps anti-SSA et anti-SSB, le fœtus risque un bloc cardiaque congénital et un lupus néonatal. Dans le syndrome des antiphospholipides, la présence d'anticorps cardiolipides ou d'anticoagulant lupus entraîne FAUSSES COUCHES À RÉPÉTITION, complications en fin de grossesse et risques de THROMBOSE chez la mère. Un traitement à l'aspirine et à l'héparine améliore le résultat des grossesses. Les femmes qui souffrent de sclérose systémique risquent des complications graves, surtout si elle touche le cœur, les poumons ou les reins. On note souvent une amélioration de la polyarthrite rhumatoïde pendant la grossesse, avec rechute post-partum. Les grossesses compliquées par des maladies du tissu conjonctif nécessitent un suivi spécialisé par une équipe multidisciplinaire : les risques de retard de croissance, de PRÉÉCLAMPSIE, de RUPTURE et de NAISSANCE PRÉMATURÉE sont plus élevés et peuvent être augmentés par les traitements à base de corticoïdes qu'il faut souvent continuer pendant la grossesse.

Maladies de la thyroïde

Si votre thyroïde est sous-active ou suractive, il est peu probable que vous tombiez enceinte avant que le problème soit sous contrôle. Vous aurez besoin d'une surveillance attentive pendant la grossesse : les changements de fonctionnement de la thyroïde peuvent être masqués par les symptômes de la grossesse. Votre médecin changera votre traitement et son dosage au cours de la grossesse. L'hypothyroïdie chez le bébé provoque le crétinisme (une forme sévère de retardation mentale), ce qui explique que l'on prescrive à tous les bébés de passer le test de Guthrie pendant la première semaine (*voir* p. 389).

Acné

Si l'acné n'est pas une affection grave, rappelez-vous que certains traitements (les tétracyclines et la vitamine A) peuvent provoquer des malformations fœtales. Vous devez les arrêter si vous essayez de concevoir. Si vous tombez enceinte, n'ayez pas peur, il suffit d'arrêter le traitement sans attendre.

Problèmes psychiatriques

Il y a deux types de problèmes de santé mentale chez la femme enceinte : les psychoses et les maladies dépressives. La schizophrénie touche 1 personne sur 1 000 et pose des problèmes chez les femmes enceintes car il s'agit en général de femmes célibataires, isolées, ayant tendance à abuser de la cigarette, de l'alcool et des drogues. L'effet des médicaments anti-psychotiques sur le fœtus, la capacité de la femme à donner un consentement avisé et la probabilité de rechute post-partum ont des implications graves sur la sécurité de la mère et du bébé. Ces problèmes sont en augmentation car les médicaments antipsychotiques modernes ne réduisent plus la fertilité. Les femmes gravement dépressives voient souvent leur état se détériorer pendant ou après la grossesse, état qui s'aggrave encore si l'on interrompt ou réduit leur traitement de manière abrupte. Même si l'on comprend mieux aujourd'hui la dépression postnatale (*voir* p. 391), les maladies psychiatriques préexistantes chez une femme enceinte restent stigmatisées, et on s'en occupe mal.

INFECTIONS ET MALADIES

Régulièrement, les femmes enceintes m'interrogent sur les effets possibles d'une maladie infectieuse sur leur santé et celle de leur bébé. Des maladies fréquentes comme le rhume et la grippe présentent peu de risques (*voir* p. 32–33), mais d'autres peuvent causer des dommages. Les voici en détail.

Varicelle

La varicelle est causée par le virus varicelle-zona, qui se transmet par de minuscules postillons. La période d'incubation dure de dix à vingt et un jours, avec en général une fièvre suivie d'une éruption cutanée qui démange et produit des cloques, lesquelles éclatent et forment des croûtes en quelques jours. La maladie est contagieuse 48 heures avant l'apparition des cloques, et jusqu'à ce que celles-ci forment des croûtes. Elle est si contagieuse que 90 % des enfants la contractent avant l'adolescence, et une première infection pendant la grossesse est rare (3 sur 1 000).

Si vous contractez la varicelle pour la première fois entre zéro et 8 semaines de grossesse, une fausse couche est peu probable, mais si vous la contractez entre 8 et 20 semaines, votre bébé peut développer un syndrome de varicelle congénitale avec des malformations des membres, des yeux, de la peau, du gros intestin, de la vessie et du cerveau, ainsi que des problèmes de croissance en fin de grossesse ; toutefois, le risque est peu élevé (1 à 2 %). Entre 20 et 36 semaines, le virus n'a pas d'effet sur le bébé, mais reste dans son corps et peut apparaître sous la forme d'un zona pendant ses premières années de vie. Si, en revanche, vous contractez la varicelle après 36 semaines et jusqu'à vingt et un jours après la naissance, votre bébé peut l'attraper. L'infection peut être grave si le bébé la contracte cinq jours avant la naissance ou dans les trois semaines qui suivent, parce que son système immunitaire n'est pas assez mûr pour réagir au virus. On peut éviter ces complications en identifiant le problème et en donnant au bébé une injection d'anticorps (zoster immune globulin, ZIG), qui réduit la gravité si on l'administre avant l'apparition des symptômes. Le médicament antiviral acyclovir peut réduire les symptômes si on le prend dans les 24 heures après l'apparition de l'éruption cutanée.

Si vous pensez être exposée à la varicelle, on procédera à une analyse sanguine pour vérifier votre immunité. En cas d'incertitude, on donnera une injection ZIG au bébé à la naissance.

Rubéole

90 % des femmes enceintes sont immunisées contre la rubéole, soit parce qu'elles l'ont déjà eue, soit parce qu'elles ont été vaccinées dans leur enfance. Sur les 10 % qui restent, bien peu la contractent pendant la grossesse. Les effets sur le fœtus sont graves, il peut développer le syndrome de la rubéole congénitale. On attrape la rubéole par des particules dans l'air, et les symptômes apparaissent deux ou trois semaines plus tard : apparition de boutons roses et plats sur le visage et les oreilles, qui s'étendent au thorax et s'accompagnent de gonflements et de douleurs des articulations, de fièvre et de ganglions enflés. La maladie est contagieuse une semaine avant l'apparition des symptômes et quelques jours après leur disparition.

Si les symptômes surgissent pendant la grossesse, votre médecin prescrira un premier test sanguin pour vérifier que vous développez bien la maladie, et un autre quinze jours plus tard pour vérifier votre réponse immunitaire. Si la rubéole est confirmée avant 12 semaines, votre bébé court 80 % de risque d'avoir des anomalies congénitales allant de la cataracte à la surdité, en passant par des anomalies cardiaques et des difficultés d'apprentissage. Entre 13 et 17 semaines, une primo-infection rubéolique peut entraîner la surdité. Après 17 semaines, le bébé ne court plus de risques. Les bébés nés avec une rubéole congénitale peuvent avoir un poids faible, souffrir d'éruptions cutanées et d'un surdimensionnement du foie et de la rate associé à une jaunisse, et peuvent rester contagieux pendant des mois.

Parvovirus

Les symptômes d'une infection par le parvovirus B19 ressemblent à ceux de la rubéole, mais peuvent passer inaperçus. Le parvovirus se propage par gouttelettes (toux et éternuement) et par contact avec des contages (matières absorbant des particules infectieuses comme les draps, les vêtements, les moquettes). Le virus ne provoque pas d'anomalies congénitales, et la plupart des infections pendant la grossesse sont suivies par des naissances de bébés en bonne santé. Rarement, il peut entraîner une fausse couche ou la mort intra-utérine, due en général à l'ANASARQUE FŒTOPLACENTAIRE.

Cytomégalovirus

Le cytomégalovirus appartient à la famille des virus de l'herpès. Il est très fréquent chez les jeunes enfants, et environ 50 % des adultes le contractent avant 30 ans. L'infection passe souvent inaperçue du fait de symptômes proches de ceux de la grippe : maux de gorge, fièvre, courbatures et fatigue générale. On le contracte en général par contact avec le sang, l'urine, la salive, le mucus ou le lait maternel.

Peu de femmes contractent une primo-infection pendant la grossesse, et pour elles, le risque de transmettre le virus au bébé est d'environ 40 %. Ces bébés risquent la forme congénitale, pouvant entraîner une déficience mentale et des problèmes d'ouïe, de vision et de développement, mais le nombre de bébés infectés reste faible. Aucun traitement n'existe à ce jour, mais des recherches sont en cours sur de nouveaux antiviraux. Le cytomégalovirus étant une cause majeure de la déficience mentale, on essaie aussi de mettre au point un vaccin. Les personnes à risque (employées dans un hôpital, un laboratoire ou une crèche) doivent prendre des précautions d'hygiène simples, comme se laver les mains, lorsqu'elles sont enceintes.

Toxoplasmose

La majorité de la population est immunisée contre la toxoplasmose lors d'une infection précédente. Les symptômes, proches de ceux de la grippe (fièvre, ganglions enflés) sont parfois si faibles qu'ils passent inaperçus. Une primo-infection pendant la grossesse est rare (1 sur 2 000), mais peut avoir des conséquences graves pour le bébé. Le risque que le bébé la contracte est faible pendant les trois premiers mois de la grossesse, mais peut entraîner une fausse couche ou des problèmes neurologiques graves (HYDROCÉPHALIE, calcification cérébrale et malformations oculaires). Près du terme, le bébé court plus de risques d'être infecté, mais a moins de chances de subir des lésions neurologiques.

En France, on teste régulièrement les femmes enceintes pour la toxoplasmose. Si l'analyse de sang révèle une infection, on donne des antibiotiques à la mère pour réduire le risque de transmission au bébé. On procède parfois à une cordocentèse (*voir* p. 143) pour savoir si le bébé est infecté. En cas de confirmation, certaines femmes choisissent de mettre un terme à leur grossesse.

Tuberculose

La tuberculose est extrêmement rare pendant la grossesse : dans les pays industrialisés, le nombre de tuberculoses pulmonaires est très bas ; plus courante dans les pays en développement, son incidence sur le bassin mène souvent à l'infertilité. Cela dit, la plus grande mobilité des populations a entraîné une croissance du nombre de femmes enceintes développant une tuberculose pulmonaire. De plus, les personnes atteintes du VIH sont plus sujettes à une infection du fait des modifications de leur système immunitaire. Avant 20 semaines, on traite en général une tuberculose active avec un antibiotique isoniazide. On peut ensuite utiliser de la rifampicine. Si la tuberculose n'est pas active au moment de l'accouchement, il faut vacciner le bébé (BCG), mais on n'est pas obligé de l'isoler, et il peut être nourri au sein.

Listériose

La listériose est une bactérie présente dans des aliments. Une infection pendant la grossesse est rare, mais peut avoir des conséquences graves pour le bébé, y compris une fausse couche tardive ou la mort intra-utérine. Pendant la grossesse, les femmes sont moins résistantes à la listériose, qui prolifère rapidement dans le placenta. La femme présente en général des symptômes proches de ceux de la grippe : malaises, nausées, diarrhée et douleurs abdominales. Les antibiotiques agissent rapidement, mais mieux vaut être attentive et éviter les sources d'infection (*voir* ci-dessus).

Streptocoques B

5 à 30 % des femmes portent dans leur vagin ces bactéries qui vivent en symbiose dans le système digestif. Ces femmes ne présentent en général aucun symptôme, bien que cela puisse entraîner des pertes vaginales ou une infection urinaire. Une infection pendant la grossesse peut avoir des effets sur le bébé. Seuls 1 % des bébés à risque développent une infection en avalant ou en inhalant des sécrétions vaginales, mais cela peut être fatal. Généralement, des signes de septicémie et de méningite apparaissent environ deux jours après la naissance. Les prématurés courent un risque plus grand, surtout si la poche des eaux est rompue. Le dépistage prénatal n'est pas sûr à 100 %. Si vous avez déjà eu un bébé infecté, ou si vous risquez un accouchement prématuré, on vous proposera tout de même un dépistage, car la perfusion d'antibiotiques pendant le travail et quatre heures avant l'accouchement est le meilleur moyen d'éviter l'infection néonatale.

Maladies sexuellement transmissibles

HERPÈS

Il y a deux types d'herpès. Le type 1 (HSV1) est cause de plaies buccales ou labiales. Le type 2, connu sous le nom d'herpès génital, génère des éruptions douloureuses de la vulve, du vagin ou du col. En cas de primo-infection d'herpès génital quand l'accouchement approche, il y a 10 % de chances que le bébé soit infecté pendant l'accouchement. Les conséquences peuvent être graves, allant jusqu'à l'encéphalite ou la méningite herpétique. C'est pourquoi on conseille la césarienne et la prise de médicaments antiviraux après la naissance. Après une primo-infection, la mère produit des anticorps qui protègent les fœtus futurs, mais ne la protègent pas elle-même. Une infection secondaire d'herpès génital pendant la grossesse peut être désagréable, mais n'a pas de conséquence pour le bébé. L'accouchement par voie basse reste la meilleure solution.

GONORRHÉE

La gonorrhée est une infection bactérienne très contagieuse qui touche surtout le col, mais peut aussi affecter l'urètre, le rectum ou la gorge. Elle est souvent accompagnée de CHLAMYDIÆ, de TRICHOMONAS et de SYPHILIS. L'infection est causée dans 90 % des cas par un rapport sexuel non protégé avec une personne infectée. L'infection peut être sans symptômes, ou s'accompagner de pertes vaginales, de douleurs et d'inconfort urinaire. C'est la cause majeure d'une inflammation pelvienne endommageant les trompes de Fallope, qui entraîne des grossesses extra-utérines et des cas de stérilité. Une infection pendant la grossesse entraîne une perte précoce des eaux et un accouchement prématuré. Elle augmente le risque d'inflammation pelvienne post-partum et d'atteinte systémique (articulations douloureuses et éruption cutanée). Le diagnostic le plus fiable passe par la culture de prélèvements du col, et la pénicilline est un traitement efficace. Si le bébé ne risque pas d'infection pendant la grossesse, un contact pendant l'accouchement peut provoquer une conjonctivite néonatale, et parfois une septicémie.

CHLAMYDIA

L'infection par Chlamydia trachomatis figure parmi les MST les plus fréquentes. 40 % des hommes infectés ont des pertes péniennes, une inflammation testiculaire et un inconfort urinaire, mais seulement 15 % des femmes infectées ont des pertes vaginales, des douleurs pelviennes ou des problèmes urinaires. Même sans symptômes, l'infection peut être présente dans le vagin, le col, l'utérus, l'anus, l'urètre ou les yeux. L'effet silencieux sur les trompes augmente le risque de grossesse extra-utérine et peut entraîner la stérilité. Si elle est présente à l'accouchement, le risque d'infection du bébé est de 40 %. Le chlamydia est la première cause de conjonctivite néonatale, avec un risque de perte de la vue ou de pneumonie. Il faut le diagnostiquer tôt, car il peut être traité efficacement avec des antibiotiques.

SYPHILIS

La syphilis est portée par la bactérie *Treponema pallidum*. C'est une infection peu courante chez les femmes enceintes en France. On peut en éviter le passage au fœtus par un traitement à la pénicilline tôt dans la grossesse. C'est pourquoi un dépistage obligatoire est prescrit à chaque femme enceinte lors de son premier examen prénatal. Pendant la première phase d'infection, un ulcère (chancre) apparaît, qui ressemble à un herpès, mais est moins douloureux ; il persiste trois à six semaines. Sans traitement, l'infection progresse en quelques mois avec une deuxième phase de démangeaisons, glandes enflées, une perte de poids et une fatigue générale. Sans traitement, une syphilis tertiaire se développe quelques années plus tard, atteignant le cerveau, les nerfs et d'autres organes. Pendant la grossesse, la bactérie peut pénétrer dans le placenta après 15 semaines et infecter le fœtus. Parmi les femmes enceintes infectées, 70 % transmettent l'infection au fœtus. Si le fœtus survit à la première infection, il en sera à la deuxième phase de la maladie à la naissance. Dans un tiers de ces cas, le bébé est mort-né, et dans un autre tiers, le bébé naît atteint d'une syphilis congénitale avec des crises, un retard de croissance, des lésions cutanées, buccales et osseuses, la jaunisse, une anémie et une microcéphalie. Une dose de pénicilline suffit en général pour traiter l'infection maternelle et éviter une infection fœtale. On peut administrer d'autres antibiotiques à la naissance si nécessaire. Un diagnostic de la syphilis doit pousser à un dépistage pour les chlamydiæ, la gonorrhée, le VIH, et les hépatites B et C.

VIH

L'infection par VIH (virus d'immunodéficience humaine) est le plus souvent transmise par les rapports sexuels, les aiguilles contaminées ou par le sang contaminé. Dans les pays occidentaux, les cas de sida concernent en majorité les hommes homosexuels ou bisexuels et les toxicomanes. Si, à Paris, le taux d'infection par VIH chez les femmes enceintes est de moins de 1 %, dans certains pays d'Afrique, l'incidence prénatale peut dépasser 40 %.

La grossesse ne semble pas influer sur la santé des femmes séropositives, mais la maladie a des conséquences graves pour l'enfant. Environ 20 % des nouveau-nés séropositifs développent le sida pendant leur première année et meurent avant l'âge de 4 ans. Parmi ceux qui restent, beaucoup ont le sida avant 6 ans. Le dépistage systématique et le traitement des femmes enceintes séropositives peuvent réduire de manière significative le risque de transmission au bébé et le développement du sida chez la mère, ce qui allonge son espérance de vie. On réduit de 20 % à 2 % le risque de transmission au bébé en traitant les femmes enceintes séropositives avec des médicaments antirétroviraux pendant les derniers mois de la grossesse, en choisissant la césarienne, en évitant l'allaitement et en traitant activement le nouveau-né.

Malheureusement, les femmes enceintes séropositives vivent pour la grande majorité dans des pays où le coût élevé des traitements rend ces solutions inaccessibles.

TRICHOMONASE

Cette infection est provoquée par l'organisme *Trichomonas vaginalis*. Située dans le tractus urinaire ou dans le vagin, elle s'accompagne souvent du chlamydia et de la gonorrhée. L'infection peut être sans symptômes ou se manifester par des pertes vaginales jaune-vert, liquides, écumeuses, très malodorantes, et par une inflammation douloureuse du vagin et de l'urètre. Une infection pendant la grossesse peut entraîner une pneumonie du nouveau-né. On peut la diagnostiquer par un frottis du col ou du vagin. On traite à l'aide de l'antibiotique métronidazole, sans risque s'il est pris tard dans la grossesse ou pendant l'allaitement.

VAGINITE BACTÉRIENNE

C'est une des causes fréquentes des pertes vaginales, qui touchent 10 à 20 % des femmes, mais peut aussi être sans symptômes. Les pertes sont en général liquides, grises et sans démangeaisons, et sont très malodorantes. On diagnostique l'infection par la présence de bâtonnets adhérant aux cellules épithéliales sur le frottis vaginal. Pendant la grossesse, l'environnement hormonal dans le vagin est moins acide, ce qui favorise les organismes en jeu dans la vaginite bactérienne.

Il existe un lien fort entre la vaginite bactérienne pendant la grossesse et les fausses couches tardives ou naissances prématurées. Bien qu'un traitement par les antibiotiques clindamycine ou métronidazole guérisse l'infection en quelques jours, une récurrence pendant la grossesse est fréquente. Le dépistage et le traitement de toutes les femmes enceintes n'a pas réduit le taux de naissances prématurées. Il semble que les femmes ayant des antécédents d'accouchement prématurés soient particulièrement sujettes à cette infection, et doivent bénéficier de dépistages réguliers et d'un traitement antibiotique quand l'infection est présente.

ANOMALIES FŒTALES

Les anomalies congénitales sont présentes à la naissance, et ont souvent des causes génétiques. Certaines résultent de facteurs environnementaux ou surviennent pour des raisons inconnues. Vous trouverez des détails sur ces anomalies dans la partie sur les examens prénatals (*voir* p. 134–143).

ANOMALIES CHROMOSOMIQUES

Ces anomalies sont dues à un problème dans le nombre de paires de chromosomes chez le bébé : soit il y a plus que les 23 paires normales, soit il y en a moins. La plus fréquente des anomalies chromosomiques est la trisomie 21, que l'on présente en détail à la page 147.

Trisomies

LE SYNDROME DE PATAU (TRISOMIE 13)

Dans le syndrome de Patau, qui touche 1 naissance vivante sur 10000, le chromosome 13 est en triple exemplaire. La majorité des bébés touchés ne parvient pas au terme. Parmi les 20 % qui naissent vivants, la plupart meurt en quelques jours. Ceux qui survivent souffrent de handicap mental sévère. La microcéphalie et les anomalies faciales sévères, les doigts ou orteils surnuméraires, l'OMPHALOCÈLE et les ANOMALIES DU CŒUR ET DES REINS sont caractéristiques. Généralement, on les identifie par échographie au cours de la grossesse.

LE SYNDROME D'EDWARD (TRISOMIE 18)

Dans le syndrome d'Edward, le chromosome 18 est en triple exemplaire. Il touche 1 naissance vivante sur 7 000 et les malformations physiques incluent un retard de croissance intra-utérin, une tête en forme de fraise, des KYSTES DU PLEXUS CHOROÏDE, DES ANOMALIES DU CŒUR ET DES REINS, UNE HERNIE DIAPHRAGMATIQUE, L'OMPHALOCÈLE, une petite mâchoire retirée, des oreilles basses, des membres courts, des mains serrées, et des plantes de pied courbées, que l'on peut détecter à la deuxième échographie. Un dépistage intégré (*voir* p. 138) permet d'identifier 60 % des bébés souffrant de ce syndrome. Ils souffrent généralement de débilité mentale sévère et la plupart meurent dans la première année.

Triploïdie (69XXY ou XYY)

La triploïdie désigne la présence d'un lot de 23 chromosomes supplémentaires, et peut être due à la fertilisation d'un œuf par plus d'un spermatozoïde ou à un échec de division de l'œuf fertilisé. La triploïdie touche environ 2 % des conceptions mais se termine en général par une fausse couche. Quand le lot supplémentaire vient du père, l'embryon ne se développe pas, et les tissus placentaires grossissent rapidement et de manière incontrôlée. Il est rare que la grossesse dépasse les 20 semaines (*voir* MÔLE HYDATIFORME, p. 422). Quand le lot supplémentaire vient de la mère, la grossesse peut durer jusqu'au troisième trimestre. Le placenta est normal, mais le fœtus souffre en général d'un retard de croissance dysharmonieux sévère. L'âge de la mère n'a pas d'influence.

Translocation

La translocation a lieu quand un fragment d'un chromosome s'attache à un autre chromosome. Dans le cas de la translocation équilibrée, l'individu paraît normal car le chromosome normal neutralise l'anormal. Néanmoins, si cette personne devient parent, il y a trois résultats possibles pour l'enfant : des chromosomes normaux ; une translocation équilibrée ; une translocation déséquilibrée menant à une fausse couche ou à une anomalie grave. Une translocation peut être réciproque ou robertsonienne ; elle est la cause de FAUSSES COUCHES À RÉPÉTITION. Des translocations non héritées des parents peuvent apparaître.

Anomalies des chromosomes sexuels

LE SYNDROME DE TURNER (45X)

Ce syndrome touche 1 naissance sur 2500. Un des deux chromosomes X manque. Ces filles sont d'intelligence normale, mais leur croissance est sérieusement touchée et elles n'ont pas de règles et sont donc stériles. Autres caractéristiques physiques : le cou palmé et le cubitus valgus (déviation de l'avant-bras en dehors). Un fort pourcentage de grossesses portant un fœtus à X unique se solde par une fausse couche, ou bien le fœtus est identifié par diagnostic prénatal. Les anomalies détectées par échographie comprennent un lymphangiome kystique (sac rempli de liquide derrière la nuque), des ANOMALIES CARDIAQUES, en particulier une coarctation de l'aorte, l'ANASARQUE FŒTOPLACENTAIRE et les reins en fer à cheval. Le syndrome de Turner peut prendre une forme en mosaïque : 46XX et 45X. Si les cellules des œufs contiennent un lot de chromosomes normaux, la femme atteinte sera peut-être fertile.

LE SYNDROME DE KLINEFELTER (47XXY)

Le syndrome de Klinefelter touche 1 naissance vivante sur 1000 et désigne les garçons qui ont un chromosome X en plus. À l'âge adulte, ses hommes ont tendance à être grands, d'intelligence et de périmètre crânien réduits, mais il ne sont normalement pas classés comme retardés. Ils sont stériles, et sont plus sujets à certaines maladies auto-immunes, aux cancers et aux maladies cardiovasculaires.

LE TRIPLE X (47XXX)

Les femmes portant un chromosome X en trop ont une fertilité normale leurs capacités mentales sont très variables. Certaines ont une intelligence plus réduite, mais sont rarement retardées. Ce syndrome touche 1 naissance vivante sur 1000.

LE DOUBLE Y (47XYY)

Certains garçons ont un chromosome Y en plus. Ils sont normaux physiquement et mentalement, et sont fertiles. À l'âge adulte, ils ont plus de chances d'avoir des difficultés de langage et de lecture, d'être hyperactifs, et de se comporter de façon impulsive et agressive. Ce syndrome touche 1 naissance vivante sur 1000.

Maladies à transmission dominante

HYPERCHOLESTÉROLÉMIE FAMILIALE

On estime que 1 individu sur 500 est atteint de cette maladie à transmission dominante, les hommes étant plus touchés que les femmes. Un taux de cholestérol important et une constriction des vaisseaux sanguins sont la cause de crises cardiaques précoces et de dépôts de graisses autour des paupières. Si les parents ont des antécédents de maladies du cœur, on peut tester le cordon ombilical à la recherche d'un taux élevé de cholestérol à la naissance. Un diagnostic à la naissance permet de prendre des dispositions prophylactiques pour réduire la gravité de la maladie.

LA MALADIE DE HUNTINGDON

Cette maladie héréditaire à transmission dominante touche 1 personne sur 20000 et se manifeste insidieusement à l'âge mûr, d'abord par des changements de personnalité, puis par des mouvements incontrôlés, un comportement sexuel agressif et des crises de démence. La maladie a une pénétrance complète : les enfants d'un parent atteint ont 50 % de chances d'avoir la maladie ; celle-ci ne saute jamais une génération. Les individus atteints et leur famille essaient souvent de cacher les premiers symptômes, bien qu'ils soient conscients des problèmes qui les attendent. Des études montrent que l'anomalie se trouve sur le chromosome 4, et une analyse ADN du fœtus permet un diagnostic prénatal. Une consultation génétique des familles atteintes est essentielle.

Maladies à transmission récessive

LA MALADIE DE TAY-SACHS

C'est une maladie mortelle à transmission récessive fréquente chez les familles juives ashkénazes et chez les Canadiens francophones. Elle a pour cause un déficit de l'enzyme hexosaminidase A, qui entraîne une accumulation de graisses dans les cellules nerveuses du cerveau. Les bébés malades semblent normaux, mais à 6 mois, ils commencent à montrer des signes de faiblesse motrice progressive et de handicap mental. L'enfant devient aveugle, sourd, incapable d'avaler et souffre de crises de plus en plus graves, pour mourir entre 3 et 5 ans. On identifie les porteurs de la maladie par analyse de sang avant ou pendant la grossesse. Avec deux parents porteurs, le risque d'avoir un bébé atteint est de 1 sur 4 à chaque grossesse. On confirme le diagnostic par prélèvement de villosités choriales ou par amniocentèse. Il n'y a pas de traitement : les couples choisissent souvent d'interrompre la grossesse.

MUCOVISCIDOSE

C'est une des maladies héréditaires récessives les plus fréquentes chez les personnes à peau blanche, touchant 1 naissance vivante sur 2 500. La maladie résulte d'une anomalie dans le transport du sodium, qui rend les sécrétions des poumons, du système digestif et des glandes sudoripares épaisses et visqueuses. L'accumulation de mucus dans les poumons provoque des infections graves, et comme le pancréas et le foie sont aussi atteints, les enzymes digestives ne circulent pas normalement. C'est une cause de malnutrition si l'on n'administre pas rapidement des suppléments quotidiens d'enzymes. La maladie peut être plus ou moins grave, de la mort dès la première année à une santé faible à l'âge mûr. La kinésithérapie régulière peut améliorer les problèmes pulmonaires. Les hommes atteints sont stériles, car les tubes qui transportent le sperme (vas deferens) sont bloqués.

Un Blanc sur 22 est porteur de la mutation génétique la plus fréquemment responsable de la mucoviscidose (AF508), sur le chromosome 7. Il est donc possible de dépister des parents et de diagnostiquer la maladie par échantillons d'ADN prélevés sur les fœtus à risque. En revanche, il y a plusieurs mutations du gène de la mucoviscidose, et les techniques de dépistage actuelles ne peuvent identifier que 85 % des porteurs. On propose un dépistage aux personnes ayant des antécédents, aux compagnons de porteurs identifiés, aux parents dont on a détecté à l'échographie chez le fœtus un gros intestin échogène, et aux donneurs de sperme. Une consultation génétique est importante pour les couples qui sont testés pour qu'ils soient conscients des limites des tests.

PHÉNYLCÉTONURIE (PCU)

Cette maladie à transmission récessive touche 1 naissance sur 15 000 en France. Elle provoque le déficit d'une enzyme qui transforme l'acide animé essentiel, la phénylalanine, en tyrosine. Un taux élevé de phénylalanine dans le sang est toxique pour le cerveau en croissance. L'atteinte cérébrale irréversible et les troubles d'apprentissage sont évités grâce à un régime pauvre en phénylalanine dès les premières semaines. On teste tous les bébés pour la PCU dans la semaine de la naissance (*voir* p. 389).

DRÉPANOCYTOSE ET THALASSÉMIE

Si vous êtes d'origine méditerranéenne ou africaine, on vous propose une électrophorèse de votre hémoglobine pour déterminer si vous avez des traits de drépanocytose ou de thalassémie (*voir* p. 424). Si vous êtes porteuse du trait de la drépanocytose, il faut déterminer si votre compagnon est porteur ou non tôt dans la grossesse, car il y a un risque que votre bébé hérite du gène des deux côtés et développe la maladie. De même, si vous portez le trait de la thalassémie A ou B, il faut tester votre compagnon. Un bébé atteint de la thalassémie souffre d'une anémie sévère et d'un surplus de fer qui provoquent un dysfonctionnement de plusieurs organes. Si les deux parents sont porteurs de la drépanocytose, ils peuvent choisir d'avoir un test intrusif comme l'amniocentèse ou le prélèvement de villosités choriales pour savoir si le bébé a hérité de la maladie. Un diagnostic prénatal est conseillé quand les deux parents sont porteurs de la thalassémie alpha ou bêta.

Maladies génétiques liées au sexe

LA MYOPATHIE DE DUCHENNE

Plus connue sous le simple nom de myopathie, c'est la maladie sexuée la plus fréquente, elle touche 1 garçon sur 3 500. L'enfant semble normal dans sa petite enfance, mais entre 4 et 10 ans, il perd la capacité de marcher du fait d'une faiblesse musculaire, et doit en général se déplacer en chaise roulante peu de temps après. Auparavant, pour identifier les femmes porteuses, on s'en remettait au dosage de certaines enzymes musculaires, les créatine-phosphokinases. Cette analyse n'est guère fiable, et l'on conseillait une interruption de grossesse à la plupart des couples portant un fœtus mâle. On a désormais identifié le gène responsable de la maladie. Dans environ deux-tiers des familles, une anomalie est présente sur le bras court du chromosome X. Il est donc possible d'identifier la plupart de femmes porteuses avant une grossesse. Un diagnostic prénatal sur des prélèvements d'ADN fœtal pendant la grossesse peut déterminer si le bébé est atteint.

HÉMOPHILIE

Cette maladie à transmission récessive liée au chromosome X touche 1 mâle sur 5 000 et ralentit la coagulation du sang. Il y en a deux formes. Le plus fréquent est l'hémophilie A, liée à un déficit en facteur VIII. Pour l'hémophilie B, c'est un déficit en facteur IX (appelé aussi maladie de Christmas). Les symptômes des deux formes sont un saignement prolongé entre les articulations, les muscles et les autres tissus suite à un traumatisme mineur. La gravité de la maladie dépend du taux de manque du facteur coagulant dans le sang.

Aujourd'hui, on traite les deux formes d'hémophilie par des injections ou transfusions de plasma contenant les facteurs coagulants manquants, et avec une aide médicale, les malades peuvent avoir une vie normale, d'où l'importance d'identifier la forme d'hémophilie. Les femmes porteuses peuvent avoir des taux normaux ou bas de facteurs coagulants : le diagnostic n'était donc pas fiable avant le test d'ADN. Dans les familles ayant des antécédents d'hémophilie, on peut en amont identifier de façon fiable les femmes porteuses, et des analyses d'ADN fœtal pendant la grossesse permettent de savoir si un bébé mâle est atteint.

LE SYNDROME DU X FRAGILE

Cette maladie liée au chromosome X est responsable du retard mental héréditaire le plus fréquent (1 homme sur 1500 et 1 femme sur 2500). Le retard mental est variable chez les femmes porteuses, mais une analyse ADN permet de confirmer la maladie ou le statut de porteur sain. Une consultation génétique est conseillée pour toutes les femmes et leur famille si elles ont des antécédents de déficience mentale, car 1 femme sur 200 porte la mutation génétique.

AUTRES ANOMALIES CONGÉNITALES

Cette rubrique aborde les anomalies fœtales pour lesquelles il n'y a pas de cause génétique précise connue, bien que certaines, comme les anomalies du tube neural, semblent liées à l'hérédité. Cette liste couvre la plupart des anomalies que l'on peut trouver par échographie.

Anomalies du tube neural (ATN)

Elles sont parmi les anomalies congénitales les plus fréquentes et les plus graves. Sans dépistage prénatal, environ 1 bébé sur 400 serait atteint. Le tube neural de l'embryon ne se ferme pas complètement dans les quatre premières semaines de la grossesse, ce qui empêche le développement complet du cerveau et de la colonne vertébrale, et entraîne des malformations neurologiques permanentes à différents degrés. Les formes graves sont l'anencéphalie (os du crâne inachevés et cerveau incomplètement développé) et l'encéphalocèle (le tissu cérébral sort par un trou dans le crâne). Les bébés touchés naissent rarement vivants. Dans le cas du *spina bifida* (la myéloméningocèle), la moelle épinière n'est pas protégée par les os de la colonne vertébrale et peut être fermée (couverte par des membranes protectrices) ou ouverte (sans membranes). Le degré de paralysie, de faiblesse et d'incapacité sensorielle est variable, allant de la vie en chaise roulante, avec dysfonctionnement total de la vessie et des intestins, à quelques difficultés mineures pour marcher. Cependant, les bébés souffrant de *spina bifida* ouvert ont souvent des handicaps graves, nécessitant des interventions chirurgicales fréquentes et une hospitalisation prolongée. La majorité des cas graves développent une HYDROCÉPHALIE, entraînant déficience mentale et difficultés d'apprentissage. La forme la moins grave des ATN est le *spina bifida* occulta, lésion dans la partie inférieure du sacrum, qui passe souvent inaperçue et touche 5 % des bébés sains. Le dépistage prénatal du *spina bifida* ouvert s'est beaucoup amélioré avec le développement des échographies. En plus de l'anomalie des os de la colonne vertébrale, la plupart des bébés frappés de myéloméningocèle ont les os frontaux du crâne festonnés (on le voit à l'échographie) et un cervelet qui ressemble à une banane plutôt qu'à un haltère (forme normale). Le *spina bifida* fermé a un meilleur pronostic : on peut facilement opérer la malformation après l'accouchement ; mais elle est plus difficile à détecter pendant la grossesse.

Le *spina bifida* peut être héréditaire, mais 95 % des bébés touchés n'ont pas d'antécédents familiaux. Cette anomalie est liée à une alimentation déséquilibrée et le risque de récurrence est de 1 sur 20. La prise d'acide folique pendant trois mois avant la grossesse et pendant le premier trimestre prévient 75 % des cas. Des femmes qui ont un antécédent d'ATN ou prennent des médicaments anti-épileptiques doivent prendre un dosage fort d'acide folique avant la conception (*voir* p. 51).

Hydrocéphalie

Elle désigne une trop grande quantité de liquide céphalorachidien et résulte d'une surproduction du liquide, d'un blocage de la circulation du liquide, ou d'une absorption réduite. L'hydrocéphalie accompagne souvent un *spina bifida*, ou procède d'une hémorragie cérébrale chez un prématuré. Le problème est visible à l'échographie avant la naissance. Le gonflement de la tête comprime le cerveau, les os du crâne s'amincissent, les sutures de la tête s'agrandissent et les fontanelles se bombent. Après l'accouchement, si l'hydrocéphalie est le résultat d'un blocage, il est parfois possible d'insérer un tube dans le cerveau pour drainer le liquide des ventricules cérébraux vers l'abdomen ou le cœur. Parfois, l'hydrocéphalie est héritée chez les garçons par transmission récessive sexuée.

Microcéphalie

Chez ces bébés, la taille des os du crâne et du cerveau est plus petite que la moyenne. Ils souffrent presque toujours de déficience intellectuelle grave. Les causes connues sont la rubéole pendant le premier trimestre, le CYTOMÉGALOVIRUS, la TOXOPLASMOSE, la SYPHILIS, l'irradiation sévère et l'abus maternel d'héroïne ou d'alcool. Quelques cas de microcéphalie sont hérités par transmission récessive. Souvent, on ne parvient pas à en isoler la cause.

Kystes du plexus choroïde

Ces kystes dans les ventricules du cerveau du bébé sont en général bilatéraux, et se voient dans près de 1 % des échographies de la 20e semaine. La plupart de ces kystes sont bénins et disparaissent vers la 24e semaine. Néanmoins, comme ils sont associés à la TRISOMIE 18, une consultation détaillée est nécessaire pour aider les parents à décider d'exposer ou non la grossesse à un test de diagnostic intrusif.

Anomalies du système digestif

ATRÉSIE DUODÉNALE

Dans cette anomalie, l'intestin grêle situé entre le bas de l'estomac et l'iléon est absent. Une double bulle visible à l'échographie permet souvent d'établir le diagnostic : la première est l'estomac normal, la seconde correspond au duodénum qui ne peut pas se vider dans la suite de l'intestin, ce qui peut être la cause d'HYDRAMNIOS. Une opération peut résoudre le blocage après la naissance, mais dans un tiers des cas, l'anomalie est associée à la trisomie 21.

ATRÉSIE DE L'ŒSOPHAGE

Dans cette anomalie, il manque une partie du tube entre la gorge et l'estomac, ce qui entraîne des vomissements et une hypersalivation après la naissance. Elle est souvent associée à une fistule (un passage) entre l'œsophage et la trachée. D'où la difficulté de voir l'HYDRAMNIOS et le signe de double bulle à l'échographie. En cas de fistule, il y a un risque grave que la nourriture passe dans les poumons et suffoque le bébé. Cela nécessite une opération immédiate, parfois plusieurs ; la correction chirurgicale est en revanche très efficace si le problème est isolé.

INTESTIN FŒTAL HYPERÉCHOGÈNE

Un intestin qui paraît hyperéchogène (stries blanches) à l'échographie peut être un signe secondaire d'anomalie chromosomique majeure : MUCOVISCIDOSE, occlusion intestinale, infection fœtale, RETARD DE CROISSANCE. Il peut aussi apparaître chez un fœtus parfaitement normal.

Hernie diaphragmatique

Cette anomalie congénitale grave touche 1 bébé sur 3 000 et peut être diagnostiquée à la deuxième échographie. Le diaphragme musculaire sépare les organes du thorax (cœur et poumons) de ceux de l'abdomen (foie, estomac, rate, intestins). En cas d'anomalie de développement du diaphragme, un ou plusieurs organes de l'abdomen peuvent déborder (hernie) dans la cage thoracique. Dans environ 50 % des cas, la hernie est associée à des anomalies chromosomiques, à des syndromes génétiques ou à d'autres anomalies structurelles. À la naissance, le bébé a besoin de ventilation et de soins intensifs avant de subir plusieurs interventions pour remettre en place les organes abdominaux et reconstruire le diaphragme. Certains centres spécialisés peuvent tenter une intervention *in utero*.

Anomalie de la paroi abdominale

OMPHALOCÈLE

L'omphalocèle touche 1 bébé sur 5 000 et résulte d'une anomalie de la paroi abdominale au-dessus de l'ombilic, par laquelle une partie de l'intestin grêle et du foie peut s'échapper, couverte par la membrane péritonéale. Les bébés atteints sont en général identifiés pendant la grossesse. Environ 50 % d'entre eux ont également des anomalies des chromosomes, du cœur ou de la vessie. Un caryotype (carte des chromosomes) et des échographies sont nécessaires pour évaluer le problème. Si la défaillance est isolée, des interventions chirurgicales (parfois multiples) après la naissance peuvent donner de bons résultats.

LAPAROSCHISIS

Dans cette affection, des parties de l'intestin débordent par une anomalie de la paroi abdominale sans être couvertes par le péritoine. En général, il n'y a pas d'autres anomalies, et pas d'incidence plus élevée d'anomalies chromosomiques. L'anomalie de la paroi est en général petite et facilement réparable. Un accouchement précoce est souvent programmé.

Anomalies cardiaques

Ce sont les anomalies congénitales graves les plus fréquentes, touchant 8 naissances vivantes sur 1 000. Elles sont une cause majeure de décès à la naissance et pendant l'enfance. Elles sont plus fréquentes chez les prématurés, chez les enfants atteints de trisomie 21 ou de RUBÉOLE, et chez ceux dont la mère ou d'autres membres de la famille souffrent d'une MALADIE CARDIAQUE CONGÉNITALE, de DIABÈTE, d'ÉPILEPSIE. On trouve une autre anomalie structurelle dans 30 % des cas d'anomalie cardiaque, et une atteinte chromosomique dans 20 % des cas.

Pendant la grossesse, on arrive à diagnostiquer bon nombre des anomalies cardiaques par échographie. C'est pourquoi on cherche à visualiser les 4 cavités du cœur lors de la 2e échographie. Au moindre soupçon, d'autres échographies sont prescrites. On proposera aux parents d'établir un caryotype fœtal (analyse des chromosomes) : les résultats peuvent influencer la gestion de l'accouchement. Certaines lésions cardiaques exigent une intervention chirurgicale immédiate, tandis que d'autres peuvent attendre.

ANOMALIES SEPTALES

Ces « trous dans le cœur » constituent 50 % de l'ensemble des anomalies cardiaques. Un trou dans le septum (cloison) qui divise les deux cavités supérieures (auriculaires) ou les deux cavités inférieures (ventriculaires) a pour résultat de faire se mélanger sang oxygéné et sang non oxygéné. Une anomalie septale auriculaire donne peu de symptômes, tandis qu'une anomalie ventriculaire se manifeste par un souffle cardiaque bruyant. En outre, plus le cœur travaille, plus le trou s'agrandit. Sans traitement, le problème peut s'aggraver, surtout s'il est compliqué par une cyanose (la maladie bleue).

CARDIOPATHIE CYANOGÈNE (LA MALADIE BLEUE)

25 % de toutes les cardiopathies congénitales sont cyanogènes et exigent des soins médicaux et chirurgicaux spécialisés. Les perspectives sont souvent mauvaises pour le bébé, et dépendent de la gravité de la lésion. Dans les cas de tétralogie de Fallot (une des formes les plus fréquentes d'anomalie congénitale cardiaque complexe), il y a un grand défaut septal, une aorte anormale et un rétrécissement de la valvule pulmonaire. Quand l'aorte et l'artère pulmonaire sont connectées à l'envers, la plus grande partie du sang ne reçoit pas d'oxygène des poumons, et le sang oxygéné retourne aux poumons au lieu de circuler dans le corps.

PERSISTENCE DU CANAL ARTÉRIEL

10 % des cas de cardiopathie congénitale résultent du fait que le conduit entre le cœur et les poumons ne se ferme pas après la naissance. Le phénomène est plus fréquent chez les prématurés. En général, le canal se ferme tout seul avec le temps, mais il faut parfois l'aider avec de l'indométhacine ou par un acte chirurgical.

HYPOPLASIE DU CŒUR GAUCHE
Elle concerne 10 % des bébés ayant une cardiopathie congénitale. Le côté gauche du cœur est si atrophié qu'à la naissance, quand le canal artériel se ferme, le bébé n'arrive pas à obtenir de sang oxygéné. L'issue est souvent mortelle, et en cas de diagnostic prénatal, les parents peuvent choisir d'interrompre la grossesse.

Anasarque fœto-placentaire

Bien des maladies fœtales, maternelles ou placentaires entraînent une anasarque. On la diagnostique à l'échographie par la présence de fluides accumulés dans le corps, avec des œdèmes cutanés et des épanchements autour du cœur, des poumons et des organes abdominaux. L'anasarque fœto-placentaire (AFP) immunitaire se présente en cas de SENSIBILISATION RHÉSUS sévère (*voir* p. 128). L'AFP non immunitaire peut accompagner les maladies chromosomiques, cardiaques, pulmonaires, sanguines et métaboliques, et certaines infections congénitales et malformations du placenta et du cordon. Les chances de survie du bébé sont faibles : le taux de mortalité est de 80 à 90 % selon les cas. Malgré les investigations, l'anomalie reste inexpliquée dans 1/3 des cas.

Anomalies des reins

On peut voir les reins et la vessie du bébé dès la deuxième échographie. Les problèmes graves des reins sont souvent accompagnés d'OLIGOAMNIOS, du fait d'une mauvaise production d'urine.

LE SYNDROME DE POTTER
Les reins sont absents ou malformés chez le fœtus, et les poumons sont sous-développés par manque de liquide amniotique. En général, le bébé présente des anomalies faciales, notamment des yeux espacés, un nez replié vers le bas, des oreilles basses et une petite mâchoire. À la naissance, il n'urine pas et meurt en quelques heures d'insuffisance respiratoire. Le problème est rare, il survient le plus souvent chez les garçons.

HYDRONÉPHROSE
On identifie une distension des reins à l'échographie dans 2 % de tous les fœtus pendant le deuxième trimestre. Elle provient souvent d'un rétrécissement ou d'une obstruction d'un ou des deux urètres. Isolée, la distension est souvent sans importance. Cependant, elle peut être associée à des anomalies chromosomiques, et surtout à la trisomie 21. Une hydronéphrose sévère peut endommager les reins du fait de la pression exercée par l'urine retenue sur le tissu rénal normal. Une sonde urétérale peut prévenir l'insuffisance rénale.

REINS POLYKYSTIQUES
C'est une maladie génétique récessive à expression variable. À l'échographie, les reins peuvent paraître normaux, mais présenter une insuffisance à l'adolescence. Pour d'autres, l'échographie révèle une absence de liquide amniotique et une forte distension des reins. Les reins polykystiques de l'adulte sont une maladie génétique dominante, qui peut être détectée *in utero* sous la forme de reins kystiques distendus. En général, un des parents a des reins kystiques.

CHIRURGIE FŒTALE

Quelques anomalies fœtales peuvent être corrigées par la chirurgie avant la naissance. Ces interventions sont seulement pratiquées dans des centres spécialisés par des chirurgiens de pointe. Les techniques qui ont le plus de succès sont fondées sur l'insertion sous échographie d'aiguilles ou de fins tubes au travers de l'abdomen de la mère pour entrer dans la cavité utérine ou le fœtus. Des transfusions sanguines intra-utérines sont parfois nécessaires en cas d'incompatibilité rhésus sévère. On peut injecter des médicaments dans le fœtus pour corriger un rythme cardiaque irrégulier ou détruire des tumeurs mettant sa vie en danger. On prélève parfois des échantillons de tissus fœtaux pour diagnostiquer des maladies génétiques rares. Il arrive aussi qu'on insère une sonde draineuse dans des cas graves d'hydrocéphalie ou d'hydronéphrose.

La chirurgie ouverte des fœtus est expérimentale, et elle n'est envisagée qu'en dernier recours. On ouvre l'abdomen de la mère, et on incise l'utérus pour accéder au fœtus et procéder à l'intervention. On prend un soin particulier pour garder le fœtus au chaud, remplacer le liquide amniotique, et éviter d'endommager le placenta. Même en cas d'intervention réussie, il reste des risques de travail prématuré, d'infection et de fuite de liquide amniotique. C'est une manière de traiter les hernies diaphragmatiques et les tumeurs fœtales.

GROSSESSE ET ACCOUCHEMENT

Bien qu'en règle générale, les grossesses et les accouchements se passent sans complications, il y a inévitablement des cas où cela ne se passe pas comme prévu. Certains problèmes que vous pourriez rencontrer sont décrits ci-dessous, avec les derniers soins et traitements disponibles.

Grossesse extra-utérine

Une grossesse extra-utérine (ectopique) se développe en dehors de la cavité utérine. 2 % environ des grossesses sont ectopiques. Si certaines d'entre elles peuvent s'arrêter sans complication, il y a un risque que l'ovule continue de grossir et fasse éclater la trompe de Fallope. Les grossesses extra-utérines, dans leur grande majorité, se fixent dans les trompes, bien que l'œuf s'installe parfois dans un ovaire ou dans la cavité abdominale.

Les symptômes de base sont les mêmes que ceux du début de grossesse, avec un test de grossesse positif et des douleurs au bas-ventre, qui commencent presque toujours avant des saignements vaginaux. Si votre médecin soupçonne une grossesse extra-utérine, il vous envoie faire une échographie. Si on voit qu'il n'y a pas de sac de grossesse dans l'utérus bien que la paroi puisse s'être épaissie, on peut retirer l'ovule par intervention chirurgicale. De plus en plus d'hôpitaux savent réaliser cette intervention par laparoscopie, évitant ainsi d'ouvrir l'abdomen. S'il n'y a pas d'éclatement de la trompe et que les taux de HCG sont bas, un traitement au méthotrexate est possible.

Môle hydatiforme

La môle hydatiforme est la tumeur placentaire la plus fréquente. Certaines sont complètes, d'autres partielles. Les môles sont rares chez des femmes blanches (1 sur 1 200 à 2 000 grossesses), mais sont plus fréquentes chez les femmes d'Asie du Sud-Est.

Les môles viennent entièrement des cellules du père, suite à un accident au moment de la fertilisation. Il n'y a pas d'embryon présent dans l'utérus, mais le placenta se développe rapidement et de manière incontrôlable. Il ressemble à une grappe de raisins à l'échographie. La môle s'accompagne souvent de saignements persistants et de nausées, et l'utérus est souvent plus agrandi que prévu par rapport à la date des dernières règles. Une môle complète peut se transformer, dans un petit nombre de cas, en un cancer invasif et nécessite alors un traitement spécialisé.

Les môles partielles sont plus fréquentes et ressemblent en général à un avortement spontané incomplet. La môle partielle contient un fœtus/embryon qui a trois lots de chromosomes au lieu de deux (la TRIPLOÏDIE). Les cellules du placenta gonflent et prolifèrent, bien qu'un peu moins que dans le cas d'une môle complète. On ne peut distinguer une môle partielle d'une fausse couche que par une analyse des tissus prélevés de l'utérus.

Fibrome utérin

Les fibromes utérins sont des excroissances bénignes du muscle utérin, dont la taille varie de celle d'un petit pois à celle d'un melon. On n'en connaît pas la cause, mais ils semblent héréditaires, et sont plus fréquents chez les femmes afro-caribéennes. Ils ne font pas problème pour la plupart des femmes, mais si l'embryon s'implante sur un fibrome qui déborde dans la cavité utérine, le risque de fausse couche précoce est plus grand.

En général, les fibromes grandissent pendant la grossesse, à cause du taux important d'œstrogènes et de l'augmentation de la circulation sanguine dans l'utérus. Si son apport sanguin est coupé, il dégénère, rougit et meurt ; cela peut entraîner une fausse couche ou un accouchement prématuré. De grands fibromes qui déforment l'utérus peuvent provoquer des présentations et des positions anormales. Parfois, les fibromes font obstruction au passage génital, empêchant un accouchement par voie basse, mais en général ils rétrécissent après l'accouchement.

Béance du col

Normalement, pendant toute la grossesse, le col reste bien fermé, scellé avec un bouchon muqueux. En cas de béance du col, le col commence à se raccourcir et à s'ouvrir dès le 4e ou 5e mois, exposant la poche des eaux à des risques de rupture, ce qui peut provoquer une fausse couche. Cette complication est rare et peut résulter de dommages qu'a subi le col pendant une grossesse précédente, une intervention chirurgicale ou une IVG. Si c'est votre cas, on vous conseillera peut-être un cerclage, qui consiste à maintenir le col fermé avec un fil, jusqu'à la fin de la grossesse. On enlève le fil quelques semaines avant le terme pour permettre un accouchement normal par voie basse.

Thrombo-embolie veineuse

Les femmes ont plus de risques de développer un caillot ou une thrombose dans une veine du bassin ou des jambes pendant la grossesse et la période postnatale, du fait d'une plus grande quantité de facteurs coagulants et d'une moindre présence d'anticoagulants, destinées à protéger la femme de saignements incontrôlés pendant la grossesse et après l'accouchement. La thrombo-embolie veineuse ne touche que 1 grossesse sur 1 000, mais plusieurs facteurs augmentent le risque : âge de plus de 35 ans, immobilité, tabagisme, obésité, accouchement par intervention, cas précédent de thrombo-embolie, antécédents familiaux, varices sévères, prééclampsie, déshydratation, drépanocytose, maladie ou infection maternelle.

En général, la thrombose commence dans les veines profondes de la partie inférieure de la jambe, mais peut progresser dans les veines fémorales ou pelviennes avant d'être détectée. Le danger est qu'une partie du caillot se détache, migre vers les poumons et bloque un vaisseau majeur. L'embolie pulmonaire peut être très grave, mais ne concerne que 1 naissance sur 6 000. Toute femme enceinte ayant des signes de thrombose veineuse profonde ou d'embolie pulmonaire doit commencer en urgence un traitement anticoagulant, avant même la confirmation du diagnostic.

La thrombose veineuse profonde se manifeste par des douleurs et un gonflement des muscles du mollet ou de la cuisse, avec rougissement local et sensibilité de la jambe. L'incapacité de mettre le talon à terre en marchant est typique. Dès la confirmation de thrombose, vous devez porter des bas de contention et rester au lit avec la jambe surélevée jusqu'à ce qu'elle soit moins sensible.

L'embolie pulmonaire a pour symptômes un souffle court, des douleurs dans la poitrine, des crachements de sang, des faiblesses, des évanouissements, et tous les signes de thrombose veineuse profonde. Une radiographie et un examen du thorax peuvent dévoiler une embolie pulmonaire, et il faut procéder d'urgence à un scanner ventilation-perfusion des poumons et à un doppler bilatéral des jambes, car 2/3 des morts ont lieu dans les deux à quatre heures.

Les femmes avec une embolie pulmonaire confirmée recevront un traitement d'anticoagulant pendant trois à six mois après la grossesse.

Cholestase gravidique

Ce problème rare peut provoquer des complications en fin de grossesse, y compris la mort du nouveau-né. Des démangeaisons sévères, sans urticaire, surtout sur les paumes des mains et les plantes des pieds, en constituent le symptôme majeur, résultant d'un dépôt de sels biliaires sous la peau. Un petit pourcentage des femmes atteintes souffre de jaunisse. Un faible taux de bile réduit l'absorption de la vitamine K, augmentant les risques de saignements chez le bébé et la mère.

Un traitement par acide ursodéoxycholique aide à réduire les démangeaisons et les anomalies de fonctionnement du foie. Des comprimés de vitamine K améliorent la coagulation du sang. On vous conseillera un déclenchement à 37 ou 38 semaines pour éviter des complications en fin de grossesse.

Anémie

Les globules rouges dans le sang contiennent de l'hémoglobine (un complexe composé de quatre chaînes de protéines attachées à du fer), vecteur de l'oxygène qui circule dans le corps. Pendant la grossesse, il est fréquent que les femmes développent une légère anémie, les niveaux d'hémoglobine baissant à cause des besoins du bébé, et aussi parce que le sang de la mère contient plus de fluides, qui «diluent» l'hémoglobine. On mesure le taux d'hémoglobine plusieurs fois pendant la grossesse. S'il est bas (moins de 10 g/dl), vous serez pâle, fatiguée, essoufflée ou faible et vous aurez besoin d'un supplément de fer et d'acide folique. L'anémie légère due à un déficit de fer n'a pas d'effet sur le bébé, qui puise tout le fer dont il a besoin dans vos réserves. Si après trois ou quatre semaines de traitement, il n'y a pas d'amélioration, d'autres analyses sanguines cherchent des causes plus rares d'anémie. Il est parfois nécessaire d'avoir des injections de fer, voire une transfusion sanguine.

DRÉPANOCYTOSE

La drépanocytose (*voir* p. 417) est une anomalie héréditaire qui touche la production des chaînes de protéines qui fabriquent l'hémoglobine. Le résultat est un changement dans la forme des globules rouges qui rend leur navigation plus difficile dans les vaisseaux sanguins. Ils sont facilement endommagés. La désintégration des cellules lésées provoque une anémie hémolytique. Les débris des cellules bouchent les vaisseaux, provoquant des attaques d'apoplexie, des infections et des douleurs dans les os, les membres, le thorax ou l'abdomen. Les femmes enceintes souffrant de drépanocytose risquent constamment de faire une crise, qui mettrait leur vie en danger et atteindrait le fonctionnement du placenta et la croissance fœtale. Cette affection nécessite des soins spécialisés.

THALASSÉMIES

Les thalassémies (*voir* p. 417) sont un autre groupe d'anomalies héréditaires de l'hémoglobine. La thalassémie alpha est fréquente en Asie du Sud-Est, tandis que la thalassémie bêta atteint en général des gens du Bassin méditerranéen ou du Moyen-Orient, d'Inde et du Pakistan. Les femmes porteuses tendent à développer une anémie sévère pendant la grossesse. La thalassémie bêta majeure cause une anémie sévère et un problème d'élimination de l'excès de fer pour la vie entière. On ne donne donc jamais de suppléments de fer, mais de l'acide folique est parfois prescrit.

Incompatibilité ABO

L'incompatibilité ABO peut survenir chez les bébés de groupe sanguin A, B ou AB, nés de mères de groupe O. Les femmes de groupe O ont régulièrement des anticorps aux types A et B, mais ils sont trop grands pour traverser le placenta. Cependant, au cours de la grossesse, quelques globules rouges du fœtus circulent dans le sang de la mère et stimulent la formation des anticorps anti-A et anti-B de taille plus petite, qui peuvent entrer dans le sang du bébé et attaquer ses globules rouges. Si beaucoup de globules rouges sont détruits, le bébé aura une jaunisse après la naissance, que l'on peut traiter par photothérapie ou par transfusion sanguine.

Anticorps maternels contre globules rouges

Lors de votre première visite prénatale, on vérifie votre groupe sanguin, et l'on note la présence de tout anticorps atypique contre les globules rouges. Vous recevez une carte de groupe sanguin, qu'il faut montrer à tous vos soignants. Les anticorps contre les globules rouges sont en général le résultat d'une transfusion ou d'une grossesse précédente, mais ils peuvent apparaître spontanément. Ils n'ont pas de lien avec une maladie ou une infection et n'ont pas d'effet sur votre santé. Il est important de connaître leur existence pendant la grossesse, au cas où vous auriez besoin d'une transfusion qui demande de prendre en considération les autres groupes sanguins, ABO et rhésus, pour trouver une correspondance. Les anticorps contre les globules rouges attaquent parfois ceux du bébé, provoquant une jaunisse (*voir* l'incompatibilité ABO).

Maladie rhésus

Le facteur rhésus est présent dans le sang à la surface des globules rouges et se compose de 3 parties doubles, C, D et E. La plus importante est la D : elle peut mener à une iso-immunisation rhésus (*voir* p. 128). Environ 85 % des femmes blanches portent l'antigène D et sont donc rhésus D positif, tandis que les 15 % restants sont donc rhésus négatif. Si vous êtes Rh(–), il peut y avoir des complications si vous portez un bébé Rh(+), car vous produirez peut-être des anticorps qui traversent le placenta pour attaquer et détruire les globules rouges du bébé. Cela pose rarement un problème pendant une première grossesse, mais vous pouvez produire des anticorps après l'exposition au sang Rh(+) du bébé pendant l'accouchement, ce qui peut entraîner des complications pour une grossesse suivante.

On peut prévenir la maladie rhésus par des injections d'anti-D aux femmes Rh(–) pendant la grossesse et après l'accouchement (*voir* p. 128), afin d'éliminer toutes les cellules

PROBLÈMES DE TENSION

Une tension artérielle élevée incontrôlée peut provoquer des complications graves pour la mère et le bébé. Le plus souvent, l'hypertension est liée à la grossesse (prééclampsie ou toxémie gravidique), mais les femmes qui ont une tendance à l'hypertension, due ou non à une insuffisance rénale, courent également un risque.

PRÉÉCLAMPSIE

La prééclampsie, ou toxémie gravidique, complique 5 à 8 % de toutes les grossesses. La plupart des cas sont légers et surviennent pendant une première grossesse ; les symptômes s'effacent peu de temps après la naissance. Certains cas graves peuvent se présenter tôt dans la grossesse. D'autres cas ne se déclarent qu'au cours du travail, ou apparaissent seulement après la naissance, sans avertissement.

À chaque consultation prénatale, pendant l'accouchement et après la naissance, on surveille les femmes enceintes pour des symptômes de prééclampsie. Les signes classiques de cette affection sont une tension artérielle élevée, des œdèmes aux mains, aux pieds et aux jambes, et la présence d'albumine dans les urines. Le seul remède est l'accouchement. Mais si le bébé en a besoin, on peut le laisser grandir un peu *in utero* en traitant la mère.

Une prééclampsie légère peut ne pas avoir d'effet significatif sur la croissance et le bien-être de votre bébé. Cependant, en cas d'affaiblissement des fonctions du placenta et de son flux sanguin, il y a toujours un risque de retard de croissance intra-utérin et de manque d'oxygène (l'hypoxie). On procède habituellement, dans les grossesses compliquées par la prééclampsie, à des échographies régulières et à une surveillance de la circulation sanguine par Doppler, ce qui permet de décider du meilleur moment pour accoucher. En cas d'hypertension majeure chez la mère, il y a également un risque d'accouchement prématuré, de décollement placentaire et de mort intra-utérine.

La tension normale d'une femme qui n'est pas enceinte est inférieure à 14/9, mais pendant la grossesse, la tension varie selon les femmes et selon les stades de la grossesse. Pour évaluer le risque de prééclampsie, mieux vaut donc comparer les tensions prises pendant le suivi à celle de la première consultation.

Hypertension gravidique légère : la tension monte à 14/10, avec un œdème léger et des urines claires. La femme se sent bien, mais il faut un traitement oral contre l'hypertension si la tension reste élevée.

Hypertension gravidique modérée : la tension excède 14/10, s'accompagne de protéinurie et d'œdèmes. La plupart du temps, les femmes entrent à l'hôpital pour contrôler la tension et évaluer la santé du bébé.

Hypertension gravidique sévère : la tension excède 16/11 et s'accompagne d'une protéinurie importante. Le visage et les membres gonflent soudainement, avec une prise de poids importante. Il faut un traitement immédiat pour réduire la tension et éviter des convulsions, ce qui demande en général une injection intraveineuse de médicaments antihypertenseurs et sédatifs, souvent suivie d'une césarienne.

On ne comprend pas bien les causes de la prééclampsie. L'élément génétique ne fait aucun doute, car le problème est héréditaire. La prééclampsie est plus fréquente pendant les premières grossesses, les grossesses gémellaires et diabétiques, et chez les femmes qui ont une hypertension préexistante ou une maladie des reins. Beaucoup de facteurs peuvent contribuer à une réponse inflammatoire, et il y a de plus en plus d'indices amenant à penser que la prééclampsie implique une réponse anormale du système immunitaire de la mère contre le placenta et le bébé.

HYPERTENSION ESSENTIELLE

L'hypertension essentielle complique 1 à 3 % des grossesses et touche plus fréquemment les femmes de plus de 35 ans. Sa caractéristique principale est une tension qui dépasse constamment 14/9 avant les 20 semaines, et peut être diagnostiquée avant la grossesse ou identifiée à la première visite. La plupart des femmes concernées sont déjà sous antihypertenseurs et doivent consulter un médecin pour modifier les dosages pendant la grossesse.

ÉCLAMPSIE

Les signes de l'éclampsie sont le coma et des convulsions survenant au stade final d'une hypertension gravidique sévère non traitée, ou d'une hypertension essentielle combinée à une hypertension gravidique. L'éclampsie est rare aujourd'hui dans le monde industrialisé, mais reste une urgence obstétricale qui met en danger la vie de la mère et du bébé : tous les vaisseaux sanguins de la mère convulsent, provoquant des dysfonctionnements des reins, du foie et du cerveau, ainsi qu'un manque dramatique de sang et d'oxygène pour le fœtus. Il faut réagir immédiatement pour calmer le cerveau irrité de la mère, stabiliser sa tension et accoucher le bébé, inévitablement par césarienne.

sanguines fœtales Rh(+) qui ont pu entrer dans votre sang, ce qui arrête le développement des anticorps maternels destructeurs. Toutefois, si l'on détecte des anticorps aux premières analyses lors d'une autre grossesse, vous aurez besoin d'un suivi spécialisé. On fera des analyses sanguines toutes les quatre semaines, et on surveillera le bébé pour des signes d'anémie et de cardiopathie. Des bébés gravement atteints peuvent recevoir plusieurs transfusions *in utero* pour permettre la continuation de la grossesse jusqu'à ce qu'il soit possible d'accoucher. À la naissance, le bébé subira des tests d'hémoglobine de groupe sanguin ABO et rhésus, du taux de bilirubine, et une épreuve à l'antiglobuline (pour détection des anticorps maternels rhésus). La jaunisse survient dans les 48 h après la naissance, et il faut la traiter sans tarder.

Problèmes de liquide amniotique

HYDRAMNIOS

L'excès de liquide amniotique devient sensible quand le volume dépasse 2 l. Vous ressentez une tension dans l'abdomen, et il est difficile de ressentir le fœtus. Dans les cas graves qui apparaissent soudainement, on souffre de brûlures d'estomac, d'essoufflement et de douleurs abdominales. L'hydramnios peut résulter d'une augmentation de production de liquide amniotique due à une grande surface placentaire (jumeaux) ou à une augmentation de production d'urine fœtale (diabète mal contrôlé). Une malformation peut aussi empêcher le fœtus d'avaler ou d'absorber le liquide. Ce problème survient presque toujours dans des cas d'anarsaque, le fœtus développant une cardiopathie ou une anémie sévère. Il y a aussi de nombreux cas où l'on ne parvient pas à identifier de cause. L'hydramnios augmente le risque d'accouchement prématuré, de PROCIDENCE DU CORDON et de PRÉSENTATIONS ANORMALES. On peut le soulager en drainant une partie du liquide.

OLIGOAMNIOS

Les causes les plus fréquentes d'une carence de liquide amniotique sont une croissance intra-utérine réduite ou une rupture des membranes. L'oligoamnios peut aussi survenir dans des grossesses post-terme sans complications. La quantité de liquide amniotique en fin de grossesse est un indice efficace du bien-être du fœtus. C'est pourquoi un volume réduit à l'approche du terme peut provoquer une décision de déclenchement. On remarque parfois l'oligoamnios à la deuxième échographie, ce qui signifie sans doute que le fœtus a une anomalie rénale. Tôt dans une grossesse, l'oligoamnios a pour résultat un retard du développement des poumons ou des malformations des membres liées à la pression.

Diabète gestationnel

Un à 3 % de femmes enceintes développent un diabète gestationnel (intolérance au glucose). Le risque augmente pour les femmes obèses, âgées de plus de 30 ans, ayant des antécédents de diabète gestationnel, de diabète héréditaire, d'accouchement de gros bébé, de mort *in utero* ou à la naissance. Le placenta produit des hormones qui bloquent l'effet de l'insuline. Généralement, cette résistance à l'insuline démarre à 20-24 semaines et augmente jusqu'à l'accouchement. Si votre pancréas ne produit pas assez d'insuline pour contrer cet effet, vous souffrirez d'hyperglycémie (taux élevé de sucre dans le sang), et un diabète gestationnel sera diagnostiqué. Si vous présentez des facteurs de risque, ou si l'on décèle une glycosurie à plusieurs reprises, on vous proposera un test de dépistage entre 24 et 28 semaines (*voir* p. 212). On arrive à gérer la plupart des diabètes gestationnels par un régime, mais 10 % d'entre eux exigent également un traitement à l'insuline avant la fin de la grossesse. Une surveillance attentive par une équipe multidisciplinaire (diététicien, sage-femme spécialisée, obstétricien et endocrinologue) peut améliorer le pronostic pour la mère et pour le bébé.

Le diabète gestationnel n'augmente pas le risque de fausse couche ou d'anomalie congénitale : l'intolérance au glucose se développe tard dans la grossesse. Cependant, les complications de fin de grossesse sont fréquentes : le pancréas du fœtus produit plus d'insuline pour gérer les grandes quantités de sucre maternel qui passent facilement dans le placenta. Cela peut provoquer des présentations anormales, une macrosomie (gros bébé) et un hydramnios, autant de facteurs qui augmentent le risque d'accouchement prématuré et compliqué. On conseille des échographies régulières pour évaluer la croissance, mesurer le liquide amniotique, et parfois un déclenchement de l'accouchement avant terme. 50% des bébés nés dans ces conditions développent un diabète ou de l'hypertension plus tard.

Hémorragie antepartum

Il s'agit de saignements vaginaux importants après la 24e semaine de grossesse. Avant cette date, ils sont un signe de risque de fausse couche. Après 24 semaines, le bébé a des chances de survie, il est donc important de savoir si le saignement vient du placenta (à cause d'un PLACENTA PRÆVIA ou d'un HÉMATOME RÉTROPLACENTAIRE), ce qui peut nécessiter un accouchement immédiat pour protéger la mère et le bébé. Parfois, le saignement vient d'une érosion du col ou d'un polype. Si vous faites une hémorragie durant votre grossesse, allez à l'hôpital immédiatement pour une consultation.

Hématome rétroplacentaire

Dans ce cas, le placenta se met à se décoller de la paroi de l'utérus. On en trouve rarement la cause, mais ce problème survient plus souvent chez des femmes multipares, fumeuses ou consommatrices de cocaïne ou de crack, ayant une mauvaise alimentation ou souffrant d'hypertension ou de thrombophilie (tendance à la coagulation). Le saignement peut être «apparent», si du sang arrive à s'échapper de l'utérus vers le vagin, ou «caché» si le sang reste coincé entre la paroi de l'utérus et le placenta.

Un hématome rétroplacentaire est toujours douloureux : le sang qui stagne entre les muscles de l'utérus provoque irritations et contractions. Si l'hématome est mineur, que le bébé n'est pas stressé et que votre santé est stable, vous pouvez rentrer à la maison après quelques jours d'observation à l'hôpital. En cas de saignement important, l'accumulation du sang derrière le placenta provoque une douleur intense et augmente le décollement. Si l'utérus est sensible à l'examen et dur au toucher, il faut un accouchement d'urgence.

Placenta prævia

1 grossesse sur 200 est compliquée par le *placenta prævia*, ce qui signifie que le placenta s'implante sur la partie inférieure de l'utérus, devant la partie du bébé qui se présente. Si le placenta couvre entièrement l'orifice interne du col (*placenta prævia* recouvrant), la césarienne est la seule solution d'accouchement. Un accouchement par voie basse peut être tenté si la tête du bébé arrive à descendre au-delà de bord inférieur du placenta.

Il est fréquent que le placenta soit bas au moment de la deuxième échographie, que l'on passe habituellement à 20 semaines. Cependant, vers 32 semaines, la partie inférieure de l'utérus descend, et le placenta semble plus haut. Le *placenta prævia*, plus fréquent chez des femmes multipares, est responsable de 20 % des cas d'hémorragie antepartum. Les saignements sont indolores, souvent récurrents et peuvent être très importants, exigeant un accouchement d'urgence et une transfusion sanguine.

Adhérence anormale du placenta

En général, le placenta se décolle de la paroi utérine quelques minutes après l'accouchement. Parfois, le placenta a envahi trop profondément le tissu endométrial et le muscle utérin (placenta accreta, 1 naissance sur 1500), ou pénètre au travers de la paroi musculaire pour sortir de l'utérus (placenta percreta, 1 naissance sur 2500). Dans ces cas, il ne peut pas se décoller tout seul, et les tentatives de décollement manuel peuvent provoquer une hémorragie post-partum (*voir* p. 335), voire une rupture utérine. Les cas de placenta accreta ou percreta sont plus fréquents chez des femmes qui ont un placenta inséré sur la partie inférieure de l'utérus, ou qui ont une cicatrice utérine. Si l'on ne peut pas l'extraire chirurgicalement, on le laisse tomber tout seul avec le temps.

Rupture utérine

En général, elle résulte d'un travail ayant connu des obstacles, de l'utilisation inappropriée de médicaments ocytociques et de la rupture d'une cicatrice de césarienne ou de myomectomie. Elle peut arriver avant le travail chez les femmes qui ont une cicatrice utérine. La cicatrice d'une césarienne classique a plus de chances de rompre pendant le travail que celle sur la partie inférieure : on conseille donc la césarienne avant terme aux femmes concernées. La rupture peut être invisible et indolore, ou provoquer une douleur intense et un état de choc, à cause des saignements intra-abdominaux, et une souffrance extrême du bébé. Il faut parfois procéder à une hystérectomie d'urgence.

LA CROISSANCE FŒTALE

RETARD DE CROISSANCE INTRA-UTÉRIN (RCIU)

Dans environ 3 à 5 % des grossesses, le bébé souffre d'un retard de croissance intra-utérin ; on dit aussi que le bébé est petit pour son âge gestationnel ou qu'il y a insuffisance placentaire. Le retard de croissance se définit au mieux comme un poids à la naissance du bébé inférieur à 95 % du poids normal de son âge gestationnel. C'est la troisième cause de mortalité périnatale (après l'accouchement prématuré et les anomalies congénitales). C'est pourquoi on essaie d'identifier les bébés à risque pendant les soins prénatals.

LES CAUSES D'UN RETARD DE CROISSANCE

- Les facteurs généraux du RCIU sont les prédispositions de certains groupes génétiques, le statut socio-économique, un grand nombre de naissances précédentes, le manque d'éducation prénatale, et une grossesse précédente avec RCIU inexpliqué.
- Les problèmes de santé maternelle incluent un faible poids de la mère avant la grossesse, une prise de poids inférieure à 10 kg pendant la grossesse et une alimentation déséquilibrée. La cigarette est une importante cause de RCIU. La consommation d'alcool, d'amphétamines, d'héroïne ou de cocaïne a un effet néfaste important sur la croissance fœtale. Le RCIU a tendance à se reproduire : il existerait donc un lien familial.
- Environ 5 % des bébés ayant un retard de croissance ont une anomalie chromosomique, telle la trisomie 21, ou une anomalie structurelle congénitale du cœur, des reins ou du squelette. Un retard de croissance harmonieux doit toujours faire soupçonner une rubéole fœtale, un cytomégalovirus, la syphilis ou la toxoplasmose. Les deux dernières infections se traitent par antibiotiques pendant la grossesse.
- Tout problème qui réduit la fonction placentaire ou le flux sanguin aboutit à un RCIU : il diminue la quantité de nutriments et de sang destinés au fœtus. Cela peut résulter d'anomalies du développement du placenta ou d'un placenta devenu moins efficace en fin de grossesse suite à un saignement ou à un décollement. Une mauvaise alimentation ou un autre problème médical augmentent le risque de développer une insuffisance placentaire. Le retard de croissance touche 20 % des grossesses gémellaires, le plus souvent chez les vrais jumeaux où l'un des bébés peut recevoir moins de sang du placenta (*voir* Syndrome de transfusion interfœtale, p. 346).

DÉPISTAGE

Environ 30 % des cas de retard de croissance ne sont pas décelés lors des palpers abdominaux, et les dates des règles sont imprécises pour 1 grossesse sur 4. Une échographie au cours du premier trimestre permet de déterminer les dates et d'avoir une base de mesure très utile pour les grossesses qui se compliquent.
Les échographies suivantes (*voir* p. 214 et p. 257) sont la meilleure façon d'identifier des problèmes de croissance, et elles permettent de distinguer entre les retards harmonieux et dysharmonieux.

Si l'on soupçonne une anomalie chromosomique fœtale ou une infection, on conseillera à la mère de se soumettre à une amniocentèse ou à un dépistage d'infections. Des mesures par Doppler du flux sanguin cérébral, ombilical et utérin peuvent aider à déterminer la gravité du retard. Ces examens, complétés par d'autres pour déterminer le bien-être du fœtus, ont une influence déterminante sur la gestion de la suite de votre grossesse.

GÉRER LA GROSSESSE EN CAS DE RCIU

Si des échographies consécutives montrent que la croissance de votre bébé est statique, ou que le volume du liquide amniotique ou du flux sanguin est réduit, on peut envisager un accouchement précoce. Bien entendu, cette solution n'est valable que si votre bébé a atteint un âge viable, et que les médecins pensent qu'il sera mieux à l'extérieur.

Les bébés souffrant de retard de croissance ont un plus grand risque de souffrance fœtale et d'asphyxie pendant le travail, et ils ont plus de probabilités de naître avec des scores d'Apgar bas. Dans les cas de retard sévère, on préfère la césarienne. Les bébés ayant un retard modéré peuvent nécessiter un déclenchement de l'accouchement, surtout si le volume de liquide amniotique est réduit. En prenant toutes les précautions, on peut accoucher par voie basse d'un bébé ayant un RCIU faible.

En cas de retard de croissance, il y a plus de risques de complications postnatales, et un pédiatre sera présent à l'accouchement pour évaluer la gravité du retard et les soins nécessaires. Ces bébés rattrapent bien leur retard après la naissance, sauf si la cause est une anomalie congénitale, ou si le retard était très sévère tôt dans la grossesse.

Problèmes liés au cordon ombilical

PROCIDENCE DU CORDON

Si le cordon ombilical se trouve au-dessus du bébé et que les membranes se rompent, le cordon peut glisser dans le col. Cela arrive dans 1 grossesse sur 300, plus fréquemment avec des prématurés, des présentations par le siège, des positions transverse ou oblique, et en cas d'HYDRAMNIOS. Une procidence du cordon est une urgence obstétricale : une fois exposés à l'air froid, les vaisseaux sanguins se contractent, et l'oxygène destiné au bébé ne lui parvient plus. Il faut accoucher sans tarder.

Compression du cordon

Une compression faible et intermittente du cordon pendant une contraction survient dans environ 10 % des accouchements. Le monitoring peut montrer des signes de souffrance fœtale légère, mais en général le bébé a suffisamment de réserves d'énergie pour se remettre du manque provisoire d'oxygène. Cette compression se produit le plus souvent pendant le deuxième stade du travail, surtout quand le cordon est court ou entoure le cou du bébé. Le risque qu'une compression provoque une souffrance ou une asphyxie fœtale est plus grand si le bébé subit un RCIU, ou s'il s'agit d'un accouchement post-terme, surtout en cas d'OLIGOAMNIOS.

UNE SEULE ARTÈRE

Normalement, le cordon contient trois vaisseaux sanguins : deux artères et une veine. Chez 5 % environ des bébés, seules une artère et une veine sont présentes lors de l'échographie. Dans 15 % des cas, il y a d'autres anomalies congénitales et un retard de croissance, qui mèneront à d'autres investigations. Cela concerne plus souvent les jumeaux.

INSERTION VÉLAMENTEUSE DU CORDON

Quand le cordon traverse les membranes avant d'entrer dans le placenta (*vasa prævia*), il y a un risque que les vaisseaux soient endommagés à la rupture des membranes, entraînant des saignements fœtaux. Ce problème, plus fréquent chez les jumeaux, touche 1 % des grossesses à terme.

Orientation et présentation anormales

Une orientation transverse, oblique, ou une présentation par l'épaule, est plus fréquente chez des femmes qui ont déjà eu des enfants, car l'utérus est plus détendu. On associe également ces présentations anormales à la prématurité, aux grossesses multiples, aux FIBROMES, aux malformations utérines, à l'HYDRAMNIOS et au PLACENTA PRÆVIA. Il est parfois possible de procéder à une version céphalique douce (quand on a exclu le *placenta prævia*), mais le bébé reprend souvent sa position. En fin de grossesse, un risque de procidence du cordon peut nécessiter une admission à l'hôpital, dans l'attente de l'accouchement, et éventuellement le recours à une césarienne.

La présentation par le visage survient dans 1 accouchement sur 500, en général par hasard, parfois parce que le bébé est anencéphale, a le cou gonflé, ou souffre d'une atrophie des muscles du cou. Il ne sert à rien de diagnostiquer le problème avant la naissance : la présentation par le visage peut se corriger d'elle-même au cours du passage par le bassin. Souvent, le travail est prolongé et le visage du nourrisson peut être très enflammé, nécessitant plusieurs jours pour s'apaiser.

La présentation par le front est la moins fréquente (1 naissance sur 1500) et la moins favorable de toutes les présentations anormales : la partie qui se présente est trop large pour un accouchement par voie basse. Elle peut être associée à des anomalies

Dystocie des épaules

Il s'agit d'une urgence obstétricale, car la tête est déjà sortie, mais les épaules ne suivent pas parce qu'elles sont coincées dans le bassin. Il faut réagir vite pour éviter l'asphyxie du bébé. En plaçant les jambes de la mère dans les étriers, la sage-femme ou le médecin peut appliquer une traction ferme vers le bas sur la tête et le cou du bébé pour encourager l'épaule antérieure à passer la symphyse pubienne. Une grande épisiotomie et une pression appliquée au-dessus de l'os pubien peuvent aider. La dystocie des épaules est plus fréquente chez les femmes obèses et les diabétiques, avec des bébés pesant plus de 4 kg et après un travail prolongé avec de fortes contractions. En cas d'antécédents de dystocie des épaules, la présence d'un obstétricien expérimenté est nécessaire.

Fausse couche

La fausse couche, avortement spontané avant que le fœtus ne puisse survivre en dehors de l'utérus, est la complication de grossesse la plus fréquente. Elle survient dans 15 % des grossesses connues, mais nous savons qu'environ 50 % des œufs fertilisés sont perdus, dont beaucoup n'atteignent jamais le stade où ils sont visibles à l'échographie. La grande majorité des fausses couches survient en début de grossesse et est due à des anomalies chromosomiques incompatibles avec la suite du développement. Il est rare de faire une fausse couche après 12 semaines de gestation : cela ne concerne que 1 à 2 % des grossesses.

La fausse couche est un processus, et non pas un événement isolé. Si vous avez des saignements vaginaux ou des douleurs pendant la grossesse, plusieurs issues sont possibles. Dans un début de fausse couche, il n'y a pas de problème évident à l'échographie, et les saignements s'arrêtent après quelques jours ou recommencent, mais le col reste fermé. Si le processus continue et que le col commence à s'ouvrir, accompagné en général de crampes abdominales douloureuses, la fausse couche devient inévitable. Elle peut continuer jusqu'à être complète (l'utérus se vide entièrement de son contenu) ou incomplète (il reste quelques tissus).

On conseille en général de vider les tissus restants, à l'aide de médicaments ou par une intervention chirurgicale, pour éviter une hémorragie ou une infection. Parfois, le développement de la grossesse s'arrête, mais il n'y a pas de signes évidents d'un problème (fausse couche ratée) jusqu'à ce que l'on voit à l'échographie que le fœtus est mort (fausse couche embryonnée) ou qu'il n'y a pas de fœtus dans le sac placentaire (œuf clair).

Le risque de fausse couche augmente avec l'âge de la mère, et il est plus grand si elle a déjà eu ce type d'accidents. La fausse couche récurrente, définie en général comme la perte d'au moins trois grossesses consécutives, est rare : elle ne touche que 1 % des couples. Les couples qui sont victimes de ce problème angoissant souhaitent souvent passer plus de tests et plus tôt dans la grossesse pour savoir dès que possible s'il existe une explication de la répétition des fausses couches. Dans la majorité de cas, on ne trouve pas de cause, et il faut rassurer les intéressés : ils ont de grandes chances de réussir la grossesse suivante. Néanmoins, la prise en charge de ces couples par une unité spécialisée est préférable : ils bénéficieront des dernières recherches et pourront participer aux nouveaux essais cliniques, sans parler des bienfaits psychologiques de savoir qu'ils ont tout tenté pour éviter la répétition.

Je n'insisterai jamais assez en ce qui concerne les bienfaits d'une participation à un programme de recherche si vous faites des fausses couches à répétition. Toutes les études montrent que le suivi par une équipe spécialisée améliore les chances de mener la grossesse à son terme.

DEUIL ET THÉRAPIE

Perdre un bébé est à tout stade de la grossesse une expérience dévastatrice. Chacun fait face au chagrin à sa manière, mais quand il s'agit d'une perte de grossesse, les étapes de la peine, du deuil et de l'acceptation peuvent être longues, et il n'y a pas de raccourci. La première étape passe inévitablement par le choc, l'incrédulité, l'anesthésie des émotions, la confusion et parfois le refus. Ensuite, il y a une étape de colère, parfois compliquée d'un sentiment de culpabilité, de désespoir, de dépression et de symptômes physiques d'anxiété, comme l'insomnie, le sommeil perturbé et une perte d'appétit.

Avec le temps, le chagrin devient une tristesse profonde qui se transforme plus tard en sentiment de deuil, de regret et de désir de l'enfant que vous avez perdu. Plus tard, vous vous résignerez et accepterez ce qui s'est passé : la douleur émotionnelle ne vous quittera pas complètement, mais vous parviendrez à mieux la gérer. Vous aurez besoin d'un soutien pendant la période de deuil, qui peut venir de plusieurs sources : la famille, des amis, l'équipe médicale de l'hôpital, votre médecin de famille, d'autres parents qui ont eu des expériences similaires, des groupes de soutien locaux ou nationaux. La plupart des maternités peuvent vous mettre en contact avec des thérapeutes spécialisés qui aident les couples à gérer le deuil après la perte du bébé.

Mort fœtale tardive ou néonatale

La mort fœtale tardive consiste dans l'expulsion d'un fœtus décédé *in utero* après 20 semaines. On peut l'anticiper dans des cas d'anomalies congénitales graves, mais 50 % des cas se produisent sans prévenir.

On peut soupçonner une mort fœtale quand la mère note un manque de mouvements fœtaux. Pour le confirmer, une auscultation révèle l'absence de rythme cardiaque. En général, le travail démarre spontanément quelques jours après la mort du bébé, mais vous pouvez préférer qu'on le déclenche, et certaines femmes choisissent une césarienne. Si l'accouchement n'a pas lieu dans les sept jours, on vous conseille un déclenchement, car il y a un risque de développer une anomalie grave de coagulation si les tissus fœtaux restent *in utero*.

Les risques de mort fœtale tardive augmentent dans les grossesses à risque. Néanmoins, le taux de mortinatalité a baissé de manière très importante avec l'amélioration de la santé et de l'alimentation maternelles et de la surveillance prénatale pour des problèmes comme l'hypertension, le diabète, le retard de croissance, la cholestase et la maladie rhésus.

Les morts fœtales tardives pendant le travail (1 sur 1 000) sont aujourd'hui rares, grâce à une amélioration du monitoring intrapartum, mais se produisent parfois après des hématomes rétroplacentaires graves. Même un examen post-mortem détaillé ne permet pas toujours d'en comprendre la cause, ce qui est particulièrement angoissant pour les parents.

La mort néonatale est la perte d'un bébé dans les quatre semaines qui suivent la naissance, et touche 3 à 4 bébés sur 1 000, la plupart mourant dans la première semaine. Dans 25 % des cas, le bébé a une anomalie chromosomique ou génétique grave, ou un problème structurel, qui touche le plus souvent le cœur. La mort néonatale est aussi associée à la naissance très prématurée, et est parfois due à une infection qui a lieu pendant la grossesse, ou à une souffrance fœtale et à une asphyxie pendant le travail. Si le bébé meurt après quatre semaines, on parle de mort infantile.

La mort subite du nourrisson est rare, touchant 1 bébé sur 1 600, mais est plus fréquente chez les prématurés, les bébés souffrant d'un important retard de croissance, les garçons et les naissances multiples.

Interruption volontaire de grossesse (IVG)

La décision de subir une interruption volontaire de grossesse pour cause d'anomalie fœtale n'est jamais facile à prendre (*voir* p. 138). Si vous vous trouvez dans cette situation difficile, vous avez besoin d'informations sur vos choix et le déroulement de l'intervention. Mes patientes me disent que la plupart de livres sur la grossesse ne traitent pas de cette information. Avant quatorze semaines de grossesse, une interruption peut se faire chirurgicalement ou à l'aide de médicaments, mais après quatorze semaines, il est souvent plus sûr de déclencher le travail et d'accoucher le fœtus par voie basse. L'approche chirurgicale consiste à nettoyer l'utérus en utilisant l'aspiration sous anesthésie générale, ce qui a l'avantage d'être rapide et sans douleur puisque la mère est inconsciente. Il faut s'attendre à des saignements vaginaux jusqu'à une semaine après l'intervention et à un traitement par antibiotiques pour éviter une infection.

L'approche médicamenteuse consiste en un mélange de deux produits. Le premier est une dose d'antagoniste à la progestérone (un comprimé anti-hormone) ; le deuxième est une prostaglandine que l'on peut administrer par pessaire vaginal 48 heures plus tard. On peut administrer la prostaglandine par voie orale, mais elle est susceptible de provoquer des nausées et des maux d'estomac. On répète les pessaires à des intervalles réguliers jusqu'à ce que l'interruption soit effective, le nombre de doses étant déterminé en fonction de l'avancée de la grossesse. Le saignement vaginal et les crampes abdominales commencent en général peu de temps après le premier pessaire, et l'expulsion du fœtus se fait dans les 24 heures dans la plupart des cas. On vous donnera des médicaments anti-douleur pour vous aider à faire face à l'inconfort, et vous pouvez avoir des saignements vaginaux légers pendant une semaine environ.

Si l'on soupçonne qu'il reste encore des tissus de grossesse, on vous conseillera un curetage sous anesthésie, mais l'opération est rarement nécessaire.

SOUCIS APRÈS LA NAISSANCE

Les jours et les semaines qui suivent la naissance sont souvent accompagnés de petits soucis. J'ai donné des conseils de base dans le chapitre «La vie après la naissance» (*voir* p. 370-405). Je me concentre ici sur les complications qui peuvent survenir pour la mère et pour le nouveau-né.

SOUCIS MATERNELS

Si, dans les jours et semaines qui suivent l'accouchement, vous remarquez les symptômes d'un des problèmes décrits ci-après, il est important de demander conseil sans tarder. S'ils sont pour la plupart sans gravité, certains d'entre eux nécessitent l'aide d'un spécialiste.

Fièvre puerpérale

La fièvre puerpérale ou fièvre du post-partum consiste en une température maternelle à 38 °C ou plus, du jour 1 au jour 10 après l'accouchement. Elle provient en général d'une infection. Grâce à l'amélioration de l'hygiène, des soins obstétricaux et du contrôle des infections dans les hôpitaux, il n'y a plus que 3 % environ d'infections post-partum, et elles ne mettent que rarement la vie en danger. Les endroits couramment infectés sont l'utérus (endométrite) et le périnée, mais on recense également des infections urinaires et mammaires. Une EMBOLIE peut également causer une fièvre du post-partum ; elles sont plus fréquentes après une césarienne, tout comme les infections du thorax ou d'une plaie.

ENDOMÉTRITE

La plupart des cas de cette infection utérine résultent d'une infection qui remonte du col ou du vagin. Les organismes infectent le lit placentaire et toute partie du placenta ou des membranes qui reste dans la cavité de l'endomètre. Si les lochies commencent à sentir mauvais, ou si vous avez l'abdomen douloureux ou sensible au toucher, vous avez sans doute une endométrite. Il faut la faire diagnostiquer et traiter sans tarder pour éviter des complications qui peuvent rendre une grossesse future difficile, telle une atteinte des trompes de Fallope.

Votre praticien vous fera un toucher vaginal et un frottis pour des analyses. Si l'analyse laisse penser qu'il reste des tissus dans l'utérus (col partiellement ouvert et utérus agrandi, sensible et spongieux), on vous prescrira des antibiotiques et on vous conseillera de subir une évacuation utérine pour retirer les tissus. Comme on essaie d'éviter l'anesthésie générale d'une femme qui vient d'accoucher, sauf en cas de nécessité absolue, on prescrit souvent une échographie pour confirmer les résultats.

INFECTION URINAIRE

Les infections urinaires sont particulièrement fréquentes chez les femmes qui ont eu un placement de sonde pendant l'accouchement, ou qui ont eu un accouchement difficile. En cas d'augmentation de la température après l'accouchement, votre sage-femme prélève un échantillon de vos urines pour analyse, et l'on vous place en général immédiatement sous antibiotiques. Il faut procéder à une seconde analyse des urines après le traitement pour vérifier qu'il a été efficace.

MASTITE

Presque toutes les mères font l'expérience d'un certain engorgement des seins au moment de la montée de lait. Les seins gonflent, durcissent et deviennent sensibles ; ces symptômes sont souvent accompagnés d'une augmentation de la température. Heureusement, le problème se résout tout seul en un jour ou deux, avec la mise en place de l'allaitement. Toutefois, si vous avez de la fièvre et que vous commencez à vous sentir mal, il faut faire examiner vos seins à la recherche de rougeurs localisées ou d'indurations. Ce sont les symptômes d'une mastite, qui peut être extrêmement douloureuse. Un des canaux lactifères est bouché et arrête le flux de lait, qui peut s'infecter rapidement. Le responsable est souvent un staphylocoque présent sur votre peau ou sur celle de votre bébé, qui entre et se répand dans les tissus du sein à partir d'un mamelon sensible ou d'une crevasse.

Diagnostiquée tôt, la mastite répond bien aux antibiotiques et aux antalgiques, à condition d'entretenir le flux du lait en allaitant ou en tirant le lait pour réduire la pression. En revanche, si la mastite persiste, elle peut dégénérer en abcès. En plus d'une sensation de malaise et d'une température changeante, vous aurez une bosse ferme et chaude qu'il faudra ouvrir et drainer par une opération.

Problèmes du périnée

Environ 50 % des femmes qui accouchent ont besoin de points de suture. Si à n'importe quel moment, dans les semaines qui suivent l'accouchement, votre périnée palpite, gonfle ou a des pertes, consultez votre sage-femme ou votre généraliste. Vous avez peut-être une infection de la plaie, qui se traite efficacement par antibiotiques. Par-fois, on juge nécessaire de retirer un point ou deux pour réduire la pression dans la partie enflammée et pour faciliter l'accès, afin de bien nettoyer la plaie.
Il arrive qu'après un accouchement par voie basse difficile, un hématome ou une accumulation de sang gonflent la paroi vaginale. Il faut le retirer par intervention chirurgicale pour soulager la douleur, suturer l'endroit qui saigne et éviter l'infection.

Certaines femmes ont des problèmes avec leur épisiotomie ou leur plaie périnéale pendant plusieurs semaines, mais on n'est pas obligée de souffrir en silence. Votre médecin ou votre sage-femme peut vérifier qu'il n'y a pas d'infection. Ils peuvent vous conseiller de la kinésithérapie spécialisée avec ultrasons pour soulager l'inconfort. Votre maternité peut vous aiguiller vers des kinésithérapeutes ou des sages-femmes, spécialisés dans l'aide aux femmes connaissant des problèmes postnatals du périnée, de l'intestin, de la vessie et du vagin.

Incontinence d'effort

Les femmes ayant accouché par voie basse souffrent souvent d'incontinence urinaire provisoire, car l'ouverture de la vessie a été tirée vers le bas lors du passage de la tête du bébé. Elle prend en général la forme d'une incontinence d'effort : vous perdez un peu d'urine quand vous riez, toussez, éternuez ou bougez rapidement.

Des exercices du plancher pelvien peuvent vous aider à reprendre le contrôle de votre vessie : plus vite vous les commencez, plus vite les résultats se feront sentir. Si, malgré des exercices réguliers, vous souffrez toujours d'incontinence ou d'une urgence mictionnelle qui perturbe votre vie quotidienne (incontinence persistante, incapacité de quitter la maison par peur des accidents ou pas crainte de ne pas pouvoir trouver de toilettes à temps), consultez votre praticien et demandez une aide spécialisée.

Incontinence fécale

Après un accouchement par voie basse, surtout si le deuxième stade du travail s'est prolongé ou en cas de grande épisiotomie ou de déchirure, certaines femmes perdent un peu du contrôle de leurs intestins. Généralement, le problème disparaît peu de temps après la naissance, avec l'aide d'exercices du plancher pelvien. Si la femme perd totalement le contrôle de ses intestins, l'aide d'un spécialiste est nécessaire, car une déchirure du sphincter anal ou de la peau rectale peut s'être produite.

Anémie

L'anémie après la naissance peut être due à une perte importante de sang (après un travail prolongé, une césarienne ou une hémorragie du post-partum) ou parce que les réserves de fer ont été épuisées pendant la grossesse du fait d'une mauvaise alimentation, de difficultés d'absorption du fer, d'une grossesse gémellaire ou de plusieurs grossesses rapidement enchaînées. Dans les cas graves, la transfusion sanguine peut s'avérer nécessaire, mais des compléments de fer et d'acide folique suffisent généralement. Il faut commencer le traitement rapidement.

PROBLÈMES CHEZ LE BÉBÉ

La plupart de ces problèmes ne sont détectés qu'après la naissance. Cependant, la fente labiale et la division palatine peuvent parfois être vues à l'échographie, et on peut soupçonner un syndrome d'alcoolisme fœtal si le bébé a des problèmes de croissance *in utero*.

Infirmité motrice cérébrale

L'infirmité motrice cérébrale (IMC) décrit une série d'anomalies de mouvement, de tonus, de posture, de parole, de vision et d'audition de jeunes enfants, qui sont dues à des parties endommagées du cerveau. L'IMC touche 1 enfant sur 400, plus fréquemment dans des grossesses compliquées par un accouchement prématuré, un retard de croissance ou une infection. Il y a trois types d'IMC, selon la zone du cerveau atteinte avec en général une combinaison de deux types ou plus. Il n'existe pas de test de dépistage prénatal.

Syndrome d'alcoolisme fœtal (SAF)

La consommation régulière d'alcool pendant la grossesse peut avoir des effets tératogènes (précoces) et toxiques (tardifs) sur le fœtus selon la quantité d'alcool consommée. Les principaux symptômes sont un RC intra-utérin, un enfant qui ne prospère pas après la naissance, des atteintes au système nerveux et une faible croissance pendant l'enfance. Le trouble de déficit d'attention, des retards de langage et une déficience mentale faible à modérée apparaissent progressivement. Les traits caractéristiques du visage sont la microcéphalie, un nez plat, le milieu du visage sous-développé, un petit nez replié, et une lèvre supérieure mince. Le SAF concerne 7 000 naissances chaque année en France, dont 3 000 cas graves. C'est une cause importante de difficultés d'apprentissage, que l'on peut prévenir.

Ictère pathologique

Parfois, la jaunisse ou ictère néonatal (*voir* p. 388) peut être le signe d'une pathologie sous-jacente plus grave, comme une anémie due à une incompatibilité des groupes sanguins, une maladie du foie ou de la thyroïde, ou une maladie héritée touchant des enzymes qui rend les globules rouges plus fragiles. Ces formes plus rares d'ictère sont dits pathologiques, et exigent en général un traitement par photothérapie, voire une transfusion sanguine. Dans des cas très graves, ou si le bébé est très prématuré, des médicaments peuvent stimuler le foie pour éliminer la bilirubine excédentaire.

Fente labio-palatine

Le développement de la lèvre supérieure et du palais dans le fœtus implique que des tissus se rejoignent au milieu du visage. Quand il n'est pas achevé, ce qui arrive pour 1 bébé sur 750, il y a une fente dans la lèvre et/ou le palais. Le défaut est repérable à l'échographie prénatale. Les bébés souffrant de division palatine ont des difficultés pour se nourrir et risquent de s'étouffer, l'absence d'un palais osseux gênant la succion et la déglutition. On procède à une chirurgie correctrice après la naissance. On ferme une fente labiale à 3 mois environ, mais on peut attendre 12 mois pour intervenir sur le palais, pour s'assurer que son développement est complet.

Sténose du pylore

Elle touche 1 bébé sur 500, plutôt les garçons. Elle est due à un épaississement du muscle pylorique entre la partie inférieure de l'estomac et l'intestin grêle. Avec l'accumulation des aliments, l'estomac se contracte pour forcer la nourriture à passer dans l'intestin. Le problème se présente peu après la naissance avec des vomissements projectiles persistants pendant la tétée et juste après. Le bébé a faim, est irritable, se déshydrate rapidement et perd du poids. La sténose du pylore se diagnostique en touchant le muscle contracté pendant l'examen abdominal et se confirme par échographie ou radiographie barytée. La chirurgie utilisée pour détendre le muscle procure une guérison complète.

Hernie ombilicale

Elle est due à une faiblesse de la paroi abdominale à l'endroit où le cordon entrait dans l'abdomen du bébé. On sent chez environ 10 % des bébés une petite bosse autour du nombril contenant une partie de l'intestin, avec une incidence plus élevée chez les enfants afro-caribéens. Elle se résout en général toute seule avec le temps.

Hernie inguinale

Cette faiblesse de la paroi abdominale inférieure est le résultat du canal inguinal qui ne s'est pas fermé après la naissance. Elle touche environ 3 % des nouveau-nés et est souvent bilatérale. Pendant la grossesse, les testicules du garçon passent par le canal inguinal pour atteindre le scrotum. Bien que dépourvues de testicules, les filles ont également un canal inguinal et sont aussi sujettes à ces hernies.

Les hernies sont plus courantes chez les prématurés, les bébés atteints de MUCOVISCIDOSE et les garçons avec des TESTICULES NON DESCENDUS. Si l'on peut repousser le contenu de la bosse dans la cavité abdominale, il n'y a pas de raison de s'inquiéter. Cependant une partie de l'intestin reste parfois coincée dans la hernie, obstruant l'intestin. Il s'agit alors d'une urgence chirurgicale : on doit intervenir rapidement pour sauver l'intestin et réparer le défaut de la paroi abdominale.

Hypospadias

Cette anomalie courante touche 1 garçon sur 500. L'ouverture externe de l'urètre se positionne sur la face inférieure du pénis et non à son extrémité. Le pénis est parfois courbé vers le bas, et le prépuce ressemble à une capuche. Parfois l'ouverture de l'urètre se trouve dans le scrotum ou sur le haut du pénis (epispadias). On attend un an pour réparer ce défaut par chirurgie.

Testicules non descendus

Ce problème se retrouve chez 1 garçon sur 125. Dans 15 % des cas, les deux testicules ne sont pas descendus. Dans la majorité des cas, ils descendent spontanément avant l'âge de 9 mois, mais si le problème persiste, il est conseillé de consulter un chirurgien pédiatrique. S'ils ne descendent pas, il y a un risque de cancer des testicules, de production anormale de spermatozoïdes et de stérilité.

Imperforation anale

L'anus est fermé, soit parce qu'il est scellé par une mince membrane de peau couvrant l'ouverture externe, soit parce que le passage entre le rectum et le canal anal ne s'est pas développé (atrésie anale). L'intestin se distend et enfle vers la fin de la grossesse, et on peut le voir à l'échographie. On examine tous les bébés à la naissance et on effectue une chirurgie correctrice si nécessaire.

Luxation des hanches

Cette anomalie congénitale concerne jusqu'à 1 bébé sur 200 à l'examen postnatal (*voir* p. 387). Elle est plus fréquente chez les filles, dans la hanche gauche, dans des grossesses multiples et chez les bébés nés par le siège, ou chez ceux qui ont une autre anomalie, comme la trisomie 21 ou une ANOMALIE DU TUBE NEURAL.

S'il y a luxation de la hanche, l'articulation n'est pas stable et fait entendre des claquements quand on plie les genoux vers les hanches et que l'on tourne les jambes vers l'extérieur. Le problème peut en général être soigné par des manipulations orthopédiques et des atèles tenant les hanches dans la bonne position pendant les premiers mois. Une intervention chirurgicale est parfois nécessaire.

Pied bot

Dans ce cas les pieds du bébé sont tournés vers l'intérieur (*equino vaus*), les plantes face à face. Plus rarement, les pieds se tournent vers l'extérieur (*calcaneo valgus*). On peut voir le pied bot à l'échographie pendant la grossesse. Il est souvent héréditaire.

La forme la moins grave résulte d'un positionnement anormal des pieds pendant la grossesse, et se corrige toute seule au cours des premiers mois. Si les pieds ne peuvent pas être facilement manipulés pour retrouver la bonne position, des séances régulières de kinésithérapie sont nécessaires ainsi que l'utilisation d'atèles pendant plusieurs mois, pour assurer un développement normal de la marche. Les formes les plus graves peuvent nécessiter une correction chirurgicale à différents moments et sur plusieurs années.

ADRESSES UTILES

Accueil Naissance
2 bis, rue de la Providence
75013 Paris
Tél. 06 64 65 62 99
www.accueilnaissance.fr
Activités et ateliers autour de la naissance et de la petite enfance

Allaitement Informations
Tél. 03 87 52 80 16
www.allaitement-informations.org
Informations, dossiers, annuaire des associations de soutien à l'allaitement maternel.

Allaitement Jumeaux et +
11, avenue Lafayette
63120 Courpière
Tél. 04 73 53 17 95
www.allaitement-jumeaux.com
Dossiers, témoignages et informations personnalisées

Alliance francophone pour l'accouchement respecté
Moulin du Pas
47800 Roumagne
www.afar.info

Allocations familiales
www.caf.fr
Informations détaillées sur vos droits aux allocations

Assistance Publique – Hôpitaux de Paris
www.aphp.fr
Informations sur les prises en charge des addictions (tabac, alcool, toxicomanie)

Association Bien naître
101, rue Pierre-Corneille
69003 Lyon
http://biennaitre.free.fr
Association de parents, échanges et information

Association d'aide aux personnes incontinentes
5, avenue Maréchal Juin
92100 boulogne
Tél. 01 46 99 18 99
www.aapi.asso.fr

Association française d'acupuncture
3, avenue de l'Arrivée
75749 Paris Cedex 15
Tél. 01 43 20 26 26
www.acupuncture-france.com

Association française de massage pour bébé
7, rue du Roc-de-Pézenas
34070 Montpellier
Tél. 05 56 59 33 24
www.massage-bebe.asso.fr

Association française de maternologie
11, square Anatole-France
78210 St Cyr L'école
Tél. 01 30 23 03 17
http://materno.club.fr
Informations sur les aspects psychiques de la maternité

Association française de naissances aquatiques
C/O Dr. Thierry Richard
32, rue des Forgets
35580 Guignen
http://fraternet.org/naissance/afna/

Association française des diabétiques
58, rue Alexandre-Dumas
75544 Paris Cedex 11
Tél. 01 40 09 24 25
www.afd.asso.fr

Association française des femmes enceintes
N° écoute : 0892 69 10 09 (0,34 €/mn)
www.affe.asso.fr
Informations et soutien aux femmes enceintes

Association L'Enfant sans nom
25, rue Carnot
71100 Chalon-sur-Saône
Tél. 03 85 48 50 04
http://lenfantsansnom.free.fr
Écoute téléphonique, groupes d'entraide pour les parents endeuillés

Association MAMAM
12, rue de Bucarest
75008 Paris
Tél. 01 45 22 13 24
http://mamam.free.fr
Fiches pratiques sur l'allaitement et échanges entre mamans

Association naître et vivre
5, rue de la Pérouse
75116 Paris
Tél. 01 47 23 98 22
Ligne « écoutant » : 01 47 23 05 88
http://www.naitre-et-vivre.org/
Soutien aux parents d'enfants morts ou rescapés, prévention de la MSN

Association nationale des sages-femmes libérales
Tél. 04 75 88 90 80
www.ansl.org

Association nationale spina bifida et handicaps associés
N° Vert : 0800 21 21 05
www.spina-bifida.org

Avoir un enfant différent
Association Une souris verte
279/281, rue André-Philip
69003 Lyon
Tél. 04 78 60 52 59
www.enfantdifferent.org
Informations et conseils aux parents d'enfants nés avec un handicap

Centre de ressources anti-tabac
www.tabac-info.net

Centre international de recherche et de développement de l'haptonomie
Mas-del-ore
66400 Oms
Tél. 04 68 39 42 23
www.haptonomie.org

Conseil national de l'ordre des sages-femmes
56, rue de Vouillé
75015 Paris
Tél. 01 45 51 82 50
http://www.ordre-sages-femmes.fr
Informations générales et spécifiques, annuaire des sages-femmes libérales

Coordination française pour l'allaitement maternel
www.coordination-allaitement.org
Annuaire Initiative Hôpital Ami des Bébés et semaine de l'allaitement maternel

Doulas
www.doulas.info
Accompagnement non-médical à la naissance

Encyclopédie Doctissimo
www.doctissimo.fr
Encyclopédie de la santé et de la prévention

Fédération française de hatha-Yoga
50, rue Vaneau
75007 Paris
Tél. 04 45 44 02 59
www.ff-hatha-yoga.com

Fédération syndicale de la monoparentalité
53, rue Riquet
75019 Paris
Tél. 01 44 89 86 81
www.csfriquet.org
Pour les mères et pères élevant seul leur(s) enfant(s)

Fondation Jérôme Lejeune pour la recherche sur les maladies de l'intelligence
31, rue Galande
75005 Paris
Tél. 01 46 33 31 82
www.fondationlejeune.org
Informations sur la trisomie 21 et d'autres maladies de l'intelligence

GyneWeb
www.gyneweb.fr
Informations médicales

Institut Pasteur
25-28 rue du Docteur-Roux
75724 Paris Cedex 15
Tél. 01 45 68 80 00
www.pasteur.fr
Recherche, prévention et information sur le traitement des maladies

Jumeaux-et-Plus
28, place Saint-Georges
75009 Paris
Tél. 01 44 53 06 03
www.jumeaux-et-plus.asso.fr
Soutien aux parents de jumeaux et plus

L'Enfant de l'espoir
89, rue de la Championnière-Malicorne
37250 Veigne
Tél. 02 47 73 18 44
www.enfantespoir.fr.st
Soutien aux couples rencontrant des problèmes de fertilité

L'envol
309, rue Verte
59170 Croix
Tél. 03 20 73 82 74
http://site.voila.fr/AssocLENVOL/
Association pour l'accueil et l'éveil du nouveau-né

La Leche League (France)
BP 18, 78620
L'Etang-la-Ville
Tél. 01 39 584 584
www.lllfrance.org
Soutien à l'allaitement, réunions de mères, informations et liste de discussions sur l'allaitement.

Magic maman
www.magicmaman.com
Informations et forums de discussion sur la grossesse et les bébés

Maisons de naissance en France
www.maisondenaissance.info
Informations sur les projets de maisons de naissance

Maman Solo
www.maman-solo.com
Informations, dossiers pour les mères élevant leur enfant seule

Mères Kangourous
32, rue Raoul
93140 Bondy
Tél. 01 48 48 04 50
Allaitement et portage des bébés prématurés

Midwifery Today (en français)
www.midwiferytoday.com/international/french.asp
Informations diverses sur l'accouchement

Ministère de l'emploi, de la solidarité et de la cohésion sociale
http://www.travail.gouv.fr/
Informations sur le droit du travail pour les parents et futurs parents

Ministère des solidarités, de la santé et de la famille
www.sante.fr
Sécurité sanitaire, informations pédagogiques et documentaires en santé

Mon enfant et son sourire
Tél. 04 73 33 34 51
http://monenfantetsonsourir.free.fr
Information, aide et soutien aux parents dont les enfants sont nés avec une fente labiale ou labio-palatine

Naissance & citoyenneté
62, rue du Faubourg Poissonnière
75010 Paris
www.fraternet.org/naissance_citoyennete/
Association de parents et de professionnels de la naissance, rencontres et actions autour de la naissance

Naissance et libertés
7, rue de Cherbourg
31300 toulouse
Tél. 06 87 80 43 95
www.fraternet.org/naissanceetlibertes/
Fédération nationale de parents

Naître Autrement
71, rue Mazelle
57000 Metz
Tél. 03 87 74 64 02
naitre.autrement.free.fr

Naître et Bien-être
Espace associatif de Maythet
4, rue de l'Aérodrome
BP 1011
74966 Maythet Cedex
Tél. 06 09 27 83 97
www.naitrebienetre.org
Information et partage autour de la grossesse et la naissance

Organisation nationale des syndicats de sages-Femmes
7, rue Rougemont
75009 Paris
Tél. 01 48 24 50 20
http://onssf.club.fr

Ostéopathie périnatale et pédiatrique
www.osteopathie-perinatale-pediatrique.com
Informations sur l'ostéopathie pour femmes enceintes et pour nouveau-nés, annuaire

Peau à peau
www.peau-a-peau.be
Portage et massage des bébés, allaitement

Périnatalité Info
www.perinatalite.info
Informations autour de la grossesse et la naissance

Portail "Naissance"
www.fraternet.org/naissance/
Ressources sur la parentalité et les réseaux de soutien, annuaire

REAAP
www.familles.org
Réseaux d'écoute, d'appui et d'accompagnement des parents

Registre des ostéopathes de France
8, rue Thalès
33692 Merignac Cedex
Tél. 05 56 18 80 44
www.osteopathie.org

Répertoire des praticiens de naissance à domicile
http://perinatalite.chez.tiscali.fr/repertoire-praticiens-domicile.htm

Réseau des marraines d'allaitement maternel
www.reseau-mdam.org
Réseau convivial de soutien

Réseau national des centres d'informations sur les droits des femmes
7, rue du Jura
75013 Paris
Tél. 01 42 17 12 34
www.infofemmes.com
Informations sur le droit des femmes dans les domaines du droit, de l'emploi, de la parentalité, de la santé et de la vie quotidienne

Sécurité sociale
www.securite-sociale.fr
Informations sur vos droits

Société française de médecine périnatale
www.sfmp.net
Actualité scientifique en médecine périnatale

Société française de sophrologie
39, boulevard Garibaldi
75015 Paris
Tél. 01 40 56 94 95
www.sophrologie-francaise.com
Informations sur la sophrologie, annuaire

Solidarilait
26, boulevard Brune
75014 Paris
Tél. 01 40 44 70 70
Soutien à l'allaitement, aide par téléphone, groupes

SOS bébé
www.sosbebe.org
Soutien aux femmes en difficulté avec la grossesse

SOS Femme et future maman
Halte-Accueil Femme
20, rue Aristide-Briand-et-de-la-Paix
42000 Saint-Étienne
Tél. 04 77 33 59 61
Une équipe de conseillères conjugales et familiales

SOS Grossesse
51, rue Jeanne-d'Arc
75013 Paris
Tél. 01 45 84 55 91
www.sosgrossesse.org
Accueil, écoute et soutien aux femmes enceintes en difficulté

Syndicat national des médecins homéopathes français
79, rue de Tocqueville
75017 Paris
Tél. 01 44 29 01 31
www.snmhf.org

Union nationale des associations de parents, de personnes handicapées mentales et de leurs amis
15, rue Coysevox
75876 Paris Cedex 18
Tél. 01 44 85 50 50
www.unapei.org

Union nationale des syndicats de sages-femmes françaises
137, rue Pelleport
75020 Paris
Tél. 02 33 43 97 92
www.unssf.fr.st

Vaincre la mucoviscidose
181, rue de Tolbiac
75013 paris
Tél. 01 40 78 91 91
www.vaincrelamuco.org
Dossiers et informations sur la maladie

Vivre son Deuil
Tél. 01 42 38 07 08 (information)
Tél. 01 42 38 08 08 (écoute téléphonique)
www.vivresondeuil.asso.fr
Soutien aux personnes en deuil : écoute, entretiens individuels et familiaux, groupes d'entraide

INDEX

Les numéros de pages en *italique* font référence aux illustrations.

A

B

C

I

J

K

L

M

Q-R

S

T

U

V

Y

Z

REMERCIEMENTS

Remerciements de l'auteur

Écrire ce livre a été pour moi une expérience stimulante et enrichissante. Pendant sa longue préparation, j'ai eu le plaisir de travailler avec des personnes de grand talent. Je voudrais mentionner ici leurs contributions et les remercier pour leur expertise, leurs conseils, leurs encouragements et leur aide au quotidien. Ils sont trop nombreux pour que je puisse tous les citer, mais certains d'entre eux mérite une mention particulière. Maggie Pearlstine m'a convaincue de me lancer dans ce projet et m'a convaincue que ce livre pouvait et devait être écrit. Debbie Beckerman, écrivain et mère de deux jeunes enfants, a consacré beaucoup de temps et d'énergie pour s'assurer que nous avions inclus dans ce livre tous les thèmes dont les autres livres sur la grossesse ne parlent pas. Elle est même devenue une de mes proches amies. Esther Ripley a donné à ce projet plus que ses compétences éditoriales ; son enthousiasme pour le sujet n'a d'égal que le calme, la patience et les encouragements avec lesquels elle gérait mes retards de rendu. Je souhaite également remercier Angela Baynham, Liz Coghill et l'équipe créative de Dorling Kindersley. Ma reconnaissance va également à mon confrère May Backos, qui a relu la totalité du manuscrit, à tous mes confrères et sages-femmes de l'équipe de Mary, pour leur aide et leurs conseils, ainsi qu'aux nombreuses patientes qui ont bien voulu me faire partager leurs sentiments, leurs pensées, leurs angoisses, leurs craintes et leurs réussites pendant toutes ces années. J'espère avoir répondu à leur attente d'une nouvelle Bible de la grossesse.

Sans le soutien de ma famille, je n'aurais jamais pu écrire ce livre. Je suis particulièrement reconnaissante envers mon mari John. Je me sens très chanceuse de pouvoir en permanence compter sur son soutien, sa critique constructive et tolérante, même lorsque, une fois de plus, le dîner n'est pas prêt ! Je remercie aussi chaleureusement mes filles jumelles car elles ont su rester de bonne humeur et compréhensives, malgré mes préoccupations. Clare et Jenny sont pour moi une source quotidienne de joie et d'émerveillement, sentiments qui sont, sans l'ombre d'un doute, l'inspiration et la vraie raison qui m'ont conduites à écrire ce livre.

Remerciements de l'éditeur

Merci à toutes les personnes suivantes pour leur travail éditorial : Julia North, Katie Dock, Isabella Jones
Photographies complémentaires : Ruth Jenkinson
Illustrations complémentaires : Debbie Maizels
Travaux de PAO complémentaires : Julian Dams, Grahame Kitto
Responsable iconographique : Carlo Ortu
Iconographies supplémentaires : Franziska Marking
Iconographe : Romaine Werblow
Correctrice : Constance Novis ; Index : Hilary Bird
Pour la version française, révision professionnelle : Francine Caumel-Dauphin

Crédits photographiques

La plupart des images de ce livre sont des photos d'embryons et de fœtus vivants, prises à l'aide de techniques d'endoscopie et d'échographie. Lorsque cela n'a pas été possible, les photos ont été prises par des professionnels réputés pour leurs recherches ou pour leur action éducative.

Dorling Kindersley remercie, pour leur aimable autorisation à reproduire leurs photographies (abréviations : h = haut, b = bas, d = droite, g = gauche, c = centre) :
1 : Prof. J.E. Jirasek MD, DSc./CRC Press/Parthenon ; **2–3 : Corbis**/Ariel Skelley ; **5 : Corbis**/LWA-Dann Tardif (bd) ; **LOGIQlibrary** (hg), (hc), (hd) ; **6 : Professor Lesley Regan** (hg) ; **7 : Photonica**/Henrik Sorensen (bd) ; **8 : Science Photo Library**/Edelmann (hg) ; **9 : Corbis**/Susan Solie Patterson (hd) ; **10–11 : Getty Images**/David Oliver ; **12 : Mother & Baby Picture Library**/Ian Hooton (b) ; **13 : Getty Images**/Bill Ling ; **14 : Science Photo Library**/D. Phillips (cdb), Prof. P. Motta/Dept. Of Anatomy/University « La Sapienza », Rome (cga), VVG (cgb) ; **15 : Science Photo Library**/Edelmann (c), Prof. P. Motta/Dept. Of Anatomy/University « La Sapienza », Rome (cda) ; **The Wellcome Institute Library, London** : Yorgos Nikas (cfd) ; **16 : Science Photo Library**/Richard Rawlins/Custom Medical Stock Photo ; **18 : Science Photo Library**/Prof. P. Motta/Dept. Of Anatomy/University « La Sapienza », Rome (bd) ; Professors P.M. Motta & J. Van Blerkom (bg) ; **19 : Science Photo Library**/D. Phillips (bd) ; Dr Yorgos Nikas (bg) ; **20 : Science Photo Library**/Edelmann (hg), (cga), (cgb), (cfg) ; **24 : Mother & Baby Picture Library**/Ruth Jenkinson (hg) ; **26 : Alamy Images**/Camera Press Ltd ; **30 : Getty Images**/Gibson (c) ; **31 : Mother & Baby Picture Library**/Ian Hooton (bd) ; **33 : Science Photo Library**/CNRI (hd), Dr Gopal Murti (cfd), Moredun Scientific Ltd (cdb) ; **36 : Bubbles**/Lucy Tizard (bg) ; **37 : Mother & Baby Picture Library**/Ian Hooton (hd) ; **38 : Mother & Baby Picture Library**/Ian Hooton ; **44 : Getty Images**/Tom Mareschal (bg) ; **46 : Getty Images**/Chris Everard (bg) ; **Prof. J.E. Jirasek MD, DSc.**/CRC Press/Parthenon (bd) ; **47 : Alamy Images**/foodfolio (bg) ; **Science Photo Library**/Ian Hooton (hg), Tissuepix (bd) ; **51 : Getty Images**/Anthony Johnson (bd) ; **56 : Mother & Baby Picture Library**/Ruth Jenkinson (hg) ; **57 : Mother & Baby Picture Library**/Ruth Jenkinson (bd) ; **58 : Mother & Baby Picture Library**/Ian Hooton ; **60 : Getty Images**/Garry Wade (cga) ; **62 : Mother & Baby Picture Library**/Ian Hooton (hg) ; **65 : Getty Images**/Chronoscope ; **66–71 : Prof. J.E. Jirasek MD, DSc.**/CRC Press/Parthenon ; **74 : Science Photo Library**/Zephyr (bg) ; **75 : Getty Images**/Peter Correz (hd) ; **76 : Corbis**/Ariel Skelley (bg) ; **80 : Professor Lesley Regan** ; **83 : Mother & Baby Picture Library**/Ian Hooton (cfd) ; **84 : MIDIRS** (bg) ; **88 : Mother & Baby Picture Library**/Ruth Jenkinson (bg) ; **89 : The Wellcome Institute Library, London**/

Anthea Sieveking (hd) ; **90 : Mother & Baby Picture Library**/Ian Hooton (bg) ; **92 : Prof. J.E. Jirasek MD, DSc./CRC Press**/ Parthenon ; **94 : Life Issues Institute** (bg) ; **Science Photo Library**/Edelmann (bc), (bd) ; **Prof. J.E. Jirasek MD, DSc.**/CRC Press/Parthenon (hg) ; **96 : Bubbles**/Jennie Woodcock (cfg) ; **96 : Mediscan**/Medical-On-Line (cgb) ; **99 : Getty Images**/Ericka McConnell (hd) ; **100 : Mother & Baby Picture Library**/Ian Hooton (hg) ; **105 : Mother & Baby Picture Library** (hd) ; **106 : Science Photo Library**/Edelmann ; **107 : Science Photo Library**/Edelmann (cda) ; **108 : LOGIQlibrary** (hg) ; **109 : Science Photo Library**/ Edelmann (hd) ; **GE Medical Systems** (b) ; **110 : LOGIQlibrary** ; **111 : Science Photo Library**/BSIP (cga) ; **115 : Getty Images**/Daniel Bosler (h) ; **118 : Mother & Baby Picture Library**/Ian Hooton (b) ; **21 : Mother & Baby Picture Library**/Ian Hooton (bd) ; **123 : Mother & Baby Picture Library**/Eddie Lawrence ; **124 : LOGIQlibrary** ; **125 : LOGIQlibrary** ; **126 : Mother & Baby Picture Library**/Ian Hooton ; **137 : Professor Lesley Regan** (c), (cfd) ; **141 : Professor Lesley Regan** (cfd) ; **149 : Mother & Baby Picture Library**/Ian Hooton ; **150 : Getty Images**/Steve Allen (g) ; **Prof. J.E. Jirasek MD, DSc.**/CRC Press/Parthenon (b) ; **150–151 : Getty Images**/Ranald Mackechnie ; **151 : Prof. J.E. Jirasek MD, DSc.**/CRC Press/Parthenon (bd) ; **Life Issues Institute** (hd) ; **152 : Getty Images**/Steve Allen ; **153 : Getty Images**/Steve Allen (cd) ; **154 : Science Photo Library**/Professor P.M. Motta & E. Vizza (cfg), VVG (hg) ; **155 : Science Photo Library**/GE Medical Systems (b) ; **Getty Images**/Steve Allen (hd) ; **158 : Science Photo Library**/CNRI (bc) ; Edelmann (bg) ; **159 : Alamy Images**/Janine Wiedel (bc) ; **Photonica**/Henrik Sorensen (bg) ; **162 : Bubbles**/ Angela Hampton ; **163 : Alamy Images**/Camera Press Ltd ; **166 : Science Photo Library**/Neil Bromhall ; **167 : Science Photo Library**/Neil Bromhall (cfd) ; **168 : Oxford Scientific Films** (bg) ; **Science Photo Library**/Neil Bromhall/Genesisi Films (bd) ; **169 : Science Photo Library**/Neil Bromhall (hd) ; **171 : Science Photo Library**/DR P. Marazzi (cfd) ; **The Wellcome Institute Library**, London (bd) **172 : Mother & Baby Picture Library**/Ruth Jenkinson (b) ; **175 : LOGIQlibrary** (hg), (g) ; **Professor Lesley Regan** (c), (cfd) ; **176 : Mother & Baby Picture Library**/Ian Hooton (h) ; **177 : Alamy Images**/Camera Press Ltd (bd) ; **179 : Getty Images**/Juan Silva ; **180–183 : Prof. J.E. Jirasek MD, DSc.**/CRC Press/Parthenon (hd) ; **185 : Mother & Baby Picture Library**/Ruth Jenkinson ; **187 : Corbis**/Cameron ; **189 : LOGIQlibrary** (hd) ; **190 : Mother & Baby Picture Library** (b) ; **193 : Alamy Images**/Bill Bachmann ; **195 : Powerstock**/Super Stock (b) ; **196 : Mother & Baby Picture Library**/Dave J. Anthony (b) ; **197 : Alamy Images**/ Dan Atkin (h) ; **199 : Corbis**/Jim Craigmyle ; **200 : LOGIQlibrary** : (c), (g) ; **Science Photo Library**/Dr Najeeb Layyous (b) ; **200–201 : Getty Images**/Jim Craigmyle ; **201 : LOGIQlibrary** (hd), (bd) ; **202 : Life Issues Institute** ; **203 : Life Issues Institute** (cdb) ; **204 : Science Photo Library**/BSIP, MARIGAUX (hg) ; **205 : Life Issues Institute** (hd) ; **205 : Professor Lesley Regan** (bg) ; **211 : Mother & Baby Picture Library**/Ian Hooton (hd) ; **218 : Oppo** ; **221 : Mother & Baby Picture Library**/Ian Hooton ; **223 : Mother & Baby Picture Library**/Ian Hooton ; **225 : Alamy Images**/Camera Press Ltd (h) ; **227 : Corbis**/Roy McMahon ; **228 : Getty Images**/Ross Whitaker ; **230 : Science Photo Library**/ GE Medical Systems ; **231 : Science Photo Library**/GE Medical Systems ; **232 : LOGIQlibrary** (bd) ; **Science Photo Library**/GE Medical Systems (bg) ; **233 : Alamy Images**/Nick Veasey X-ray (h) ; **236 : Mother & Baby Picture Library**/Ian Hooton ; **243 : Alamy Images**/Stock Image ; **246 : Science Photo Library**/Colin Cuthbert ; **248 : Science Photo Library**/Mark Clarke ; **249 : Bubbles**/Moose Azim ; **253 : Alamy Images**/David Young-Wolff ; **255 : Powerstock**/ Jesus Coll ; **256 : Mother & Baby Picture Library**/Caroline Molloy ; **257 : Professor Lesley Regan** (ca), (cda) ; **260 : Science Photo Library**/GE Medical Systems ; **261 : Science Photo Library**/GE Medical Systems (b) ; **262 : Science Photo Library**/GE Medical Systems (hg) ; **263 : Science Photo Library**/Mehau Kulyk (b) ; **265 : Mother & Baby Picture Library**/Ian Hooton (h) ; **271 : Mother & Baby Picture Library**/Ian Hooton (h) ; **277 : Bubbles**/Loisjoy Thurstun ; **278–279 : Alamy Images**/SHOUT ; **280 : Corbis**/Jules Perrier ; **281 : Alamy Images**/plainpicture/Kirch, S ; **282 : Mother & Baby Picture Library**/Ian Hooton ; **284 : Corbis**/ Anne W. Krause ; **288 : Mother & Baby Picture Library**/Ruth Jenkinson ; **290 : Mother & Baby Picture Library**/Moose Azim (bg), (bc) ; **Getty Images**/Photodisc Green (bd) ; **293 : Mother & Baby Picture Library**/Ruth Jenkinson (bd) ; **297 : Mother & Baby Picture Library**/James Fletcher (hd) ; **309 : Mother & Baby Picture Library**/Moose Azim (d) ; **314 : Alamy Images**/Janine Wiedel (bg) ; **318 : Mother & Baby Picture Library**/Ruth Jenkinson (bd) ; **322 : The Wellcome Institute Library, London**/Anthea Sieveking ; **324 : Angela Hampton**/Family Life Picture Library ; **329 : The Wellcome Institute Library, London**/Anthea Sieveking (hd) ; **332 : Mother & Baby Picture Library**/Moose Azim (bg) ; **334 : Science Photo Library**/CNRI (ccb) ; **336 : Corbis**/Annie Griffiths Belt ; **337 : Alamy Images**/Peter Usbeck ; **342 : Corbis**/ Tom Stewart (b) ; **343 : Mother & Baby Picture Library** (hd) ; **344 : Corbis**/ER Productions ; **345 : Professor Lesley Regan** (d) ; **348 : Mother & Baby Picture Library**/Indira Flack (bg) ; **360 : Alamy Images**/Yoav Levy ; **368 : Alamy Images**/Janine Wiedel (bg) ; **370–371 : Getty Images**/Kaz Mori ; **382 : Powerstock**/Super Stock ; **372 : Alamy Images**/plainpicture/Kirch, S (b) ; **373 : Getty Images**/Rubberball Productions ; **374 : Mother & Baby Picture Library**/Moose Azim ; **380 : Alamy Images**/Shout (cfg) ; **Mother & Baby Picture Library**/Ruth Jenkinson (hg) ; **381 : Mother & Baby Picture Library**/Ruth Jenkinson (bd) ; **389 : The Wellcome Institute Library, London**/Anthea Sieveking ; **390 : Bubbles** ; **394 : Corbis**/ Don Mason ; **397 : Getty Images**/Roger Charity ; **399 : Bubbles**/ Loisjoy Thurstun ; **402 : Mother & Baby Picture Library**/Ian Hooton ; **404 : Alamy Images**/Janine Wiedel ; **405 : Alamy Images**/ Peter Usbeck (cbd) ; Science Photo Library/Joseph Nettis (cdb) ; **406–407** : Corbis/Norbert Schaefer.

Pour toutes les autres images © Dorling Kindersley